U0294686

物理医学与康复学指南与共识

主编　中华医学会物理医学与康复学分会

岳寿伟

何成奇

人民卫生出版社

图书在版编目（CIP）数据

物理医学与康复学指南与共识/中华医学会物理医学与康复学分会，岳寿伟，何成奇主编 . —北京：人民卫生出版社，2019

ISBN 978-7-117-28701-2

Ⅰ. ①物… Ⅱ. ①中…②岳…③何… Ⅲ. ①物理医学②康复医学 Ⅳ. ①R454②R49

中国版本图书馆 CIP 数据核字（2019）第 139336 号

人卫智网	www.ipmph.com	医学教育、学术、考试、健康，购书智慧智能综合服务平台
人卫官网	www.pmph.com	人卫官方资讯发布平台

物理医学与康复学指南与共识

主　　编：中华医学会物理医学与康复学分会　岳寿伟　何成奇

出版发行：人民卫生出版社（中继线 010-59780011）

地　　址：北京市朝阳区潘家园南里 19 号

邮　　编：100021

E - mail：pmph @ pmph.com

购书热线：010-59787592　010-59787584　010-65264830

印　　刷：三河市宏达印刷有限公司（胜利）

经　　销：新华书店

开　　本：889×1194　1/16　印张：31

字　　数：960 千字

版　　次：2019 年 7 月第 1 版　2019 年 7 月第 1 版第 1 次印刷

标准书号：ISBN 978-7-117-28701-2

定　　价：118.00 元

打击盗版举报电话：**010-59787491　E-mail：WQ @ pmph.com**

（凡属印装质量问题请与本社市场营销中心联系退换）

牵头执笔专家（按姓氏笔画排序）

王　强（青岛大学附属医院）
王楚怀（中山大学附属第一医院）
白玉龙（复旦大学附属华山医院）
丛　芳（中国康复研究中心）
刘宏亮（陆军军医大学西南医院）
许　涛（华中科技大学同济医学院附属同济医院）
牟　翔（空军军医大学西京医院）
杜　青（上海交通大学医学院附属新华医院）
李红玲（河北医科大学第二医院）
李建华（浙江大学医学院附属邵逸夫医院）
李建军（中国康复科学所）
何成奇（四川大学华西医院）

张　皓（中国康复研究中心）
张长杰（中南大学湘雅二医院）
陆　晓（南京医科大学第一附属医院）
陈　忠（华中科技大学同济医学院附属同济医院）
陈　艳（广州医科大学附属第二医院）
陈卓铭（暨南大学附属第一医院）
岳寿伟（山东大学齐鲁医院）
胡昔权（中山大学附属第三医院）
袁　华（空军军医大学西京医院）
黄晓琳（华中科技大学同济医学院附属同济医院）
谢　青（上海交通大学医学院附属瑞金医院）
潘　钰（清华大学附属北京清华长庚医院）

参与编写专家（按姓氏笔画排序）

Brooke Hallowell（美国 Springfield College 春田学院）
丁　慧（南京医科大学第一附属医院）
于　洋（天津市环湖医院）
于惠秋（吉林大学中日联谊医院）
于增志（北京解放军总医院康复中心）
万　萍（上海中医药大学康复学院）
万春晓（天津医科大学总医院）
马　钊（北京医院）
马　超（中山大学孙逸仙纪念医院）
马跃文（中国医科大学附属第一医院）
王　宁（首都医科大学宣武医院）
王　达（浙江大学医学院附属邵逸夫医院）
王　红（暨南大学附属第一医院语言障碍中心）
王　彤（江苏省人民医院）
王　俊（广东省工伤康复中心）
王　霞（南京紫金医院）
王于领（中山大学附属第六医院）
王文岚（空军军医大学）
王方永（中国康复研究中心）
王宁华（北京大学第一医院）
王永慧（山东大学齐鲁医院）
王兴林（解放军总医院）
王宏图（天津市环湖医院）
王忠民（大连市妇儿中心医院）
王宝兰（新疆医科大学附属第一医院）
王宝军（包头市中心医院）
王春雪（首都医科大学附属北京天坛医院）
王雪强（上海体育学院）
王惠芳（同济大学附属东方医院）

王德强（滨州医学院附属医院）
公维军（首都医科大学附属北京康复医院）
文　伟（上海交通大学附属第一人民医院）
方征宇（华中科技大学同济医学院附属同济医院）
邓景贵（湖南省人民医院）
石广志（首都医科大学附属北京天坛医院）
龙登毅（海南省康复医院）
叶超群（中国人民解放军空军总医院）
田　峻（武汉大学中南医院）
田　鸿（原中国康复中心，现北京语言大学语言病理
　　　　与脑科学研究所）
丘卫红（中山大学附属第三医院）
付双林（吉林大学第一医院）
白定群（重庆医科大学附属第一医院）
冯　珍（南昌大学第一附属医院）
冯世庆（天津医科大学总医院）
冯兰云（天津市儿童医院康复科）
冯晓东（河南中医药大学第一附属医院）
兰　月（广州市第一人民医院）
戎　荣（南京医科大学康复医学院）
吕坚伟（上海交通大学附属仁济医院泌尿科）
吕泽平（国家康复辅具研究中心附属康复医院）
朱　宁（宁夏医科大学总医院）
朱　奕（南京医科大学第一附属医院）
朱　毅（郑州大学附属康复医院）
朱玉连（复旦大学华山医院）
朱伟新（浙江大学金华医院）
朱赛华（临海市妇幼保健院）
任东林（中山大学附属第六医院）

3

刘　勇（大连医科大学附属第一医院）　　　吴　毅（复旦大学附属华山医院）
刘　楠（北京大学第三医院）　　　　　　　吴　霜（贵州医科大学附属医院）
刘　楠（福建医科大学附属协和医院）　　　吴方超（浙江大学医学院附属邵逸夫医院）
刘汉军（中山大学附属第一医院）　　　　　吴军发（复旦大学附属华山医院）
刘松怀（中国康复研究中心）　　　　　　　吴宗耀（陆军军医大学西南医院）
刘忠良（吉林大学第二医院）　　　　　　　吴雪海（复旦大学附属华山医院）
刘佩军（襄阳市中心医院）　　　　　　　　何江弘（解放军总医院第七医学中心）
刘晓加（南方医科大学南方医院）　　　　　何林宜（珠海市人民医院）
刘晓光（北京大学第三医院）　　　　　　　余滨宾（南京医科大学康复医学院）
刘朝晖（空军军医大学唐都医院）　　　　　汪　洁（首都医科大学宣武医院）
刘新宇（山东大学齐鲁医院）　　　　　　　沈　滢（南京医科大学第一附属医院）
闫彦宁（河北省人民医院）　　　　　　　　宋为群（首都医科大学宣武医院）
许　卓（吉林大学中日联谊医院）　　　　　宋振华（海口市人民医院）
江　山（中国人民解放军总医院第四医学中心）　宋桂芹（国家电网公司北京电力医院）
许光旭（南京医科大学第一附属医院）　　　宋鲁平（中国康复研究中心）
许志生（南京医科大学第二附属医院）　　　迟冬清（沈阳市第四人民医院）
孙　炜（中国康复研究中心）　　　　　　　张　一（常州市第一人民医院）
孙　洁（徐州市中心医院）　　　　　　　　张　华（首都医科附属北京同仁医院）
孙　锟（上海交通大学医学院附属新华医院）　张　芳（兰州大学第二医院）
孙银娣（西安市红会医院）　　　　　　　　张　杨（山东大学齐鲁医院）
阳初玉（广西壮族自治区江滨医院）　　　　张　珂（浙江大学医学院附属妇产科医院）
牟志伟（暨南大学附属第一医院康复医学科）　张　奕（首都医科大学附属北京朝阳医院）
苏　敏（苏州大学附属第一医院）　　　　　张　瑜（中山大学附属第三医院）
李　岩（浙江省嘉兴市第二医院）　　　　　张小年（中国康复研究中心）
李　玲（解放军总医院第四医院中心）　　　张玉梅（首都医科大学附属北京天坛医院）
李　晶（嘉兴市妇幼保健院）　　　　　　　张巧俊（西安交通大学第二附属医院）
李　箭（四川大学华西医院）　　　　　　　张正望（复旦大学附属华东医院）
李百强（东部战区总医院）　　　　　　　　张立新（中国医科大学附属盛京医院）
李贞兰（吉林大学第一医院）　　　　　　　张庆苏（中国康复研究中心）
李华东（山东中医药大学附属医院）　　　　张志强（中国医科大学附属盛京医院）
李旭红（中南大学湘雅三医院）　　　　　　张建斌（长治医学院附属和济医院康复医学科）
李忠实（中日友好医院）　　　　　　　　　张晓颖（中国康复研究中心）
李香娟（杭州市妇产科医院）　　　　　　　张跃萍（甘肃省人民医院）
李海峰（浙江大学医学院附属儿童医院）　　张锦明（哈尔滨医科大学附属第一医院）
李雪萍（南京市第一医院）　　　　　　　　陆　敏（华中科技大学同济医学院附属同济医院）
李景琦（杭州明州脑康康复医院）　　　　　陈　健（厦门大学附属中山医院）
杨　霖（四川大学华西医院）　　　　　　　陈文华（上海市第一人民医院）
杨万章（南方医科大学深圳医院）　　　　　陈丽霞（中国医学科学院北京协和医院）
杨长远（怀化市第一人民医院）　　　　　　陈启波（广西壮族自治区人民医院）
杨关根（杭州市第三医院）　　　　　　　　陈林生（江苏省人民医院）
杨国法（晋城市人民医院）　　　　　　　　陈国庆（中国康复研究中心）
杨俊峰（南方医科大学南方医院）　　　　　陈佩杰（上海体育学院）
励建安（南京医科大学第一附属医院）　　　陈革莲（新疆维吾尔自治区人民医院）
肖　农（重庆医科大学附属儿童医院）　　　陈艳妮（西安市儿童医院）

邵伟波（南京医科大学附属脑科医院）
纵　亚（上海交通大学医学院附属瑞金医院）
武　亮（北京小汤山医院）
范建中（南方医科大学南方医院）
茅　矛（南京医科大学第一附属医院）
林　松（南京市第一医院）
林珊珊（中山大学附属第一医院）
尚　清（河南省儿童医院）
郄淑燕（首都医科大学附属北京康复医院）
周　云（安徽医科大学第二附属医院）
周　莉（江苏盛泽医院）
周凤华（中国医科大学附属盛京医院）
周谋望（北京大学第三医院）
周蕴弢（南京医科大学康复医学院）
郑　重（四川大学华西医院）
郑　瑜（南京医科大学第一附属医院）
郑遵成（泰安市中心医院）
单述刚（山东省青岛疗养院）
单春雷（上海中医药大学康复医学院）
赵红梅（北京中日友好医院）
胡　青（浙江中医药大学附属第二医院）
胡才友（广西壮族自治区江滨医院）
胡荣亮（中山大学附属江门医院）
侯　梅（青岛妇女儿童医院）
施国伟（复旦大学附属上海第五人民医院）
姜　丽（中山大学附属第三医院）
洪　毅（中国康复研究中心）
恽晓萍（中国康复研究中心）
姚建东（南京特殊教育师范学院）
聂郁林（深圳市龙岗区第二人民医院）
贾子善（解放军总医院）
贾彩燕（北京交通大学计算机与信息技术学院）
夏小雨（解放军总医院第七医学中心）
顾　新（北京医院）
钱宝延（河南省人民医院）
倪　隽（福建医科大学附属第一医院）
倪国新（北京体育大学运动医学与康复学院）
倪莹莹（广东三九脑科医院）
倪朝民（中国科学技术大学附属第一医院）
徐　俊（首都医科大学附属北京天坛医院）
徐开寿（广州市妇女儿童医疗中心）
徐亚林（广东省江门第二医院）
徐光青（首都医科大学附属北京天坛医院）
徐洋凡（中山大学附属第六医院）

高　亮（同济大学附属上海市第十人民医院）
高　强（四川大学华西医院）
高立群（北京语言大学语言病理与脑科学研究所）
高晓平（安徽医科大学第一附属医院）
高宾丽（四川省医学科学院四川省人民医院）
郭　健（河南中医药大学第一附属医院）
郭钢花（郑州大学第五附属医院）
郭铁成（华中科技大学同济医学院附属同济医院）
唐　强（黑龙江中医药大学附属第二医院）
唐木得（广东省残联康复中心）
唐金树（中国人民解放军总医院第四医学中心）
陶　陶（贵州省人民医院）
陶　静（福建中医药大学附属康复医院）
黄　程（四川大学华西医院）
黄　臻（广州市番禺中心医院）
黄东锋（中山大学附属第七医院）
黄学锋（浙江大学医学院附属邵逸夫医院）
曹　磊（首都医科大学宣武医院）
崔　尧（中国康复研究中心）
崔竣辉（浙江省立同德医院）
商晓英（黑龙江省医院）
梁　英（山西医学科学院山西大医院）
梁开如（四川省妇幼儿童保健医院）
彭争荣（中南大学湘雅医院）
彭慧平（中国人民解放军联勤保障部队第九〇〇医院）
蒋天裕（中国人民解放军总医院）
蒋松鹤（温州医科大学附属第二医院）
蒋惠瑜（海南医学院第二附属医院）
韩　冰（深圳市第九人民医院）
鲁雅琴（兰州大学第一医院）
温红梅（中山大学附属第三医院）
谢　荣（新疆维吾尔自治区人民医院）
谢秋幼（广州军区总医院神经专科医院）
谢晓娟（福建中医药大学）
谢菊英（湘南学院附属医院）
谢欲晓（中日友好医院）
谢臻蔚（浙江大学医学院附属妇产科医院）
赖靖慧（福建中医药大学附属康复医院）
虞乐华（重庆医科大学附属第二医院）
蔡　斌（上海交通大学医学院附属第九人民医院）
蔡素芳（福建中医药大学附属康复医院）
蔡德亮（南京医科大学附属无锡同仁国际康复医院）
缪　萍（广州医科大学附属第二医院）
廖维靖（武汉大学中南医院）

廖麟荣（宜兴九如城康复医院）

翟　华（同济大学附属养志康复医院）

翟宏伟（徐州市中心医院）

樊　红（昆明医科大学附属第二医院）

樊振勇（杭州市第一人民医院）

潘化平（南京医科大学附属江宁医院）

潘树义（中国人民解放军总医院第六医学中心）

潘惠娟（上海市瑞金康复医院）

燕　楠（中国科学院深圳先进技术研究院环绕智能实验室）

燕铁斌（中山大学孙逸仙纪念医院）

薛付忠（山东大学公共卫生学院）

魏　慧（山东大学齐鲁医院）

编写秘书

高　强（四川大学华西医院）

怀　娟（山东大学齐鲁医院）

前　言

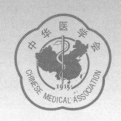

中国物理医学与康复学起始于 20 世纪 20 年代，在卫生行政部门的支持下、在学会的领导下，经过几代人的不懈努力，得到了较好发展并已在临床广泛应用。尤其是 2008 年汶川地震以来，康复医学发展上升为国家战略，原卫生部又先后印发了《综合医院康复医学科基本标准》《综合医院康复医学科建设与管理指南》《康复医院基本标准》《"十二五"时期康复医疗工作指导意见》等一系列的政策性文件，从而推动了中国康复医学近 10 年的快速发展。

随着医学信息技术发展，医学界能够把世界各地各时期的临床研究报道系统综合起来。学术界在临床医学证据的收集、分析、总结和传播上做了大量工作。医务人员可以依靠这些综合、定量和相对可靠的证据来指导临床实践，临床指南制定者也可以以此制定医护标准，从而找到评估临床治疗效果比较可靠的方法。目前循证医学建立起来的方法已经使人们比较可靠地证明某种临床诊疗方法对患者群体是否有效及有效程度。为了规范康复医学的发展及评价物理治疗的有效性，给康复工作者提供诊疗建议，中华医学会物理医学与康复学分会第十一届四次常务委员会通过决议，对物理医学与康复学专业的常见疾病与治疗方法编写指南和专家共识。

高质量的康复临床指南的制定和推广，对规范康复临床行为、提升康复质量、控制康复费用等行之有效。基于循证医学或借鉴国外指南无疑是重要的方法。近年，有专家翻译了国外的一些指南和专家共识，为国内的康复临床的规范起到了积极作用。但中国康复有自身的特点，如何把国际指南及研究证据与中国康复的临床实践有机结合，编写出适用于中国国情的临床指南和共识，是全体专家在指南或者共识的编写过程中重点考究的问题。

本书主要采用国际使用最为广泛的 GRADE 以及牛津循证医学中心的证据分级及推荐强度标准，以体现当前最佳的临床证据，更明确地为临床工作者提供参考。共纳入指南 4 个、专家共识 15 个，涵盖了骨科、神经、重症和盆底等常见康复相关的疾病、功能障碍或治疗技术。本书是多学科团队协作的结晶，400 余位业界的知名专家参与编写和审阅，不仅有康复医疗、康复治疗及康复护理方面的专家，而且有骨科、神经内科、神经外科、泌尿外科、重症医学科、呼吸内科、心脏内科、流行病学及运动医学等相关学科的专家教授。期望本指南和专家共识不负众望，为临床工作者带来规范、系统的康复临床思路和方法、提供科学的临床决策指导。

在此，衷心感谢牵头执笔编写的全体专家！衷心感谢参与编写的全体专家！衷心感谢为本指南和专家共识提供指导与帮助的所有专家们！衷心感谢为本书审稿校对付出辛勤工作的老师们！

本部指南和共识是中华医学会物理医学与康复学分会的第一次尝试，缺乏组织和编写经验，加之编写时间仓促，书中错漏不足之处在所难免。敬请各位同行专家及读者提出宝贵意见，以便将来修订时进一步完善。

岳寿伟　何成奇

2019 年 5 月

目　录

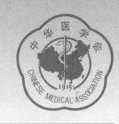

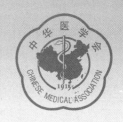

第1章

临床指南编写的过程及意义

第1节 循证医学的概念与应用

一、临床诊疗方案的提出与评估

在日常工作实践中，临床医师每天都要诊治大量的病情各异的患者，这就要求医师应善于观察并从中发现问题和提出问题，特别是那些凭借临床经验和现有专业知识无法解决的问题，是需要提出循证问题的，而实践循证医学的第一步就是针对个体患者，找出其存在的临床问题，从而构建出一个需要回答的循证问题。能否找出、找准患者急需解决的临床问题，对于循证临床实践至关重要。临床医师对患者的诊治过程实际上就是一个不断提出问题、寻找答案、最后解决问题的过程。

为了总结临床经验，评估治疗效果，按照生物医学研究的分类和应用，把生物医学研究分为基础研究、转化性研究和应用性研究三类。基础研究主要是关于机制的研究，是回答为什么的研究；转化性研究是将基础研究结果转化成可能用于医学实践的医学技术的研究；应用性研究就是在人群中进行的、探究与医学实践直接相关的问题的流行病学。医学的发展与进步离不开问题的发现与解决。如果没有问题，不经过思考、总结、实践，医学就不可能进步和发展，患者也不可能得到最好的诊断和治疗。

二、循证医学的概念及任务

20世纪中叶，以随机分组与设立对照为准则的临床试验方法和临床流行病学广泛应用到临床，由此医学界找到了评估临床治疗效果比较可靠的方法。随着计算机技术的普及，互联网技术应用到文献查询，医学信息技术快速发展，电子文献库成立，使医学界能够把世界各地各个时期的临床研究报道综合起来。后来学术界在临床医学证据的收集、分析、总结和传播上做了大量工作，医师可以依靠综合的、定量的和相对可靠的证据来指导临床实践，临床指南制定者也可以依此制订治疗方案。在此基础上，"循证医学"应运而生。

循证医学（evidence-based medicine，EBM）是指导临床医疗进行科学诊治决策的方法学，它是基于现有最佳证据，兼顾现有资源以及人们的需要和价值取向，进行医学实践的科学，本质上循证医学是一门临床医学的基础学科。

循证医学的核心思想是依据证据进行医学决策，临床医学和预防医学是循证医学的基础，其他相关的学科包括流行病学、医学信息学和决策学。流行病学是科学地研究医学实践问题的方法论，同时也是循证医学实践者正确地理解、诠释和使用证据的理论基础。

循证医学的原则是依照证据进行临床诊疗。目前建立起来的方法已经能够使医师比较可靠地证明某种诊疗方法对患者群体的有效性及可靠性。临床证据显示，在许多临床干预措施中，有很多没有经过随机对照试验证明其有效性。此外，目前的临床证据还存在很大的局限性，而且结论都是概率性的，大大影响了这些措施的临床应用价值。由于上述的局限性，人们对循证医学产生了更高的期望，提出了个体化医疗的需求。

循证医学的任务不仅是提供疾病诊断和治疗的证据,还应该对其他影响临床决策的因素,如伦理、经济和社会因素等作出分析,为正确决策提供帮助。循证医学的第一步是决策,因此,实践者必须了解和学习科学决策的理论和方法。证据只是决策需要的基本信息,现有资源和价值取向是影响决策的另外两大因素,因此循证医学实践者还应掌握有关经济学和伦理学的知识。循证医学是遵循证据进行医学决策的学问,因此循证医学的基础必然是医学,尤其是预防医学和临床医学。要想做好医学实践,决策者应该具备分析和识别医学实践问题、收集患者信息、与患者沟通、实施干预措施的能力。

三、循证医学临床应用的原则

临床实践中的问题分为病因、诊断、治疗和转归等方面。随机对照试验是评估干预效果最好的研究方法。然而,由于问题性质的不同,以及伦理和可行性的限制,很多医学问题不需要也不可能通过随机对照试验来证明。

循证医学不是把医学工作简单化,更不可能脱离临床经验而实现。循证医学不是把医学工作变成照本宣科式的实践,而是把医学决策更加合理、更加科学地应用。临床经验是做好循证的基础,研究证据和临床经验相互补充,缺一不可。因此,循证医学强调:即使证据充分,决策也必须慎重。

第2节 临床指南制定及应用

一、临床指南的定义

临床实践指南(clinical practice guideline,CPG),简称临床指南(clinical guideline,CP),是循证医学在医疗实践中的具体应用,它以系统评价为依据,经过专业学会或团体严格评价和筛选后制定,是具有权威性和实践意义的临床指导意见。美国医学研究所对临床实践指南的定义是,基于系统开发的多组指导性文件,以帮助医生和患者针对具体的临床问题作出恰当处理,从而选择、决策适宜的卫生保健服务。随着循证医学的发展及其对指南的影响,美国医学科学院对指南进行了新的定义:"指南是基于系统评价的证据,平衡了不同干预措施的利弊,在此基础上形成的能为患者提供最佳保健服务的推荐意见"。

二、临床指南的意义

高质量的临床指南的制定和推广,特别是循证临床实践指南,用以指导临床医师从事预防、诊断、治疗、康复、保健和管理工作,是规范医疗行为、改善卫生保健质量、控制医疗费用行之有效的方法。

以循证医学为基础的临床指南对临床实践具有重要意义:①可以提高医疗质量,给予患者最佳、合理的治疗;②可以减少不同医疗机构和不同医生间医疗实践模式的差异;③可以减少患者的医疗费用;④可作为医疗质量检查的依据;⑤可作为医疗保险的凭证;⑥有助于医护人员的终身继续教育。一份好的临床指南应具有真实性、可靠性、临床适用性和明确的目标性,是多学科协作的结晶,体现了当前最佳的临床证据。

三、临床实践指南制定方法

临床指南的制定,大致有以下几种方法:非正式的共识性方法、正式的共识性方法、明晰指南制定法和循证指南制定法。循证制定指南的方法,即将推荐意见与相关的证据质量明确地联系起来,依据对现有的证据进行评价的结果来确定推荐意见制定指南。高质量的可靠的指南必须是依据证据制定的指南,所以目前多数指南采用的都是循证制定指南的方法。

(一)专家共识指南制定法

专家共识指南制定法分为非正式和正式的专家共识制定法。非正式的专家共识是由专家开会讨论决定的,将一次或多次开会讨论后达成的共识形成推荐意见作为指南,再经由专业学会或团体发布。这种指南的推荐意见缺乏证据基础,易受参会人员的专业、地位、性格和政治等因素影响,专家们认为有益的措施并不能保证真正的有益,因此这种指南的可靠性和质量都比较差。正式的专家共识法的制定过程是,就某一治疗措施向专家组提供相关证据研究的综述及可能的适应范围,并在第一次专家组会议召开之前,由专家组成员对每个适应证评价其适用性,量表共计9分,1分为完全不适用,9分为特别适用,5分为可选择应用。开会时专家们先将小组集体评分的情况与自己的评分相比较,讨论不一致的原因,然后再次评分,在会议讨论的基础上修改评分,最后的评分反映了专家组成员的一致性程度。正式的专家共识指南制定方法,其特征仍然是以专家的主观意见作为确定适用性的基础,虽然也考虑了研究证据,但未将推荐意见与相关证据的质量明确地联系在一起。

(二)循证指南制定法

循证临床指南制定的过程与专家共识指南制定法有很大不同,它包括组成指南开发小组,提出相关临床问题,系统检索文献和使用正确的方法对证据进行严格评价,并结合其实践经验再根据证据的级别和强度提出推荐意见。另外,内容还包括系统评估、推广普及、修订更新等指南发布后的工作。由于制定循证临床实践指南的方法学是基于证据的方法学,其结论或推荐意见须有可靠的证据支持。将推荐意见与相关的证据质量明确地联系在一起是循证临床指南的明显特征。

其中,苏格兰学院间指南网络(Scottish Intercollegiate Guidelines Network,SIGN)推荐的循证指南制定的方法最具有代表性,步骤分为:指南开发组织、确定指南题目、组成专题指南开发小组、系统文献评价、草拟推荐建议、咨询及同行评议、发表与发行、不同地域应用、审计及评价。这是一个循环发展的过程,其最终目标就是改善临床结局和提高患者的健康水平。SIGN制定指南的具体步骤如下:

1. 组建指南制定小组　由来自不同地区的多学科人员(15~20人)组成。参与指南制定的小组成员应具备以下相关技能:①临床专业技能;②卫生保健的实践经验;③卫生经济学评估技能;④综合评估技能。

2. 文献检索　指南制定小组应先确定指南拟解决的主要问题,然后由专业图书管理员和信息专家进行系统的文献检索。检索源包括Cochrane Library、EMBASE、MEDLINE等必检数据库,重要的专业学会、协会和指南出版机构的网站,以及正在进行的试验注册资料库和其他相关的数据库等。先检索已有的指南及系统综述,其次检索随机对照试验,最后根据所提出的问题和证据获得的数量再检索其他的临床试验。

3. 评价证据　指南制定小组需制定明确的文献纳入和排除标准,并根据临床研究设计的标准清单,严格评价相关文献。每份清单的结论就是一份质量量表评分或是证据的分级。

(1)对证据本身及其质量的评价:①证据的一致性:总体一致性、入选人群特征(如年龄、性别、宗教信仰等)的一致性。②外部真实性:研究结果是否与实际运用时的结果一致或者相反。③专指性:证据是否直接针对指南的目标人群或者人群特征的不同可能影响最终结果。④证据容量:即涉及的患者数量和研究个数。

(2)对证据的解读:①患者意愿:权衡利弊、患者结局指标的最大改善;②临床实践:是否与现有的医疗实践有较大的差距;③资源分配:是否会导致大规模的资源重新分配,卫生系统是否支持改进的措施。每一篇文献至少应由两名指南制定小组成员进行独立评价,若存在分歧,则由第三者仲裁解决。

4. 谨慎判断并提出建议　经过严格的证据评价后达成共识,进而根据证据的支持强度决定建议的等级,并编制出指南初稿。

5. 咨询和同行评价　召开会议,答疑并征集建议以及对指南初稿的评价反馈。指南小组根据建议进一步修订指南。修订版再送同行专家进行评价。最后,SIGN编辑组对指南进行审查并作出评价。

6. 评估　指南发布2年后再进行评估。对该领域的进展作出评价,以决定是否出版更新指南。

7. 患者参与　患者、医护人员和研究者一起工作,确保从患者或医护人员的角度参与指南制定过程,为公众健康新规划提供指导意见。

8. 文件存档　保存下列系列文件:①制定指南的原始提议;②制定指南的理由和指南涉及范围;③确定指南的关键问题;④检索策略、数据库和文献检索的时间范围;⑤证据来源文献的纳入和排除标准;⑥对支持建议的文献所用的方法学清单;⑦回答所有关键问题的证据总结表;⑧谨慎判断的表格;

⑨列表说明指南小组对整体证据的质量和相关建议分级的结论；⑩总结大会纪要和同行评议的评论及回复记录。

9. 指南的执行　指南制定与当地临床实践脱节是一个核心问题，应充分考虑当地的地域特征与资源分配情况。

10. 资料来源和其他因素　每一份指南的制定须耗费大量的金钱和时间，为取得预期效果项目必须由遵循方法学的专家管理，并在规定的时间内完成。

（三）临床指南制定的原则

美国医学科学院发布了制定指南应遵循的6大原则：

1. 指南应基于当前可得证据的系统评价。

2. 指南制定小组应由多学科专家组成，小组成员应纳入与指南有关的团体或机构代表。

3. 指南应恰当考虑不同的亚组患者，以及患者的意愿和价值观。

4. 指南制定过程应清晰透明，最大程度减少偏倚与利益冲突。

5. 指南应详述干预措施和健康结局之间的关系，以及对证据质量和推荐强度进行分级。

6. 当有新的研究证据出现时，应及时对指南进行更新。

四、临床指南的制定流程

循证临床指南的制定流程包括确定指南题目，组织指南开发组，文献系统评价，草拟推荐意见，指南的评估，推广及更新，制定应以循证医学为基础，筛选最新、最真实可靠并有临床价值的研究结果。

由此制定出针对某一疾病的诊疗常规，同时根据证据的可信程度对建议进行分级。在将每一项临床指南用于患者前，也先要从循证医学的观点对临床指南的科学性进行评估；新的临床研究证据发表后，以前的推荐意见可能已不再恰当，应及时按照新的研究证据进行更新。

临床路径是依据临床指南、为实现临床指南的目标制定的一套规范化的操作流程，很多部分不需要依据科学研究的证据，而是依据一个具有独立特征的实践单位的具体情况制定的"切实可行"的操作流程，因此临床路径的普适性很低，往往只适用于具有类似特征的医疗单位。循证医学与临床路径均以最佳治疗为目的，循证医学为临床路径提供思路和指导，临床路径的实施则是循证医学的直接体现，两者相互促进、协调发展。临床指南是依据证据制定的，是连接证据和临床实践的桥梁，更加贴近临床实践的需要。

撰写循证临床指南的过程包括提出相关临床问题、系统检索文献和使用正确的方法对证据的质量进行评分，再根据证据的级别和强度提出推荐意见。与任何科学程序一样，制定循证临床指南的方法学是基于证据的方法学，其结论（推荐意见）须有可靠的证据支持。

第3节　临床实践指南的应用评价

一、临床指南评价要素

循证指南现已逐渐成为制定指南的发展趋势。但不同的学术组织和团体针对同一种疾病可能制定出不同的指南，这些指南质量参差不齐，有很大的异质性。某些建议甚至截然相反，给临床决策带来极大困扰。指南质量高低，推荐意见是否可信，都是医生在临床实践过程中经常面对的问题。因此，对指南进行评价，以判断指南是否值得推荐使用或者从众多的指南中选择质量最好的应用于临床，需要一些客观指标，临床实践指南的评价要素有以下几个方面。

（一）真实性评价

好的指南必须遵循循证医学的原则和方法。强调CPG应建立在证据的基础上，并根据证据的可信程度对建议进行分级。评价的要点包括：

1. 指南编写者应该做全面、可重复性文献检索，包括检索时间。

2．每项建议均应标明相关证据的等级，并提供原始证据的链接或来源文献。

（二）重要性评价

经过对 CPG 真实性评价后，还要明确指南是否回答了临床需要解决的问题，这些问题是临床医生必须面对的。但要注意的是，临床所面临的问题相当复杂，指南不可能囊括所有的临床问题。

（三）适用性评价

临床医师实施指南时应考虑到地域性、传统性、权威性、法律性或行为性等多方面因素。若这些干扰因素太多，则不值得执行指南。比如疾病在该地区发病率、疾病治疗的医疗负担、治疗策略的卫生经济学效益、法律法规以及患者的预期值都会影响指南的实施。

因此，一个指南能否成功实施依赖多方面因素，如疾病负担、价值取向、花费和政策法规障碍的吻合程度等。倘若以上因素影响不大就可考虑指南的应用。但应注意指南的推荐意见只是原则性的，需在指南的指导下根据个体化原则诊治患者。

二、临床实践指南使用原则

应该明确 CPG 只是为临床医生处理临床问题制定的参考性文件，不是教科书，也不具法律效力。为避免不分具体情况、盲目教条式地生搬硬套，应注意以下原则：

1．个体化原则 由于制定 CPG 时采用的证据绝大多数是基于人群的临床试验，推荐是针对典型患者或多数情况所提供的、带有普遍性的指导原则，不可能包括或解决每一个体患者所有复杂、特殊的临床问题。因此，在应用指南时，应充分考虑社会人口学特征与地域发病情况。面对个体患者，临床医生应该在指南的指导下根据具体病情，个体化地选择治疗方案，并根据临床技能和经验迅速判断患者的状况和建立诊断的能力，以及判断患者对干预措施可能获得的效益和风险正确使用指南、作出恰当的临床决策。

2．适用性原则 如果患者的情况与指南的目标人群相似，可以考虑应用指南推荐的干预措施。就要根据本地区或医院目前的医疗条件，评估该干预措施的可行性和成本 - 效益比，以及患者的经济状况和对医疗费用的承受能力等。

3．患者价值取向原则 患者及其亲属的价值取向在临床决策中也起一定作用。指南的推荐强度越强，患者选择该项干预措施的可能性也就越大，采取该项干预措施后预期获得的效益 - 风险比就越大。而对于那些推荐强度较弱的干预措施，不同的患者可能选择截然相反的干预措施，预期的效益 - 风险比则变得不确定。如一位下肢深静脉血栓的患者已经口服华法林 1 年，如果继续服用华法林可减低再发下肢深静脉血栓的风险，但同时需要定期检测出凝血时间，而且出血风险相应增加，因而该患者可能放弃口服华法林。

4．时效性原则 随着医学技术的不断发展，大量的基础和临床研究证据不断问世。以前认为有效的治疗手段可能被新的证据证明无效，而过去认为无效甚至禁忌的治疗手段可能被新的证据再次证明有效。这种情况在目前临床是屡见不鲜，所有一部临床指南都具有明显的时效性，在应用时一定要确认指南制定的时间。

5．后效评价原则 后效评价是指在患者接受根据 CPG 制定的方案后，对患者病情的变化进行的临床随访。后效评价在整个循证临床实践中具有重要作用，也可以为指南的修订和更新提供临床资料。

三、临床指南应用的后效评价

（一）提出临床问题

1．按照 PICOS 原则提出临床问题 PICOS 原则的涵义是：P 指人群或患者（population/patients），I 指干预（intervention/exposure），C 指对照组（comparator），O 指结局指标（outcome），S 指研究设计（study design）。

2．临床指南实施的决策 在临床实践中，遇到一个需要解决的临床问题时，最好先寻找和使用临床指南，如果没有发现相关指南，则医师须自己寻找系统综述的证据或原始研究的证据，并依据证据进行决策。

（二）评价临床指南的质量

临床指南的制定有各种情况,有基于专家共识的指南,也有基于证据的循证临床指南等,指南制定方法的不同必将影响指南的质量。因此,在应用临床指南以前,首先要读懂临床指南,并对其质量进行评估。

一个循证临床指南,会标注证据的质量级别和建议的推荐强度。不同组织制定的指南有可能会采用不同的证据质量和建议推荐强度的分级系统。证据分级评价标准是按照论证强度将证据定性分为多个级别,并进一步定量评价利弊关系的一系列方法,其中证据论证强度是指证据的研究质量高低以及结果的真实可靠程度。临床指南的质量评价有很多种方法,目前比较常用的有 GRADE（the Grading of Recommendations,Assessment,Development and Evaluations）证据质量和推荐强度的分级标准以及牛津循证医学中心（Oxford Centre for Evidence Based Medicine,OCEBM）的证据分级及推荐强度标准等[1]。

1. GRADE 证据质量与推荐强度分级（表 1-1）　针对证据质量与推荐强度分级存在的不足的现状,2000 年,来自包括 WHO 在内的 19 个国家和国家组织的 60 多名循证医学专家、指南制定专家、医务工作者和期刊编辑等共同创建了推荐分级的评估、制定与评价（GRADE）工作组,旨在通力协作,遵循证据,制定出国际统一的证据质量和推荐强度分级系统。该系统于 2004 年正式推出。由于其方法科学、程序严密、过程透明等优点,目前已经被包括 WHO 和 Cochrane 协作网在内的 90 多个国际组织、协会和学会采纳。

表 1-1　GRADE 的证据质量与推荐强度分级

证据质量分级	具体描述
高（A）	对观察值非常有把握:观察值接近真实值
中（B）	对观察值有中等把握:观察值可能接近真实值,但也可能差别很大
低（C）	对观察值的把握有限:观察值与真实值可能有很大差别
极低（D）	对观察值几乎没有把握:观察值与真实值可能有极大差别
推荐强度分级	**具体描述**
强（1）	明确显示干预措施利大于弊或弊大于利
弱（2）	利弊不确定或任何质量的证据均显示利弊相当

2. 牛津证据分级及推荐强度标准[2]　牛津循证医学中心（Oxford Centre for Evidence Based Medicine,OCEBM）的证据推荐强度分为 5 级,即Ⅰ级、Ⅱ级、Ⅲ级、Ⅳ级和Ⅴ级,在此基础上,提出了分类概念,涉及治疗、预防、病因、危害、预后、诊断、经济学分析等方面,有关评估及治疗方面牛津证据分级标准和强度分级见表 1-2。

表 1-2　牛津证据分级与推荐强度标准（2001 年）

推荐强度	证据级别	治疗、预防、病因研究
Ⅰ级	Ⅰa	同质性随机对照试验的系统综述
	Ⅰb	可信区间窄的随机对照试验
	Ⅰc	观察结果为"全或无"（某干预措施推行前某病病死率为 100%,推行后低于 100%,或推行前某病患者存在死亡或治疗失败现象,推行后无死亡或治疗失败）
Ⅱ级	Ⅱa	同质性对流研究的系统综述
	Ⅱb	单个队列研究（包括低质量的随机对照试验,如随访率低于 80%）
	Ⅱc	基于患者关心的结局性研究
Ⅲ级	Ⅲa	同质性的病例对照研究的系统综述
	Ⅲb	单个病例对照研究
Ⅳ级	C	系列病例观察（包括低质量的队列研究和病例对照研究）
Ⅴ级	D	专家意见或基于生理、病理生理和基础研究的证据,但无临床研究支持

3. JAMA 推荐等级标准　1995 年，JAMA 杂志上发表了 Guyatt 等[3]制定的证据的整体强度等级的划分标准，目前比较常用，后经 MacDermid 修订。在此修订的系统中，经典的 A、B、C 和 D 级的证据已被修改，以包涵专家共识意见和基础科学的研究，从而体现生物或生物力学的可信度。具体见表 1-3。

表 1-3　推荐等级标准

	推荐等级	证据强度
A	强证据	Ⅰ级研究占优势，和（或）Ⅱ级研究支持建议。至少须包括一项Ⅰ级研究
B	中等证据	一项高质量的随机对照试验，或者多项Ⅱ级研究支持建议
C	弱证据	一项Ⅱ级研究或优势Ⅲ级和Ⅳ级研究（包括内容专家的共识声明）支持建议
D	相互矛盾的证据	针对该主题有不同结论的高质量的研究，建议基于这些矛盾的研究
E	理论 / 基础证据	多项动物或尸体研究，从概念模型 / 原理或基础科学研究证据。支持该结论
F	专家意见	基于共识专家团队的临床实践总结出的最佳实践意见

（三）临床指南应用

临床指南应用时首先要确定查找的指南是否包含了要回答的临床问题，如果没有，则需要重新查找其他的临床指南，或者寻找其他的证据，在确定所检索到的临床指南包含了要回答的临床问题后，再从中筛选出质量好、可信度高、实用性强的指南来解决临床问题。

四、临床指南应用中存在的问题

虽然近年来，精准医学、大数据研究、真实世界研究、人工智能等对医疗行业的影响越来越大，但指南仍是当前指导临床实践最重要的工具，是医师进行决策的准则和规范。高质量的循证指南可对促进患者健康、提升医疗质量和节约医疗费用起到重要作用。

医师一方面需对获取的指南仔细甄别和判断，特别是注意其内容的科学性和客观性，以及制定者在学术利益和商业利益方面对指南的影响；另一方面，更要积极参与到高质量指南的制定、传播和实施工作中去，包括开展高质量的临床研究和系统评价研究，为指南制定提供证据支持，对已发表的指南进行评价、解读和反馈，并在自我医疗实践中恰当、合理应用指南的推荐意见，以及将指南作为重要的信息来源，对患者进行健康教育。

虽然临床指南在改善患者的临床结局、为卫生工作人员的决策提供依据、为政府及相关团体节约费用方面，带来了诸多益处，但同时也必须认识和解决指南的一些负面因素，如多种原因可能导致指南所推荐的建议错误；对不同的普及应用指南的策略效果仍不明确；临床指南多数趋向于长篇累牍；内容多偏重于常见病，很少有关于罕见病的指南；制作和更新指南费时费力，存在困难；同一指南来源多样且结论不一致等。

临床指南是综合证据、现有资源、价值取向、当地需要等信息提出的具体推荐意见。即使基于同样级别的证据，由于不同地区和人群往往具有不同的资源、需要和价值观，决策或取舍往往不同，不同的指南有时会给出不同甚至完全相反的推荐意见。这就要求临床医师要根据当地、当时及患者的具体情况合理应用。

（岳寿伟）

参考文献

[1]　唐金陵，PAUL GLASZIOU. 循证医学基础 [M]. 第 2 版. 北京：北京大学医学出版社，2016.

[2]　康德英. 循证医学 [M]. 第 3 版. 北京：人民卫生出版社，2015.

[3]　GUYATT GH，SACKETT DL，SINCLAIR JC，et al. Users' guides to the medical literature. IX. A method for grading health care recommendations. Evidence-Based Medicine Working Group[J]. JAMA，1995，274：1800-1804.

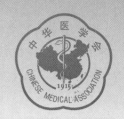

第2章

中国腰痛康复指南

腰痛（low back pain，LBP）不是一个单独的疾病诊断，而是以腰部疼痛为代表的一组综合征，表现为腰骶臀部的疼痛、伴或不伴有下肢的症状[1]。有关腰痛的诊断命名国内尚未统一，如"腰痛""下腰痛""腰背痛"等不同译名一直在使用，但根据《疾病和有关健康问题的国际统计分类》（International Statistical Classification of Diseases and Related Health Problems，ICD-10），其规范术语应为"腰痛"。腰痛病因复杂，可能是局部的骨骼、肌肉、椎间盘、软组织病变所致。在现在的医疗模式中，腰痛被视为一种生物心理社会综合征。腰痛已成为世界范围内活动受限和工作缺勤的首要原因，给社会造成了巨大的经济负担，也成为全球人口致残的主要原因[1]。目前，世界卫生组织（World Health Organization，WHO）将"减少致残性腰痛"列入实现全球健康的目标之一，并呼吁使腰痛相关研究成为"全球健康"的优先项目[2]。

一、制定指南的目的、意义与方法

1. 腰痛的分类　根据引起腰痛的解剖部位及原因，可将腰痛分为：①特异性腰痛（specific low back pain，SLBP）是由肿瘤、感染、骨折等具体的病理变化引起的腰痛；②非特异性腰痛（non-specific low back pain，NSLBP）引起疼痛的具体病变部位不能十分肯定，涵盖了以往的腰肌劳损、腰肌筋膜炎等急慢性腰部病变；③根性腰痛（radicular pain）又称坐骨神经痛，是坐骨神经或腰神经根受到压迫、刺激所致，多数由腰椎间盘突出引起[3]。在所有腰痛患者中，特异性腰痛临床发生率低，仅占腰痛的0.2%。特异性腰痛因病理不同而有各自不同的诊断、治疗方法，因此在泛指的腰痛的诊断治疗中不包括这一类腰痛患者，而只包括非特异性腰痛和根性腰痛。

根据发病时间将腰痛分为急性腰痛（acute low back pain，ALBP）和慢性腰痛（chronic low back pain，CLBP）：①急性腰痛：病程一般在30天以内，发病突然、疼痛剧烈、随活动加重、经休息后多有缓解、常伴有明显活动受限和功能障碍，经过积极规范治疗多数患者可以痊愈；②慢性腰痛：病程大于3个月，部分急性腰痛未经有效治疗，或治愈后没有注意预防，疼痛反复发作及慢性损伤缓慢发生，即转为慢性腰痛。慢性腰痛临床常见，多无剧烈疼痛，但更多的影响日常生活活动和情绪。慢性腰痛有明显的职业特点，可因某些诱因出现急性发作。

2. 指南制定的背景、目的与意义　目前我国的腰痛康复治疗中，还存在以下问题：①病因机制不明确，从而治疗方法缺少针对性，易造成盲目治疗和过度治疗；②国内腰痛评估系统还不够完善，缺乏多维度功能评估工具；③对腰痛的预后不明确，难以控制复发率。同时，中医药作为中华民族智慧的重要组成部分，通过内病外治、内用外敷、特色运动功法、针灸推拿等方法，在防治腰痛方面发挥着重要作用。为践行最佳循证康复医学证据、丰富腰痛康复干预手段、实现腰痛规范化康复治疗决策提供支撑。本指南制定工作组邀请中西医康复科和骨科领域等临床医学、体育科学和方法学专家共同参与，通过广泛地搜集古今文献、整理医学证据、使用系统的审查和基于现有的证据指南，并在必要时辅以个别科学研究。在进行文献评价及证据分级基础上，通过多轮专家论证，编写了本指南，以期为我国不同医疗条件下的康复科医师，康复治疗师，相关专业如骨科、疼痛科、中医科、骨伤科的医师和医学生在腰痛的诊断方法和治疗手段的选择方面提供参考。鉴于腰痛的复杂性,随着对其基础研究与诊断治疗的不断深入,本指南将在已发表文献的基础上不断进行更新。

3. 指南制定的程序与方法

(1)国际指南制定情况:英国国家与临床优化研究所(National Institute for Health and Care Excellence,NICE)发表了《大于16岁腰痛和坐骨神经痛诊疗指南(2017版)》[4];2012年美国物理治疗临床实践指南网站(American Physical Therapy Association,APTA)发表了《美国物理治疗协会骨科分会功能、残疾和健康国际分类相关腰痛临床实践指南》[5];美国医师协会网站(American College of Physicians,ACP)制定了《急性、亚急性和慢性腰痛非侵入性治疗的临床实践指南(2017版)》[6];加拿大临床指南网站(CMA infobase)发表了《加拿大腰痛指南(2015版)》[7]。

(2)本指南制定的方法:本指南采用ACP评分系统,对2018年11月之前发表的康复治疗腰痛的随机对照临床试验(randomized controlled trials,RCTs)和系统性评价进行了系统回顾,并在此基础上提出了建议。评估的临床结果包括减少或消除腰痛,改善背部特异性和整体功能,改善与健康相关的生活质量,减少工作障碍和重返工作岗位,整体改善腰痛发作次数或发作间隔时间、患者满意度和不良影响。

(岳寿伟　张　杨)

二、流行病学和危险因素

在欧美等国家,腰痛的人群终生患病率高达84%。系统评价指出腰痛的患病率约在12%～33%,年患病率约为22%～65%。腰痛往往反复发作、迁延加重。腰痛初始发作后,约44%～78%的患者会出现腰痛的反复发作,而26%～37%的患者则甚至可能因腰痛而丧失工作能力[8-10]。国内尚缺乏可靠的大样本量流行病学调查研究。2010年北京地区18岁及以上人群腰痛患病率调查研究显示,腰痛的年患病率为26.1%,腰痛病程<3个月者约为16.8%,而病程3～6个月者为4.1%,≥6个月者为5.2%。中心城区和农村60岁以上人群的患病率分别为34.4%及48.7%,而郊区55岁以上人群的腰痛患病率则高达47.3%[11]。腰痛发病因素众多,如性别、年龄、教育和职业等,女性较男性发病率更高。腰痛的严重程度随年龄而增加,60～65岁人群整体发病率增加。体力劳动及伏案工作者都是发生腰痛的高危人群。教育水平较低者腰痛发病率增加,与病程延长和预后不良有关。

为了提高排除严重脊柱病变的准确度,推荐使用"红色危险因子(red flags)"来分析患者的病史。一个或多个红色危险因子的存在提示需要进一步靶向诊断或相关专家会诊,红色危险因子在排除肿瘤性病变方面有很高的灵敏度[12]。

另外一些危险因素可用来提示慢性疼痛的进展。这些危险因素被称为"黄色危险因子(yellow flags)"。如果急性腰痛、亚急性腰痛患者出现这些危险因素,提示需要考虑心理社会因素的影响并尽早进行认知、行为干预(表2-1)。

表2-1　在腰痛患者的诊断过程中,一开始重点是就要寻找红色危险因子(严重的病变导致的继发性腰痛的危险因素);对于亚急性患者,关键是寻找黄色危险因子(提示腰痛慢性化的危险因素)

红色危险因子(严重的病变导致的继发性腰痛的危险因素)
年龄低于18岁的少年儿童出现严重腰痛或年龄高于55岁的老年人出现腰痛
暴力损伤病史
老年人的轻度损伤
夜间持续的进展性疼痛
肿瘤病史
系统应用类固醇药物
药物滥用、HIV感染
体重减轻
系统性疾病
长期存在的严重活动受限

续表

剧痛或最少的活动量

躯体畸形

排尿困难

肛门括约肌松弛、大便失禁、鞍区麻痹

进展的活动无力或步态障碍

怀疑存在感染性疾病（强直性脊柱炎）

年龄小于40岁，逐渐发病

明显晨僵

长期活动受限

累及外周关节

虹膜炎、皮肤红斑、结肠炎、尿道分泌物增多

家族史

黄色危险因子（急性或亚急性腰痛慢性化的危险因素）

个体因素　年龄（U形相关）

　　女性

　　小种群

　　低收入

　　文化程度低

医学因素　身体质量指数高

　　既往手术史

　　损伤

　　神经系统缺陷

　　神经根刺激症状

疼痛相关　持续时间

　　强度

　　下肢疼痛

　　侧屈疼痛和（或）屈 - 伸疼痛

　　坐位困难

损伤后残疾相关密切相关的损伤

　　持续4周的严重功能受限

　　严重残疾（腰痛生活障碍问卷，功能障碍指数，疾病影响状态调查）

　　对不能康复的危险的认知

心理社会因素　不相符的症状和体征

　　逃避行为

　　心理负担

　　精神萎靡

　　情绪反应下降

　　社会孤立

　　沮丧（SCL-90，Zung，Back Depression Inventory）

　　躯体化（SCL-90）

　　应对能力下降

工作相关　要求过高

　　不能完成自己的工作

　　单调，千篇一律

　　自我满足感低

治疗因素　退休前的治疗

　　残疾代偿

　　热疗和冷疗

　　物理治疗

　　腰痛教育

（岳寿伟　张　杨）

三、基于损伤和功能的诊断

腰部的任何结构病变，如肌肉、韧带、硬脊膜、神经根、关节突关节、纤维环、胸腰椎筋膜和椎体等均可造成腰痛症状，并可放射到下肢，但影像学可能存在假阳性。Savage 等[13] 报道，32% 的健康受试者有"异常"腰椎（存在椎间盘退变、椎间盘膨出或突出、小关节肥大或神经根受压），而仅 47% 的腰痛患者存在异常表现。腰痛可在没有任何脊柱影像学改变的情况下发病。Boos 等[14] 在对无症状的椎间盘突出患者的 5 年随访中发现，相关的就医患者中，工作的生理和心理特点比 MRI 明确的椎间盘异常对腰痛的预测价值更大。因此，应慎重考虑临床主诉和有影像学支持的病理学检查之间的关系。另外，即便存在异常，也很难明确病理改变和患者情况之间的直接因果关系，并且对患者的治疗常无指导作用。

目前腰痛分类方法很多，重要前提是基于患者的临床特点选择合适的治疗措施。因此，本指南的作者们提出要明确腰痛患者的特殊亚型，治疗方案有高质量证据支持。

1. ICD 关于腰骶区或躯干的功能障碍的诊断以及 ICF 关于急性腰痛伴有活动度减少的诊断需具有以下临床症状[15, 16]：（Ⅰ级证据）

急性下腰部、臀部或大腿痛（持续一个月以内）；

腰椎及节段活动度受限；

刺激相关胸椎下段、腰椎或骶髂关节部会诱发腰及腰相关性下肢症状。

2. ICD 关于腰骶区或躯体的功能障碍的诊断以及相关 ICF 的亚急性腰痛伴有活动度减少的诊断需具有以下临床症状[15, 16]：（Ⅰ级证据）

亚急性、单侧、下腰、臀部或大腿痛；

脊柱的终末运动和下胸椎、腰部、骶髂关节的激惹诱发症状；

胸椎、腰椎、骨盆带或髋关节活动，节段性或其周围结构活动度不足。

3. ICD 关于脊柱不稳的诊断以及 ICF 关于急性腰痛伴有躯体运动不协调的诊断需具有以下临床症状[15, 17]：（Ⅱ级证据）

急性腰部疼痛反复发作，常与下肢牵涉痛有关；

从初始到中间的脊柱活动度以及刺激相应腰段关节会引起疼痛；

腰部屈伸运动时腰椎骨盆部运动协调性不足。

4. ICD 关于脊柱不稳的诊断以及 ICF 关于亚急性腰痛伴有躯体运动不协调的诊断需具有以下临床症状[16]：（Ⅱ级证据）

急性加剧的反复性腰痛，常与下肢牵涉痛有关；

受累腰椎节段的活动会诱发症状，固定姿势会加剧症状；

可能出现腰椎节段过度活动；

可能出现胸椎和骨盆 / 髋关节活动度不足；

躯干肌肉力量和耐力减弱；

在进行自我治疗以及做家务活动时表现躯体运动不协调。

5. ICD 关于脊柱不稳的诊断以及 ICF 关于慢性腰痛伴有躯体运动不协调的诊断需具有以下临床症状[18]：（Ⅱ级证据）

慢性复发性腰痛并伴有相关下肢的（牵涉性）疼痛，存在以下 1 个或 1 个以上的表现：

腰和（或）与腰相关的下肢痛，在保持持续的终末运动或姿势时加重；

腰椎过度活动；

胸椎和腰椎骨盆 / 髋关节活动度不足；

躯干或骨盆区域的肌肉力量和耐力减弱；

活动时出现的运动不协调。

6. ICD 关于腰痛伴坐骨神经痛的诊断和 ICF 关于急性腰痛伴放射痛的诊断需具有以下临床症状[19]：（Ⅱ级证据）

伴有下肢放射痛的急性腰痛；

下肢可能出现感觉异常、麻木和无力；

在腰椎活动度的初始到中段、下肢的拉紧，及 Slump 试验时可诱发症状，或者出现神经根受累的症状（感觉、肌力或反射减弱）；

患有急性腰痛伴有放射痛的患者常见的身体功能损伤和症状，它同样可在患有急性腰痛伴有下肢放射痛的患者中出现。

7. ICD 关于腰痛 / 腰背部劳损和 ICF 慢性腰痛伴全身疼痛的诊断需具有以下临床症状 [20, 21]：（Ⅱ级证据）

持续时间超过 3 个月的腰痛和（或）相关下肢痛；

依据本临床指南的分类标准，全身性疼痛与其他损伤类疾病无关；

出现沮丧，避痛信念和剧烈疼痛。

对大多数腰痛患者来说，其症状可能由于非特异性结构性因素引起；很少数患者腰痛的原因是很严重的，如肿瘤、马尾神经综合征、脊椎感染、脊椎的压缩性骨折等；对一些症状很严重，但表现普通的肌肉骨骼症状的就要高度怀疑（Ⅲ级证据）。

医生必须要意识到与这些重症病情相关的征象，并制定一种可以持续筛选这些疾病的系统。方法包括调查问卷，询问患者疾病的性质、发作以及症状的进展、可以使症状减轻或加重的特殊动作或者体位等。另外，对腰痛患者也要进行神经系统的检查。例如，患者下肢感觉异常（如刺痛）、感觉改变（如麻木）、主诉无力（如足下垂）或中枢神经系统紊乱的表现（如肌张力增高或阵挛），有这些症状的患者需行全身神经系统检查。若怀疑有潜在的严重疾病，需专科医生检查（Ⅴ级证据）。

除了医学原因，临床师还需注意心理和社会因素，因为这些因素可以导致患者持续疼痛以及伤残，或者导致从急性转变为慢性症状。研究证实心理因素是长期伤痛的一个重要的预后指征（Ⅰ级证据）。

保守治疗无效提示严重疾病或者诊断错误。通常患者在 30 天左右仍无明显好转，就要考虑严重疾病的"红色危险因子"（Ⅲ级证据）。

如出现下面三种情况，临床医师需要考虑跟严重疾病和心理因素相关的诊断，并且要把患者转诊到相关学科的医生：①患者的临床症状提示有非常严重的医学或者精神心理学症状；②活动障碍或者机体功能与结构损伤在临床诊断方面不一致；③患者的症状没有因为治疗而得到改善（A 级推荐）。

（岳寿伟　张　杨）

四、检查与评估

对腰痛患者的功能障碍程度进行检查与评估，可以指导腰痛的临床康复治疗决策，而如何应用和选择恰当的评估工具尤为重要。本部分将介绍一些基于现有最佳证据的腰痛检查、测试和评估方法，从而能更好地对与损伤或功能诊断相关的临床表现进行评估，以及对患者在治疗期间功能障碍、活动受限和参与受限等方面的变化进行准确的评估。临床 / 康复医生可以根据患者的陈述、需求或目标，选择与功能障碍、活动受限或治疗、预后最相关的检查和评估方法。

1. 病史采集　详细病史采集对于明确诊断非常重要。病史采集内容包括：疼痛的部位、疼痛的程度、发病时间、发病原因、诊疗经过、对疼痛的态度、既往史、发病前从事工作、患者提供的其他信息（单位和家庭中的人际关系等）。临床病史采集应特别关注是否存在严重脊柱疾病所可能产生的红色危险因子。

2. 疗效评估

（1）Oswestry 功能障碍指数（Oswestry disability index，ODI）：ODI 最早由 John O'Brien 和 Fairban 于 1976 年设计研究，用来对腰痛患者的治疗和功能障碍进行评估，在国外的应用非常广泛，目前已被翻译成二十多种语言 / 文化版本，并在脊柱外科领域作为评定和观察治疗效果的"金标准"[22, 23]。Chiarotto 等 [24] 的一项系统评价和 Meta 分析显示，ODI 的重测信度和测量误差都比 Roland-Morris 功能障碍调查表（Roland Morris Disability Questionnaire，RMDQ）更好（Ⅰ级证据）。程继伟等 [25] 对中文版

Oswestry 的信度和效度进行了研究,采用包含多种评价指标的随访表对 100 例手术患者进行术前及术后 3 个月随访,并对 41 例行手术治疗的患者进行随访评定,评定时间点为术前及术后 1 周、2 周、4 周、8 周、12 周和 24 周,研究结果发现,改良版 ODI 量表具有良好的信度和效度,适合国人进行腰椎功能评定及手术后短期的疗效评定(Ⅰ级证据)。同时,研究也指出,对于功能障碍程度较高的腰痛患者,ODI 比 RMDQ 更为敏感[26]。

推荐意见:强推荐使用 Oswestry 功能障碍测试(Ⅰ级证据,A 级推荐)。

(2) RMDQ 损伤问卷:RMDQ 是 Oswestry 功能障碍测试的实用代替版,最早由 Roland 和 Morris 提出[27],是从疾病影响量表(Sickness Impact Profile,SIP)的 136 个条目中选择 24 个与腰痛密切相关的问题而构成。Roland-Morris 损伤问卷要求患者评估能否完成 24 项中的某项,这个问卷的主体语句是:在"因为我的腰痛……",因此使得问卷具有部位特殊性。这些问题包括行走、站立、弯腰、卧床、穿衣、睡眠、生活自理、日常活动等 8 个方面[28]。Chiarotto 等[24] 对巴西、澳大利亚、英国、挪威、瑞士、意大利和伊朗 7 个语言 / 文化版本的 RMDQ 评价腰痛患者功能障碍的情况进行 Meta 分析,结果显示 RMDQ 具有中等和良好的重测信度和测量误差,且 RMDQ 短期(1~14 天)信度评估明显高于 6 周(Ⅰ级证据)。与 ODI 相比,RMDQ 对轻度和中度功能障碍的腰痛患者更敏感[26]。Fan 等[29] 对中文版的 RMDQ 适应性进行了验证,其结果发现中文简体版 RMDQ 具有良好的内部一致性信度(Cronbach $\alpha=0.826$)和重测信度[组内相关系数(intraclass correlation coefficient,ICC)为 0.947](Ⅰ级证据)。

推荐意见:强推荐使用 RMDQ 功能障碍测试(Ⅰ级证据,A 级推荐)。

(3) Quebec 腰痛障碍评分量表(Quebec Back Pain Disability Scale,QBPDS):QBPDS 由加拿大 Kopec 等[30] 开发,于 1995 年正式发布,在腰痛的评估中被广泛应用,主要是评估腰痛患者在日常生活活动时,每项活动的困难程度。现已被翻译成土耳其版、荷兰版、波兰版等多种语言的版本并投入使用。Speksnijder 等人[31] 通过一项系统评价对可能的 QBPDS 所有语言版本的测量信效度进行了评估和比较,包括阿拉伯语、中文、丹麦、法语等版本,结果发现各种语言 / 文化版本的 QBPDS 都具有中等至良好的重测信度和测量误差(Ⅱ级证据)。荷兰 Fritz 等[32] 报道 QBPDS 评估 ALBP 患者的重测信度最差(ICC=0.55)。2016 年德国 Riecke 等[33] 研究发现,德语版 QBPDS 具有良好的结构效度,与疼痛失能指数(pain disability index,PDI)具有良好的相关性($r=0.78$);与 RMDQ($r=0.54$)和疼痛数字分级评分(numeric rating scale,NRS)($r=0.46$)具有中等程度的相关性。此外,Smeets[26] 发现 QBPDS 与 RMDQ($r=0.77$)、ODI($r=0.80$)和 SF-36($r=0.72$)具有良好的相关性,但与疼痛评分具有弱到中等程度相关性。郑锦洪[34] 对中文版 QBPDS 的信效度进行了研究,选取 100 名腰痛患者作为研究对象,其结果发现中文版显示了高度可重复性、内在一致性及有效性,对腰痛患者是一项适用及有效的测定工具,可用于中国患者的腰痛评估(Ⅱ级证据)。

推荐意见:强推荐使用 QBPDS 障碍评分量表(Ⅱ级证据,A 级推荐)。

(4) 日本骨科协会评分(Japanese Orthopaedic Association Scores,JOA):JOA 评分由 JOA 成员于 1986 年制定,在 2008 年 JOA 修订了该评分,并创建了日本骨科协会腰痛评估问卷(JOABPEQ)。本问卷对腰背疾病的多维状态进行了测量,包括 25 个问题,分别在腰痛、腰部功能、行走能力、社会生活及心理状态 5 个方面对患者进行评价,比 RMDQA 和 ODI 更全面。Yao 等[35] 将英文版 JOA 翻译修订成中文版本,并通过与中文版 RMDQ、ODI、简表健康调查(SF-36)和数字疼痛评定量表对比,评估了腰痛患者在该版本的因子结构、内在一致性、复测信度、效度和下限效应,结果显示出良好的内在一致性($\alpha=0.886$)和重测信度(ICC 为 0.951~0.977)。JOA 中文版的有效性得到部分身体功能测量方法的高度相关性支持(RMDQ,ODI 和 SF-36;$r=-0.726\sim-0.645$)以及其他测量方法的中度相关性支持(SF-36 $r=0.426\sim0.546$)。Q5 心理状态与 SF-36 项目高度相关($r=0.337\sim0.640$),Q1 腰痛存在下限效应(38%,20.65%)。

推荐意见:强推荐使用 JOA 评分(Ⅰ级证据,A 推荐)。

3. 身体功能障碍测试

(1) 躯干肌肉力量与耐力测试:躯干肌群在维持脊柱功能和稳定性方面起着举足轻重的作用,在正常情况下躯干依靠肌肉的收缩和放松来达到脊柱的静态、动态平衡。腰痛患者常伴有运动控制的下降和躯干肌群肌力的下降，常需对躯干屈伸肌、腹斜肌、腹横肌、髋外展肌、髋屈肌等进行评估。De 等 [36] 使用手持式测力计（Hand-held dynamometry，HHD）测量躯干屈曲和伸展的力量，而后计算 ICC 值以评估 HHD 测量的可靠性；，结果发现 HHD 测试的可靠性较好（ICC＝0.67～0.93），HHD 测试和静态测力计测试之间具有高相关性（r＝0.65～0.86）（Ⅱ级证据）。Parlak 等 [37] 使用躯干控制测试（Trunk Control Test，TCT）、手动肌力测试、运动功能测量（motor function measure，MFM）、功能独立性测量（Functional Independence Measurement，FIM）和 Rivermead 指数（Rivermead mobility index，RMI）评估 66 名神经肌肉疾病患者，TCT 的 ICC 为 0.979（95% 置信区间（confidence interval，CI）为 0.968～0.986）。信度值为 0.749，"从仰卧到健侧翻身"，"从仰卧到另一侧翻身"和"从躺下坐起"的项目总相关系数分别为 r＝0.61、r＝0.57 和 r＝0.92。研究发现 TCT 与 MFM（r＝0.57）、躯干 MFM（r＝0.62）、躯干肌力（r＝0.61）、髋关节屈曲肌力（r＝0.39）相关（Ⅱ级证据）。Hu 等人 [38] 选取年龄在 18～37 岁之间的 90 名腰痛患者，通过 CON-TREX 多关节等速测试和训练机测试腰部神经肌肉功能，采用视觉模拟量表（visual analogue score，VAS）和 RMDQ 分别评估腰痛患者的疼痛和功能障碍。结果显示，腰肌力量、耐力和腰椎本体感觉的降低导致疼痛强度和腰椎残疾的增加。这项研究表明腰痛患者需要有针对性的肌肉力量、耐力训练，研究结果为 CLBP 患者的预防和治疗提供了理论依据（Ⅱ级证据）。

推荐意见：强推荐使用躯干肌肉力量与耐力测试（Ⅱ级证据，A 级推荐）。

（2）腰部主动活动度测试：腰痛患者在维持躯干稳定的肌肉失去平衡后，可出现躯干的过屈、过伸、生理曲度消失等异常。Savage 等 [39] 选取了 54 名受试者，研究角度仪测量腰椎运动范围的可靠性和有效性，发现使用该方法测量腰椎运动的结果与通过影像学手段研究的结果基本一致，整体相关系数 r＝0.93、伸直相关系数 r＝0.95、屈曲相关系数 r＝0.85，医生与物理治疗师之间的伸直评分一致性 r＝0.88（SE＝4.6°）、屈曲评分一致性 r＝0.42（SE＝2.3°）（Ⅰ级证据）。

推荐意见：强推荐使用腰部主动活动度的测试（Ⅰ级证据，A 级推荐）。

（3）直腿抬高试验（straight leg raise，SLR）：直腿抬高试验是腰痛患者常用的一项检查方法，在坐骨神经痛、腰椎间盘突出症患者的阳性率可达 90% 以上，在一定程度上可以反映腰痛患者病情的轻重和神经根受压的程度。Vroomen 等 [40] 的研究发现，新发病的放射痛位于臀部以下部位的患者，其直腿抬高试验在定位反射区的分布具有很高的信度（K＝0.68），对于直腿抬高角度小于 45° 的具有临床症状的患者的诊断具有中度信度（K＝0.43）（Ⅰ级证据）。Boyd[41] 在研究健康人群时得出在直腿抬高试验期间，角度仪的评估内部可靠性非常好（ICC，0.95～0.98）。测量的标准误差在 0.54° 和 1.22° 之间，最小可检测的变化在 1.50° 和 3.41° 之间。

推荐意见：强推荐使用直腿抬高试验（Ⅰ级证据，A 级推荐）。

（4）Slump 试验：Slump 试验是测试腰骶疼痛的一个很好的激发试验，比直腿抬高试验更为敏感。腰痛患者中，疼痛放射到腿部尤其是大腿后侧疼痛的患者更应该进行此项测试。Urban LM 等人 [42] 招募了 27 名伴有或不伴有坐骨神经痛的腰痛患者，用标准的神经感觉检查作为确定 Slump 试验对神经性疼痛诊断准确性的参考诊断；此后，对所有参与者进行 Slump 试验，记录在 Slump 试验期间产生的疼痛位置和强度；结果发现，Slump 试验显示出高灵敏度（0.91）、中度特异性（0.70）、阳性似然比为 3.03、阴性似然比为 0.13，研究认为 Slump 试验识别坐骨神经痛非常的敏感（Ⅱ级证据）。

推荐意见：中等推荐使用 Slump 试验（Ⅱ级证据，B 级推荐）。

（5）股神经张力试验（femoral nerve stretch test，FNST）：FNST 是评价高位腰神经根病变的常用方法，FNST 假阳性也可见于大腿前侧肌肉紧张或受伤，以及髋关节内和周围的骨性或关节病变。Tawa N 等 [43] 通过文献综述对 12 项主要诊断的准确性进行评估研究，这些研究具体评估了当前文献中建立的各种个体和分组临床神经学测试在检测神经根撞击方面的表现。结果发现共有 12 项研究调查了腰骶椎（感觉、运动、肌腱反射和神经动力学）临床神经学检查的标准组成部分，股神经张力试验的敏感性（95%IC）为 1.00（0.40～1.00）、特异性为 0.83（0.52～0.98）（Ⅰ级证据）。

推荐意见：强推荐使用股神经牵拉实验（Ⅰ级证据，A 级推荐）。

表2-2概述了全面的腰椎体格检查。

表2-2　腰痛的体格检查

检查项目	特异性活动	此部分检查的原因
视诊	整体姿势	明确是否存在姿势异常和肌肉失衡
	腰椎	进一步明确肌肉失衡和习惯性姿势
	皮肤	寻找诊断，如银屑病、带状疱疹或血管疾病作为疼痛原因
	步态	检查运动链，判断症状是否由肌肉、神经或关节问题所致
触诊	骨骼	寻找骨骼问题，如感染或骨折
	小关节	确定是否某一水平有疼痛
	韧带和椎间盘间隙	确定是否有疼痛
	肌肉	寻找激痛点、肌肉痉挛、肌肉萎缩
主动关节活动度	前屈	如果疼痛，活动量和质量下降
	伸展	—
	侧屈	同上，两侧存在差异
	旋转	—
神经系统检查	$L_1 \sim S_1$肌节的徒手肌力检查	确定肌力减弱
	$L_1 \sim S_1$皮节的针刺和轻触觉	确定感觉缺失
	反射：髌骨、腘绳肌、跟腱	如果减弱，损伤为L_1或S_1神经根；如果亢进，为上运动神经元疾病
	平衡和协调测试	上运动神经元疾病的征象
	跖反射	同上
	直腿抬高试验	$L_1 \sim S_1$神经紧张
	股神经弧	L_3、L_4神经紧张
骨科特殊试验	腹肌力量	确定力量减弱和去条件化
	骨盆稳定肌力量（即臀中肌，臀大肌等）	确定力量减弱和去条件化
	腘绳肌的紧张或僵硬	确定灵活性差的区域
	髋屈肌的紧张或僵硬	—
	髋旋转肌的紧张或僵硬	—
	俯卧位不稳定测试	不稳定性的征象

4.影像学评估　目前并没有高质量的临床研究证明影像学诊断腰椎间盘突出神经根病的优势。工作组专家推荐，有腰椎间盘突出神经根病病史和体检阳性结果的患者，MRI检查是最为合适的无创影像学检测手段。若患者行MRI检查存在禁忌，或者检测后无法判断结果，则推荐CT作为次选手段。

对诊断腰椎间盘突出、神经根病，并存在相对应病史和体检阳性结果的患者，推荐无创的MRI作为影像学检测的首选方法。

推荐等级：强推荐MRI检查（Ⅲ级证据，A级推荐）。

对诊断腰椎间盘突出神经根病，并存在相对应病史和体检阳性结果的患者，推荐CT、脊髓造影或CT脊髓造影作为影像学检测的备选方案。

推荐等级：强推荐CT检查作为次选手段（Ⅲ级证据，A级推荐）。

5.电生理检查　目前电神经检查（electrophysiological examination）用于诊断神经根压迫在临床中使用已经较为广泛，但该检查不能辨别神经压迫的原因。专家组认为，诊断腰椎间盘突出神经根病首选方案仍应该是对应部位的轴位影像学片，电神经检测只能作为确定其他可能合并症的一个辅助手段。

证据等级：弱推荐（Ⅲ级证据，D级推荐）。

躯体感觉激发电位可作为影像学检查的辅助手段确定是否存在神经根压迫，但该检测方法诊断压迫节段的特异性不高（Ⅲ级证据，B级推荐）。

肌电图、神经传导速度、F 波等对诊断腰椎间盘突出神经根病意义有限。H 反射波对诊断 S_1 神经根病有帮助，但特异性较差（Ⅲ级证据，B 级推荐）。

（郗淑燕）

五、康复干预

1. 卧床休息　卧位可减轻肌肉收缩力与韧带紧张力对椎间盘所造成的挤压，使椎间盘处于休息状态，有利于椎间盘周围静脉回流、消除水肿、促进炎症消退。数十年来，卧床休息被认为是 ALBP 患者的标准治疗。对于重度腰痛患者，需要卧床休息以缓解严重症状。Patrick[44] 认为，适当的休息对急性和慢性腰痛均有一定益处。Bardin[45] 研究证实，对于病程超过 3 个月、年龄等于或小于 40 岁的感染性腰痛患者，活动后疼痛加重，休息后疼痛有所减轻（Ⅰ级证据）。较舒适的卧床姿势是仰卧位，在膝关节和头下各放置一个枕头，将肩部抬高。或者侧卧位，位于上方的膝关节屈曲，在两侧膝关节之间放置一个枕头。然而，近年来多项随机对照研究均证实，不卧床休息并不会影响患者疼痛的恢复速度和程度。

Hagen 等 [46] 的 Cochrane 系统评价认为，卧床休息并不能改善坐骨神经痛患者的疼痛情况和功能状态（Ⅰ级证据）。2010 年发表的一项系统评价认为，卧床休息的患者比适当活动的患者疼痛程度更高且功能恢复更差（Ⅰ级证据）[47]。2017 年的一篇系统评价对低度和中度疼痛研究进行总结，认为卧床休息可以适度缓解疼痛，但是长期卧床可造成肌肉失用性萎缩、心血管疾病等，进而影响身体整体健康，增加心理压力；而适度运动可缓解肌肉痉挛，防止肌力下降，增加机体功能以及生活质量 [48]。Vroomen[49] 等将 183 名存在腰骶神经根症状的患者随机分入卧床休息组和对照组，2 周后 70% 的卧床患者和 65% 的对照组患者疼痛改善，差异无显著性意义；12 周后两组患者疼痛强度、功能状态及工作缺勤情况改善，但无组间差异（Ⅰ级证据）。Frost 等 [50] 的研究表明，腰痛患者维持活动与标准化物理治疗可改善疼痛（Ⅰ级证据）。因此，绝对卧床最好不要超过 1 周，并应向患者强调在耐受范围内维持规律的日常活动并进行一定强度锻炼的重要性，鼓励其在症状好转后尽早回归适度的正常活动。

推荐意见：中等推荐卧床休息（Ⅰ级证据，B 级推荐）。

（岳寿伟　魏　慧）

2. 腰部支持 / 支架（lumbar supports）　临床实践中，腰部支持 / 支架治疗常被用于缓解下腰痛患者的疼痛程度。但关于其有效性的研究，目前尚缺乏高质量循证医学证据。Makhsous 等 [51] 研究了腰部支持对职业性下腰痛患者疼痛的生物力学效应。结果表明，腰部支持能够减轻坐位下腰椎负荷、增加后背支撑面积、减少腰部肌肉的活动（Ⅳ级证据）。Hagiwara 等 [52] 观察了患有下腰痛的医疗工作者应用可穿戴性腰部支架的疗效，结果显示，与对照组相比，腰部支架能够显著减轻受试者疼痛程度、感觉过敏及脊柱活动度（Ⅱ级证据）。Mi 等 [53] 观察了穿戴腰部矫形器对姿势控制的影响，结果显示，慢性非特异性下腰痛患者穿戴腰部矫形器的状态下，站在泡沫表面时重心摇摆幅度降低（Ⅳ级证据）。

推荐意见：弱推荐使用腰部支持治疗（Ⅳ级证据，C 级推荐）。

3. 药物治疗　2017 年美国医师学会出版的指南，分别对于急性、亚急性腰痛和慢性腰痛的药物治疗给予相关建议。用于治疗腰痛的药物有非甾体类抗炎药、肌松药、皮质类固醇、非阿片类镇痛药、阿片类镇痛药、抗抑郁药、苯二氮䓬类镇静药、抗癫痫药物，另外，营养神经药物、活血化瘀药物对于部分腰痛患者也有效。

（1）对乙酰氨基酚：对乙酰氨基酚又名扑热息痛，是非那西丁在体内具有活性代谢产物，是一种解热镇痛药，但其抗炎、抗风湿作用较弱。其镇痛机制可能是通过抑制中枢神经系统中前列腺素的合成及阻断痛觉神经末梢的冲动而产生镇痛效应。对乙酰氨基酚常用剂量较少引起不良反应，对胃肠刺激小，不引起胃肠出血，不导致心血管反应。对于不能耐受或禁用非甾体类消炎药的腰痛患者，对乙酰氨基酚是合理选择 [54]。对乙酰氨基酚是大多数腰痛患者的一线药物选择，然而一项多中心 RCTs 表明口服 4 周的对乙酰氨基酚与未口服对乙酰氨基酚在缓解 ALBP 方面无差异（Ⅱ级证据）[55]。对于急性或亚急性腰痛患者除了常规非药物治疗外，应充分权衡利弊之后决定是否推荐使用该药物。

（2）非甾体类消炎药：非甾体类消炎药的镇痛作用主要在外周，即主要通过抑制环氧化酶（cyclooxygenase，COX），阻断花生四烯酸转化为前列腺素，使组织中缺乏前列腺素，伤害性感受器不被激活，从而产生镇痛作用。常用的非甾体类消炎药有阿司匹林、布洛芬、洛索洛芬钠、吲哚美辛、美洛昔康、尼美舒利、塞来昔布等。根据其对 COX 作用的选择性分为非选择性 COX 抑制药和选择性 COX-2 抑制药。研究表明这两种药物缓解急性或亚急性腰痛的效果无差异（Ⅲ级证据）[55]。非选择性 COX 抑制药不良反应较多，主要为胃肠黏膜损伤和肾功能损害等。而 COX-2 抑制药胃肠道不良反应少，但有血栓形成倾向者慎用，对磺胺类药物过敏者禁用。研究表明非甾体类消炎药与安慰剂相比可轻微改善急性或亚急性腰痛（Ⅱ级证据）[56, 57]。对于 CLBP，非甾体类消炎药相比安慰剂可轻微甚至显著缓解腰痛（Ⅲ级证据）[58]。

（3）肌松药：治疗腰腿痛的肌松药代表药物为乙哌立松和替扎尼定，乙哌立松通过抑制脊髓反射，抑制 γ- 运动神经元的自发性冲动，降低肌梭的灵敏度，从而缓解骨骼肌的紧张，并通过扩张血管而改善血液循环，从多方面阻断肌紧张亢进—循环障碍—肌疼痛—肌紧张亢进这种骨骼肌紧张的恶性循环。替扎尼定是中枢性 α2 肾上腺素受体激动药，抑制神经末梢兴奋性氨基酸的释放，抑制多突触反射，产生骨骼肌松弛作用。研究表明在服用 2～4 天和 5～7 天后，肌松药相比安慰剂，能减轻急性或亚急性腰痛（Ⅱ级证据）[59]。肌松药作为急性或亚急性腰痛的辅助治疗，副作用是出现镇静状态的概率高。

（4）皮质类固醇药物：糖皮质激素的药理作用非常广泛，因具有显著的抗炎作用，常用于慢性炎症性疼痛的治疗。在腰痛的治疗中，有研究表明肌内注射 1 次甲强龙或者口服 5 天的泼尼松与安慰剂相比，并没有减轻腰痛（Ⅱ级证据）[60]。其不良反应主要有失眠、精神兴奋、食欲增加等。

（5）非阿片类镇痛药：曲马多是人工合成的非阿片类中枢性镇痛药。曲马多的镇痛强度约为吗啡的 1/10，其治疗剂量不抑制呼吸，对心血管系统基本无影响，也无致平滑肌痉挛作用，不会引起便秘或排尿困难。研究表明曲马多与安慰剂相比，可很快缓解慢性腰痛和改善功能状态（Ⅱ级证据）[61, 62]。

（6）阿片类镇痛药：阿片类药物主要通过激动中枢神经系统的阿片受体而产生明显的镇痛作用。其根据镇痛强度可分为强阿片类药如吗啡、芬太尼及弱阿片类药如可待因。研究表明阿片类镇痛药可很快并显著缓解慢性腰痛（Ⅱ级证据）[63]。而丁丙诺啡透皮贴相比安慰剂可减轻腰痛，但减轻腰痛的程度较低（Ⅲ级证据）[64, 65]。阿片类药物不良反应多且发生率高，主要为便秘、尿潴留、恶心、呕吐、头晕、呼吸抑制、瘙痒等。目前的数据尚不支持长期应用阿片类药物[66, 67]。

（7）抗抑郁类药：抗抑郁药可显著改善一些慢性疼痛的症状，其既有继发于抗抑郁作用的镇痛效应，也具有不依赖其抗抑郁作用的独立镇痛效应。临床上将抗抑郁药分为三环类抗抑郁药、去甲肾上腺素重摄取抑制剂、5- 羟色胺重摄取抑制剂、非典型抗抑郁药和单胺氧化酶抑制剂。在疼痛治疗方面，临床上抗抑郁药主要用于伴有慢性疼痛的抑郁症患者。对以下腰痛为表现的抑郁症患者，应给予抗抑郁治疗[68]。研究表明度洛西汀相比安慰剂可减轻 CLBP 和改善功能状态[69, 70]（Ⅱ级证据）。而三环类抗抑郁药与安慰剂相比缓解 CLBP 没有差异（Ⅱ级证据）[71]。抗抑郁药物常见不良反应有抗胆碱效应，如口干、扩瞳、便秘、排尿困难等。对前列腺肥大和青光眼患者应禁用。

（8）苯二氮䓬类镇静药：苯二氮䓬类镇静药具有中枢性肌松弛作用。在小剂量时抑制脑干网状结构下行系统对 γ 神经元的易化作用，较大剂量时增强脊髓神经元的突触前抑制，抑制多突触反射，引起肌肉松弛。研究表明与安慰剂相比，应用安定 5～7 天可减轻 CLBP，应用 10～14 天时可从整体上改善患者症状（Ⅲ级证据）。其不良反应主要有嗜睡、全身乏力、头晕等。

（9）抗癫痫类药：抗癫痫药最初用于治疗神经病理性疼痛，现已被广泛应用于慢性疼痛治疗，特别是撕裂样痛、烧灼样痛和麻木样痛。主要通过干扰细胞膜上 Na^+、Ca^{2+} 等离子通道，抑制神经异常放电。可用于腰痛治疗的主要是加巴喷丁和普瑞巴林[67]。

（10）维生素类药：疼痛治疗应用维生素主要基于它们参与各种代谢，促进受损神经和肌肉的功能恢复。维生素 B 对于缓解神经系统损伤引起的神经痛有很好的疗效，并认为维生素 B 的镇痛效应是通过脊髓的环鸟苷酸 - 蛋白激酶 G 信号通路的激活所致。主要有维生素 B_1 和维生素 B_{12}，这方面的文献报道很少。

（11）活血化瘀中成药：中医根据腰痛临床症状将其归为"痹症"范畴，病理变化涉及脏腑、经络、气血等方面，临床治疗以补益肝肾、活血通络、强筋壮骨为主。研究显示西药联合中成药能更好地缓解患者疼痛，改善患者生存质量[72]。

推荐意见：考虑到大多数急性或亚急性腰痛会随着时间的推移而改善，临床医生和患者应首先选择非药物治疗方法。如果需要药物治疗时，应首选非甾体类抗炎药或者肌松药（Ⅱ级证据，B 推荐）；在 CLBP 患者对非药物治疗效果欠佳时，应考虑药物治疗，将非甾体类抗炎药物作为一线治疗，曲马多或度洛西汀作为二线治疗（Ⅱ级证据，B 推荐）。在以上治疗方法均无效时，临床医生应该在权衡利弊后使用阿片类药物[73]（Ⅲ级证据，C 级推荐）。

（王德强）

4. 康复治疗

（1）运动疗法

1）肌力训练（resistance exercise）

A. 躯干肌力训练：腰腹部的肌力训练是治疗 CLBP 患者的常用治疗方式之一。Kristensen 等[74]发表了肌力训练与肌肉骨骼康复的系统评价，显示肌力训练可改善 CLBP 患者的疼痛程度、肌肉力量和功能障碍指数（Ⅱ级证据）。Searle A 等[75]完成的一项系统评价与 Meta 分析纳入了 11 篇 RCTs，涉及 885 名慢性 NSLBP 患者，结果证实肌力训练可显著改善 CLBP 患者的疼痛程度，但存在中等程度的异质性（Ⅰ级证据）。

推荐意见：强推荐使用躯干肌力训练（Ⅰ级证据，A 级推荐）。

B. 髋部肌力训练：目前有证据显示髋部肌力变弱是导致腰痛的一个因素之一，故有研究提出髋部肌力训练是治疗腰痛的方式之一。Peterson S 等[76]对 3 名 NSLBP 患者进行 8～10 周髋部外展肌群的力量训练，结果显示 3 名 CLBP 患者髋外展肌群肌力得到改善，且患者的疼痛程度和腰部功能障碍指数也改善了（Ⅳ级证据）。Winter S[77]将 30 名 NSLBP 患者随机分为髋部旋转牵伸训练组、髋部多方向牵伸训练组和髋部肌力训练组，三组腰痛患者都接受 6 周的家庭运动训练，干预前后分别评估疼痛程度和腰部功能障碍指数，结果显示髋部肌力训练组在改善 CLBP 患者的腰部功能障碍指数优于髋部牵伸训练组（Ⅱ级证据）。但 Kendall KD 等[78]学者将 80 名 NSLBP 患者随机分为腰部运动控制训练组和髋部肌力加腰部运动控制训练组，两组腰痛患者接受 6 周的运动训练，干预前后分别评估疼痛程度和腰部功能障碍指数，结果显示，在改善 CLBP 患者的疼痛程度和腰部功能障碍指数方面，髋部肌力加腰部运动控制训练组并未显著优于腰部运动控制训练组（Ⅱ级证据）。

推荐意见：弱推荐使用髋部肌力训练（Ⅱ级证据，C 推荐）。

2）有氧运动（aerobic exercise）：有氧运动是指人体在氧气充分供应的情况下进行的运动锻炼，需全身大肌肉参与，中等强度的持续运动。国内外物理治疗师经常推荐患者进行规律的步行、游泳、慢跑等中等强度的有氧运动。Meng 等[79]一项系统评价与 Meta 分析纳入了 8 篇队列研究，结果显示有氧运动可显著减轻慢性 NSLBP 患者的疼痛程度、改善腰部功能障碍（Ⅱ级证据）。而另一项系统评价与 Meta 分析[80]纳入了 4 篇 RCTs，结果显示单纯的有氧运动有减轻慢性 NSLBP 患者疼痛程度的趋势，但统计学没有差异（Ⅰ级证据）。

推荐意见：弱推荐使用有氧运动（Ⅱ级证据，C 推荐）。

3）核心稳定训练 / 运动控制（core stability exercise/core control）：核心稳定训练 / 运动控制训练是治疗 CLBP 最常用的训练方案之一。2008 年至 2018 年，国际上发表系统评价与 Meta 分析有 5 篇[81-85]，这些研究结果都证实核心稳定训练 / 运动控制均可显著减轻 CLBP 患者疼痛程度，改善患者的腰部功能障碍。其中王雪强等[82]研究显示，在短期随访（小于 3 个月）中，核心稳定训练改善 CLBP 患者的疼痛程度和腰部功能障碍方面显著优于常规训练组（Ⅰ级证据）。Byström MG 等[85]刊登了运动控制训练治疗 CLBP 的 Meta 分析，纳入了 16 篇 RCTs，研究结果证实，运动控制能减轻 CLBP 患者疼痛程度，改善腰部功能障碍指数，均显著优于脊柱手法治疗和常规运动训练（Ⅰ级证据）。

推荐意见：强推荐使用核心稳定训练 / 运动控制（Ⅰ级证据，A 级推荐）。

A. 悬吊训练（sling exercise）：悬吊运动训练可归属于核心稳定训练，可加强躯干和髋部浅深层肌肉力量,提高脊柱的稳定性和运动控制能力。Yue YS 等[86]发表了悬吊运动训练治疗 CLBP 的系统评价和 meta 分析,纳入了 9 篇 RCTs,研究结果证实,对比物理因子治疗,悬吊运动训练可显著减轻腰痛患者的疼痛程度和改善腰部功能障碍(Ⅰ级证据)。Lee JS 等[87]完成了悬吊运动训练治疗 CLBP 的系统评价,纳入了 7 篇 RCTs,研究结果证实,悬吊运动训练可显著激活躯干肌肉、改善患者的疼痛程度和功能障碍,且对比其他训练,悬吊运动训练可显著激活 CLBP 患者的躯干肌肉,但在改善疼痛程度和腰部功能障碍指数方面没有显著性差异(Ⅰ级证据)。

推荐意见:弱推荐使用悬吊运动训练(Ⅰ级证据,D级推荐)。

B. 压力生物反馈训练(pressure biofeedback exercise):压力生物反馈训练是借助压力生物反馈仪器,对人体进行运动训练时提供实时反馈,有助于有效和精准的训练。目前压力生物反馈技术广泛应用于腰痛的运动功能评估和训练[88]。Kumar T 等学者[89]对 30 名 CLBP 患者进行核心肌肉力量训练,采用压力生物反馈仪器来帮助受试者训练局部深层肌肉(腹横肌),训练 6 周,结果发现压力生物反馈训练可显著改善 CLBP 患者的疼痛程度和功能障碍(Ⅲ级证据)。两项临床研究观察压力生物反馈训练对 CLBP 患者躯干和髋部肌群激活影响,结果证实,对比常规训练,压力生物反馈训练更容易激活腹部肌肉、背部肌肉和髋部肌肉(Ⅳ级证据)[90, 91]。

推荐意见:弱推荐使用压力生物反馈训练(Ⅲ级证据,C级推荐)。

C. 健身球训练(stability ball exercise):健身球训练亦称瑞士球训练,它可训练脊柱和四肢的稳定性,以达到治疗疾病的目的,目前在运动领域和康复领域被广泛使用。Chung S 等[92]将 28 名 CLBP 患者随机分为瑞士球训练组和对照组,瑞士球训练组采用瑞士球对受试者进行核心稳定训练,对照组使用一般的核心稳定训练,两组每周干预 3 次,连续 8 周,结果显示与对照组对比,瑞士球训练组可显著改善 CLBP 患者的疼痛程度、腰部功能障碍指数和增加腰椎的多裂肌面积(Ⅱ级证据)。Escamilla RF 等[93]观察健身球训练对 CLBP 患者躯干肌群激活的影响,募集 18 名 CLBP 患者,采用表面肌电图检测使用健身球训练和不使用健身球训练的肌肉激活情况,结果发现:健身球训练更容易激活 CLBP 患者的核心稳定肌群(Ⅳ级证据)。另一项临床研究也证实健身球训练更容易激活 CLBP 患者的核心稳定肌群(Ⅳ级证据)[94]。

推荐意见:弱推荐使用健身球训练(Ⅱ级证据,C级推荐)。

4)运动疗法介入时机及危险信号:关于运动疗法的介入时机,因急性腰痛往往具有良好的自然转归,症状较轻的患者大部分可以自愈,而症状过重的患者又无法耐受,故不推荐在发病最初的 1~2 周内进行运动疗法治疗,如症状不再随时间加重,将治疗推迟至症状持续 3 周时开始是较合理的安排,尤其是针对腰部的运动和牵伸不应在发病初期即刻进行。而对于亚急性或慢性病程的患者,如果没有危险信号,应鼓励尽早开始运动治疗。运动疗法治疗腰痛的危险信号主要有严重骨质疏松症、肿瘤、急性感染、无法解释的近期体重骤减等。运动疗法治疗腰痛应在康复医务人员的指导下,基于康复功能评定结果,按照运动处方正确执行[95]。不正确的运动可能会加重症状,甚至会使腰痛进一步恶化。

(王雪强)

(2)手法治疗

1)脊柱松动术(spine mobilization):脊柱松动术是临床针对急性、亚急性和慢性腰痛常用的干预措施。目前有证据显示,脊柱松动术能缓解腰痛患者的部分症状,可作为治疗方案的一个重要组成部分,但不推荐单独应用。Coulter 等[96]检索了 2000 年 1 月至 2017 年 3 月的多个数据库,并与治疗专家进行沟通,对松动术治疗 CLBP 进行了系统回顾和荟萃分析。与其他积极疗法、多模式治疗方法相比较,松动术能显著缓解疼痛。有证据表明,对于 CLBP 患者,脊柱松动术是安全的,不但能缓解疼痛,还能改善患者的功能(Ⅰ级证据)。Mehyar 等[97]研究了Ⅳ级腰椎松动术对健康人竖脊肌和多裂肌活动 / 收缩的影响。研究发现,在健康人群中腰椎松动术没有改变竖脊肌的活性。Yang 等[98]将 20 例 CLBP 患者分为稳定运动组和稳定运动联合胸椎松动术组,治疗为期 12 周,在干预前、后测量所有受试者椎体的运动范围和肌力。结果发现,胸椎松动术联合稳定性训练,能够提高 CLBP 患者的肌力。

Flynn 等[99]研究了 71 例腰痛患者,发现有 32 位腰痛患者在接受脊柱松动术治疗后获益。研究发现，有 5 个因素决定脊柱松动术的短期疗效，可以使 ODI 降低 50% 以上。这 5 个因素分别是：症状持续时间少于 16 天；不伴有膝关节以下的症状；腰部活动度减少；至少一侧的髋内旋大于 35°；FABQ-W 评分分值小于 19。当存在上述 4 项或更多的因素时，脊柱松动术可以将治疗的有效率从 45% 提高到 95%（Ⅰ级证据）。Childs 等[100] 研究了 131 位（年龄在 18~60 岁）因 ALBP 而接受康复治疗的患者。随机将患者分为接受运动疗法联合脊柱徒手治疗组、运动疗法组。这两组患者在第 1 周进行 2 次物理治疗，第 2、3、4 周每周进行 1 次物理治疗。接受徒手治疗的患者在第 1、4 周后腰痛、活动范围均有明显改善，而且治疗效果可以维持 6 个月。符合临床预测规则，并且接受脊柱徒手治疗的患者在 1 周后好转率为 92%。随访 6 个月发现，符合临床预测规则但没有接受脊柱徒手治疗的患者，因腰痛需要服用更多的药物、接受更多护理等。同时，接受脊柱徒手治疗和躯干力量训练的患者，其功能障碍加重的风险明显低于只接受躯干力量训练的患者。

Selhorst 等[101] 对 35 例患有 ALBP（<90 天）的青少年患者进行研究。所有患者接受了 4 周的治疗。在 1 周、4 周和 6 个月时评定疼痛、患者自评功能量表等。除一名患者因被诊断为腰椎间盘突出症被排除在外，其余 34 名患者均纳入分析。没有发现因脊柱松动术而增加不良反应的风险（Ⅱ级证据）。

手法治疗不仅对于符合临床预测规则的 ALBP 患者有明确的治疗效果，有证据显示手法治疗还可用于其他类型的腰痛。Cecchi 等[102] 研究了 210 例 CLBP 患者，受试者随机接受手法治疗，腰痛教育或者个性化理疗。手法治疗组的腰部失能状况的恢复程度在治疗后和 12 个月时都明显优于其他组（Ⅰ级证据）。

推荐意见：强推荐使用脊柱松动术（Ⅰ级证据，A 级推荐）。

2）下肢神经松动术（neurodynamic technique）：神经松动术是一种通过多关节摆放及运动，将力直接施加在神经组织上的徒手治疗方法。神经松动术可以改善血液循环、减少粘连、降低神经张力以及轴向传输，从而恢复神经正常的生理功能，达到临床治疗效果。Pourahmadi 等[103] 对 Slump 治疗对腰痛患者的效果进行了系统回顾和荟萃分析，共有 12 项研究，515 名腰痛患者纳入研究。结果表明，Slump 拉伸治疗可以显著提高直腿抬高角度和主动膝关节伸展范围（Ⅰ级证据）。有中等质量的证据表明，Slump 拉伸治疗可能对腰痛患者的疼痛有积极影响。与其他类型的 LBP 相比，非神经根性 LBP 患者从 Slump 拉伸治疗中获益最多。

Scrimshaw 和 Maher 等[104] 完成的一项 RCTs（n=81），该研究针对腰椎手术（椎间盘切除术，椎板切除术或融合术）后患者，将标准治疗组和标准治疗联合主动、被动的下肢松动术组进行比较。在手术前，术后 6 周、6 个月和 12 个月收集患者的疼痛和功能障碍数据。结果发现，在上述各时间点，组间的结果无统计学差异。考虑患者人群以及治疗干预的异质性，因此需要谨慎解释该项研究结果。目前没有证据表明，对于腰椎手术术后的患者，神经松动术比标准治疗更有效（Ⅱ级证据）。

Lee 等[105] 对根性腰痛患者进行腘绳肌牵伸以及神经松动术治疗，研究患者疼痛程度、膝关节伸展活动范围以及腰痛程度等。研究将受试者分成两组：一组包括 6 名男性和 5 名女性受试者，进行腘绳肌牵伸；另一组由 5 名男性和 6 名女性受试者组成，接受神经松动治疗。结果显示，两组患者在治疗后的疼痛程度以及腰痛障碍指数均有明显减轻，膝关节伸展角度也有显著增加。两组比较，神经松动术治疗组的疼痛减轻更加明显。提示腘绳肌牵伸和下肢神经松动术可用于神经根性腰痛的治疗（Ⅲ级证据）。

推荐意见：中推荐使用下肢神经松动术（Ⅱ级证据，B 级推荐）。

（方征宇）

3）麦肯基疗法（McKenzie）：麦肯基疗法力学诊断和治疗方法（the McKenzie Method of Mechanical Diagnosis and Therapy，MDT）也称为 McKenzie 方法（McKenzie method®），是由新西兰的物理治疗师麦肯基（Robin McKenzie）创建的。MDT 仅适用于力学性疼痛的治疗，不适于化学性疼痛的治疗。MDT 是一套从诊断到治疗，直至预防的体系。如果只应用该方法的部分治疗技术，而忽视它的诊断逻辑推理方法，就等于放弃了该方法的精髓[106]，也不会取得理想的治疗效果。

MDT 根据患者的病史和运动试验结果，将适合 MDT 治疗的患者分为 Derangement 综合征、Dysfunction 综合征、Postural 综合征（为了避免不同语言翻译带来的歧义，McKenzie 国际学院规定，Derangement、Dysfunction、Postural、centralization、peripheralisation、lateral shift、directional preference（DP）几个术语在所有国家保留英文原文），并确定特异的运动治疗方案。大多数患者经过 3～6 次正确的治疗会使腰痛明显缓解。疼痛缓解后，MDT 方法还强调通过姿势指导、恢复腰椎活动范围等治疗预防腰痛的复发。

Clare[107] 的系统评价纳入了 6 篇随机对照研究，从疼痛、残疾、生活质量、工作状态、整体效果、药物使用、复发等方面对比 MDT 与其他治疗方法，包括 NSAIDS、宣传手册、腰部推拿和保健建议、力量训练、脊柱松动术和常规训练，结论是，短期内对于减轻疼痛，MDT 比常规方法（NSAIDS、宣传手册、力量训练）更有效（Ⅰ级证据）。Machado[108] 的系统评价纳入了 11 篇高质量的研究，发现 MDT 能够减轻疼痛（0～100 加权均数差，−4.16；95% IC −7.12～−1.20）和残疾（0～100 加权均数差，−5.22；95% IC −8.28～−2.16），证明 MDT 方法对 ALBP 的治疗效果优于被动治疗（Ⅰ级证据）。Halliday[109] 的一项随机对照研究将具有 DP 的 70 名患者随机分为两组，一组接受 MDT 治疗，另一组接受运动控制训练。经过 8 周 12 次治疗后，两组患者腹肌厚度无差异，MDT 组的主观感受较运动控制训练组更好（Ⅰ级证据）。Sakai[110] 的一项随机对照研究纳入 76 例男性腰痛患者，随机分为 MDT 组、盐酸乙哌立松组和康复训练组（对照组），2 周时几组患者治疗效果没有差异，4 周时 MDT 组 VAS 评分明显优于对照组（Ⅰ级证据）。Perterson[111] 的一项随机对照研究纳入 350 例患者，分为 MDT 组和手法治疗组，结果显示，治疗后 2 个月和 12 个月 MDT 组患者残疾状况的改善较手法治疗组更好（Ⅰ级证据）。Garcia[112] 的一项研究对比 148 例腰痛患者和 140 例存在 DP 的 MDT 治疗患者发现，MDT 治疗对老年患者的改善程度优于中青年患者（Ⅲ级证据）。Browder[113] 将 48 例伸展运动可以产生 centralization 现象的患者随机分为伸展运动组和脊柱力量训练组，经过 8 次康复治疗和家庭训练，伸展运动组在 1 周、4 周和 6 个月时，功能障碍改善均优于对照组，疼痛程度仅在 1 周时优于对照组（Ⅰ级证据）。

推荐意见：强推荐麦肯基疗法（Ⅰ级证据，A 级推荐）。

Centralization 是 MDT 定义的一种治疗反应，即由脊柱放射至肢体远端的疼痛从远端向近端逐渐消失。DP 是 MDT 定义的一种现象，即向特定方向的反复运动或维持姿势的治疗可以使症状出现有临床意义的改善。Aina[114] 的系统评价纳入了 14 项研究，发现 731 例亚急性腰痛患者中 70% 存在 centralization 现象，325 例 CLBP 患者 52% 存在 centralization 现象。Centralization 现象与预后良好稳定相关，而没有 centralization 的患者一般预后不良。因此 Aina 认为 centralization 现象可以提示预后良好（Ⅰ级证据）。May[115] 在 2018 年做了 DP 和 Centralization 的系统评价，纳入 43 篇研究，得出与上一篇综述类似的结论，DP 和 centralization 可以提示预后良好（Ⅰ级证据）。Werneke[116] 进行了一项前瞻性队列研究，纳入 584 例患者，8 名治疗师熟练地用 MDT 的方法将患者分为有 DP 的、没有 DP 的，有 Centralization 现象的和没有 Centralization 现象的，并用四格表卡方检验来分析 DP 和 Centralization 能否预测出院情况。DP 和 Centralization 的发生率分别为 60% 和 41%，对于存在 DP 的患者，存在 Centralization、不存在 Centralization 和其他的占比分别为 65%、27% 和 8%。同时存在 DP 和 Centralization 现象的患者，与 DP（−）伴 Centralization（−）组和 DP（+）伴 Centralization（−）组相比，出院时功能状态（0～100 评分）分别相差 11.6 和 7.7。因此研究者得出结论，患者疼痛的模式和是否存在 DP 可以协助医务人员对短期内的预后作出判断（Ⅱ级证据）。Apeldoorn[117] 的研究中，经过 MDT 评估后，与无 DP 和（或）没有 centralization 的患者相比，既有 DP 又有 centralization 现象的患者大部分在脊柱运动控制上有明显改善（Ⅱ级证据）。Rapala[118] 将 98 例患者经 MDT 评估后按照 centralization 和 peripheralisation（与 centralization 相反的治疗反应）分为两组，均进行腰椎 MRI 检查，结果发现 centralization 的患者中也有间盘突出甚至脱出的患者，但是这些患者椎管空间较大，脑脊液缓冲空间存在。Peripheralisation 的患者中存在间盘突出或脱出，同时伴有椎管硬化（Ⅱ级证据）。

推荐意见：强推荐评价是否存在 centralization 和 DP 用于预测患者预后（Ⅰ～Ⅱ级证据，A 推荐）；中推荐用于辅助判断手术适应证（Ⅱ级证据，B 级推荐）。

Mbada[119] 的一项 RCTs 中纳入 67 例腰痛患者，分为 MDT 组和 MDT 联合静态耐力训练组和 MDT 联合动态耐力训练组，结果显示，三组患者恐惧回避行为、疼痛自我效能信念和腰痛结果信念均有改善，

MDT联合动态耐力训练组改善程度优于另外两组（Ⅰ级证据）。翁浩[120]观察了中医推拿配合McKenzie技术对椎间盘源性腰痛的临床影响，80例患者随机分为两组，一组仅接受中医推拿治疗，另一组中医推拿治疗结合McKenzie治疗，结果显示，中医推拿结合McKenzie组的治疗效果优于单纯中医推拿组（Ⅰ级证据）。张国永[121]观察了Mckenzie疗法配合重复周围磁刺激对慢性非特异性下腰痛患者腰椎功能及表面肌电特征的影响，将50例NSLBP患者随机分为两组，每组25例，对照组采用重复周围磁刺激治疗，观察组在此基础上联合Mckenzie疗法进行治疗，结果显示两组患者治疗后竖脊肌和多裂肌的伸屈比（FRR）均较治疗前明显提高，且联合治疗组各指标明显高于对照组（Ⅰ级证据）。

推荐意见：强推荐联合使用MDT疗法（Ⅰ级证据，A级推荐）。

（马　钊）

（3）物理因子治疗

1）牵引（traction therapy）：腰椎牵引是腰痛常用保守治疗手段之一，可减轻椎间盘内压、牵伸粘连组织、松弛韧带、解除肌肉痉挛、改善局部血液循环并纠正小关节紊乱。临床上常用的牵引方式包括持续牵引和间歇牵引等；也可根据牵引器械方式分为手法牵引、自体牵引、机械牵引和以中医推拿理论为基础发明的三维多功能牵引。

一项针对腰椎间盘突出症患者的随机对照研究发现，持续牵引和间歇牵引均可有效改善患者的VAS评分、JOA评分及直腿抬高角度，而持续牵引组要优于间歇牵引组（Ⅱ级证据）[122]。Unlu等[123]对比了机械牵引、超声、弱激光治疗对腰椎间盘突出所致的急性腰腿痛的临床疗效，发现三组患者MRI椎间盘突出均显著减小，疼痛和残疾指数均较治疗前显著改善，且三组间治疗效果无差异（Ⅱ级证据）。但同时有研究表明，单用牵引治疗对短期腰痛的缓解没有显著优势，联合其他物理因子治疗和药物治疗可在短期内减低坐骨神经疼痛症状的发生率，效果优于物理因子治疗和药物治疗（Ⅰ级证据）[124]。Fritz等[125]将伴有根性症状的腰痛患者随机分为两组，一组为定向拉伸训练组，另一组为定向拉伸训练配合机械牵引组。结果证实，第二组患者的功能障碍改善更为明显，约有84.6%患者疼痛减轻。研究同时证实，对于存在坐骨神经痛、有神经根受压的患者，机械牵引的效果更为明显（Ⅱ级证据）。2010年的一项系统评价中，至少9项研究将牵引作为治疗组，但是只有7项研究可以确定牵引的作用[126]。其中三个研究对比牵引类型的治疗效果，认为自体牵引较机械牵引效果更好（Ⅰ级证据）[127, 128]。

推荐意见：中推荐使用牵引（Ⅰ级证据，B级推荐）。

2）高频电治疗（high frequency electrotherapy）：高频电治疗腰痛有较好的临床疗效。Kapural等[129]发现，高频电刺激脊髓可明显降低慢性背部和腿部疼痛患者的疼痛指数，减少镇痛药物的用量（Ⅱ级证据）。李爱萍等使用电脑中频合并超短波治疗非特异性下腰痛，可明显提高患者的ODQ和VAS评分[130]（Ⅳ级证据）。崔豫等发现超短波可明显减轻患者腰痛症状[131]。我国《临床诊疗指南（物理医学与康复）分册》也将超短波治疗作为腰椎间盘突出症、腰椎管狭窄、腰肌劳损等疾病的推荐治疗项目[132]。

推荐意见：中推荐使用超短波治疗（Ⅱ级证据，B级推荐）。

3）中频电治疗（medium frequency electrotherapy）：在我国，调制中频电治疗用于腰痛已有多年的历史，临床疗效较好。但高质量的临床研究证据较少。李爱萍等[130]使用电脑中频合并超短波治疗非特异性下腰痛，可明显提高患者的ODQ和VAS评分（Ⅳ级证据）。马永忠等[133]发现，中频电治疗配合药物透入，可明显改善退行性腰痛患者的症状（Ⅳ级证据）。我国《临床诊疗指南（物理医学与康复）分册》也将中频电治疗作为腰椎间盘突出症、腰椎管狭窄、腰肌劳损等疾病的推荐治疗项目[132]。

推荐意见：弱推荐使用中频电治疗（Ⅳ级证据，C级推荐）。

（岳寿伟　魏　慧）

4）热疗法（thermotherapy）：虽然热疗法用于临床实践已有几个世纪的历史，但其治疗腰痛的有效性尚缺乏充足的高质量的循证医学证据。French SD等[134]进行了一项RCTs或非随机的对照试验的系统评价与Meta分析，共纳入了9篇研究，结果显示热敷疗法能够改善急性/亚急性（3个月内）腰痛患者的疼痛程度及腰部功能障碍，而热敷疗法联合运动训练效果优于单纯热敷疗法（Ⅰ级证据）。Sandra等[135]进行的24名CLBP患者的自身前后对照试验表明，热敷疗法能够减轻CLBP患者的非正常肌肉活动并短暂性改善患者的疼痛相关性焦虑等（Ⅲ级证据）。Noureddin 等[136]进行的慢性非特异性下腰痛患者的自身前后对照试验表明，红外线治疗 4 周（每周 3 次）能够改善患者的疼痛程度、功能障碍、腰椎活动度、腰背伸耐力（Ⅲ级证据）。Morteza 等[137]进行的随机对照研究结果显示，与单纯口服药物（naproxen）相比，热敷疗法联合药物治疗能够显著减轻 ALBP 患者（1 个月内）的疼痛程度（Ⅱ级证据）。Freiwald 等[138]通过随机对照研究结果表明，在减轻 CLBP 患者躯干肌肉力量方面，热敷疗法联合多模式治疗的效果优于单纯多模式治疗（Ⅱ级证据）。

推荐意见：中等推荐使用热疗法（Ⅱ级证据，B 级推荐）。

5）低强度激光疗法（low-level laser therapy）：近年来，低强度激光疗法广泛用于各种肌肉骨骼系统疾病引起的疼痛。通过广泛的临床应用研究，有效性存在争议，其在慢性非特异性下腰痛的应用有效性同样存在争议。Ay 等[139]针对 ALBP 和 CLBP 患者接受低强度激光治疗的随机对照临床试验，结果显示激光治疗组和安慰剂对照组在改善疼痛程度、功能障碍方面无明显差异（Ⅱ级证据）。Huang Z 等[140]针对低强度激光治疗慢性非特异性下腰痛的随机对照研究进行了系统评价与 meta 分析，纳入了 7 篇研究，共 394 名患者。结果显示，低强度激光治疗后疼痛程度较安慰剂对照组减轻，差异具有统计学意义，而功能及脊柱关节活动度改善方面无统计学差异（Ⅰ级证据）。而另一项关于低强度激光治疗慢性非特异性下腰痛的系统评价与 meta 分析（纳入 15 篇随机对照研究）结果也显示，中等证据表明低强度激光能够减轻慢性非特异性下腰痛患者的疼痛程度，在功能改善方面尚缺乏证据支持（Ⅰ级证据）[141]。

推荐意见：中等推荐使用低强度激光疗法（Ⅰ级证据，B 级推荐）。

6）肌电生物反馈（electromyographic biofeedback）：在国外，肌电生物反馈用于缓解腰痛和躯干肌异常情况，而国内文献报道较少。Moore A 等[142]对 9 例 CLBP 患者进行了表面肌电反馈伸展训练，其中有 3 名患者治疗后屈曲放松现象改善且疼痛程度减轻（Ⅳ级证据）。但关于肌电生物反馈治疗腰痛的有效性尚需要高质量的前瞻性研究提供循证医学证据。

推荐意见：弱推荐使用肌电生物反馈（Ⅳ级证据，C 级推荐）。

7）经皮神经电刺激（transcutaneous electrical nerve stimulation，TENS）：TENS 诱导的神经调节与经皮刺激技术相似，其主要通过包裹在贴片中的表面电极通过皮肤传递刺激。尽管 TENS 被广泛用于疼痛管理，但其有效性的证据却存在争议。Jauregui 等[143]对 TENS 治疗 CLBP 的 RCTs、队列研究、交叉对照研究进行了系统评价与 meta 分析（纳入 13 篇研究，267 例患者），结果显示 TENS 能够短暂性缓解疼痛程度（Ⅱ级证据）。Aguilar 等[144]研究了使用 TENS 对肌筋膜触发点治疗 CLBP 的疗效，结果显示，与安慰剂对照组相比，TENS 肌筋膜触发点在减轻疼痛、改善功能等方面无显著差异（Ⅱ级证据）。Wu 等[145]对 TENS 治疗 CLBP 的 RCTs 进行了系统综述与 meta 分析（纳入 12 篇研究，共 700 例患者），结果显示，TENS 在缓解疼痛方面与对照组无显著差异，而其他类型的神经刺激（电针等）缓解疼痛的效果优于 TENS，TENS 在改善功能障碍方面效果优于对照组（6 周内）（Ⅰ级证据）。

推荐意见：弱推荐使用 TENS 疗法（Ⅰ级证据，D 级推荐）。

8）干扰电疗法（interferential current）：干扰电常用于减轻腰痛患者的疼痛程度，但关于其电流的载波频率及具体作用机制目前尚不明确。Lara-Palomo 等[146]研究了干扰电对慢性非特异性下腰痛患者短期效应（随机单盲对照试验），结果显示，与推拿治疗相比，干扰电能够显著减轻疼痛程度、改善功能障碍及生活质量（Ⅱ级证据）。Corrêa 等[147]研究了干扰电对慢性非特异性下腰痛患者疼痛及感觉过敏的调节作用（随机安慰剂对照试验），结果显示，尽管干扰电能够改善引起疼痛的某些机制（疼痛压力阈值）并减少患者止痛药物的应用频率，但不能显著减轻患者的疼痛程度（Ⅱ级证据）。Albornoz-Cabello 等[148]观察了干扰电对 CLBP 患者疼痛及功能障碍的影响（随机单盲对照试验），结果显示，与常规治疗相比，干扰电在减轻疼痛及改善功能障碍方面具有短期效应（Ⅱ级证据）。而 FrancoYR 等[149]的研究则得出了不一致的结论，他们的试验结果显示干扰电联合普拉提治疗在减轻疼痛方面的疗效优于单纯普拉提治疗（Ⅱ级证据）。

推荐意见：中推荐使用干扰电疗法（Ⅱ级证据，B 级推荐）。

9）磁疗（magnetic therapy）：脉冲磁场可明显减轻急 / 慢性腰痛患者的疼痛程度，改善功能[150]（Ⅳ

级证据）。我国《临床诊疗指南——物理医学与康复分册》也将磁疗作为腰椎间盘突出症、腰椎管狭窄、腰肌劳损等疾病的推荐治疗项目[132]。

推荐意见：弱推荐使用磁疗（Ⅳ级证据，C级推荐）。

10）超声波疗法（therapeutic ultrasound）：超声波常被物理治疗师用于治疗腰痛，是临床中应用最广泛的物理因子之一，但是现有的证据不能充分证明其治疗腰痛的有效性。Jesus Seco等[151]进行了随机对照研究的系统综述，纳入3例研究、共252名腰痛患者。结果显示对于因椎间盘突出引起的腰痛和腿痛的ALBP患者，超声治疗、牵引和低功率激光间的疗效无显著统计学差异。对于无腿痛的CLBP患者，超声治疗不如脊柱手法治疗有效。唯一比较超声和安慰剂对照的研究结果并不可靠，因为对照设置不恰当、样本量低、缺乏对潜在混杂因素的调整（Ⅰ级证据）。Ebadi等[152]进行了超声治疗CLBP的系统评价与meta分析，纳入了7篇小样本随机对照研究，共362名慢性NSLBP患者，所有研究均比较超声与其他治疗的疗效差异，大多数研究仅仅进行了短期随访。具体结果如下（Ⅰ级证据）：①超声治疗与安慰剂超声比较：3篇研究（n＝121）比较了两者对疼痛程度的影响，低质量的证据提示超声治疗在改善疼痛方面与对照组无统计学差异。3篇研究（n＝100）比较了两者对后背功能的影响，中等质量证据提示与对照组相比，超声能够改善后背功能，差异有统计学意义，但是这一改善可能对患者的日常生活没有显著影响。3篇研究（n＝89）比较了两者对腰椎屈曲活动度的影响，非常低质量的证据提示两组间无统计学差异。2篇研究（n＝58）比较了对腰椎伸展活动度的影响，中等质量证据提示提示两组间无统计学差异；②超声联合运动训练与单纯运动训练的比较：共纳入2篇小样本研究（n＝59和n＝60）。2个研究均比较了两者治疗前后的疼痛程度，低质量证据表明，两者无统计学差异。2个研究均比较了两者治疗前后的后背功能，低质量证据表明，两者无统计学差异。2个研究均比较了两者治疗前后的腰椎屈曲活动度，低质量证据表明，两者无统计学差异；③超声治疗与其他治疗相比：3篇研究比较了超声与其他治疗的差异。非常低的证据表明超声与电刺激间所有评价指标均无统计学差异。非常低的证据表明，与其他形式的超声相比，超声透入疗法在改善SF-36评分方面效果更佳。

推荐意见：弱推荐使用超声波治疗（Ⅱ级证据，C级推荐）。

11）冲击波治疗（extracorporeal shock wave）：近年来体外冲击波在骨科、康复科、疼痛科等的应用越来越广泛。Lee等[153]研究了冲击波治疗对CLBP患者疼痛程度及动态平衡能力的影响，结果显示，与对照组（热敷疗法、超声、TENS、William训练和McKenzie训练）相比，冲击波治疗组（冲击波、William训练和McKenzie训练）能够显著缓解疼痛、改善平衡功能，差异有统计学意义（Ⅱ级证据）。Moon等[154]研究了单次体外放散式冲击波治疗骶髂关节痛的疗效（随机双盲对照试验），组内比较结果显示冲击波治疗组在治疗后4周疼痛明显缓解，差异具有统计学意义。组间比较结果显示治疗后4周疼痛评分冲击波治疗组较对照组下降，差异有统计学意义。但两组间ODI无明显差异（Ⅱ级证据）。Schneideri等[155]研究比较了体外冲击波治疗与运动训练治疗腰痛的疗效，结果显示治疗后1个月及3个月，冲击波治疗组疼痛和功能障碍均得到明显改善，差异有统计学意义。治疗后3个月，冲击波治疗组的双侧足内侧神经感觉传导速度、双侧腓深神经运动传导速度、双侧趾短伸肌运动单位募集均明显改善。对照组（常规康复治疗）临床评分及肌电图检测结果均有升高趋势、但无统计学差异（Ⅱ级证据）。

推荐意见：中等推荐使用冲击波治疗（Ⅱ级证据，B级推荐）。

（张立新）

12）全身振动训练（whole body vibration exercise）：全身振动训练应用于腰痛的运动治疗越来越广泛，特别是在腰部神经肌肉功能方面发挥着独特的优势[156]。Yang J等[157]将40名CLBP患者随机分为全身振动训练组和对照组，全身振动训练组接受全身振动训练干预，对照组进行腰部稳定性训练。在干预前、干预后分别评估受试者的疼痛程度、腰部功能障碍指数、姿势控制能力，结果显示：全身振动训练组在改善CLBP患者的疼痛程度、腰部功能障碍指数、姿势控制都显著优于对照组（Ⅱ级证据）。

推荐意见：中推荐使用全身振动训练（Ⅱ级证据，B级推荐）。

上述众多研究表明有规律的全身振动训练对腰部肌肉骨骼系统、神经系统和相关脏器等具有的积极促进作用，但在临床应用中需谨慎设计全身振动训练的振动参数。瑞典Burström学者和其同事[158]

检索了国际数据库，收集关于全身振动和腰痛、坐骨神经痛相关性的研究，经筛选后纳入了28篇关于全身振动与腰痛的论文，结果证实长期接受全身振动的职业工人（例如电钻工人、锯木工人、不同路面的驾驶员等）更易发生腰痛和坐骨神经痛，相对危险度（odds ratio）为2.17，且暴露在高频率、无规律的全身振动产生的腰痛是低频率、无规律的全身振动1.5倍。Milosavljevic[159]认为，振动频率不同、振动幅度不断改变和接触时间过长的全身振动会诱发腰痛和颈痛，这些不受控制、长期职业性的振动对身体可能会造成极大的伤害。

13）水中运动（aquatic exercise）：水中运动训练是指在水的特殊环境下进行运动训练，以缓解患者症状或改善功能的一种治疗方法，水中运动训练的水温一般控制在30～36℃。Shi Z等[160]发表了水中运动训练治疗腰痛的Meta分析，纳入8篇RCTs，涵盖331名CLBP患者（平均病程为15周至104个月），水中运动训练方案为每周干预2～5次，每次30～80分钟，持续时间4周到15周，结果显示：与对照组相比，水中运动训练可改善腰痛患者的疼痛程度，且提高身体功能（Ⅰ级证据）。Waller等[161]一项系统评价纳入了13篇RCTs和队列研究，结果显示，水中运动可显著改善CLBP患者的症状（Ⅱ级证据）。另一项水中肌力训练改善腰痛的临床对照试验，纳入49名CLBP患者，分为水中运动训练和等待治疗组，每周干预5次，干预2个月。评价指标为疼痛程度、腰部功能障碍指数、生活质量、腹部肌耐力等。结果发现，对比对照组，水中运动训练组可显著改善疼痛程度、腰部功能障碍指数、生活质量和腹部肌耐力（Ⅲ级证据）[162]。

推荐意见：强推荐使用水中运动（Ⅰ级证据，A级推荐）。

上述众多研究表明水中运动训练对治疗腰痛有一定的积极促进作用，但在实际应用中，受试者进行水疗时，需要注意以下事项：①个体化原则：首先物理治疗师应根据腰痛患者的年龄、性别、冷热水的习惯、疼痛程度、腰部功能障碍情况等，制定近期、中期和远期康复目标，然后选择适宜的运动形式、运动强度、运动时间；②水温：体温与水温存在较大差异时，会对机体产生一定的刺激。若条件许可，水温可控制在27～35℃，尽量减少温度对机体产生的影响，如血压、脉搏等；③水深：水中运动时，浮力随着身体浸入水中的深度加大而增大，故在设计水中运动时需充分考虑水的深度对训练动作难易程度的影响。一般情况下，受试者在水中进行运动时，胸前区应露出水面，以减轻水静压对心肺功能的影响；④热身和整理运动：运动前热身和运动后的整理活动是水中运动训练的重要组成部分，主要作用是避免运动损伤以及迟发性肌肉酸痛的发生；⑤不良反应：受试者进行水中运动训练时出现头晕、心慌、恶心、呕吐以及水过敏等不良反应时，应立即停止水中运动训练；⑥密切观察：对于腰痛症状较重者、年老体弱、儿童或特殊情况的受试者，水中运动训练时应密切观察，注意安全；⑦禁忌证：严重心肺功能不全、活动性结核、创面未愈合、高热、呼吸道感染、女性月经期等不宜进行水中运动训练。

（王雪强）

14）贴扎治疗（kinesiology tape）：贴扎技术是一种将胶布贴于皮肤以达到增进或保护肌肉骨骼系统功能的非侵入性治疗方法。贴扎技术常用于肌肉骨骼系统疾病的处理，也可以用于神经系统等疾病的康复。2019年Júnior等[163]报告的贴扎治疗慢性NSLBP的系统评价与Meta分析纳入了11篇（总共n＝743）RCTs，其中两项临床试验（总共n＝100）比较了短期随访时（4周内）贴扎组与无干预组对CLBP患者疼痛程度的影响，结果显示两组间无显著性差异。四项研究（合并n＝287）比较了在短期随访时（4周内）贴扎治疗与安慰剂治疗对CLBP患者疼痛程度和腰部功能障碍的影响，结果表明组间无显著性差异。两项试验（合并n＝100）研究了贴扎与安慰剂治疗对慢性NSLBP患者疼痛和功能障碍的中期（12周）疗效对比，结果表明组间无显著性差异。另外有五项试验（合并n＝296）将贴扎联合运动或电疗与单独运动或脊柱手法治疗进行比较，评估对疼痛和功能障碍的短期（4周内）疗效，表明组间无显著差异。极低到中等质量的证据结果显示（由于方法学质量和发表偏倚），对比安慰剂组、无干预组或传统物理疗法组，贴扎技术并未显著改善慢性NSLBP患者的疼痛程度（Ⅰ级证据）。2018年Li等[164]发表了贴扎对CLBP患者疼痛和功能障碍影响的系统评价与Meta分析，共纳入10篇随机对照研究，结果证实，对比安慰剂组，贴扎技术单独使用或联合其他物理疗法在减轻CLBP患者疼痛方面未见明显改善，但是可显著改善功能障碍（Ⅰ级证据）。另一项贴扎技术治疗CLBP的系统评价证实，贴扎单独治疗或与其他治疗结合使用,在改善疼痛和功能障碍方面,效果并不比传统的物理治疗和运动更有效[165]（Ⅰ级证据）。该系统评价同时也指出,有限的证据表明,贴扎在短期内改善腰椎关节活动范围和整体感知疗效方面比假胶带更有效。非常有限的证据表明,贴扎在改善腹横肌的预期姿势控制和改善大脑皮层潜能方面比传统物理疗法更有效[166]（Ⅱ级证据）。2019 年 Toprak 等[167] 将 101 名 CLBP 患者运用肌肉韧带技术对两侧竖脊肌进行贴扎,在贴扎后即刻评估静态和动态模式下的姿势稳定性,结果表明,静态总分、静态前后向摆动评分以及动态总分、动态左右向摆动得分与贴扎前比较显著降低,但是静态左右向和动态前后向摆动得分未见显著性差异。贴扎可以立即改善 CLBP 患者的姿势稳定性（Ⅱ级证据）。以上众多研究表明,贴扎技术不能代替传统的物理疗法或运动疗法,在某些情况下贴扎技术可以作为 CLBP 患者的辅助治疗。由于贴扎技术使用方便,尤其是当患者无法接受其他物理治疗时,可以使用贴扎技术。

推荐意见:弱推荐使用贴扎技术（Ⅰ级证据,D 级推荐）。

（郄淑燕）

（4）认知行为疗法（cognitive behavioral therapy,CBT）:CBT 是一种心理治疗方法,认为认知是获取知识和树立信念的过程,是决定情绪和行为的基本因素。CBT 应用行为和语言技巧来从异常行为的根源上鉴定和矫正负面思维。

CBT 认为疼痛包括躯体的、情感的、认知的、行为的四个维度,也就是说,除了某个部位的病变能产生疼痛,其他情感、认知及行为的问题也可以影响疼痛的感知,甚至直接引起疼痛。认知治疗是通过对患者认知的分析,帮助患者认清,什么因素是疼痛的真正原因,什么因素会使疼痛加重,并帮助患者纠正错误的认知。行为疗法的目的是用正确的行为替代错误的疼痛行为。在临床实际工作中,认知疗法和行为疗法常结合在一起互为补充,无法截然分开。

慢性疼痛的患者大多接受过多种不同科室医生的不同类型的治疗,CBT 的重点在于让患者认识到,治疗的责任不仅在于医生和药物,患者自己才是治疗责任的重点,帮助他们恢复自我管理的能力,并积极参与康复训练。

1）CBT 对改善临床症状的作用:Hajihasani[168] 的一项系统评价纳入了 10 篇高质量的研究。对比了在常规康复训练基础上增加 CBT 治疗的效果是否会优于仅进行常规康复训练。部分研究结果显示,增加 CBT 的治疗在疼痛、残疾、生活质量和功能状况等参数上有优势,但是其他研究中,CBT 没有更多获益（Ⅰ级证据）。Cherkin[169-171] 的三项双盲 RCTs 纳入 342 例 CLBP 患者,从疼痛和活动受限程度方面进行研究,随机分为 CBT 治疗组、正念减压法（mindfulness-based stress reduction,MBSR）组和常规治疗组。得出结论:治疗 26 周时,CBT 组和 MBSR 组患者在疼痛和活动受限程度上优于常规治疗组,CBT 和 MBSR 两组之间没有差异。2 年时重新评价所有患者,MBSR 组与常规治疗组没有明显差异,CBT 组的功能状况较常规训练组有改善。CBT 和 MBSR 两组改良的 Roland 残疾问卷较常规治疗组更高,但是差异没有统计学意义（Ⅰ级证据）。Zgierska[172] 的一项为期 26 周的平行分组随机对照初步研究纳入了 35 例口服阿片类止痛药的 CLBP 患者,对比了常规治疗基础上增加 CBT 治疗与单纯常规治疗。经过 8 周的治疗后,对比疼痛敏感性、功能状况（ODI）、止痛药用量、对温度刺激的疼痛敏感性、血清疼痛因子等。结果显示 CBT 组的疼痛程度和对温度刺激的疼痛敏感性均较常规治疗组低（Ⅱ级证据）。Reme[173] 的一项多中心随机对照研究纳入 430 例患者,对比了简短认知干预（brief cognitive intervention,BI）和 BI＋CBT 治疗在患者重返工作上的作用。研究结果显示,BI＋CBT 组患者在重返工作上的表现与单纯 BI 治疗组之间没有差异。因此,CBT 治疗对于患者重返工作没有帮助（Ⅱ级证据）。CBT 可以解决伴随 CLBP 的很多问题（Ⅱ级证据）。Khan[174] 的一项随机对照研究纳入 54 例 CLBP 的患者,分为两组对比了常规治疗和常规治疗＋CBT 治疗 CLBP 的效果。两组患者经过每周 3 次,连续 12 周的治疗后,VAS 评分、Roland 残疾问卷均有改善。常规治疗＋CBT 治疗组的改善程度优于对照组（Ⅱ级证据）。

推荐意见:中等推荐 CBT 治疗（Ⅱ级证据,B 级推荐）。

2）CBT 对改善心理状况的作用:Hajihasani[168] 的一项系统评价纳入了 10 篇高质量的研究。对比了在常规康复训练基础上增加 CBT 治疗的效果是否会优于常规康复训练。所有研究结果均未发现增加 CBT 治疗在减轻抑郁中有任何优势，甚至在一篇质量很高的研究中，单纯康复训练对抑郁的减轻程度优于增加 CBT 组（Ⅰ级证据）。Turner[175] 的一项双盲 RCTs 纳入 342 例 CLBP 患者，从灾难化、自我效能、接纳程度和正念几个方面进行研究，随机分为 CBT 治疗组、MBSR 组和常规治疗组。结论为接纳程度与自我效能和正念明确相关，在 52 周时 CBT 和 MBSR 两种治疗对 CLBP 的治疗效果优于常规治疗（Ⅰ级证据）。Harris[176] 的一项随机对照研究纳入 214 例 CLBP 患者，随机分为简短认知干预（BI）组，BI 联合 CBT 组和 BI 联合康复训练组。治疗后 12 个月的随访显示三组之间在工作参与、疼痛缓解、恐惧回避等方面无差异。在主观健康感受（睡眠障碍、疲劳、眩晕、焦虑、抑郁、心悸）上，BI 联合 CBT 和 BI 联合康复训练组的效果优于单纯 BI 治疗组，但是析因分析中这种差异没有意义。因此作者认为在 BI 治疗基础上增加 CBT 治疗或康复训练没有意义（Ⅰ级证据）。Pincus[177] 的一项研究纳入了 89 例患者，对比了常规康复训练和常规康复训练叠加 CBT 治疗组。两组在 3 个月和 6 个月时在恐惧回避、灾难化和悲伤方面均有差异，叠加 CBT 组优于单纯康复训练组。因此得出结论，CBT 治疗对于存在心理障碍的腰痛患者有帮助（Ⅱ级证据）。Nakao[178] 的一项随机对照研究纳入了 182 例患有抑郁症的患者，分为 CBT 组和对照组。治疗结束 6 个月和 12 个月的时候使用 Whiteley 指数和健康焦虑状态评价抑郁状态。结果表明，CBT 治疗对于不伴有腰痛的抑郁患者有效，但是对于伴有腰痛的抑郁患者，CBT 的疗效不理想（Ⅰ级证据）。

推荐意见：弱推荐 CBT 治疗用于改善 CLBP 患者心理状况（Ⅱ级证据，D 级推荐）。

3）CBT 的经济学价值：Patricia[179] 的一项双盲 RCTs 纳入 342 例 CLBP 患者，从成本效益方面进行了研究，随机分为 CBT 治疗组、MBSR 组和常规治疗组，发现对 CLBP 的患者来说，相对于常规治疗，CBT 和 MBSR 很可能是划算的，MBSR 甚至可以节约成本。文章由此得出结论，相对于 CLBP 的患者来说，CBT 和 MBSR 的成本效益是合适的（Ⅰ级证据）。Norton[180] 的一项随机对照试验从支付者的角度来进行 CBT 成本效益的研究，得出结论 CBT 的成本效益是划算的（Ⅱ级证据）。

推荐意见：强推荐 CBT 的成本效益（Ⅰ级证据，A 级推荐）。

（马　钊）

（5）中医康复治疗

1）中成药物

A．中药

a．中药内服：中药是中医治疗疾病的重要手段，在临床治疗中，采用口服中药的方式对腰痛进行治疗具有较好的临床效果。Luo Y[181] 等发表了单独使用中药对椎间盘突出患者疗效的系统评价与 Meta 分析，纳入 8 项随机对照研究，涉及 1 146 名患者，患者以腰痛，或伴有下肢疼痛、麻木为主要症状，结果显示单独使用中药产生的临床效果优于其他方案，患者腰部症状改善明显，生活质量明显提高（Ⅰ级证据）。但另一项系统评价与 Meta 分析[182] 纳入 31 个研究，涉及 3 915 例患者，仅有一项研究为随机对照，结果显示单用独活寄生汤对患者慢性腰痛症状有改善，但改善并不优于中药联合其他治疗方案（Ⅱ级证据）。

推荐意见：强推荐使用口服中药治疗（Ⅰ级证据，A 级推荐）。

b．中药外用：中药热敷疗法，具有价廉、操作简便、药效直达病灶局部等优点，具有较大的临床推广价值。樊一桦[183] 等通过 CNKI 数据库检索国内中药外用的相关文献，分析汇总，结果显示外用中药敷贴、热熨、离子导入等方式可明显改善慢性腰肌劳损患者的腰痛症状，恢复患者腰部功能（Ⅲ级证据）。康景成[184] 在常规治疗的基础上加用自制腰痛散热敷，比较患者在治疗前后腰腿疼症状改善情况，结果显示总有效率为 91%，患者腰腿痛症状明显减轻（Ⅱ级证据）。王胜[185] 等人发表了中药封包治疗寒凝血瘀型腰痛的临床对照试验，以延胡索 30g，苏子、炒决明子、炒菟丝子、补骨脂和炒芥子各 20g 为材料，结果显示中药封包在缓解患者疼痛上优于对照组，且副作用较小，值得推广（Ⅱ级证据）。中药外用在临床中对患者慢性腰痛症状改善明显，但常常与其他方案联合使用，较少单独作为一种治疗方式。

推荐意见：中等推荐使用外用中药（Ⅱ级证据，B 级推荐）。

B. 中成药：陈超云等[186]完成了一项有关补肾活血类中成药治疗腰椎间盘突出腰痛的 Meta 分析，共纳入 10 篇中文文献 1928 名患者，结果显示：补肾活血类中成药能改善腰痛等症状，且不良反应发生率较口服非甾体抗炎药（对照组）低，在纳入研究的 10 篇文献中，有 7 篇文献采用口服腰痹通胶囊作为治疗组，另外三篇分别是用痹祺胶囊、通筋活络胶囊和鹿川活络胶囊，疗效均优于对照组（Ⅰ级证据）。胡松峰等[187]证实，天元止痛散颗粒剂治疗 CLBP 疗效满意，且具有免煎、速溶、携带方便等优点，药效保留充分，患者依从性较高（Ⅱ级证据）。

推荐意见：强推荐使用中成药（Ⅰ级证据，A 级推荐）。

2）功法

A. 五禽戏：五禽戏是古代名医华佗在总结了前人模仿鸟兽动作锻炼身体做法的基础上创编的一套重要功法，是治疗 CLBP 的重要方式之一。方磊等[188]将 72 例慢性 NSLBP 患者随机分为治疗组与对照组，治疗组接受 6 个月的五禽戏运动方案治疗，对照组接受 6 个月的康复体操运动方案治疗，干预前后观察 SF-MPQ 疼痛量表评分、腰腹肌群力学性能指标及肌电信号指标的变化情况，结果发现五禽戏运动治疗中老年慢性 NSLBP 疗效显著（Ⅱ级证据）。于香兰等[189]将 76 例患者分为对照组和观察组，对照组接受 9 周优化的腰背肌康复运动方案治疗，观察组接受 9 周的五禽戏运动方案和智能化运动控制训练系统下的控力抗阻康复运动方案治疗，结果显示观察组 VAS 评分和 ODI 评分均低于对照组，说明了五禽戏配合控力抗阻康复运动治疗对 CLBP 具有较好的临床疗效（Ⅱ级证据）。

推荐意见：中等推荐使用五禽戏锻炼（Ⅱ级证据，B 级推荐）。

B. 易筋经：易筋经是我国传统导引术之一，习练易筋经是 CLBP 患者康复的重要方式之一。朱毅等[190]证实，采用易筋经治疗腰椎间盘源性 ALBP，RMDQ 评分显著低于骨盆牵引组，治疗后两组 VAS 积分组间比较无显著差异。治疗结束后 3 个月及 6 个月随访，易筋经组复发率显著低于骨盆牵引组（Ⅱ级证据）。

推荐意见：弱推荐使用易筋经锻炼（Ⅱ级证据，C 级推荐）。

C. 八段锦：八段锦强调"以腰为轴"，可以用于治疗 CLBP 患者。高峰等[191]证明八段锦可以有效缓解 NSLBP 患者的疼痛问题，提高自我效能感，改善患者的功能障碍以及焦虑和抑郁情绪，临床疗效较好（Ⅱ级证据）。王新等[192]的研究显示，与单纯运用康复理疗相比，八段锦结合物理治疗能更有效地降低 CLBP 患者的腰痛指数，改善患者生活质量，并在一定程度上提高腰腹肌功能，值得在老年 CLBP 患者中推广（Ⅱ级证据）。

推荐意见：中等推荐使用八段锦锻炼（Ⅱ级证据，B 级推荐）。

D. 太极拳：太极拳是中国传统导引术和吐纳术的一种，通过习练太极拳，能够强身健体，是腰痛患者康复的重要方式之一。刘静等[193]将 40 例 NSLBP 患者随机分为太极拳组、核心训练组和对照组，为期 12 周，每周 3 次，每次 60 分钟。太极拳组练习 16 个动作组成的陈式太极拳，核心训练组使用瑞士球进行核心稳定训练，对照组不进行有规律的体育锻炼，干预前后采用视觉图片进行运动想象认知任务，利用事件相关电位技术测量相关脑区波幅、潜伏期和疼痛程度判断的行为学变化指标，并同步采用 ODI 进行腰痛失能程度评定，结果显示太极拳练习可改善 NSLBP 患者的症状和日常生活活动能力，降低失能程度，且效果优于核心稳定训练（Ⅱ级证据）。

推荐意见：中等推荐使用太极拳锻炼（Ⅱ级证据，B 级推荐）。

3）药物熏蒸：中药熏蒸疗法又称蒸汽治疗疗法，是利用药物煎煮后所产生的蒸汽，通过熏蒸机体达到治疗目的的一种中医外治治疗疗法。汪宝军[194]以熏洗 1 号中药熏蒸治疗腰椎间盘突出症患者，连续治疗 2 周，显示熏洗 1 号中药熏蒸能明显减轻患者的腰痛症状（Ⅱ级证据）。黄雪莉等[195]将 100 例符合纳入标准的血瘀型腰痛病患者随机分为观察组和对照组，各 50 例。对照组行针灸、推拿等常规治疗，观察组在常规治疗的基础上增加中药熏蒸。结果显示观察组疼痛评分及疗效改善明显优于对照组（Ⅱ级证据）。席世珍等[196]选取骨质疏松伴下腰痛患者 180 例，根据患者症状体征辨证分型为肾阳虚血瘀证、肝肾阴虚血瘀证、脾肾气虚血瘀证 3 型，对各证型再随机分为高温组和低温组，每组 30 例，显示不同熏蒸温度对 3 组患者的均有疗效，其中肾阳虚血瘀组、肝肾阴虚血瘀组，高温组疗效均优于低温组疗效；脾肾气虚血瘀组，低温组疗效优于高温组疗效，证明中药熏洗的不同温度对疗效也有不同疗效（Ⅱ级证据）。

推荐意见：中等推荐使用药物熏蒸（Ⅱ级证据，B级推荐）。

（李华东）

4）针灸（acupuncture and moxibustion）：针灸（包括针刺、电针等）作为功能障碍康复的有效功能调节手段，历经数千年的先人探索和经验累积，形成一套独特的经络腧穴理论体系，至今仍发挥着重要作用。不同病因、不同部位的腰痛取穴配穴及针刺的深度、刺激量均有所不同，同时由于针灸目前难以达到完全标准化操作，不同操作者的技术也存在较大差异，因此以"腰痛"作为一个整体概念进行临床研究并不容易，也难以达到理想的要求。尽管如此，仍有大量的临床研究，从总体上证明针灸是治疗CLBP常用的有效方法，可显著缓解CLBP患者疼痛程度，减轻患者的腰部功能障碍，改善患者心理症状。现有依据表明，针灸的本质是对穴位（经刺激能产生生物反馈作用的特殊点、关键点）进行多种方式的刺激而产生多种治疗效应。从治疗选穴（刺激点）和针灸刺激的浅深层次等多个角度，可以发现针灸具有多重传入途径的反馈调节作用[197]。

A. 体针（body acupuncture）：体针属于最古老的针灸方式，用于治疗腰痛已有数千年的历史。在大量的针灸治疗腰痛的研究中，体针占相当比例。Lee JH 等[198]完成的一项系统评价与Meta分析纳入了11项RCTs，结果证实，与非甾体类抗炎药相比，体针治疗可显著改善ALBP患者的疼痛程度（Ⅰ级证据）。Lam M 等[199]完成的一项系统评价与Meta分析纳入了25项RCTs，结果证实体针治疗或电针治疗可显著改善NSLBP患者的疼痛程度，而且与常规护理组相比，体针治疗或电针治疗可减轻患者的腰部功能障碍（Ⅰ级证据）。

推荐意见：强推荐使用体针（Ⅰ级证据，A级推荐）。

B. 耳针（ear acupuncture）：耳针疗法是指用短毫针或其他方法刺激耳穴而达到防治疾病的方法，是中国古老针灸学的一个重要组成部分。Ushinohama A 等[200]将80名腰痛患者随机分为耳针组和对照组，耳针组采用耳针疗法对受试者进行耳穴刺激20分钟，结果显示：对比对照组，耳针组可改善CLBP患者的疼痛程度（Ⅳ级证据）。

推荐意见：弱推荐使用耳针（Ⅳ级证据，C级推荐）。

C. 电针（electro-acupuncture）：电针指在体针（普通针刺）的基础上，两个穴位为一组，连接电针仪的正、负两极，通过不同的电流强度、脉冲频率、波形，加强刺激量，从而达到古典针灸和电刺激协调作用达到治疗目的。Lam M 等[199]完成的一项系统评价与Meta分析纳入了25项RCTs，结果证实体针治疗或电针治疗可显著改善NSLBP患者的疼痛程度，且与常规护理组相比，体针治疗或电针治疗可减轻患者的腰部功能障碍（Ⅰ级证据）。

推荐意见：强推荐使用电针（Ⅰ级证据，C级推荐）。

D. 灸法（moxibustion）：灸法是指利用艾绒或其他药物，在穴位或患部熏灼、贴敷，使其产生温热性或化学性刺激，通过经络穴位的作用，达到治疗目的一种古老疗法。Xu 等[201]将63名骨质疏松症腰痛患者随机分为碳酸钙D3加雷火灸组和碳酸钙D3组，治疗4周后，结果显示：碳酸钙D3加雷火灸组可改善骨质疏松症患者的腰痛疼痛程度，缓解腰部肌肉的肌紧张程度（Ⅳ级证据）。

推荐意见：弱推荐使用灸法（Ⅳ级证据，C级推荐）。

E. 穴位埋线（acupuncture point thread implanting）：穴位埋线疗法是针灸学现代发展中产生的一个分支，具有操作简便、创伤小、刺激强、作用持久、不良反应少等特点，其通过刺激产生生物反馈达到预防和治疗疾病的目的。Leem J 等[202]将38名CLBP患者随机分为针刺加穴位埋线组和针刺组，治疗8周后，结果显示，针刺加穴位埋线组可改善CLBP患者的疼痛程度（Ⅳ级证据）。

推荐意见：弱推荐使用穴位埋线（Ⅳ级证据，C级推荐）。

上述众多研究表明针灸对治疗腰痛有一定的积极促进作用，但在实际应用中，受试者进行针灸治疗时，需要注意以下事项：①个体化原则，针灸医师应根据腰痛患者的年龄、性别、疼痛程度、腰部功能障碍情况等，选择适宜的针灸方案；②埋线操作相对针灸复杂，因此要求操作者要对此法的各项步骤及适应证与禁忌证充分掌握；③在患者进行针灸等操作时注意消毒，避免感染；④由于穴位组合在一起的联合作用比较复杂，在没有弄清是发挥协同作用还是拮抗作用的情况下，主张选用的穴位少而精（无论是一线穴位，还是备选穴位）；⑤不良反应：受试者接受针灸治疗时出现头晕、心慌、恶心、呕吐等不良反应时，应立即停止针灸治疗；⑥对于腰痛症状较重、年老体弱、儿童或特殊情况的受试者，进行针灸治疗时应密切观察，注意安全；⑦禁忌证：过劳、过饥、有出血倾向、皮肤有感染瘢痕或溃疡及肿瘤患者等不宜进行针灸治疗。

5）推拿（massage）：推拿是治疗 CLBP 的常用治疗方式之一。Little P 等[203] 对 579 名 CLBP 患者进行 RCTs，结果显示，推拿可改善 CLBP 患者的疼痛程度，3 个月时推拿组的疼痛缓解和功能改善均优于常规护理组，但效果没有维持到 12 个月随访（Ⅰ级证据）。Furlan AD 等[204] 完成的一项系统评价与 Meta 分析纳入了 13 项 RCTs，结果证实推拿可显著改善 NSLBP 患者的疼痛程度，且优于关节松动术、放松治疗、物理治疗、针灸治疗、假激光治疗及自我护理教育（Ⅰ级证据）。

推荐意见：强推荐使用推拿（Ⅰ级证据，A 级推荐）。

上述研究表明推拿对治疗腰痛有一定的积极促进作用，但在实际应用中，受试者进行推拿时，需要注意以下事项：①个体化原则，推拿医师应根据腰痛患者的年龄、性别、疼痛程度、腰部功能障碍情况等，选择适宜的推拿方案；②推拿应注意刚柔相济、筋骨并重、内外兼治、急慢各异以及调理与治疗结合；③不良反应：受试者接受推拿时出现晕厥，或治疗后出现皮肤破损、皮下肿胀等情况下，应立即停止推拿；④密切观察：对于腰痛症状较重、年老体弱、儿童或其他特殊情况的受试者，进行推拿时应密切观察，注意安全；⑤禁忌证：如骨肿瘤、骨结核、化脓性炎症，皮肤挫伤、出血，酒醉神志不清及精神病，有严重心脏病变、高血压及骨质疏松等疾病。

6）拔罐（cupping therapy）：拔罐是以竹罐、玻璃罐、陶瓷罐、金属罐为工具，加热排除罐内空气，造成罐内负压，使其吸附于人体经脉的一定部位体表，刺激产生静脉淤血而起到治疗作用。Wang YT 等[205] 的一项系统评价与 Meta 分析纳入了 6 项 RCTs，结果显示拔罐可显著减轻 CLBP 患者的疼痛程度（Ⅱ级证据）。

推荐意见：弱推荐使用拔罐（Ⅱ级证据，C 级推荐）。

拔罐对治疗腰痛有一定的积极促进作用，但在实际应用中，受试者进行拔罐时，应注意以下不适用的诸多情况：①中、重度心脏病、心力衰竭；②有出血倾向的疾病如血友病、紫癜等；③全身高度水肿；④高度神经质，狂躁不安，痉挛抽搐不合作者；⑤孕妇的腰骶部；⑥饮酒后、过饥、过饱、过渴；⑦活动性肺结核、妇女月经期；⑧皮肤高度过敏，受术部位破损，溃烂，外伤骨折，肿瘤，恶病质，皮肤丧失弹性者，大血管附近浅显动脉或瘢痕处，五官部及前后阴。

（蒋松鹤）

5. 注射治疗

（1）硬膜外阻滞

1）腰痛伴下肢痛：对于亚急性或慢性腰痛伴有神经根受压症状或体征，并经腰部 MR/CT 确诊存在腰椎间盘突出，且与临床症状、体征相符，经常规 4～6 周保守治疗无效患者可考虑注射治疗，可在 X 线透视 /CT 或超声引导下行硬膜外阻滞或选择性腰神经根阻滞[206, 207]。国内外学者一致认为，注射治疗不应作为一种单独治疗方式，应与健康教育、物理因子治疗、药物治疗和运动疗法等联合应用。

Chou 等[207] 对 23 个 RCTs 进行分析后指出：对腰痛伴下肢痛患者予硬膜外激素阻滞可快速、有效缓解疼痛和改善腰椎功能障碍，没有严重不良事件发生；但部分 RCTs 研究表明，其缓解疼痛的作用是短期的。同时，该研究表明，硬膜外激素阻滞对腰痛不伴神经根受压症状 / 体征患者注射治疗效果不明显。Manchikanti 等[208] 系统评价与 Meta 分析纳入了 39 个 RCTs，结果显示：激素或激素联合利多卡因硬膜外阻滞可明显改善腰痛伴下肢痛患者疼痛和功能障碍，而生理盐水或布比卡因硬膜外阻滞无效。

硬膜外阻滞有 3 种注射途径：经椎间孔（transforaminal）、经椎板间（interlaminar）和骶管（caudal）。因经椎间孔途径具有更接近靶点、用药量最少和短期疗效佳等特点，较多学者认为经椎间孔途径的综合效果要优于后两种途径，但其血管内注射及神经损伤等风险则相应增加[209]。临床实践中，应结合患者症状、体征、影像学表现、可能出现并发症和注射经验等综合考虑，择优选择。

目前，有关比较不同种类（甲强龙 / 曲安奈德 / 地塞米松）及不同剂量激素硬膜外阻滞临床效果的研究不多，且不同研究的患者入选标准和观察指标等均存在明显异质性，影响统计结果。现有临床研究显示，不同种类或不同剂量激素硬膜外阻滞对亚急性 / 慢性腰痛患者的疼痛改善效果无显著性差异[207]。尚无文献报道比较单次和多次硬膜外阻滞疗效的临床差异。

临床研究表明，超声引导与 X 线 /CT 引导硬膜外阻滞 / 选择性腰神经根阻滞对腰痛伴下肢痛患者在缓解疼痛和改善功能障碍方面效果相当，超声引导注射可节省定位时间且无辐射，值得推广[210]。

推荐意见：中等推荐使用硬膜外阻滞（Ⅱ级证据，B 级推荐）。

2）椎管狭窄：研究表明，硬膜外激素阻滞对改善椎管狭窄引起的疼痛和功能障碍的临床效果不确定。Chou 等[207] 对 8 个相关 RCTs 进行分析后发现，对于椎管狭窄患者硬膜外激素阻滞与硬膜外局麻药阻滞比较，在注射后即刻、3 周和 6 周，2 组患者间 VAS 疼痛评分无显著性差异（Ⅰ级证据）。有研究提示硬膜外激素阻滞可短期（注射后 3 周内）改善椎管狭窄引起的功能障碍（RDQ 评分有改善）[207, 211]。

推荐意见：弱推荐使用硬膜外阻滞（Ⅱ级证据，D 级推荐）。

3）腰椎术后疼痛：研究发现，硬膜外阻滞对腰椎术后疼痛的临床效果不显著[212]。多项 RCTs 发现，硬膜外注射激素、吗啡、玻璃酸钠和生理盐水对腰椎术后疼痛的改善效果不确定（Ⅱ级证据）[207, 212]。

推荐意见：不推荐使用硬膜外阻滞治疗腰椎术后疼痛（Ⅱ级证据，B 级推荐）。

（2）选择性腰神经根阻滞：对于亚急性或慢性腰痛伴有神经根受压症状 / 体征的患者，根据症状、体征及影像学资料考虑为某一节段神经根受压引起根性疼痛，优先考虑给予选择性腰神经根阻滞。既往研究已证实，局部神经根炎性反应是椎间盘突出导致根性痛的重要因素，这是激素局部注射缓解椎间盘突出所致神经根病变或神经根痛的关键理论依据。同时，越来越多的临床研究证实，经椎间孔选择性腰神经根激素阻滞可明显缓解腰骶部根性疼痛和改善功能障碍。Bonetti 等[213] 研究表明，对急慢性腰痛患者 CT 引导腰神经根臭氧注射与腰神经根激素注射比较，在注射后 1 周和 6 个月，其缓解疼痛的效果相当。超声引导选择性腰神经根阻滞具有实时、动态和无辐射等优点，具有重要的临床应用价值，已受到广泛关注。

推荐意见：中等推荐使用选择性腰神经根阻滞（Ⅱ证据，B 级推荐）。

（3）腰椎小关节阻滞：腰椎小关节阻滞包括：小关节内（intra-articular）、关节囊周（extra-articular/peri-capsular）和内侧支（medial branch）阻滞三种方式。尽管基于腰椎小关节病变可能导致腰痛的考虑，腰椎小关节阻滞在临床上应用较广泛，但目前缺乏高质量临床研究支持。Fuchs 等[214] 将 60 例 CLBP 及腰椎 CT 显示存在小关节病变和骨质增生患者，随机分成关节腔内激素注射组和玻璃酸钠注射组，在注射后 1 个月和 6 个月，2 组患者 VAS、ODI 和 SF-36 等评分差异无统计学意义。因此，有关腰椎小关节阻滞的有效性仍需要高质量的 RCTs 来探讨。

推荐意见：不推荐腰椎小关节阻滞（Ⅲ级证据，D 级推荐）。

（4）骶髂关节注射：骶髂关节注射包括：骶髂关节腔内注射（intraarticular injections）、骶髂关节周围注射（periarticular injections）和骶神经阻滞（sacral branch blocks）[215]。目前尚无足够的循证学依据评价骶髂关节腔内激素注射治疗腰骶部疼痛的临床效果[207]。

推荐意见：不推荐骶髂关节注射（Ⅳ级证据，D 级推荐）。

（5）椎间盘内注射：最新研究发现，椎间盘内注射富血小板血浆（Platelet-Rich Plasma，PRP）或间充质干细胞（Mesenchymal stem cells，MSCs）可有效缓解腰椎间盘退变导致的腰骶部疼痛（盘源性疼痛）及改善功能。Sanapati 等[216] 对 1 项高质量 RCT、5 项中等质量观察性研究和 1 项系统性回顾综述进行详细分析后得出：椎间盘内注射 PRP 可有效缓解退变引起的慢性腰骶部盘源性疼痛，观察随访时间为 6 个月～2 年。椎间盘内注射 MSCs 也可明显缓解盘源性疼痛，随访复查腰椎 MR，大部分患者椎间盘退变 Pfirrman 分级有明显改善。但有关硬膜外注射 / 腰椎小关节腔内 / 骶髂关节腔内注射 PRP 或 MSCs 的临床疗效仍需要更多的高质量临床研究支持。

推荐意见：中等推荐（Ⅲ级证据，B 级推荐）。

在欧洲，应用 CT 引导经皮椎间盘内注射臭氧（O_3 ozone）治疗腰椎间盘突出引起的腰痛、伴（或）不伴根性疼痛已有 15 年，病例超过 50 000 例，镇痛机制为注入椎间盘内的臭氧通过微小的脱水作用减少髓核体积和降低炎症反应缓解症状。联合神经根周围激素或局麻药注射可获得更好临床疗效，因联合注射有缓解疼痛的即刻作用，从而为臭氧在髓核发挥作用提供充足时间[217]。

推荐意见：中等推荐经皮椎间盘内注射臭氧（Ⅱ级证据，B 级推荐）。

（6）腰椎椎旁肌肉内注射：多项临床研究发现，腰椎椎旁肌肉局部注射臭氧对急性或慢性腰痛伴神经根受压的患者均有明显临床效果[218, 219]。Paoloni 等[220] 发表的一项多中心 RCT 发现，对 60 例腰椎间盘突出所致 ALBP 伴 / 不伴下肢痛患者，进行腰椎椎旁肌肉局部臭氧注射（臭氧浓度 20μg/ml，双侧注射、10ml/ 侧、3 次 / 周、连续 5 周）与对照组比较，臭氧注射可有效缓解疼痛、改善相关功能障碍和减少口服止痛药剂量。

推荐意见：弱推荐使用椎旁肌肉内注射臭氧（Ⅱ级证据，C 级推荐）。

（7）腰椎周围触发点注射：筋膜触发点（trigger point, TrP）所致腰臀部疼痛在临床上常见。注射是缓解腰背部肌筋膜疼痛的基本治疗手段。既往文献结果表明，不同种类药物注射（如局麻药 / 激素 / 阿片类制剂、局麻药联合激素、肉毒毒素等）对腰痛均有明显缓解作用（Ⅱ级证据）[221, 222]。同时，应用"干针"（Dry needling）进行触发点注射也是广泛应用的治疗手段，且干针与物理因子治疗相结合，与局麻药局部注射疗效相当。腰痛相关肌肉 TrP 多位点注射通常采用小口径针头（27 G）、药物注射量为 2~4ml，取得疗效的关键在于触发点的精确触诊定位。有效的触发点注射通常具有明显的即刻镇痛效应，但注射本身疗效不持久，需同时配合其他治疗。Gerard 等[223] 对 4 项 RCTs、2 项系统性回顾综述和 1 项临床指南详细分析后得出结论：尽管腰椎周围触发点注射治疗尚缺乏高质量循证学依据，但经过规范保守治疗后症状改善不显著的腰痛患者可尝试触发点注射或"干针"治疗（Ⅰ级证据）。

推荐意见：中等推荐使用腰椎周围触发点注射（Ⅱ级证据，B 级推荐）。

（马　超）

6. 腰痛的手术治疗　腰痛十分常见，多数急性腰痛症状在第一个月内即有明显好转[224]。第一个月后症状缓解程度逐渐缩小，而少部分患者症状无法得到缓解。在因腰痛就诊的患者当中，超过 1/3 的患者在急性期后存在超过一年以上的中度以上疼痛，1/5 的患者存在不同程度的活动受限。

（1）腰痛合并有其他原发病的手术治疗：针对腰痛的治疗方案应首先考虑原发病的处理。因其他原因引起的腰痛，在解除原发病患后，腰痛即可得到痊愈。一旦查明存在原发病，则治疗以原发病的治愈为第一原则[225-227]。腰痛症状往往会因为原发病的痊愈而好转。但必须明确的是，原发病的治疗可能会导致腰痛的加重。这一情况在腰椎相关疾病的治疗中较常出现。究其原因多与手术当中对脊柱后柱结构的损伤及手术后邻近节段退变有关[228]。

推荐意见：强推荐针对原发病进行手术（Ⅰ级证据，A 级推荐）。

（2）非特异性腰痛的手术治疗：除创伤、感染、进行性畸形或肿瘤导致的脊柱不稳定和神经根炎等腰痛症状外，其余腰痛统称为"非特异性腰痛"[229]。非特异性腰痛可能伴随有椎间盘突出和椎管狭窄等腰椎退变情况。但这些变化在普通人中也较多见。目前临床指南中，并不建议对非特异性腰痛进行手术治疗[230]。但也有文献认为，可以对某些保守治疗 2 年以上无效果的患者进行手术干预[231]。

诸多循证医学证据证明，对于 NSLBP 患者，手术治疗并不比保守治疗更加有效[232, 233]。多项研究表明合并退变的 NSLBP 患者，融合手术并不优于跨学科的保守治疗[234]。另一项研究表明，超过一半的手术患者并未得到"优良"效果（优良效果定义为不超过偶发性疼痛、功能轻微受限，偶尔使用止痛药）[235]。同时，虽然手术致死率不高，在一项随机对照研究中，仍有超过 18% 的脊柱融合患者早期出现不同并发症。在多项回顾性研究中，均提及脊柱融合术后，腰痛症状加重的情况[236]。

综上所述，手术治疗不能作为非特异性腰痛一线治疗手段。在任何时候，都应将保守治疗作为一线治疗手段。而手术只在严格保守治疗 2 年以上无任何效果的病患中方可考虑，且其效果仍未能确定。

推荐意见：不推荐选择手术作为非特异性腰痛一线治疗手段（Ⅰ级证据，A 级推荐）。

（3）椎间盘源性腰痛的手术治疗：较多国内文献提及手术治疗对于腰痛的良好治疗效果。其主要研究对象为"椎间盘源性腰痛"。椎间盘源性腰痛作为临床常见腰椎间盘退行性疾病,即为化学介导的椎间盘源性疼痛,诸多学者认为其与腰椎间盘发育和组织结构特性、髓核组织退变、外层纤维环破裂与肉芽组织长入、椎间盘内神经分布异常等因素有关。较多文献报道了以各种手术方式针对椎间盘源性腰痛进行治疗,并均取得满意效果,其涉及的手术方式包括开放性手术及微创手术[237, 238](Ⅲ级证据)。

推荐意见:弱推荐选择手术作为椎间盘源性腰痛治疗手段(Ⅲ级证据,C级推荐)。

(4)合并下肢神经症状的腰痛:对于合并有下肢持续性和致残性神经根病变,以及椎管狭窄引起腿部疼痛的患者,建议其将手术纳入选择,并评估其风险及收益。因腰椎间盘突出导致腰痛合并下肢神经症状时,与非手术治疗相比,标准的椎间盘开放式切除或微创椎间盘切除术在短期(6~12周)随访中症状即得可到明显改善。尽管在一些研究中这种不同在1~2年后逐渐减少或不再存在[239, 240]。无论是否接受间盘切除手术,或者是接受持续非手术治疗的患者,在症状持续至少6周的情况下,都没有显著马尾综合征发生风险的提高。椎间盘切除术的并发症较少。关于传统开放椎间盘切除术或是微创椎间盘切除术孰优孰劣的证据不足。因椎管狭窄导致下肢持续性及致残性疼痛的患者,无论是否合并退变性滑脱,相对于非手术组,椎板切除减压手术组在治疗后1~2年随访时间点均获得明显改善[241, 242]。是否对合并下肢痛的腰痛患者进行手术治疗应综合考虑手术收益、手术潜在风险及治疗花费。症状持续时间也应该考虑在内,椎间盘突出和椎管狭窄病程应至少6个月以上。

推荐意见:中等推荐选择手术作为合并下肢神经症状的腰痛的治疗手段(Ⅱ级证据,B级推荐)。

康复治疗腰痛的建议见表2-3。

(刘新宇)

表2-3　康复治疗腰痛的建议汇总

治疗方法	证据水平	推荐等级	建议
卧床休息	Ⅰ级	B	中推荐
腰部支持/支架	Ⅳ级	C	弱推荐
躯干肌力训练	Ⅰ级	A	强推荐
髋部肌力训练	Ⅱ级	C	弱推荐
有氧运动	Ⅱ级	C	弱推荐
核心稳定训练	Ⅰ级	A	强推荐
悬吊训练	Ⅰ级	D	弱推荐
压力生物反馈训练	Ⅲ级	C	弱推荐
健身球训练	Ⅱ级	C	弱推荐
脊柱松动术	Ⅰ级	A	强推荐
下肢神经松动术	Ⅱ级	B	中推荐
麦肯基疗法	Ⅰ级	A	强推荐
牵引	Ⅰ级	B	中推荐
超短波治疗	Ⅱ级	B	中推荐
中频电治疗	Ⅳ级	C	弱推荐
表面热疗法	Ⅱ级	B	中推荐
低强度激光疗法	Ⅰ级	B	中推荐
肌电生物反馈	Ⅳ级	C	弱推荐
经皮神经电刺激	Ⅰ级	D	弱推荐
干扰电疗法	Ⅱ级	B	中推荐
磁疗	Ⅳ级	C	弱推荐
超声波疗法	Ⅱ级	C	弱推荐
冲击波治疗	Ⅱ级	B	中推荐
全身振动训练	Ⅱ级	B	中推荐

续表

治疗方法	证据水平	推荐等级	建议
水中运动	Ⅰ级	A	强推荐
贴扎治疗	Ⅰ级	D	弱推荐
认知行为疗法	Ⅱ级	B	中推荐
中药内服	Ⅰ级	A	强推荐
中药外用	Ⅱ级	B	中推荐
中成药	Ⅰ级	A	强推荐
功法（五禽戏、易筋经、八段锦、太极拳）	Ⅱ级	B	中推荐
药物熏蒸	Ⅱ级	B	中推荐
针灸（体针、耳针、电针）	Ⅰ级	A	强推荐
推拿	Ⅰ级	A	强推荐
拔罐	Ⅱ级	C	弱推荐
硬膜外阻滞	Ⅱ级	B	中推荐
选择性腰神经根阻滞	Ⅱ级	B	中推荐
腰椎小关节阻滞	Ⅲ级	D	不推荐
骶髂关节注射	Ⅳ级	D	不推荐
椎间盘内注射	Ⅲ级	B	中推荐
腰椎椎旁肌内注射	Ⅱ级	C	弱推荐
腰椎周围触发点注射	Ⅱ级	B	中推荐

六、预后与预防

1. 腰痛的宣教与咨询　腰痛的宣教与咨询是腰痛干预的重要方式，也是腰痛有效管理的重要环节。但是目前对于腰痛的宣教或咨询对于腰痛管理的效果的研究存在争议。Ainpradub 等[243] 进行的 Meta 分析中，共纳入 15 项 RCTs 对有无教育项目对颈痛及腰痛的预防及治疗效果进行对比分析，所有的研究包括通过中期和长期随访调查教育的有效性。所采用的教育内容包括：解剖、病理生理、锻炼等。结果表明，教育方案对颈痛和腰痛的防治效果不明显。其中共有三项 RCTs 研究了教育对腰痛患病率及发病率的影响，结果发现教育对腰痛的患病率无长期影响，但低质量证据（3 个 RCTs，N = 8161，研究设计存在局限性）表明教育对腰痛的发病率存在长期的有效影响。而关于治疗对腰痛的治疗效果，针对疼痛强度水平（4 个 RCTs）、残疾水平（4 个 RCTs）、生活质量（2 个 RCTs）和工作缺勤率（3 个 RCTs）四个方面的研究，均表明未发现教育对其的中期及长期影响。但是在 Tegner 等[244] 的研究中，纳入了 7 篇关于神经生理疼痛教育（neurophysiological pain education，NPE）对慢性腰痛的 RCTs 研究（Ⅰ级证据，6 篇为低质量 RCTs，1 篇为高质量 RCTs），结果提示，基于 NPE 的教育对于 CLBP 患者具有小到中度的作用。NPE 是一种认知 - 行为干预，提供疼痛神经生理学的教育，以改变适应不良的疾病信念，改变适应不良的疼痛认知，并重新建立关于疼痛的信念[244]。显然，NPE 是一种与常规宣教、教育或咨询不同的方式。不同的教育、咨询的方式及内容可能会对腰痛具有不同的影响。

推荐等级：弱推荐使用宣教和咨询（Ⅰ级证据，D 级推荐）。

2. 预后　腰痛的原因和机制较为复杂，其预后也受多种因素干预而显得复杂，但 NSLBP 的预后也有着一些规律可循。一项较早的 Meta 分析[245] 显示：急性与慢性的腰痛都有着相近的恢复特点，腰痛的疼痛程度和功能受限程度多可在前 6 周获得明显的改善，之后改善速度减缓，且在一年时还可存留轻到中度的疼痛，尤其是持续性疼痛的患者（Ⅲ级证据，C 级推荐）。预后的相关方面包括：①伤病本身的特点；②损伤的机制及干预程度；③患者的执行程度；④患者接受到的治疗水平；⑤患者的环境（医疗环境和生活、职业环境）。

不同类型、不同分型或不同特点的腰痛患者的预后存在一定差异。Bergbom 等[246] 的研究认为腰痛的预后与疼痛类型及抑郁情绪有关（Ⅲ级证据，C级推荐）。Hartvigsen等[247]进行了一项大样本量的前瞻性观察研究。研究认为单纯的腰痛比腰痛伴随下肢症状的患者有较好的预后，腰痛伴随膝关节以上下肢症状比伴随膝关节以下区域症状的患者预后好（Ⅱ级证据，C级推荐）。

对于腰腿疼痛手术后患者的预后，不同类型手术可能存在差异。脊柱融合术是一项运用广泛的手术方式。一项纳入473人，长达11年的随访显示，脊柱融合术与非手术患者远期的症状自评结果没有差异，提示手术治疗与保守治疗远期预后相近（Ⅲ级证据）[248]。

在重返工作方面，有多项因素被认为与之相关。Steenstra等[249]进行了一项系统分析，发现下述因素与重返工作的时间存在一定的相关性：延迟转介接受治疗（负相关）、社会经济状态（正相关）、工作的体力需要（负相关）等（Ⅱ级证据，C级推荐）。

3. 预防　腰痛被认为与职业有密切关系[250]。如何在工作中预防腰痛的发生被认为具有重要意义。工作中适当的休息及变换体位对于腰痛的预防有一定的效果。避免劳损被认为是预防疼痛发生的重要方式。一项Meta分析纳入了8项RCTs研究和3项非RCTs研究，结果提示工作中适当休息及变换体位对于改善疼痛，预防疼痛发生具有好的作用（Ⅱ级证据，B级推荐）[251]。

推荐等级：中等推荐减少持续的工作姿势和状态，在工作或生活中适当的休息和变换体位（Ⅱ级证据，B级推荐）。

运动被认为可以有效预防腰痛复发。Steffens等[252]进行的Meta分析显示，运动在单独运用或配合教育可以有效预防腰痛复发，但是单纯运用教育对腰痛预防无效（Ⅰ级证据）。Shiri等[253]的研究也显示运动可有效降低腰痛风险（Ⅰ级证据）。这些运动包括肌力训练、耐力训练、协调控制训练、牵伸训练等。

推荐等级：强推荐采用运动治疗预防腰痛的发生（Ⅰ级证据，A级推荐）。

一项较早的Meta研究显示，肥胖与腰痛发生有密切关系（Ⅰ级证据）。提示体重的控制对于减少腰痛风险有积极作用[254]。

推荐等级：强推荐控制体重（Ⅰ级证据，A级推荐）。

良好的生活或工作姿势被认为可以减少肢体的过度负荷，有利于降低腰痛的发生。腰痛发生与工作姿势或工作中的力学负荷存在关系，非中立位的姿势会导致腰痛增加的风险，对姿势的改善有助于减少腰痛的发生。Ribeiro等[255]的系统研究提示，不良姿势的持续时间对腰痛的发生存在影响。Agarwal等[256]的系统研究结果显示，对姿势的干预和矫正可对腰痛的发生产生影响。

推荐等级：强推荐保持良好的工作与生活姿势，减少不良姿势的持续时间（Ⅰ级证据，A级推荐）。

（杨　霖　张　杨）

牵头执笔专家：岳寿伟

参考文献

[1] HARTVIGSEN J, HANCOCK MJ, KONGSTED A, et al. What low back pain is and why we need to pay attention [J]. Lancet, 2018, 391（10137）: 2356-2367.

[2] BUCHBINDER R, VAN TULDER M, ÖBERG B, et al. Low back pain: a call for action [J]. Lancet, 2018, 391（10137）: 2384-2388.

[3] VIOLANTE FS, MATTIOLI S, BONFIGLIOLI R. Low-back pain[J]. Handb Clin Neurol, 2015, 131: 397-410.

[4] BERNSTEIN IA, MALIK Q, CARVILLE S, et al. Low backpain and sciatica: Summary of NICE guidance[J]. BMJ, 2017, 356: i6748.

[5] DELITTO A, GEORGE SZ, VAN DILLEN LR, et al. Low back pain[J]. J Orthop Sports Phys Ther, 2012, 42（4）: A1-57.

[6] QASEEM A, WILT TJ, MCLEAN RM, et al. Noninvasive Treatments for Acute, Subacute, and Chronic Low Back Pain: A Clinical Practice Guideline From the American College of Physicians[J]. Ann Intern Med, 2017, 166（7）: 514-530.

[7] Toward Optimized Practice（TOP）Low Back Pain Working Group. Evidence-informed primary care management of low back pain: Clinical practice guideline[M]. Edmonton, AB: Toward Optimized Practice. 2015.

[8] VAN TULDER M, KOES B, BOMBARDIER C. Low back pain[J]. Best Pract Res Clin Rheumatol, 2002, 16（5）: 761-775.

[9] PENGEL LH, HERBERT RD, MAHER CG, et al. Acute low back pain: systematic review of its prognosis[J]. BMJ, 2003, 327（7410）: 323.

[10] HESTBAEK L, LEBOEUF-YDE C, MANNICHE C. Low back pain: what is the long-term course? A review of studies of general patient populations[J]. Eur Spine J, 2003, 12（2）: 149-165.

[11] 吕艳伟, 田伟, 刘亚军, 等. 2010 年北京地区 18 岁及以上人群腰痛患病率研究 [J]. 中华骨科杂志, 2013, 33（1）: 60-64.

[12] HENSCHKE N, MAHER CG, REFSHAUGE KM. A systematic review identifies five "red flags" to screen for vertebral fracture in patients with low back pain[J]. J Clin Epidemiol, 2008, 61（2）: 110-118.

[13] SAVAGE RA, WHITEHOUSE GH, ROBERTS N. The relationship between the magnetic resonance imaging appearance of the lumbar spine and low back pain, age and occupation in males[J]. Eur Spine J, 1997, 6（2）: 106-114.

[14] BOOS N, SEMMER N, ELFERING A, et al. Natural history of individuals with asymptomatic disc abnormalities in magnetic resonance imaging: predictors of low back pain-related medical consultation and work incapacity[J]. Spine, 2000, 25（12）: 1484-1492.

[15] BRENNAN GP, FRITZ JM, HUNTER SJ, et al. Identifying subgroups of patients with acute/subacute "nonspecific" low back pain: results of a randomized clinical trial[J]. Spine, 2006, 31（6）: 623-631.

[16] FRITZ JM, WHITMAN JM, CHILDS JD. Lumbar spine segmental mobility assessment: an examination of validity for determining intervention strategies in patients with low back pain[J]. Arch Phys Med Rehabil, 2005, 86（9）: 1745-1752.

[17] FRITZ JM, DELITTO A, ERHARD RE. Comparison of classification-based physical therapy with therapy based on clinical practice guidelines for patients with acute low back pain: a randomized clinical trial[J]. Spine, 2003, 28: 1363-1371.

[18] HICKS GE, FRITZ JM, DELITTO A, et al. Preliminary development of a clinical prediction rule for determining which patients with low back pain will respond to a stabilization exercise program[J]. Arch Phys Med Rehabil, 2005, 86: 1753-1762.

[19] FRITZ JM, LINDSAY W, MATHESON JW, et al. Is there a subgroup of patients with low back pain likely to benefit from mechanical traction? Results of a randomized clinical trial and subgrouping analysis[J]. Spine, 2007, 32（26）: E793-800.

[20] CURRIE SR, WANG J. Chronic back pain and major depression in the general Canadian population[J]. Pain, 2004, 107（1-2）: 54-60.

[21] HAGGMAN S, MAHER CG, REFSHAUGE KM. Screening for symptoms of depression by physical therapists managing low back pain[J]. Phys Ther, 2004, 84（12）: 1157-1166.

[22] YAO M, WANG Q, LI Z, et al. A Systematic Review of Cross-cultural Adaptation of the Oswestry Disability Index[J]. Spine, 2016, 41（24）: E1470-E1478.

[23] FRITZ JM, IRRGANG JJ. A comparison of a modified Oswestry Low Back Pain Disability Questionnaire and the Quebec Back Pain Disability Scale[J]. Phys Ther, 2001, 81（2）: 776-788.

[24] CHIAROTTO A, MAXWELL LJ, TERWEE CB, et al. Roland-Morris Disability Questionnaire and Oswestry Disability Index: Which Has Better Measurement Properties for Measuring Physical Functioning in Nonspecific Low Back Pain? Systematic Review and Meta-Analysis[J]. Phys Ther, 2016, 96（10）: 1620-1637.

[25] 程继伟, 王振林, 刘伟, 等. Oswestry 功能障碍指数的改良及信度和效度检验 [J]. 中国脊柱脊髓杂志, 2017, 27（3）: 235-240.

[26] SMEETS R, KÖKE A, LIN CW, et al. Measures of function in low back pain/disorders: Low Back Pain Rating Scale （LBPRS）, Oswestry Disability Index（ODI）, Progressive Isoinertial Lifting Evaluation（PILE）, Quebec Back Pain Disability Scale（QBPDS）, and Roland-Morris Disability Questionnaire（RDQ）[J]. Arthritis Care Res（Hoboken）, 2011, 63（Suppl 11）: S158-S173.

[27] ROLAND M, MORRIS R. A study of the natural history of back pain. Part I: development of a reliable and sensitive measure of disability in low-back pain[J]. Spine, 1983, 8（2）: 141-144.

[28] 王雪强, 郑依莉, 胡浩宇, 等. 常用腰痛功能障碍评估量表的研究进展 [J]. 中国康复理论与实践, 2017, 23（6）: 672-676.

[29] FAN S, HU Z, HONG H, et al. Cross-cultural adaptation and validation of simplified Chinese version of the Roland-

Morris Disability Questionnaire[J]. Spine, 2012, 37（10）: 875-880.

[30] KOPEC JA, ESDAILE JM, ABRAHAMOWICZ M, et al. The Quebec Back Pain Disability Scale. Measurement properties[J]. Spine, 1995, 20（3）: 341-352.

[31] SPEKSNIJDER CM, KOPPENAAL T, KNOTTNERUS JA, et al. Measurement Properties of the Quebec Back Pain Disability Scale in Patients with Nonspecific Low Back Pain: Systematic Review[J]. Phys Ther, 2016, 96（11）: 1816-1831.

[32] HIYAMA A, WATANABE M, KATOH H, et al. Evaluation of quality of life and neuropathic pain in patients with low back pain using the Japanese Orthopedic Association Back Pain Evaluation Questionnaire[J]. Eur Spine J, 2015, 24（3）: 503-512.

[33] RIECKE J, HOLZAPFEL S, RIEF W, et al. Cross-cultural adaption of the German Quebec Back Pain Disability Scale: an exposure-specific measurement for back pain patients[J]. J Pain Res, 2016, 9: 9-15.

[34] 郑锦洪. 中文版魁北克腰痛障碍评分量表的信效度检测 [D]. 汕头大学, 2010.

[35] YAO M, LI ZJ, ZHU S, et al. Simplified Chinese Version of the Japanese Orthopaedic Association Back Pain Evaluation Questionnaire: Cross-cultural Adaptation, Reliability, and Validity for Patients with Low Back Pain[J]. Spine, 2018, 43（6）: E357-E364.

[36] DE BLAISER C, DE RIDDER R, WILLEMS T, et al. Reliability and validity of trunk flexor and trunk extensor strength measurements using handheld dynamometry in a healthy athletic population[J]. Phys Ther Sport, 2018, 34: 180-186.

[37] PARLAK DY, YILDIRIM SA. Reliability and validity of Trunk Control Test in patients with neuromuscular diseases[J]. Physiother Theory Pract, 2015, 31（1）: 39-44.

[38] HU H, ZHENG Y, WANG X, et al. Correlations between lumbar neuromuscular function and pain, lumbar disability in patients with nonspecific low back pain: A cross-sectional study[J]. Medicine（Baltimore）, 2017, 96（36）: e7991.

[39] SAVAGE RA, WHITEHOUSE GH, ROBERTS N. The relationship between the magnetic resonance imaging appearance of the lumbar spine and low back pain, age and occupation in males[J]. Eur Spine J, 1997, 6（2）: 106-114.

[40] VROOMEN PC, DE KROM MC, KNOTTNERUS JA. Consistency of history taking and physical examination in patients with suspected lumbar nerve root involvement[J]. Spine, 2000, 25: 91-97.

[41] BOYD BS. Measurement properties of a hand-held inclinometer during straight leg raise neurodynamic testing[J]. Physiotherapy, 2012, 98（2）: 174-179.

[42] URBAN LM, Macneil BJ. Diagnostic Accuracy of the Slump Test for Identifying Neuropathic Pain in the Lower Limb[J]. J Orthop Sports Phys Ther, 2015, 45（8）: 596-603.

[43] TAWA N, RHODA A, DIENER I. Accuracy of clinical neurological examination in diagnosing lumbo-sacral radiculopathy: a systematic literature review[J]. BMC Musculoskelet Disord, 2017, 18（1）: 93.

[44] PATRICK N, EMANSKI E, KNAUB MA. Acute and chronic low back pain[J]. Med Clin North Am, 2014, 98（4）: 777-789.

[45] BARDIN LD, KING P, MAHER CG. Diagnostic triage for low back pain: a practical approach for primary care[J]. Med J Aust, 2017, 206（6）: 268-273.

[46] HAGEN KB, JAMTVEDT G, HILDE G, et al. The updated cochrane review of bed rest for low back pain and sciatica[J]. Spine, 2005, 30（5）: 542-546.

[47] DAHM KT, BRURBERG KG, JAMTVEDT G, et al. Advice to rest in bed versus advice to stay active for acute low-back pain and sciatica[J/OL]. Cochrane Database Syst Rev, 2010, 16（6）: CD007612.

[48] GENEEN LJ, MOORE RA, SMITH BH, et al. Physical activity and exercise for chronic pain in adults: an overview of Cochrane Reviews[J]. Cochrane Database Syst Rev, 2017, 4: CD011279.

[49] VROOMEN PC, DE KROM MC, WILMINK JT, et al. Lack of effectiveness of bed rest for sciatica[J]. N Engl J Med, 1999, 340（6）: 418-423.

[50] FROST H, LAMB SE, DOLL HA, et al. Randomised controlled trial of physiotherapy compared with advice for low back pain[J]. BMJ, 2004, 329（7468）: 708.

[51] MAKHSOUS M, LIN F, BANKARD J, et al. Biomechanical effects of sitting with adjustable ischial and lumbar support on occupational low back pain: evaluation of sitting load and back muscle activity[J]. BMC Musculoskelet Disord, 2009, 10: 17.

[52] HAGIWARA Y，YABE Y，YAMADA H，et al. Effects of a wearable type lumbosacral support for low back pain among hospital workers：A randomized controlled trial[J]. J Occup Health，2017，59（2）：201-209.

[53] MI J，YE J，ZHAO X，et al. Effects of lumbosacral orthoses on postural control in individuals with or without non-specific low back pain[J]. Eur Spine J，2018，27（1）：180-186.

[54] 周谋望，岳寿伟，何成奇，等."腰椎间盘突出症的康复治疗"中国专家共识 [J]. 中国康复医学杂志，2017，32（2）：129-135.

[55] WILLIAMS CM，MAHER CG，LATIMER J，et al. Efficacy of paracetamol for acute low-back pain：a double-blind，randomised controlled trial[J]. Lancet，2014，384（9954）：1586-1596.

[56] ROELOFS PD，DEYO RA，KOES BW，et al. Non-steroidal anti-inflammatory drugs for low back pain[J]. Cochrane Database Syst Rev，2008，（1）：CD000396.

[57] HERRMANN WA，GEERTSEN MS. Efficacy and safety of lornoxicam compared with placebo and diclofenac in acute sciatica/lumbo-sciatica：an analysis from a randomised，double-blind，multicentre，parallel-group study[J]. Int J Clin Pract，2009，63（11）：1613-1621.

[58] KIVITZ AJ，GIMBEL JS，BRAMSON C，et al. Efficacy and safety of tanezumab versus naproxen in the treatment of chronic low back pain[J]. Pain，2013，154（7）：1009-1021.

[59] RALPH L，LOOK M，WHEELER W，et al. Double-blind，placebo-controlled trial of carisoprodol 250-mg tablets in the treatment of acute lower-back spasm[J]. Curr Med Res Opin，2008，24（2）：551-558.

[60] ESKIN B，SHIH RD，FIESSELER FW，et al. Prednisone for emergency department low back pain：a randomized controlled trial[J]. J Emerg Med，2014，47（1）：65-70.

[61] LEE JH，LEE CS，Ultracet ER Study Group. A randomized，doubleblind，placebo-controlled，parallel-group study to evaluate the efficacy and safety of the extended-release tramadol hydrochloride/acetaminophen fixed-dose combination tablet for the treatment of chronic low back pain[J]. Clin Ther，2013，35（11）：1830-1840.

[62] SCHIPHORST PREUPER HR，GEERTZEN JH，VAN WIJHE M，et al. Do analgesics improve functioning in patients with chronic low back pain? An explorative triple blinded RCT[J]. Eur Spine J，2014，23（4）：800-806.

[63] CHAPARRO LE，FURLAN AD，DESHPANDE A，et al. Opioids compared to placebo or other treatments for chronic low-back pain[J]. Cochrane Database Syst Rev，2013，（8）：CD004959.

[64] MILLER K，YARLAS A，WEN W，et al. The impact of buprenorphine transdermal delivery system on activities of daily living among patients with chronic low back pain：an application of the International Classification of Functioning，Disability and Health[J]. Clin J Pain，2014，30（12）：1015-1022.

[65] YARLAS A，MILLER K，WEN W，et al. Buprenorphine transdermal system compared with placebo reduces interference in functioning for chronic low back pain[J]. Postgrad Med，2015，127（1）：38-45.

[66] 岳寿伟. 腰痛的评估与康复治疗进展 [J]. 中国康复医学杂志，2017，32（2）：138-139.

[67] 怀娟，岳寿伟. 腰椎间盘突出康复治疗进展 [J]. 华西医学，2018，33（10）：120-124.

[68] CHOU R. Pharmacological management of low back pain[J]. Drugs，2010，70（4）：387-402.

[69] SKLJAREVSKI V，ZHANG S，DESAIAH D，et al. Duloxetine versus placebo in patients with chronic low back pain：a 12-week，fixed-dose，randomized，double-blind trial[J]. J Pain，2010，11（12）：1282-1290.

[70] SKLJAREVSKI V，DESAIAH D，LIU-SEIFERT H，et al. Efficacy and safety of duloxetine in patients with chronic low back pain[J]. Spine，2010，35（13）：E578-585.

[71] URQUHART DM，HOVING JL，ASSENDELFT WW，et al. Antidepressants for non-specific low back pain[J]. Cochrane Database Syst Rev，2008，23（1）：CD001703.

[72] 陈坚样，陆文杰，陈仲夷，等. 腰痹通联合西药治疗腰椎间盘突出症疗效观察 [J]. 中华中医药学刊，2015，33（7）：1771-1773.

[73] QASEEM A，WILT TJ，MCLEAN RM，et al. Noninvasive Treatments for Acute，Subacute，and Chronic Low Back Pain：A Clinical Practice Guideline From the American College of Physicians[J]. Ann Intern Med，2017，166（7）：514-530.

[74] KRISTENSEN J，FRANKLYN-MILLER A. Resistance training in musculoskeletal rehabilitation：a systematic review[J]. Br J Sports Med，2012，46（10）：719-726.

[75] SEARLE A，SPINK M，HO A，et al. Exercise interventions for the treatment of chronic low back pain: a systematic review and meta-analysis of randomised controlled trials[J]. Clin Rehabil, 2015, 29 (12): 1155-67.

[76] PETERSON S，DENNINGER T. Physical Therapy Management of Patients with Chronic Low Back Pain and Hip Abductor Weakness[J]. J Geriatr Phys Ther, 2017: 1.

[77] WINTER S. Effectiveness of targeted home-based hip exercises in individuals with non-specific chronic or recurrent low back pain with reduced hip mobility: A randomised trial[J]. J Back Musculoskelet Rehabil, 2015, 28 (4): 811-825.

[78] KENDALL KD，EMERY CA，WILEY JP，et al. The effect of the addition of hip strengthening exercises to a lumbopelvic exercise programme for the treatment of non-specific low back pain: A randomized controlled trial[J]. J Sci Med Sport, 2015, 18 (6): 626-631.

[79] MENG XG，YUE SW. Efficacy of aerobic exercise for treatment of chronic low back pain: a meta-analysis[J]. Am J Phys Med Rehabil, 2015, 94 (5): 358-365.

[80] WEWEGE MA，BOOTH J，PARMENTER BJ. Aerobic vs. resistance exercise for chronic non-specific low back pain: A systematic review and meta-analysis[J]. J Back Musculoskelet Rehabil, 2018, 31 (5): 889-899.

[81] SARAGIOTTO BT，MAHER CG，YAMATO TP，et al. Motor Control Exercise for Nonspecific Low Back Pain: A Cochrane Review[J]. Spine, 2016, 41 (16): 1284-95.

[82] WANG XQ，ZHENG JJ，YU ZW，et al. A meta-analysis of core stability exercise versus general exercise for chronic low back pain[J]. PLoS One, 2012, 7 (12): e52082.

[83] SARAGIOTTO BT，MAHER CG，YAMATO TP，et al. Motor control exercise for chronic non-specific low-back pain[J]. Cochrane Database Syst Rev, 2016, (1): CD012004.

[84] SMITH BE，LITTLEWOOD C，MAY S. An update of stabilisation exercises for low back pain: a systematic review with meta-analysis[J]. BMC Musculoskelet Disord, 2014, 15: 416.

[85] BYSTRÖM MG，RASMUSSEN-BARR E，GROOTEN WJ. Motor control exercises reduces pain and disability in chronic and recurrent low back pain: a meta-analysis[J]. Spine, 2013, 38 (6): E350-358.

[86] YUE YS，WANG XD，XIE B，et al. Sling exercise for chronic low back pain: a systematic review and meta-analysis[J]. PLoS One, 2014, 9 (6): e99307.

[87] LEE JS，YANG SH，KOOG YH，et al. Effectiveness of sling exercise for chronic low back pain: a systematic review[J]. J Phys Ther Sci, 2014, 26 (8): 1301-1306.

[88] RAMOS LAV，CALLEGARI B，FRANÇA FJR，et al. Comparison Between Transcutaneous Electrical Nerve Stimulation and Stabilization Exercises in Fatigue and Transversus Abdominis Activation in Patients with Lumbar Disk Herniation: A Randomized Study[J]. J Manipulative Physiol Ther, 2018, 41 (4): 323-331.

[89] KUMAR T，KUMAR S，NEZAMUDDIN M，et al. Efficacy of core muscle strengthening exercise in chronic low back pain patients[J]. J Back Musculoskelet Rehabil, 2015, 28 (4): 699-707.

[90] NOH KH，KIM JW，KIM GM，et al. The Influence of Dual Pressure Biofeedback Units on Pelvic Rotation and Abdominal Muscle Activity during the Active Straight Leg Raise in Women with Chronic Lower Back Pain[J]. J Phys Ther Sci, 2014, 26 (5): 717-719.

[91] KOH EK，PARK KN，JUNG DY. Effect of feedback techniques for lower back pain on gluteus maximus and oblique abdominal muscle activity and angle of pelvic rotation during the clam exercise[J]. Phys Ther Sport, 2016, 22: 6-10.

[92] CHUNG S，LEE J，YOON J. Effects of stabilization exercise using a ball on mutifidus cross-sectional area in patients with chronic low back pain[J]. J Sports Sci Med, 2013, 12 (3): 533-541.

[93] ESCAMILLA RF，LEWIS C，PECSON A，et al. Muscle Activation Among Supine，Prone，and Side Position Exercises with and Without a Swiss Ball[J]. Sports Health, 2016, 8 (4): 372-379.

[94] KONG YS，PARK S，KWEON MG，et al. Change in trunk muscle activities with prone bridge exercise in patients with chronic low back pain[J]. J Phys Ther Sci, 2016, 28 (1): 264-268.

[95] 王雪强，陈佩杰，矫玮，等. 运动疗法治疗腰痛的专家共识 [J]. 体育科学, 2019, 39 (3): 19-29.

[96] COULTER ID，CRAWFORD C，HURWITZ EL，et al. Manipulation and mobilization for treating chronic low back pain: a systematic review and meta-analysis[J]. Spine J, 2018, 18 (5): 866-879.

[97] MEHYAR F, SANTOS M, WILSON SE, et al. Immediate Effect of Lumbar Mobilization on Activity of Erector Spinae and Lumbar Multifidus Muscles[J]. J Chiropr Med, 2017, 16(4): 271-278.

[98] YANG SR, KIM K, PARK SJ, et al. The effect of thoracic spine mobilization and stabilization exercise on the muscular strength and flexibility of the trunk of chronic low back pain patients[J]. J Phys Ther Sci, 2015, 27(12): 3851-3854.

[99] FLYNN T, FRITZ J, WHITMAN J, et al. A clinical prediction rule for classifying patients with low back pain who demonstrate short-term improvement with spinal manipulation[J]. Spine, 2002, 27(24): 2835-2843.

[100] CHILDS JD, FRITZ JM, FLYNN TW, et al. A clinical prediction rule to identify patients with low back pain most likely to benefit from spinal manipulation: a validation study[J]. Ann Intern Med, 2004, 141(12): 920-928.

[101] SELHORST M, SELHORST B. Lumbar manipulation and exercise for the treatment of acute low back pain in adolescents: A randomized controlled trial[J]. J Man Manip Ther, 2015, 23(4): 226-233.

[102] CECCHI F, MOLINO-LOVA R, CHITI M, et al. Spinal manipulation compared with back school and with individually delivered physiotherapy for the treatment of chronic low back pain: a randomized trial with one-year follow-up[J]. Clin Rehabil, 2010, 24(1): 26-36.

[103] POURAHMADI M, HESARIKIA H, KESHTKAR A, et al. Effectiveness of Slump Stretching on Low Back Pain: A Systematic Review and Meta-analysis[J]. Pain Med, 2018, 20(2): 378-396.

[104] SCRIMSHAW SV, MAHER CG. Randomized controlled trial of neural mobilization after spinal surgery[J]. Spine, 2001, 26(24): 2647-2652.

[105] LEE JH, KIM TH. The treatment effect of hamstring stretching and nerve mobilization for patients with radicular lower back pain[J]. J Phys Ther Sci, 2017, 29(9): 1578-1582.

[106] 顾新. 下背痛的 McKenzie 力学诊断与治疗方法 [J]. 中华物理医学与康复杂志, 2006, 28(1): 59-61.

[107] CLARE HA, ADAMS R, MAHER CG. A systematic review of efficacy of McKenzie therapy for spinal pain[J]. Aust J Physiother, 2004, 50(4): 209-16.

[108] MACHADO LA, DE SOUZA M, FERREIRA PH, et al. The McKenzie method for low back pain: a systematic review of the literature with a meta-analysis approach[J]. Spine, 2006, 31(9): E254-262.

[109] HALLIDAY MH, PAPPAS E, HANCOCK MJ, et al. A Randomized Controlled Trial Comparing the McKenzie Method to Motor Control Exercises in People with Chronic Low Back Pain and a Directional Preference[J]. J Orthop Sports Phys Ther, 2016, 46(7): 514-522.

[110] SAKAI Y, MATSUYAMA Y, NAKAMURA H, et al. The effect of muscle relaxant on the paraspinal muscle blood flow: a randomized controlled trial in patients with chronic low back pain[J]. Spine, 2008, 33(6): 581-587.

[111] PETERSEN T, LARSEN K, NORDSTEEN J, et al. The McKenzie method compared with manipulation when used adjunctive to information and advice in low back pain patients presenting with centralization or peripheralization: a randomized controlled trial[J]. Spine, 2011, 36(24): 1999-2010.

[112] GARCIA AN, COSTA LDA C, HANCOCK M, et al. Identifying Patients with Chronic Low Back Pain Who Respond Best to Mechanical Diagnosis and Therapy: Secondary Analysis of a Randomized Controlled Trial[J]. Phys Ther, 2016, 96(5): 623-630.

[113] BROWDER DA, CHILDS JD, CLELAND JA, et al. Effectiveness of an extension-oriented treatment approach in a subgroup of subjects with low back pain: a randomized clinical trial[J]. Phys Ther, 2007, 87(12): 1608-1618.

[114] AINA A, MAY S, CLARE H. The centralization phenomenon of spinal symptoms--a systematic review[J]. Man Ther, 2004, 9(3): 134-143.

[115] MAY S, RUNGE N, AINA A. Centralization and directional preference: An updated systematic review with synthesis of previous evidence[J]. Musculoskelet Sci Pract, 2018, 38: 53-62.

[116] WERNEKE MW, HART DL, CUTRONE G, et al. Association between directional preference and centralization in patients with low back pain[J]. J Orthop Sports Phys Ther, 2011, 41(1): 22-31.

[117] APELDOORN AT, VAN HELVOIRT H, MEIHUIZEN H, et al. The Influence of Centralization and Directional Preference on Spinal Control in Patients with Nonspecific Low Back Pain[J]. J Orthop Sports Phys Ther, 2016, 46(4): 258-269.

[118] RAPALA A，RAPALA K，LUKAWSKI S. Correlation between centralization or peripheralization of symptoms in low back pain and the results of magnetic resonance imaging[J]. Ortop Traumatol Rehabil，2006，8（5）：531-536.

[119] MBADA CE，AYANNIYI O，OGUNLADE SO. Comparative efficacy of three active treatment modules on psychosocial variables in patients with long-term mechanical low-back pain：a randomized-controlled trial[J]. Arch Physiother，2015，5：10.

[120] 翁浩. McKenzie 技术治疗椎间盘源性下腰痛的临床效果 [J]. 中国康复理论与实践，2014，20（4）：374-377.

[121] 张国永. Mckenzie 疗法配合重复周围磁刺激对慢性非特异性下腰痛患者腰椎功能及表面肌电特征的影响 [J]. 颈腰痛杂志，2018，39（5）：614-616.

[122] 殷稚飞，沈滢，蒋学勇，等. 持续牵引与间歇牵引治疗腰椎间盘突出症的疗效观察 [J]. 中华物理医学与康复杂志，2014，（9）：730-731.

[123] UNLU Z，TASCI S，TARHAN S，et al. Comparison of 3 physical therapy modalities for acute pain in lumbar disc herniation measured by clinical evaluation and magnetic resonance imaging[J]. J Manipulative Physiol Ther，2008，31（3）：191-198.

[124] OZTURK B，GUNDUZ OH，OZORAN K，et al. Effect of continuous lumbar traction on the size of herniated disc material in lumbar disc herniation[J]. Rheumatol Int，2006，26（7）：622-626.

[125] FRITZ JM，LINDSAY W，MATHESON JW，et al. Is there a subgroup of patients with low back pain likely to benefit from mechanical traction? Results of a randomized clinical trial and subgrouping analysis[J]. Spine，2007，32（26）：E793-800.

[126] HAHNE AJ，FORD JJ，MCMEEKEN JM. Conservative management of lumbar disc herniation with associated radiculopathy：a systematic review[J]. Spine，2010，35（11）：E488-E504.

[127] BONAIUTI D，GATTI R，RASCHI A，et al. Manual autotraction：preliminary study on the effectiveness of a new device for back pain treatment[J]. Eura Medicophys，2004，40（2）：75-81.

[128] GUVENO LK，TUZUN C，PEKER O，et al. A comparison of inverted spinal traction and conventional traction in the treatment of lumbar disc herniations[J]. Physiother Theory Pract，2000，16：151-160.

[129] KAPURAL L，YU C，DOUST MW，et al. Novel 10 kHz high-frequency therapy（HF 10 Therapy）is superior to traditional low-frequency spinal cord stimulation for the treatment of chronic back and leg pain[J]. Anesthesiology. 2015，123（4）：851-860.

[130] 李爱萍，夏华. 电脑中频合并超短波治疗非特异性下腰痛的短期疗效观察 [J]. 当代体育科技，2016，6（20）：133-134.

[131] 崔豫. 超短波对 90 例腰痛病人临床疗效观察 [J]. 河南外科学杂志，2001，7（2）：163-164.

[132] 中华医学会. 临床诊疗指南（物理医学与康复）分册 [M]. 北京：人民卫生出版社，2015.

[133] 马永忠. 中频电药物透入治疗退变性腰痛 180 例 [J]. 中国临床康复，2004，10（8）：6322.

[134] FRENCH SD，CAMERON M，WALKER BF，et al. A Cochrane review of superficial heat or cold for low back pain[J]. Spine，2006，31（9）：998-1006.

[135] LEWIS SE，HOLMES PS，WOBY SR，et al. Short-term effect of superficial heat treatment on paraspinal muscle activity，stature recovery，and psychological factors in patients with chronic low back pain[J]. Arch Phys Med Rehabil，2012，93（2）：367-372.

[136] ANSARI NN，NAGHDI S，NASERI N，et al. Effect of therapeutic infra-red in patients with non-specific low back pain：A pilot study[J]. J Bodyw Mov Ther，2014，18（1）：75-81.

[137] MORTEZA DEHGHAN，FARINAZ FARAHBOD. The efficacy of thermotherapy and cryotherapy on pain relief in patients with acute low back pain，a clinical trial study[J]. J Clin Diagn Res，2014，8（9）：LC01-4.

[138] FREIWALD J，HOPPE MW，BEERMANN W，et al. Effects of supplemental heat therapy in multimodal treated chronic low back pain patients on strength and flexibility[J]. Clin Biomech（Bristol，Avon），2018，57：107-113.

[139] AY S，DOĞAN SK，EVCIK D. Is low-level laser therapy effective in acute or chronic low back pain[J]? Clin Rheumatol，2010，29（8）：905-910.

[140] HUANG Z，MA J，CHEN J，et al. The effectiveness of low-level laser therapy for nonspecific chronic low back pain：a systematic review and meta-analysis[J]. Arthritis Res Ther，2015，17：360.

[141] GLAZOV G，YELLAND M，EMERY J. Low-level laser therapy for chronic non-specific low back pain：a meta-analysis of randomised controlled trials[J]. Acupunct Med，2016，34（5）：328-341.

[142] MOORE A，MANNION J，MORAN RW. The efficacy of surface electromyographic biofeedback assisted stretching for the treatment of chronic low back pain：a case-series[J]. J Bodyw Mov Ther，2015，（1）：8-16.

[143] JAUREGUI JJ，CHERIAN JJ，GWAM CU，et al. A Meta-Analysis of Transcutaneous Electrical Nerve Stimulation for Chronic Low Back Pain[J]. Surg Technol Int，2016，28：296-302.

[144] AGUILAR FERRÁNDIZ ME，NIJS J，GIDRON Y，et al. Auto-Targeted Neurostimulation Is Not Superior to Placebo in Chronic Low Back Pain：A Fourfold Blind Randomized Clinical Trial[J]. Pain Physician，2016，19（5）：E707-19.

[145] WU LC，WENG PW，CHEN CH，et al. Literature Review and Meta-Analysis of Transcutaneous Electrical Nerve Stimulation in Treating Chronic Back Pain[J]. Reg Anesth Pain Med，2018，43（4）：425-433.

[146] LARA-PALOMO IC，AGUILAR-FERRÁNDIZ ME，MATARÁN-PEÑARROCHA GA，et al. Short-term effects of interferential current electro-massage in adults with chronic non-specific low back pain：a randomized controlled trial[J]. Clin Rehabil，2013，27（5）：439-449.

[147] CORRÊA JB，COSTA LO，OLIVEIRA NT，et al. Effects of the carrier frequency of interferential current on pain modulation and central hypersensitivity in people with chronic nonspecific low back pain：A randomized placebo-controlled trial[J]. Eur J Pain，2016，20（10）：1653-1666.

[148] ALBORNOZ-CABELLO M，MAYA-MARTIN J，DOMINQUEZ-MALDONADO G，et al. Effect of interferential current therapy on pain perception and disability level in subjects with chronic low back pain：a randomized controlled trial[J]. Clin Rehabil，2017，31（2）：242-249.

[149] FRANCO YR，FRANCO KF，SILVA LA，et al. Does the use of interferential current prior to pilates exercises accelerate improvement of chronic nonspecific low back pain[J]? Pain Manag，2018，8（6）：465-474.

[150] 钟庆英，侯湘. 脉冲磁场治疗急慢性腰痛 50 例 [J]. 现代生物医学进展，2003，3（1）：30.

[151] SECO J，KOVACS FM，URRUTIA G. The efficacy，safety，effectiveness，and cost-effectiveness of ultrasound and shock wave therapies for low back pain：a systematic review[J]. Spine J，2011，11（10）：966-977.

[152] EBADI S，HENSCHKE N，NAKHOSTIN ANSARI N，et al. Therapeutic ultrasound for chronic low-back pain（Review）[J]. Cochrane Database Syst Rev，2014，14（3）：CD009169.

[153] LEE S，LEE D，PARK J. Effects of Extracorporeal Shockwave Therapy on Patients with Chronic Low Back Pain and Their Dynamic Balance Ability[J]. J Phys Ther Sci，2014，26（1）：7-10.

[154] MOON YE，SEOK H，KIM SH，et al. Extracorporeal shock wave therapy for sacroiliac joint pain：A prospective，randomized，sham-controlled short-term trial[J]. J Back Musculoskelet Rehabil，2017，30（4）：779-784.

[155] SCHNEIDER R. Effectiveness of myofascial trigger point therapy in chronic back pain patients is considerably increased when combined with a new，integrated，low-frequency shock wave vibrotherapy（Cellconnect Impulse）：A two-armed，measurement repeated，randomized，controlled pragmatic trial[J]. J Back Musculoskelet Rehabil，2018，31（1）：57-64.

[156] 王雪强，胡浩宇，郑依莉，等. 全身振动训练治疗腰痛的研究进展 [J]. 中国康复医学杂志，2018，33（9）：1113-1117.

[157] YANG J，SEO D. The effects of whole body vibration on static balance，spinal curvature，pain，and disability of patients with low back pain[J]. J Phys Ther Sci，2015，27（3）：805-808.

[158] BURSTRÖM L，NILSSON T，WAHLSTRÖM J. Whole-body vibration and the risk of low back pain and sciatica：a systematic review and meta-analysis[J]. Int Arch Occup Environ Health，2015，88（4）：403-418.

[159] MILOSAVLJEVIC S，BAGHERI N，VASILJEV RM，et al. Does daily exposure to whole-body vibration and mechanical shock relate to the prevalence of low back and neck pain in a rural workforce[J]? Ann Occup Hyg，2012，56（1）：10-17.

[160] SHI Z，ZHOU H，LU L，et al. Aquatic Exercises in the Treatment of Low Back Pain：A Systematic Review of the Literature and Meta-Analysis of Eight Studies[J]. Am J Phys Med Rehabil，2018，97（2）：116-122.

[161] WALLER B，LAMBECK J，DALY D. Therapeutic aquatic exercise in the treatment of low back pain：a systematic review[J]. Clin Rehabil，2009，23（1）：3-14.

[162] BAENA-BEATO PÁ，ARTERO EG，ARROYO-MORALES M，et al. Aquatic therapy improves pain，disability，quality of life，body composition and fitness in sedentary adults with chronic low back pain[J]. A controlled clinical trial. Clin

Rehabil，2014，28（4）：350-360.

[163] JÚNIOR MADL，ALMEIDA MO，SANTOS RS，et al. Effectiveness of Kinesio Taping® in Patients with Chronic Non-specific Low Back Pain：A Systematic Review with Meta-analysis[J]. Spine，2019，44（1）：68-78.

[164] LI Y，YIN Y，JIA G，et al. Effects of kinesiotape on pain and disability in individuals with chronic low back pain：a systematic review and meta-analysis of randomized controlled trials[J]. Clin Rehabil，2018，33（4）：596-606.

[165] NELSON NL. Kinesio taping for chronic low back pain：A systematic review[J]. J Bodyw Mov Ther，2016，20（3）：672-681.

[166] BAE SH，LEE JH，OH KA，et al. The effects of kinesio taping on potential in chronic low back pain patients anticipatory postural control and cerebral cortex[J]. J Phys Ther Sci，2013，25（11）：1367-1371.

[167] TOPRAK CELENAY S，OZER KAYA D. Immediate effects of kinesio taping on pain and postural stability in patients with chronic low back pain[J]. J Bodyw Mov Ther，2019，23（1）：206-210.

[168] HAJIHASANI A，ROUHANI M，SALAVATI M，et al. The Influence of Cognitive Behavioral Therapy on Pain，Quality of Life，and Depression in Patients Receiving Physical Therapy for Chronic Low Back Pain：A Systematic Review[J]. PM & R，2018，11（2）：167-176.

[169] CHERKIN DC，SHERMAN KJ，BALDERSON BH，et al. Comparison of complementary and alternative medicine with conventional mind-body therapies for chronic back pain：protocol for the Mind-body Approaches to Pain（MAP）randomized controlled trial[J]. Trials，2014，15：211.

[170] CHERKIN DC，SHERMAN KJ，BALDERSON BH，et al. Effect of Mindfulness-Based Stress Reduction vs Cognitive Behavioral Therapy or Usual Care on Back Pain and Functional Limitations in Adults with Chronic Low Back Pain：A Randomized Clinical Trial[J]. JAMA，2016，315（12）：1240-1249.

[171] CHERKIN DC，ANDERSON ML，SHERMAN KJ，et al. Two-Year Follow-up of a Randomized Clinical Trial of Mindfulness-Based Stress Reduction vs Cognitive Behavioral Therapy or Usual Care for Chronic Low Back Pain[J]. JAMA，2017，317（6）：642-644.

[172] ZGIERSKA AE，BURZINSKI CA，COX J，et al. Mindfulness Meditation and Cognitive Behavioral Therapy Intervention Reduces Pain Severity and Sensitivity in Opioid-Treated Chronic Low Back Pain：Pilot Findings from a Randomized Controlled Trial[J]. Pain Med，2016，17（10）：1865-1881.

[173] REME SE，TVEITO TH，HARRIS A，et al. Cognitive Interventions and Nutritional Supplements（The CINS Trial）：A Randomized Controlled，Multicenter Trial Comparing a Brief Intervention with Additional Cognitive Behavioral Therapy，Seal Oil，and Soy Oil for Sick-Listed Low Back Pain Patients[J]. Spine，2016，41（20）：1557-1564.

[174] KHAN M，AKHTER S，SOOMRO RR，et al. The effectiveness of Cognitive Behavioral Therapy（CBT）with general exercises versus general exercises alone in the management of chronic low back pain[J]. Pak J Pharm Sci，2014，27（4 Suppl）：1113-1116.

[175] TURNER JA，ANDERSON ML，BALDERSON BH，et al. Mindfulness-based stress reduction and cognitive behavioral therapy for chronic low back pain：similar effects on mindfulness，catastrophizing，self-efficacy，and acceptance in a randomized controlled trial[J]. Pain，2016，157（11）：2434-2444.

[176] HARRIS A，MOE TF，ERIKSEN HR，et al. Brief intervention，physical exercise and cognitive behavioural group therapy for patients with chronic low back pain（The CINS trial）[J]. Eur J Pain，2017，21（8）：1397-1407.

[177] PINCUS T，ANWAR S，MCCRACKEN LM，et al. Delivering an Optimised Behavioural Intervention（OBI）to people with low back pain with high psychological risk：results and lessons learnt from a feasibility randomised controlled trial of Contextual Cognitive Behavioural Therapy（CCBT）vs. Physiotherapy[J]. BMC Musculoskelet Disord，2015，16：147.

[178] NAKAO M，SHINOZAKI Y，NOLIDO N，et al. Responsiveness of hypochondriacal patients with chronic low-back pain to cognitive-behavioral therapy[J]. Psychosomatics，2012，53（2）：139-147.

[179] HERMAN PM，ANDERSON ML，SHERMAN KJ，et al. Cost-effectiveness of Mindfulness-based Stress Reduction Versus Cognitive Behavioral Therapy or Usual Care Among Adults with Chronic Low Back Pain[J]. Spine，2017，42（20）：1511-1520.

[180] NORTON G，MCDONOUGH CM，CABRAL H，et al. Cost-utility of cognitive behavioral therapy for low back pain

from the commercial payer perspective[J]. Spine，2015，40（10）：725-733.

[181] LUO Y，HUANG J，XU L，et al. Efficacy of Chinese herbal medicine for lumbar disc herniation：a systematic review of randomized controlled trials[J]. J Tradit Chin Med，2013，33（6）：721-726.

[182] MA Y，CUI J，HUANG M，et al. Effects of Duhuojisheng Tang and combined therapies on prolapse of lumbar intervertebral disc：a systematic review of randomized control trails[J]. J Tradit Chin Med，2013，33（2）：145-155.

[183] 樊一桦，姜鉴航，张强，等. 中药外用治疗腰肌劳损的临床研究进展 [J]. 吉林中医药，2016，36（12）：1295-1298.

[184] 康景成. 自制中药腰痛散治疗腰椎间盘突出症的效果观察 [J]. 世界最新医学信息文摘，2015，15（02）：122-123.

[185] 王胜，顾润，朱振康，等. 中药封包治疗寒凝血瘀型下腰痛 30 例 [J]. 浙江中医杂志，2018，53（02）：117-118.

[186] 陈超云，谭婕，念其进，等. 补肾活血类中成药治疗腰椎间盘突出症的 Meta 分析 [N]. 广西中医药大学学报，2018，21（03）：117-123.

[187] 胡松峰，黄月娟，谢浩洋，等. 天元止痛散颗粒剂治疗慢性下腰痛 40 例临床观察 [J]. 浙江中医杂志，2018，53（10）：742.

[188] 方磊，严隽陶，曹彦俊，等. 五禽戏对中老年慢性非特异性腰痛患者腰腹核心肌群力学性能及疼痛影响的临床研究 [J]. 上海中医药杂志，2015，49（09）：49-53.

[189] 于香兰，孙献武，于金秀，等. 五禽戏配合控力抗阻康复运动治疗慢性下腰痛的临床研究 [J]. 护理与康复，2018，17（10）：57-59.

[190] 朱毅，李凝，金宏柱. 周易筋经锻炼和骨盆牵引治疗腰椎间盘突出源性急性下腰痛疗效观察 [J]. 中国运动医学杂志，2010，29（03）：288-290.

[191] 高峰，袁松，刘娜，等. 八段锦对慢性非特异性腰痛的疗效观察 [J]. 康复学报，2018，28（04）：13-17.

[192] 王新，朱群邦，方凡夫，等. 健身气功八段锦辅助治疗老年男性慢性腰痛患者的临床观察 [J]. 中华中医药杂志，2017，32（10）：4753-4755.

[193] 刘静，赵文楠，袁咏虹. 太极拳练习对慢性非特异性下背痛患者作用的事件相关电位研究 [J]. 中国运动医学杂志，2018，37（10）：826-832.

[194] 汪宝军，王竹风，李爱君，等. 熏洗 1 号中药熏蒸治疗腰椎间盘突出症的疗效观察 [J]. 北京中医药，2017，36（09）：842-843.

[195] 黄雪莉，方云添，杨少华. 中药熏蒸对血瘀型腰痛病的疗效观察. 光明中医 [J]，2015，30（01）：109-121.

[196] 席世珍，李海婷，邢林波. 中药熏蒸对不同证型骨质疏松所致下腰痛护理研究 [J]. 中医药临床杂志，2016，28（04）：565-567.

[197] JIANG SH，TU WZ，ZOU EM，et al. Neuroprotective Effects of Different Modalities of Acupuncture on Traumatic Spinal Cord Injury in Rats[J]. Evid Based Complement Alternat Med，2014，2014：431580.

[198] LEE JH，CHOI TY，LEE MS，et al. Acupuncture for acute low back pain：a systematic review[J]. Clin J Pain，2013，29（2）：172-185.

[199] LAM M，GALVIN R，CURRY P. Effectiveness of acupuncture for nonspecific chronic low back pain：a systematic review and meta-analysis[J]. Spine，2013，38（24）：2124-2138.

[200] USHINOHAMA A，CUNHA BP，COSTA LO，et al. Effect of a single session of ear acupuncture on pain intensity and postural control in individuals with chronic low back pain：a randomized controlled tria[J]. Braz J Phys Ther，2016，20（4）：328-335.

[201] XU DM，XU H，LIU J，et al. Effect of Thunder-Fire Moxibustion on Pain，Quality of Life，and Tension of Multifidus in Patients with Primary Osteoporosis：A Randomized Controlled Trial[J]. Med Sci Monit，2018，24：2937-2945.

[202] LEEM J，KIM H，JO HG，et al. Efficacy and safety of thread embedding acupuncture combined with conventional acupuncture for chronic low back pain：A study protocol for a randomized，controlled，assessor-blinded，multicenter clinical trial[J]. Medicine（Baltimore），2018，97（21）：e10790.

[203] LITTLE P，LEWITH G，WEBLEY F，et al. Randomised controlled trial of Alexander technique lessons，exercise，and massage（ATEAM）for chronic and recurrent back pain[J]. Br J Sports Med，2008，42（12）：965-968.

[204] FURLAN AD，IMAMURA M，DRYDEN T，et al. Massage for Low Back Pain：An Updated Systematic Review Within the Framework of the Cochrane Back Review Group[J]. Spine，2009，34（16）：1669-1684.

[205] WANG YT, QI Y, TANG FY, et al. The effect of cupping therapy for low back pain: A meta-analysis based on existing randomized controlled trials[J]. J Back Musculoskelet Rehabil, 2017, 30(6): 1187-1195.

[206] THORSON D, CAMPBELL R, MASSEY M, et al. Adult Acute and Subacute Low Back Pain Sixteenth Edition[M]. Bloomington: Institute for Clinical Systems Improvement, 2018.

[207] CHOU R, HASHIMOTO R, FRIEDLY J, et al. Pain Management Injection Therapies for Low Back Pain[R/OL]. Rockville(MD): Agency for Healthcare Research and Quality(US), 2015. https://www.ncbi.nlm.nih.gov/books/NBK285206/

[208] MANCHIKANTI L, KNEZEVIC NN, BOSWELL MV, et al. Epidural Injections for Lumbar Radiculopathy and Spinal Stenosis: A Comparative Systematic Review and Meta-Analysis[J]. Pain Physician, 2016, 19(3): E365-410.

[209] PANDEY RA. Efficacy of Epidural Steroid Injection in Management of Lumbar Prolapsed Intervertebral Disc: A Comparison of Caudal, Transforaminal and Interlaminar Routes[J]. J Clin Diagn Res, 2016, 10(7): RC5-11.

[210] EVANSA I, LOGINA I, VANAGS I, et al. Ultrasound versus fluoroscopic-guided epidural steroid injections in patients with degenerative spinal diseases: A randomised study[J]. Eur J Anaesthesiol, 2015, 32(4): 262-268.

[211] FRIEDLY JL, COMSTOCK BA, TURNER JA, et al. A randomized trial of epidural glucocorticoid injections for spinal stenosis[J]. N Engl J Med, 2014, 371(1): 11-21.

[212] MANCHIKANTI L, SINGH V, CASH KA, et al. Assessment of effectiveness of percutaneous adhesiolysis and caudal epidural injections in managing post lumbar surgery syndrome: 2-year follow-up of a randomized, controlled trial[J]. J Pain Res, 2012, 5: 597-608.

[213] BONETTI M, FONTANA A, COTTICELLI B, et al. Intraforaminal O2-O3 versus periradicular steroidal infiltrations in lower back pain: randomized controlled study[J]. AJNR Am J Neuroradiol, 2005, 26(5): 996-1000.

[214] FUCHS S, ERBE T, FISCHER HL, et al. Intraarticular hyaluronic acid versus glucocorticoid injections for nonradicular pain in the lumbar spine[J]. J Vasc Interv Radiol, 2005, 16(11): 1493-1498.

[215] SOTO QUIJANO DA, OTERO LOPERENA E. Sacroiliac Joint Interventions[J]. Phys Med Rehabil Clin N Am, 2018, 29(1): 171-183.

[216] SANAPATI J, MANCHIKANTI L, ATLURI S, et al. Do Regenerative Medicine Therapies Provide Long-Term Relief in Chronic Low Back Pain: A Systematic Review and Meta analysis[J]. Pain Physician, 2018, 21(6): 515-540.

[217] GIURAZZA F, GUARNIERI G, MURPHY KJ, et al. Intradiscal O2O3: Rationale, Injection Technique, Short- and Long-term Outcomes for the Treatment of Low Back Pain Due to Disc Herniation[J]. Can Assoc Radiol J, 2017, 68(2): 171-177.

[218] BORRELLI E. Mechanism of Action of Oxygen Ozone Therapy in the Treatment of Disc Herniation and Low Back Pain[J]. Acta Neurochir Suppl, 2011, 108: 123-125.

[219] BIAZZO A, CORRIERO AS, CONFALONIERI N. Intramuscular oxygen-ozone therapy in the treatment of low back pain[J]. Acta Biomed, 2018, 89(1): 41-46.

[220] PAOLONI M, DI SANTE L, CACCHIO A, et al. Intramuscular Oxygen-Ozone Therapy in the Treatment of Acute Back Pain with Lumbar Disc Herniation. A Multicenter, Randomized, Double-Blind, Clinical Trial of Active and Simulated Lumbar Paravertebral Injection[J]. Spine, 2009, 34(13): 1337-1344.

[221] PATEL VB, WASSERMAN R, IMANI F. Interventional Therapies for Chronic Low Back Pain: A Focused Review (Efficacy and Outcomes)[J]. Anesth Pain Med, 2015, 5(4): e29716.

[222] SOARES A, ANDRIOLO RB, ATALLAH AN, et al. Botulinum toxin for myofascial pain syndromes in adults[J]. Cochrane Database Syst Rev, 2012, 18(4): CD007533.

[223] MALANGA G, WOLFF E. Evidence-informed management of chronic low back pain with trigger point injections[J]. Spine J, 2008, 8(1): 243-252.

[224] FUSAROLI P, NAPOLEON B, GINCUL R, et al. The clinical impact of ultrasound contrast agents in EUS: a systematic review according to the levels of evidence[J]. Gastrointest Endosc, 2016, 84(4): 587-596.

[225] CASSER HR, SEDDIGH S, Rauschmann M. Acute Lumbar Back Pain[J]. Dtsch Arztebl Int, 2016, 113(13): 223-234.

[226] JAIN A, JAIN R, KIYAWAT V. Evaluation of Outcome of Posterior Decompression and Instrumented Fusion in Lumbar

and Lumbosacral Tuberculosis[J]. Clin Orthop Surg, 2016, 8（3）: 268-273.

[227] BABIC M, SIMPFENDORFER CS. Infections of the Spine[J]. Infect Dis Clin North Am, 2017, 31（2）: 279-297.

[228] PURVIS TE, NEUMAN BJ, RILEY LH 3RD, et al. Discriminant Ability, Concurrent Validity, and Responsiveness of PROMIS Health Domains Among Patients with Lumbar Degenerative Disease Undergoing Decompression With or Without Arthrodesis[J]. Spine, 2018, 43（21）: 1512-1520.

[229] VIRK SS, NIEDERMEIER S, YU E, et al. Adjacent segment disease[J]. Orthopedics, 2014, 37（8）: 547-555.

[230] CHENOT JF, GREITEMANN B, KLADNY B, et al. Non-Specific Low Back Pain[J]. Dtsch Arztebl Int, 2017, 114（51-52）: 883-890.

[231] TODD NV. The surgical treatment of non-specific low back pain[J]. Bone Joint J, 2017, 99-B（8）: 1003-1005.

[232] BUSSIÈRES AE, STEWART G, AL-ZOUBI F, et al. Spinal Manipulative Therapy and Other Conservative Treatments for Low Back Pain: A Guideline from the Canadian Chiropractic Guideline Initiative[J]. J Manipulative Physiol Ther, 2018, 41（4）: 265-293.

[233] O'CONNELL NE, COOK CE, WAND BM, et al. Clinical guidelines for low back pain: A critical review of consensus and inconsistencies across three major guidelines[J]. Best Pract Res Clin Rheumatol, 2016, 30（6）: 968-980.

[234] BROX JI, SORENSEN R, FRIIS A, et al. Randomized clinical trial of lumbar instrumented fusion and cognitive intervention and exercises in patients with chronic low back pain and disc degeneration[J]. Spine, 2003, 28（17）: 1913-1921.

[235] FAIRBANK J, FROST H, WILSON-MACDONALD J, et al. Randomised controlled trial to compare surgical stabilisation of the lumbar spine with an intensive rehabilitation programme for patients with chronic low back pain: the MRC spine stabilisation trial[J]. BMJ, 2005, 330（7502）: 1233.

[236] FRITZELL P, HÄGG O, WESSBERG P. 2001 Volvo Award Winner in Clinical Studies: Lumbar fusion versus nonsurgical treatment for chronic low back pain: a multicenter randomized controlled trial from the Swedish Lumbar Spine Study Group[J]. Spine, 2001, 26（23）: 2521-2532.

[237] MONFETT M, HARRISON J, BOACHIE-ADJEI K, et al. Intradiscal platelet-rich plasma（PRP）injections for discogenic low back pain: an update[J]. International Orthopaedics, 2016, 40（6）: 1321-1328.

[238] 彭宝淦. 椎间盘源性腰痛的诊疗进展 [J]. 中国疼痛医学杂志, 2015, 21（5）: 321-326.

[239] CHOU R, LOESER JD, OWENS DK, et al. Interventional therapies, surgery, and interdisciplinary rehabilitation for low back pain: an evidence-based clinical practice guideline from the American Pain Society[J]. Spine, 2009, 34（10）: 1066-1077.

[240] PEUL WC, VAN DEN HOUT W, BRAND R, et al. Prolonged conservative care versus early surgery in patients with sciatica caused by lumbar disc herniation: two year results of a randomised controlled trial[J]. BMJ, 2008, 336（7657）: 1355-1358.

[241] MALMIVAARA A, SLÄTIS P, HELIÖVAARA M, et al. Surgical or nonoperative treatment for lumbar spinal stenosis? A randomized controlled trial[J]. Spine, 2007, 32（1）: 1-8.

[242] WEINSTEIN JN, LURIE JD, TOSTESON TD, et al. Surgical versus nonsurgical treatment for lumbar degenerative spondylolisthesis[J]. N Engl J Med, 2007, 356（22）: 2257-2270.

[243] AINPRADUB K, SITTHIPORNVORAKULE, JANWANTANAKUL P, et al. Effect of education on non-specific neck and low back pain: A meta-analysis of randomized controlled trials[J]. Man Ther, 2016, 22, 31-41.

[244] TEGNER H, FREDERIKSEN P, ESBENSEN BA, et al. Neurophysiological Pain Education for Patients With Chronic Low Back Pain: A Systematic Review and Meta-Analysis[J]. Clin J Pain, 2018, 34, 778-786.

[245] DA C MENEZES COSTA L, MAHER CG, HANCOCK MJ, et al. The prognosis of acute and persistent low-back pain: a meta-analysis[J]. CMAJ, 2012, 184（11）: E613-624.

[246] BERGBOM S, BOERSMA K, OVERMEER T, et al. Relationship among pain catastrophizing, depressed mood, and outcomes across physical therapy treatments[J]. Phys Ther, 2011, 91（5）: 754-764.

[247] HARTVIGSEN L, HESTBAEK L, LEBOUEF-YDE C, et al. Leg pain location and neurological signs relate to outcomes in primary care patients with low back pain[J]. BMC Musculoskelet Disord, 2017, 18（1）: 133.

[248] MANNION AF, BROX JI, FAIRBANK JC. Comparison of spinal fusion and nonoperative treatment in patients with

chronic low back pain: long-term follow-up of three randomized controlled trials[J]. Spine J, 2013, 13(11): 1438-1448.

[249] STEENSTRA IA, MUNHALL C, IRVIN E, et al. Systematic Review of Prognostic Factors for Return to Work in Workers with Sub Acute and Chronic Low Back Pain[J]. J Occup Rehabil, 2017, 27(3): 369-381.

[250] DAINTY RS, ALCORN E, FERGUSON CA, et al. Prevalence of occupation-related pain among baristas and an examination of low back and shoulder demand during the preparation of espresso-based beverages[J]. Ergonomics, 2014, 57(8): 1192-1200.

[251] WAONGENNGARM P, AREERAK K, JANWANTANAKUL P. The effects of breaks on low back pain, discomfort, and work productivity in office workers: A systematic review of randomized and non-randomized controlled trials[J]. Appl Ergon, 2018, 68: 230-239.

[252] STEFFENS D, MAHER CG, PEREIRA LS, et al. Prevention of Low Back Pain: A Systematic Review and Meta-analysis[J]. JAMA Intern Med, 2016, 176(2): 199-208.

[253] SHIRI R, COGGON D, FALAH-HASSANI K. Exercise for the Prevention of Low Back Pain: Systematic Review and Meta-Analysis of Controlled Trials[J]. Am J Epidemiol, 2018, 187(5): 1093-1101.

[254] SHIRI R, KARPPINEN J, LEINO-ARJAS P, et al. The association between obesity and low back pain: a meta-analysis[J]. Am J Epidemiol, 2010, 171(2): 135-154.

[255] RIBEIRO DC, ALDABE D, ABBOTT JH, et al. Dose-response relationship between work-related cumulative postural exposure and low back pain: a systematic review[J]. Ann Occup Hyg, 2012, 56(6): 684-696.

[256] AGARWAL S, STEINMAUS C, HARRIS-ADAMSON C. Sit-stand workstations and impact on low back discomfort: a systematic review and meta-analysis[J]. Ergonomics, 2018, 61(4): 538-552.

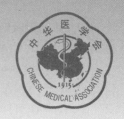

第3章

膝骨关节炎康复指南

膝骨关节炎（knee osteoarthritis，KOA）是指由多种因素引起的膝关节软骨纤维化、皲裂、溃疡、脱失而导致的以关节疼痛为主要症状的退行性疾病 [1]。KOA 的病因与发病机制尚不明确，"慢性低度炎症（chronic low-grade inflammation）"致病的理论模型 [2-4] 认为 KOA 是在年龄、性别、激素、体重、力学改变、微环境及结构异常等多危险因素共同作用下，关节内或全身出现"慢性低度炎症"，受累关节软骨、滑膜、软骨下骨、周围肌肉及韧带出现不同程度损伤、炎症与水肿，导致软骨细胞、细胞外基质和软骨下骨三者降解 - 合成偶联失衡，造成全关节不可逆性功能紊乱与结构畸形而发病 [4, 5]。病理特点为关节软骨变性破坏、软骨下骨硬化或囊性变、关节边缘骨质增生、滑膜病变、关节囊挛缩、韧带松弛或挛缩、肌肉萎缩无力及良性关节松弛症等 [6]。KOA 分为原发性和继发性。原发性 KOA 多发生于中老年人群，无明确的全身或局部诱因，与遗传、年龄、激素水平及体质因素有一定的关系。继发性 KOA 可发生于青壮年，继发于创伤、炎症、关节不稳定、积累性劳损或先天性疾病等。

全球症状性 OA 发病率为 10%～12%，65 岁以上骨关节炎人群 50% 以上为 KOA 患者，其中女性发病率比男性高大约 45%[7, 8]。根据 2016 年全球疾病经济负担学分析发现，骨关节炎在所有非传染性疾病的残疾负担占比中位列第 10 位 [9]。研究同时发现，与患病相关的心血管事件发生率及全因死亡率呈现上升趋势，其中症状性 KOA 被认为可增加近 1 倍的全因死亡率 [10, 11]。来自中国健康与养老追踪调查数据库（China Health and Retirement Longitudinal Study，CHARLS）的研究结果显示，我国症状性 KOA（膝关节 Kellgren & Lawrence 评分≥2 分，同时存在膝关节疼痛）的患病率为 8.1%；女性高于男性；呈现明显的地域差异，即西南地区（13.7%）和西北地区（10.8%）最高，华北地区（5.4%）和东部沿海地区（5.5%）相对较低 [12]。预计到 2020 年骨关节炎将成为第四大致残性疾病，KOA 作为流行率最高的亚型，将给患者、家庭和社会造成巨大的经济负担。因此，探索可行、有效的 KOA 康复干预模式已成为临床治疗决策中的重点。2012 年，中华医学会物理医学与康复学分会发布的《骨关节炎的康复治疗》专家共识对我国骨关节炎的康复治疗起到了巨大的指导和规范作用 [13]。

为能及时反映最前沿的 KOA 康复治疗理念，践行最佳循证康复医学证据，丰富 KOA 康复干预手段，为 KOA 规范化康复治疗决策提供支撑，中华医学会物理医学与康复学分会和《中华物理医学与康复杂志》编辑部组织国内关节康复领域相关专家，对近年 KOA 非手术、药物干预手段与康复治疗研究进展进行循证证据等级分级与推荐评级（表 3-1、表 3-2），同时参考国内外权威机构发布的 OA/KOA 非

表 3-1　证据等级

分级	证据来源	评级
Ⅰa	随机临床对照试验的 Meta-Analysis	高
Ⅰb	至少 1 项随机对照试验	
Ⅱa	至少 1 项设计良好的非随机对照试验	中
Ⅱb	至少 1 项设计良好的准实验性研究	
Ⅲ	设计良好的非试验性研究，如对照研究、相关性研究和病例研究	低
Ⅳ	专家委员会报告、权威意见或临床经验	

手术、药物及康复治疗指南 [1, 14-18], 在原有共识基础上, 遵循科学性、客观性、实用性和先进性原则制定 KOA 康复治疗指南。

表 3-2　推荐强度

分级	推荐程度
核心推荐	强烈推荐, 应被推广
推荐	条件性推荐
不明确	既不推荐, 也不反对
不推荐	不建议使用此类干预方式

一、临床诊断

（一）临床表现

1. 关节疼痛及压痛　关节疼痛及压痛是 KOA 最常见的临床表现, 发生率约为 36.8%～60.7%[19]。初期为轻度或中度间断性隐痛, 休息后好转, 活动后加重; 疼痛常与天气变化有关, 寒冷、潮湿环境均可加重疼痛。KOA 晚期可以出现持续性疼痛或夜间痛。关节局部可有压痛, 在伴有关节肿胀时尤为明显。

2. 关节活动受限　晨起时膝关节僵硬及发紧感, 俗称晨僵, 活动后可缓解。KOA 关节僵硬持续时间一般较短, 常为几至十几分钟, 极少超过 30 分钟。患者在疾病中期可出现关节绞锁, 晚期关节活动受限加重, 最终导致残疾[20]。

3. 关节畸形　膝关节因骨赘形成或滑膜炎症积液可造成关节肿大[21]。

4. 骨摩擦音（感）　由于关节软骨破坏, 关节面不平整或软骨面缺失, 活动时可以出现骨摩擦音（感）。

5. 肌肉萎缩　关节疼痛和活动能力下降可导致受累关节周围肌肉萎缩, 关节动力稳定性下降。

（二）诊断标准

KOA 诊断需根据患者病史、症状、体征、X 线表现及实验室检查作出临床诊断。本指南诊断标准参照中华医学会骨科学分会《中国骨关节炎诊治指南（2018 年版）》及美国风湿病协会诊断标准（2012）, 并经专家讨论确定[1, 22], 满足以下诊断标准 1+（2、3、4、5 条中的任意 2 条）可诊断为 KOA。

1. 近 1 个月内反复的膝关节疼痛。

2. X 线片（站立位或负重位）示关节间隙变窄、软骨下骨硬化和（或）囊性变、关节边缘骨赘形成。

3. 年龄≥50 岁。

4. 晨僵时间≤30 分钟。

5. 活动时有骨摩擦音（感）。

二、康复评定

在明确 KOA 的临床诊断后, 为确定患者存在的功能障碍并为制定康复治疗目标和方案提供依据, 按照世界卫生与健康组织的国际功能、残疾和健康分类（International Classification of Functioning, Disability and Health, ICF）框架[23], 从功能与结构、活动、社会参与三个层面, 对 KOA 患者进行康复评定与诊断[24]。

（一）功能评定

主要评定内容包括感觉功能与运动功能评定。根据患者具体的病情还应进行平衡、心理等其他功能评定。

1. 感觉功能评定　主要对疼痛进行评定。目前采用的评定方法主要包括两类: 直接评痛法和综合评痛法。前者主要有目测类比法、数字定级法、词语定级法、压痛积分法等, 后者如 McGill 疼痛评分表。

目测类比法是目前临床与研究中最为常用的评定方法, 一般采用视觉模拟评分法（visual analogue scales, VAS）[25, 26]。具体方法是在纸上画一条 100mm 长的横线, 横线的一端为 0, 表示没有疼痛; 另一端为 100, 表示剧烈的疼痛; 中间部分表示不同程度的疼痛。患者根据疼痛的自我感觉, 在横线上标记出疼痛程度的具体位置。0 表示没有疼痛；30 以下表示有患者能忍受的轻微疼痛；40 至 60 表示患者疼痛稍重，但不影响睡眠，尚能忍受；70 至 100 表示疼痛难以忍受，影响睡眠。除了患者疼痛的主观评定外，还有压痛积分法，根据检查压痛时患者的表现进行评定，具体评分标准如下：0 分无压痛，1 分轻压痛，2 分明显压痛，3 分重度压痛，按压时有退缩反应 [26]。

2. 运动功能评定

（1）关节活动度（range of motion，ROM）评定：ROM 可分为主动 ROM 与被动 ROM。目前 ROM 的传统测量方式仍以使用手工量角器测量为主，即让受试者处于一定的体位，固定轴心，确定固定臂与移动臂后，让受试者做相应的关节运动，并对其移动度数进行测量，测量时应分别对主动 ROM 及被动 ROM 进行测量，以明确 ROM 受限原因 [26]。

（2）肌力评定：目前肌力评定按照是否使用器械可分为：徒手肌力评定（manual muscle testing，MMT）与器械肌力评定，按照肌肉收缩的类型可分为等长肌力评定、等张肌力评定与等速肌力评定。MMT 是应用最为广泛且简便的一种肌力评定方法，MMT 主要由 Lovett6 级评分标准改良而来，主要根据外加阻力的大小和（或）活动范围的大小，对 2～5 级进行进一步区分，分别以"+"、"−"表示，从而形成 13 级更为细致的评分。

（3）步行时间及步态评定：疼痛、肌力的改变等对 KOA 的步行时间和步态模式的改变均有重要影响，因此对 KOA 患者进行步行时间及步态评定不仅有利于发现是否存在步态异常，还能根据评定结果有效地判断摔倒风险，为康复方案制定提供有力证据。主要评定方法是 20m 步行时间测定及"起立 - 行走"计时测试，能够综合评估疼痛及炎症对关节功能及步行能力的影响。步态异常患者可进一步行三维步态系统评定 [27]。

3. 其他功能评定　KOA 患者随着病情的进展，除表现有疼痛、ROM 受限、肌力下降等功能受限情况外，还可出现平衡障碍、耐力下降、抑郁、焦虑等功能障碍，因此根据患者具体情况进行平衡及心理功能评定同样显得尤为重要。目前平衡功能主要的评定方法包括观察法、量表评定法及平衡测试仪测定 [25]，心理功能评定方法主要使用汉密尔顿焦虑量表、抑郁筛查使用综合医院焦虑抑郁量表 [28, 29]。

（二）结构评定

结构评定包括膝关节结构与软骨损伤程度的评定。

1. 关节结构评定　关节结构的评定首选 X 线检查。在标准站立负重位 X 线片上 KOA 的三大典型表现为：受累关节非对称性关节间隙变窄，软骨下骨硬化和（或）囊性变，关节边缘骨赘形成。部分患者可有不同程度的关节肿胀，关节内可见游离体，甚至关节变形。

根据 X 线改变，应对膝关节进行 Kellgren & Lawrence 分级 [30]，分级标准：无改变 / 正常（0 级）；轻微骨赘（Ⅰ级）；明显骨赘，但未累及关节间隙（Ⅱ级）；关节间隙中度狭窄（Ⅲ级）；关节间隙明显变窄，软骨下骨硬化（Ⅳ级）。

2. 软骨损伤评定　软骨损伤评定主要依靠无创或术中有创检查。随着 MRI 对软骨损伤分析的信效度的显著提升，其对于临床诊断早期 KOA 有一定价值。主要表现为受累关节的软骨厚度变薄、缺损，骨髓水肿、半月板损伤及变性、关节积液及腘窝囊肿 [31]。然而由于 MRI 成像自身的局限性及结果分析标准尚不统一，MRI 暂不能用于软骨损伤程度的定性评估。因此，软骨损伤评定依然采用关节镜下关节软骨损伤的 Outerbridge 分级，分级标准：正常（0 级）；软骨变软、肿胀（Ⅰ级）；直径＜1.27cm 的软骨破碎，深度未触及软骨下骨（Ⅱ级）；直径＞1.3cm 的软骨破裂，深度触及软骨下骨（Ⅲ级）；软骨破损，软骨下骨裸露（Ⅳ级）。

（三）活动评定

KOA 患者在活动水平上可出现与受累关节相关的活动受限。可根据受累关节选择相应的测试或量表对患者的活动能力进行评估。对 KOA 的活动评定，推荐应用加拿大西安大略省和麦克马斯特大学 OA 指数（Western Ontario and McMaster Universities Osteoarthritis Index，WOMAC）进行评定。WOMAC 评分量表（基于 ICF 模块开发）总共有 24 项，其中疼痛部分有 5 项、僵硬部分有 2 项、关节功能部分有 17 项 [32]。

其他基于 ICF 模块开发针对 KOA 活动能力评定所使用的测试工具还有 KOOS 与 HOOS 评分

系统、站立行走测试（香港）、Lysholm 膝关节评分标准以及最新通过信效度检验的牛津膝关节评分（Oxford Knee Score, OKS）[33] 等。

（四）参与评定

KOA 导致关节结构异常、功能障碍及活动受限，可影响患者工作、社会交往及休闲娱乐，降低患者的生活质量。因此根据患者的情况对其进行社会参与能力评定十分必要，如职业评定、生存质量评定等。SF-36 简明健康调查量表是目前使用最为广泛的评定方法，从 8 个维度对患者的生理功能、生理职能、躯体疼痛、总体健康、活力、社会功能、情感职能及精神健康进行评定，具有较好的信度及效度[34]。

三、康复诊断

（一）功能障碍

1. 感觉功能障碍　基于疼痛评定结果描述疼痛的具体部位及疼痛程度。
2. 运动功能障碍　基于评定结果描述关节活动受限部位与程度、肌力下降情况，或 KOA 的特异性体征。
3. 其他功能障碍　基于评定结果描述平衡与心理功能障碍的具体情况。

（二）结构异常

依据影像学检查或术中探查结果，描述 KOA 骨结构异常与软骨损伤的评定结果。

（三）活动受限

基于活动评定结果描述日常生活受限的内容与程度。

（四）参与受限

1. 职业受限　多发生于晚期 KOA 患者。
2. 社会交往受限　由疼痛或者关节活动受限、精神心理等因素所致。
3. 休闲娱乐受限　由疼痛或者关节活动受限所致。
4. 生存质量下降　由疼痛、活动受限及参与能力受限所致。

四、康复方案

近期目标：减轻疼痛，减轻肿胀，恢复肌力，改善关节活动度，矫正畸形，恢复平衡功能与日常生活活动能力（activities of daily living, ADL），降压治疗，均衡饮食，控制体重。

远期目标：改善参与能力、回归社会、预防跌倒与骨折、改造环境、提高生活质量为主。

康复治疗原则：根据患者年龄、性别、体重、自身危险因素、病变部位及程度等选择阶梯化与个性化的康复治疗方案（图 3-1）。针对 KOA 高危与高发人群，如年龄大于 50 岁、绝经后女性、有外伤史等，可进行预防骨关节炎发生与复发的健康教育。一旦确诊，以早诊断、早治疗与循序渐进的康复治疗为指导原则，为患者制定综合、规范和个性化的康复干预措施 / 方案[1, 16]。

（一）健康教育

通过对 KOA 患者进行充分的健康宣教，不仅能增加患者对疾病的认识，提升疾病自我管理能力，还能减轻疼痛、改善和维持关节功能，延缓疾病进展（Ⅰa 级证据，核心推荐）[14]。

医务工作者应向患者强调改变生活及工作方式的重要性，通过口头或书面形式进行 KOA 的防治知识宣教，使患者树立正确的治疗目标，帮助患者建立长期监测及评估机制，根据每日活动情况，建议患者改变不良生活及工作习惯，避免长时间跑、跳、蹲，同时减少或避免爬楼梯、爬山等活动[35]。

对于超重（BMI≥25）的患者，应做好体重管理，减轻体重不但可以改善关节功能，而且可减轻关节疼痛（Ⅰa 级证据，核心推荐）[36]。

（二）运动治疗

患者在医生或治疗师的指导下选择正确的运动方式，通过个体化的运动方案，从而达到减轻疼痛、改善和维持关节功能、保持关节活动度、延缓疾病进程的目的。运动疗法主要包括低强度有氧训练、肌肉力量训练、肌耐力训练、本体感觉及平衡训练等。

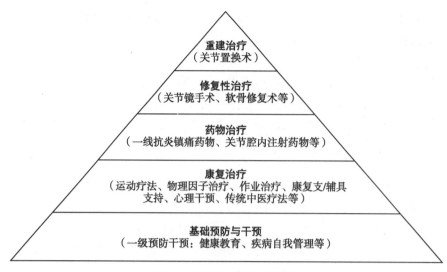

图 3-1 阶梯化康复治疗原则

注:阶梯化康复治疗原则的制定参照了《骨关节炎诊疗指南(2018 年版)》[1]中的治疗总则

1. **低强度有氧训练** 采用正确合理的有氧运动方式可以改善关节功能,缓解疼痛(Ⅰa 级证据,核心推荐)[37-39]。由医生或治疗师依据患者自身情况及病变程度指导并制定个体化的训练方案。常用方法:①慢走;②功率自行车;③游泳;④椭圆机;⑤太极 [38]。

2. **肌力训练** 加强关节周围肌肉力量,既可改善关节稳定性,又可促进局部血液循环,防止失用性萎缩(Ⅰa 级证据,核心推荐)[13,40-42]。由医生或治疗师依据患者自身情况及病变程度指导并制定个体化的训练方案。常用方法:①股四头肌等长收缩训练:仰卧,伸直膝关节进行股四头肌静力收缩。每次收缩尽量用力并坚持尽量长的时间,重复数次以肌肉感觉有酸胀为宜。②抬腿训练股四头肌(直抬腿):仰卧床上,伸直并抬高下肢与床面约呈 30° 角,坚持 5~10 秒,10~20 次 / 组,3~4 组 / 次,训练至肌肉有酸胀感为止,3~5 次 / 周,坚持 6 个月或以上。③静蹲训练:背靠墙,足与肩同宽,缓慢屈膝屈髋至半蹲位,髋膝关节屈曲角度不超过 90°,角度过大会增加髌股关节的压力,反而使膝关节负荷过大,活动范围内不引起关节疼痛,坚持 30~40 秒,10~20 次 / 组,频次与时长同上。④抗阻肌力训练,利用皮筋、沙袋及抗阻肌力训练设备进行抗阻肌力训练,以单次重复的最大重量作为负荷极限阈值,循序渐进,随肌力增加逐渐增加负荷。⑤等速运动训练:有条件可以进行等速肌力训练。⑥髋关节周围肌肉力量训练:臀中肌练习:健侧卧位,患侧下肢伸直抬高,与床面呈约 45° 角;臀大肌肌力练习:俯卧,患侧下肢伸或屈膝行髋后伸练习,使大腿抬高,与床面呈约 30° 角;髋外旋肌肉力量练习:坐位,屈髋屈膝 90°,行髋外旋练习,以上训练坚持 5~10 秒,10~20 次 / 组,3~4 组 / 次,频次与时长同上。

3. **关节活动训练** 适当的关节活动及稳定性训练可加强关节周围神经对肌肉的控制,改善肌肉、关节软骨的营养与代谢,维持关节正常活动范围[13]。关节活动包括:①关节被动活动:可以采用手法及器械被动活动关节。②牵引:主要目的是牵伸挛缩的关节囊及韧带组织。③关节助力活动和主动活动:在不引起明显疼痛的范围内进行主动或辅助关节活动,如采用坐位或卧位行下肢活动等(Ⅴ级证据,推荐不明确)。

(三)物理因子治疗

物理因子是治疗 KOA 的重要方法,主要是通过促进局部血液循环、减轻炎症反应,达到减轻关节疼痛、提高患者满意度的目的。

1. **超声波治疗** 超声波治疗主要通过机械振动波起到治疗作用,可有效缓解 KOA 患者的疼痛,随着疼痛的缓解,在一定程度和时间窗内可改善关节功能与活动(Ⅰa 级证据,推荐不明确)[43]。

2. **热浴疗法** 热浴疗法被定义为利用热矿泉作为介质进行全身浴疗的一种方法,其对 KOA 患者疼痛症状的缓解作用有限,仅能作为辅助治疗方法之一(Ⅱa 级证据,推荐不明确)[44]。

3. **经皮电刺激** 经皮电刺激对缓解 KOA 患者的疼痛具有明显的短效作用,作为治疗方法具有可靠性与安全性，但并不作为主要治疗方法进行推荐，可与其他治疗方式组合进行干预（Ⅰa 级证据，推荐不确定）[45]。

4. 神经肌肉电刺激　神经肌肉电刺激目前对 KOA 的治疗具有一定争议，对症状不具有明显缓解作用，目前仅作为辅助治疗方法进行推荐（Ⅰa 级证据，不推荐）[46]。

5. 低频脉冲电磁场　尽管目前循证证据暂不支持对可变脉冲电磁场治疗 KOA 进行评级，但根据已积累的临床证据显示，特定参数脉冲电磁场对 KOA 患者具有良好的镇痛作用，并能进一步改善关节功能与活动（Ⅰa～Ⅱa 级证据，推荐不明确）[47, 48]。

6. 低能量激光　目前暂无确切的循证证据支持低能量激光对 KOA 的治疗作用，部分临床研究发现，低能量激光可在短期内缓解患者的疼痛（Ⅰa 级证据，推荐不明确）[49]。

7. 其他物理因子　其他可选择的物理因子方法包括高频电疗、体外冲击波、全身振动治疗及中频电疗等，目前暂无最佳循证证据支持此类物理因子的临床应用，但其临床应用潜能在生物医学研究及部分临床研究中得到了初步验证。

综上所述，未来明确物理因子治疗 KOA 的最佳效应量与组合将为 KOA 康复干预提供更丰富的高质量循证证据。

（四）作业治疗

欧洲抗风湿病协会（the European League Against Rheumatism，EULAR）膝／髋骨关节炎非药物综合治疗指南对环境改造与职业训练等作业治疗方式进行了核心推荐[14]。作业治疗能够提升日常生活能力、工作能力以及娱乐能力。主要包括日常生活能力训练、家庭环境改造、职业培训、能量节约技术应用等（Ⅲ级证据，推荐）。

1. 环境改造　辅助节能技术及家庭环境改造应成为 KOA 病管理的重要组成部分，通过设计与实施，缓解患者的疼痛，提高关节功能与活动，从而增加患者自我与家庭生活的参与程度。

2. 职业训练　对于由 KOA 造成工作能力下降或丧失的患者，遵循患者意愿，应展开相关职业训练与回归干预，包括改善工作环境对疾病的友好度，对日常通勤的支持等。

（五）康复辅具

康复辅具可通过调整关节力线及负载，增加关节的稳定性，减轻受累关节负重。患者在必要时应在医生指导下选择合适的行动辅助器械，通过减轻疼痛提高患者满意度，但不同患者的临床收益存在一定差异。

1. 矫形鞋及鞋垫　个性化定制的矫形鞋及鞋垫可改善由 KOA 所引起的生物力学失衡，减少关节承压，实现关节功能与活动的提升（Ⅱa 级证据，推荐）[16, 50, 51]。

2. 膝关节护具　护具的使用可有效节约关节活动所需能量，可在一定程度上缓解 KOA 患者的疼痛与关节僵硬程度，从而维持关节活动度（Ⅱa 级证据，推荐）[16, 50, 51]。

3. 助行器　在医师或治疗师正确地指导下使用手杖、拐杖可防止患者摔倒，减轻患膝关节过度负重，提升整体活动水平（Ⅱb 级证据，推荐）[52]。

（六）传统中医治疗

传统中医疗法被认为能促进关节周围毛细血管扩张，使血管通透性增加，改善病损关节的血液循环，降低炎症反应，改善症状，提升关节功能。应用传统中医疗法能防止关节周围肌肉、肌腱、韧带等软组织发生萎缩，松解粘连，防止关节挛缩、僵硬，改善关节活动度。

1. 针灸　针灸作为一种常用的中医传统治疗方法，能在一定程度上改善 KOA 患者疼痛症状与关节活动和功能，但缺乏确切治疗机制及长效性依据（Ⅰa 级证据，推荐不明确）[53]。

2. 太极　太极及相关传统中国保健操能缓解关节疼痛、僵硬，改善关节功能，提高 KOA 患者的活动水平与生活质量（Ⅰa 级证据，推荐不明确）[54-57]。

（七）心理治疗

针对患者存在的抑郁、焦虑进行心理辅导、康复知识教育，促使其心理状况改善，有助于减轻疼痛，必要时需给予抗焦虑抗抑郁类药物治疗。

（八）药物治疗

当基础治疗不能完全使患者满意，则应考虑同时使用药物治疗[1]。

1. 局部外用药　局部外用药物可迅速、有效地缓解关节的轻、中度疼痛，其胃肠道不良反应轻微，但需注意局部皮肤不良反应的发生（Ⅰa 级证据，推荐）[58, 59]。对中、重度疼痛可联合使用局部外用药物与口服非甾体类抗炎药物（nonsteroidal anti-inflammatory drugs，NSAIDs）。常用药物：NSAIDs 类乳胶剂、膏剂、贴剂和非 NSAIDs 擦剂（如辣椒碱）。

2. 口服药物

（1）推荐中度以上疼痛的患者口服 NSAIDs 消炎镇痛药物，如双氯芬酸、吲哚酰酸类、布洛芬等，胃肠不耐受、消化道溃疡患者可选用选择性抑制环氧合酶 -2（cyclooxy-genase-2，COX-2）的药物如塞来昔布等（Ⅰa 级证据，推荐）[16, 58]。

（2）对 NSAIDs 类药物治疗无效或不耐受者，可使用非 NSAIDs 类药物、阿片类镇痛剂、对乙酰氨基酚与阿片类药物的复方制剂。但需强调的是，阿片类药物的不良反应和成瘾性发生率相对较高，建议谨慎采用（Ⅰa 级证据，推荐不明确）[60, 61]。

（3）氨基葡萄糖或硫酸软骨素类药物具有一定软骨保护作用，可延缓病程、改善患者症状。内服药物要注意患者多年龄较大，通常伴有其他疾病，口服多种药物，需要注意药物配伍禁忌与不良反应（Ⅰa 级证据，推荐不明确）[62-64]。

3. 关节腔注射药物

（1）糖皮质激素：起效迅速，短期缓解疼痛效果显著，但反复多次应用激素会对关节软骨产生不良影响，建议每年应用最多不超过 2～3 次，注射间隔时间不应短于 3～6 个月（Ⅰa 级证据，推荐）[65, 66]。

（2）玻璃酸钠：可有效改善关节功能，缓解疼痛，其在软骨保护和延缓疾病进程中的作用尚存争议，建议根据患者个体情况应用（Ⅰa 级证据，推荐不明确）[67, 68]。

（3）生长因子和富血小板血浆：可改善局部炎症反应，并可参与关节内组织修复及再生；但目前对于其作用机制及长期疗效尚需进一步研究[69]，临床广泛应用暂无循证推荐。

五、手术治疗

根据患者具体情况，经非手术治疗无效者且具有明确的手术适应证，可以选择手术治疗。KOA 的外科手术治疗包括关节软骨修复术、关节镜下清理术、截骨术、关节融合术及人工关节置换术等。手术的目的是减轻或消除患者膝关节结构性机械问题，从而减轻疼痛症状、改善关节功能和矫正畸形[1]。

（一）修复性治疗

1. 关节软骨修复术　采用组织工程及外科手段修复受损的关节软骨。适用于年轻、活动量大、单处小面积负重区软骨缺损，对退行性关节炎的老年患者、多处损伤、激素引起坏死等效果较差，包括自体软骨细胞种植、软骨移植及微骨折等技术[70, 71]。

2. 关节镜下清理术　主要对合并半月板损伤，关节游离体、滑膜皱襞等进行修整、游离体取出、局部滑膜清理。此治疗方法具有诊断及治疗作用。对存在游离体、半月板撕裂脱位、髌骨异位、滑膜炎症等伴有机械症状的 KOA 治疗效果较好，对关节间隙变窄明显的患者益处有限[72]。

3. 截骨术　此治疗方式通过改变膝关节力线对位增加关节接触面，最大限度保留关节。适用于青中年活动量大、力线不佳的单间室病变，膝关节屈曲超过 90°、无固定屈曲挛缩畸形、无关节不稳及半脱位、无下肢动静脉严重病变的患者[73, 74]。膝关节截骨术方式主要包括：①胫骨近端截骨术；②股骨远端截骨术；③腓骨近端截骨术[1]。

4. 关节融合术　现此技术因术后会造成关节活动功能障碍，尽管已不再作为大关节如 KOA 的常规治疗方式，但针对关节置换不能实现关节融合的其功能恢复效果可接受。

（二）关节置换术（重建治疗）

主要适用于终末期 KOA 患者，膝关节置换术方式主要包括：①全膝关节置换术，适用于伴有严重畸形、膝关节多间室 OA 的患者，疗效确切。据统计，术后 15 年生存率可达 88%～89%。临床应用广泛[75]。②单髁置换术，适用于力线改变 5°～10°、韧带完整、屈曲挛缩不超过 15° 的膝关节单间室 OA 患者。据统计，术后 15 年生存率可达 68%～71%。单髁置换术后生存率除了取决于规范操作，纠正力线外，还需要考虑对侧股骨髁部软骨退变情况，适应证掌握十分重要[75, 76]。③髌股关节置换术，主要适用于单纯髌股关节 OA 患者，但因其不能纠正髌骨关节的异常运动轨迹而临床疗效不佳[1]。

牵头执笔专家：何成奇

参与编写专家（按姓氏笔画排序）：

马跃文　王宝兰　王宝军　王惠芳　王楚怀　叶超群　田　峻　白玉龙　白定群　冯　珍　朱　宁
刘宏亮　刘忠良　许光旭　牟　翔　李　箭　李建华　李建军　杨万章　吴　霜　张　芳　张长杰
张巧俊　张跃萍　张锦明　陈丽霞　陈　健　武　亮　岳寿伟　周谋望　钱宝延　倪朝民　郭钢花
唐　强　黄晓琳　商晓英　鲁雅琴　谢　青　谢欲晓　虞乐华　翟宏伟

参考文献

[1] 中华医学会骨科学分会关节外科学组. 骨关节炎诊疗指南（2018 年版）[J]. 中华骨科杂志, 2018, 38（12）: 705-715.

[2] GLYN-JONES S, PALMER A, AGRICOLA R, et al. Osteoarthritis [J]. The Lancet, 2015, 386（9991）: 376-387.

[3] KRAUS V B, BLANCO F J, ENGLUND M, et al. Call for standardized definitions of osteoarthritis and risk stratification for clinical trials and clinical use [J]. Osteoarthritis and Cartilage, 2015, 23（8）: 1233-1241.

[4] BERENBAUM F. Osteoarthritis as an inflammatory disease（osteoarthritis is not osteoarthrosis!）[J]. Osteoarthritis and cartilage, 2013, 21（1）: 16-21.

[5] HUANG Z, STABLER T, PEI F, et al. Both systemic and local lipopolysaccharide（LPS）burden are associated with knee OA severity and inflammation [J]. Osteoarthritis and cartilage, 2016, 24（10）: 1769-1775.

[6] SILVERWOOD V, BLAGOJEVIC-BUCKNALL M, JINKS C, et al. Current evidence on risk factors for knee osteoarthritis in older adults: a systematic review and meta-analysis [J]. Osteoarthritis and cartilage, 2015, 23（4）: 507-515.

[7] BIJLSMA J W, BERENBAUM F, LAFEBER F P. Osteoarthritis: an update with relevance for clinical practice [J]. The Lancet, 2011, 377（9783）: 2115-2126.

[8] CROSS M, SMITH E, HOY D, et al. The global burden of hip and knee osteoarthritis: estimates from the global burden of disease 2010 study [J]. Annals of the rheumatic diseases, 2014, 73（7）: 1323-1330.

[9] VOS T, ABAJOBIR A A, ABATE K H, et al. Global, regional, and national incidence, prevalence, and years lived with disability for 328 diseases and injuries for 195 countries, 1990-2016: a systematic analysis for the Global Burden of Disease Study 2016 [J]. The Lancet, 2017, 390（10100）: 1211-1259.

[10] HAWKER G A, CROXFORD R, BIERMAN A S, et al. All-cause mortality and serious cardiovascular events in people with hip and knee osteoarthritis: a population based cohort study [J]. PloS one, 2014, 9（3）: e91286.

[11] XING D, XU Y, LIU Q, et al. Osteoarthritis and all-cause mortality in worldwide populations: grading the evidence from a meta-analysis [J]. Scientific reports, 2016, 6（24393）.

[12] TANG X, WANG S, ZHAN S, et al. The prevalence of symptomatic knee osteoarthritis in China: results from the China Health and Retirement Longitudinal Study [J]. Arthritis & rheumatology, 2016, 68（3）: 648-653.

[13] 周谋望, 李涛, 岳寿伟, 等. 骨关节炎的康复治疗 [J]. 中华物理医学与康复杂志, 2012, 34（012）: 951-953.

[14] FERNANDES L, HAGEN K B, BIJLSMA J W, et al. EULAR recommendations for the non-pharmacological core management of hip and knee osteoarthritis [J]. Annals of the rheumatic diseases, 2013, 72（7）: 1125-1135.

[15] LOGERSTEDT D S, SNYDER-MACKLER L, RITTER R C, et al. Knee pain and mobility impairments: meniscal and articular cartilage lesions: clinical practice guidelines linked to the international classification of functioning, disability, and health from the orthopaedic section of the American Physical Therapy Association [J]. Journal of Orthopaedic & Sports Physical Therapy, 2010, 40（6）: A1-597.

[16] MCALINDON T E, BANNURU R R, SULLIVAN M, et al. OARSI guidelines for the non-surgical management of knee osteoarthritis [J]. Osteoarthritis and cartilage, 2014, 22（3）: 363-388.

[17] PETER W, JANSEN M, BLOO H, et al. KNGF guideline for physical therapy in patients with osteoarthritis of the hip and

knee [J]. Supplement to the Dutch Journal of Physical Therapy，2010，120（1）：1-29.

[18] 中华医学会风湿病学分会. 骨关节炎诊断及治疗指南 [D]，2010.

[19] ARDEN N K，CROZIER S，SMITH H，et al. Knee pain，knee osteoarthritis，and the risk of fracture [J]. Arthritis Care & Research：Official Journal of the American College of Rheumatology，2006，55（4）：610-615.

[20] FELSON D T，NAIMARK A，ANDERSON J，et al. The prevalence of knee osteoarthritis in the elderly. The Framingham Osteoarthritis Study [J]. Arthritis & Rheumatism：Official Journal of the American College of Rheumatology，1987，30（8）：914-918.

[21] SHARMA L，SONG J，FELSON D T，et al. The role of knee alignment in disease progression and functional decline in knee osteoarthritis [J]. Jama，2001，286（2）：188-195.

[22] HOCHBERG M C，ALTMAN R D，APRIL K T，et al. American College of Rheumatology 2012 recommendations for the use of nonpharmacologic and pharmacologic therapies in osteoarthritis of the hand，hip，and knee [J]. Arthritis care & research，2012，64（4）：465-474.

[23] LI J，PRODINGER B，REINHARDT J，et al. Towards the system-wide implementation of the International Classification of Functioning，Disability and Health in routine practice：Lessons from a pilot study in China [J]. Journal of rehabilitation medicine，2016，48（6）：502-507.

[24] 何成奇. 骨关节炎康复指南 [M]. 北京：人民卫生出版社，2016.

[25] LI Z C，JIANG L，ZHANG S，et al. [Evaluation of physical function for the end-stage osteoarthritis patient waiting for the total knee replacement] [J]. Beijing da xue xue bao Yi xue ban = Journal of Peking University Health sciences，2016，48（2）：257-262.

[26] 何成奇. 影响骨关节炎疼痛和功能的决定性因素 [J]. 中国康复，2017，32（1）：32.

[27] SHULL P B，HUANG Y，SCHLOTMAN T，et al. Muscle force modification strategies are not consistent for gait retraining to reduce the knee adduction moment in individuals with knee osteoarthritis [J]. Journal of biomechanics，2015，48（12）：3163-3169.

[28] BLUMENTHAL J A，BABYAK M A，MOORE K A，et al. Effects of exercise training on older patients with major depression [J]. Archives of internal medicine，1999，159（19）：2349-2356.

[29] AXFORD J，BUTT A，HERON C，et al. Prevalence of anxiety and depression in osteoarthritis：use of the Hospital Anxiety and Depression Scale as a screening tool [J]. Clinical rheumatology，2010，29（11）：1277-1283.

[30] KELLGREN J，LAWRENCE J. Radiological assessment of osteo-arthrosis [J]. Annals of the rheumatic diseases，1957，16（4）：494.

[31] JONES G，DING C，SCOTT F，et al. Early radiographic osteoarthritis is associated with substantial changes in cartilage volume and tibial bone surface area in both males and females [J]. Osteoarthritis and cartilage，2004，12（2）：169-174.

[32] 阳筱甜，何成奇.《国际功能，残疾和健康分类》在比较骨关节炎 - 功能 - 计算机适应性测试内容评估中的应用 [J]. 中国康复医学杂志，2015，2015（01）：41-43.

[33] LIN K，BAO L，WANG J，et al. Validation of the Chinese（Mandarin）Version of the Oxford Knee Score in Patients with Knee Osteoarthritis [J]. Clinical orthopaedics and related research，2017，475（12）：2992-3004.

[34] 王振中，崔寅鹏，郭艾. SF-36 量表对髋膝关节置换术后患者健康情状评估的应用 [J]. 首都医科大学学报，2015，36（6）：974-977.

[35] THORSTENSSON C A，GARELLICK G，RYSTEDT H，et al. Better management of patients with osteoarthritis：development and nationwide implementation of an evidence‐based supported osteoarthritis self‐management programme [J]. Musculoskeletal care，2015，13（2）：67-75.

[36] JIANG L，RONG J，WANG Y，et al. The relationship between body mass index and hip osteoarthritis：a systematic review and meta-analysis [J]. Joint bone spine，2011，78（2）：150-155.

[37] DE MATTOS F，LEITE N，PITTA A，et al. Effects of aquatic exercise on muscle strength and functional performance of individuals with osteoarthritis：a systematic review [J]. Revista Brasileira de Reumatologia（English Edition），2016，56（6）：530-542.

[38] JUHL C，CHRISTENSEN R，ROOS E M，et al. Impact of exercise type and dose on pain and disability in knee

osteoarthritis: a systematic review and meta-regression analysis of randomized controlled trials [J]. Arthritis & rheumatology, 2014, 66 (3): 622-636.

[39] BROSSEAU L, TAKI J, DESJARDINS B, et al. The Ottawa panel clinical practice guidelines for the management of knee osteoarthritis. Part three: aerobic exercise programs [J]. Clinical rehabilitation, 2017, 31 (5): 612-624.

[40] BROSSEAU L, TAKI J, DESJARDINS B, et al. The Ottawa panel clinical practice guidelines for the management of knee osteoarthritis. Part two: strengthening exercise programs [J]. Clinical rehabilitation, 2017, 31 (5): 596-611.

[41] BENNELL K, HUNT M, WRIGLEY T, et al. Hip strengthening reduces symptoms but not knee load in people with medial knee osteoarthritis and varus malalignment: a randomised controlled trial [J]. Osteoarthritis and Cartilage, 2010, 18 (5): 621-628.

[42] HINMAN R S, HUNT M A, CREABY M W, et al. Hip muscle weakness in individuals with medial knee osteoarthritis [J]. Arthritis care & research, 2010, 62 (8): 1190-1193.

[43] RUTJES A W, N ESCH E, STERCHI R, et al. Therapeutic ultrasound for osteoarthritis of the knee or hip [J]. Cochrane Database of Systematic Reviews, 2010.

[44] HARZY T, GHANI N, AKASBI N, et al. Short-and long-term therapeutic effects of thermal mineral waters in knee osteoarthritis: a systematic review of randomized controlled trials [J]. Clinical rheumatology, 2009, 28 (5): 501-507.

[45] RUTJES A W, N ESCH E, STERCHI R, et al. Transcutaneous electrostimulation for osteoarthritis of the knee [J]. Cochrane Database of Systematic Reviews, 2009, 4): CD002823.

[46] GIGGINS O M, FULLEN B M, COUGHLAN G. Neuromuscular electrical stimulation in the treatment of knee osteoarthritis: a systematic review and meta-analysis [J]. Clinical rehabilitation, 2012, 26 (10): 867-881.

[47] BAGNATO G L, MICELI G, MARINO N, et al. Pulsed electromagnetic fields in knee osteoarthritis: a double blind, placebo-controlled, randomized clinical trial [J]. Rheumatology, 2015, 55 (4): 755-762.

[48] LI S, YU B, ZHOU D, et al. Electromagnetic fields for treating osteoarthritis [J]. Cochrane Database of Systematic Reviews, 2013.

[49] HUANG Z, CHEN J, MA J, et al. Effectiveness of low-level laser therapy in patients with knee osteoarthritis: a systematic review and meta-analysis [J]. Osteoarthritis and cartilage, 2015, 23 (9): 1437-1444.

[50] RAJA K, DEWAN N. Efficacy of knee braces and foot orthoses in conservative management of knee osteoarthritis: a systematic review [J]. American journal of physical medicine & rehabilitation, 2011, 90 (3): 247-262.

[51] BENNELL K L, BOWLES K-A, PAYNE C, et al. Lateral wedge insoles for medial knee osteoarthritis: 12 month randomised controlled trial [J]. Bmj, 2011, 342 (d2912).

[52] JONES A, SILVA P, SILVA A, et al. Impact of cane use on pain, function, general health and energy expenditure during gait in patients with knee osteoarthritis: a randomised controlled trial [J]. Annals of the rheumatic diseases, 2012, 71 (2): 172-179.

[53] MANHEIMER E, CHENG K, LINDE K, et al. Acupuncture for peripheral joint osteoarthritis [J]. The Cochrane Library, 2010.

[54] LAUCHE R, LANGHORST J, DOBOS G, et al. A systematic review and meta-analysis of Tai Chi for osteoarthritis of the knee [J]. Complementary therapies in medicine, 2013, 21 (4): 396-406.

[55] LEE M S, PITTLER M H, ERNST E. Tai chi for osteoarthritis: a systematic review [J]. Clinical rheumatology, 2008, 27 (2): 211-218.

[56] WANG C, SCHMID C H, HIBBERD P L, et al. Tai Chi is effective in treating knee osteoarthritis: a randomized controlled trial [J]. Arthritis Care & Research: Official Journal of the American College of Rheumatology, 2009, 61 (11): 1545-1553.

[57] BROSSEAU L, TAKI J, DESJARDINS B, et al. The Ottawa panel clinical practice guidelines for the management of knee osteoarthritis. Part one: introduction, and mind-body exercise programs [J]. Clinical rehabilitation, 2017, 31 (5): 582-595.

[58] CHOU R, MCDONAGH M S, NAKAMOTO E, et al. Analgesics for Osteoarthritis [J]. 2011.

[59] MASON L, MOORE R A, DERRY S, et al. Systematic review of topical capsaicin for the treatment of chronic pain [J]. Bmj, 2004, 328 (7446): 991.

[60] CRAIG D G，BATES C M，DAVIDSON J S，et al. Staggered overdose pattern and delay to hospital presentation are associated with adverse outcomes following paracetamol-induced hepatotoxicity [J]. British journal of clinical pharmacology，2012，73（2）：285-294.

[61] N ESCH E，RUTJES A W，HUSNI E，et al. Oral or transdermal opioids for osteoarthritis of the knee or hip [J]. Cochrane Database Syst Rev，2009，4（4）：CD003115.

[62] HOCHBERG M C，ZHAN M，LANGENBERG P. The rate of decline of joint space width in patients with osteoarthritis of the knee：a systematic review and meta-analysis of randomized placebo-controlled trials of chondroitin sulfate [J]. Current medical research and opinion，2008，24（11）：3029-3035.

[63] REICHENBACH S，STERCHI R，SCHERER M，et al. Meta-analysis：chondroitin for osteoarthritis of the knee or hip [J]. Annals of internal medicine，2007，146（8）：580-590.

[64] WANDEL S，J NI P，TENDAL B，et al. Effects of glucosamine，chondroitin，or placebo in patients with osteoarthritis of hip or knee：network meta-analysis [J]. Bmj，2010，341：c4675.

[65] BANNURU R R，NATOV N S，OBADAN I E，et al. Therapeutic trajectory of hyaluronic acid versus corticosteroids in the treatment of knee osteoarthritis：A systematic review and meta-analysis [J]. Arthritis Care & Research，2009，61（12）：1704-1711.

[66] BELLAMY N，CAMPBELL J，WELCH V，et al. Intraarticular corticosteroid for treatment of osteoarthritis of the knee [J]. Cochrane Database of Systematic Reviews，2006.

[67] BANNURU R，NATOV N，DASI U，et al. Therapeutic trajectory following intra-articular hyaluronic acid injection in knee osteoarthritis–meta-analysis [J]. Osteoarthritis and cartilage，2011，19（6）：611-619.

[68] RUTJES A W，J NI P，DA COSTA B R，et al. Viscosupplementation for osteoarthritis of the knee：a systematic review and meta-analysis [J]. Annals of internal medicine，2012，157（3）：180-191.

[69] SHETH U，SIMUNOVIC N，KLEIN G，et al. Efficacy of autologous platelet-rich plasma use for orthopaedic indications：a meta-analysis [J]. JBJS，2012，94（4）：298-307.

[70] BARTLETT W，SKINNER J，GOODING C，et al. Autologous chondrocyte implantation versus matrix-induced autologous chondrocyte implantation for osteochondral defects of the knee：a prospective，randomised study [J]. The Journal of bone and joint surgery British volume，2005，87（5）：640-645.

[71] KNUTSEN G，ENGEBRETSEN L，LUDVIGSEN T C，et al. Autologous chondrocyte implantation compared with microfracture in the knee：a randomized trial [J]. JBJS，2004，86（3）：455-464.

[72] HOWELL S M. The role of arthroscopy in treating osteoarthritis of the knee in the older patient [J]. Orthopedics，2010.

[73] COVENTRY M. Upper tibial osteotomy for osteoarthritis [J]. JBJS，1985，67（7）：1136-40.

[74] POIGNARD A，LACHANIETTE C F，AMZALLAG J，et al. Revisiting high tibial osteotomy：fifty years of experience with the opening-wedge technique [J]. JBJS，2010，92（Supplement_2）：187-195.

[75] NiiNIM KI T，ESKELINEN A，M KEL K，et al. Unicompartmental knee arthroplasty survivorship is lower than TKA survivorship：a 27-year Finnish registry study [J]. Clinical Orthopaedics and Related Research®，2014，472（5）：1496-1501.

[76] 戴雪松，宓云峰，熊炎，等. 活动与固定平台的单髁假体置换治疗膝关节内侧间室骨关节炎 [D]，2015.

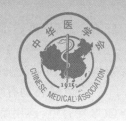

第4章

脑卒中康复评定指南

一、概述

康复评定是康复治疗的基础,贯穿疾病康复的始终。脑卒中后康复评定可帮助明确患者的功能障碍情况、指导并确立康复目标、制定康复治疗方案并评价疗效及评定预后情况。同时可使患者及家属了解功能恢复的预期状态,避免因期望过低或过高,影响康复治疗的积极性和配合程度。

2017年底中华医学会物理医学与康复分会成立了康复评定学组,足见对康复评定的重视。本指南的目的是对中国广大的康复医师、治疗师、护士等康复从业人员提供关于脑卒中康复评定最新的综合建议。虽然"中国脑卒中康复治疗指南"、"中国脑卒中防治指导规范"等对脑卒中康复评定均有涉及,但都缺乏系统的介绍[1-2]。因此这将是首次针对脑卒中这一病种建立专业的康复评定指南,对推动脑卒中康复评定的规范化有重要意义。

脑卒中后康复评定包含运动、感觉、认知、语言等诸多方面,《国际功能、残疾和健康分类》(International Classification of Functioning, Disability and Health, ICF)作为WHO颁布的国际参考分类,构建了有关功能、残疾和健康分类的理论基础[3]。本指南的制定基于ICF的分类框架,按功能及个体障碍对脑卒中患者进行客观全面的评定。

二、身体结构和功能评定

(一)脑损害严重程度评定

1. 美国国立卫生研究院脑卒中量表(National Institutes of Health Stroke Scale,NIHSS) NIHSS评分是1989年Thmos等在急性脑卒中的治疗研究中提出的神经功能检查量表。它包含每个主要脑动脉病变可能出现的神经系统检查项目。NIHSS是一个省时方便、可信有效且内容较全面的综合性脑卒中量表,所评定的神经功能缺损范围最大,所有项目均有预测值。修订版NIHSS包括11个条目:意识水平(意识水平提问、意识水平指令);凝视;视野;面瘫;上肢运动;下肢运动;共济失调;感觉;语言;构音障碍;忽视症。NIHSS评分范围为0~42分,得分越高,脑卒中神经功能损害程度越严重。NIHSS评分是脑卒中重要的评分量表,对于脑卒中患者的意识、运动、感觉、反应和高级神经功能的活动进行全面评价,对脑卒中病情严重程度的判断可靠程度很高[4]。此外,NIHSS评分预测急性脑梗死颅内大动脉闭塞的有效性呈时间依赖性,临床评定时间在发病6小时内预测价值较高,随着评定时间的延长而降低[5-6]。

2. 脑卒中患者临床神经功能缺损量表(China Stroke Scale,CSS) 1995年,我国第四次脑血管病学术会议通过了CSS,它是由爱丁堡和斯堪的纳维亚卒中量表(SSS)修订而来。对脑卒中后患者所存留的或新出现的神经功能缺损进行识别和评定,并进行疗效考评。最高分45分,最低分0分,轻度0~15分,中度16~30分,重度31~45分。

3. 格拉斯哥昏迷量表(Glasgow Coma Scale,GCS) GCS是对意识障碍进行评定的一种方法,特点是简单易行。该方法检查颅脑损伤患者的睁眼反应、言语反应和运动反应3项指标,确定这3项反应的计分后，再累计得分，作为判断意识障碍轻重的依据。GCS 总分 15 分，根据 GCS 计分为：13～15 分为轻度脑损伤，9～12 分为中度脑损伤，≤8 分为重度脑损伤。GCS 对重症脑功能损伤患者的预后评定也有一定的预测价值。

上述量表均有较详实的信效度验证，其中 NIHSS、GCS 在公开发表的学术研究中被大量使用，GCS 耗时短、应用简单。NIHSS 在相关卒中指南中获得了广泛的引用或推荐 [7-16]。

（二）认知功能评定

1. 成套认知功能评定　成套认知功能评定工具包括对多个认知领域的筛查项，能帮助临床康复工作者全面了解患者的认知状况、为认知障碍的诊断提供重要证据。

（1）简明精神状态评定量表（Mini-Mental Status Examination，MMSE）：此评定工具为国内外最常用的认知功能筛查量表，问卷涉及 6 个认知领域的 11 个问题：定向力、记忆力、注意力和计算能力、复述、语言能力（根据口头和书面的指令）、组织结构图形能力。对 MMSE 的研究发现其对探查脑卒中患者的认知受损情况具有较好的作用，但对于筛查脑卒中急性期患者的认知受损情况、识别正常老人与轻度认知功能障碍的作用有限 [17-18]。

（2）蒙特利尔认知评定量表（Montreal Cognitive Assessment，MoCA）：MoCA 主要用于轻度认知功能障碍的筛查，评定患者的注意力、执行能力、记忆力、语言能力、视空间结构能力、抽象思维能力、计算力和定向力等认知领域。该工具相比其他认知评定工具具有简短易用、与认知和功能恢复结果相关性高、允许远程评定、有不同语言版本、免费等优点。但也具有严重失语症患者无法评定、无法评定信息处理速度等缺点。

此外，成套认知功能评定还有韦氏成人智力测验量表第三版（中文版）、洛文斯顿认知功能评定（Loewenstein Occupational Therapy Cognitive Assessment，LOTCA）、明尼苏达认知评定（Cognitive Assessment of Minnesota，CAM）等，各有优缺点。其中 MMSE、MoCA、明尼苏达认知评定有较详实信效度验证。除 LOTCA、CAM 较难应用外其他均比较容易使用，其中 MMSE 与 MoCA 在学术研究中有较多应用，并在脑卒中相关指南中获得较多引用或推荐 [1, 17-26]。

2. 记忆力评定　记忆的结构是广泛而多样的，没有一个单一的解剖结构能全面负责学习和存储所有形式的感觉信息。比如，纹状体、小脑和杏仁体被认为是内隐记忆的特定组成部分，而内侧颞叶区和间脑在外显记忆中起着重要作用。记忆力包括信息在脑内的编码、储存和提取 3 个基本过程。记忆根据编码方式和保持时间的不同可分为瞬时记忆、短时记忆和长时记忆；而长时记忆又可根据信息提取过程有无意识参与分为陈述性记忆（外显记忆）和程序性记忆（内隐记忆）；陈述性记忆又能进一步分为情节性记忆和语义性记忆。脑卒中后记忆障碍是诊断脑卒中后失智症或血管性失智症的先决条件，脑卒中很少发生在参与记忆编码和提取的内侧颞叶区。临床上的记忆评定主要集中于情节性记忆，工具包括各种言语测试（回忆复杂言语信息、词汇表学习、词汇再认等）、非言语测验（视觉再现、新面容再认）。成套的记忆力测试量表有简明视觉空间记忆测试（修订版）、知觉记忆任务、Rey 复杂图形与回忆测试、自传记忆访谈、情景记忆测试、识认记忆测试、韦氏记忆测试、Rivermead 行为记忆测试等。

上述量表中 Rivermead 行为记忆测试有较详实信效度验证，其他均缺少详实的信效度验证。除简明视觉空间记忆测试（修订版）与知觉记忆任务较难应用外其他均比较容易使用，其中识认记忆测试与 Rivermead 行为记忆测试在学术研究中有较多应用，但上述量表均较少在脑卒中相关指南中获得广泛引用或推荐 [22-27]。

3. 注意力评定　注意力指的是心理活动指向一个符合当前活动需要的特定刺激，同时还能忽略或抑制无关的能力。注意力的特征可分为注意力的范围、紧张度、持久性、转移性、分配性等。需要注意的是，由于注意力是所有有意识活动的基础，故而没有单纯评定注意力的工具。常用的注意力评定工具包括：

（1）视跟踪和辨识测试：如视跟踪、形态辨识、划消字母等。

（2）数字或字词辨识注意测试：如听认字母、背诵数字、辨识词语等。

（3）听跟踪测试。

（4）声音辨识测试：如声音识认、杂音中辨词等。此外大多数成套认知测试工具的注意力子项均可单独用于注意力检查。常见的成套的注意力测试工具有简短注意力测试、视觉搜索和注意力测验、日常注意力等。

上述量表均缺少详实的信效度验证，较少在学术研究中使用，均较少在脑卒中相关指南中获得广泛引用或推荐[28-29]。

4. 执行能力评定　执行能力指的是独立且有自我控制地完成有目的活动的能力，该能力涉及对活动的计划、开始、顺序性、运行、抑制不当行为、判断、控制、决策、转移能力、解决问题等心智操作。执行能力是前额叶皮质的重要功能，前额叶损伤将产生长期的、毁坏性的功能缺陷。对于执行能力的评定主要是分别针对执行操作中的不同技能点，如言语流畅性检查用于评定启动技能；做与不做测验（Go, no go task）用于检查反应抑制能力；交替变换测验评定反应变换能力；Luria 三步连续动作测试、手的交替运动测试等用于评定运动（动作）顺序；类比测验（相似性、差异性）用于检查对比、分类和抽象概括能力；利用言语性推理和非言语性推力测试检查推理能力等。成套的执行能力测试工具有执行功能行为评定量表 - 成人版、执行能力障碍综合征行为评定量表、威斯康星卡片，stroop 测试等。这些量表均有较详实的信效度验证，但均较难使用，均较少在脑卒中相关指南中获得广泛引用或推荐[30-32]。

5. 偏侧忽略评定

（1）等分线段法：为评定偏侧忽略的首选方法，特点为代偿少，无其他感染因素，可定量。但本法无法确认偏侧忽略的性质。

（2）行为忽略测试：包括删线段、删除字母、星星删除、人物临摹、分等线段、自发画图 6 项笔试测试，以及图号阅览、拨电话号码、看菜单、读文章、报时和定时、硬币分类、抄写地址和句子、查找地图、卡片分类 9 项行为测试，共 15 个项目。能反映偏侧忽略的各种临床表现，有效观察忽略对个体周围空间活动的影响，但不能鉴别个体忽略和个体外围忽略。

（3）半侧结构量表：包括 2 个分量表，一个用于个体忽略和个体外围忽略。个体活动包括梳头、使用剪刀、戴眼镜，体外活动包括泡茶、图片分配、描绘图片和描述周围环境。根据患者活动的对称性，每项得 0～3 分，计算总分[33]。

（4）偏侧忽略的行为观测量表：医师通过观察患者完成 10 个检查项目来评定患者功能，这些项目包括了检查个体忽略、个体外围忽略：洗剃左脸、穿左袖口或左边拖鞋，吃盘子左边的食物，清洁左边的嘴，自发向左注视。左侧来的刺激引起听觉注意，和左边的物体发生碰撞，向左侧偏行和找左侧熟悉的物品。每个项目以 0（无）～3（严重）分计。同时，患者将完成一份与本量表一致的问卷，借此与医师的观察结果进行比较，可以评测患者对自己功能障碍的觉察力，这是目前唯一考虑到疾病失认的偏侧忽略评定方法[34]。

上述量表除行为忽略测试、半侧结构量表、偏侧忽略的行为观测量表外均有较详实的信效度验证，等分线段法在学术研究中使用较多，但所有量表均未在脑卒中相关指南中获得广泛引用或推荐[34-35]。

（三）情绪评定

1. 脑卒中后常见情绪障碍

（1）焦虑症 / 抑郁症及焦虑抑郁情绪：焦虑与抑郁症状在脑卒中患者中十分常见[36]，抑郁症的症状包括哭闹，感觉悲惨或绝望，缺乏动力和社交活动减少。焦虑是一种不愉快、无法控制的恐惧或忧虑的影响，伴有自主（身体）症状，如呼吸困难，心悸和颤抖。

（2）情绪化：患者对很小的刺激也能表现出过度情绪化行为（哭、笑等）。约有 20% 的患者会在脑卒中发病初期的 6 个月内出现，尽管部分能够在发病后的 12 个月后缓解，但仍有 10% 的患者遗留这种心理障碍[37]。2018 年美国 AHA/ASA 成人脑卒中康复指南指出，存在 1 种情绪障碍的患者需要评定其他条目。卒中后情绪障碍不仅会增加死亡率，还可直接影响患者功能恢复、社交能力及其生活质量。

2. 卒中急性期情绪障碍筛查方法　2018 年美国 AHA/ASA 急性缺血性卒中早期管理指南[38]对急性期卒中患者进行抑郁筛查的推荐等级为Ⅰ级，证据强度为 B 级，但临床仍需进一步明确最佳筛查、诊断方法以及治疗时机。

（1）患者健康状况问卷（Patient Health Questionnaire，PHQ-2，PHQ-9）：PHQ-9 与 PHQ-2 是涵盖在患者健康问卷（the longer Patient Health Questionnaire）部分条目，可简明反映患者心理状态，是一种被美国心理学协会推荐快速自我筛查抑郁的量表。对于 PHQ-9，荟萃分析及多篇高质量的研究均反映其敏感性、特异性均较好，内部一致性也较高[39-40]。PHQ-2 评分具有良好的敏感性，但检测抑郁症的特异性较差。卒中急性期床边使用 PHQ-2 目的是筛查情绪障碍，而不以此为依据建立最终诊断或监测障碍严重程度。筛查阳性的患者应进一步进行评定，以作出明确诊断及评定。

有无进行信效度研究验证：较详实[39-41]

有无在学术研究中被使用：较多[42]

易用程度：易用（不收费，耗时少，易开展）

有无在相关指南中获得广泛引用或推荐：较多[38]

（2）精神错乱评定（Confusion Assessment Method，CAM）：谵妄综合征是疾病急性期的常见精神心理问题，有数据表明 25% 的急性脑卒患者中会出现谵妄[43]。这种精神错乱现象能够造成短期、长期影响，从而直接影响预后。CAM 对筛查谵妄的敏感性特异性，是诊断多种医疗中心患者存在谵妄的一种有效工具。对于存在失语症或其他沟通问题的卒中患者，可以使用经过修改以用于 CAM 的修订版本 CAM-ICU 来进行评定。这项评定方法不需要患者任何口头反应来配合。

有无进行信效度研究验证：较详实[44-45]

有无在学术研究中被使用：一般

易用程度：易用（不收费，耗时少，易开展）

有无在相关指南中获得广泛引用或推荐：一般[38]

3．卒中稳定期评定方法

（1）焦虑、抑郁自评量表（Zung's Self-rating Anxiety and Depression Scale，SAS and SDS）：康复医学科临床上常应用 Zung 焦虑抑郁量表对脑卒中后患者进行焦虑、抑郁评定。有研究将精神科门诊患者所作 SAS 与 SDS 测评结果与精神科医生按国际疾病和相关健康问题分类第 10 版（ICD-10）诊断以及汉密顿焦虑量表（HAMA）和抑郁量表（HAMD）评定做对比，结果提示 SAS 与 SDS 的敏感度和特异度均不理想[46]。因此，自评量表得出的程度不能直接等同于医生评定的临床症状严重程度，若用于标定临床症状程度，仍需进一步作出评定。

有无进行信效度研究验证：一般

有无在学术研究中被使用：较多[47]

易用程度：一般（不收费，需患者有一定配合程度，耗时约 10 分钟）

有无在相关指南中获得广泛引用或推荐：较少

（2）卒中后抑郁评定量表：卒中后抑郁量表（Post-Stroke Depression Rating Scale，PSDRS）是专门用于反应卒中患者情绪和情感障碍的工具，量表涵盖了抑郁性卒中患者常见的一系列症状和问题。有研究将 PSDRS 与精神科诊断抑郁的专业性工具汉密尔顿抑郁量表（HAMD）在诊断卒中后抑郁患者阳性率做对比，发现 HAMD 受认知、失语症影响较大，对于失语症 PSDRS 的诊断准确性更高。PSDRS 可以成为临床实践和治疗试验中的有用工具，但仍需大样本、高质量研究验证其有效性及可靠性。

有无进行信效度研究验证：较详实

有无在学术研究中被使用：一般

易用程度：易用（不收费，需患者有一定配合程度，耗时约 5 分钟）

有无在相关指南中获得广泛引用或推荐：一般[38]

（3）汉密尔顿量表（Hamilton Rating Scale）：汉密尔顿焦虑抑郁量表是精神科用于评定焦虑抑郁的专业工具，该量表对于诊断无躯体疾病患者的诊断更有价值。有研究比较了汉密尔顿抑郁量表在诊断阿尔茨海默病、帕金森病、脑卒中患者抑郁症的应用，发现该量表在诊断重度抑郁症的有效性很高，特异性评分在脑卒中患者中最低。这可能与该量表需要一定程度患者的配合，受认知、失语症影响较大有关。

有无进行信效度研究验证：较详实

有无在学术研究中被使用：一般

易用程度：一般（耗时较长，患者需有一定配合程度，评定者需有资质）

有无在相关指南中获得广泛引用或推荐：较多[38]

推荐意见：①以上评定手段具有较详实的统计学证据（即信效度验证）的是：PHQ-2，PHQ-9；精神错乱评定；卒中后抑郁评定量表；汉密尔顿焦虑抑郁量表；②以上评定手段在公开发表的学术研究中被大量使用的有：PHQ-2，PHQ-9；焦虑抑郁自评量表；③以上评定手段具有较好的临床易用性的是：PHQ-2，PHQ-9；精神错乱评定；卒中后抑郁评定量表；④以上评定手段在相关卒中指南中获得了广泛的引用或推荐的有：PHQ-2，PHQ-9；汉密尔顿焦虑抑郁量表。

（四）言语功能评定

1. 失语症评定

（1）失语症诊断整套评定（Aphasia Diagnostic Profiles，ADP）：随附手册刺激卡/信纸，内含 25 张记录表，整套评定量表和材料置于一个手提箱，可以用于失语症的分类，基于波士顿分类系统。整套测试包含 9 个子测试类别，建立 5 个测试简档，测试时间为 40 到 45 分钟，专为成年人设计。

（2）综合失语症测试（Comprehensive Aphasia Test，CAT）：CAT 的目的是筛查相关的认知缺陷；评定失语症患者的语言障碍；调查失语症对个人生活方式和情感健康的影响；研究失语症对个体生活方式和情感健康的影响；监测失语症的变化及其随时间的变化。

认知部分评定人们在一系列可能影响康复的任务中的能力。作为测试的主体，语言组合提供了语言产生和理解的所有方式的表现概况。残疾调查问卷从失语症患者的角度探讨了损伤的实际、心理和社会影响。失语症问卷有 5 项（听觉理解 3 项，视觉理解 2 项）和 16 项表达能力分测验（重复 5 项，命名 3 项，阅读 4 项，写作 4 项），分线分测验、语义记忆、词汇流畅性、再认记忆、手势对象使用、算术等 6 个分测验，对可能与失语症有关的神经心理障碍进行了测试。

这项测试以认知神经心理学最新的语言处理模式为基础，是语言治疗师和研究人员不可缺少的资源。在 90～120 分钟内完成的一项相对简短的测试中，它提供了尽可能多的关于人们语言能力的信息。

（3）西方失语症成套测验（Western Aphasia Battery，WAB）：WAB 是一种用于评定因脑卒中、脑外伤或痴呆引起的可疑神经疾病的成年人语言功能的量表。有一个更新的版本，西方失语症成套修订版（Western Aphasia Battery Revised，WAB-R）。它有助于识别失语症的存在、程度和类型。它还测量了患者在测试中的表现，从而提供了一个基线，以便他们可以在治疗过程中检测到变化。这也可以看到患者的语言强项和弱点，以便他们能够找出治疗的方法，最后，它可以推断出引起失语症的病变的位置。另一种这样的检查是波士顿诊断性失语症检查。WAB 的目标人群是说英语的 18 岁到 89 岁之间的成年人。WAB 测试语言和非语言技能。评定的语言能力包括：自发言语、听觉理解、复述、命名、阅读和书写。测试的非语言技能包括绘图、计算、块设计和失用症。

失语商（AQ）是反映语言损伤总体严重程度的总成绩。WAB-R 是一个由 8 个子测试（32 个短任务）组成的完整组合，在进行这些改进的同时保持了当前措施的结构、总体内容和临床价值。

此外，失语症评定量表还有 Boston Assessment of Severe Aphasia（BASA）、Boston Diagnostic Aphasia Examination（BDAE-3）、Examining for Aphasia: Assessment of Aphasia and Related Impairments（EFA-4）等，各有优缺点。其中 ADP、CAT 和 WAB-R 有较详实信效度验证，较容易使用，在学术研究中有较多应用，并在脑卒中相关指南中获得较多引用或推荐[48-55]。

2. 构音障碍评定

（1）构音障碍可懂度评定（Assessment of Intelligibility of Dysarthric Speech，AIDS）：AIDS 是目前应用最广泛的一种测试构音障碍患者语言清晰度和交际效率的标准化测试方法。它量化了单词和句子的可理解性，并通过检查句子中每分钟可理解单词的速度来评定交流效率。

有无进行信效度验证：较少

有无在学术研究中被使用：一般

易用程度：易用

有无在相关卒中指南中获得了广泛的引用或推荐：较少

（2）Frenchay 构音障碍评定（第 2 版）（Frenchay Dysarthria Assessment - 2nd, FDA-2）：FDA-2 有一个评定单词、句子和会话可理解性的组件。在单词任务中，从 116 个语音平衡的单音节词和多音节词中随机抽取刺激。任务的成绩按 5 分进行评分，以反映正确识别单词的数量或识别单词的难易程度的不同。116 项单词表中的单词在音位、音节数和重音模式上是不同的。这种异质性导致在选择等效列表时出现问题，并且 5 点分级表上各点之间的间隔可能不相等。

句子任务和单词任务一样被执行和评分。提供了 50 个句子。手册并没有具体说明是否应该阅读所有句子或只读一个随机样本。评分范围从没有异常到完全无法理解。对话任务是基于大约 5 分钟的谈话，按照从"无异常"到"完全听不懂"的 5 分严重程度等级进行评分。

有无进行信效度验证：较多 [5, 6]

有无在学术研究中被使用：较多

易用程度：易用

有无在相关卒中指南中获得了广泛的引用或推荐：较多

（五）吞咽功能评定

吞咽障碍可表现为口腔前期、口腔准备期、口腔期、咽期或食管期吞咽障碍。吞咽障碍可造成咽滞留、误吸、支气管痉挛、气道阻塞、窒息、脱水和营养不良等并发症。

1. 筛查（screening）　筛查可以初步了解患者是否存在吞咽障碍以及障碍的程度，其主要目的是找出吞咽障碍的高危人群并决定是否需要作进一步的吞咽检查 [57]。研究表明吞咽筛查可以降低肺炎的风险 [58]。

（1）反复唾液吞咽试验（Repetitive Saliva Swallowing Test，RSST）：RSST 是一个筛选试验，要求患者在 30 秒内尽可能多地吞咽唾液，并通过喉的触诊来确定吞咽次数，若小于 3 次则判定为异常 [59]。评定吞咽能力且与误吸的相关性高，是一种较为简单和安全的吞咽筛查方法。

有无进行信效度验证：有

有无在学术研究中被使用：较多

易用程度：易用

有无在相关卒中指南中获得了广泛的引用或推荐：一般

（2）洼田饮水试验：通过饮用 30ml 水来筛查患者有无吞咽障碍及其程度，安全快捷 [57]。洼田饮水试验筛查误吸的阳性检出率（40.00%）低于诊断吞咽障碍的阳性检出率（95.56%）[60]。

有无进行信效度验证：有

有无在学术研究中被使用：较多

易用程度：易用

有无在相关卒中指南中获得了广泛的引用或推荐：一般

（3）进食评定问卷（eating assessment tool EAT-10）：EAT-10 有 10 项吞咽障碍相关问题。EAT-10 有助于识别误吸的征兆和隐性误吸以及异常吞咽的体征。与饮水试验合用，可提高筛查试验的敏感性和特异性 [61]。如果 EAT-10 的总评分大于等于 3 分，可能存在吞咽的效率和安全性问题，需要进一步的吞咽评定。

有无进行信效度验证：有。

有无在学术研究中被使用：较多。

易用程度：易用。

有无在相关卒中指南中获得了广泛的引用或推荐：一般

（4）多伦多床旁吞咽筛查试验（Toronto bedside swallowing screening test，TOR-BSST）：要求在患者清醒、能在支撑下坐直，并能执行简单指令的情况下，进行舌的活动、咽部敏感度、发声困难（饮水试验之前、之后）检查以及 50ml 吞水试验 [62]。该方法与吞咽造影（VFSS）比较，能较好地初筛患者的吞咽情况 [63]。

有无进行信效度验证：有

有无在学术研究中被使用：较多

易用程度：易用

有无在相关卒中指南中获得了广泛的引用或推荐：较多

（5）标准吞咽评定量表（Standardised Swallowing Assessment，SSA）：由 Ellul 等于 1996 年首先报道，经科学设计专门用于评定患者的吞咽功能，具有良好的信度和效度。SSA 分为 3 个部分：①临床检查；②让患者吞咽 5ml 水 3 次，观察吞咽情况；③如上述无异常，让患者吞咽 60ml 水，观察吞咽需要的时间、有无咳嗽等。该量表的最低分为 18 分，最高分为 46 分，分数越高，说明吞咽功能越差。在两项系统评价中，该方法被认为是脑卒中后吞咽障碍的最佳非器械筛查工具[64]。由于其可行性与其他筛查方法相比，SSA 是用于检测吞咽困难风险的合适的临床筛查工具[65]。

有无进行信效度验证：有

有无在学术研究中被使用：较多

易用程度：易用

有无在相关卒中指南中获得了广泛的引用或推荐：较多

（6）Gugging 吞咽评定表（Gugging Swallowing Screen，GUSS）：GUSS 分为间接与直接吞咽试验两个部分。其中间接吞咽试验（5 分）；直接吞咽试验依据食物形状进行检测，分别为糊状（5 分）、液体（5 分）与固体食物（5 分）。评定时密切观察患者吞咽情况、是否存在咳嗽、流口水与声音改变等情况，进行评分，总分为 20 分。该评定旨在将测试时的误吸风险降至最低；它评定了误吸风险的严重程度，并建议相应的特殊饮食。GUSS 提供了一种快速可靠的方法来识别有吞咽障碍和误吸风险的脑卒中患者[63]。这种分级评定方式让患者自主吞咽，并且对于那些无法吞咽液体但能吞咽半固体食物的患者产生较少的不适。

有无进行信效度验证：有

有无在学术研究中被使用：较多

易用程度：一般

有无在相关卒中指南中获得了广泛的引用或推荐：较多

推荐意见：①以上评定手段具有较详实的统计学证据（即信效度验证）的是：反复唾液吞咽试验；饮水试验；进食评定问卷（EAT-10）；多伦多床旁吞咽筛查试验；标准吞咽评定量表；Gugging 吞咽评定表。②以上评定手段在公开发表的学术研究中被大量使用的有：反复唾液吞咽试验；饮水试验；进食评定问卷（EAT-10）；多伦多床旁吞咽筛查试验；标准吞咽评定量表；Gugging 吞咽评定表。③以上评定手段具有较好的临床易用性的是：反复唾液吞咽试验；饮水试验；进食评定问卷（EAT-10）；多伦多床旁吞咽筛查试验；标准吞咽评定量表。④以上评定手段在相关卒中指南中获得了广泛的引用或推荐的有：多伦多床旁吞咽筛查试验；标准吞咽评定量表；Gugging 吞咽评定表。

2. 临床吞咽评定（Clinical Swallow Evaluation，CSE）称为非仪器评定（Clinical Non-instrumental Evaluation）或床旁检查（Bedside Examination）。

临床吞咽评定包括全面的病史、口颜面功能和喉部功能评定及进食评定三个部分。

（1）容积 - 黏度测试（Volume-viscosity Swallow Test，V-VST）：主要用于吞咽障碍安全性和有效性的风险评定帮助患者选择摄取液体量最合适的容积和稠度[57]。测试时选择的容积分为少量（5ml）、中量（10ml）、多量（20ml）；稠度分为低稠度（水样）、中稠度（浓糊状）、高稠度（布丁状）。按照不同组合完整测试共需 9 口进食观察患者吞咽的情况，根据安全性和有效性的指标判断进食有无风险。

有无进行信效度验证：有

有无在学术研究中被使用：一般

易用程度：一般

有无在相关卒中指南中获得了广泛的引用或推荐：一般

（2）改良 MASA（Modified Mann Assessment of Swallowing Ability）：Mann 评定吞咽能力（MASA）

由 Mann 于 2002 年创建，用于急性卒中患者的进食和吞咽障碍的评定工具，2010 年 Nader 等人改良 MASA（MMASA）为急性脑卒中吞咽困难管理的工具。改良 MASA 通过 12 个项目：意识、合作度、呼吸、表达性言语障碍、听理解力、构音障碍、唾液、舌运动、舌力量、咽反射、咳嗽反射和软腭任务来进行评分，总分 100 分，总分≥95 可尝试经口进食。使用该工具可以早期识别卒中患者的吞咽障碍，从而促进更快速的综合评定和干预[66]。

有无进行信效度验证：有

有无在学术研究中被使用：一般

易用程度：易用

有无在相关卒中指南中获得了广泛的引用或推荐：较多

推荐意见：①以上评定手段具有较详实的统计学证据（即信效度验证）的是：容积-黏度测试；改良 MASA。②以上评定手段在公开发表的学术研究中被大量使用的有：改良 MASA。③以上评定手段具有较好的临床易用性的是：改良 MASA。④以上评定手段在相关卒中指南中获得了广泛的引用或推荐的有：改良 MASA。

3. 仪器评定

（1）吞咽造影检查（Videofluoroscopic Swallowing Study，VFSS）：VFSS 是检查吞咽功能最常用的方法，被认为是吞咽障碍检查和诊断的"金标准"[67]。该方法在 X 线下透视，可对整个吞咽过程进行详细的评定和分析。通过观察侧位及正位成像可对吞咽的不同阶段（包括口腔准备期、口腔推送期、咽期、食管期）的情况进行评定，也能对舌、软腭、咽部和喉部的解剖结构和食团的运送过程进行观察[68]。对怀疑有误吸的患者进行仪器评定，以验证是否存在误吸，并确定吞咽困难的生理原因以指导治疗计划。

有无进行信效度验证："金标准"

有无在学术研究中被使用：很多

易用程度：较复杂（需要 X 线摄像）

有无在相关卒中指南中获得了广泛的引用或推荐：较多

（2）软式喉内镜吞咽功能检查（Flexible Endoscopic Examination of Swallowing，FEES）：通过软管纤维喉镜，在监视器直视下观察患者基本自然状态下平静呼吸、用力呼吸、咳嗽、说话和食物吞咽过程中鼻、咽部、喉部各结构如会厌、杓状软骨和声带等功能状况，并通过进食色素食团来观察吞咽残留的位置及量，并判断是否存在渗漏或误吸[69]。

有无进行信效度验证：较多

有无在学术研究中被使用：很多

易用程度：较复杂（需要纤维喉镜）

有无在相关卒中指南中获得了广泛的引用或推荐：较多

（3）测压检查：测压检查包括高分辨率咽腔测压、上食管括约肌测压、咽自动抗阻测压及压力流量分析等[57]。其中高分辨率咽腔测压技术可以动态连续地直接反映整个吞咽过程中的咽腔压力的变化，反映咽部肌肉与食管上括约肌的功能及协调性以及两者与食管体部和食管下括约肌的协调性[70-71]。但是不能直观地看到食物通过状况，因此不能判断有无误吸，该方法可以与吞咽造影相结合同步进行既可量化吞咽动力学变化、又可观察吞咽各期的生理功能变化[72-73]。

有无进行信效度验证：一般

有无在学术研究中被使用：一般

易用程度：较复杂

有无在相关卒中指南中获得了广泛的引用或推荐：一般

推荐意见：①以上评定手段具有较详实的统计学证据（即信效度验证）的是：吞咽造影检查；软式喉内镜吞咽功能检查。②以上评定手段在公开发表的学术研究中被大量使用的有：吞咽造影检查；软式喉内镜吞咽功能检查。③以上评定手段具有较好的临床易用性的是：无，都需要仪器。④以上评定手段在相关卒中指南中获得了广泛的引用或推荐的有：吞咽造影检查；软式喉内镜吞咽功能检查。

（六）综合运动功能评定

1. 肌张力评定

（1）Ashworth量表（Ashworth Scale）：Ashworth总共有两个版本，初始版Ashworth量表简称AS，改良Ashworth量表简称MAS。主要是为了给卒中患者的肌张力评定提供一个量化的工具。目前，MAS在临床工作与科研工作中都广泛应用。该量表被认为是中枢神经系统病变患者四肢肌肉痉挛程度的测量中应用最为广泛的量表之一。初始版Ashworth量表（AS）测试不同速度下关节的被动运动的阻力情况，评分标准共有5级（从0级到4级），1级表示没有阻力，5级表示僵直。改良Ashworth量表（MAS）：在初始版基础上增加了1^+级，表示在关节运动范围50%以内出现阻力。因此，改良Ashworth量表共有6级（从0级到4级）。

改良Ashworth量表在临床使用上，平均耗时5分钟或以下。

有无信效度验证：较多

有无在学术研究中被使用：较多

易用程度：易用

有无在相关指南中获得广泛推荐：较少

（2）改良Tardieu量表（Modified Tardieu Scale，MTS）：主要是为了评定肌肉在给定速度下对牵伸的反应，通过快速和慢速的被动活动的阻力来评定肌肉痉挛程度。该量表最初于20世纪50年代开始发展，并经过多次修订（Haugh 2006）。最新版的改良Tardieu量表遵循以下标准：

1）受试者能够在坐位完成上肢测试，在仰卧位完成下肢测试。

2）2个测量指标：肌肉反应质量；肌肉产生反应时的关节活动角度。

3）3种测量速度：V_1尽可能慢（缓和牵张反射）；V_2肢体在重力作用下自由下落；V_3尽可能快（快于肢体自由下落的速度）。

4）肌肉反应质量（0～5分），0分表示被动关节活动过程中没有阻力，5分表示关节不能活动（一些版本评分为0～4分）。

5）关节角度：改良Tardieu量表定义R1为肌肉出现反应的角度，R2为全范围的被动关节活动角度。

6）全范围的关节活动角度（R2）在极缓慢速度下测得（V1）。肌肉反应角（R1）被定义为在快速拉伸（V3）过程中发现卡顿或阵挛的角度（V3）。从R2中减去R1，这表示肌肉的动态张力。

有无信效度验证：较多

有无在学术研究中被使用：较多

易用程度：易用

有无在相关指南中获得广泛推荐：较少

2. 肌力评定

（1）徒手肌力测试（Manual Muscle Test，MMT）：目前，国际上普遍应用的是1916年美国哈佛大学矫形外科学教授Lovett提出的肌力分级方法分为6级（0～5级）。在卒中患者中，肌力的检查是有需要的，但是由于患者存在痉挛、反射和协调等功能异常，传统的徒手肌力测试无法很有效的测定分离的单块或单组肌肉的肌力。所以患者在无法进行分离动作的情况下，不建议进行传统的徒手肌力测试。同时APTA Neuro CPG，AHA/ASA Stroke Early Management Guidelines与strokengine.ca等中都无任何推荐的肌力评定量表。

有无信效度验证：无

有无在学术研究中被使用：无

易用程度：易用

有无在相关指南中获得广泛推荐：较少

（2）手持式测力器（Hand-held Dynamometry）：用于定量且客观地测试肌肉等长收缩时的肌力。受试者被要求保持等长收缩2～5秒（"用力"或者"放松"测试）。在"用力"测试中，受试者将所测肢体推入测力器中。在"放松"测试中，测试者要求受试者保持一个静止的姿势，同时测试者施加阻力。该仪器通过使用的力的大小进行评分：千克、牛顿或磅的力。千克（0～90），磅（0～200）。变量取决于正在测试的肌肉数量和所执行的试验次数。测试标准是每次肌肉测试时间为 5 秒。手持式测力器在临床使用上，平均耗时 0～5 分钟。

有无信效度验证：较多

有无在学术研究中被使用：较多

易用程度：易用

有无在相关指南中获得广泛推荐：较多

3. 运动控制评定

（1）Brunnstrom 分期：20 世纪 50 年代，瑞典学者 Brunnstrom 通过对偏瘫患者运动功能恢复过程的长期观察，发现脑卒中肢体功能恢复的过程都要经过大致相同的 6 个阶段，从而提出了中枢神经系统损伤后偏瘫肢体功能恢复的 6 阶段理论[74]。即：偏瘫肢体功能恢复过程是从完全性瘫痪开始（Brunnstrom Ⅰ 期），到出现异常运动模式（Brunnstrom Ⅱ 期），继而异常运动模式达到顶峰（Brunnstrom Ⅲ 期），再到异常运动模式减弱，出现分离运动（Brunnstrom Ⅳ、Ⅴ 期），最后基本恢复正常运动（Brunnstrom Ⅵ 期）。根据 6 阶段理论，Brunnstrom 设计了与之相应的评定法，分别对偏瘫上肢、手、下肢的运动功能进行评级。

有无信效度验证：较多

有无在学术研究中被使用：较多

易用程度：易用

有无在相关指南中获得广泛推荐：较多

（2）Fugl-Meyer 运动功能评分（Fugl-Meyer Assessment of motor recovery after stroke，FMA-M）：主要用于评定和测量卒中后偏瘫患者的恢复情况，并且在临床工作与科研工作中都广泛应用。该量表被认为是定量测量运动功能障碍中应用最为广泛的量表之一。FMA 中每一项分值为 3 分，总分为 100 分，主要包括了 5 个主要方面。该量表在使用中可以选择其中几个分类进行使用，而且也发展出了一些简化的版本。FMA 量表在使用过程中，整个评定耗时 6～30 分钟，具备极高的信效度。但也有一部分学者指出 FMA 存在天花板及地板效应。

有无信效度验证：较多

有无在学术研究中被使用：较多

易用程度：易用

有无在相关指南中获得广泛推荐：较多

（3）上田敏运动功能评价法：日本东京大学上田敏教授认为 Brunnstrom 评定的特点是能正确掌握脑卒中所致偏瘫的恢复过程，但判定标准不够明确，从完全瘫痪到完全恢复仅分为 6 级是不够的。他于 1972 年将此分为 12 级，并进行了标准化。经使用证明，此评定方法可信度高而适当，其特点是患侧下肢的功能障碍与移动能力之间有高度相关的意义，下肢的分级对步行有 50% 的决定作用[75]。

有无信效度验证：较多

有无在学术研究中被使用：较多

易用程度：易用

有无在相关指南中获得广泛推荐：较多

（4）脑卒中康复运动功能评定量表（Stroke rehabilitation Assessment of Movement Measure，STREAM）：主要是为了给卒中患者的运动功能评定提供一个量化的工具。STREAM 主要包括 3 个方面的 30 项评定：上肢运动（每项 3 分）、下肢运动（每项 3 分）、基础运动（每项 4 分）。在评分上，上下肢各占 20 分，运动性上总共 30 分。STREAM 总共有三个版本：包含 30 项评定的初始版 STREAM-30，修订版 STREAM-27 和简化版 STREAM-15。修订版略去了两项上肢功能肩胛骨上抬和肩胛骨内收以及下肢的髋关节外展。STREAM 在临床使用上，平均耗时 6～30 分钟，并且具备极高的信效度。

有无信效度验证：较多

有无在学术研究中被使用：较多

易用程度：易用

有无在相关指南中获得广泛推荐：较多

（5）Box-Block 测试（Box and Block test，BBT）：主要是为了评定卒中患者单侧手部灵活性。该测试要求受试者坐在一张桌子旁，面对一个被分成两个等维正方形隔间的矩形的盒子。150 个 2.5cm 的彩色木质积木块被放在其中一个隔间。受试者按指示在 60 秒内尽可能多地将彩色积木移至另一隔间。1985 年 Mathiowetz 等人提供了测试材料的标准尺寸以及测试管理和评分的程序。为了观察测试，测试者坐在受试者对面，以观察测试表现。BBT 是通过计算在一分钟内受试者从一个隔间移到另一个隔间的彩色积木数量来计分的。受试者的手必须越过隔板，才能获得 1 分。积木块从第二个隔间掉落或反弹至地面仍然会得到 1 分。同时转移多个木块计作 1 分。得分越高，表示手部的灵活性越好。BBT 在临床使用上，平均耗时 0～5 分钟，适用于 6～12 岁的儿童和 18 岁及以上的成年人和老年人。

有无信效度验证：较多

有无在学术研究中被使用：较多

易用程度：易用

有无在相关指南中获得广泛推荐：较多

（6）上肢动作研究测试（Action research Arm Test，ARAT）：主要是通过观察法评定卒中患者上肢的功能性活动。ARAT 将 19 个项目分为 4 个部分（抓、握、捏和手臂的粗大运动）。抓测试包括：2.5cm 积木块（限时 3.6 秒）、5cm 积木块（限时 3.5 秒）、7.5cm 积木块（限时 3.9 秒）、7.5cm 球（限时 3.8 秒）、石头（限时 3.6 秒）、10cm 积木块（限时 4.2 秒）；握测试包括：2.25cm 管状物（限时 4.2 秒）、1cm 管状物（限时 4.3 秒）、将垫圈放置于螺钉上（限时 4 秒）、将一杯水倒入另一杯中（限时 7.9 秒）；捏测试包括：用示指和拇指相对捏起大块大理石（限时 3.8 秒）、用中指和拇指相对捏起大块大理石（限时 3.8 秒）、用无名指和拇指相对捏起大块大理石（限时 4.1 秒）、示指和拇指相对捏起小块大理石（限时 4 秒）、用中指和拇指对捏起小块大理石（限时 4.1 秒）、用无名指和拇指对捏起小块大理石（限时 4.4 秒）；手臂的粗大运动包括：用手碰嘴（限时 2.4 秒）、把手放在头顶（限时 2.7 秒）、把手放在头后（限时 2.7 秒）。Lyle 的评分规则：受试者能够在第一个项目（最困难的）取得最高分则被认为在该量表的所有后续项目上得分均为 3 分。如果受试者第一项的得分小于 3 分，则需要评定第二项内容。第二项是最简单的项目，如果受试者得分为 0，那么他们不太可能在剩下的项目中获得高于 0 的分数，因此其他项目得分均为 0 分。ARAT 的最高分为 57 分（得分范围为 0～57 分）。得分越高，表示上肢功能性活动越好。ARAT 在临床使用上，平均耗时 10 分钟，具体取决于测试项目的数量。适用于 13 岁及以上的受试对象。

有无信效度验证：较多

有无在学术研究中被使用：较多

易用程度：一般

有无在相关指南中获得广泛推荐：较多

（7）Wolf 运动功能测试量表（Wolf Motor Function Test，WMFT）：最初被称为"Emory Motor Test"[76]，主要是通过定时和功能性任务定量测量卒中患者上肢运动能力。WMFT 总共有两个版本：包含 21 项的初始版和包含 17 项的通用版。由 3 部分组成：时间、功能性能力、力量。包含 15 项功能性任务和 2 项力量性任务。完成时间被称为 WMFT-TIME，功能性能力被称为 WMFT-FAS。1～6 项为限时功能性任务，7～14 项为力量测试，剩下的 9 项包括完成各项任务时的动作质量分析。测试者应先测试受影响较小的一侧上肢，再测试受影响较大的一侧上肢。WMFT-TIME 给每项任务 120 秒的时间。每项评分分为 6 个等级（0～5 分）：满分为 75 分，分数越低表示功能水平越差。WMFT 在临床使用上，平均耗时 6～30 分钟，具备极高的信效度。

有无信效度验证：较多

有无在学术研究中被使用：较多

易用程度：易用

有无在相关指南中获得广泛推荐：较多

（8）关节活动范围（range of motion，ROM），又称关节活动度，是指关节活动时所通过的运动弧（角度）。测量 ROM 是一项常规的临床检查项目，最初由 Camus 和 Amar 在 20 世纪初提出，始于对战后损伤造成残疾的评定，可以用于描述机体状况的变化，并揭示预后，因此检测 ROM 是评价运动系统功能状态的最基本、最重要的手段之一。如果定期重复测量，对确定为获得正常运动能力而做的康复治疗的有效性也是有参考价值的，能更容易阐明关节运动受限患者的情况。

量角器是测量 ROM 的主要仪器，有双臂关节量角器和方盘量角器，同时还有如电子量角尺法、关节图、照相法、X 线法、反光球位置标记法、蓝牙可穿戴电子量角器等的测量方法[77-78]，但是 ROM 研究中的"金标准"还是放射成像法，可以用其与其他方法进行比较判断它们的可信度。但是卒中患者由于痉挛、反射和协调功能异常、肩关节半脱位的情况存在，对于卒中患者的 ROM 检查需依情况而定。

有无信效度验证：一般

有无在学术研究中被使用：较少

易用程度：易用

有无在相关指南中获得广泛推荐：较少

4. 综合量表评定

（1）McMaster 脑卒中评定量表（Chedoke-McMaster stroke Assessment Measure，CMSA）：主要用于评定卒中或其他神经系统疾病对人造成的功能障碍与失能。CMSA 主要由两部分构成。第一部分主要用于评定客观损伤的严重程度，包括六个方面，每一个方面满分为 7 分，每个分数对应的是运动模式的恢复阶段。而在肩痛方面则主要依据疼痛的剧烈程度。第二部分主要用于评定患者的运动功能在临床上的重要变化，主要由整体的运动功能和行走能力两方面。在整体运动功能中主要包含十个项目，在衡量行走能力的评定中包含五个项目。在第二部分中，每一项的得分依旧为 7 分。在第一部分中，最少得分为 6 分，最多为 42 分。在第二部分中分值最高为 100 分，分数越高意味着功能越正常。CMSA 整个测试所需要的时间通常为 45～60 分钟。该量表在用于急性期卒中患者的评定时，最低重要临床差异（MCID）为 8 分。如果患者在下肢及姿势控制两个方面得分之和大于 9 分，则意味着该患者可以独立进行行走。

有无信效度验证：较多

有无在学术研究中被使用：较多

易用程度：一般

有无在相关指南中获得广泛推荐：较多

（2）OPS 预后量表（Orpington Prognostic Scale，OPS）：主要用于评定卒中的严重程度，例如运动缺失、本体觉、平衡和认知等状况。OPS 主要是基于更早之前的预后评定工具 Edinburgh Prognostic Score，但是增加了关于认知功能的评定。OPS 量表分数范围为 1.6～6.8，分数越高说明卒中程度越严重，并且严重程度可以被分为三级：①轻度至中度，分数 <3.2；②中度至重度，分数 3.2～5.2；③严重损伤，分数 >5.2。OPS 评定在使用中平均耗时为 5 分钟左右，并且具备极高的信效度。OPS 的分数 <3.2 分则表明该患者更有可能回归家庭，而当分数为 3.2～5.2 之间时则最好进行康复治疗。

有无信效度验证：较多

有无在学术研究中被使用：较多

易用程度：易用

有无在相关指南中获得广泛推荐：较多

（七）步态分析

1. Wisconsin 步态量表（Wisconsin Gait scale，WGS）　该表发布于 1996 年，用于评定脑卒中偏瘫所致步态异常，不预测跌倒风险。可检测康复疗效。评价耗时约 3 分钟，主要观察四个部分：患侧下肢支撑相、患侧下肢足趾离地、患侧下肢摆动相和患侧下肢足跟着地期。14 项中除第一项（使用手持助行器）得分范围为 1～5 分，第 11 项（足趾离地至摆动中期膝关节屈曲）得分范围为 1～4 分，其余均为 1～3 分，分数越高步态情况越差。

有无进行信效度验证：较详实[79-81]

有无在学术研究中被使用：较多[82-84]

易用程度：易用

有无在相关卒中指南中获得了广泛的引用或推荐：一般[85-86]。

2. 纽约医学院矫正步态分析量表（New York Medical School Orthotic Gait Analysis work sheet）　共有17个项目，评定患者身体各个关节，躯干及头部等部位的活动能力，由评定人员判别该部位的活动功能是否需要矫正，分为可接受、需要鼓励和需要减少。

有无进行信效度验证：较少[87]

有无在学术研究中被使用：较少

易用程度：一般

有无在相关卒中指南中获得了广泛的引用或推荐：一般[85]

3. Holden步行功能分级（Holden Functional Ambulation Category）　共分为6级，通过判断患者是否具有步行能力、是否需要帮助及地形复杂程度为主要评判标准。Ⅴ级为完全独立，在任何地形下可行走，0级为无行走功能。

有无进行信效度验证：比较详实[88]

有无在学术研究中被使用：较多[89-90]

易用程度：易用

有无在相关卒中指南中获得了广泛的引用或推荐：较多[85-86]。

4. Hoffer步行功能分级（Hoffer Functional Ambulation Category）　共分为4级，以借助助步器或矫形器帮助下在室内或室外行走时间长短为主要评判标准，分级从高到低分为社区性行走、家庭性步行、非功能性步行、不能步行[91]。

有无进行信效度验证：比较详实[88]

有无在学术研究中被使用：较多[92]

易用程度：易用

有无在相关卒中指南中获得了广泛的引用或推荐：较多[85-86]。

5. Tinetti平衡及步态量表（Tinetti Balance and Gait Analysis）　分为平衡及步态两部分，满分为28分。其中平衡测试9个项目，步态测试8个项目，包括起步、抬脚高度、步长、步态对称性、步态连续性、左路路径、躯干稳定性及步宽（脚跟距离）。一般评定需15分钟，如果得分小于24分表示有平衡障碍，小于15分，表示有跌倒风险。

有无进行信效度验证：较详实[93-94]

有无在学术研究中被使用：较多[95-97]

易用程度：一般

有无在相关卒中指南中获得了广泛的引用或推荐：一般[85]。

6. 异常步态分级量表（Gait Abnormality Rating Scale）　常用于评定老年人的跌倒风险，评价时间约4分钟，评价分为三部分，一般情况、下肢部分、躯干，头部，上肢部分，共16项。每项最低0分，最高3分。得分越高，步态越差[98]。

有无进行信效度验证：较详实[99]

有无在学术研究中被使用：较多[100]

易用程度：易用

有无在相关卒中指南中获得了广泛的引用或推荐：一般[85]。

7. Rivermead目测步态评定（Rivermead Visual Gait Assessment）　主要观察神经系统疾病患者在步行站立期和摆动期双臂、躯干和双腿活动，共20个项目，并可自行增加需要评定的项目，并用4分评分法量化步态异常程度。0分为正常，3分为严重异常。总得分越高，步态异常越严重。

有无进行信效度验证：较少

有无在学术研究中被使用：一般 [101]

易用程度：易用

有无在相关卒中指南中获得了广泛的引用或推荐：一般。

8. 三维步态分析　通过各种仪器及设备（GaitWatch 等）记录人体步行时肢体运动时间和空间变化规律，主要测定的参数有人体重心分析、廓清机制、步行时间 - 空间测定和肢体节段性运动。较为常用时间 - 空间参数数据有：步长、步长时间、步幅、平均步幅时间、步频、步速、步宽、足偏角等。通过程序，可将采集的数据进行处理，模拟出患者的行走三维图像，使步态分析可视化。

有无进行信效度验证：较详实 [102-105]

有无在学术研究中被使用：较多 [106-107]

易用程度：难用

有无在相关卒中指南中获得了广泛的引用或推荐：较多

推荐意见：①以上评定手段具有较详实的统计学证据（即信效度验证）的是：Wisconsin 步态量表、Tinetti 平衡及步态量表、异常步态分级量表、三维步态分析。②以上评定手段在公开发表的学术研究中被大量使用的有：Wisconsin 步态量表、Holden 步行功能分级、Hoffer 步行功能分级、异常步态分级量表、三维步态分析。③以上评定手段具有较好的临床易用性的是：Wisconsin 步态量表、Holden 步行功能分级、Hoffer 步行功能分级、异常步态分级量表、Rivermead 目测步态评定。④以上评定手段在相关卒中指南中获得了广泛的引用或推荐的有：Holden 步行功能分级、Hoffer 步行功能分级、三维步态分析。

（八）平衡功能评定

平衡功能评定方法除了体格检查中的 Romberg 试验、坐位平衡、站位平衡测试外，还包括量表评定及仪器评定。

1. 量表评定

（1）Berg 平衡量表（Berg Balance Scale，BBS）：BBS 是目前使用最为普遍的平衡量表，适用于各种严重程度的脑卒中患者，建议使用于脑卒中亚急性期及慢性期，BBS 可用于预测脑卒中患者住院时间、出院去向、发病后 90 天功能障碍程度及 180 天运动能力。BBS 评分每项最低分 0 分，最高得分 4 分，总分 56 分，包括 14 个项目。

有无进行信效度验证：较详实

有无在学术研究中被使用：较多 [108]

易用程度：易用（不收费、耗时少 15～20 分钟、易开展）

有无在相关卒中指南中获得了广泛的引用或推荐：较多 [109]

（2）脑卒中患者姿势控制量表（Postural Assessment Scale for Stroke Patients，PASS）：PASS 专为脑卒中患者设计，是在 Fugl-Meyer 运动功能评分平衡量表（Fugl-Meyer Assessment-Balance，FM-B）条目基础上改编而来，在心理计量特性方面 PASS 比 BBS 表现更好。由于天花板效应适用于脑卒中后 3 个月内，脑卒中慢性期不推荐。PASS 评分每项最低分 0 分，最高分 3 分，总分 36 分，包括卧、坐、站在内的 3 种动作类型的平衡能力，共 12 个项目。

有无进行信效度验证：较详实 [110]

有无在学术研究中被使用：一般 [111-112]

易用程度：易用（不收费、耗时少约 10 分钟、易开展）

有无在相关卒中指南中获得了广泛的引用或推荐：一般

（3）起立 - 步行计时测试（Timed Up and Go Test，TUGT）：起立 - 步行计时测试观察患者完成起立、行走、坐下的完整动作，因此只适用于可以行走的患者反映其动态平衡情况。记录患者所用时间及可能会跌倒的危险性，用 1～5 分来标明。

有无进行信效度验证：较详实 [113-115]

有无在学术研究中被使用：较多 [116-119]

易用程度：易用（不收费、耗时少、易开展）

有无在相关卒中指南中获得了广泛的引用或推荐：较少

（4）FM-B：Fugl-Meyer Assessment 简称 FMA 是用于评定脑卒中后偏瘫患者运动功能的量表，FM-B 是 FMA 中的一部分用以评定平衡功能。

有无进行信效度验证：较欠缺[120]

有无在学术研究中被使用：一般

易用程度：易用（不收费、耗时少、易开展）

有无在相关卒中指南中获得了广泛的引用或推荐：较少

（5）Tinetti 平衡与步态量表（Tinetti Performance Oriented Mobility Assessment，Tinetti POMA）：Tinetti POMA 用于评定老年人的平衡和步态功能，满分 28 分，平衡测试部分有 10 个项目，满分 16 分；步态测试部分有 8 个项目，满分 12 分。

有无进行信效度验证：较详实[121]

有无在学术研究中被使用：较少[122-123]

易用程度：易用（不收费、耗时少 10-15 分钟、易开展）

有无在相关卒中指南中获得了广泛的引用或推荐：较少

（6）五次站立实验（Five-Times-Sit-to-Stand Test，FTSST）：用于测量转移功能，可以定量化的评定患者下肢力量及转移能力。该实验记录 5 次站立坐下所用的时间及跌倒的风险。其是否适用于脑卒中患者仍存在争议。

有无进行信效度验证：较详实[124]

有无在学术研究中被使用：较多[125-128]

易用程度：易用（不收费、耗时少 5 分钟、易开展）

有无在相关卒中指南中获得了广泛的引用或推荐：一般

（7）其他量表：除了上述几种量表，还有其他一些量表被用于脑卒中患者的平衡评定，但使用相对较少：功能性步态评价（Functional Gait Assessment，FGA）、功能性前伸试验（Functional Reach Test，FRT）、平衡评价系统测试（Balance Evaluation Systems Test，BEST）与 Mini-BEST、Brunel 平衡量表（Brunel Balance Assessment，BBA）、特异性活动平衡自信量表（Activities- specific BalanceConfidence Scale，ABC）等。

2. 仪器评定

（1）静态平衡测试系统：静态平衡仪主要通过压力平板感应人体静态站立时足底压力变化，描述和分析静立时重心在水平面连续变化的轨迹以此来测定人体平衡功能。

目前临床上静态平衡测试系统主要指标有：重心分布、摆动轨迹长、摆动面积、最大摆动速率、最大摆动角度等。

有无进行信效度验证：较详实[129-130]

有无在学术研究中被使用：较多[131-134]

易用程度：一般

有无在相关卒中指南中获得了广泛的引用或推荐：较多

（2）动态平衡测试系统：动态平衡测试的测试内容主要有感觉整合测试（Sensory Organization Test，SOT）、运动控制测试（Motor Control Test，MCT）、应变能力测试（adaptation test，ADT）和稳定性测试（Limits of Stability，LOS）等。

有无进行信效度验证：较详实

有无在学术研究中被使用：一般[135-136]

易用程度：一般（收费）

有无在相关卒中指南中获得了广泛的引用或推荐：一般

推荐意见：①以上评定手段具有较详实的统计学证据（即信效度验证）的是：Berg 平衡量表、脑卒中患者姿势控制量表、Tinetti 平衡与步态量表、五次站立实验、静态平衡测试系统、动态平衡测试系统；

②以上评定手段在公开发表的学术研究中被大量使用的有：Berg 平衡量表、起立 - 步行计时测试、静态平衡测试系统；③以上评定手段具有较好的临床易用性的是：Berg 平衡量表、脑卒中患者姿势控制量表、起立 - 步行计时测试、Tinetti 平衡与步态量表、五次站立试验；④以上评定手段在相关卒中指南中获得了广泛的引用或推荐的有：Berg 平衡量表、静态平衡测试系统。

（九）协调功能评定

1. 协调测试　包括指 - 指试验、拇指对指试验、示指对指实验、指鼻试验、握拳试验、轮替试验、旋转试验、跟 - 膝 - 胫试验、拍膝试验及拍地试验等。

2. SARA（Scale for the Assessment and Rating of Ataxia）　该量表简称 SARA，主要用于评定被测试者是否存在共济失调以及共济失调的程度，对于评定共济失调性脑卒中患者的协调功能也较为有效[137]。SARA 主要包括了 8 个主要方面：①步态；②站姿；③坐姿；④讲话；⑤手指追逐；⑥鼻 - 指试验；⑦快速交替的手部动作；⑧跟胫滑动。总分 40 分，除步态 8 分、站姿 6 分、讲话 6 分，其余各项每一项分值为 4 分。

有无进行信效度验证：比较详实

有无在学术研究中被使用：一般

易用程度：易用

有无在相关卒中指南中获得了广泛的引用或推荐：较少

在其他运动综合评定量表中有协调相关评定，如 FMA，在此不再赘述。

（十）躯体感觉功能评定

1. 感觉分类

（1）浅感觉：包括痛、温、触压觉，是皮肤黏膜的感觉。

（2）深感觉：包括关节觉、震动觉，是肌腱、肌肉、骨膜和关节的感觉。

（3）复合觉：包括实体觉、两点辨别觉、定位觉、图形觉等。

感觉评定的方法主要包括用人工和设备产生某一类刺激，然后依靠受检人的口头反馈或其他神经生理反应，来断定其是否对刺激产生了正确的感觉。临床上常用的检查方法多为人工刺激，受检人进行自陈报告的方式来进行。

2. 临床量表

（1）Fugl-Meyer 感觉功能评分（the sensory subscale of the FMA，FMA-S）：是 FMA 量表中关于感觉功能的子集，用于收集轻触觉及本体感觉数据。使用三分量表（0 = 缺失，1 = 受损，2 = 正常）进行评分。FMA-S 有很高的评分者间的信度和内部一致性，但该量表有显示出明显的天花板效应，且有必要提高FMA-S 的心理测量性能。随机临床试验结果表明，Fugl-Meyer 运动和感觉评定具有较高的评分者间可靠性，可作为脑卒中后感觉运动障碍的严重程度临床实践或康复研究的可靠评定指标[138]。

有无进行信效度验证：较详实

有无在学术研究中被使用：较多

易用程度：易用

有无在相关卒中指南中获得了广泛的引用或推荐：一般

（2）Nottingham 感觉评定（Nottingham Sensory Assessment，NSA）：是一个评定脑卒中患者的感觉障碍标准化的量表。NSA 也是被美国国家安全局用来指定评定卒中后躯体感觉障碍的量表。EmNSA是 Erasmus MC 对 NSA 的改良，是一种可靠的初诊筛查工具，可用于评定神经内科和神经外科住院的颅内疾患者的躯体感觉障碍。最初的 NSA 是一个专门制定对于成年脑卒中患者的标准化工具，显示出良好的内部评定的可靠性。美国国家安全局将 EmNSA 的评价从优秀提升到卓越（内部和相互可靠性 kappa 系数 > 0.75）。

此外，最新翻译和跨文化适应发展起来的法语版 EmNSA 量表也被认为是一种有效的、可重复使用的准确评定脑卒中后成人躯体感觉模式的综合评价量表。用时不到 30 分钟。EmNSA 没有天花板或地板效应。该评定可用于脑卒中多学科临床实践和研究背景下的不同康复阶段。EmNSA 主要用于评定和测量卒中后感觉,由躯体感觉(EmNSA-SS)和立体感觉(EmNSA-ST)两部分组成。EmNSA-SS包括22项躯体感觉功能,包括触觉、两点辨别觉、本体觉,最高分为44分(0=缺失,1=受损,2=正常)。EmNSA-ST评定立体感觉功能,包含10项,最高分为20分(0=缺失,1=受损,2=正常)。因此,EmNSA是一种可靠的标准化评定测量,这是简单,便宜和相对快速的管理。它是有用的原发性躯体感觉障碍评定的筛选工具[139]。

有无进行信效度验证:较详实

有无在学术研究中被使用:较多

易用程度:一般

有无在相关卒中指南中获得了广泛的引用或推荐:较多

(十一)心肺功能评定

临床研究中常用的脑卒中心肺功能评定方法主要包括肺功能评定,6分钟步行试验和心肺运动试验等。肺功能评定常用于呼吸疾病的评定和诊断中,而6分钟步行试验和心肺运动试验则是心血管疾病患者心肺功能和运动能力的最常用评定手段。

1. 肺功能评定 肺功能评定是指利用相关测量设备对肺活量(vital capacity, VC)、用力肺活量(forced vital capacity, FVC),呼气流速等一些肺的功能指标进行的相关测试。脑卒中患者由于常存在呼吸控制、呼吸力学和呼吸模式等功能紊乱,肺功能降低除了会直接导致运动能力下降外,一些指标的降低可能还和脑卒中发生和患者死亡相关。

FEV1和FVC降低,缺血性脑卒中风险会增加。FEV1百分比降低会提高致命性卒中的发生率。尤其会明显提升高血压男性的脑卒中发生率和全因死亡率。

脑卒中患者的肺功能指标可以评价呼吸肌训练(respiratory muscle training, RMT)效果。两项系统回顾显示,RMT可以提高患者最大吸气和呼气压力、FVC、FEV1[140]。

有无进行信效度验证:呼吸功能评定金标准

有无在学术研究中被使用:较多[140]

易用程度:困难;对患者认知功能有要求;单次测试5～10分钟;需要肺功能评定相关设备

有无在相关卒中指南中获得了广泛引用或推荐:较少

2. 6分钟步行测试(6 minutes walk test, 6MWT) 对于正常人群和心肺疾病患者,6MWT是常用的心肺运动功能的测试工具。而脑卒中患者中,虽然也有文章显示,亚急性期患者通过心血管锻炼,可以改善6MWT的结果[141]。且患者呼吸肌力和最大吸气压的提高也可以提高6MWT的结果,但更多研究表明6MWT可能并不能最好体现脑卒中患者心肺功能的水平。早期患者中有氧能力的评定中,6MWT结果会更多受到干扰步行速度的因素而非心肺因素的限制。对于中度运动障碍患者,6MWT的步行距离、自选步行速度和血流动力学均和最大摄氧量无关。对于老年患者,平衡是影响6MWT步行距离的主要因素,伸膝能力和痉挛状态也会对结果产生不良影响。

推荐意见:

不建议将6分钟步行试验作为脑卒中后心肺功能的评价指标。

3. 心肺运动试验 心肺运动试验是检测心肺运动功能的金标准。一套心肺运动试验设备由运动心电图、血压计、气体分析设备、气体流速流量传感器、运动功率计、脉搏血氧计、电脑组成。通常运动功率计使用运动平板或踏车。在其他一些研究中,脑卒中患者心肺运动试验使用的运动功率计还包括了踏步机、上肢手摇车[142],半卧式踏车(semirecumbent cycle ergometry)和一种组合式上下肢踏车设备[143]。不过一份系统回顾显示,由于大部分使用这些设备的脑卒中后心肺运动试验设计没有充分遵守现行心肺运动试验指南,所以无法对这些试验方案的结果进行比较[142]。

脑卒中患者相关心肺运动试验中,最大负荷测试高信度的观察指标包括心率(r=0.87)、分钟摄氧量(r=0.92)、千克每分钟摄氧量(r=0.92),氧脉搏(r=0.93)。亚极量测试时高可信度指标为每分钟摄氧量(r=0.89)和氧脉搏(r=0.85),其余指标信度也均高于0.70。一项研究发现,脑卒中患者的峰值功率、呼吸交换率和运动持续时间均较对照组明显下降。峰值摄氧量(VO_{2peak})是否能代表全部脑卒中患者心肺功能仍有争议，因为目前大部分研究招募的均为轻度脑卒中患者[144]。另一项研究发现，VO_{2peak}只和下肢偏瘫的严重程度密切相关[145]，通气阈值（ventilatory threshold，VT）比VO_{2peak}在脑卒中后有氧能力的评定方面干扰因素少[146]。此外，有研究显示，改变心肺运动测试中运动协议，可以避免提早疲劳，提高VO_{2peak}，改善亚极量负荷下的生理关系[147]。慢性脑卒中患者心肺运动测试结果可能存在性别差异，其中男性患者有更高的每分钟通气量，潮气量和呼吸交换率[148]。

有无进行信效度验证：较详实

有无在学术研究中被使用：较多[145-148]

易用程度：困难；对患者认知、肢体功能有要求；单次测试60～75分钟；需要成套心肺运动测试设备，且设备价格较贵

有无在相关卒中指南中获得了广泛引用或推荐：较少

（十二）二便及性功能评定

1. 膀胱功能评定　临床常用的膀胱功能评定手段有：常规泌尿系B超检查、尿路造影检查、尿流率、尿动力学（含影像尿动力学）等。目前尚无脑卒中专用的膀胱功能评定手段。

推荐对尿失禁或尿潴留的患者通过排尿日记来评定尿潴留/失禁，及其频率/程度。推荐进行逼尿肌及括约肌压力、膀胱容量及尿流率测定评价膀胱功能[149]。推荐进行尿液分析及尿培养检查。推荐进行残余尿量测定[150-152]。排尿功能障碍还要排除认知障碍、前列腺肥大、盆底肌无力、用药情况等因素影响，才能确切评定脑卒中后排尿功能障碍类型[153-154]。膀胱/肾脏超声波检查、膀胱镜检查、计算机断层扫描（CT）和磁共振成像（MRI）不作为常规推荐[155-156]。其余膀胱功能评定方法包括：三维彩色超声检查[157]、影像尿动力学[158]、肌电图检查（盆底肌）[159]。

2. 肠道功能评定　目前肠道功能评定的方法有肠镜检查、直肠腔内超声、造影、钡灌肠、测压法、导管法、肌电图等[160]。

（1）结肠镜检查，直肠乙状结肠镜检查，肛门镜检查：解剖结构可视化以确定脑卒中后直肠病变病因。

有无进行信效度验证：较详实

有无在学术研究中被使用：较多

易用程度：难用

有无在相关卒中指南中获得了广泛的引用或推荐：较少

（2）直肠腔内超声：评定脑卒中后骨盆肌肉的结构与连续性。

有无进行信效度验证：比较详实

有无在学术研究中被使用：一般

易用程度：易用

有无在相关卒中指南中获得了广泛的引用或推荐：较少

（3）造影：可视化脑卒中患者排便运动。

有无进行信效度验证：较欠缺

有无在学术研究中被使用：一般

易用程度：一般

有无在相关卒中指南中获得了广泛的引用或推荐：较少

（4）钡灌肠：识别脑卒中患者直肠结构缺陷。

有无进行信效度验证：较详实

有无在学术研究中被使用：较多

易用程度：易用

有无在相关卒中指南中获得了广泛的引用或推荐：一般

（5）和食物一起摄入不透过射线的塑料小球并进行连续射线拍摄：评定结肠转运时间，有利于确认便秘病史和帮助识别功能障碍的节段及结肠造口术手术节段。

有无进行信效度验证：较欠缺

有无在学术研究中被使用：较少

易用程度：难用

有无在相关卒中指南中获得了广泛的引用或推荐：较少

（6）测压法：测量脑卒中后患者直肠压力和体积变化。

有无进行信效度验证：较详实

有无在学术研究中被使用：较多

易用程度：易用

有无在相关卒中指南中获得了广泛的引用或推荐：一般

（7）导管法：用导管测量卒中后患者各肠段的压力。

有无进行信效度验证：较欠缺

有无在学术研究中被使用：较少

易用程度：难用

有无在相关卒中指南中获得了广泛的引用或推荐：较少

（8）直肠灌注盐水自控试验：定量评定卒中患者对液体的自控能力。

有无进行信效度验证：较欠缺

有无在学术研究中被使用：较少

易用程度：一般

有无在相关卒中指南中获得了广泛的引用或推荐：较少

（9）肌电图：传统：评定耻骨直肠肌、肛门尾骨肌、肛提肌和肛门外括约肌运动神经支配；用神经传导速度研究球状海绵体肌反射测试或体感诱发电位评定骨盆的感觉传入。黏膜电敏感性：评价黏膜壁敏感性的程度。腔内导管：评定结肠平滑肌的诱发电位的研究工具。

有无进行信效度验证：较欠缺

有无在学术研究中被使用：较少

易用程度：难用

有无在相关卒中指南中获得了广泛的引用或推荐：较少

（10）Rome Ⅱ标准：判断脑卒中后患者便秘情况。其定义是在过去12个月内至少累计有12周连续或间断出现以下2个或2个以上情况：>1/4的排便中需屏力、排便困难；>1/4的排便为硬块或颗粒状；>1/4的时间排便有不尽感；>1/4的排便有肛门直肠梗阻感；>1/4的排便需人工协助排便；每周排便<3次[161]。

有无进行信效度验证：较详实

有无在学术研究中被使用：较多

易用程度：易用

有无在相关卒中指南中获得了广泛的引用或推荐：较多

3. 性功能评定　正常性功能的维持依赖于神经系统、心血管系统、内分泌系统和生殖系统，当某个系统或某几个系统发生异常变化表现出性功能障碍，及时进行性功能评定，发现性功能障碍的原因，采取相应对策。

（1）精神心理测评量表：精神心理测评量表又叫心理测量，是指依据一定的心理学理论，使用一定的操作程序，给人的能力、人格及心理健康等心理特性和行为确定出一种数量化的价值。根据测量的不同水平以及测量中使用的不同单位和参照点，人们把测量量表分为4种：命名量表；顺序量表；等距量表；比率量表。

有无进行信效度验证：比较详实[162]

有无在学术研究中被使用：一般[163-165]

易用程度：易用

有无在相关卒中指南中获得广泛的引用或推荐：较少 [165]

（2）电生理测定：该检查主要用于判断是否由于神经源性损害引起性功能障碍。该测定主要包括阴茎生物震感阈测量试验、躯体感觉诱发电位、球状海绵体反射。

有无进行信效度验证：比较详实 [166]

有无在学术研究中被使用：一般 [167]

易用程度：一般

有无在相关卒中指南中获得广泛的引用或推荐：较少

（3）阴茎检查：该检查是用于检查阴茎勃起及阴茎功能是否正常。阴茎检查主要包括阴茎超声血流检测、阴茎血流指数、阴茎动脉血压、阴茎夜间勃起试验检查、包皮包茎检查等。

有无进行信效度验证：较欠缺

有无在学术研究中被使用：一般 [168]

易用程度：一般

有无在相关卒中指南中获得广泛的引用或推荐：较少

推荐意见：①以上评定手段具有较详实的统计学证据（即信效度验证）的是：精神心理测评量表，电生理测定。②以上评定手段在公开发表的学术研究中被大量使用的有：精神心理测评量表，电生理测定。③以上评定手段具有较好的临床易用性的是：精神心理测评量表。④以上评定手段在相关卒中指南中获得了广泛的引用或推荐的有：精神心理测评量表。

（十三）视觉评定

卒中患者常见的视觉障碍有视力改变，视野缺损，瞳孔改变，上睑下垂，眼球运动障碍，眼球位置异常，复视，眼震，视空间觉障碍等 [169-170]。

根据卒中发生的部位，可引起不同的视觉及眼部改变。视觉对人体功能的影响重大，因此对卒中患者的运动功能、认知能力、生活质量、心理情况、社会功能产生深远影响 [171]。偏侧忽略、注意力障碍、身体图示认识障碍，失认失用是常见的视觉相关认知障碍。视功能在许多重要的康复量表中常作为重要组成部分之一，如 NIHSS 评分、GCS 评分等，但以视功能为核心的量表较少，在国内临床工作中尚未得到广泛应用。

1. 视力表　检查视力可分为远视力和近视力两类。是由视角的原理所设计，实际临床工作及科研中，有多种视力表可用于检测视力，如国际标准视力表、对数视力表、Landolt 环视力表等。视力低于 0.1（或 4.0）时，可采用指数、手动、光感、无光感（即全盲）记录，左右眼分别记录。

有无进行信效度验证：较详实

有无在学术研究中被使用：较多

易用程度：易用

有无在相关卒中指南中获得了广泛的引用或推荐：较少

2. 视野检查　视野检查可由粗测法完成，以医师自身作为对照进行。视野的精确测量则需使用视野计，常见的有 Goldmann 视野计、Fridmann 视野计、自动视野计等，可精确得出偏盲的类型。但由于完成测量时间长，需要患者集中精力，配合注视视标等要求，测量结果的可信度需要多次复查以明确 [172-174]。

有无进行信效度验证：较详实

有无在学术研究中被使用：较多

易用程度：一般

有无在相关卒中指南中获得了广泛的引用或推荐：一般

3. 25 项美国国家眼科学会视觉功能问卷（25-item National Eye Institute Visual Functioning Questionnaire，NEI VFQ-25）　包括 25 项主观问题的问卷，评价 12 个维度，即健康状况、视力、眼球疼痛、近视力活动、远视力活动、社交功能、精神健康、角色困难、依赖、驾驶、色觉、周边视力。目前已有中文翻译版本，但在脑卒中临床工作中的应用较少 [175-176]。

有无进行信效度验证：较详实

有无在学术研究中被使用：较多

易用程度：一般

有无在相关卒中指南中获得了广泛的引用或推荐：较少

推荐意见：①卒中患者应的眼科检查应由经验丰富的康复工作者、眼科医师、眼视光学专家完成。②脑卒中患者测试视力、阅读能力时应以佩戴合适的眼镜，选择合适的远视或近视视力表，结果记录以最佳纠正视力为准。③常规视诊卒中患者的瞳孔、视野、眼位、眼球运动、眼震、凝视、视幻觉情况。④复视为患者的主观感觉，由问诊发现，在注视特定方向时尤为明显。⑤康复工作者应关注卒中患者的视觉相关认知障碍和日常活动能力障碍，评定患者社会活动受限（如驾车、返回工作岗位等）情况。

三、活动和参与评定

（一）日常生活活动能力评定（Activities of daily living，ADL）

日常生活活动能力是指人们在每日生活中，为了照料自己的衣、食、住、行，保持个人卫生整洁和进行独立的社区活动所必需的一系列的基本活动。分为：基本日常生活活动能力（basic activities of daily living，BADL）和工具性日常生活活动能力（instrumental activities of daily living，IADL）。

1. 基本日常生活活动能力（BADL）评定方法

（1）Barthel 指数：Barthel 量表或 Barthel 指数是用于衡量 ADL 表现的主观数字量表。Barthel 指数包括自我护理和活动相关的 10 个基本因素：进食；洗澡；修饰；穿衣；控制大便；控制小便；如厕；床椅转移；平移行走；上下楼梯。该量表总分为 100 分，评分分为五个等级：100 分表示日常生活活动能力良好，不需要依赖他人。>60 分评定为良，表示有轻度功能障碍，但日常基本生活基本自理。60～41 分表示有中度功能障碍，日常生活需要一定的帮助。40～21 分表示有重度功能障碍，日常生活明显需要依赖他人。<20 分为完全残疾，日常生活完全依赖他人。>40 分的患者治疗效益最大。BI 评价量表用于测量日常生活的关键活动和特定的生理缺陷，但许多神经功能的独立因素并不包括在内，如认知、语言、视觉功能、情感障碍和疼痛。环境中的外部因素也会影响得分，如果在评定期间对家庭外部环境进行了调整，应对其详细描述并附加到 Barthel 指数中。

有无进行信效度验证：较详实 [177]

有无在学术研究中被使用：较多 [178]

易用程度：易用性高

有无在相关卒中指南中获得了广泛的引用或推荐：较多 [85, 179]

（2）改良 Barthel 指数（Modified Barthel Index，MBI）：MBI 由 Shah 等于 1989 年在 Barthel 指数的基础上改良而来，内容仍为原 10 项，满分 100 分。MBI 的评分分值为 5 个等级，不同的级别代表了不同程度的独立能力水平，最低是 1 级，最高是 5 级，级数越高代表独立能力程度越高。MBI 对每项内容进行了范围限定和制定了具体详细评分标准。

有无进行信效度验证：较详实 [180]

有无在学术研究中被使用：较多

易用程度：易用性高

有无在相关卒中指南中获得了广泛的引用或推荐：一般 [85, 179]

（3）Katz 指数：Katz 日常生活功能的指数评价表是由 Katz 等人设计并制定的语义评定量表。Katz 认为功能活动的丧失是根据特定顺序进行的，复杂的功能首先丧失，简单的动作丧失较迟。应用 Katz 的指数评价表可评定 96% 患者的 ADL 能力，是目前广泛应用的功能评价指数。Katz 指数评定倾向家庭生活活动能力，涉及范围较狭窄。

有无进行信效度验证：较欠缺

有无在学术研究中被使用：较少 [181]

易用程度：一般

有无在相关卒中指南中获得了广泛的引用或推荐：较少

2. 工具性日常生活活动能力（IADL）评定方法

（1）功能独立性量表（Functional Independence Measure，FIM）：FIM 量表是一种评定工具，旨在评定脑卒中、创伤性脑损伤、脊髓损伤或癌症后整个康复过程中患者的功能独立状态。其使用范围广泛，包括急性期、亚急性期和恢复期康复过程，可运用于专业康复医院和社区护理。FIM 通过 18 个类别的分数来判定患者的残疾程度，侧重于运动和认知功能。每个类别或项目的评分为 7 分（1 分为 <25% 独立，完全需要帮助；7 分为完全独立）。FIM 水平可以用来评定患者独立程度或护理负担水平，评定患者是否可以独立开展日常生活的基本活动和对外界帮助的依赖情况。

有无进行信效度验证：较详实 [180, 182]

有无在学术研究中被使用：较多 [183]

易用程度：易用性高但费用高昂

有无在相关卒中指南中获得了广泛的引用或推荐：较多 [85, 179]

（2）功能活动问卷（Functional Activities Questionnaire，FAQ）：FAQ 量表是一种评定日常活动独立性的筛查工具，最初设计出来旨在用于正常衰老和轻度老年痴呆的社区研究。该量表可以应用于自我管理，也可通过家属或好友进行评定。FAQ 共有 10 个项目，涉及执行日常独立生活所必需的任务。不管是患者本身或是家属，都可通过这十项目标任务内容进行更高阶的等级评定。每项内容共分为 0~3 分四个等级，0 分表示可独立进行，3 分表示完全依赖，总分越高表示越高程度的依赖。

有无进行信效度验证：一般

有无在学术研究中被使用：较少

易用程度：一般

有无在相关卒中指南中获得了广泛的引用或推荐：较少

（3）快速残疾评定量表（Rapid Disability Rating Scale，RDRS）：RDRS 制定于 1967 年，被用来描述慢性病老年人的精神和功能状态，1982 年制定了第二个版本（RDRS-2）。两个版本不同之处在于 1967 年版本包含 16 个项目，而 1982 年版本 RDRS-2 则包含 18 个项目，新版本增加了移动、如厕和适应性生活任务评定，删去了安全监督项目相关内容。RDRS-2 包含八个关于日常生活活动能力，三个关于感官能力，三个关于心理能力及对饮食变化、睡眠、自制力、药物限制的评定。RDRS-2 不能用于自我评定管理，要求评定者观察患者执行任务情况进行评定。共设有四个分数等级，每个等级都具有相同的权重，分数区间为 18~72 之间，分数越高表示残疾程度越大。

有无进行信效度验证：一般

有无在学术研究中被使用：一般

易用程度：一般

有无在相关卒中指南中获得了广泛的引用或推荐：较少

（4）Frenchay 活动量表（Frenchay activities index）：于 1983 年由 Margaret Holbrook 和 Clive E. Skilbeck 首先提出 [184]。它主要用于脑卒中患者 IADL 的评定。Frenchay 活动量表包括 15 个项目，涵盖了家务劳动、工作 / 休闲和户外活动三大方面。

推荐意见：①以上评定手段具有较详实的统计学证据（即信效度验证）的是：Barthel 指数；改良 Barthel 指数；FIM 量表；Frenchay 活动量表。②以上评定手段在公开发表的学术研究中被大量使用的有：Barthel 指数；改良 Barthel 指数；FIM 量表；Frenchay 活动量表。③以上评定手段具有较好的临床易用性的是：Barthel 指数；改良 Barthel 指数；Frenchay 活动量表。④以上评定手段在相关卒中指南中获得了广泛的引用或推荐的有：Barthel 指数；FIM 量表；Frenchay 活动量表。

（二）参与评定

1. 主观评定　加拿大作业表现量表（Canadian Occupational Performance Measure，COPM）：是对于客户个人认为日常生活中对其最重要的作业活动（包括自理活动、生产活动及休闲活动）表现的主观评价工具。

有无进行信效度验证：欠缺

有无在学术研究中被使用：较少

易用程度：一般

有无在相关卒中指南中获得了广泛的引用或推荐：较少

2. 职业评定

（1）体能需求评定（physical demands）：体能需求包括体力负荷与工作姿势、攀登平衡、躯干活动、上肢活动、言语能力、感官功能等动作，每一个动作依其能力高低及需执行的时间频率又被分成三个等级（高，中，低）。

1）体力负荷：分为四种：举（搬运）、带（携带）、推、拉；以工作最常采用的姿势为主，以及一般需负荷的重量需求。需提醒此处的计算单位是千克。

2）工作姿势：包括四种：站立、走动、坐着和其他。评定标准以各项所占一天工作时间之百分比而定。

3）攀登平衡包括：攀登、平衡。

4）躯干活动：含有背部肌肉及下肢之活动，包括：弯腰、跪着、蹲伏、匍匐、仰伏。

5）上肢活动：包含手臂、手、手指之动作及触感，包括：伸手、握持、抓取、触感。

6）言语能力：包括说话与听力，并可依职业需求再分为一般情形与特殊情形。

7）感官功能包括：视觉、嗅觉、味觉、深度知觉等。

有无进行信效度验证：欠缺

有无在学术研究中被使用：较少

易用程度：一般

有无在相关卒中指南中获得了广泛的引用或推荐：较少

（2）工作力量分级（strength）：此项目的评分标准是依据搬运物品的重量及耐力表现，共可分为五种等级，有静态、轻度、中度、重度与极重度。

有无进行信效度验证：欠缺

有无在学术研究中被使用：较少

易用程度：一般

有无在相关卒中指南中获得了广泛的引用或推荐：较少

（3）环境状况（environmental conditions）：环境状况包括场所、照明、空气、声响、温湿度、危险度、工作速度和工作时间等因素，每一个因素再依其个别情境来分级。

1）场所（inside, outside, or both）：分析工作者在室内、室外或其他特殊场所的百分比。

2）照明（lighting）：指的是自然光及人工辅助照明，考虑之场所仅限于从业人员执行工作的场所而非全机构的一般状况。可以分为差（如光线不良及光线太强）、中等、良三个等级评定。光线不良及光线太强（如在熔铁炉边工作）属于差的等级。评量此项目，除客观考虑自然光线及辅助照明外，仍需了解从业人员主观的感受。

3）空气（atmospheric conditions）：从通风、尘埃、气味、烟雾等几个方面进行评定，每个项目分为三个等级。

注意：如果空气状况将造成危险或伤害时，在本表的危险性及职业危害项下应加上注明，但工作者仅为偶尔进入这种空气状况之下，则本项无需特别加以注释。

4）声响（noise and/or vibration）：超过90分贝才称为噪音。声响是指持续或间歇地产生噪音或相当程度震动，使人分心或感觉不舒服。长久处于此种状况下，可能由于震荡、情绪紧张而造成身体的损害。声响分噪音（大、小、无）和震动（强、弱、无）两项分别评定。

5）温湿度：温度（高、适度、低），温度变化（大、小、恒温）和湿度（潮湿、适当、干燥）三个项目分别评定。

6）危险性（hazards）：指工作情况中会造成生命、健康或身体上伤害的可能性。分为机械、燃烧、电击、爆炸、放射线、毒性和腐蚀几个项目，每个项目分为高、低、无三个等级评定。

7）速度（work pace）：分为高、低、无三个等级评定。

8）工作时间：评定工作人员工作时间之性质及变化情形。一般工作时间：分为固定或经常变动。主要工作时间：分为白天、晚上或不一定。如果一个工作需要工作人员分三个时间轮班，则在工作时间的评定为：一般工作时间经常变动；主要工作时间并不一定，并在补充说明栏中说明轮班情形。

有无进行信效度验证：欠缺

有无在学术研究中被使用：较少

易用程度：一般

有无在相关卒中指南中获得了广泛的引用或推荐：较少

3．生存质量评定

（1）WHOQOL-100 生活质量评定量表：WHOQOL-100 生活质量评定量表是由 WHOQOL 集团与 15 个国际现场中心同时制定的，旨在制定适用于跨文化的生活质量评定。WHOQOL-100 所包含的领域：体质健康、心理、社会关系、环境。

该量表耗时短，平均耗时 2 分钟。

有无进行信效度验证：较详实

有无在学术研究中被使用：较多

易用程度：易用

有无在相关卒中指南中获得了广泛的引用或推荐：较多

（2）SF-36 健康调查简表（Short Form-36 Health Survey），version 2（updated 2002）：该量表共有 36 个评分项目，适用于任何文化背景的成年人。36 个项目包括有关身心健康的问题以及由于健康不良而造成的功能限制。受访者选择不同主题的评分，例如他们可能在典型的一天进行的活动，或者他们是否因身体或情感健康问题而受到限制。量表主要反映了 8 个量表的评分以及身体和心理健康的总分。8 个量表评分与身体功能、身体健康问题导致的角色限制、身体疼痛、社会功能、一般心理健康、情绪问题导致的角色限制、活力和一般健康认知有关。评分仪器需要详细的指导来计算原始分数和 T 值。该量表平均耗时 5～15 分钟，耗时较短。

有无进行信效度验证：较详实

有无在学术研究中被使用：较多

易用程度：易用

有无在相关卒中指南中获得了广泛的引用或推荐：较多

1.0 版和 2.0 版的手册中描述了广泛性的有效性和趋同有效性。这个量表对健康状况的变化也很敏感[185-186]。

推荐意见：①以上评定手段具有较详实的统计学证据的是：SF-36；WHOQOL-100；②以上评定手段在公开发表的学术研究中被大量使用的有：SF-36；WHOQOL-100；③以上评定手段有较好的临床易用性的是：WHOQOL-100；SF-36；④以上评定手段在相关卒中指南中获得推荐的有：SF-36；WHOQOL-100。

四、预后评定

（一）影响预后的因素

包括神经损伤的程度，康复介入的时间，年龄，伴随疾病，如高血压史、糖尿病史、心脏病史、脑卒中史等，社会、家庭因素，精神、心理因素，及其他因素等。值得注意的是，尽管有大量的研究描述了卒中康复后预后的众多预测因素，但这些预测因素很难应用于临床环境中的个体患者。

（二）评定工具及应用

1．判断脑卒中预后的神经电生理指标

（1）体感诱发电位（Somatosensory Evoked Potentials，SEP）：SEP 是反映躯体感觉通路完整性的客观工具。脑卒中常使相邻的感觉、运动通路受损。SEP 可作为评定脑卒中肢体运动功能预后的客观指标[187-188]。两周内脑卒中患者 SEP 单侧或双侧缺失提示预后较差，只有 12.5% 的 SEP 双侧缺失患者预后良好（Barthel 指数≥50）[189]。

（2）运动诱发电位（Motor Evoked Potentials，MEP）：MEP 主要反映锥体束的功能状况。MEP 正常的脑卒中患者，平衡、步行能力的提升高于异常者[190]。患者左右半球的 MEP 振幅之比与手功能显著相关[191]。

2. 脑卒中预后的神经功能影像评定

（1）正电子发射计算机断层显影（Positron Emission Computed Tomography，PET）：PET 是核医学领域比较先进的临床检查影像技术，不但能早期发现半暗带部位及大小，而且可以判定其中存活组织的生存状态，并能预测其转归[192]。

（2）功能性磁共振成像（Functional Magnetic Resonance Imaging，fMRI）：fMRI 把脑形态和脑功能相结合，通过手指运动任务模式研究运动皮层区功能，可以准确地判断病变特别是病变周围脑功能是否存在及脑功能区是否移位，对病变的治疗和预后判定有指导意义[193]。

3. 脑卒中预后的评定量表　卒中主要分为缺血性脑卒中和出血性脑卒中，本指南也根据其分型，介绍对应的预后评定量表。

（1）缺血性脑卒中预后评定量表

1）NIHSS 量表（National Institutes of Health Stroke Scale，NIHSS）：1989 年学者提出了美国国立卫生研究院卒中量表是广泛应用的评价急性卒中患者神经功能缺损程度的量表，大量研究用来预测卒中预后，对病情的预后判断具有重要意义。

有无信效度验证：较详实[194]

有无在学术研究中被使用：较多[195-202]

易用程度：不收费、省时、易开展

有无在相关卒中指南中获得了广泛的引用或推荐：较多[10, 203-206]

2）ASTRAL 评分（Acute Stroke Registry and Analysis of Lausanne）：由 Ntaios 等于 2012 年提出，又名洛桑评分，用于预测急性缺血性脑卒中（acute ischemic stroke，AIS）患者预后评定，评定需在患者入院治疗后 24 小时内完成。

其评分主要包括 6 个评分项目：年龄、NIHSS 评分、发病到就诊时间、视野范围、急性期血糖和意识水平。该量表满分为 41 分，评分越高，患者预后不良发生率越高。ASTRAL 评分的优势在于评分信息易采集，计算过程相对简单，而且不需要头颅影像学检查结果，医生可以快速地对患者的预后进行评定，使得该量表的实用性得到很大提高。但 ASTRAL 量表在后循环急性脑梗死患者预后评定中未得到广泛使用[207]。

有无信效度验证：较详实[208-209]

有无在学术研究中被使用：较多[207, 210-214]

易用程度：不收费、省时、易开展

有无在相关卒中指南中获得了广泛的引用或推荐：较少[215]

3）SSV 量表（Simple Variable Model）：2002 年，由 Counsell 等的六个简易变量量表组成，该量表来源于牛津郡社区卒中项目，且在多中心随机试验和以社区医院为基础的队列研究中进行了验证，结果表明，SSV 量表对急性缺血性脑卒中患者的预后评定效果较好。

其评分项目包括年龄、独立生活、卒中前独立活动及日常生活能力、格拉斯昏迷评分量表（GCS）的语言部分、手臂力量、行走能力。适用于急性 / 亚急性缺血性脑卒中患者的预后评定。SSV 量表的优点为评分项目简单、计算简便；其缺点是适用范围不包括脑卒中发病后 1 小时内入院的患者[216]。

有无信效度验证：较详实[217-218]

有无在学术研究中被使用：较少[219]

易用程度：不收费、省时、易开展

有无在相关卒中指南中获得了广泛的引用或推荐：欠缺

4) THRIVE 评分（Totaled Health Risks In Vascular Events Score）：由 Flint 等 [220] 于 2010 年制定，又名血管事件总体健康风险评分，用于预测缺血性卒中患者血管内治疗的预后及并发症，特别是心源性脑卒中患者（THRIVE 评分对伴有心房颤动的急性缺血性卒中患者不良预后的预测价值明显）。

THRIVE 评分主要包括 5 个方面：NIHSS 评分、年龄、高血压、糖尿病及心房颤动。总分为 9 分。THRIVE 评分和患者 3 个月后预后呈显著负相关，即 THRIVE 评分越高，患者 3 个月后良好预后比例越低，病死率越高；与 3 个月后死亡及住院期间肺部感染呈明显正相关 [220-221]。THRIVE 评分与其他评分相比省时、操作简单、不依赖相关影像及实验室检查结果，具有很高的灵敏度及特异度，临床建议尽早使用。

有无信效度验证：较详实 [220]

有无在学术研究中被使用：欠缺

易用程度：不收费、省时、易开展

有无在相关卒中指南中获得了广泛的引用或推荐：欠缺

除了上述量表以外，缺血性脑卒中预后评定量表还包括 PLAN 评分量表、iScore 评分量表以及 SPAN-100 量表等，但其在信效度验证、有无在学术研究中被使用以及有无在相关卒中指南中获得了广泛的引用或推荐等方面均有所欠缺，所以在此指南中并不推荐使用。

推荐意见：①以上评定手段具有较详实的统计学证据（即信效度验证）的是：NIHSS 量表、ASTRAL 评分、SSV 量表；②以上评定手段在公开发表的学术研究中被大量使用的有：NIHSS 量表、ASTRAL 评分；③以上评定手段具有较好的临床易用性的是：NIHSS 量表、ASTRAL 评分、SSV 量表、THRIVE 量表；④以上评定手段在相关卒中指南中获得了广泛的引用或推荐的有：NIHSS 量表。

（2）出血性脑卒中预后评定量表：oICH 评分量表（original ICH score）：2001 年 Hemphill 等制定出 oICH 是首个原始出血性脑卒中评分量表，用于预测 ICH 患者发病 30d 后的死亡事件，并且在功能预后方面的准确性较高，是目前获得认可度较高且被广泛应用的出血性脑卒中预后评定量表，评分细则包括：格拉斯哥昏迷量表（GCS）、年龄、血肿部位、血肿体积、脑室内出血。oICH 评分作为目前被学术界广泛认可的预后评测量表，较为实用、简单。但在最初是设计时没有考虑到诸多与预后密切相关的因子，为达到更佳的预测效果，2003 年后在此表基础上陆续产生一系列新型量表，包括 NICH 量表、ICH-GS、FUNC、mICH 量表以及 sICH 量表。这些量表都是对 ICH 患者进行功能预后影响因素的多元逐步回归得到的。

有无信效度验证：较详实 [222]

有无在学术研究中被使用：较多

易用程度：不收费、省时、易开展

有无在相关卒中指南中获得了广泛的引用或推荐：较少 [10, 223]

牵头执笔专家： 谢 青

参与编写专家（按姓氏笔画排序）：

于惠秋 王 彤 王宁华 王宏图 王楚怀 丛 芳 刘宏亮 牟 翔 李红玲 吴 毅 何成奇 张长杰 张志强 陈丽霞 岳寿伟 胡昔权 恽晓平 顾 新 郭铁成 黄晓琳 梁 英 谢 青 谢欲晓 潘 钰 潘惠娟

参考文献

[1] 张通. 中国脑卒中康复治疗指南（2011 完全版）[J]. 中国康复理论与实践, 2012, 18（4）：301-318.

[2] 王陇德. 中国脑卒中防治指导规范（合订本）[M]. 北京：人民卫生出版社, 2018.

[3] 戴圣婷, 杨剑, 邱卓英, 等. 中国 ICF 的研究与发展——基于 CiteSpace III 文献分析 [J]. 中国康复理论与实践, 2017, 23（10）：1137-1144.

[4] 侯东哲, 张颖, 巫嘉陵, 等. 中文版美国国立卫生院脑卒中量表的信度与效度研究 [J]. 中华物理医学与康复杂志,

2012，34（5）：372-374.

[5] 袁波，谭莉，李鑫，等. 缺血性脑卒中 NIHSS 评分与卒中抑郁的相关性分析 [J]. 中国神经免疫学和神经病学杂志，2018，25（6）：430-432，461.

[6] 许晓敬，贾阳娟，韩凝，等. NIHSS 评分对急性脑梗死颅内大动脉闭塞的预测价值 [J]. 脑与神经疾病杂志，2016，24（9）：544-548.

[7] SINGLETARY E M，CHARLTON N P，EPSTEIN J L，et al. Part 15：First Aid：2015 American Heart Association and American Red Cross Guidelines Update for First Aid[J]. Circulation，2015，132（18 Suppl 2）：S574-S589.

[8] SINGLETARY E M，ZIDEMAN D A，DE BUCK E D，et al. Part 9：First Aid：2015 International Consensus on First Aid Science with Treatment Recommendations[J]. Circulation，2015，132（16 Suppl 1）：S269-S311.

[9] FURIE K L，JAYARAMAN M V. 2018 Guidelines for the Early Management of Patients With Acute Ischemic Stroke[J]. Stroke，2018，49（3）：509-510.

[10] POWERS W J，RABINSTEIN A A，ACKERSON T，et al. 2018 Guidelines for the Early Management of Patients With Acute Ischemic Stroke：A Guideline for Healthcare Professionals From the American Heart Association/American Stroke Association[J]. Stroke，2018，49（3）：e46-e110.

[11] MCCOY C E，LANGDORF M I，LOTFIPOUR S. American Heart Association/American Stroke Association Deletes Sections from 2018 Stroke Guidelines[J]. West J Emerg Med，2018，19（6）：947-951.

[12] 张瑛，何敏慧，赵发林，等. 中文版 CRS-R 量表的信效度研究 [J]. 护理与康复，2013，12（8）：715-717，721.

[13] 韩冰，王铭维. 意识障碍评估量表有效性的比较 [J]. 临床神经病学杂志，2013，26（5）：383-385.

[14] 叶世武. 脑卒中患者 GCS 昏迷评分与临床肺部感染评分的相关性研究 [J]. 中国现代医药杂志，2012，14（9）：38-40.

[15] 鲁巧梅，刘塑宇，彭丹，等. 急诊死亡的脑血管病 296 例的相关因素分析 [J/CD]. 中华临床医师杂志（电子版），2011，5（22）：6767-6770[2019-03-02]. http://mall.cnki.net/magazine/Article/ZLYD201122057.htm. DOI：10.3877/cma.j.issn.1674-0785. 2011.22.051.

[16] 中国卒中学会急救医学分会. 脑卒中院前急救专家共识 [J]. 中华急诊医学杂志，2017，26（10）：1107-1114.

[17] TOGLIA J，FITZGERALD KA，O'DELL MW，et al. The Mini-Mental State Examination and Montreal Cognitive Assessment in Persons With Mild Subacute Stroke：Relationship to Functional Outcome[J]. Arch Phys Med Rehabil，2011，92（5）：792-798.

[18] BLACKBURN D J，BAFADHEL L，RANDALL M，et al. Cognitive screening in the acute stroke setting[J]. Age and Ageing，2013，42（1）：113-116.

[19] GODEFROY O，FICKL A，ROUSSEL M，et al. Is the Montreal Cognitive Assessment Superior to the Mini-Mental State Examination to Detect Poststroke Cognitive Impairment? A Study With Neuropsychological Evaluation[J]. Stroke，2011，42（6）：1712-1716.

[20] BLACKBURN D J，WALTERS S，HARKNESS K. Letter by Blackburn et al regarding article，"Is the Montreal cognitive assessment superior to the mini-mental state examination to detect poststroke cognitive impairment? A study with neuropsychological evaluation" [J]. Stroke，2011，42（11）：1585-1590.

[21] BANNA MA，ABDULLA REDHA NA，ABDULLA F，et al. Metacognitive function poststroke：a review of definition and assessment[J]. Journal of Neurology，Neurosurgery & Psychiatry，2016，87（2）：161-166.

[22] JOSMAN N，HARTMAN-MAEIR A. Cross-cultural assessment of the contextual memory test（CMT）. Occupational Therapy International，2000，7（4）：246-258.

[23] 中国痴呆与认知障碍诊治指南写作组，中国医师协会神经内科医师分会认知障碍疾病专业委员会. 2018 中国痴呆与认知障碍诊治指南（三）：痴呆的认知和功能评估 [J]. 中华医学杂志，2018，98（15）：1125.

[24] 赵景茹，吕佩源. 2017 年 AAN 轻度认知功能障碍实践指南解读 [J]. 中国全科医学，2018，21（12）：1387-1391.

[25] VELAYUDHAN L，RYU SH，RACZEK M，et al. Review of brief cognitive tests for patients with suspected dementia[J]. International Psychogeriatrics，2014，26（08）：1247-1262.

[26] FELICIANO L，BAKER J C，ANDERSON S L，et al. Concurrent Validity of the Cognitive Assessment of Minnesota in Older Adults with and without Depressive Symptoms[J]. Journal of Aging Research，2011，2011：1-6.

[27] CLARE L，WILSON B，EMSLIE H，et al. Adapting the Rivermead Behavioural Memory Test Extended Version（RBMT-E）

for people with restricted mobility[J]. British Journal of Clinical Psychology, 2011, 39 (4): 363-369.

[28] SKOTTUN B C, SKOYLES J. The use of visual search to assess attention [J]. Clin Exp Optom, 2007, 90 (1): 20-25.

[29] ALLISON SE, ANDREW SP. Test of Everyday Attention[J]. Encyclopedia of Clinical Neuropsychology, 2011, 2491-2492.

[30] CISZEWSKI S, FRANCIS K, MENDELLA P, et al. Validity and reliability of the Behavior Rating Inventory of Executive Function-Adult Version in a clinical sample with eating disorders[J]. Eating Behaviors, 2014, 15 (2): 175-181.

[31] LOVSTAD M, SIGURDARDOTTIR S, ANDERSSON S, et al. Behavior rating inventory of executive function adult version in patients with neurological and neuropsychiatric conditions: symptom levels and relationship to emotional distress[J]. Journal of the International Neuropsychological Society, 2016, 22 (06): 682-694.

[32] ROTH RM, LANCE CE, ISQUITH PK, et al. Confirmatory Factor Analysis of the Behavior Rating Inventory of Executive Function-Adult Version in Healthy Adults and Application to Attention-Deficit/Hyperactivity Disorder[J]. Archives of Clinical Neuropsychology, 2013, 28 (5): 425-434.

[33] MORENAS-RODRÍGUEZ E, CAMPS-RENOM P, PÉREZ-CORDÓN A, et al. Visual hallucinations in patients with acute stroke: a prospective exploratory study[J]. European Journal of Neurology, 2017, 24 (5): 734-740.

[34] TANDON AK, VELEZ FG, ISENBERG SJ, et al. Binocular inhibition in strabismic patients is associated with diminished quality of life[J]. Journal of American Association for Pediatric Ophthalmology and Strabismus, 2014, 18 (5): 423-426.

[35] SANCHEZ-CABEZA A, HUERTAS-HOYAS E, MAXIMO-BOCANEGRA N, et al. Spanish Transcultural Adaptation and Validity of the Behavioral Inattention Test[J]. Occup Ther Int, 2017, 2017: 1423647.

[36] LINCOLN NB, BRINKMANN N, CUNNINGHAM S, et al. Anxiety and depression after stroke: a 5-year follow-up[J]. Disability and rehabilitation, 2013, 35 (1-2): 140-145.

[37] HACKETT ML, YANG M, ANDERSON CS, et al. Pharmaceutical interventions for emotionalism after stroke[J]. Stroke. 2010, 41 (7): e460-e461.

[38] FURIE KL, JAYARAMAN MV. 2018 Guidelines for the Early Management of Patients With Acute Ischemic Stroke[J]. Stroke, 2018, 49 (3): 509-510.

[39] QUINN T J, ELLIOTT E, LANGHORNE P. Cognitive and Mood Assessment Tools for Use in Stroke[J]. Stroke, 2018, 49 (2): 483-490.

[40] ARROLL B, GOODYEAR-SMITH F, CRENGLE S, et al. Validation of PHQ-2 and PHQ-9 to Screen for Major Depression in the Primary Care Population[J]. The Annals of Family Medicine, 2010, 8 (4): 348-353.

[41] WILLIAMS L S, BRIZENDINE E J, PLUE L M, et al. Performance of the PHQ-9 as a Screening Tool for Depression After Stroke. [J]. Stroke, 2005, 36 (3): 635-638.

[42] SCHMID A A, DAMUSH T, TU W, et al. Depression Improvement Is Related to Social Role Functioning After Stroke[J]. Archives of Physical Medicine & Rehabilitation, 2012, 93 (6): 678-682.

[43] SHI Q, PRESUTTI R, SELCHEN D, et al. Delirium in acute stroke: a systematic review and meta-analysis. [J]. Stroke, 2012, 43 (3): 645-649.

[44] SHI Q, WARREN L, SAPOSNIK G, et al. Confusion assessment method: a systematic review and meta-analysis of diagnostic accuracy[J]. Neuropsychiatric Disease and Treatment, 2013, 9: 1359-1370.

[45] MITASOVA A, KOSTALOVA M, BEDNARIK J, et al. Poststroke delirium incidence and outcomes: Validation of the Confusion Assessment Method for the Intensive Care Unit (cam-icu)[J]. Critical Care Medicine, 2012, 40 (2): 484-90.

[46] 段泉泉, 胜利. 焦虑及抑郁自评量表的临床效度 [J]. 中国心理卫生杂志, 2012, 26 (9): 676-679.

[47] 杨莉霞, 关东升, 曹振浜, 等. 抗脑卒中治疗联合行为护理对老年蛛网膜下腔出血合并冠心病患者 NIHSS 及 SDS 评分的影响 [J]. 中国老年学杂志, 2018, 38 (8): 24-26.

[48] PATTERSON J. Aphasia diagnostic profiles[M]. New York: Springer, 2011.

[49] ROTH C. Boston diagnostic aphasia examination[M]. New York: Springer, 2011.

[50] HOWARD D, SWINBURN K, PORTER G. Putting the CAT out: What the Comprehensive Aphasia Test has to offer[J]. Aphasiology, 2010, 24 (1): 56-74.

[51] BRUCE C, EDMUNDSON A. Letting the CAT out of the bag: A review of the Comprehensive Aphasia Test. Commentary on Howard, Swinburn, and Porter, "Putting the CAT out: What the Comprehensive Aphasia Test has to offer" [J].

Aphasiology，2010，24（1）：79-93.

[52] FYNDANIS V，LIND M，VARLOKOSTA S，et al. Cross-linguistic adaptations of The Comprehensive Aphasia Test：Challenges and solutions[J]. Clin Linguist Phon，2017，31：697-710.

[53] SPRINGER L，MANTEY S. The Comprehensive Aphasia Test：A review. Commentary on Howard，Swinburn，and Porter，"Putting the CAT out：What the Comprehensive Aphasia Test has to offer" [J]. Aphasiology，2010，24（1）：75-78.

[54] TURKSTRA L. Western Aphasia Battery[M]. New York：Springer，2011.

[55] JOHN AA，JAVALI M，MAHALE R，et al. Clinical impression and Western Aphasia Battery classification of aphasia in acute ischemic stroke：Is there a discrepancy? [J]. J Neurosci Rural Pract，2017，8（1）：74-78.

[56] ENDERBY P. Frenchay Dysarthria Assessment[J]. International Journal of Language & Communication Disorders，2011，15（3）：165-173.

[57] 中国吞咽障碍康复评估与治疗专家共识组. 中国吞咽障碍评估与治疗专家共识（2017 年版）第一部分评估篇 [J]. 中华物理医学与康复杂志，2017，12（39）：881-892.

[58] LAKSHMINARAYAN K，TSAI A W，TONG X.，et al. Utility of Dysphagia Screening Results in Predicting Poststroke Pneumonia[J]. Stroke，2010，41（12）：2849-2854.

[59] PERSSON E，WÅRDH I，ÖSTBERG P. Repetitive Saliva Swallowing Test：Norms，Clinical Relevance and the Impact of Saliva Secretion[J]. Dysphagia，2019，34（2）：271-278.

[60] 武文娟，毕霞，宋磊，等. 洼田饮水试验在急性脑卒中后吞咽障碍患者中的应用价值 [J]. 上海交通大学学报（医学版），2016，36（7）：1049-1053.

[61] DEMIR N，SERELARSLAN S，İNAL Ö K，et al. Reliability and Validity of the Turkish Eating Assessment Tool（T-EAT-10）[J]. Dysphagia，2016，31（5）：644-649.

[62] MARTINO R，MAKI E，DIAMANT N. Identification of dysphagia using the Toronto Bedside Swallowing Screening Test（TOR-BSST（c））：Are 10 teaspoons of water necessary?[J]. Int J Speech Lang Pathol，2014，16（3）：193-198.

[63] POORJAVAD M，JALAIE S. Systemic review on highly qualified screening tests for swallowing disorders following stroke：validity and reliability issues[J]. J Res Med Sci，2014，19（8）：776-785.

[64] PARK Y-H，BANG H L，HAN H-R，et al. Dysphagia Screening Measures for Use in Nursing Homes：A Systematic Review[J]. J Korean Acad Nurs，2015，45（1）：1-13.

[65] JIANG J-L，FU S-Y，WANG W-H，et al. Validity and reliability of swallowing screening tools used by nurses for dysphagia：a systematic review[J]. Tzu Chi Med J，2016，28（2）：41-48.

[66] FEDDER W N. Review of Evidenced-Based Nursing Protocols for Dysphagia Assessment[J]. Stroke，2017，48（4）：e99-e101.

[67] TURKINGTON L，NUND R L，WARD，E C，et al. Exploring Current Sensory Enhancement Practices Within Videofluoroscopic Swallow Study（VFSS）Clinics[J]. Dysphagia，2017，32（2）：225-235.

[68] ALLEN J，BLAIR D，MILES A. Assessment of videofluoroscopic swallow study findings before and after cricopharyngealmyotomy：videofluoroscopic swallow findings after myotomy[J]. Head Neck，2017，39（9）：1869-1875.

[69] LANGMORE S E. History of fiberoptic endoscopic evaluation of swallowing for evaluation and management of pharyngeal dysphagia：changes over the years[J]. Dysphagia，2017，32（1）：27-38.

[70] LAN Y，XU G，DOU Z，et al. The correlation between manometric and videofluoroscopic measurements of the swallowing function in brainstem stroke patients with dysphagia[J]. J Clin Gastroenterol，2015，49（1）：24-30.

[71] PARK C-H，LEE Y-T，YI Y，et al. Ability of high-resolution manometry to determine feeding method and to predict aspiration pneumonia in patients with dysphagia[J]. Am J Gastroenterol，2017，112（7）：1074-1083.

[72] WALCZAK C C，JONES C A，MCCULLOCH T M. Pharyngeal pressure and timing during bolus transit[J]. Dysphagia，2017，32（1）：104-114.

[73] BOGTE A，BREDENOORD A J，OORS J，et al. Relationship between esophageal contraction patterns and clearance of swallowed liquid and solid boluses in healthy controls and patients with dysphagia[J]. Gastroenterology，2012，24（8）：e364-e372.

[74] 王诗忠，张泓. 康复评定学 [M]. 北京：人民卫生出版社，2012.

[75] 黄佳，陈洪沛，郭敏，等. 脑卒中患者运动功能评定的方法及其研究进展与问题 [J]. 中国临床康复，2006，10（28）：120-122.

[76] WOODBURY M，VELOZO C A，THOMPSON P A，et al. Measurement Structure of the Wolf Motor Function Test：Implications for Motor Control Theory[J]. Neurorehabilitation and Neural Repair，2010，24（9）：791-801.

[77] 王学影，岩君芳，叶树亮，等. 关节臂式坐标测量系统关键技术研究 [J]. 中国计量学院学报，2010，21（1）：12-15.

[78] ANDEL C J V，WOLTERBEEK N，DOORENBOSCH C A M，et al. Complete 3D kinematics of upper extremity functional tasks[J]. Gait & Posture，2008，27（1）：120-127.

[79] LU X，HU N，DENG S，et al. The reliability，validity and correlation of two observational gait scales assessed by video tape for Chinese subjects with hemiplegia[J]. Journal of Physical Therapy Science，2015，27（12）：3717-3721.

[80] YALIMAN A，KESIKTAS N，OZKAYA M，et al. Evaluation of intrarater and interrater reliability of the Wisconsin Gait Scale with using the video taped stroke patients in a Turkish sample[J]. Neurorehabilitation，2014，34（2）：253-258.

[81] 胡楠，卢茜，李军，等. 两种步态量表在脑卒中偏瘫步行评定中的评测者间信度 [J]. 中国康复理论与实践，2015，21（5）：549-551.

[82] 伍国维，赵勤练，李秀珍，等. 强化核心稳定性训练对脑卒中后患者下肢运动功能的影响 [J]. 广州医科大学学报，2017，45（3）：80-82.

[83] 徐燕，王斌，钟洪菊. 电针腰夹脊穴结合康复训练对脑卒中后恢复期病人步态与平衡能力的影响 [J]. 中西医结合心脑血管病杂志，2018，16（15）：117-120.

[84] TURANI N，KEMIKSIZOĞLU A，KARATAŞ M，et al. Assessment of hemiplegic gait using the Wisconsin Gait Scale[J]. Scandinavian Journal of Caring Sciences，2010，18（1）：103-108.

[85] WINSTEIN C J，STEIN J，ARENA R，et al. Guidelines for Adult Stroke Rehabilitation and Recovery[J]. Stroke，2016，47（6）：e98-e169.

[86] GROUP MOSRW. VA/DOD Clinical practice guideline for the management of stroke rehabilitation. [J]. Journal of Rehabilitation Research & Development，2010，47（9）：1-43.

[87] FERRARELLO F，BIANCHI VAM，BACCINI M，et al. Tools for Observational Gait Analysis in Patients With Stroke：A Systematic Review[J]. Physical Therapy，2013，93（12）：1673-1685.

[88] PARK C S，AN S H. Reliability and validity of the modified functional ambulation category scale in patients with hemiparalysis[J]. Journal of Physical Therapy Science，2016，28（8）：2264-2267.

[89] 伍琦，王彤，麦海云，等. 住院康复脑卒中偏瘫患者出院后功能转归的回顾性分析 [J]. 中华物理医学与康复杂志，2013，35（11）：855-858.

[90] 孙倩雯，王南，赵建华，等. 强化躯干配合蹲起训练对脑卒中偏瘫患者平衡及步行能力的作用 [J]. 中国康复，2010，25（2）：136-137.

[91] 吴玉玲，谢君杰，龚艳菲，等. 肌电生物反馈疗法对脑卒中偏瘫患者步行能力的影响 [J]. 中国康复理论与实践，2014，20（4）：318-321.

[92] 汪为，曾丛林. 康复训练配合针刺对偏瘫患者恢复步行能力的治疗效果 [J]. 中国西部科技，2013（12）：48-51.

[93] 高静，吴晨曦，柏丁兮，等. Tinetti 平衡与步态量表用于老年人跌倒风险评估的信效度研究 [J]. 中国实用护理杂志，2014，30（5）：61-63.

[94] CANBEK J，FULK G，NOF L，et al. Test-Retest Reliability and Construct Validity of the Tinetti Performance-Oriented Mobility Assessment in People With Stroke[J]. Journal of Neurologic Physical Therapy，2013，37（1）：14-19.

[95] 都文渊，苏书贞，赵玉斌，等. 八段锦改善老年人平衡功能及步态的临床观察 [J]. 河北中医，2018，40（7）：987-990.

[96] 林源，钮美娥，王丽. 脑卒中患者平衡功能评定方法的应用进展 [J]. 中国康复理论与实践，2016，22（6）：667-671.

[97] 李正然，常天静，王子璇，等. 老年人脑白质病变相关性跌倒的脑静息态功能磁共振成像 [J]. 中国医学影像技术，2016，32（11）：1659-1663.

[98] WOLFSON L，WHIPPLE R，AMERMAN P，et al. Gait Assessment in the Elderly：A Gait Abnormality Rating Scale and Its Relation to Falls[J]. Journal of Gerontology，1990，45（1）：12-9.

[99] VANDENBERG J M，GEORGE D R，O'LEARY A J，et al. The modified gait abnormality rating scale in patients with a conversion disorder：A reliability and responsiveness study. [J]. Gait & Posture，2014，95（10）：e98-e98.

[100] 胡楠. 慢性脑卒中偏瘫患者步态特征分析 [D]. 北京：中国人民解放军总医院；解放军医学院，2015.

[101] 位娜娜，潘俊晓，陈艳萍，等. 平衡针结合运动再学习对脑卒中偏瘫患者下肢运动功能的影响 [J]. 针刺研究，2018，43（11）：58-60，65.

[102] 张文通，钮金圆，许光旭，等. 一种便携式步态分析仪评估脑卒中步态时空参数的信度与效度研究 [J]. 康复学报，2016，26（5）：25-28.

[103] 王康玲，黄杰斌，吴文，等. 一种便携式步态分析系统的信度研究 [J]. 中国康复医学杂志，2016，31（7）：761-764.

[104] 王铁强，王晶，张旻，等. 三维步态分析对下肢生物力学变化的重测信度研究 [J]. 中国康复，2018，33（6）：486-489.

[105] FELIX K, HEIKO G, JULIUS H, et al. Towards Mobile Gait Analysis: Concurrent Validity and Test-Retest Reliability of an Inertial Measurement System for the Assessment of Spatio-Temporal Gait Parameters[J]. Sensors，2017，17（7）：1522.

[106] 桑德春，卢利萍，邵春霞，等. 老年脑卒中偏瘫患者的三维步态分析 [J]. 中国康复理论与实践，2013，19（9）：860-862.

[107] ALEXANDER L D, BLACK S E, PATTERSON K K, et al. Association between gait asymmetry and brain lesion location in stroke patients[J]. Stroke，2009，40（2）：537-544.

[108] ROSE D K, DEMARK L, FOX EJ, et al. A Backward Walking Training Program to Improve Balance and Mobility in Acute Stroke：A Pilot Randomized Controlled Trial[J]. Journal of Neurologic Physical Therapy，2018，42（1）：12-21.

[109] PARTY I. National clinical guideline for stroke. [J]. Br Med J，2012，2（1805）：300.

[110] PERSSON C U, HANSSON P O, DANIELSSON A, et al. A validation study using a modified version of Postural Assessment Scale for Stroke Patients：Postural Stroke Study in Gothenburg（POSTGOT）[J]. Journal of Neuroengineering & Rehabilitation，2011，8（1）：57.

[111] HSUEH IP, CHEN KL, CHOU YT, et al. Individual-level responsiveness of the original and short-form postural assessment scale for stroke patients[J]. Physical Therapy，2013，93（10）：1377-1382.

[112] LESSER, MELISSA, BORST, et al. Use of the Postural Assessment Scale for Stroke Patients in Determining Acute Care Discharge Recommendations[J]. Journal of Acute Care Physical Therapy，2017，8（3）：79-85.

[113] FARIA CD, TEIXEIRA-SALMELA LF, SILVA EB, et al. Expanded timed up and go test with subjects with stroke：reliability and comparisons with matched healthy controls [J]. Arch Phys Med Rehabil，2012，93（6）：1034-1038.

[114] HAFSTEINSDÓTTIR, THÓRA B, RENSINK M, SCHUURMANS M. Clinimetric Properties of the Timed Up and Go Test for Patients With Stroke：A Systematic Review[J]. Topics in Stroke Rehabilitation，2014，21（3）：197-210.

[115] WÜEST S, MASSÉ F, AMINIAN K, et al. Reliability and validity of the inertial sensor-based Timed "Up and Go" test in individuals affected by stroke[J]. Journal of Rehabilitation Research & Development，2016，53（5）：599-610.

[116] HEUNG TH, NG SS. Effect of seat height and turning direction on the timed up and go test scores of people after stroke [J]. Journal of Rehabilitation Medicine，2009，41（9）：719-722.

[117] MANAF H, JUSTINE M, TING G H, et al. Comparison of gait parameters across three attentional loading conditions during timed up and go test in stroke survivors[J]. Topics in Stroke Rehabilitation，2014，21（2）：128-136.

[118] SON H, PARK C. Effect of turning direction on Timed Up and Go test results in stroke patients[J]. European Journal of Physical & Rehabilitation Medicine，2018，61（1）：e211.

[119] SAKUMA K, OHATA K, IZUMI K, et al. Relation between abnormal synergy and gait in patients after stroke[J]. Journal of Neuroengineering and Rehabilitation，2014，11（1）：141.

[120] A RÖDÉN-JÜLLIG, BRITTON M, GUSTAFSSON C, et al. Validation of four scales for the acute stage of stroke[J]. Journal of Internal Medicine，2010，236（2）：125-136.

[121] HAGHIGHAT F, LI Y, MEGRI A C. Development and validation of a zonal model — POMA[J]. Building & Environment，2001，36（9）：1039-1047.

[122] BEATO M, DAWSON N, SVIEN L, et al. Examining the Effects of an Otago-Based Home Exercise Program on Falls and Fall Risks in an Assisted Living Facility[J]. J Geriatr Phys Ther，2018，0：1-6.

[123] 都文渊，苏书贞，赵玉斌，等. 八段锦改善老年人平衡功能及步态的临床观察 [J]. 河北中医，2018，40（7）：987-990.

[124] GOLDBERG A, CHAVIS M, WATKINS J, et al. The five-times-sit-to-stand test：validity, reliability and detectable change in older females[J]. Aging Clinical & Experimental Research，2012，24（4）：339-344.

[125] KWONG PW, NG SS, CHUNG RC, et al. Foot Placement and Arm Position Affect the Five Times Sit-to-Stand Test

Time of Individuals with Chronic Stroke[J]. Biomed Res Int, 2014, 2014: 636530.

[126] NG SS, CHEUNG SY, LAI LS, et al. Association of Seat Height and Arm Position on the Five Times Sit-to-Stand Test Times of Stroke Survivors[J]. Biomed Res Int, 2013, 2013: 642362.

[127] WONG CK, BISHOP L, STEIN J. A wearable robotic knee orthosis for gait training: a case-series of hemiparetic stroke survivors[J]. Prosthet Orthot Int, 2012, 36(1): 113-120.

[128] STRAUBE DD, HOLLERAN CL, KINNAIRD CR, et al. Effects of dynamic stepping training on nonlocomotor tasks in individuals poststroke[J]. Physical Therapy, 2014, 94(7): 921-933.

[129] AKKAYA N, DOĞANLAR N, ÇELIK E, et al. Test-retest reliability of tetrax® static posturography system in young adults with low physical activity level[J]. Int J Sports Phys Ther, 2015, 10(6): 893-900.

[130] HAAS BM, BURDEN AM. Validity of weight distribution and sway measurements of the Balance Performance Monitor[J]. Physiotherapy Research International, 2010, 5(1): 19-32.

[131] PARK BS, KIM JH, KIM MY, et al. Effect of a muscle strengthening exercise program for pelvic control on gait function of stroke patients[J]. Journal of Physical Therapy Science, 2015, 27(3): 641-644.

[132] 朱美丽, 胡江飚, 陈海挺, 等. Tetrax 平衡测试与训练对中枢神经损伤患者平衡功能的影响 [J]. 现代实用医学, 2018, 30(6): 741-742.

[133] HUNG JW, YU MY, CHANG KC, et al. Feasibility of Using Tetrax (TM) Biofeedback Video-games for Balance Training in Patients with Chronic Hemiplegic Stroke [J]. Pm & R the Journal of Injury Function & Rehabilitation, 2016, 8(10): 962-970.

[134] 何怀, 戴桂英, 刘传道. 静态平衡仪及平衡功能量表在偏瘫患者平衡功能评定中的应用及相关性分析 [J]. 中华物理医学与康复杂志, 2011, 33(2): 134-136.

[135] ROSE D K, DEMARK L, FOX E J, et al. A Backward Walking Training Program to Improve Balance and Mobility in Acute Stroke: A Pilot Randomized Controlled Trial[J]. Journal of Neurologic Physical Therapy, 2018, 42(1): 12-21.

[136] SUBRAMANIAM S, BHATT T. Effect of Yoga practice on reducing cognitive-motor interference for improving dynamic balance control in healthy adults[J]. Complementary Therapies in Medicine, 2017, 30: 30-35.

[137] KIM B R, LIM J H, LEE S A, et al. Usefulness of the Scale for the Assessment and Rating of Ataxia (SARA) in Ataxic Stroke Patients[J]. Ann Rehabil Med, 2011, 35(6): 772-780.

[138] SULLIVAN K J, TILSON J K, CEN S Y, et al. Fugl-Meyer Assessment of Sensorimotor Function After Stroke: Standardized Training Procedure for Clinical Practice and Clinical Trials[J]. Stroke, 2010, 42(2): 427-432.

[139] VILLEPINTE C, CATELLA E, MARTIN M, et al. Validation of French upper limb Erasmus modified Nottingham Sensory Assessment in stroke[J]. Annals of physical and rehabilitation medicine, 2019, 62(1): 35-42.

[140] MENEZES K K, NASCIMENTO L R, ADA L, et al. Respiratory muscle training increases respiratory muscle strength and reduces respiratory complications after stroke: a systematic review[J]. J Physiother, 2016, 62(3): 138-144.

[141] STOLLER O, DE BRUIN E D, KNOLS R H, et al. Effects of cardiovascular exercise early after stroke: systematic review and meta-analysis[J]. BMC Neurol, 2012, 12: 45.

[142] VAN DE PORT I G, KWAKKEL G, WITTINK H. Systematic review of cardiopulmonary exercise testing post stroke: Are we adhering to practice recommendations? [J]. J Rehabil Med, 2015, 47(10): 881-900.

[143] MATTLAGE A E, ASHENDEN A L, LENTZ A A, et al. Submaximal and peak cardiorespiratory response after moderate-high intensity exercise training in subacute stroke[J]. Cardiopulm Phys Ther J, 2013, 24(3): 14-20.

[144] SMITH A C, SAUNDERS D H, MEAD G. Cardiorespiratory fitness after stroke: a systematic review[J]. Int J Stroke, 2012, 7(6): 499-510.

[145] CHEN C K, WENG M C, CHEN T W, et al. Oxygen uptake response to cycle ergometry in post-acute stroke patients with different severity of hemiparesis[J]. Kaohsiung J Med Sci, 2013, 29(11): 617-623.

[146] BOYNE P, REISMAN D, BRIAN M, et al. Ventilatory threshold may be a more specific measure of aerobic capacity than peak oxygen consumption rate in persons with stroke[J]. Top Stroke Rehabil, 2017, 24(2): 149-157.

[147] BERNARDES W L, MONTENEGRO R A, MONTEIRO W D, et al. Optimizing a Treadmill Ramp Protocol to Evaluate Aerobic Capacity of Hemiparetic Poststroke Patients[J]. J Strength Cond Res, 2018, 32(3): 876-884.

[148] BILLINGER S A, TAYLOR J M, QUANEY B M. Cardiopulmonary response to exercise testing in people with chronic stroke: a retrospective study[J]. Stroke Res Treat, 2012, 2012: 987637.

[149] ROSIER PF. The evidence for urodynamic investigation of patients with symptoms of urinary incontinence[J]. F1000Prime Rep, 2013: 5-8.

[150] AMUNDSEN CL, PARSONS M, TISSOT B, et al. Bladder diary measurements in asymptomatic females: functional bladder capacity, frequency, and 24-hr volume[J]. Neurourol Urodyn, 2007, 26(3): 341-349.

[151] HOMMA Y, KAKIZAKI H, YAMAGUCHI O, et al. Assessment of overactive bladder symptoms: Comparison of 3-day bladder diary and the overactive bladder symptoms score[J]. Urology, 2011, 77(1): 60-64.

[152] PARK J, LAVELLE JP, PALMER MH. Voiding dysfunction in older women with overactive bladder symptoms: A comparison of urodynamic parameters between women with normal and elevated post-void residual urine[J]. Neurourol Urodyn, 2016, 35(1): 95-99.

[153] JACQUES C, MIKOLAJ P, LYSANNE C, et al. CUA guideline on adult overactive bladder[J]. Can Urol Assoc J, 2017, 11(5): 142.

[154] GORMLEY EA, LIGHTNER DJ, BURGIO KL, CHAI TC, CLEMENS JQ, CULKIN DJ, et al. Diagnosis and treatment of overactive bladder(non-neurogenic)in adults: AUA/SUFU guideline[J]. J Urol, 2012, 188(6Suppl): 2455-2463.

[155] ROBINSON D, OELKE M, KHULLAR V, et al. Bladder wall thickness in women with symptoms of overactive bladder and detrusor overactivity: Results from the randomized, placebo-controlled shrink study[J]. NeurourolUrodyn, 2016, 35(7): 819-825.

[156] RACHANENI S, MCCOOTY S, MIDDLETON LJ, et al. Bladder ultrasonography for diagnosing detrusor over-activity: Test accuracy study and economic evaluation[J]. Health Technol Assess, 2016, 20(7): 1-150.

[157] IRWIN DE, MILSOM I, HUNSKAAR S, et al. Population-based survey of urinary incontinence, overactive bladder, and other lower urinary tract symptoms in five countries: Results of the EPIC study[J]. Eur Urol, 2006, 50(6): 1306-1315.

[158] MARKS BK, GOLDMAN HB. Videourodynamics: Indications and technique[J]. UrolClin North Am, 2014, 41(3): 383.

[159] LAPALLO BK, WOLPAW JR, CHEN XY, et al. Long-term recording of external urethral sphincter EMG activity in unanesthetized, unrestrained rats[J]. Am J Physiol Renal Physiol, 2014, 307(4): F485-497.

[160] DAVID X. Cifu. Braddom's 物理医学与康复医学（第 5 版）[M]. 励建安, 毕胜, 黄晓琳, 译. 北京: 科学出版社, 2018.

[161] THOMPSON W G, LONGSTRETH G F, DROSSMAN D A, et al. Functional bowel disorders and functional abdominal pain[J]. Gut, 1999, 45(Suppl 2): 1143-1147.

[162] PEREZ-HERREZUELO I, HITA-CONTRERAS F, MARTINEZ-AMAT A, et al. The female sexual function index: reliability and validity in Spanish postmenopausal women[J]. Menopause, 2019, 26(4): 401-408.

[163] PRIOR S, REEVES N, PETERSON G, et al. Addressing the Gaps in Post-Stroke Sexual Activity Rehabilitation: Patient Perspectives[J]. Healthcare(Basel), 2019, 7(1): 53-58.

[164] POLLAND AR, DAVIS M, ZEYMO A, et al. Association between comorbidities and female sexual dysfunction: findings from the third National Survey of Sexual Attitudes and Lifestyles(Natsal-3)[J]. Int Urogynecol J, 2019, 30(3): 1-9.

[165] POWERS WJ, DERDEYN CP, BILLER J, et al. 2015 American Heart Association/American Stroke Association Focused Update of the 2013 Guidelines for the Early Management of Patients With Acute Ischemic Stroke Regarding Endovascular Treatment: A Guideline for Healthcare Professionals From the American Heart Association/American Stroke Association[J]. Stroke, 2015, 46(10): 3020-3034.

[166] GRANATA G, PADUA L, ROSSI F, et al. Electrophysiological study of the bulbocavernosus reflex: normative data[J]. Funct Neurol, 2013, 28(4): 293-295.

[167] COURTOIS F, GÉRARD M, CHARVIERK, et al. Assessment of sexual function in women with neurological disorders: A review[J]. Ann PhysRehabil Med, 2018, 61(4): 1086-1096.

[168] GUAN Y, WENDONG S, ZHAO S, et al. The vascular and neurogenic factors associated with erectile dysfunction in patients after pelvic fractures[J]. Int Braz J Urol, 2015, 41(5): 959-966.

[169] RUDD A G, WADE D, IRWIN P. The National Clinical Guidelines for Stroke[J]. Journal of the Royal College of

Physicians of London，2000，34（2）：131.

[170] POLLOCK A，HAZELTON C，HENDERSON C A，et al. Interventions for visual field defects in patients with stroke[J]. Cochrane Database Syst Rev，2011，5（10）：1465-1858.

[171] SAND KM，MIDELFART A，THOMASSEN L，et al. Visual impairment in stroke patients–a review[J]. Acta Neurol Scand Suppl，2013，127（Suppl. 196）：52-56.

[172] HEBERT D，LINDSAY M P，MCINTYRE A，et al. Canadian stroke best practice recommendations: Stroke rehabilitation practice guidelines，update 2015[J]. Int J Stroke，2016，11（4）：459-484.

[173] ALI M，HAZELTON C，LYDEN P，et al. Recovery from poststroke visual impairment: Evidence from a clinical trials resource[J]. Neurorehabil Neural Repair，2013，27（2）：133-141.

[174] ROWE F，BRAND D，JACKSON CA，Visual impairment following stroke: do stroke patients require vision assessment? [J]. Age Ageing，2009，38（2）：188-193.

[175] ROWE FJ，VIS writing Group. Vision In Stroke cohort: Profile overview of visual impairment[J]. Brain Behav，2017，7（11）：e00771.

[176] 胡健萍，齐惠颖，郭建光，等. 中文版美国国家眼科研究所视功能调查问卷共享电子数据库的构建 [J]. 中华眼科医学杂志，2018，8（6）：256-263.

[177] LAM SIMON C，LEE DIANA T F，YU DORIS S F. Establishing CUTOFF Values for the Simplified Barthel Index in Elderly Adults in Residential Care Homes[J]. Journal of the American Geriatrics Society，2014，62（3）：575-577.

[178] 蔡业峰，贾真，李伟峰，等. 中文版 Barthel 指数对多中心测评缺血性卒中患者预后的研究 [J]. 中国脑血管病杂志，2007，4（11）：486-490.

[179] FURIE K L，JAYARAMAN M V. 2018 Guidelines for the Early Management of Patients With Acute Ischemic Stroke[J]. Stroke，2018，49（3）：509-510.

[180] CHUMNEY，DOUGLAS；NOLLINGER，KRISTEN；SHESKO，KRISTINA；et al. Ability of Functional Independence Measure to accurately predict functional outcome of stroke-specific population: Systematic review[J]. The Journal of Rehabilitation Research and Development，2010，47（1）：17-29.

[181] CABANERO-MARTINEZ M J，CABRERO-GARCIA J，RICHART-MARTINEZ M，et al. The Spanish versions of the Barthel index（BI）and the Katz index（KI）of activities of daily living（ADL）: a structured review[J]. Archives of Gerontology and Geriatrics，2009，49（1）：e77-e84.

[182] DUNCAN P W，ZOROWITZ R，BATES B，et al. Management of adult stroke rehabilitation care: a clinical practice guideline[J]. Stroke，2005，36（9）：e100-e143.

[183] FURLAN J C，NOONAN V，SINGH A，et al. Assessment of disability in patients with acute traumatic spinal cord injury: A systematic review of the literature[J]. Journal of Neurotrauma，2011，28（8）：1413-1430.

[184] HOLBROOK M，SKILBECK C E. An activities index for use with stroke patients[J]. Age and Ageing，1983，12（2）：166-170.

[185] BOTTERBUSH K F. A manual of DOT related codes Menomonie[D]. WI: Materials Development Center，University of Wisconsin-Stout. 1983.

[186] U.S. Department of Labor. Dictionary of occupational titles[S]. Washington，DC: U.S. Government Printing Office. 1982.

[187] HWANG P，MIN KS，KIM CS，et al. Tibial somatosensory evoked potential can prognosticate for ambulatory function in subacute hemiplegic stroke[J]. Journal of Clinical Neuroscience，2016，26：122-125.

[188] MEYER S，KARTTUNEN AH，THIJS V，et al. How do somatosensory deficits in the arm and hand relate to upper limb impairment，activity，and participation problems after stroke? A systematic review[J]. Physical Therapy，2014，94（9）：1220-1231.

[189] ROLLNIK JD. May clinical neurophysiology help to predict the recovery of neurological early rehabilitation patients? [J]. BMC Neurol，2015，15：239.

[190] HWANG P，MIN KS，JEE S，et al. Transcranial Motor Evoked Potentials of Lower Limbs Can Prognosticate Ambulation in Hemiplegic Stroke Patients[J]. Annals of Rehabilitation Medicine-Arm，2016，40（3）：383-391.

[191] SON SY，PARK SH，SEO JH et al. Correlation of the Motor Evoked Potentials Amplitude and Hand Function of the

Affected Side in Stroke[J]. Journal of Korean Academy of Rehabilitation Medicine，2011，35（1）：34-41.

[192] 王晓涛，刘思佳，常淑娟，等. 急性缺血性脑卒中转归与 PET 关系的临床研究 [J]. 中国实用医药，2010，5（2）：98-99.

[193] 董莘. 功能性核磁共振对脑卒中评估的作用 [J]. 中国组织工程研究，2002，6（13）：1882-1883.

[194] 侯东哲，张颖，巫嘉陵，等. 中文版美国国立卫生院脑卒中量表的信度与效度研究 [J]. 中华物理医学与康复杂志，2012，34（5）：372-373.

[195] ALMEKHLAFI MA，DAVALOS A，BONAFE A，et al. Impact of age and baseline NIHSS scores on clinical outcomes in the mechanical thrombectomy using solitaire FR in acute ischemic stroke study[J]. AJNR Am J Neuroradiol，2014，35（7）：1337-1340.

[196] KWAH LK，HARVEY LA，DIONG J，et al. Models containing age and NIHSS predict recovery of ambulation and upper limb function six months after stroke：an observational study[J]. J Physiother，2013，59（3）：189-197.

[197] GHABAEE M，ZANDIEH A，MOHEBBI S，et al. Predictive ability of C-reactive protein for early mortality after ischemic stroke：comparison with NIHSS score[J]. ActaNeurolBelg，2014，114（1）：41-45.

[198] 李彩霞. 急性期血压管理对脑出血患者短期预后的影响 [D]. 郑州：郑州大学，2014.

[199] 袁波，谭莉，李鑫，等. 缺血性脑卒中 NIHSS 评分与卒中抑郁的相关性分析 [J]. 中国神经免疫学和神经病学杂志，2018，25（6）：430-432，461.

[200] 许晓敬，贾阳娟，韩凝，等. NIHSS 评分对急性脑梗死颅内大动脉闭塞的预测价值 [J]. 脑与神经疾病杂志，2016，24（9）：544-548.

[201] 黄瑞珏，寿宇雁，李兆燕. NIHSS 与 MAP 在缺血性脑卒中溶栓后出血中的预测价值 [J]. 护理与康复，2017，16（12）：1280-1282.

[202] WAN J P，ZHANG S，LIU K Q，et al. Risk factors of hemorrhagic transformation in different locations and its relation to clinical outcomes of patients with acute ischemic stroke following intravenous thrombolysis[J]. Journal of Zhejiang University（Medical sciences），2014，43（1）：36-42.

[203] JAUCH E C，SAVER J L，ADAMS H P，et al. Guidelines for the early management of patients with acute ischemic stroke：a guideline for healthcare professionals from the American Heart Association/ American Stroke Association[J]. Stroke，2013，44（3）：870-947.

[204] SINGLETARY E M，CHARLTON N P，EPSTEIN J L，et al. Part 15：First Aid：2015 American Heart Association and American Red Cross Guidelines Update for First Aid[J]. Circulation，2015，132（18）：S574-S589.

[205] SINGLETARY E M，ZIDEMAN D A，DE BUCK E D，et al. Part 9：First Aid：2015 International Consensus on First Aid Science With Treatment Recommendations[J]. Circulation，2015，132（16）：S269-S311.

[206] MCCOY C E，LANGDORF M I，LOTFIPOUR S. American Heart Association/American Stroke Association Deletes Sections from 2018 Stroke Guidelines[J]. West J Emerg Med，2018，19（6）：947-951.

[207] 王大力，彭延波，范海燕，等. ASTRAL 量表评分对后循环急性脑梗死患者预后的评估价值 [J]. 中国全科医学，2016，19（9）：1053-1055.

[208] LIU G，NTAIOS G，ZHENG H，et al. Externalvalidation of the ASTRAL score to predict 3- and 12 -month functional outcome in the China National Stroke Registry [J]. Stroke，2013，44（5）：1443 -1445.

[209] 曾宏亮，曾祥俊，黄丽莲. ASTRA 量表对急性缺血性脑卒中预后预测价值的研究 [J]. 哈尔滨医药，2016，36（6）：676-677.

[210] MICHEL P，ODIER C，RUTGERS M，et al. The Acute Stroke Registry and Analysis of Lausanne（ASTRAL）：design and baseline analysis of an ischemic stroke registry including acute multimodal imaging [J]. Stroke，2010，41（11）：2491-2498.

[211] NTAIOS G，EGLI M，FAOUZI M，et al. J-shaped association between serum glucose and functional outcome in acute ischemic stroke [J]. Stroke，2010，41（10）：2366 -2370.

[212] VANACKER P，HELDNER MR，SEIFFGE D，et al. ASTRAL-Rscore pred，icts non-recanalisation after intravenous thrombolysis inacuteischaemic stroke[J]. ThrombHaemost，2015，113（5）：1121-1126.

[213] NTAIOS G，PAPAVASILEIOU V，FAOUZI M，et al. Acute imaging does not improve ASTRAL score's accuracy despite having aprognostic value[J]. Int J Stroke，2014，9（7）：926-931.

[214] 王大力，范海燕，张江，等 . ASTRAL 评分对急性前后循环脑梗死预后预测价值的比较 [J]. 中华老年心脑血管病杂志，2015，25（12）：1289-1291.

[215] 中华医学会神经病学分会脑血管病学组急性缺血性脑卒中诊治指南撰写组 . 中国急性缺血性脑卒中诊治指南2010[J]. 中国全科医学，2011，35：4013-4017.

[216] 范海燕，彭延波，王大力 . 新型缺血性脑卒中预后评估量表介绍 [J]. 中国全科医学，2015，18（25）：3126-3128.

[217] SAPOSNIK G，COTE R，MAMDANI M，et al. JURaSSiC：Accuracy of clinician vs risk score prediction of ischemic stroke outcomes [J]. Neurology，2013，81（5）：448-455.

[218] TEALE E，YOUNG J，DENNIS M，et al. Predicting patient-reported stroke outcomes：a validation of the six simple variable prognostic model[J]. Cerebrovasc Dis Extra 2013，3（1）：97-102.

[219] WEN-JUAN LI，ZHI-YU GAO，YANG HE，et al. Application and Performance of Two Stroke Outcome Prediction Models in a Chinese Population[J]. PM R，2012，4（2）：123-128.

[220] FLINT AC，KAMEL H，RAO VA. et al. Validation of the Totaled Health Risks in Vascular Events（THRIVE）score for outcome prediction in endovascular stroke treatment[J]. Int J Stroke，2014，9（1）：32-39.

[221] FLINT A C，CULLEN S P，FAIGELES B S，et a1. Predicting long-term outcome after endovascular stroke treatment：tlle totaled health risks in vascular events score[J]. Am J Neuroradiol，2010，31（7）：1192-1 196.

[222] NISAR T，ALCHAKI A，HILLEN M. Validation of ICH score in a large urban population[J]. Clinical Neurology and Neurosurgery，2017，174：36-39.

[223] MORGENSTERN L B，HEMPHILL C，ANDERSON C，et al. Guidelines for the management of spontaneous intracerebral hemorrhage：a guideline for healthcare professionals from the American Heart Association/American Stroke Association[J]. Stroke，2010，41（9）：2108-2129.

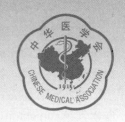

第5章

神经源性膀胱评估及康复指南

神经源性膀胱康复常常是漫长的过程，除了积极治疗原发病及对症治疗，其康复治疗管理方案会涉及多个专业的知识及技术，如影像尿动力学、间歇导尿、药物、康复训练及其他保守治疗、手术、并发症的预防及处理等，需要多学科专业人员共同合作，更需要对患者进行动态评估、定期随访，从而为其提供个性化的管理方案。中华医学会物理医学与康复分会特组织专家制定本指南，旨在为各类康复专业人员（包括医生、治疗师、护士等）、患者及其家属在管理神经源性膀胱时提供恰当的指导意见。

本指南的证据等级标准参考牛津循证医学中心（Oxford Centre for Evidence-based Medicine）证据评价体系：A 级证据，具有一致性的、在不同群体中得到验证的随机对照临床研究、队列研究、全或无结论式研究、临床决策规则；B 级证据，具有一致性的回顾性队列研究、前瞻性队列研究、生态性研究、结果研究、病例对照研究，或是 A 级证据的外推得出的结论；C 级证据，病例序列研究或 B 级证据外推得出的结论；D 级证据，没有关键性评价的专家意见，或是基于基础医学研究得出的证据。推荐强度采用 GRADE 证据质量推荐强度系统分为"强""弱"两级，当明确显示干预措施利大于弊或弊大于利时，指南小组将其列为强推荐；当利弊不确定或无论质量高低的证据均显示利弊相当时，则视为弱推荐。

本指南的制定，既参考了国内外历年来相关专业如欧洲泌尿外科协会、美国退伍军人协会、中华医学会泌尿外科学分会的指南，也检索了最新的文献进展。关于文献及数据库，检索了国际和国内常用的 PubMed、Cochrane Library、中国知网数据库近十年的临床研究，主要自由词和主题词包括：神经源性膀胱（Neurogenic Bladder，Neuropathic bladder，Neurogenic lower urinary tract dysfunction，Neuromuscular dysfunction of the lower urinary tract），尿失禁（Urinary incontinence），尿潴留（Urinary retention），膀胱过度活跃（Overactive bladder），生活质量（Quality of life，QoL）等。纳入和排除标准如下：①研究类型：公开发表的同行评审研究，排除会议论文、会议摘要等文献。研究类型可为系统评价或 Meta 分析、随机对照试验、队列研究、病例对照研究、病例报告和专家观点等。②语言：限制为英文和中文。③时间：从 2008 年 1 月至 2018 年 12 月。④受试者：为神经源性膀胱患者。本指南重点关注神经源性膀胱的康复评估与康复治疗，有关原发疾病的治疗、外科手术技术的详细介绍，请见相关指南。

一、概述

1. 神经源性膀胱定义　神经源性膀胱（neurogenic bladder，NB）是由于神经系统调控出现紊乱而导致的下尿路功能障碍，通常需在存有神经病变的前提下才能诊断[1]。神经源性膀胱可引起多种长期并发症，最严重的是上尿路损害、肾功能衰竭。

2. 康复科神经源性膀胱病因、流行病学及发病机制　所有累及潴尿或者排尿过程的神经系统疾病都可能表现出下尿路症状，其临床表现主要取决于神经系统病灶的部位和累及程度。按病变累及部位，分为脊髓及脊柱病变如脊髓损伤（spinal cord injury，SCI）、脊柱裂（spina bifida，SB）；颅内病变如脑血管意外（脑卒中）、痴呆、帕金森综合征、颅脑肿瘤、脑瘫、创伤性脑损伤；外周神经系统疾病如腰椎疾病、退行性疾病、腰椎间盘突出、椎管狭窄、医源性盆腔神经损伤、周围神经病变等；弥漫性中枢性疾病如多发性硬化（multiple sclerosis，MS）。

SCI 患者可表现为神经源性逼尿肌过度活动（neurogenic detrusor overactivity，NDO）和逼尿肌 - 括约肌协同失调（detrusor-sphincter synergy disorder，DSD）（高达 95%）或逼尿肌活力低下（高达 83%），取决于损伤平面[31]。高达 96% 的 SB 患者出现膀胱功能受损[2]。

脑血管意外患者膀胱功能障碍常表现为夜尿症 - 膀胱过度活动症（overactive bladder，OAB）- 急迫性尿失禁（urgent urinary incontinence，UUI）- 逼尿肌过度活动（detrusor overactivity，DO）[3]，57%～83% 的脑卒中患者病后 1 个月表现出泌尿系症状，71%～80% 的患者病后 6 个月可恢复自主排尿[4]。痴呆患者膀胱功能障碍常表现为 OAB-UUI-DO、尿失禁发生率是一般人的 3 倍以上[5]。帕金森综合征患者下尿路症状在疾病初期的发生率为 30%，5 年后增至 70%，其中 78% 表现为储尿期症状[6]。前额区域肿瘤主要表现为急迫性尿失禁[7]。70% 脑瘫患者表现为 DO，>10% 的患者存在反复尿路感染（Urinary tract infection，UTI）病史和影像学异常[8-10]。44% 创伤性脑损伤患者表现为储尿功能障碍，38% 表现为排尿功能障碍，60% 尿动力学检查结果异常[11]。

26% 的腰椎疾病、退行性疾病、腰椎间盘突出、椎管狭窄等患者表现排尿困难和逼尿肌无收缩[12]，而逼尿肌活动低下高达 83%[13]。50% 腹会阴切除术（abdominal and perineal excision，APR）患者发生尿潴留，而全直肠系膜切除术后（total mesorectal excision，TME）患者，10%～30% 存在排尿功能障碍[14]。糖尿病及其他原因引起的外周神经病变，如酗酒、腰骶带状疱疹和生殖器疱疹、卟啉症、结节病等患者可表现为尿急 / 尿频 / 尿失禁，这类患者疾病后期常表现为膀胱感觉减退和逼尿肌活力低下[15]。

MS 患者不同时期膀胱功能障碍表现有所差异，在发病初期，排尿功能障碍的发生率为 10%，而病程长达 10 年的患者，排尿功能障碍的发生率上升至 75%，DO 达 86%，DSD 发生率为 35%，DU 的发生率则达到 25%[16, 17]。

3. 神经源性膀胱分类　最近欧洲泌尿外科学会，提出了依据病灶部位及病变特性生成的神经源性下尿路功能障碍模型。这是一个非常简单、实用的分类系统（图 5-1）[1]。

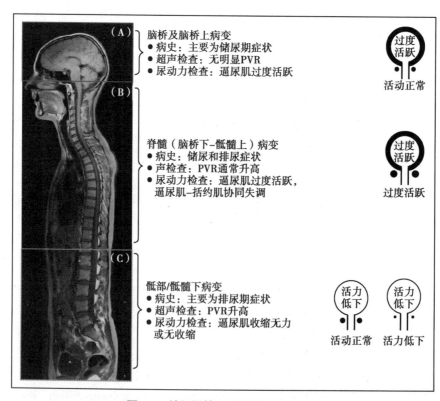

图 5-1　神经源性下尿路功能障碍模型
依据病灶部位及病变特性生成的神经源性下尿路功能障碍模型。A 表示脑桥上区域；B 表示脑桥下 - 骶髓上区域；C 表示骶部 / 骶髓下区域。图的右侧表示预期逼尿肌 - 括约肌系统出现功能失调的类型。PVR＝残余尿液量

国际尿控协会（International Continence Society，ICS）基于尿动力学结果针对患者储尿期和排尿期的功能提出一个分类系统，但其并没有反映上尿路状态[18]。而 2014 版中华泌尿外科《神经源性膀胱诊断治疗指南》推荐采用廖利民教授提出的全尿路功能障碍分类方法（表 5-1）。这是在既往 ICS 分类方法的基础之上，提出的一种包含上尿路功能状态的神经源性膀胱患者的新分类方法。此分类方法可为评估、描述、记录上尿路及下尿路的病理生理变化、制订治疗方案提供更全面、科学及客观的基础[19-21]。

表 5-1　廖氏神经源性膀胱患者全尿路功能障碍分类方法

下尿路功能		上尿路功能
储尿期	排尿期	
膀胱功能	**膀胱功能**	**膀胱输尿管反流**
逼尿肌活动性	逼尿肌收缩性	无
正常	正常	有：单侧（左、右），双侧
过度活动	收缩力低下	程度分级
	无收缩	I
膀胱感觉		II
正常	**尿道功能**	III
增加或过敏	正常	IV
减退或感觉低下	梗阻	V
缺失	功能性梗阻（尿道过度活动）	
	逼尿肌 - 尿道外括约肌协同失调	**肾盂输尿管积水扩张**
逼尿肌漏尿点压力	逼尿肌 - 膀胱颈协同失调	无
≥40cmH$_2$O	括约肌过度活动	有：单侧（左、右），双侧
<40cmH$_2$O	括约肌松弛障碍	程度分度
	机械梗阻	1
膀胱容量		2
正常（300～500ml）		3
增大（>500ml）		4
减小（<300ml）		
安全膀胱容量		**膀胱壁段输尿管梗阻**
		无
膀胱顺应性		梗阻：单侧（左、右），双侧
正常（20～40ml/cmH$_2$O）		
增高（>40ml/cmH$_2$O）		**肾功能**
降低（<20ml/cmH$_2$O）		正常
		GFR≥50ml/min，左肾、右肾
尿道功能		肾功能不全
正常		GFR<50ml/min，左肾、右肾
括约肌无收缩		代偿期：
功能不全		GFR，左、右肾；血肌酐<132.6μmol/L
膀胱颈（内括约肌）		失代偿期：
外括约肌		GFR，左、右肾；血肌酐≥132.6μmol/L

注：1cmH$_2$O＝0.098kPa

上表对膀胱输尿管反流的分级参照国际反流分级标准：I 级：反流至不扩张的输尿管；II 级：反流至不扩张的肾盂肾盏；III 级：输尿管、肾盂肾盏轻中度扩张，杯口变钝；IV 级：中度输尿管迂曲和肾盂肾盏扩张；V 级：输尿管、肾盂肾盏重度扩张，乳头消失，输尿管迂曲。但是许多神经源性膀胱患者并无膀胱输尿管反流存在，却经常出现肾盂肾盏积水扩张和输尿管迂曲扩张；廖利民依据静脉肾盂造影或泌尿系核磁水成像（magnetic resonance urography，MRU）检查，新提出了肾盂输尿管积水扩张分度标准[22]：

1度：肾盂肾盏轻度扩张、输尿管无扩张；2度：肾盂肾盏中度扩张、杯口变钝，输尿管轻度扩张；3度：肾盂肾盏中度扩张和输尿管中度扩张迂曲；4度：肾盂肾盏重度扩张、乳头消失，输尿管重度扩张迂曲。上述肾盂输尿管积水扩张经常源自膀胱壁增厚导致的壁段输尿管狭窄梗阻。此方法最后对患者肾功能的损害程度也进行了分类。

推荐意见：建议对上尿路及下尿路功能障碍的分类方法采用廖氏神经源性膀胱患者全尿路功能障碍的新分类方法（B 级证据，强推荐）。

4. 神经源性膀胱临床表现　神经源性膀胱的临床表现通常根据原发病的发展阶段以及病变的部位而有所不同。脊髓损伤的急性期称为脊髓休克期。在这一时期，膀胱呈无反射状态，多表现为可以储存尿液，但不能排空[23]。当脊髓休克期过后，临床表现就会根据病变的部位不同而有所不同[19]。

（1）脑桥上病变脑桥上病变由于损伤了大脑的抑制中枢，大脑皮质无法感知膀胱充盈，不能随意控制储尿，往往出现 DO，临床上多表现为尿失禁；由于脑桥排尿中枢是完整的，很少发生 DSD。

（2）骶髓以上的脊髓损伤骶上脊髓损伤患者，中枢调节排尿的下行通路被阻断；同时，完全 SCI 后膀胱尿道感觉的上传通路被中断，括约肌的保护性反射以及中枢对逼尿肌自主反射的抑制作用丧失。所导致下尿路功能障碍的典型模式是 DO 及 DSD，产生逼尿肌高压、残余尿增加、尿失禁及泌尿系感染等表现，进而导致膀胱输尿管反流、输尿管扩张、肾积水及肾脏瘢痕化等上尿路损害，严重者导致肾功能不全、甚或尿毒症。

（3）骶髓及以下周围神经病变排尿骶反射中枢受损或者相关外周神经受损，均可累及支配膀胱的交感和副交感神经，或同时累及支配尿道括约肌的神经，导致逼尿肌反射及收缩力减弱或消失和（或）尿道内外括约肌控尿能力减低，出现排尿困难或尿失禁。

不同水平的神经病变导致的神经源性膀胱其病理生理改变及临床表现具有一定规律性，但并非完全与病变水平相对应。同一水平病变、不同病因、不同患者或同一患者在不同病程，其临床表现改变均可能有一定差异。另外，神经源性膀胱常伴随性功能障碍症状、肠道症状以及自主神经功能障碍症状。

5. 神经源性膀胱诊断标准与原则　无论先天性还是后天性神经源性膀胱功能障碍，早期诊断和治疗都是至关重要的；可有效预防下尿路甚至上尿路功能发生不可逆的改变。神经源性膀胱的诊断主要包括 3 个方面[19]：

（1）原发神经病变的诊断：即对于导致膀胱尿道功能障碍的神经系统病变的性质、部位、程度、范围、病程等的判断，必要时请神经科医生协助诊断。

（2）下尿路和上尿路功能障碍以及泌尿系并发症的诊断：如下尿路功能障碍的类型、程度，是否合并泌尿系感染、结石、肿瘤，是否合并肾积水、输尿管扩张迂曲、膀胱输尿管反流等上尿路损害。必要时请泌尿外科医生协助诊断。

（3）其他相关器官、系统功能障碍的诊断：如是否合并性功能障碍、盆腔脏器脱垂、便秘或大便失禁等。

推荐意见：①建议对神经源性膀胱功能障碍进行早期诊断（D 级证据，强推荐）；②神经源性膀胱患者下尿路功能障碍可导致上尿路损害，在作诊断时必须明确上尿路病理生理状态（A 级证据，强推荐）。

二、康复评定

1. 排尿日记　排尿日记是一项半客观的检查项目，记录每次排尿时间、排尿次数及排尿量等相关数据，为尿动力学检查提供了重要信息，具有无创性和可重复性，建议至少连续记录 3 天。针对膀胱过度活跃症或逼尿肌括约肌协同失调者，建议增加液体摄入量、尿失禁发生的次数、尿垫用量及其他信息，如急迫性尿意感的程度和尿失禁的程度等相关数据的记录，以得到更为可靠的结果。在临床对下尿路患者功能情况进行评估、分析时，排尿日记所提供的数据被列为必须评估的项目[24,25]。

推荐意见：神经源性膀胱患者应准确记录排尿日记（C 级证据，强推荐）。

2. 生活质量量表　评估患者的生活现状和预期的 QoL 非常重要，QoL 是神经源性膀胱患者全面管理的关键性指标[24,25]。神经源性膀胱患者可能存在不同的系统症状，如泌尿系统症状、肠道功能障碍、性功能障碍等，针对不同的功能障碍适用于不同的生活质量影响量表。近年来，评估症状和 QoL 相关性的量表数量呈激增趋势，如 Qualiveen 量表、神经源性膀胱症状量表（Neurogenic Bladder Symptom© European Association of Urology 2018 Score，NBSS）、the Incontinence Quality of Life Instrument（I-QOL）、King's Health Questionnaire（KHQ）或 the Short Form 36-item 和 12-item Health Survey Questionnaires（SF-36，SF-12）等 [27]。目前主观评价 QOL 的常用方式是生活满意度量表（the Satisfaction with Life Scale，SWLS），而常用的客观评价方式是 SF36 健康调查简表（the 36-Item Short-Form Health Survey，SF-36）[28]。

推荐意见：建议将生命质量纳入神经源性膀胱评估（B 级证据，强推荐）。

3. 体格检查（对原发疾病的康复评定）

（1）一般体格检查：注意患者精神状态、意识、认知、步态、生命体征等。

（2）泌尿及生殖系统检查：注意腰腹部情况，男性应常规进行肛门直肠指诊，女性要注意是否合并盆腔器官脱垂等。

（3）神经系统检查

1）感觉和运动功能检查：脊髓损伤患者应检查躯体感觉平面、运动平面、脊髓损伤平面以及上下肢感觉运动功能和上下肢关键肌的肌力、肌张力。感觉平面是指身体两侧具有正常感觉功能的最低脊髓节段，感觉检查的必查部分是检查身体两侧各自的 28个皮节的关键点。运动平面的概念与此相似，指身体两侧具有正常运动功能的最低脊髓节段。脊髓损伤平面通过如下神经学检查来确定：①平面通过如下神经 28 个皮节的关键感觉点；②检查身体两侧各自 10 个肌节的关键肌。应特别重视会阴及鞍区感觉的检查。脊髓节段的感觉关键点体表分布见图 5-2、图 5-3。

2）神经反射检查：包括膝腱反射、跟腱反射、提睾肌反射、肛门反射、球海绵体肌反射各种病理反射（Hoffmann 征和 Babinski 征）等。

3）会阴部 / 鞍区及肛诊检查：为高度推荐的检查，以明确双侧 S2～S3 节段神经支配的完整性。会阴部 / 鞍区感觉检查范围从肛门皮肤黏膜交界处至两侧坐骨结节之间、包括肛门黏膜皮肤交界处的感觉，通过肛门指诊检查直肠深感觉。运动功能检查是通过肛门指诊发现肛门括约肌张力、有无自主收缩，也可进行球海绵体反射检查。不完全性脊髓损伤指在神经损伤平面以下、包括最低位的骶段保留部分感觉或运动功能；反之，如果最低位的骶段感觉和运动功能完全消失则确定为完全性脊髓损伤。

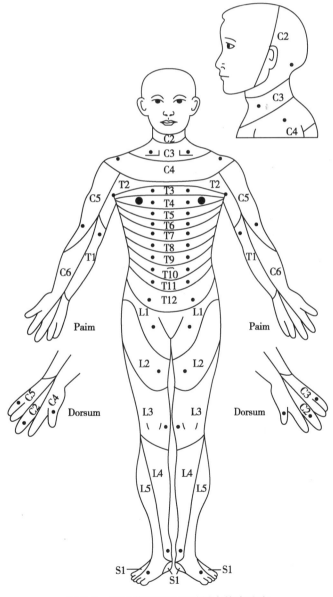

图 5-2 脊髓节段的感觉关键点体表分布

推荐意见：建议神经源性膀胱的评估要包括对原发病的康复评定（B 级证据，强推荐）。

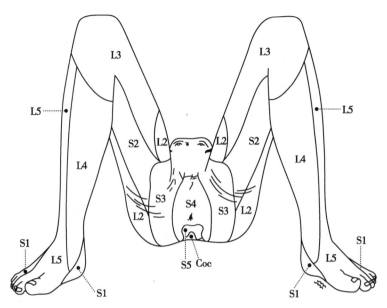

图 5-3　会阴及鞍区的感觉关键点体表分布

4. 实验室检查

（1）尿常规：可了解尿比重、尿中红细胞、白细胞、蛋白水平，是否存在泌尿系感染等，并间接反映肾功能状况。

（2）肾功能检查：多数神经源性泌尿系功能障碍患者存在上尿路功能损害的风险，尤其是充盈期逼尿肌高压患者。尽管有效的治疗能够降低上尿路功能损害的风险，但是肾病的发生率仍旧比较高[29]。SCI 或脊柱裂患者肾功能衰竭的风险远高于缓慢进展性、非创伤性神经系统功能障碍患者，例如多发性硬化症和帕金森疾病（Parkinson's disease, PD）[30]。

专业人员必须了解此类风险，对任何潜在的与肾功能恶化相关的体征或症状，要给予足够的重视并谨慎观察。对于肌肉质量差的患者，胱抑素 C 估算生长因子释放因子（growth hormone releasing factor, GFR）对慢性肾病的诊断较血清肌酐估算 GFR 更为准确[31, 32]。尚无针对该类群体肾功能保护最佳管理策略的高质量证据支持[33]。通过血肌酐、尿素氮水平反映总肾功能状况，为进一步拟定治疗方案和合理选择影像学检查提供依据。肾功能异常时患者用药应相应调整药物剂量。

（3）尿细菌学检查：存在泌尿系感染时高度推荐，通过检查明确病原菌种类，并根据药物敏感试验结果选择敏感药物。

推荐意见：建议将尿常规、肾功能及尿细菌学检查作为神经源性膀胱评估项目（A 级证据，强推荐）。

5. 影像学评定[1, 19]　影像学评定的目的是为了了解肾、输尿管、膀胱的形态，肾脏皮质厚度，肾盂积水的形态改变，输尿管扩张程度，泌尿系结石和新生物等。常用的影像学检查包括：泌尿系超声、泌尿系 CT、MRU 以及核素检查。如果发现了问题，应当请泌尿外科医生给予进一步的评估和诊断。

6. 尿动力学检查[1, 19]　尿动力学检查能对下尿路功能状态进行客观定量的评估，是揭示下尿路功能障碍的病理生理基础的唯一方法。

在进行尿动力学检查之前，患者应当排空大便。鉴于神经源性膀胱患者多合并存在便秘，故建议在检查前晚进行灌肠，以清除直肠内的粪块。如果治疗允许，应停用作用于下尿路的药物 48 小时以上，如不能停用，必须在判读检查结果时记录分析。对于高位脊髓损伤的患者，检查过程可能诱发自主神经反射亢进，建议在尿动力学检查中监测血压。对存在泌尿系感染高危因素的患者在行尿动力学检查之前或之后可选择性使用抗生素预防感染。

影像尿动力学是将充盈期膀胱测压、压力 - 流率测定等常规尿动力学检查与 X 线或 B 型超声等影像学检查相结合的方式。影像尿动力检查，特别是结合 X 线的影像尿动力检查是目前诊断逼尿肌 - 尿道外括约肌协同失调（detrusor-external urethral sphincter dyssynergy, DESD）、逼尿肌 - 膀胱颈协同失调

（detrusor-bladder neck dyssynergy，DBND），判断膀胱输尿管反流（vesicoureteric reflux，VUR）和漏尿点压力等神经源性膀胱患者尿路病理生理改变最准确的方法。同时还可以观察膀胱形态异常、后尿道形态变化和膀胱尿道结石等重要病变和病理生理改变。

尿动力学报告需要专业的泌尿外科医师协助解读和判断。常用尿动力学检查项目包括：自由尿流率和残余尿量的评估；充盈期膀胱测压；逼尿肌漏尿点压（detrusor leak point pressure，DLPP）；压力 - 流率测定；肌电图（electromyography，EMG）；尿道压力测定。

推荐意见：建议神经源性膀胱康复评定要进行尿动力学检查，其中影像尿动力学检查具有极高的临床价值（A 级证据，强推荐）。

7. 神经电生理评定

（1）肌电图检查：在记录尿动力学的同时，记录尿道外括约肌、尿道旁横纹肌、肛门括约肌或盆底横纹肌的肌电图间接评估控尿相关肌肉的功能状态。尿动力学检查中的肌电图一般采用募集电位肌电描记，通常使用肛门括约肌贴片电极记录，反映整块肌肉的收缩和舒张状态。检查时同步进行充盈期膀胱测压或压力 - 流率测定，可反映逼尿肌压力变化与尿道外括约肌活动的关系、排尿期逼尿肌收缩与外括约肌活动的协调性，同心圆针电极肌电图仅在特殊情况使用。更精细的肌电图检查如运动单位肌电图、单纤维肌电图等，更多应用于神经生理方面的研究[19]。

推荐意见：建议在记录尿动力学的同时，记录尿道外括约肌、尿道旁横纹肌、肛门括约肌或盆底横纹肌的肌电图（D 级证据，弱推荐）。

（2）球海绵体反射：球海绵体反射（bulbocavernosus reflex，BCR）检测时，被检者取平卧位，地线置于大腿部，记录电极使用同心针电极，分别插入左、右球海绵体肌。刺激环状电极的阴极置于男性阴茎根部，阳极置于相距 2cm 的远端，女性采用鞍状表面刺激电极置于耻骨联合处阴蒂，通过扫描记录观察肌电信号以确认针电极进入受检肌肉内。BCR 和 ICR 记录时电刺激强度为感觉阈的 7 倍，刺激率 2Hz，刺激脉宽 0.2ms，针电极记录到肌电信号经叠加处理以消除与刺激无关的肌电信号，记录通频带 5～2kHz，分析时间 10ms/div，信号叠加 30～50 次，测定 BCR 和 ICR 潜伏期和波幅（图 5-4）。

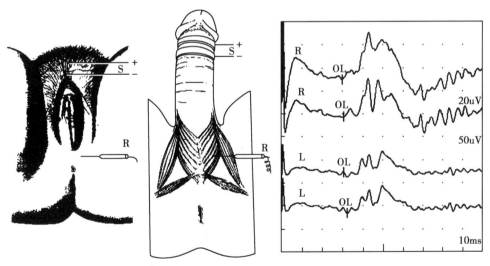

图 5-4　男性和女性 BCR 检查和波形示意

BCR 主要用于下运动神经元损伤患者 S2～S4 阴部神经反射弧完整性的评估。目前国内外健康人群 BCR 潜伏期尚无统一标准，一般所测 BCR 潜伏期超过均值 ±2.5～3 倍标准差或波形未引出可判断为异常。BCR 潜伏期在正常范围并不能排除骶髓反射弧轴突存在损伤的可能性。脊髓栓系综合征和骶髓上脊髓损伤患者的 BCR 潜伏期经常可缩短。

国人正常 BCR 潜伏期可参考以下数据：

已婚成年女性：左侧 44.93±8.85ms，右侧 45.64±8.21ms，平均潜伏期 45.37±8.46ms[34]。

男性：左侧 32.28±4.40ms，右侧 32.76±4.50ms[35]。

Bianchi 等[36] 总结 2 798 个临床病例，32 篇文章进行系统评价。针对马尾和圆锥病变，双侧 BCR 检测是有用临床检测项目：潜伏期延迟或不可诱发是最常见的异常表现（B 级证据）。BCR 对周围神经病变患者性功能障碍的神经源性起源的检测是无效的，只有一项研究调查了家族性淀粉样变性多神经病（葡萄牙型）和性功能障碍发现 BCR 异常发生率较高（C 级证据）。

推荐意见：建议针对马尾和脊髓圆锥损害检测球海绵体反射（B 级证据，强推荐）。

（3）阴部神经体感诱发电位：阴部神经体感诱发电位（pudendal nerve somatosensory evoked potentials，P-SSEP）检测时，被检者取平卧位，地线置于大腿部，刺激环状电极的阴极置于男性阴茎根部，阳极置于相距 2cm 的远端，女性采用鞍状表面刺激电极置于耻骨联合处阴蒂，采用针电极或表面在 Pz 导联记录 P-SSEP，参考电极为 Fz 导联。电刺激刺激率 2Hz，刺激脉宽 0.20ms，记录通频带 10Hz～5kHz，灵敏度 10μV/div，分析时间 10ms/div，信号叠加 100～200 次。分析第一个正相波 P41 波潜伏期和 P41-N50 波幅（图 5-5）。P-SSEP 反映阴茎（阴蒂）背神经、会阴神经、阴部神经、骶神经后根、脊髓后索、丘脑至大脑皮层感觉区传导通路功能及其完整性。

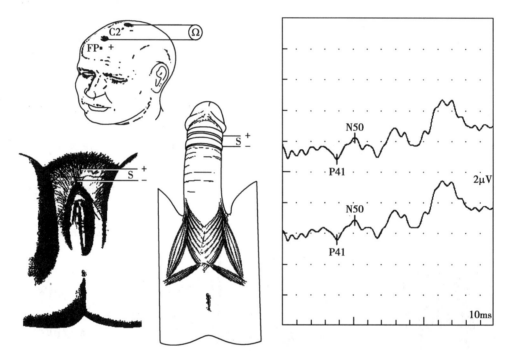

图 5-5 男性和女性 P-SSEP 检查和波形示意

国人正常 P-SSEP 的 P41 波潜伏期参考以下数据：

已婚成年女性：37.36±1.94ms，波幅 2.84±1.75μV[34]。

男性：39.96±2.05ms，波幅 2.47±1.79μV[37]。

Bianchi 等[37] 对 2 799 个病例 17 篇文献进行系统评价，结果显示：马尾或脊髓圆锥损害表现为潜伏期延长或不能引出，具有高度异常率（B 级证据）；大多数脊髓损伤患者（44%～92%）存在无反应或潜伏期延长（B 级证据）。

推荐意见：建议脊髓、脊髓圆锥和马尾损伤检测阴部神经体感诱发电位（B 级证据，强推荐）。

（4）盆底运动诱发电位：运动诱发电位（motor evoked potential，MEP）是应用瞬时高压电或高通量磁场刺激皮层运动区，通过兴奋运动皮层、下行通路及周围神经，在相应肌肉表面记录动作电位，传导途径多认为是锥体束和周围神经运动纤维。盆底 MEP 采用同心针电极在球海绵体肌或坐骨海绵体肌记录 MEP，记录通频带 5～2kHz，灵敏度 200mV/div，分析时间 10ms/div。电刺激采用桥式双极电极，皮层刺激部位在中央旁小叶（Cz-Fz 之间），脊髓刺激在颈脊髓（T1～C5 之间）、胸腰脊髓（T12～T10 之间）和骶椎（S1～L4 之间），刺激电压 500～1 000V，脉冲宽度 50μm，记录单次脉冲刺激的 MEP。采用皮层电刺激刺激诱发盆底 MEP，潜伏期正常参考值为 31.10±3.50ms。MEP 直接潜伏期延长无法鉴别是中枢损害还是周围神经损害所引起，因此，必要时需测试中枢运动传导时间（central motor conduction time，CMCT），以明确损害部位，多段电刺激 MEP 可测定运动传导束在头颈段（CMCT 上）、中枢段（CMCT 下）、脊髓段（SCCT）和马尾段（CECT）的传导时间（图5-6、图5-7）。

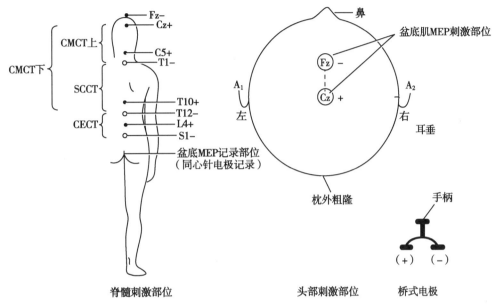

图 5-6 盆底运动诱发电位电刺激部位示意

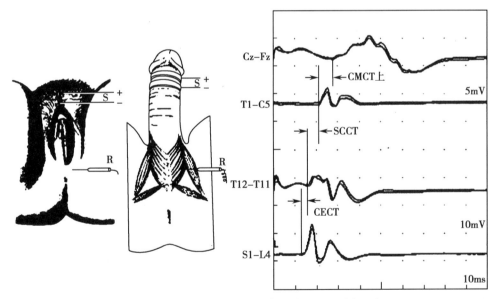

图 5-7 电刺激盆底运动诱发电位传导时间测定示意

盆底 MEP 在反映反射通路的 BCR 和反映上行传导通路的 P-SSEP 检测的基础上，可提供下行传导通路的功能状况[38, 39]。在脊髓损伤、多发性硬化等所致盆底膀胱和直肠运动相关功能障碍评估中，具有一定的价值[38-40]。

Bianchi 等[36] 对 30 个病例 6 篇文献进行系统评价，结果显示，马尾病变 P-MEP 延迟，马尾损伤患者腰骶磁刺激的 P-MEP 潜伏期延长，提示外围运动纤维传导减慢（B 级证据）。所有的研究调查显示，脊髓损伤 P-MEP 在脊髓损伤和盆底功能障碍患者的异常发生率较高，但在检测反应敏感性和方法学上存在差异，目前还缺乏共识，限制了该方法的临床应用（D 级证据）。

推荐意见：建议脊髓、脊髓圆锥和马尾损伤时检测盆底运动诱发电位（D 级证据，弱推荐）。

（5）阴部神经末端运动潜伏期：阴部神经末端运动潜伏期（pudendal nerve terminal motor latency，PNTML）最早用于先天性大便失禁患者骶丛末梢运动传导功能，后来在尿失禁研究中也有报道[41, 42]，但 Fowler[43] 研究认为运动潜伏期测定是不可靠的。Bianchi 等[36] 认为 PNTML 检测有很多矛盾和冲突的结论（D 级证据）。

推荐意见：没有可靠证据显示 PNTML 具有准确的诊断价值（D 级证据，不推荐）。

（6）阴茎背神经感觉传导检测：感觉神经传导（sensory nerve conduction，SNC）使用 2 对贴片电极，刺激电极贴于阴茎尖端、记录电极贴于阴茎根部，可测定感觉电位传导的潜伏期、波幅和传导速度。顾慎为[44] 测定正常国人传导速度为 20.05 ± 1.93 m/s。没有阴茎背神经感觉传导检测在神经源性膀胱中应用的文献。

推荐意见：没有可靠证据显示阴茎背神经感觉传导具有准确的诊断价值（不推荐）。

（7）交感皮肤反应：使用贴于阴茎或阴蒂的表面记录电极，电刺激腕部正中神经，在手掌、足底、阴茎或阴蒂记录交感皮肤反应（sympathetic skin response，SSR）潜伏期与波幅，在阴茎或阴蒂测定的 SSR 称为会阴交感皮肤反应（perineal sympathetic skin response，P-SSR）。国人肢体和阴茎见表 5-2[45]：

表 5-2　电刺激正中神经手掌、足底及阴茎 SSR 参考值（$\bar{x} \pm s$）

	N	起始潜伏期（ms）	波幅（μV）
手掌	25	1291±91	1129±589
足底	25	1342±86	1083±412
阴茎	25	1342±86	994±441

（本结果从 40mA 强度刺激开始。以 10mA 递增，直到能耐受的最大刺激强度为止，连续记录 3～4 个反应，取其平均值）

Bianchi[36] 等研究显示，脊髓或马尾损伤 P-SSR 与脊髓解剖节段水平和严重程度相关，胸脊髓节段（T10～L2）以上损伤通常 P-SSR 消失（B 级证据）。而在此以下节段或脊髓圆锥损伤 P-SSR 可保留（B 级证据）。T10～L2 节段损伤则变异性较大（B 级证据）。在多发性硬化性功能障碍患者中尚缺乏足够有价值的证据（D 级证据）。

推荐意见：1）T10～L2 以上及以下节段脊髓损伤 P-SSR 检测有较大参考价值（B 级证据，强推荐），T10～L2 节段损伤 P-SSR 检测参考价值较小（B 级证据，弱推荐）；2）多发性硬化性功能障碍应用价值较小（D 级证据，弱推荐）。

三、康复与治疗

（一）康复目标与原则

神经源性膀胱治疗方案的选择依不同膀胱尿道功能状态而异，在治疗膀胱尿道功能障碍的同时，针对原发性神经系统疾病也应积极治疗。现有治疗手段不能让所有患者实现完全地控制尿失禁及自主排尿，但对于神经源性膀胱而言，肾功能衰竭才是导致患者死亡的最危险因素[46, 47]，确保患者储尿期膀胱内压处于安全范围，可以有效预防肾功能损伤，这也是该类患者治疗需要优先考虑的方面。对于伴有储尿期膀胱逼尿肌不稳定或低顺应性膀胱患者，治疗的首要目标是将过度活跃、高压膀胱转变成稳定的低压储尿囊，虽然这样有可能导致剩余尿量增加，但有利于改善尿失禁、促使患者更好地回归社会和提高生活质量，对于尿路感染的预防也至关重要[48, 49]。因此，神经源性膀胱治疗目标及优先级别为：①增加膀胱的顺应性，恢复低压贮尿功能，以减少膀胱输尿管反流，保护上泌尿道；②恢复膀胱的正常容量，减少尿失禁；③恢复膀胱的可控制性排尿，不用导尿管；④提高患者生活质量，减少和避免泌尿系感染和结石等并发症[50-52]。

为了达到这个目标，神经源性膀胱的治疗原则为：①以尿动力学检查结果作为选择治疗方案的依据；②建立储尿期相对低压的"安全膀胱"，通过调整达到一种膀胱尿道在功能上的新平衡，保护肾功能；③积极治疗原发病，定期随访；④预防和治疗并发症，改善患者生活质量[50-52]。

（二）休克期神经源性膀胱康复

本指南涉及的休克期神经源性膀胱康复多指脊髓损伤早期脊髓功能处于休克状态期间的膀胱康复。严重脊髓损伤，脊髓损伤部位的上下出现振荡性损害，使得受损脊髓的兴奋性降低，病变以下感觉及各种反射消失，出现弛缓性瘫痪，进入无反应状态，这一时期称为脊髓休克期，一般持续8天～8周，但也有6个月～2年的报道。此时，患者无法感知膀胱的充盈情况，膀胱逼尿肌完全麻痹亦无自主性收缩，不能自主排尿，产生尿潴留。在此期间如患者生命体征未稳定，或存在其他复合伤时，以抢救生命、挽救其他脏器功能为主，可暂留置导尿管。当病情稳定后，若仍不能自主排尿，可尽早行自我或他人辅助下间歇性导尿，排空膀胱，同时给予营养神经及康复治疗。

（三）休克期过后神经源性膀胱康复

1. 保守治疗

（1）常用的保守治疗方法

1）辅助排尿：辅助排尿分为代偿性排尿训练及排尿反射训练。Credé 手法排尿方法为双手置于耻骨联合上方膀胱顶部（脐下方），缓慢由轻到重向膀胱体部（下腹部）挤压，将尿液挤出；Valsalva 排尿手法为排尿时通过 Valsalva 动作（屏气、收紧腹肌等）增加腹压将尿液挤出。这两种方法均属于代偿性排尿训练，适用于骶下神经病变[53]。

排尿反射训练最常用的为扳机点排尿。可通过叩击耻骨上膀胱区、挤压阴茎、牵拉阴毛、摩擦大腿内侧、刺激肛门等方法，诱发逼尿肌收缩和尿道括约肌松弛，将尿液排出。适用于骶上神经损害，保留完整的骶神经反射弧[54]。

辅助排尿方式均可能导致膀胱内压力超过安全范围易导致膀胱输尿管反流，会诱发或加重上尿路损害[55]，增加出现泌尿系远期并发症的风险[56, 57]。故应用辅助方式排尿方式前均要求采取措施降低膀胱出口阻力，如括约肌切断术、A 型肉毒毒素尿道括约肌注射术等。即便如此，逼尿肌高压可能依然会存在。因此，患者需要接受专业的教育、泌尿外科检查和密切的尿动力学监测后方可采取辅助排尿方式，应用期间应长期严密随访（B 级证据）[58, 59]。辅助性排尿禁忌证为膀胱输尿管反流、膀胱出口梗阻、逼尿肌-括约肌协同失调、肾积水、盆腔器官脱垂、症状性泌尿系感染、合并疝气等[23]。

推荐意见：不建议常规使用此类方法，特殊情况下可选（B 级证据，弱推荐）。

2）康复训练

A. 行为训练：行为训练是指旨在重新控制尿失禁的行为学训练过程。包括膀胱训练、定时排尿、习惯性训练和提示排尿等。

膀胱训练是根据排尿计划逐渐增加排尿间隔时间，直到形成正常的排尿模式。每次排尿前要学习控制膀胱。如患者感到尿急时，可缓慢深呼吸或6～10次快速收缩盆底肌肉，以阻止括约肌放松[60]。根据患者的依从性和耐受性，建议每周增加15～30分钟的间隔时间，直到达到3～4小时的排尿间隔[61]。膀胱训练适用于 OAB 导致的急迫性尿失禁（B 级证据）[60, 62]，对于神经源性膀胱患者尚缺乏研究支持。因此，膀胱训练被认为是一种治疗神经源性逼尿肌过度活动所致尿失禁的补充手段，可以减少失禁发作，并帮助患者恢复控制膀胱功能的信心（D 级证据）。

定时排尿指严格按照制定的时间排尿，两次排尿之间有固定的间隔。间隔时间取决于患者膀胱功能和护理人员的工作安排，目的是使急迫性尿失禁的患者在尿急和尿失禁发生前排空尿[60]。这种方法可以避免失禁而不是恢复膀胱功能，适用于膀胱容量过大患者，如糖尿病膀胱感觉受损导致尿潴留（C 级证据）[10]。

习惯性训练指依照患者的排尿规律，安排排尿时间，但如果中途患者尿急不能忍受，可允许提前排尿。根据实际排尿记录，排尿间距可增减。目的是帮助患者养成规定时间内排尿的习惯。相比于脊髓损伤更适用于脑损伤所致神经源性膀胱患者（D 级证据）[63]。

提示排尿指按指定的时间询问患者是否要排尿，如得到"有"的回答，鼓励其使用厕所，排尿成功给予奖励。如得到"无"的回答，重复1～2次问题。它的目的是增加患者自我启动或要求排便意识[53]。这种方法的长期疗效尚未得到证实。

行为学训练体系尚不完善，无论是对每种技术的定义，还是各技术对应的受益人群都没有共识。目前行为学训练用于神经源性膀胱研究很少。基于它们对患者没有负面影响，故仍然可以推荐使用这些方法，但必须与其他治疗方法（药物治疗、导尿）联合使用或附加使用（C 级证据）[64]。

推荐意见：①膀胱训练可作为神经源性逼尿肌过度活动所致尿失禁的补充手段，可以减少失禁发作，并帮助患者恢复控制膀胱功能的信心（D 级证据，弱推荐）；②对于膀胱容量过大患者建议定时排尿，如糖尿病膀胱感觉受损导致的尿潴留（C 级证据，强推荐）；③习惯性训练可用于脑损伤所致神经源性膀胱患者（D 级证据，弱推荐）；④行为学训练必须与其他治疗方法（药物治疗、导尿）联合使用或附加使用（C 级证据，强推荐）。

B. 盆底肌肉训练：盆底肌肉训练主要包括 Kegels 训练和阴道锥训练。Kegels 训练是通过一些动作，有节奏的收缩和放松骨盆底部肌肉群。阴道锥训练指阴道锥置入患者阴道内、肛提肌以上，当重物置于阴道内时，会提供感觉性反馈，通过收缩肛提肌维持其位置保证阴道锥不落下，依次增加阴道锥重量，从而提高盆底收缩力[65]。该类方法以增强盆底与括约肌力量，从而改善尿失禁、抑制逼尿肌过度活动，对压力性尿失禁（stress urinary incontinence，SUI）及膀胱过度活跃症（overactive bladder，OAB）有确切疗效（A 级证据）[66-68]。最新研究显示盆底肌肉训练对多发性硬化（B 级证据）及脊髓损伤（C 级证据）患者神经源性膀胱症状同样有效[69-72]。联合肌电生物反馈和神经肌肉电刺激，能够加强肌肉收缩后放松的效率和盆底肌张力，巩固盆底肌肉锻炼的效果（B 级证据）[73, 74]。

推荐意见：①盆底肌肉训练对神经疾病（多发性硬化和脊髓损伤）所致逼尿肌过度活跃有和尿失禁有治疗作用（B 级证据，强推荐）；②建议联合肌电生物反馈和（或）神经肌肉电刺激疗法（B 级证据，强推荐）。

C. 电刺激：电刺激是目前神经源性膀胱治疗的一个研究热点，能对患者的感觉、运动神经产生强烈的刺激。治疗神经源性膀胱常用的无创性电刺激技术有神经肌肉电刺激和经皮神经电刺激等，有创性电刺激技术请见"微创治疗"和"手术治疗"。

神经肌肉电刺激（neuromuscular electrical stimulation，NMES）是一项应用低频电流通过电极刺激特定肌肉群使其收缩，继而达到功能修复的技术。包括盆底肌肉电刺激、经皮膀胱 / 膀胱内电刺激等。研究中 NMES 常特指经肛门 / 阴道的盆底肌肉电刺激。膀胱内电刺激技术临床报道少，治疗所需治疗周期长，尚未有标准的治疗方案，故临床应用较少[75, 76]。

经皮神经电刺激（transcutaneous electric nerve stimulation，TENS）指通过完整的皮肤，将特定的低频脉冲电流输入人体，调节诱导治疗应答。包括经皮骶神经电刺激、经皮胫神经电刺激、经皮阴部神经电刺激等。因患者无法耐受长时间的生殖器电刺激，较少使用经皮阴部神经电刺激。

检索到的无创性电刺激治疗神经源性膀胱的研究多为治疗多发性硬化、脑卒中和脊髓损伤所致下尿路功能障碍，研究内容及结果如下。对帕金森病、腰椎间盘突出等其他疾病也有报道，但数量很少质量较低，在此不做主要阐述。

多发性硬化：最近有较多使用电刺激治疗 MS 下尿路功能障碍（lower urinary tract dysfunction，LUTD）的报道。NMES 研究以盆腔肌肉电刺激为主，多与盆底肌肉训练和肌电图生物反馈联合使用（B 级推荐）[71, 74, 77]。TENS 研究则多为经皮胫神经电刺激，也有少量报道了骶部皮肤电刺激和阴茎背侧 / 阴蒂神经电刺激治疗（C 级证据）[78-82]。研究结果显示以上各种非侵入性电刺激用于 MS 患者 LUTD 可抑制逼尿肌过度活动及改善膀胱顺应性。

脑卒中：治疗脑卒中的 LUTD 研究多集中于 TENS，包括经皮胫神经电刺激和骶神经电刺激。评估了尿失禁的频率、尿动力学和巴氏指数等疗效指标评。结果表明 TENS 对脑卒中患者急性尿路症状和膀胱过度活跃引起的尿动力学参数都有改善作用（B 级证据）[83-85]。但 Monteiro 等人认为疗效不确切[86]。未检索到 NMES 联合盆底肌肉训练治疗脑卒中患者逼尿肌过度活跃的报道。然而，盆底肌肉训练对该类患者尿失禁有很好的治疗作用（B 级证据）[87-89]。因此将 NMES 联合盆底肌肉训练应用于治疗脑卒中患者的尿路症状可能效果更好（D 级证据）。

脊髓损伤：同样近些年电刺激治疗 SCI 所致神经源性膀胱的热点仍是 TENS。有 RCTs 研究显示经皮胫神经电刺激可降低 SCI 患者 NDO 的发生率和逼尿肌压力，维持了膀胱容量（B 级证据）[90]。而关于经皮阴部神经电刺激的研究质量较低，均为观察性研究，显示其可以通过脊髓反射途径有效抑制逼尿肌的活动，从而使 NDO 患者膀胱容量的增加，但随访结果显示长期改善膀胱控制的有效性和可行性尚不清楚 [91]。而经皮骶神经电刺激 SCI 下尿道症状的病例报显示它可增加患者膀胱容量，仍需要设计前瞻性研究证实其结论 [91]。

综上所述，虽然无创性电刺激对特发性 OAB 和压力性 SUI 是一种成熟的治疗选择（B 级证据）[92, 93]，但其对神经源性膀胱人群的适用性最近才得到深入的研究，目前最佳电刺激治疗参数尚无共识。并且检索到的大多数研究证据的质量较低，需要更多的、严谨设计的、高质量的 RCT 研究证据支持以获得明确的结论。

推荐意见：①可考虑将无创性电刺激（盆底肌肉电刺激、经皮胫神经电刺激、经皮骶神经电刺激）用于治疗各种神经系统疾病（多发性硬化、脑卒中、脊髓损伤）导致的 OAB、NDO 及 UI 治疗（C 级证据，弱推荐）；②建议将无创性电刺激（盆底肌肉电刺激、经皮胫神经电刺激、经皮骶神经电刺激）用于治疗特发性 OAB 及 SUI（B 级证据，强推荐）。

D. 盆底肌生物反馈：生物反馈是一种评价和治疗盆底功能障碍的高级训练方法。生物反馈包括视觉、触觉、听觉和语言。由于去神经病变可能导致感觉障碍，无法感觉到肌肉活动时应推荐用肌电图生物反馈指导盆底肌训练。临床上还可与神经肌肉电刺激疗法联合使用，联合治疗方案较任何一种单独的治疗更具临床优势（B 级证据）[71, 74, 94]。

推荐意见：建议采用肌电图生物反馈指导盆底肌肉训练，与神经肌肉电刺激联合使用更具临床优势（B 级证据，强推荐）。

E. 磁刺激：使用磁疗、磁刺激、功能性磁刺激、经颅磁刺激等关键检索词进行文献检索，仅有数量有限的随机对照试验报道了基于功能性磁刺激治疗尿失禁的研究，提示可以改善部分功能 [95]。研究者认为其所使用的功能性磁刺激是对骶部神经电刺激的进一步改进，但磁刺激引发的电生理改变更加无创、可接受 [96]。此外，有部分案例报道了经颅磁刺激治疗帕金森患者尿失禁的疗效 [97]。提示经颅磁刺激可能对于某些神经系统损伤引起的排尿问题起到一定治疗作用。综上所述，虽然后续进行的一些随机对照试验 [98] 和设备研发 [99] 仍在继续，由于目前证据有限，仍不推荐将涉及磁刺激的内容作为常规治疗的一部分。

推荐意见：可使用磁刺激治疗中枢系统损伤后神经源性膀胱（B 级证据，弱推荐）。

F. 传统治疗技术（针灸、按摩等）：传统中医康复（如针灸、推拿）单独运用或配合现代康复技术，通过针刺 / 电针、推拿等方式作用于下腹部及腰骶部等部位的腧穴，改善患者的排尿功能。关于针灸治疗脊髓损伤后神经源性膀胱，国内有一些随机对照试验的文献报道 [100, 101]，能改善患者治疗后的尿流动力学指标，目前尚无多中心大样本临床研究（B 级证据）。

一项多中心大样本的 RCT 研究证实了电针腰骶部穴位，能够减少压力性尿失禁患者平均 1 小时尿垫试验漏尿量和降低 72 小时内患者尿失禁次数，有效控制女性压力性尿失禁症状 [102]。另一项多中心大样本量的 RCT 研究也证实了电针能降低中到重度女性混合性尿失禁患者 72 小时内尿失禁次数，效果不劣于盆底肌训练联合口服索利那新治疗 [103]（B 级证据）。

推荐意见：使用针灸治疗女性压力性尿失禁（B 级证据，强推荐），弱推荐使用针灸治疗脊髓损伤后神经源性膀胱（B 级证据，弱推荐）。

（2）导尿治疗：对于不能自主排空膀胱的神经源性膀胱患者而言，可以选择持续性留置导尿（包括经尿道或经耻骨上路径），或间歇性导尿（intermittent catheterization, IC），其中间歇性导尿是神经性膀胱患者治疗膀胱排空不全或尿潴留的首选方法。间歇性导尿最初由 Lapides 等提倡 [104]，可以避免长期留置导尿管，以及留置导尿管造成的反复尿道感染、导管堵塞、尿道损伤、膀胱结石和膀胱癌等一些列并发症 [105-109]。间歇性导尿可以降低感染、膀胱输尿管反流、肾积水和尿路结石的发生率 [59, 110]，并可以维持膀胱规律性充盈和排空，保护膀胱血供和功能 [111]，是目前公认的最有效的保护肾功能的方法。

间歇导尿的前提条件：①患者有足够的安全膀胱容量，安全膀胱容量过小者应采取药物及外科治疗扩大膀胱容量再进行间歇导尿。②规律饮水，保持 24 小时尿量 1 500～2 000ml；每 4～6 小时导尿 1 次，可以根据导出的尿量进行适当增减，每次导出的尿量不超过 500ml。③患者病情稳定，不需要抢救、监护治疗或大量的输液治疗。

间歇导尿的禁忌证包括：①尿道或膀胱损伤（尿道出血、血尿）；②尿道畸形、狭窄、尿道炎、尿道脓肿、尿道肿瘤等；③并发膀胱颈梗阻、严重前列腺增生症或尿道外括约肌严重痉挛；④并发膀胱输尿管反流、肾积水；⑤盆底肌肉或尿道外括约肌严重痉挛；⑥严重自主神经反射亢进；⑦严重尿失禁；⑧装有尿道支架或人工假体；⑨有严重出血倾向；⑩由于躯体或精神方面的原因（如临终关怀的患者）造成尿管插管困难。

间歇性导尿按操作者可分为自我导尿或他人辅助下导尿，前者发生尿路感染的概率更低[112]。按照导尿技术可分为清洁性间歇性导尿、无菌性间歇性导尿，两者各有优缺点，哪一种方法更为优越尚无定论[113]，近年来发展起来的无接触性间歇性导尿术实际上是上述两种方法的融合和补充，但尚缺乏大规模的临床观察报道[114]。

间歇性导尿的导尿管分为带亲水涂层导尿管和普通导尿管，虽然两者的使用没有显著差异，但一般认为带有涂层超滑导尿管的应用能显著减少尿道摩擦，降低尿道损伤和卡管的可能性，也能减少症状性的尿路感染，更易为患者接受，是间歇性导尿的理想选择[115-117]。

导致 IC 感染的原因包括：①未能及时排空膀胱；②导尿时未充分排空膀胱；③液体摄入量不当；④导尿造成损伤。患者教育不充分是神经源性膀胱患者尿路感染的高风险因素[118-121]。

推荐意见：①建议使用间歇性导尿作为无法有效排空膀胱患者的标准治疗，尽可能选择无菌性间歇性导尿操作技术（B 级证据，强推荐）；②要充分、彻底地指导患者，使之能够完整清晰了解间歇性导尿的风险及掌握正确操作技术（D 级证据，强推荐）；③经尿道留置导尿管和耻骨上膀胱造瘘与一系列并发症相关，同时会致尿路感染的风险增加，建议尽可能避免使用经尿道 / 耻骨上留置导尿管（C 级证据，强推荐）。

（3）药物治疗：神经源性膀胱病情多较复杂，很难单用药物，或用单一药物治疗神经源性泌尿系症状，为避免泌尿系损伤及改善长期预后，往往需要不同治疗方式的组合（如间歇性导尿联合抗毒蕈碱药物），尤其是骶髓上损伤的 SCI 患者或多发性硬化症患者的治疗[50]。

1）口服药物

A．储尿期症状的药物治疗

a．抗毒蕈碱药物：NDO 的一线治疗药物，能够提高膀胱容量 / 改善膀胱顺应性，通过抑制副交感神经通路来缓解 NDO 导致的尿失禁[122-125]。抗毒蕈碱药物治疗 NDO 患者的临床疗效存在个体差异。近年，一项关于成人 NDO 治疗的荟萃分析证实，抗毒蕈碱药物治疗组的临床结局和尿动力学指标的改善均优于空白对照组；然而现有研究提供的信息依然有限，由于研究缺乏标准化的临床评估工具，如膀胱日记和经校验的症状评价量表[125, 126]等，临床医生难以将临床数据和个体化的神经源性膀胱患者相匹配。

更高剂量或抗毒蕈碱药物联合疗法用于神经源性膀胱患者的治疗，可能会获得最佳的临床治疗结局[127-133]。然而，也可能会因为药物不良反应发生率的增加而导致患者提前终止治疗[74, 83]。尽管如此，通常 NDO 患者对治疗的依从性较特发性膀胱逼尿肌不稳定患者更高[134]。

抗毒蕈碱药物的选择：奥昔布宁、曲司氯胺、托特罗定和索利那新长期使用的有效性和良好的耐受性已被证实[122, 124, 134-136]。

奥昔布宁为叔胺抗毒蕈碱药，作用类似阿托品，对平滑肌具有直接作用，其肌松弛作用很强，同时具有一定的抗胆碱能作用，可以增加膀胱容量，降低逼尿肌压力。此药安全性好，婴幼儿都可以安全使用，常用来治疗神经源性逼尿肌无抑制性收缩[137]。该药可以通过血脑屏障，口服不良反应为口干、皮肤潮红、少汗、胃肠动力低下、便秘等。

曲司氯胺作用于胆碱能神经所支配效应器上的 M 受体，能拮抗乙酰胆碱对 M 受体的作用，具有抗胆碱作用和解痉作用，可引起膀胱平滑肌舒张，使膀胱容量增加。该药不穿过血脑屏障，可以用于多发性硬化症等颅部疾病引起的神经源性逼尿肌不稳定。

托特罗定和索利那新也为常用抗胆碱能药物，且针对膀胱壁的选择性高，口干、便秘等副作用相对较轻，也广泛用于神经源性膀胱的治疗，以增加膀胱逼尿肌稳定性，扩大储尿期膀胱容量[136, 138]。

抗胆碱能制剂的使用可以改善神经源性膀胱患者储尿期症状和生活质量。然而，必须告知患者潜在的长期不良影响，包括术后剩余尿量增加的风险，这可能需要进行间歇性导尿。

b．米拉贝隆（mirabegron）为新型的选择性 β3- 肾上腺素能受体激动剂，可用于扩大膀胱容量，治疗神经源性膀胱过度活动症，小儿患者亦可服用[139, 140]。与 β3- 肾上腺素受体激动剂相关的抗毒蕈碱药物联合疗法可能是一个有效方案，但取决于研究的最终结果[141]。

B．排尿期症状的药物治疗

a．逼尿肌活力低下：拟胆碱类药物，例如：氨甲酰甲胆碱和新斯的明，可促进逼尿肌的收缩和改善膀胱排空，但在临床实践中并不常用[142]。

b．降低膀胱出口阻力：α- 受体阻断剂（例如：坦索罗辛、萘哌地尔和赛洛多辛），能够有效降低膀胱出口梗阻、降低残余尿量和自主神经性反射异常（autonomic dysreflexia, AD）[143-145]。

2）膀胱内药物灌注治疗：可通过抗胆碱药物膀胱灌注，以降低逼尿肌过度活跃[146-148]。经尿道膀胱内灌注奥昔布宁给药绕过了肠道的首次代谢，与口服药物相比，生物利用度明显更高。考虑到奥昔布宁高疗效和较低的不良反应发生率，对于不耐受口服给药或口服制剂不能改善逼尿肌过度活动的神经源性下尿路功能障碍患者，可以考虑膀胱内使用奥昔布宁[146, 149]。最近的临床随机对照研究比较了口服奥昔布宁和 0.1% 奥昔布宁盐酸盐溶液膀胱灌注给药治疗 NDO 的有效性、安全性和耐受性，结果发现，抗毒蕈碱药物膀胱内给药因代谢途径的改变，可有效降低药物的不良事件，并且膀胱壁内药物浓度更高[149-151]。

辣椒辣素（capsaicin）、辣椒辣素类似物（resiniferatoxin）通过钝化 C 纤维敏感度以降低 DO，该脱敏作用可持续几个月，直至纤维感觉重新恢复[152, 153]。用药方法为将 1～2mmol 的辣椒素融入 100ml 30% 乙醇，或者将 10～100nmol 的辣椒辣素类似物融入 100ml 10% 乙醇；膀胱灌注给药，膀胱内保留 30 分钟。辣椒辣素类似物的药物效能大约是辣椒辣素的 1 000 倍，膀胱内灌注的疼痛感较辣椒辣素更低，可用于辣椒辣素无效患者的药物治疗。

临床证据显示，与肉毒毒素 A（botulinum toxin A, BTX-A）逼尿肌内注射相比较，辣椒辣素膀胱灌注的临床有效性存在一定的局限性[154]。当前，这些药物膀胱内灌注使用的适应证，尚未获得正式的批准。

3）肉毒毒素 A 膀胱壁注射治疗：肉毒毒素是肉毒杆菌产生的含有高分子蛋白的神经毒素，是目前已知在天然毒素和合成毒剂中毒性最强烈的生物毒素，它主要抑制神经末梢释放乙酰胆碱，引起肌肉松弛麻痹，可生成长期的、可逆性的化学去神经支配，持续时间约 9 个月[155, 156]。

BTX-A 膀胱壁注射治疗可有效应用于继发于 MS、SCI 和帕金森疾病等神经源性膀胱的治疗，以增加膀胱壁的顺应性，减少膀胱逼尿肌无抑制性收缩[157-159]。与口服奥西布宁相比，肉毒毒素注射在尿失禁、尿动力学参数和生活质量改善方面明显优于前者[160]。

肉毒毒素在逼尿肌中的注射剂量取决于患者的实际病情，有文献报道在 200U 和 300U 剂量之间以及在逼尿肌注射和黏膜下层注射之间疗效没有统计学上的显著差异。然而，还需要更多高质量的随机对照研究结果[158, 161]。有文献报道接受 300 单位注射的患者在注射后启动间歇性导尿的需要高于接受 200 单位注射或安慰剂的患者[162]。也有报道 750U 的肉毒毒素 15 个点和 30 点的注射给药方式均可降低每日尿失禁次数，并显著改善 MS 或 SCI 患者的尿动力学参数。将注射部位减少到 15 个似乎对疗效没有任何影响，计划中的Ⅲ期研究将提供长期随访，以阐明肉毒毒素的有效性、安全性和作用时间[163]。

肉毒毒素注射的效果通常持续 6～9 个月，因此，经常需要重复注射，不过多项 RCT 研究和荟萃分析证实，多年随访结果显示，药物的效力似乎并不会因为重复注射而下降，即使是初始治疗低反应率的患者[155, 164-166]。更换不同类型的 BTX-A 能够改善患者对药物的反应性。严重不良事件罕见，最常见的副作用是泌尿系感染和增加剩余尿量，使用肉毒毒素注射也被证明可以减少症状性尿道感染的发生率，这种效应似乎与尿动力学参数的改善有关，反映了在膀胱压力较低时储存容量的改善[167]。

尿道外括约肌注射一定剂量的 BTX-A 可有效地治疗 DSD，剂量依据患者实际情况而定，一次注射疗效可以持续几个月，而后需再次注射。临床研究显示这种方法有效性较好，不良事件少[168-170]。然而还需要更多 RCT 研究以评估 BTX-A 外括约肌注射的有效性，明确最佳的注射剂量及注射方式[171]。

推荐意见：①建议使用抗毒蕈碱药物治疗 NDO（A 级证据，强推荐）。②对口服抗毒蕈碱药物无法耐受的 NDO 患者，选择奥昔布宁溶液膀胱灌注给药（A 级证据，强推荐）。③α- 受体阻滞剂用于降低膀胱出口阻力（A 级证据，强推荐）。④ MS 或 SCI 继发 NDO 患者，抗毒蕈碱药物治疗无效时，可选择肉毒毒素逼尿肌内注射予以治疗（A 级证据，强推荐）。⑤ BTX-A 应用于尿道外括约肌的注射可以降低外括约肌张力（A 级证据，强推荐）。⑥抗蕈碱药物的联合使用，能最大限度改善神经源性逼尿肌过活动治疗结局（B 级证据，强推荐）。⑦不推荐拟副交感神经药物治疗逼尿肌活力低下（C 级证据，强推荐）。

2. 微创治疗　采取括约肌化学去神经支配或者手术介入（膀胱颈、括约肌切开术或尿道支架）的方法，降低膀胱出口阻力可以有效保护上尿路功能，但这样也可能会导致尿失禁的发生，同时需要外部集尿装置进行管理。

（1）球囊扩张术：有研究报道，球囊扩张能够降低膀胱出口阻力，并能即刻产生有效的临床结果[172, 173]；但近年来未见进一步的研究报道，因此该方法不再被推荐。

（2）括约肌切开术：可以采取激光等技术分段切开括约肌，降低膀胱出口阻力，避免导致尿道闭合功能完全丧失，但有些患者需要定期重复切开括约肌[174-177]。术前最大逼尿肌压力与括约肌切开术的短期疗效相关。如果确定阈值为 $40cmH_2O$，可以更好地证明术前手术的潜在益处，并影响神经源性 DSD 男性患者的治疗决策[178]。

（3）膀胱颈切开术：该手术仅适用于膀胱颈部继发性纤维化改变的患者，不推荐用于逼尿肌肥大导致的膀胱颈部增厚的患者[179]。

（4）尿道支架植入术：膀胱颈部具备足够闭合功能的神经源性膀胱患者，可以在尿道外括约肌部位置入尿道支架，以降低尿道阻力。与括约肌切开术相比较，尿道支架植入术的手术时间和住院时间会更短[180, 181]。然而，治疗成本、潜在的并发症和再次手术干预限制了这种方法的临床应用[182-185]。

（5）增加膀胱出口阻力：神经源性膀胱功能障碍患者治疗早期会出现控尿能力的丧失，特别是急性完全性脊髓损伤的患者，可以采取及时排空膀胱，加强外部集尿的处理。对于储尿期膀胱容量及压力能够满足要求的漏尿患者，可以采取尿道周或尿道内注射填充物以增加尿道阻力[106]。

推荐意见：建议膀胱颈切开术治疗膀胱颈部纤维化（D 级证据，强推荐）。

3. 手术治疗

（1）膀胱颈和尿道手术：神经源性膀胱患者多不能自主排空膀胱，增加膀胱出口阻力的手术会导致患者固有的膀胱内高压的风险进一步加剧，因而临床上极少采用。联合膀胱扩大术和 IC 可能是必要的[186]。

1）尿道吊带术：可用于储尿期有足够安全容量，但伴压力性尿失禁的有自我导尿能力的女性患者。多种材料已应用于该手术，术后必要时需要采取间歇性导尿排空膀胱，临床远期效果较好[187, 188]。近年来，更多的人工合成吊带用于这种手术治疗，中、远期的临床有效性和安全性均得以证实，相关并发症的发生率低[189-191]。对于男性患者，也可选择采用自体筋膜或人工合成吊带增加尿道阻力[192, 193]。

2）人工尿道括约肌植入术：Light 和 Scott 最先提出将人工尿道括约肌应用于神经源性膀胱功能障碍的治疗[194, 195]，有时需要与膀胱扩大术和（或）尿道外括约肌切断术配合使用，已经取得较好的长期临床疗效[196, 197]。然而，该装置用于治疗神经源性膀胱的并发症发生率和二次手术的发生率较非神经源性患者群体更高（高达 60%）；因此，应该明确告知患者手术的成功率和术后并发症发生率[195, 198]。

3）膀胱扩大术：膀胱扩大术应谨慎用于神经源性泌尿系症状患者的治疗；假如所有的微创治疗方式均无效时，可能有必要选择膀胱扩大术予以治疗，它大大降低了肾功能衰竭引起的死亡率，同时保留了原有的膀胱。在考虑膀胱扩大术时，需要与患者和家属进行充分沟通，在其理解手术风险，并能理解和接受该治疗方案后方可进行[199]。术后需给予患者终生随访。

膀胱扩大术分为自体膀胱扩大术和肠膀胱扩大术。自体膀胱扩大术目的是降低 DO 或改善低顺应性膀胱，具有手术费用低、并发症少等优点，可以提高患者的生活质量，且不会妨碍进一步的干预治疗[200, 201]。但相对乙状结肠等肠膀胱扩大术来说自体膀胱扩大术容量扩大有限，疗效尚待大样本长期的随访验证[202, 203]。肠膀胱扩大术使用带蒂肠片（通常是乙状结肠或回肠）扩大膀胱容量，改善膀胱的顺应性，降低 DO 产生的压力效应，且长期随访发现，该手术能够提高患者生活质量、稳定肾脏功能[203, 204]。其远期并发症包括：膀胱穿孔（1.9%）、黏液生成（12.5%）、代谢异常（3.35%）、肠道功能紊乱（15%）和结石形成（10%）[205]。

4）尿流改道术无其他有效的治疗方法，必须考虑选择尿流改道以保护上尿路功能，提高患者的生活质量。

可控性尿流改道（continent diversionontinent）：对于上肢残疾难以到达尿道，或尿道破坏而无法通过尿道进行 CIC 的患者，可以使用可控性尿流转向（continent cutaneous urinary diversion，CCUD），采用外科技术在膀胱和皮肤之间建立一个可导尿的乳头或管道（continent cutaneous stoma or tube，CCS/T），以保持导尿的间隔期间不漏尿[206]。基于美观的考虑，人造窦道的开口处常选择脐部[205, 206]。对文献的系统回顾表明，对于无法通过尿道进行间歇性自导尿的神经源性膀胱患者，经皮窦道导尿是一种有效的治疗选择，本式有一定并发症发生，瘘道狭窄（4%～32%）、新储尿囊皮瘘（3.4%）、膀胱结石（20%～25%）和膀胱穿孔（40%）等[206, 207]。

不可控尿流改道：假如患者无法执行间歇性导尿术，可考虑不可控尿流改道，联合使用集尿装置。该手术适用于轮椅受限或卧床不起的顽固性尿失禁患者，上尿路功能严重受损或下尿路损坏患者，以及拒绝其他治疗的患者。大部分情况下使用回肠输出道[208, 209]。患者术后功能状态和生活质量均得到改善。

推荐意见：①膀胱扩大术用于难治性 NDO 的治疗（C 级证据，强推荐）。②能够自我导尿的神经源性压力失禁女患者，应该选择自体尿道吊带术治疗（C 级证据，强推荐）。③神经源性压力尿失禁男性患者，应该选择人工尿道括约肌植入术治疗（C 级证据，强推荐）。

（2）去神经支配、传入神经阻断、骶神经调节：骶神经前根电刺激（sacral anterior root stimulationsacral，SARS）由 Brindley[210] 提出，目的是刺激逼尿肌产生收缩，尿道括约肌支配神经也会受到刺激的影响，但因为横纹肌的松弛速度比逼尿肌平滑肌的松弛速度更快，所以也被称为重现"刺激后排尿"。该技术仅适用于植入部位以上完全受损的患者，已在高度选择的患者中取得成功[211, 212]。

骶神经根切断术也被称为骶神经传入神经阻断，能够有效降低逼尿肌过度活跃[213]。当前，该手术主要用于骶神经前根电刺激的辅助治疗[214, 215]。手术的最佳组合方式，神经根切断术的替代方法仍处于探索阶段[216]。

骶神经调节（sacral neuromodulationacral，SNM）[217, 218] 对神经源性泌尿系症状的治疗可能是有效且安全的，但尚缺 RCTs 研究的支持，最适合的神经病学患者群体类别尚不清楚。

以上神经调节治疗技术还需要大规模临床研究。

（四）常见并发症治疗

1. 神经源性膀胱尿路感染

（1）流行病学和病因学：UTI 是神经源性膀胱最常见的并发症，不同原因或状况下的患者发生率有较大差异，Manack 报道的 46 271 例神经源性膀胱患者中，下尿路感染总的发生率为 31.3%，其中脊髓损伤导致的患者为 36.4%，多发性硬化症所致患者为 29.2%[219]。

神经源性膀胱患者 UTI 的发病机制有多种因素，导致菌尿的危险因素包括：导尿、膀胱过度膨胀、膀胱输尿管反流、高压排尿、大量残余尿、泌尿系结石以及膀胱出口梗阻等，留置导尿管，包括耻骨上膀胱造瘘管以及尿流改道术均可能导致持续性菌尿的发生。

导致神经源性膀胱患者泌尿系感染的致病菌谱与其他人群有所不同。Svensson[220] 等通过对脊髓损伤患者的 334 份菌尿标本培养后发现，凝固酶阴性葡萄球菌占 27%，肠球菌占 25%，克雷白杆菌属占

19%，大肠埃希菌占 12%。李建军[221] 等对 57 例女性脊髓损伤患者行中段尿培养，这些患者的平均住院时间为 102 天，有 47 例发生泌尿系感染，其中 33 例（70.2%）为大肠埃希氏杆菌，4 例（8.3%）为克雷白杆菌，4 例（8.3%）为变形杆菌，其余为肠杆菌，葡萄球菌及绿脓假单胞杆菌。

（2）临床表现及诊断：UTI 一般可分为有症状感染和无症状感染两类。有症状的尿路感染，较常发生者如尿道炎、膀胱炎、肾盂肾炎以及尿脓毒症等；无症状的尿路感染，主要表现为无症状性细菌尿，常由多种耐药的细菌混合感染，很容易复发或再发，无任何症状和体征。SCI 患者无症状菌尿的发生率高于一般人群，取决于膀胱管理方式的不同。有报道清洁性间歇性导尿（clean intermittent catheterization，CIC）患者菌尿症的患病率为 23%～89%[222]，括约肌切开术联合外部集尿装置菌尿症的患病率为 57%[223]。

关于神经源性膀胱患者 UTI 症状的临床表现，尤其是 SCI 患者，除了表现出健全人群 UTI 常见的症状和体征外，还可能表现出其他的体征和症状；或者与传统健全人群 UTI 的症状和体征不同，如神经源性膀胱患者疑似 UTI 的症状和体征包括发热、第一次发生尿失禁或尿失禁频次增加（包括留置导尿管与尿道之间漏尿）、痉挛状态加剧、不适、昏睡或感觉不安、混浊尿伴异味增加、肾脏 / 膀胱区域不适感或疼痛、排尿困难或自主神经反射异常[224, 225]。也有患者 UTI 诱发自主神经反射异常（abnormal autonomic reflex，AD）或症状恶化[6]的表现。

诊断的金标准是尿液分析和尿培养。试纸测试法更适用于 UTI 的排除[226, 227]。神经源性膀胱患者尿液中菌株种类和耐药情况可能有别于身体健全的患者，所以必须进行尿细菌学培养及药物敏感试验[228]。

（3）神经源性膀胱下尿路感染的治疗：神经源性膀胱患者的无症状性菌尿治疗后不仅无法改善临床结局，还会导致耐药菌株的显著性增加[229]，因而不需要治疗；有症状的尿路感染多为复杂性 UTI，因此，不推荐单剂治疗。关于治疗的持续时间，目前尚无统一的观点，多取决于 UTI 的严重程度和感染是否累及上尿路及男性生殖系统。一般建议 5～7 天的抗生素治疗，依据感染的严重程度，可以延长至 14 天，更长的疗程对患者并无益处[228]。抗生素的选择，应根据细菌培养和药物敏感实验结果，选用敏感的抗菌药物，如果临床必要，也可不等待细菌培养结果，根据经验或患者的药物服用史尽早治疗。若症状不消失，尿脓细胞继续存在，培养仍为阳性应考虑细胞耐药，要及时调整更换合适的抗菌药物，延长用药时间，以期早日达到彻底治愈[230]。

神经源性膀胱患者反复发生 UTI，可能预示潜在的感染诱因没有发现或纠正，例如储尿期和排尿期膀胱内高压、膀胱不完全排空或膀胱内结石等。通过逼尿肌注射肉毒毒素 A 治疗逼尿肌过度活跃，改善膀胱功能，避免留置导尿管，去除膀胱结石或消除其他感染的诱因，有利于感染的控制和减少复发[228]。

（4）神经源性膀胱下尿路感染的预防：神经源性膀胱感染的预防，重点在于采取个体化措施，发现患者可能存在的感染诱因，并及时去除，采取合适的膀胱排空方式。文献报道，神经源性膀胱尿路感染与膀胱排空方式有关系，自主排尿、自我间歇性导尿、他人辅助间歇性导尿和留置导尿管等情况下尿路感染的发生率是逐步增加的[231]。低剂量、长期抗生素预防性使用不能降低 UTI 的发生频次，反而会增加细菌的耐药性，因此不被推荐[229]。最新的荟萃分析显示，加强对间歇性导尿患者的宣教，使用亲水涂层导尿管，可以降低 UTI 的发生[232-234]。膀胱冲洗对 UTI 的预防无效[235]。未来，另一种可能的治疗选择是将无致病性大肠埃希菌种植在膀胱内，并在初步研究中取得了一定的疗效，但尚缺乏大规模前瞻性研究数据支持[236-238]。

总之，基于循证医学的标准，神经源性膀胱患者有症状性 UTI 的治疗，目前尚无统一标准化方案，临床实践中，应该结合患者实际情况予以个体化的治疗，包括密切监测、抗感染治疗、营养支持治疗等，其中合理的膀胱尿道功能管理是预防和治疗神经源性膀胱患者尿路感染的关键[239]。

推荐意见：①神经源性膀胱患者，无症状性菌尿不进行筛查及治疗（A 级证据，强推荐）；②避免长期使用抗生素治疗复发性 UTI（B 级证据，强推荐）；③复发性 UTI 患者，推荐优化神经源性膀胱的治疗方案，及时移除膀胱及尿道内异物（如结石、留置导尿管）（C 级证据，强推荐）；④对于神经源性膀胱患者而言，UTI 预防性治疗必须采取个体化方案（C 级证据，强推荐）。

2. 输尿管反流

（1）输尿管反流发生原因及机制：膀胱输尿管反流是引起神经源性膀胱患者肾功能恶化的重要原

因，对神经源性膀胱患者的生存构成严重威胁。完全性脊髓损害的患者的发生率高于不完全性脊髓损害者，上运动神经元损害者的反流的发生率也较高[240-243]。

神经源性膀胱患者发生膀胱输尿管反流的主要原因在于膀胱内压增高。由于存在低顺应性膀胱或不稳定膀胱，储尿期持续性膀胱高压必将造成上尿路功能受损。其次，长期的排尿困难使膀胱高度扩张，可导致输尿管末端失去其活瓣作用，发生膀胱输尿管反流。另外，严重膀胱小梁形成时膀胱黏膜在输尿管上方沿输尿管裂孔凸出而形成憩室或小囊，引起输尿管裂孔扩张，缩短输尿管壁段长度也可导致反流。合并膀胱炎时，三角区和输尿管壁段黏膜水肿也可损坏对抗反流的解剖瓣功能。

反流发生时，肾盂的尿液排出受影响，也可将膀胱内细菌带入肾脏。反流可引起上尿路扩张，并发感染时肾内反流是肾瘢痕形成的重要因素。留置 Foley 导尿管对反流的治疗是无效的，因为其并不能阻止膀胱输尿管反流的进展，也不能防止反流对肾脏功能的损害。

（2）临床表现及诊断：除原发神经系统疾病及排尿异常表现外，伴有输尿管反流的患者还可表现与反流有关的症状，如肾盂肾炎、高血压和肾功能不全等，由于反流引起的萎缩性肾盂肾炎患者中有较高的高血压发病率。

膀胱造影和排尿期膀胱尿路造影是诊断膀胱输尿管反流的重要方法，能准确地观察到反流的发生。影像尿动力学检查是目前诊断膀胱输尿管反流最为准确和最有价值的方法，其能够更为准确地了解产生膀胱输尿管反流的原因，发生反流时的膀胱压力以及膀胱安全容量，对于治疗方法的选择具有重要意义[244]。

（3）输尿管反流的治疗：膀胱输尿管反流的治疗包括内科保守治疗和外科手术治疗[245]。

低级别（Ⅰ级和Ⅱ级）的膀胱输尿管反流采取保守治疗可能自发消失，包括药物治疗、处理下尿道功能障碍及防治便秘等。治疗期间应严密随访观察。

输尿管反流外科手术治疗的指针包括：①尿路感染应用保守治疗效果不佳；②保守治疗一年仍有明显的反流存在；③定期静脉尿路造影显示肾功能损害有所增加；④高级别（Ⅲ～Ⅴ）的膀胱输尿管反流。外科手术治疗的方法主要有膀胱扩大成形术和输尿管再植术。对于行膀胱扩大成形术的同时是否需行输尿管再植术目前尚无定论，从目前的文献报道来看，一般倾向于仅行膀胱扩大成形术，对于术前诊断膀胱内低压即可发生反流的患者，宜同时行输尿管再植手术[246-248]。

内镜治疗为治疗膀胱输尿管反流的另一种安全有效的方法，主要方法为在输尿管口黏膜下层注射胶原、聚二甲基硅氧烷（Macroplastique）等，以增强输尿管口的抗反流能力，但治疗前必须降低储尿期膀胱内压，控制膀胱逼尿肌的无抑制性收缩，否则有较高的手术失败率[249, 250]。

对于肾功能有显著损害和输尿管有严重扩张的病例，可先作暂时性尿流改道，以改善肾功能和恢复输尿管张力，以后再作膀胱扩大成形术和输尿管再植术或永久性尿流改道。

推荐意见：建议将降低储尿期膀胱内压，控制膀胱逼尿肌收缩，合理排空膀胱，控制感染作为神经源性膀胱伴有输尿管反流治疗的前提条件（A级证据，强推荐）。

（五）后期随访康复相关问题

神经源性膀胱功能障碍常处于不稳定状态，临床症状在短时间内可能发生很大变化。因此，必须进行定期随访[33]。

依据潜在的神经病理学类型和目前神经源性泌尿系症状的稳定性，首次检查与后期随访、诊断的时间间隔，要因人而异，多数情况下，不应该超过1～2年。对于高风险神经源性膀胱患者，这个时间间隔应该更短。应该定期进行尿液分析，频次依患者症状而定。高风险人群，可以定期做超声检查监测上尿路功能，约每6个月一次[6, 251]。该类患者，每年都应该进行体检和尿液实验室检查，如果出现大的临床症状/功能改变均需要做进一步检查以明确原因。尿动力学检查结果作为基线诊断，后续随访需再次检查；高风险群体，应该建议进行更高频率的尿动力学检查[4, 252]。此外，超声检查可以评估膀胱壁厚度，被认为是上尿路损害的额外风险评估指标[253]，尽管"安全"阈值尚无一致性观点。核素肾静态显像检查在神经源性膀胱患者随访中的应用价值，尚未得到充分评估[254]。

牵头执笔专家: 许 涛 陈 忠

参与编写专家(按姓氏笔画排序):

刘宏亮 许光旭 何成奇 张长杰 李建华 岳寿伟 陈国庆 郑 重 谢 青

参考文献

[1] STOHRER M, BLOK B, CASTRO-DIAZ D, et al. EAU guidelines on neurogenic lower urinary tract dysfunction[J]. Eur Urol, 2009, 56(1): 81-88.

[2] KONDO A, KAMIHIRA O, OZAWA H. Neural tube defects: prevalence, etiology and prevention[J]. Int J Urol, 2009, 16(1): 49-57.

[3] NOSSEIR M, HINKEL A, PANNEK J. Clinical usefulness of urodynamic assessment for maintenance of bladder function in patients with spinal cord injury[J]. Neurourol Urodyn, 2007, 26(2): 228-233.

[4] PANICKER J N, FOWLER C J, KESSLER T M. Lower urinary tract dysfunction in the neurological patient: clinical assessment and management[J]. Lancet Neurol, 2015, 14(7): 720-732.

[5] WALLACE D K. Evidence-based medicine and levels of evidence[J]. Am Orthopt J, 2010, 60: 2-5.

[6] GUYATT G H, OXMAN A D, KUNZ R, et al. Going from evidence to recommendations[J]. BMJ, 2008, 336(7652): 1049-1051.

[7] MAURICE-WILLIAMS R S. Micturition symptoms in frontal tumours[J]. J Neurol Neurosurg Psychiatry, 1974, 37(4): 431-436.

[8] CHRISTENSEN D, VAN NAARDEN B K, DOERNBERG N S, et al. Prevalence of cerebral palsy, co-occurring autism spectrum disorders, and motor functioning - Autism and Developmental Disabilities Monitoring Network, USA, 2008[J]. Dev Med Child Neurol, 2014, 56(1): 59-65.

[9] MARCINIAK C, O'SHEA S A, LEE J, et al. Urinary incontinence in adults with cerebral palsy: prevalence, type, and effects on participation[J]. PM R, 2014, 6(2): 110-120, 120.

[10] YILDIZ N, AKKOC Y, ERSOZ M, et al. Cross-sectional study of urinary problems in adults with cerebral palsy: awareness and impact on the quality of life[J]. Neurol Sci, 2017, 38(7): 1193-1203.

[11] KULAKLI F, KOKLU K, ERSOZ M, et al. Relationship between urinary dysfunction and clinical factors in patients with traumatic brain injury[J]. Brain Inj, 2014, 28(3): 323-327.

[12] BARTOLIN Z, SAVIC I, PERSEC Z. Relationship between clinical data and urodynamic findings in patients with lumbar intervertebral disk protrusion[J]. Urol Res, 2002, 30(4): 219-222.

[13] WELD K J, DMOCHOWSKI R R. Association of level of injury and bladder behavior in patients with post-traumatic spinal cord injury[J]. Urology, 2000, 55(4): 490-494.

[14] LANGE M M, VAN DE VELDE C J. Urinary and sexual dysfunction after rectal cancer treatment[J]. Nat Rev Urol, 2011, 8(1): 51-57.

[15] YUAN Z, TANG Z, HE C, et al. Diabetic cystopathy: A review[J]. J Diabetes, 2015, 7(4): 442-447.

[16] AGUIREE F B A C. IDF Diabetes Atlas: sixth edition, 2013[C].

[17] DE SEZE M, RUFFION A, DENYS P, et al. The neurogenic bladder in multiple sclerosis: review of the literature and proposal of management guidelines[J]. Mult Scler, 2007, 13(7): 915-928.

[18] STOHRER M, GOEPEL M, KONDO A, et al. The standardization of terminology in neurogenic lower urinary tract dysfunction: with suggestions for diagnostic procedures. International Continence Society Standardization Committee[J]. Neurourol Urodyn, 1999, 18(2): 139-158.

[19] 廖利民. 神经源性膀胱诊断治疗指南 // 那彦群, 叶章群, 孙颖浩, 等. 中国泌尿外科疾病诊断治疗指南手册 [M]. 北京: 人民卫生出版社, 2014.

[20] LIAO L. A new comprehensive classification system for both lower and upper urinary tractdysfunction in patients with neurogenic bladder[J]. Urol Int, 2015, 94(2): 244-248.

[21] 廖利民. 神经源性膀胱患者上/下尿路功能障碍的全面分类标准 [J]. 中华泌尿外科杂志, 2015, 36(2): 84-86.

[22] LIAO L, ZHANG F, CHEN G. New grading system for upper urinary tract dilation using magnetic resonance urography

in patients with neurogenic bladder[J]. BMC Urol, 2014, 14: 38.

[23] 廖利民, 吴娟, 鞠彦合, 等. 脊髓损伤患者泌尿系管理与临床康复指南①[J]. 中国康复理论与实践, 2013(4): 301-317.

[24] ABRAMS P, CARDOZO L, FALL M, et al. The standardisation of terminology of lower urinary tract function: report from the Standardisation Sub-committee of the International Continence Society[J]. Neurourol Urodyn, 2002, 21 (2): 167-178.

[25] KESSLER T M. Diagnosis of urinary incontinence[J]. JAMA, 2008, 300 (3): 283.

[26] Henze T. Managing specific symptoms in people with multiple sclerosis[J]. Int MS J, 2005, 12 (2): 60-68.

[27] PATEL D P, ELLIOTT S P, STOFFEL J T, et al. Patient reported outcomes measures in neurogenic bladder and bowel: A systematicreview of the current literature[J]. Neurourol Urodyn, 2016, 35 (1): 8-14.

[28] WILSON J R, HASHIMOTO R E, DETTORI J R, et al. Spinal cord injury and quality of life: a systematic review of outcome measures[J]. Evid Based Spine Care J, 2011, 2 (1): 37-44.

[29] OUYANG L, BOLEN J, VALDEZ R, et al. Characteristics and survival of patients with end stage renal disease and spina bifida in the United States renal data system[J]. J Urol, 2015, 193 (2): 558-564.

[30] LAWRENSON R, WYNDAELE J J, VLACHONIKOLIS I, et al. Renal failure in patients with neurogenic lower urinary tract dysfunction[J]. Neuroepidemiology, 2001, 20 (2): 138-143.

[31] DANGLE P P, AYYASH O, KANG A, et al. Cystatin C-calculated Glomerular Filtration Rate-A Marker of Early Renal Dysfunction in Patients With Neuropathic Bladder[J]. Urology, 2017, 100: 213-217.

[32] MINGAT N, VILLAR E, ALLARD J, et al. Prospective study of methods of renal function evaluation in patients with neurogenic bladder dysfunction[J]. Urology, 2013, 82 (5): 1032-1037.

[33] AVERBECK M A, MADERSBACHER H. Follow-up of the neuro-urological patient: a systematic review[J]. BJU Int, 2015, 115 Suppl 6: 39-46.

[34] 倪佩琦, 王汛, 牛晓婷, 等. 女性球海绵体肌反射及阴部神经躯体感觉诱发电位的正常值分析[J]. 温州医学院学报, 2011, 41 (1): 65-67.

[35] 邵蓓, 王汛, 李澄棣, 等. 海绵体肌反射在神经系统病变定位诊断中的应用[J]. 中国神经科学杂志, 2003, 19 (2): 102-104.

[36] BIANCHI F, SQUINTANI G M, OSIO M, et al. Neurophysiology of the pelvic floor in clinical practice: a systematic literature review[J]. Funct Neurol, 2017, 22 (4): 173-193.

[37] 邵蓓, 王汛, 李澄棣, 等. 海绵体肌反射及阴茎背神经体感诱发电位在神经系统疾病中的应用[J]. 中华神经科杂志, 2002, 35 (6): 388.

[38] BROSTROM S. Motor evoked potentials from the pelvic floor[J]. Neurourol Urodyn, 2003, 22 (7): 620-637.

[39] BROSTROM S, FREDERIKSEN J L, JENNUM P, et al. Motor evoked potentials from the pelvic floor in patients with multiple sclerosis[J]. J Neurol Neurosurg Psychiatry, 2003, 74 (4): 498-500.

[40] TANKISI H, PUGDAHL K, Rasmussen M M, et al. Pelvic floor electrophysiology in spinal cord injury[J]. Clin Neurophysiol, 2016, 127 (5): 2319-2324.

[41] KIFF E S, SWASH M. Slowed conduction in the pudendal nerves in idiopathic (neurogenic) faecal incontinence[J]. Br J Surg, 1984, 71 (8): 614-616.

[42] ZHU L, HAI N, LANG J, et al. Value of the pudendal nerves terminal motor latency measurements in the diagnosis of occult stress urinary incontinence[J]. CHINESE MEDICAL JOURNAL, 2011, 124 (23): 4046-4049.

[43] FOWLER A L, MILLS A, DURDEY P, et al. Single-fiber electromyography correlates more closely with incontinence scores than pudendal nerve terminal motor latency[J]. Dis Colon Rectum, 2005, 48 (12): 2309-2312.

[44] 顾慎为, 寿丽萍, 唐涌志, 等. 阴茎背神经传导速度测定在阳萎诊断中的价值[J]. 男性学杂志, 1991 (01): 10-12.

[45] 朱广友, 沈彦. 阴茎、手掌和足底交感皮肤反应的比较研究[J]. 中国男科学杂志, 2004, 18 (5): 17-20.

[46] CHAMBERLAIN J D, MEIER S, MADER L, et al. Mortality and longevity after a spinal cord injury: systematic review and meta-analysis[J]. Neuroepidemiology, 2015, 44 (3): 182-198.

[47] GAME X, CASTEL-LACANAL E, BENTALEB Y, et al. Botulinum toxin A detrusor injections in patients with neurogenic detrusor overactivity significantly decrease the incidence of symptomatic urinary tract infections[J]. Eur Urol,

2008，53（3）：613-618.

[48] RODRIGUES P，HERING F，CAMPAGNARI J C. Involuntary detrusor contraction is a frequent finding in patients with recurrent urinary tract infections[J]. Urol Int，2014，93（1）：67-73.

[49] PHE V，CHARTIER-KASTLER E，PANICKER J N. Management of neurogenic bladder in patients with multiple sclerosis[J]. Nat Rev Urol，2016，13（5）：275-288.

[50] MCGUIRE E J，CESPEDES R D，O'CONNELL H E. Leak-point pressures[J]. Urol Clin North Am，1996，23（2）：253-262.

[51] 陈忠. 神经源性膀胱 [M]. 北京：人民卫生出版社，2009.

[52] RAI J，PARKINSON R. Urinary incontinence in adults[J]. Surgery（Oxford），2014，32（6）：286-291.

[53] 蔡文智，孟玲，李秀云. 神经源性膀胱护理实践指南（2017年版）[J]. 护理学杂志，2017，32（24）：1-7.

[54] ABRAMS P. E A. INCONTINENCE. Plymouth[J]. Health Publication，2002：697-754.

[55] Wyndaele J J，Kovindha A，Madersbacher H，et al. Neurologic urinary incontinence[J]. Neurourol Urodyn，2010，29（1）：159-164.

[56] CHANG S M，HOU C L，DONG D Q，et al. Urologic status of 74 spinal cord injury patients from the 1976 Tangshan earthquake，and managed for over 20 years using the Crede maneuver[J]. Spinal Cord，2000，38（9）：552-554.

[57] BAUER S B. Neurogenic bladder：etiology and assessment[J]. Pediatr Nephrol，2008，23（4）：541-551.

[58] EL-MASRI W S，CHONG T，KYRIAKIDER A E，et al. Long-term follow-up study of outcomes of bladder management in spinal cord injury patients under the care of the Midlands Centre for Spinal Injuries in Oswestry[J]. Spinal Cord，2012，50（1）：14-21.

[59] SINGH R，ROHILLA R K，SANGWAN K，et al. Bladder management methods and urological complications in spinal cord injury patients[J]. Indian J Orthop，2011，45（2）：141-147.

[60] CORCOS J，PRZYDACZ M，CAMPEAU L，et al. CUA guideline on adult overactive bladder[J]. Can Urol Assoc J，2017，11（5）：E142-E173.

[61] WYMAN JF，BURGID KL，NEWMAN DK. Practical aspects of lifestyle modi cations and behavioural interventions in the treatment of overactive bladder and urgency urinary incontinence[J]. Int J Clin Pract，2009，63（8）：1177-1191.

[62] SHAMLIYAN T，WYMAN J，KANE R L. Nonsurgical Treatments for Urinary Incontinence in Adult Women：Diagnosis and Comparative Effectiveness[M]. Rockville（MD）：Agency for Healthcare Research and Quality（US），2012.

[63] DRAKE MJ A A E A. Neurologic urinary and faecal incontinence[J]. 2012：827-1000.

[64] WALLACE S A，ROE B，WILLIAMS K，et al. Bladder training for urinary incontinence in adults[J]. Cochrane Database Syst Rev，2004（1）：D1308.

[65] 中华医学会. 临床技术操作规范物理医学与康复学分册 [M]. 人民军医出版社，2004.

[66] BURGIO K L，GOODE P S，LOCHER J L，et al. Behavioral training with and without biofeedback in the treatment of urge incontinence in older women：a randomized controlled trial[J]. JAMA，2002，288（18）：2293-2299.

[67] HINES S H，SENG J S，MESSER K L，et al. Adherence to a behavioral program to prevent incontinence[J]. West J Nurs Res，2007，29（1）：36-56，57-64.

[68] HAY-SMITH E J，HERDERSCHEE R，DUMOULIN C，et al. Comparisons of approaches to pelvic floor muscle training for urinary incontinence in women[J]. Cochrane Database Syst Rev，2011（12）：D9508.

[69] CETINEL B，TARCAN T，DEMIRKESEN O，et al. Management of lower urinary tract dysfunction in multiple sclerosis：a systematic review and Turkish consensus report[J]. Neurourol Urodyn，2013，32（8）：1047-1057.

[70] GASPARD L，TOMBAL B，OPSOMER R J，et al. Physiotherapy and neurogenic lower urinary tract dysfunction in multiple sclerosis patients：a randomized controlled trial[J]. Prog Urol，2014，24（11）：697-707.

[71] MCCLURG D，ASHE R G，MARSHALL K，et al. Comparison of pelvic floor muscle training，electromyography biofeedback，and neuromuscular electrical stimulation for bladder dysfunction in people with multiple sclerosis：a randomized pilot study[J]. Neurourol Urodyn，2006，25（4）：337-348.

[72] VASQUEZ N，KNIGHT S L，SUSSER J，et al. Pelvic floor muscle training in spinal cord injury and its impact on neurogenic detrusor over-activity and incontinence[J]. Spinal Cord，2015，53（12）：887-889.

[73] HAGEN S, STARK D, GLAZENER C, et al. Individualised pelvic floor muscle training in women with pelvic organ prolapse（POPPY）: a multicentre randomised controlled trial[J]. Lancet, 2014, 383（9919）: 796-806.

[74] MCCLURG D, ASHE R G, LOWE-STRONG A S. Neuromuscular electrical stimulation and the treatment of lower urinary tract dysfunction in multiple sclerosis--a double blind, placebo controlled, randomised clinical trial[J]. Neurourol Urodyn, 2008, 27（3）: 231-237.

[75] GLADH G, MATTSSON S, LINDSTROM S. Intravesical electrical stimulation in the treatment of micturition dysfunction in children[J]. Neurourol Urodyn, 2003, 22（3）: 233-242.

[76] HUBER E R, KISS G, BERGER T, et al. [The value of intravesical electrostimulation in the treatment of acute prolonged bladder overdistension] [J]. Urologe A, 2007, 46（6）: 662-666.

[77] VAHTERA T, HAARANEN M, VIRAMO-KOSKELA A L, et al. Pelvic floor rehabilitation is effective in patients with multiple sclerosis[J]. Clin Rehabil, 1997, 11（3）: 211-219.

[78] AMARENCO G, ISMAEL S S, EVEN-SCHNEIDER A, et al. Urodynamic effect of acute transcutaneous posterior tibial nerve stimulation in overactive bladder[J]. J Urol, 2003, 169（6）: 2210-2215.

[79] KABAY S C, YUCEL M, KABAY S. Acute effect of posterior tibial nerve stimulation on neurogenic detrusor overactivity in patients with multiple sclerosis: urodynamic study[J]. Urology, 2008, 71（4）: 641-645.

[80] KABAY S, KABAY S C, YUCEL M, et al. The clinical and urodynamic results of a 3-month percutaneous posterior tibial nerve stimulation treatment in patients with multiple sclerosis-related neurogenic bladder dysfunction[J]. Neurourol Urodyn, 2009, 28（8）: 964-968.

[81] FJORBACK M V, VAN REY F S, RIJKHOFF N, et al. Electrical stimulation of sacral dermatomes in multiple sclerosis patients with neurogenic detrusor overactivity[J]. Neurourol Urodyn, 2007, 26（4）: 525-530.

[82] FJORBACK M V, RIJKHOFF N, PETERSEN T, et al. Event driven electrical stimulation of the dorsal penile/clitoral nerve for management of neurogenic detrusor overactivity in multiple sclerosis[J]. Neurourol Urodyn, 2006, 25（4）: 349-355.

[83] LIU Y, XU G, LUO M, et al. Effects of Transcutaneous Electrical Nerve Stimulation at Two Frequencies on Urinary Incontinence in Poststroke Patients: A Randomized Controlled Trial[J]. Am J Phys Med Rehabil, 2016, 95（3）: 183-193.

[84] GUO Z F, LIU Y, HU G H, et al. Transcutaneous electrical nerve stimulation in the treatment of patients with poststroke urinary incontinence[J]. Clin Interv Aging, 2014, 9: 851-856.

[85] SKEIL D, THORPE A C. Transcutaneous electrical nerve stimulation in the treatment of neurological patients with urinary symptoms[J]. BJU Int, 2001, 88（9）: 899-908.

[86] MONTEIRO E S, DE CARVALHO L B, FUKUJIMA M M, et al. Electrical stimulation of the posterior tibialis nerve improves symptoms of poststroke neurogenic overactive bladder in men: a randomized controlled trial[J]. Urology, 2014, 84（3）: 509-514.

[87] SHIN D C, SHIN S H, LEE M M, et al. Pelvic floor muscle training for urinary incontinence in female stroke patients: a randomized, controlled and blinded trial[J]. Clin Rehabil, 2016, 30（3）: 259-267.

[88] TIBAEK S G G J R. Is there a long-lasting effect of pelvic floor muscle training in women with urinary incontinence after ischemic stroke? A 6-month follow-up study[J]. Int Urogynecol J, 2007, 18: 281-287.

[89] TIBAEK S G G D C. Is pelvic floor muscle training effective for men with poststroke lower urinary tract symptoms?a single-blinded randomized, controlled trial[J]. Am J Mens Health, 2017, 11: 1460-1471.

[90] STAMPAS A, KORUPOLU R, ZHU L, et al. Safety, Feasibility, and Efficacy of Transcutaneous Tibial Nerve Stimulation in Acute Spinal Cord Injury Neurogenic Bladder: A Randomized Control Pilot Trial[J]. Neuromodulation, 2018.

[91] GROSS T, SCHNEIDER M P, BACHMANN L M, et al. Transcutaneous Electrical Nerve Stimulation for Treating Neurogenic Lower Urinary Tract Dysfunction: A Systematic Review[J]. Eur Urol, 2016, 69（6）: 1102-1111.

[92] BURTON C S A L P. Effectiveness of percutaneous posterior tibial nerve stimulation for overactive bladder: a systematic review and meta-analysis[J]. Neurourol Urodyn, 2012, 31: 1206-1216.

[93] YAMANISHI T, KAMAI T, YOSHIDA K. Neuromodulation for the treatment of urinary incontinence[J]. Int J Urol, 2008, 15（8）: 665-672.

[94] FERREIRA A P, PEGORARE A B, SALGADO P R, et al. Impact of a Pelvic Floor Training Program Among Women with Multiple Sclerosis: AControlled Clinical Trial[J]. Am J Phys Med Rehabil, 2016, 95(1): 1-8.

[95] BUT I, FAGANELJ M, SOSTARIC A. Functional magnetic stimulation for mixed urinary incontinence[J]. J Urol, 2005, 173(5): 1644-1646.

[96] SHAFIK A. Re: Magnetic stimulation for mixed urinary incontinence. I. But, M. Faganelj and A. Sostaric. J Urol, 173: 1644-1646, 2005[J]. J Urol, 2006, 176(3): 1257-1258.

[97] BRUSA L, FINAZZI A E, PETTA F, et al. Effects of inhibitory rTMS on bladder function in Parkinson's disease patients[J]. Mov Disord, 2009, 24(3): 445-448.

[98] LIM R, LIONG M L, LEONG W S, et al. Magnetic stimulation for stress urinary incontinence: study protocol for a randomized controlled trial[J]. Trials, 2015, 16: 279.

[99] VADALA M, PALMIERI B, MALAGOLI A, et al. High-power Magnetotherapy: A New Weapon in Urinary Incontinence?[J]. Low Urin Tract Symptoms, 2018, 10(3): 266-270.

[100] 钱宝延, 蔡西国, 马玉娟, 等. 电针俞募穴治疗脊髓损伤后神经源性膀胱的临床观察 [J]. 中国康复医学杂志, 2016, 31(01): 50-53.

[101] 徐秀梅, 徐彦龙. 康复训练结合针灸治疗脊髓损伤神经源性膀胱患者临床疗效观察 [J]. 中国针灸, 2015, 35(07): 670-673.

[102] LIU Z, LIU Y, XU H, et al. Effect of Electroacupuncture on Urinary Leakage Among Women With Stress Urinary Incontinence: A Randomized Clinical Trial[J]. JAMA, 2017, 317(24): 2493-2501.

[103] LIU B, LIU Y, QIN Z, et al. Electroacupuncture Versus Pelvic Floor Muscle Training Plus Solifenacin for Women With Mixed Urinary Incontinence: A Randomized Noninferiority Trial[J]. Mayo Clin Proc, 2019, 94(1): 54-65.

[104] LAPIDES J, DIOKNO A C, SILBER S J, et al. Clean, intermittent self-catheterization in the treatment of urinary tract disease[J]. Trans Am Assoc Genitourin Surg, 1971, 63: 92-96.

[105] WELD K J, DMOCHOWSKI R R. Effect of bladder management on urological complications in spinal cord injured patients[J]. J Urol, 2000, 163(3): 768-772.

[106] BENNETT C J, YOUNG M N, ADKINS R H, et al. Comparison of bladder management complication outcomes in female spinal cord injury patients[J]. J Urol, 1995, 153(5): 1458-1460.

[107] LARSEN L D, CHAMBERLIN D A, KHONSARI F, et al. Retrospective analysis of urologic complications in male patients with spinal cord injury managed with and without indwelling urinary catheters[J]. Urology, 1997, 50(3): 418-422.

[108] MITSUI T, MINAMI K, FURUNO T, et al. Is suprapubic cystostomy an optimal urinary management in high quadriplegics?. Acomparative study of suprapubic cystostomy and clean intermittent catheterization[J]. Eur Urol, 2000, 38(4): 434-438.

[109] WEST D A, CUMMINGS J M, LONGO W E, et al. Role of chronic catheterization in the development of bladder cancer in patientswith spinal cord injury[J]. Urology, 1999, 53(2): 292-297.

[110] ZERMANN D, WUNDERLICH H, DERRY F, et al. Audit of early bladder management complications after spinal cord injury in first-treating hospitals[J]. Eur Urol, 2000, 37(2): 156-160.

[111] KERSHEN R T, AZADZOI K M, SIROKY M B. Blood flow, pressure and compliance in the male human bladder[J]. J Urol, 2002, 168(1): 121-125.

[112] FALEIROS F, DE OLIVEIRA K C, ROSA T, et al. Intermittent Catheterization and Urinary Tract Infection: A Comparative Study Between Germany and Brazil[J]. J Wound Ostomy Continence Nurs, 2018, 45(6): 521-526.

[113] PRIETO J A, MURPHY C, MOORE K N, et al. Intermittent catheterisation for long-term bladder management(abridged cochranereview)[J]. Neurourol Urodyn, 2015, 34(7): 648-653.

[114] RI H E M. The 'no-touch' method of intermittent urinary catheter insertion: can it reduce the risk of bacteria entering the bladder?[J]. Spinal cord, 2005, 43(10): 611-614.

[115] LUCAS E J, BAXTER C, SINGH C, et al. Comparison of the microbiological milieu of patients randomized to either hydrophilic or conventional PVC catheters for clean intermittent catheterization[J]. J Pediatr Urol, 2016, 12(3): 171-172.

[116] DEFOOR W，REDDY P，REED M，et al. Results of a prospective randomized control trial comparing hydrophilic to uncoated catheters in children with neurogenic bladder[J]. J Pediatr Urol，2017，13（4）：371-373.

[117] KIDDOO D S B B C. Randomized crossover trial of single use hydrophilic coated vs multiple use polyvinylchloride catheters for intermittent catheterization todetermine incidence of urinary infection[J]. J Urol，2015：174-179.

[118] BAKKE A，DIGRANES A，HOISAETER P A. Physical predictors of infection in patients treated with clean intermittent catheterization：a prospective 7-year study[J]. Br J Urol，1997，79（1）：85-90.

[119] BIARDEAU X，CORCOS J. Intermittent catheterization in neurologic patients：Update on genitourinary tract infection and urethral trauma[J]. Ann Phys Rehabil Med，2016，59（2）：125-129.

[120] MUKAI S，SHIGEMURA K，NOMI M，et al. Retrospective study for risk factors for febrile UTI in spinal cord injury patients with routine concomitant intermittent catheterization in outpatient settings[J]. Spinal Cord，2016，54（1）：69-72.

[121] SEKI N，MASUDA K，KINUKAWA N，et al. Risk factors for febrile urinary tract infection in children with myelodysplasiatreated by clean intermittent catheterization[J]. Int J Urol，2004，11（11）：973-977.

[122] MADHUVRATA P，SINGH M，HASAFA Z，et al. Anticholinergic drugs for adult neurogenic detrusor overactivity：a systematic review and meta-analysis[J]. Eur Urol，2012，62（5）：816-830.

[123] ANDERSSON K E. Antimuscarinic mechanisms and the overactive detrusor：an update[J]. Eur Urol，2011，59（3）：377-386.

[124] MADERSBACHER H，MURTZ G，STOHRER M. Neurogenic detrusor overactivity in adults：a review on efficacy，tolerability and safety of oral antimuscarinics[J]. Spinal Cord，2013，51（6）：432-441.

[125] MADHUVRATA P，SINGH M，HASAFA Z，et al. Anticholinergic drugs for adult neurogenic detrusor overactivity：a systematic review and meta-analysis[J]. Eur Urol，2012，62（5）：816-830.

[126] STOTHERS L，TSANG B，NIGRO M，et al. An integrative review of standardized clinical evaluation tool utilization in anticholinergic drug trials for neurogenic lower urinary tract dysfunction[J]. Spinal Cord，2016，54（12）：1114-1120.

[127] BENNETT N，O'LEARY M，PATEL A S，et al. Can higher doses of oxybutynin improve efficacy in neurogenic bladder?[J]. J Urol，2004，171（2 Pt 1）：749-751.

[128] HORSTMANN M，SCHAEFER T，AGUILAR Y，et al. Neurogenic bladder treatment by doubling the recommended antimuscarinic dosage[J]. Neurourol Urodyn，2006，25（5）：441-445.

[129] AMEND B，HENNENLOTTER J，SCHAFER T，et al. Effective treatment of neurogenic detrusor dysfunction by combined high-dosed antimuscarinics without increased side-effects[J]. Eur Urol，2008，53（5）：1021-1028.

[130] CAMERON A P. Pharmacologic therapy for the neurogenic bladder[J]. Urol Clin North Am，2010，37（4）：495-506.

[131] MENARINI M，DEL P G，DI BENEDETTO P，et al. Trospium chloride in patients with neurogenic detrusor overactivity：is dose titration of benefit to the patients?[J]. Int J Clin Pharmacol Ther，2006，44（12）：623-632.

[132] NARDULLI R，LOSAVIO E，RANIERI M，et al. Combined antimuscarinics for treatment of neurogenic overactive bladder[J]. Int J Immunopathol Pharmacol，2012，25（1 Suppl）：35S-41S.

[133] NADEAU G，SCHRODER A，MOORE K，et al. Double anticholinergic therapy for refractory neurogenic and nonneurogenic detrusor overactivity in children：Long-term results of a prospective open-labelstudy[J]. Can Urol Assoc J，2014，8（5-6）：175-180.

[134] TIJNAGEL M J，SCHEEPE J R，BLOK B F. Real life persistence rate with antimuscarinic treatment in patients with idiopathic or neurogenic overactive bladder：a prospective cohort study with solifenacin[J]. BMC Urol，2017，17（1）：30.

[135] ETHANS K D，NANCE P W，BARD R J，et al. Efficacy and safety of tolterodine in people with neurogenic detrusor overactivity[J]. J Spinal Cord Med，2004，27（3）：214-218.

[136] AMARENCO G，SUTORY M，ZACHOVAL R，et al. Solifenacin is effective and well tolerated in patients with neurogenic detrusoroveractivity：Results from the double-blind，randomized，active- and placebo-controlled SONIC urodynamic study[J]. Neurourol Urodyn，2017，36（2）：414-421.

[137] LEE J H，KIM K R，LEE Y S，et al. Efficacy，tolerability，and safety of oxybutynin chloride in pediatric neurogenic bladder with spinal dysraphism：a retrospective，multicenter，observational study[J]. Korean J Urol，2014，55（12）：828-833.

[138] REDDY P P, BORGSTEIN N G, NIJMAN R J, et al. Long-term efficacy and safety of tolterodine in children with neurogenic detrusor overactivity[J]. J Pediatr Urol, 2008, 4(6): 428-433.

[139] WELK B, HICKLING D, MCKIBBON M, et al. A pilot randomized-controlled trial of the urodynamic efficacy of mirabegron forpatients with neurogenic lower urinary tract dysfunction[J]. Neurourol Urodyn, 2018, 37(8): 2810-2817.

[140] PARK J S, LEE Y S, LEE C N, et al. Efficacy and safety of mirabegron, a beta3-adrenoceptor agonist, for treating neurogenic bladder in pediatric patients with spina bifida: a retrospective pilot study[J]. World J Urol, 2018.

[141] ABRAMS P, KELLEHER C, STASKIN D, et al. Combination treatment with mirabegron and solifenacin in patients with overactive bladder: efficacy and safety results from a randomised, double-blind, dose-ranging, phase 2 study (Symphony)[J]. Eur Urol, 2015, 67(3): 577-588.

[142] BARENDRECHT M M, OELKE M, LAGUNA M P, et al. Is the use of parasympathomimetics for treating an underactive urinary bladder evidence-based?[J]. BJU Int, 2007, 99(4): 749-752.

[143] ABRAMS P, AMARENCO G, BAKKE A, et al. Tamsulosin: efficacy and safety in patients with neurogenic lower urinary tract dysfunction due to suprasacral spinal cord injury[J]. J Urol, 2003, 170(4 Pt 1): 1242-1251.

[144] GOMES C M, SAMMOUR Z M, BESSA J J, et al. Neurological status predicts response to alpha-blockers in men with voiding dysfunction and Parkinson's disease[J]. Clinics (Sao Paulo), 2014, 69(12): 817-822.

[145] MOON K H, PARK C H, JUNG H C, et al. A 12-Week, Open Label, Multi-Center Study to Evaluate the Clinical Efficacy and Safety of Silodosin on Voiding Dysfunction in Patients with Neurogenic Bladder[J]. Low Urin Tract Symptoms, 2015, 7(1): 27-31.

[146] SCHRODER A, ALBRECHT U, SCHNITKER J, et al. Efficacy, safety, and tolerability of intravesically administered 0.1% oxybutynin hydrochloride solution in adult patients with neurogenic bladder: A randomized, prospective, controlled multi-center trial[J]. Neurourol Urodyn, 2016, 35(5): 582-588.

[147] KRAUSE P, FUHR U, SCHNITKER J, et al. Pharmacokinetics of intravesical versus oral oxybutynin in healthy adults: results of an open label, randomized, prospective clinical study[J]. J Urol, 2013, 190(5): 1791-1797.

[148] ORGEN S, DELIKTAS H, SAHIN H, et al. Histopathologic and Urodynamic Effects of the Anticholinergic Drugs Oxybutynin, Tolterodine, and Trospium on the Bladder[J]. Low Urin Tract Symptoms, 2017, 9(1): 52-56.

[149] KRAUSE P, FUHR U, SCHNITKER J, et al. Pharmacokinetics of intravesical versus oral oxybutynin in healthy adults: results of an open label, randomized, prospective clinical study[J]. J Urol, 2013, 190(5): 1791-1797.

[150] BUYSE G, WALDECK K, VERPOORTEN C, et al. Intravesical oxybutynin for neurogenic bladder dysfunction: less systemic side effects due to reduced first pass metabolism[J]. J Urol, 1998, 160(3 Pt 1): 892-896.

[151] DI STASI S M, GIANNANTONI A, NAVARRA P, et al. Intravesical oxybutynin: mode of action assessed by passive diffusion and electromotive administration with pharmacokinetics of oxybutynin and N-desethyl oxybutynin[J]. J Urol, 2001, 166(6): 2232-2236.

[152] GEIRSSON G, FALL M, SULLIVAN L. Clinical and urodynamic effects of intravesical capsaicin treatment in patients with chronic traumatic spinal detrusor hyperreflexia[J]. J Urol, 1995, 154(5): 1825-1829.

[153] KIM J H, RIVAS D A, SHENOT P J, et al. Intravesical resiniferatoxin for refractory detrusor hyperreflexia: a multicenter, blinded, randomized, placebo-controlled trial[J]. J Spinal Cord Med, 2003, 26(4): 358-363.

[154] GIANNANTONI A, DI STASI S M, STEPHEN R L, et al. Intravesical resiniferatoxin versus botulinum-A toxin injections for neurogenic detrusor overactivity: a prospective randomized study[J]. J Urol, 2004, 172(1): 240-243.

[155] DEL P G, FILOCAMO M T, LI M V, et al. Neurogenic detrusor overactivity treated with english botulinum toxin a: 8-year experience of one single centre[J]. Eur Urol, 2008, 53(5): 1013-1019.

[156] REITZ A, STOHRER M, KRAMER G, et al. European experience of 200 cases treated with botulinum-A toxin injections into the detrusor muscle for urinary incontinence due to neurogenic detrusor overactivity[J]. Eur Urol, 2004, 45(4): 510-515.

[157] YUAN H, CUI Y, WU J, et al. Efficacy and Adverse Events Associated With Use of OnabotulinumtoxinA for Treatment of Neurogenic Detrusor Overactivity: A Meta-Analysis[J]. Int Neurourol J, 2017, 21(1): 53-61.

[158] LI G P, WANG X Y, ZHANG Y. Efficacy and Safety of OnabotulinumtoxinA in Patients With Neurogenic Detrusor

Overactivity Caused by Spinal Cord Injury: A Systematic Review and Meta-analysis[J]. Int Neurourol J, 2018, 22 (4): 275-286.

[159] WAGLE SHUKLA A E A. Botulinum Toxin Therapy for Parkinson's Disease. Seminars in Neurology[J]. 2017.

[160] FERREIRA R S, D'ANCONA C, OELKE M, et al. Intradetrusor onabotulinumtoxinA injections are significantly more efficacious than oral oxybutynin for treatment of neurogenic detrusor overactivity: results of a randomized, controlled, 24-week trial[J]. Einstein (Sao Paulo), 2018, 16 (3): O4207.

[161] KENNELLY M, DMOCHOWSKI R, Schulte-Baukloh H, et al. Efficacy and safety of onabotulinumtoxinA therapy are sustained over 4 years of treatment in patients with neurogenic detrusor overactivity: Final results of a long-term extension study[J]. Neurourol Urodyn, 2017, 36 (2): 368-375.

[162] KALSI V, GONZALES G, POPAT R, et al. Botulinum injections for the treatment of bladder symptoms of multiple sclerosis[J]. Ann Neurol, 2007, 62 (5): 452-457.

[163] DENYS P, DEL P G, AMARENCO G, et al. Efficacy and safety of two administration modes of an intra-detrusor injection of 750 units dysport (R) (abobotulinumtoxinA) in patients suffering from refractory neurogenic detrusor overactivity (NDO): A randomised placebo-controlled phase Ⅱ a study[J]. Neurourol Urodyn, 2017, 36 (2): 457-462.

[164] GINSBERG D, GOUSSE A, KEPPENNE V, et al. Phase 3 efficacy and tolerability study of onabotulinumtoxinA for urinary incontinence from neurogenic detrusor overactivity[J]. J Urol, 2012, 187 (6): 2131-2139.

[165] GROSSE J, KRAMER G, STOHRER M. Success of repeat detrusor injections of botulinum a toxin in patients with severe neurogenic detrusor overactivity and incontinence[J]. Eur Urol, 2005, 47 (5): 653-659.

[166] ROVNER E, KOHAN A, CHARTIER-KASTLER E, et al. Long-Term Efficacy and Safety of OnabotulinumtoxinA in Patients with Neurogenic Detrusor Overactivity Who Completed 4 Years of Treatment[J]. J Urol, 2016, 196 (3): 801-808.

[167] GAME X, CASTEL-LACANAL E, BENTALEB Y, et al. Botulinum toxin A detrusor injections in patients with neurogenic detrusor overactivity significantly decrease the incidence of symptomatic urinary tract infections[J]. Eur Urol, 2008, 53 (3): 613-618.

[168] DYKSTRA D D, SIDI A A. Treatment of detrusor-sphincter dyssynergia with botulinum A toxin: a double-blind study[J]. Arch Phys Med Rehabil, 1990, 71 (1): 24-26.

[169] SCHURCH B, HAURI D, RODIC B, et al. Botulinum-A toxin as a treatment of detrusor-sphincter dyssynergia: a prospective study in 24 spinal cord injury patients[J]. J Urol, 1996, 155 (3): 1023-1029.

[170] HUANG M, CHEN H, JIANG C, et al. Effects of botulinum toxin A injections in spinal cord injury patients with detrusor overactivity and detrusor sphincter dyssynergia[J]. J Rehabil Med, 2016, 48 (8): 683-687.

[171] UTOMO E, GROEN J, BLOK B F. Surgical management of functional bladder outlet obstruction in adults with neurogenic bladder dysfunction[J]. Cochrane Database Syst Rev, 2014 (5): D4927.

[172] CHANCELLOR M B, KARASICK S, STRUP S, et al. Transurethral balloon dilation of the external urinary sphincter: effectiveness in spinal cord-injured men with detrusor-external urethral sphincter dyssynergia[J]. Radiology, 1993, 187 (2): 557-560.

[173] CHANCELLOR M B, RIVAS D A, ABDILL C K, et al. Prospective comparison of external sphincter balloon dilatation and prosthesis placement with external sphincterotomy in spinal cord injured men[J]. Arch Phys Med Rehabil, 1994, 75 (3): 297-305.

[174] NOLL F, SAUERWEIN D, STOHRER M. Transurethral sphincterotomy in quadriplegic patients: long-term-follow-up[J]. Neurourol Urodyn, 1995, 14 (4): 351-358.

[175] PERKASH I. Use of contact laser crystal tip firing Nd: YAG to relieve urinary outflow obstruction in male neurogenic bladder patients[J]. J Clin Laser Med Surg, 1998, 16 (1): 33-38.

[176] REYNARD J M, VASS J, SULLIVAN M E, et al. Sphincterotomy and the treatment of detrusor-sphincter dyssynergia: current status, future prospects[J]. Spinal Cord, 2003, 41 (1): 1-11.

[177] RIVAS D A, CHANCELLOR M B, BAGLEY D. Prospective comparison of external sphincter prosthesis placement and external sphincterotomy in men with spinal cord injury[J]. J Endourol, 1994, 8 (2): 89-93.

[178] HOURIE A, NOUHAUD F X, BARON M, et al. The maximum detrusor pressure as a predictive factor of success after

sphincterotomy in detrusor-sphincter dyssynergia[J]. Neurourol Urodyn, 2018, 37 (8): 2758-2762.

[179] PERKASH I. Use of contact laser crystal tip firing Nd: YAG to relieve urinary outflow obstruction in male neurogenic bladder patients[J]. J Clin Laser Med Surg, 1998, 16 (1): 33-38.

[180] CHANCELLOR M B, GAJEWSKI J, ACKMAN C F, et al. Long-term followup of the North American multicenter UroLume trial for the treatment of external detrusor-sphincter dyssynergia[J]. J Urol, 1999, 161 (5): 1545-1550.

[181] SEOANE-RODRIGUEZ S, SANCHEZ R J, MONTOTO-MARQUES A, et al. Long-term follow-up study of intraurethral stents in spinal cord injured patients with detrusor-sphincter dyssynergia[J]. Spinal Cord, 2007, 45 (9): 621-626.

[182] ABDUL-RAHMAN A, ATTAR K H, HAMID R, et al. Long-term outcome of tension-free vaginal tape for treating stress incontinence in women with neuropathic bladders[J]. BJU Int, 2010, 106 (6): 827-830.

[183] PANNEK J, GOCKING K, BERSCH U. Clinical usefulness of the memokath stent as a second-line procedure after sphincterotomy failure[J]. J Endourol, 2011, 25 (2): 335-339.

[184] VAN DER MERWE A, BAALBERGEN E, SHROSBREE R, et al. Outcome of dual flange metallic urethral stents in the treatment of neuropathic bladder dysfunction after spinal cord injury[J]. J Endourol, 2012, 26 (9): 1210-1215.

[185] GAJEWSKI JB C M A C. Removal of UroLume endoprosthesis: experience of the North American Study Group for detrusor-sphincter dyssynergia application[J]. J Urol, 2000, 163 (3): 773-776.

[186] DRAKE M E A. Conservative management in neuropathic urinary incontinence, in Incontinence[J]. Health Publication, 2013: 827-1000.

[187] BARTHOLD J S, RODRIGUEZ E, FREEDMAN A L, et al. Results of the rectus fascial sling and wrap procedures for the treatment of neurogenic sphincteric incontinence[J]. J Urol, 1999, 161 (1): 272-274.

[188] MINGIN G C, YOUNGREN K, STOCK J A, et al. The rectus myofascial wrap in the management of urethral sphincter incompetence[J]. BJU Int, 2002, 90 (6): 550-553.

[189] ABDUL-RAHMAN A, ISMAIL S, HAMID R, et al. A 20-year follow-up of the mesh wallstent in the treatment of detrusor external sphincter dyssynergia in patients with spinal cord injury[J]. BJU Int, 2010, 106 (10): 1510-1513.

[190] LOSCO G S, BURKI J R, OMAR Y A, et al. Long-term outcome of transobturator tape (TOT) for treatment of stress urinary incontinence in females with neuropathic bladders[J]. Spinal Cord, 2015, 53 (7): 544-546.

[191] EL-AZAB A S, EL-NASHAR S A. Midurethral slings versus the standard pubovaginal slings for women with neurogenic stress urinary incontinence[J]. Int Urogynecol J, 2015, 26 (3): 427-432.

[192] DANESHMAND S, GINSBERG D A, BENNET J K, et al. Puboprostatic sling repair for treatment of urethral incompetence in adult neurogenic incontinence[J]. J Urol, 2003, 169 (1): 199-202.

[193] GROEN L A, SPINOIT A F, HOEBEKE P, et al. The Advance male sling as a minimally invasive treatment for intrinsic sphincterdeficiency in patients with neurogenic bladder sphincter dysfunction: a pilot study[J]. Neurourol Urodyn, 2012, 31 (8): 1284-1287.

[194] LIGHT J K, SCOTT F B. Use of the artificial urinary sphincter in spinal cord injury patients[J]. J Urol, 1983, 130 (6): 1127-1129.

[195] 陈忠, 叶章群. 人工尿道括约肌的研制及应用 [J]. 临床泌尿外科杂志, 1999, 19 (2): 60-62.

[196] 肖远松, 胡卫列, 吕军, 等. 人工尿道括约肌植入术治疗骶髓损伤后压力性尿失禁 [J]. 中华腔镜泌尿外科杂志 (电子版), 2016, 10 (01): 18-21.

[197] FARAG F, KOENS M, SIEVERT K D, et al. Surgical treatment of neurogenic stress urinary incontinence: A systematic review of quality assessment and surgical outcomes[J]. Neurourol Urodyn, 2016, 35 (1): 21-25.

[198] WANG R, MCGUIRE E J, HE C, et al. Long-term outcomes after primary failures of artificial urinary sphincter implantation[J]. Urology, 2012, 79 (4): 922-928.

[199] ROTH J D, CAIN M P. Neuropathic Bladder and Augmentation Cystoplasty[J]. Urol Clin North Am, 2018, 45 (4): 571-585.

[200] STÖHRER M K A G M. Bladder auto-augmentation--an alternative for enterocystoplasty: preliminary results[J]. Neurourology and urodynamics, 1995, 14 (1): 11-23.

[201] DUEL BP G R. Alternative techniques for augmentation cystoplasty[J]. The Journal of urology, 1998, 159 (3): 998-1005.

[202] 鞠彦合，廖利民，李东，等. 三种不同膀胱扩大术治疗神经源性膀胱分析 [J]. 上海交通大学学报（医学版），2008（07）：807-810.

[203] MYERS J B，LENHERR S M，STOFFEL J T，et al. The effects of augmentation cystoplasty and botulinum toxin injection on patient-reported bladder function and quality of life among individuals with spinal cord injury performing clean intermittent catheterization[J]. Neurourol Urodyn，2019，38（1）：285-294.

[204] MEHMOOD S A H A M. Long-term Outcomes of Augmentation Cystoplasty in a Pediatric Population With Refractory Bladder Dysfunction：A 12-Year Follow-up Experience at Single Center[J]. Int Neurourol J. 2018 Dec；22（4）：287-294.，2018，22（4）：287-294.

[205] HOEN L，ECCLESTONE H，BLOK B，et al. Long-term effectiveness and complication rates of bladder augmentation in patients with neurogenic bladder dysfunction：A systematic review[J]. Neurourol Urodyn，2017，36（7）：1685-1702.

[206] PHE V，BOISSIER R，BLOK B，et al. Continent catheterizable tubes/stomas in adult neuro-urological patients：A systematic review[J]. Neurourol Urodyn，2017，36（7）：1711-1722.

[207] PETERSON A C，CURTIS L H，SHEA A M，et al. Urinary diversion in patients with spinal cord injury in the United States[J]. Urology，2012，80（6）：1247-1251.

[208] ATAN A，KONETY B R，NANGIA A，et al. Advantages and risks of ileovesicostomy for the management of neuropathic bladder[J]. Urology，1999，54（4）：636-640.

[209] SAKHRI R，SEIGLE-MURANDI F，JACQMIN D，et al. [Laparoscopic cystectomy and ileal conduit urinary diversion for neurogenic bladders and related conditions. Morbidity and better quality of life] [J]. Prog Urol，2015，25（6）：342-347.

[210] BRINDLEY G S. An implant to empty the bladder or close the urethra[J]. J Neurol Neurosurg Psychiatry，1977，40（4）：358-369.

[211] MARTENS F M，DEN HOLLANDER P P，SNOEK G J，et al. Quality of life in complete spinal cord injury patients with a Brindley bladder stimulator compared to a matched control group[J]. Neurourol Urodyn，2011，30（4）：551-555.

[212] BENARD A，VERPILLOT E，GRANDOULIER A S，et al. Comparative cost-effectiveness analysis of sacral anterior root stimulation for rehabilitation of bladder dysfunction in spinal cord injured patients[J]. Neurosurgery，2013，73（4）：600-608，608.

[213] SCHNEIDAU T，FRANCO I，ZEBOLD K，et al. Selective sacral rhizotomy for the management of neurogenic bladders in spina bifida patients：long-term followup[J]. J Urol，1995，154（2 Pt 2）：766-768.

[214] KRASMIK D，KREBS J，VAN OPHOVEN A，et al. Urodynamic results，clinical efficacy，and complication rates of sacral intradural deafferentation and sacral anterior root stimulation in patients withneurogenic lower urinary tract dysfunction resulting from complete spinal cord injury[J]. Neurourol Urodyn，2014，33（8）：1202-1206.

[215] KUTZENBERGER J. Surgical therapy of neurogenic detrusor overactivity（hyperreflexia）in paraplegic patients by sacral deafferentation and implant driven micturition by sacral anterior root stimulation：methods，indications，results，complications，and future prospects[J]. Acta Neurochir Suppl，2007，97（Pt 1）：333-339.

[216] BHADRA N，GRUNEWALD V，CREASEY G，et al. Selective suppression of sphincter activation during sacral anterior nerve root stimulation[J]. Neurourol Urodyn，2002，21（1）：55-64.

[217] LAY A H，DAS A K. The role of neuromodulation in patients with neurogenic overactive bladder[J]. Curr Urol Rep，2012，13（5）：343-347.

[218] PUCCINI F，BHIDE A，ELNEIL S，et al. Sacral neuromodulation：an effective treatment for lower urinary tract symptoms in multiple sclerosis[J]. Int Urogynecol J，2016，27（3）：347-354.

[219] MANACK A M S H C. Epidemiology and healthcare utilization of neurogenic bladder patients in a US claims database[J]. Neurourol Urodyn，2011，30（3）：395-401.

[220] SVENSSON E，ERTZGAARD P，FORSUM U. Bacteriuria in spinal cord injured patients with neurogenic bladder dysfunction[J]. Ups J Med Sci，2004，109（1）：25-32.

[221] 李建军，杨明亮，王兰，等. 女性脊髓损伤患者泌尿系感染的细菌菌谱特点 [J]. 中国康复理论与实践，2001（03）：47.

[222] BAKKE A，DIGRANES A. Bacteriuria in patients treated with clean intermittent catheterization[J]. Scand J Infect Dis，1991，23（5）：577-582.

[223] WAITES K B, CANUPP K C, DEVIVO M J. Epidemiology and risk factors for urinary tract infection following spinal cord injury[J]. Arch Phys Med Rehabil, 1993, 74(7): 691-695.

[224] GOETZ L L, CARDENAS D D, KENNELLY M, et al. International Spinal Cord Injury Urinary Tract Infection Basic Data Set[J]. Spinal Cord, 2013, 51(9): 700-704.

[225] PANNEK J. Treatment of urinary tract infection in persons with spinal cord injury: guidelines, evidence, and clinical practice. A questionnaire-based survey and review of the literature[J]. J Spinal Cord Med, 2011, 34(1): 11-15.

[226] DEVILLE W L, YZERMANS J C, VAN DUIJN N P, et al. The urine dipstick test useful to rule out infections. A meta-analysis of the accuracy[J]. BMC Urol, 2004, 4: 4.

[227] HOFFMAN J M, WADHWANI R, KELLY E, et al. Nitrite and leukocyte dipstick testing for urinary tract infection in individuals with spinal cord injury[J]. J Spinal Cord Med, 2004, 27(2): 128-132.

[228] BIERING-SORENSEN F, BAGI P, HOIBY N. Urinary tract infections in patients with spinal cord lesions: treatment and prevention[J]. Drugs, 2001, 61(9): 1275-1287.

[229] EVERAERT K, LUMEN N, KERCKHAERT W, et al. Urinary tract infections in spinal cord injury: prevention and treatment guidelines[J]. Acta Clin Belg, 2009, 64(4): 335-340.

[230] D'HONDT F E K. Urinary tract infections in patients with spinal cord injuries[J]. Current infectious disease reports, 2011, 13(6): 544-551.

[231] ANDERSON C E, CHAMBERLAIN J D, JORDAN X, et al. Bladder emptying method is the primary determinant of urinary tract infections in patients with spinal cord injury: results from a prospective rehabilitation cohort study[J]. BJU Int, 2019, 123(2): 342-352.

[232] LI L, YE W, RUAN H, et al. Impact of hydrophilic catheters on urinary tract infections in people with spinal cord injury: systematic review and meta-analysis of randomized controlled trials[J]. Arch Phys Med Rehabil, 2013, 94(4): 782-787.

[233] 赵超男, 林治凤. 脊髓损伤患者间歇导尿时的尿路感染及预防 [J]. 中国康复理论与实践, 2001(04): 51.

[234] SHAMOUT S, BIARDEAU X, CORCOS J, et al. Outcome comparison of different approaches to self-intermittent catheterization in neurogenic patients: a systematic review[J]. Spinal Cord, 2017, 55(7): 629-643.

[235] WAITES K B, CANUPP K C, ROPER J F, et al. Evaluation of 3 methods of bladder irrigation to treat bacteriuria in persons with neurogenic bladder[J]. J Spinal Cord Med, 2006, 29(3): 217-226.

[236] TOH S L, BOSWELL-RUYS C L, LEE B, et al. Probiotics for preventing urinary tract infection in people with neuropathic bladder[J]. Cochrane Database Syst Rev, 2017, 9: D10723.

[237] TOH SL L B R S. Probiotics LGG-BB12 or RC14-GR1] versus placebo as prophylaxis for urinary tract infection in persons with spinal cord injury [ProSCIUTTU]: a randomised controlled trial[J]. Spinal cord, 2019.

[238] ORTIZ TK V N D L. Predominant bacteria and patterns of antibiotic susceptibility in urinary tract infection in children with spina bifida[J]. Journal of pediatric urology, 2018, 14(5): 441-444.

[239] PANNEK J, PANNEK-RADEMACHER S, WOLLNER J. Treatment of Complicated Urinary Tract Infections in Individuals with Chronic Neurogenic Lower Urinary Tract Dysfunction: Are Antibiotics Mandatory?[J]. Urol Int, 2018, 100(4): 434-439.

[240] KU J H, JUNG T Y, LEE J K, et al. Risk factors for urinary stone formation in men with spinal cord injury: a 17-year follow-up study[J]. BJU Int, 2006, 97(4): 790-793.

[241] 孙小兵, 李金良, 孙大庆, 等. 神经性膀胱输尿管反流治疗对策的探讨 [J]. 中华小儿外科杂志, 2006(12): 638-639.

[242] 田军, 孙宁, 黄澄如, 等. 小儿神经源性膀胱与上尿路损害 [J]. 中华泌尿外科杂志, 2001(07): 36-37.

[243] FOLEY SJ M J S P. Vesico-ureteric reflux in adult patients wuth spinal injury[J]. Br J Urol, 1997: 888-891.

[244] LEE J S, KOO B I, SHIN M J, et al. Differences in urodynamic variables for vesicoureteral reflux depending on the neurogenic bladder type[J]. Ann Rehabil Med, 2014, 38(3): 347-352.

[245] WU C Q, FRANCO I. Management of vesicoureteral reflux in neurogenic bladder[J]. Investig Clin Urol, 2017, 58(Suppl 1): S54-S58.

[246] ZHANG P, YANG Y, WU Z J, et al. Should simultaneous ureteral reimplantation be performed during sigmoid bladder

augmentation to reduce vesicoureteral reflux in neurogenic bladder cases?[J]. Int Urol Nephrol, 2015, 47 (5): 759-764.

[247] ZHANG H C, YANG J, YE X, et al. Augmentation enterocystoplasty without reimplantation for patients with neurogenic bladder and vesicoureteral reflux[J]. Kaohsiung J Med Sci, 2016, 32 (6): 323-326.

[248] WANG J B, LIU C S, TSAI S L, et al. Augmentation cystoplasty and simultaneous ureteral reimplantation reduce high-grade vesicoureteral reflux in children with neurogenic bladder[J]. J Chin Med Assoc, 2011, 74 (7): 294-297.

[249] VIRSEDA M C, SALINAS J C, BOLUFER E, et al. Endoscopic treatment of vesicoureteral reflux with non-simultaneous involuntary detrusor contraction in chronic spinal cord injury patients with neurogenic detrusor overactivity[J]. Urol Int, 2014, 93 (4): 399-402.

[250] KOCAOGLU C. Endoscopic treatment of grades IV and V vesicoureteral reflux with two bulking substances: Dextranomer hyaluronic acid copolymer versus polyacrylate polyalcohol copolymer in children[J]. J Pediatr Surg, 2016, 51 (10): 1711-1715.

[251] ABRAMS P, AGARWAL M, DRAKE M, et al. A proposed guideline for the urological management of patients with spinal cord injury[J]. BJU Int, 2008, 101 (8): 989-994.

[252] PANNEK J, STOHRER M. A proposed guideline for the urological management of patients with spinal cord injury[J]. BJU Int, 2008, 102 (4): 516-517, 517-518.

[253] PANNEK J, BARTEL P, GOCKING K, et al. Clinical usefulness of ultrasound assessment of detrusor wall thickness in patients with neurogenic lower urinary tract dysfunction due to spinal cord injury: urodynamics made easy?[J]. World J Urol, 2013, 31 (3): 659-664.

[254] VEENBOER P W, HOBBELINK M G, RUUD B J, et al. Diagnostic accuracy of Tc-99m DMSA scintigraphy and renal ultrasonography for detecting renal scarring and relative function in patients with spinal dysraphism[J]. Neurourol Urodyn, 2015, 34 (6): 513-518.

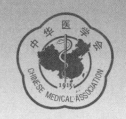

第6章

颈椎病康复专家共识

颈椎病（cervical spondylosis）属于常见病、多发病。随着科技迅速发展、电子娱乐产品普及、伏案工作时间延长、人口老龄化、睡眠姿势不良，颈椎病患病率明显增高，且发病年龄有年轻化趋势。如何正确运用非手术治疗手段缓解症状、延缓或阻止疾病进展，已成为康复医学、社会学和公共卫生学共同关注的焦点。本共识主要参考并融汇了我国近年来颈椎病康复的临床经验与研究成果，旨在建立我国颈椎病诊断与康复治疗规范，为颈椎病康复工作者提供全面、系统的学术性指导，提高颈椎病康复的整体医疗水平。

一、相关基础知识

（一）定义

颈椎病是由于颈椎椎间盘退行性改变及其继发病理改变压迫、刺激其周围组织结构（神经根、脊髓、椎动脉、交感神经等），继而出现与影像相关的一系列临床表现。仅有颈椎的退行性改变而无相应临床表现者则称为颈椎退行性改变[1-2]。

该定义包含4个基本内涵：①颈椎间盘退变或椎间关节退变；②累及其周围组织；③出现相应的临床表现；④有相应的影像学改变。

（二）颈椎解剖与生物力学

颈部是连接头部、躯干与上肢的重要解剖部位。颈部包含许多重要结构，如肌肉、腺体、动脉、神经、气管和脊柱等。脊柱在颈部区域，其功能节段包括颈椎、椎间盘以及附着在颈椎的肌肉和韧带[3-4]。颈椎生物力学原理的发展对颈椎病的诊疗提供了支持。

颈椎有7个椎体，第1~6椎体横突孔有椎动脉穿行。典型的颈椎（第3、4、5、6、7颈椎）具有椎体、关节突和分叉的棘突。第1颈椎（寰椎）呈环状，无椎体、棘突和关节突，与枕骨髁构成的寰枕关节可实现颈椎的基本屈伸运动。第2颈椎（枢椎）椎体向上突出形成齿突，与寰椎构成的寰枢关节，主要实现颈椎的旋转功能。由于这两个关节之间没有椎间盘，关节稳定性主要依靠骨与韧带结构维持。典型椎体之间的关节突关节有利于颈椎最大限度地屈伸运动并可控制颈椎的侧屈和旋转运动。颈椎椎体的钩椎关节在颈椎的运动功能及稳定性方面起着重要的力学作用。颈椎骨皮质与骨松质在椎体承受压力均具有重要作用。颈椎椎间盘由中央的髓核以及周围的纤维环构成。髓核是富有弹性的胶状物质，纤维环为多层纤维软骨环同心圆排列组成。椎间盘具有黏弹性和滞后的力学特性，可承受快速施加于其上的载荷。颈部韧带因其自身强度和有限的延展性在颈椎的稳定性方面起着重要作用，并靠其纤维分散作用骨骼的应力。颈部肌肉可改变骨骼上的应力分布，颈部肌肉强度和协调性在保持头颈平衡中发挥重要作用。

正常人体颈椎生物力学平衡由两大部分组成：①内源性稳定：包括椎体、附件、椎间盘和相连接的韧带结构，为静力平衡；②外源性稳定：主要为附着于颈椎的颈部肌肉，为动力平衡，是颈脊柱运动的源动力；在神经系统的调控下，内外源性稳定结构之间的平衡关系（动静力平衡）维持着脊柱的稳定，其中任何环节遭受破坏均可引起或诱发颈椎正常结构平衡状态的丧失（颈椎失稳）[5-6]。

早期，对人体颈椎运动学的研究多通过测量屈曲和后伸位的颈椎 X 线片获得[7-8]。但这只能静态测量处于终端位置的颈椎位置关系，并不能准确反映其实际运动情况。随着影像技术的发展，一些学者采用高频 X 线（高频透视 X 线机是指高压发生器的工作频率大于 20kHz 的 X 线机，其所产生的辐射要比工频透视 X 线机少很多，大大保障了操作人员及受检者的健康，同时可提高成像质量）连续进行颈椎侧位透视，以记录颈椎屈伸活动的整个过程[9-11]。由于这种影像技术只能记录颈椎矢状面的运动，无法收集颈椎矢状面以外的活动数据（如脊髓、椎动脉、神经受压等情况不能直接获得依据），因而也不能全面反映真实的颈椎活动情况，对颈椎病分型作用有限。使用 CT 或 MRI 技术采集颈椎活动数据[12-15]，虽然可以得到颈椎在不同位置的三维立体影像，但由于技术限制，这些影像也只能反映颈椎静态参数，仍然无法获得三维动态下影像数据。其他一些技术例如光学追踪[16-17]和电磁追踪[18-19]也被应用于颈椎运动的研究。近来，有学者证实三维匹配技术结合追踪技术能准确地记录和分析生理负荷下颈椎动态三维运动，具有良好的准确性和可靠性[20-21]。

（三）流行病学

随着人们生活方式及工作环境的改变，颈椎病已逐渐成为一种常见病和多发病。全国颈椎病患者约占 7%～10%，且发病率一直处于逐年增长、逐步年轻化趋势。各地区颈椎病的流行病学调查结果不一，不同性别、年龄、职业和不同地区的人群颈椎病的发病率存在差异。

2016 年吴云霞[22]等在北京地区展开的对 10 941 例年龄≥18 岁首次手术治疗的颈椎退行性改变住院患者进行了人群特征分析，发现 50～54 岁是颈椎病好发年龄，大于 60 岁的颈椎病患者例数有下降趋势。男性发病率高于女性，男性发病占比前三位的是办公室人员、工人、农民，他们罹患颈椎病的风险更高，分别占总发病率的 24.85%、19%、11.33%。

2002 年王冰等[23]在湖南长沙针对 1 009 例门诊体检人群的颈椎病检出率高达 64.52%（651 例），其中女性患病率高于男性患病率，同时随着年龄的增长，患病率逐渐升高。尤以工作紧张、长期伏案者多见。

田伟[24]等在 2010 年 12 月期间对北京地区 18 岁以上的常住居民颈椎病患病情况进行问卷调查，对 6 个社区 3 859 名成人调查研究结果显示，颈椎病的患病率为 13.76%，女性比男性高（16.51% 比 10.49%），且发病率最高的是 45～60 岁年龄组。从事脑力工作、家务劳动强度和睡眠时间少于 7 小时 / 天与颈椎病发病率相关。中青年女性、45～60 岁和在职人群为颈椎病的高危人群。

（四）病因病理及相关机制

颈椎病是人体衰老的表现，其发病率随着年龄的增长不断攀升，各种原因导致的慢性劳损可加重颈椎退变程度，导致血管、神经、脊髓损害并表现出相应的症状和体征。颈椎病的病因主要分：内因和外因两类。内因包括衰老导致的颈椎退行性病变、骨质疏松症、先天畸形或发育不良导致的椎管狭窄。外因包括外伤、受凉、落枕、长期疲劳、睡姿不良、长期低头、吸烟等不良生活方式导致的慢性劳损。此外，颈、耳、咽喉、口腔炎症及心理应激等可诱发颈椎病的症状。因此，颈椎病主要是与年龄相关的颈椎退行性病变，而各种原因导致的颈椎慢性劳损可加速患者颈椎退变。[25-27]

椎间盘是一种少血管、少神经组织，容易受到损害，出现年龄相关组织损伤，表现为退变椎间盘内炎性细胞因子增加、椎间盘细胞数量减少，细胞活性下降[28]。颈椎退变的第一个改变就是椎间盘的失水。以往大多临床工作者常关注椎间盘髓核及纤维环的改变，但近年来越来越多的研究提示，终板在维持椎间盘正常结构、功能以及诱导椎间盘退变的病理过程中也起着非常重要的作用。椎间盘主要通过终板中的血管通道获得营养。当终板血管的营养作用减弱，椎间盘中心的蛋白聚糖基质成分发生改变：为椎间盘提供弹性特质的硫酸软骨素逐渐丢失并被硫酸角蛋白替代，导致椎间盘失去亲水性，出现水分流失。椎间盘失水导致髓核弹性下降，越来越易被压缩变形，椎间盘轴向承重的能力减弱。随着椎间盘失水程度加重，纤维环对髓核的固定作用减弱，退变的颈椎逐渐丧失承受压力负荷的能力，导致脊柱韧带和纤维环在身体自身重力作用下变形。异常外力（屈曲、扭转等外力）可加重上述病理改变，由此造成椎间盘变薄并形成椎间盘凸起，韧带组织松弛、弯曲，椎体腹侧受力增加。此时颈椎的受力分布发生明显改变，沿着颈椎的中轴压力传递中断并转移至颈椎的腹侧和关节面，进而相应部位应力增加，逐渐出现颈椎后凸。如果这种受力方式没有得到逆转，颈椎后凸程度将会继续加重，导致环状和 Sharpey 纤维与椎体周围和骨终板分离，在纤维分离处形成反应性骨质增生形成骨赘。骨赘（又称骨刺）的形成是对异常压力负荷的反应，新骨在应力较大的区域形成，在应力较小的区域被重新吸收。为了应对颈椎生物力学的改变，骨赘沿着颈椎的腹侧或背侧边缘以及在根管内形成并累积，导致颈椎后凸角加重、前凸角减少，从而使椎间盘外侧无受力部分的关节应力增加，形成恶性循环。随着病程的进展，椎间盘突出程度增加，出现髓核从纤维环撕裂处突出，突出的髓核迫使后纵韧带从相邻椎体表面撕脱并刺激相邻椎体背侧面，导致椎体边缘出现反应性骨形成增加，进一步加速骨刺的形成，最终压迫血管、神经、脊髓。长期负重或慢性损伤导致的终板微小创伤可使终板变薄、脆性增加，影响终板功能而继发上述病理改变，严重时可形成许莫氏结节。以上退行性变累积的结果是椎间盘膨出或突出、椎体移位、椎间隙变窄、骨赘形成，这些骨性改变所致的脊髓、血管、神经等结构的静态机械压迫是颈椎病的主要原因之一[29]。此外，脊髓型颈椎病患者反复的伸屈颈部活动过程中，突出的椎间盘与后方黄韧带可能对脊髓构成动态机械压迫[30]。

细胞外基质（extracellular matrix，ECM）退变是与椎间盘病理过程相关的病理因素之一。正常椎间盘的 ECM 合成、分解处于平衡状态[31]。但在退变的椎间盘中，ECM 分解大于合成[32]。退变的 ECM 可导致椎间盘受力不均，诱导或加重椎间盘退变过程。退变的人颈椎间盘组织中与细胞凋亡的相关基因 FASTK、TNFAIP4 和 BAX 的表达明显升高，椎间盘细胞分泌的炎症因子（如 TNF-α、IL-1α、IL-1β、IL-4、IL-6、IL-10、IL-17、IL-20、IFN-γ）过表达不仅可启动基质降解酶促进细胞外基质分解，而且通过上调神经肽、P 物质等表达，促进炎症反应，诱发盘源性疼痛。随着人颈椎间盘退变程度加重，颈椎间盘髓核组织中性别决定基因组 9（SOX9）、Ⅱ型胶原 α1（COL2A1）的表达下降。有关自身免疫反应、基因与颈椎病相关性的研究，突破了颈椎病只与环境及负重等外因有关的观念，为颈椎病的发病机制研究及临床治疗提供了更广阔的内在潜行性因素。

二、分型[33-38]

根据受累组织和结构的不同，颈椎病分为：颈型（又称软组织型）、神经根型、脊髓型、交感型、椎动脉型。如果两种及以上类型同时存在，称为"混合型"。

（一）颈型颈椎病（neck type of cervical spondylosis）

颈型颈椎病是在颈部肌肉、韧带、关节囊急、慢性损伤，椎间盘退化变性，椎体不稳，小关节紊乱等基础上，机体受风寒侵袭、感冒、疲劳、睡眠姿势不当或枕高不适宜，使颈椎过伸或过屈，颈部肌肉、韧带、神经受到牵张或压迫所致。多在夜间或晨起时发病，有自然缓解和反复发作的倾向。30～40 岁女性多见。

（二）神经根型颈椎病（cervical spondylotic radiculopathy）

神经根型颈椎病是由于椎间盘退变，纤维环破裂、髓核突出，椎体或关节突等处骨质增生或骨赘形成、颈椎节段性不稳定等原因在椎管内或椎间孔处刺激和压迫颈神经根所致。在各型中发病率最高，约占 60%～70%，是临床上最常见的类型。好发于 C5/6、C6/7 间隙。多为单侧、单根发病，但是也有双侧、多根发病者。多见于 30～50 岁者，一般起病缓慢，也有急性发病者。男性约多于女性 1 倍。

（三）脊髓型颈椎病（cervical spondylotic myelopathy）

脊髓型颈椎病的发病率约占颈椎病的 12%～20%，通常起病较为缓慢，逐渐加重或时轻时重，外伤（如摔倒或急刹车时）可导致急性发病或致病情突然加重。可导致肢体瘫痪，故致残率高。发病人群以40～60 岁的中年人为多。合并发育性颈椎管狭窄时，患者的平均发病年龄比无椎管狭窄者小。

（四）交感型颈椎病（sympathetic type of cervical spondylosis）

发病率约占颈椎病的 5%。由于椎间盘退变和节段性不稳定等因素，刺激颈椎周围的交感神经末梢，引发交感神经功能紊乱。交感型颈椎病症状复杂多样，多数表现为交感神经兴奋症状，少数为交感神经抑制症状。无特定阳性体征，可有颈椎及椎旁压痛、心率和血压异常。由于椎动脉表面富含交感神经纤维，当交感神经功能紊乱时常常累及椎动脉，导致椎动脉的舒缩功能异常。因此交感型颈椎病在出现全身多个系统症状的同时,还常常伴有的椎-基底动脉系统供血不足的表现。

(五)椎动脉型颈椎病(vertebral artery type of cervical spondylosis)

因椎动脉受压或刺激导致椎-基底动脉供血不足。发病率约占10%。正常人当头向一侧歪曲或扭动时,其同侧的椎动脉受挤压、使椎动脉的血流减少,但是对侧的椎动脉可以代偿,从而保证椎-基底动脉血流不受太大的影响。当颈椎出现节段性不稳定和椎间隙狭窄时,可以造成椎动脉扭曲并受到挤压;椎体边缘、横突孔以及钩椎关节等处的骨赘可以直接压迫椎动脉或刺激椎动脉周围的交感神经纤维,使椎动脉痉挛而出现椎动脉血流瞬间变化,导致椎-基底动脉供血不足而出现症状。

(六)混合型

两种及两种以上颈椎病类型并存时称混合型颈椎病。通常是以某一型表现为主,伴有其他类型的部分表现。

三、临床表现[33-38]

(一)颈型颈椎病

1. 颈项强直、疼痛,可有整个肩背疼痛发僵,不能做点头、仰头及转头活动,呈斜颈姿势。需要转颈时,躯干必须同时转动,也可出现头晕的症状。

2. 少数患者可出现反射性肩臂手疼痛、胀麻,咳嗽或打喷嚏时症状不加重。

3. 临床检查 急性期颈椎活动受限,颈椎各方向活动范围近于零度。颈椎旁肌、胸1~胸7椎旁或斜方肌、胸锁乳头肌有压痛,冈上肌、冈下肌也可有压痛。如有继发性前斜角肌痉挛,可在胸锁乳头肌内侧,相当于颈3~颈6横突水平,扪到痉挛的肌肉,稍用力压迫,即可出现肩、臂、手放射性疼痛。

(二)神经根型颈椎病

1. 颈痛和颈部发僵,常常是最早出现的症状。有些患者还有肩部及肩胛骨内侧缘疼痛。

2. 上肢放射性疼痛或麻木 这种疼痛和麻木沿着受累神经根的走行和支配区放射,具有特征性,因此称为根型疼痛。疼痛或麻木可以呈发作性、也可以呈持续性。有时症状的出现与缓解和患者颈部的位置和姿势有明显关系。颈部活动、咳嗽、喷嚏、用力及深呼吸等,可使症状加重。

3. 患侧上肢感觉沉重、握力减退,有时出现持物坠落。

4. 临床检查 颈部僵直、活动受限。患侧颈部肌肉紧张,棘突、棘突旁、肩胛骨内侧缘以及受累神经根所支配的肌肉有压痛,相应神经根支配区域的感觉减退或异常、腱反射减退等。椎间孔部位出现压痛并伴上肢放射性疼痛或麻木、或者使原有症状加重具有定位意义。椎间孔挤压试验阳性,臂丛神经牵拉试验阳性。

(三)脊髓型颈椎病

1. 病变累及颈髓导致感觉、运动和反射障碍 多数患者首先出现一侧或双侧下肢麻木、沉重感,随后逐渐出现行走困难,下肢各组肌肉发紧、抬步慢,不能快走。严重者步态不稳、行走困难。患者双脚有踩棉感。

2. 出现一侧或双侧上肢麻木、疼痛,双手无力、笨拙不灵活,拣豆、写字、系扣、持筷等精细动作难以完成,持物不稳易坠落。

3. 躯干部出现感觉异常,患者常感觉在胸部、腹部或双下肢有如皮带样的捆绑感,称为"束带感"。同时下肢可有烧灼感、冰凉感、麻木感或蚁走感。

4. 部分患者出现膀胱和直肠功能障碍 如排尿无力、尿频、尿急、尿不尽,出现尿失禁或尿潴留等排尿障碍,大便秘结。性功能减退。

5. 临床检查 颈部多无体征。上肢或躯干部出现节段性分布的浅感觉障碍区,深感觉多正常,肌力下降,双手握力下降。四肢肌张力增高,可有折刀感;腱反射活跃或亢进:包括肱二头肌、肱三头肌、桡骨膜、膝腱、跟腱反射;髌阵挛和踝阵挛阳性。多数患者上肢Hoffmann征、Rossolimo征、下肢Barbinski征、Chacdack征表现为阳性。浅反射如腹壁反射、提睾反射减弱或消失。如果上肢腱反射减弱或消失,提示病损在该神经节段水平。

（四）交感型颈椎病

1．头部症状　如头晕或眩晕、头痛或偏头痛、头沉、枕部痛、睡眠欠佳、记忆力减退、注意力不易集中等。

2．眼耳鼻喉部症状　眼胀、干涩或多泪、视力变化、视物不清；耳鸣、听力下降；鼻塞；咽部异物感、口干、声带疲劳等；味觉改变等。

3．胃肠道症状　恶心甚至呕吐、腹胀、腹泻、消化不良、嗳气以及咽部异物感等。

4．心血管症状　心悸、胸闷、心率变化、心律失常、血压变化等。

5．面部或某一肢体多汗、无汗，有时感觉疼痛、麻木但是又不按神经节段或走行分布。以上症状往往与颈部活动有明显关系，坐位或站立时加重，卧位时减轻或消失。颈部活动多、长时间低头、在电脑前工作时间过长或劳累时明显，休息后好转。

6．临床检查　颈部活动多正常、颈椎棘突间或椎旁小关节周围的软组织压痛。

（五）椎动脉型颈椎病

1．发作性眩晕，复视伴有眼震。有时伴随恶心、呕吐、耳鸣或听力下降。这些症状与颈部位置改变有关。

2．下肢突然无力猝倒，但是意识清醒，多在头颈处于某一位置时发生。

3．偶有肢体麻木、感觉异常。可出现一过性瘫痪，发作性昏迷。

4．主要阳性体征为椎动脉扭转试验阳性。X线片可见钩椎关节增生，颈椎节段性不稳。

（六）混合型

具有两种及以上颈椎病分型临床表现的症状和体征。

四、诊断标准 [33-40]

（一）颈椎病的诊断原则

必须同时具备以下条件方可诊断为颈椎病：

1．具有颈椎病相应的临床表现。

2．影像学检查显示颈椎椎间盘或椎间关节有退行性改变。

3．有相应的影像学依据，即临床表现与影像学异常相符合；各种影像学征象对于颈椎病的诊断具有重要参考价值，但仅有影像学所示颈椎退行性改变而无颈椎病临床症状者，不应诊断为颈椎病。具有典型颈椎病临床表现，而影像学检查正常者，应注意排除其他疾患。

（二）颈椎病临床诊断标准

1．颈型　具有典型的落枕史及上述颈项部症状体征；影像学检查常显示生理曲度改变或轻度椎间隙狭窄、椎间关节不稳等表现，少有骨赘形成。应除外其他疾患（肩周炎、风湿性肌纤维组织炎、神经衰弱及其他非椎间盘退行性变所致的肩颈部疼痛）。

2．神经根型　具有较典型根性分布的症状（麻木、疼痛）和体征，上肢的麻木、疼痛呈放射性，且范围与颈脊神经所支配的区域相一致，有的患者患侧上肢感觉沉重、酸胀痛、握力减退，有时出现持物坠落；椎间孔挤压试验或（和）臂丛牵拉试验阳性；影像学所见与临床表现基本相符；排除颈椎外病变（胸廓出口综合征、网球肘、腕管综合征、肘管综合征、肩周炎、肱二头肌长头腱鞘炎等）所致的疼痛。

3．脊髓型　出现颈脊髓损害的临床表现；影像学显示颈椎退行性改变、颈椎管狭窄，MRI上常表现为硬膜囊前、后缘受压，脊髓受压变形，伴或不伴有脊髓内异常信号等与临床表现相符合的颈脊髓压迫；除外进行性肌萎缩性脊髓侧索硬化症、脊髓肿瘤、脊髓损伤、继发性粘连性蛛网膜炎、多发性末梢神经炎等。

4．交感型　诊断较难，目前尚缺乏客观的诊断指标。出现交感神经功能紊乱的临床表现、影像学显示颈椎节段性不稳定，椎动脉造影阴性。对部分症状不典型的患者，如果行星状神经节封闭或颈椎高位硬膜外封闭后，症状有所减轻，则有助于诊断。

5．椎动脉型　曾有猝倒发作、并伴有颈性眩晕；旋颈试验阳性；影像学显示节段性不稳定或钩椎关节增生；颈部MRA检查或血管超声检查显示局部椎动脉管径狭窄；颈部运动试验阳性。除外其他原因所致的眩晕：①耳源性眩晕：由于内耳出现前庭功能障碍，导致眩晕。如梅尼埃病、耳内听动脉栓塞。②眼源性眩晕：屈光不正、青光眼等眼科疾患。③血管源性眩晕：主要由脑血管疾病引发的一类眩晕，占各种眩晕的50%以上。血管源性眩晕可来自前循环，但大多数来自于后循环即椎基底动脉系统。④其他原因：如高血压病、糖尿病、冠心病、神经症、过度劳累、长期睡眠不足等。

6. 混合型 符合以上两种及以上诊断标准的颈椎病。

（三）影像学及其他辅助检查

在无外伤、恶性肿瘤史或感染史的情况下，仅表现为颈部疼痛、神经系统检查正常的患者一般不需要影像学检查。对于慢性疼痛患者，X线常常作为首选的检查方式。X线检查是颈椎损伤及某些疾患诊断的重要手段，也是颈部最基本最常用的检查技术，即使在影像学技术高度发展的条件下，也是不可忽视的一种重要检查方法。

X线平片[41-42]对于判断损伤的疾患严重程度、治疗方法选择、治疗评价等提供影像学基础。常拍摄颈椎正侧位片，颈椎伸屈动态侧位片，斜位摄片，必要时拍摄颈张口位片和断层片。正位片可见钩椎关节变尖或横向增生、椎间隙狭窄；侧位片见颈椎顺列不佳、生理曲度变直或反弓、椎间隙狭窄、椎体前后缘骨赘形成、椎体上下缘（运动终板）骨质硬化、发育性颈椎管狭窄等；过屈、过伸侧位可有节段性不稳定；左、右斜位片可见椎间孔缩小、变形。有时还可见到在椎体前后缘有高密度的条状阴影，即颈椎前、后纵韧带或项韧带钙化。

颈椎管测量方法：在颈椎侧位X线片上，C3到C6任何一个椎节，椎管的中矢状径与椎体的中横状径的比值如果小于或等于0.75，即诊断为发育性颈椎管狭窄（图6-1）。在成人中，正常的管径大约是颈椎上段（C1～3）18～21mm，颈椎下段（C4～7）17～18mm。节段性不稳定在交感型颈椎病的诊断上有重要意义，测量方法：即在颈椎过屈过伸侧位片上，于椎体后缘连线延长线与滑移椎体下缘相交一点至同一椎体后缘之距离之和≥2mm；椎体间成角＞11°，即诊断为颈椎节段性不稳定（图6-2）。

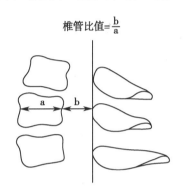

椎管比值=$\frac{b}{a}$

a 为椎体中矢径　　b 为椎管中矢径

图6-1 发育性颈椎管测量示意图
b/a≤75% 为椎管狭窄

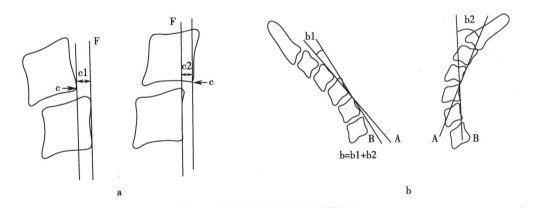

a

b

图6-2 颈椎节段性不稳定测量方法
a：椎间滑移：当 c1＋c2≥2mm 视为不稳定；b：椎间成角：当 b1 或 b2＞11° 视为不稳定

CT扫描可以清晰显示颈椎骨结构，包括骨刺、关节面关节炎、骨质疏松等，同时在显示骨转移或骨肿瘤方面亦有一定价值。CT脊髓造影通过腰椎穿刺加入水溶性造影剂，是显示神经孔的最佳方法，同时可显示硬膜囊、脊髓和神经根受压的情况。当患者因植入心脏起搏器或输液泵等硬件而无法进行磁共振成像（MRI）时，首选CT脊髓造影[43-44]。

颈部MRI检查是非侵入性的，可以准确地显示神经结构，清晰地显示出椎管内、脊髓内部的改变及脊髓受压部位及形态改变，以及韧带的状况，椎间盘退变或突出的程度，以及脊柱的排列对于颈椎损伤、颈椎病及肿瘤的诊断具有重要价值。同时，磁共振成像提供了一个精确的管径测量方式并显示出可能的压迫因素，在脊髓成像方面的作用是无可替代的。禁忌症包括存在 MRI 不兼容的金属植入物和起搏器、植入除颤器或脊柱刺激器。当颈椎间盘退变后，其信号强度亦随之降低，无论在矢状面或横断面，都能准确诊断椎间盘突出。磁共振成像在颈椎疾病诊断中，不仅能显示颈椎骨折与椎间盘突出向后压迫硬脊膜囊的范围和程度，而且尚可反映脊髓损伤后的病理变化。脊髓内出血或实质性损害一般在 T2 加权图像上表现为暗淡和灰暗影像。而脊髓水肿常以密度均匀的条索状或梭形信号出现[43-44]。

经颅彩色多普勒(TCD)、DSA、MRA 可探查基底动脉血流、椎动脉颅内血流，推测椎动脉缺血情况，是检查椎动脉供血不足的有效手段，也是临床诊断颈椎病，尤其是椎动脉型颈椎病的常用检查手段[45]。

椎动脉造影和椎动脉"B 超"对诊断有一定帮助[45]。

肌电图检查在神经根型颈椎病中具有一定应用价值[46-47]。

五、康复评定

康复始于评定，终于评定。在确定颈椎病分型及临床诊断后，为进一步明确患者存在的功能障碍、制定康复治疗目标和治疗方案，按照世界卫生与健康组织的国际功能、残疾和健康分类(International Classification of Functioning, Disability and Health, ICF)框架[48]，从功能与结构、活动、社会参与三个层面，对颈椎病患者进行康复评定。

(一) 结构与功能评定

结构评定包括颈椎曲度、脊柱稳定性、椎间盘等，通过 X 线检查、CT 检查、磁共振扫描进行评定。功能评定主要内容包括颈椎活动度评定、肌力及耐力评定、感觉反射评定、疼痛评定及颈椎相关特殊评定。根据患者具体的病情还应进行平衡功能评定、二便评定、心理等其他功能评定。

1. 颈椎活动度评定　颈椎活动度(cervical range of motion, CROM)是指颈椎在矢状面、冠状面和水平面三个平面的运动，包括前屈、后伸、左右侧屈、左右旋转 6 个自由度。能较为全面的评价颈部运动功能。大多数颈部疾病均会引起颈椎活动度的改变[49-50]，颈椎活动度也是最常使用的客观评估指标之一，目前临床上测量颈椎活动度的方法很多，包括传统的目视测量、皮尺测量，以及使用量角仪与倾斜仪、颈椎活动测量器、超声三维动作分析仪、电位计、颈椎多功能评估训练系统等[51-52]。

正常的颈椎关节活动度为屈曲 35°～45°，后伸 35°～45°，左右旋转 60°～80°，左右侧屈 45°。颈椎活动度受多种因素的影响，我们在测量颈椎活动度的同时也要将年龄、性别、体型、职业或锻炼、颈部长度、颈部周长等考虑在内[53]。

2. 肌力、肌张力评定　神经根型颈椎病可出现患侧上肢迟缓性瘫痪，脊髓型颈椎病可出现四肢痉挛性瘫痪。评估应注意肌力、肌张力的情况。临床评估中，我们往往忽略了对颈椎病患者颈部相关肌群肌张力的评定，事实上，越来越多的证据表明，颈部肌群肌张力与颈部疼痛密切相关。颈椎病往往伴有颈部肌群张力异常，出现明显的肌强直，颈部活动明显受限，触诊时往往可以扪及皮下筋结或条索[54-55]。常用且简便的肌力评定量表为徒手肌力评定量表。此外，近年来开始注重肌肉耐力以及疲劳的问题，并认为颈部肌肉耐力应成为颈椎病康复的一个重要因素[56]。

目前多采用耐力负荷试验过程中颈部肌肉表面肌电信号分析。经典的颈肌耐力测试和 sEMG 信号采集方法如下：

屈曲耐力试验：受试者取仰卧位，颈部最大屈曲，头枕部尽量远离头枕，保持姿势 60s，同步检测被检肌肉 sEMG 信号；

伸肌耐力试验：受试者取俯卧位，头颈部悬空，负载重量 2kg，颈伸肌收缩，保持姿势 60s，同步检测被检肌肉 sEMG 信号。

3. 感觉和反射评定　神经根型颈椎病可引起患侧上肢相应神经节段的皮肤感觉障碍，脊髓型颈椎病可出现四肢神经损害和(或)躯体感觉障碍。感觉评定内容包括：浅感觉(轻触觉、针刺觉、温度觉等)、深感觉(位置觉、运动觉、振动觉等)、复合感觉(图形觉、重量觉等)。

神经根型颈椎病可出现生理反射的减弱或消失，脊髓型颈椎病可出现腱反射活跃或亢进，并可出现病理反射，如 Hoffmann 征、Openheim 征、Rossolimo 征、Babinski 征、Chaddock 征、Gordon 征。

理论上,感觉表现遵循神经根皮肤支配区域分布(表 6-1),但在临床实践中,感觉检查结果仅部分病人中遵循这种分布[57]。

表 6-1 椎间盘突出水平与相应受累神经节段临床表现

椎间盘水平	受累的神经根	疼痛部位	感觉异常区	无力的肌肉	减弱或消失的反射
C4～5	C5	上臂外侧	上臂外侧三角区	冈上肌、冈下肌、三角肌、肱二头肌	肱二头肌腱反射、桡骨膜反射
C5～6	C6	上臂外侧、前臂桡侧	拇指、示指	肱二头肌、手腕背伸肌	肱二头肌腱反射
C6～7	C7	上臂外侧、前臂桡侧	示指、中指、腕桡侧	肱三头肌、腕屈肌	肱三头肌腱反射
C7～T1	C8	上臂及前臂内侧	小指、无名指	除桡侧腕屈肌、桡侧腕伸肌、掌长肌外所有的腕伸屈肌、手部诸肌	肱三头肌腱反射

4. 疼痛的评定 2017 颈痛指南修订版[58]指出视觉模拟评分法(VAS),用以评估退行性疾病引起的神经根病的治疗效果。McGill 疼痛评定虽然综合评分较低,但仍被推荐为退行性疾病致神经根病的治疗评价。国内常用的单维度评定量表包括:视觉模拟评分法(Visual Analog Scale, VAS)、文字描述评分法(Verbal Description Scale, VDS)、数字评分法(Numerical Rating Scale, NRS)[59-60]。最新研究表明[61-63],对于慢性身体功能障碍的患者,心理因素是决定患者预后的重要预测指标,单维度疼痛评估只能被用来评估疼痛强度,考虑到其他因素对疼痛的影响,近年来中文版的多维度评定量表的使用也越来越广泛[61, 63],如:简式 McGill 疼痛问卷,简明疼痛调查表(BPI)。

近年来,颈部的本体感觉以及姿势平衡评估也受到越来越多学者的重视,目前尚缺乏公认的评估颈部本体感觉的方法。

5. 颈椎病相关临床特殊评定方法

(1)椎间孔挤压试验(Spurling 试验)

ICF 分类	神经系统和其他组织结构性损伤的检查
描述	患侧侧屈颈椎同时加压,以减小神经孔直径,从而诱发症状出现。
评估方法	患者坐位,向患侧侧屈并轻轻旋转头部。检查者于患者头顶施加大约 7kg 的压力,使椎间孔进一步变窄。当患者症状复现时,此检查为阳性。如果患者没有上肢或肩胛部分的症状,则不能确诊
变量性质	名义变量(阴性或阳性)
测量单位	无
基于 Viikari-Juntura 等人[64-65]的研究,Spurling 实验诊断精确性	Kappa: 0.40～0.77 灵敏性:40%～60% 特异性:92%～100%

(2)分离试验

ICF 分类	神经系统和其他组织结构性损伤的检查
描述	牵引、分离颈椎,增加椎间孔的直径,从而减轻或消除患者的症状
评估方法	颈椎分离试验(cervical separation test):检查者一手托在患者下颌部,另一手托住枕部,然后逐渐向上牵引头部,如果患者感到颈部和上肢的疼痛减轻,即为阳性。提示神经根型颈椎病。 该试验可以拉开狭窄的椎间孔,减少颈椎小关节周围关节囊的压力,缓解肌肉痉挛,减少神经根的挤压和刺激,从而减轻疼痛
变量性质	名义变量(阴性或阳性)
测量单位	无
基于 Viikari-Juntura 等人[64-65]的研究,分离试验诊断精确性	Kappa: 0.5 灵敏性 40%～43% 特异性 99%～100%

（3）上肢张力试验（Upper Limb Tension Test，ULTT）

ICF 分类	神经系统和其他组织结构性损伤的检查
描述	上肢张力试验又称臂丛张力试验（包括正中神经张力、桡神经张力及尺神经张力测试）。评估上肢神经的活动度，确定在此试验时，能否诱发出患者上肢的症状
评估方法	患者取坐位，肩外展，肘伸直，前臂旋后，手腕手指伸直，侧屈曲颈部。检查者站在受检者患侧，一手推患侧头颈向对侧，同时另一只手握患侧手腕，慢慢向外下方牵拉上肢，两手方向相反以使神经受牵拉。 当出现以下现象之一时，测试为阳性： 1. 患者全部或部分症状重新出现 2. 当伸肘或伸腕时，两侧的感觉不同 3. 相对于有症状的一侧，向对侧侧屈颈部患者的症状加重，向同侧侧屈患者症状减轻。
变量性质	名义变量
测量单位	无
基于 Viikari-Juntura 等人[64-65]的研究，上肢张力试验诊断精确性	Kappa：0.21～0.40 灵敏性：40%～50% 特异性：80%～100%

（4）Valsalva 试验

ICF 分类	神经系统和其他组织结构性损伤的检查		
描述	患者用力闭气以增加胸内压，诱发上肢症状		
评估方法	患者坐位，深吸气后闭气2～3秒，再缓慢呼出。诱发出原有症状为阳性		
变量性质	名义变量（阴性或阳性）		
测量单位	无		
基于 Viikari-Juntura 等人[64-65]的研究，Valsalva 试验诊断精确性		95% CI	
	Kappa 值	0.69	0.36～1.0
	灵敏性	0.22	0.03～0.41
	特异性	0.94	0.88～1.0

（5）霍夫曼征（Hoffmann's Sign）

ICF 分类	神经系统和其他组织结构性损伤的检查
描述	又称弹中指试验，是一种病理性神经反射
评估方法	检查者以右手的食、中两指夹持患者的中指末端，使其腕关节背屈，其余各指处于自然放松半屈状态，然后检查者以拇指迅速弹刮患者中指指甲，若出现其他各指的屈曲运动，即为霍夫曼征阳性
变量性质	名义变量
测量单位	无
基于 Glaser[66] 等人的研究，霍夫曼征试验诊断精确性	灵敏性：58% 特异性：78%

　　其他未被推荐的查体并不意味着不能或不用进行，只是因为它们没有被标准化，导致精确性有很大的变化[67]。但在临床诊断过程中，我们仍需要其他未被推荐的特殊查体辅助诊断。

（二）ADL 能力评定

　　对于严重的颈椎病（如脊髓型），会对患者的生活质量造成影响。需对患者进食、穿衣、洗澡、修饰、上下楼梯、大小便控制、如厕、床 - 椅转移、平地行走等 ADL 能力进行评定。

（三）活动与参与相关专项评定

　　患者颈部疼痛或功能障碍的程度可以在临床治疗或在临床研究方案的执行过程中使用标准化的量表进行评估。标准功能量表的特点是其信度、效度和对临床变化的反应能力。这些属性允许不同患者、不同群体之间的比较。

1. 颈椎功能障碍指数（Neck Disability Index，NDI） NDI（表6-2）是一个常用于评价颈椎病患者感觉与功能活动水平的调查问卷，NDI 含有 10 项目，其中 4 项为主观症状、6 项为日常生活活动。每一项的得分为 0～5 分，总分 0～50 分。得分越高表示功能障碍越严重[68-70]。NDI 与健康调查简表 SF-36 中的身体健康和精神健康之间高度相关[69]。

NDI 表现出中等程度的重测信度，并且对神经根型颈椎病患者是一个有效的健康观察指标。中文版的 NDI-C[71] 重测信度为 0.95，内部一致性 α 系数为 0.89，聚敛效度为 0.75。

表 6-2 颈椎功能障碍指数（ NDI ）调查问卷

问题	结果选项	评分	得分
问题 1：疼痛强度	□我此刻没有疼痛	0	
	□此刻疼痛非常轻微	1	
	□此刻有中等程度的疼痛	2	
	□此刻疼痛相当严重	3	
	□此刻疼痛非常严重	4	
	□此刻疼痛难以想象	5	
问题 2：个人护理（洗漱、穿衣等）	□我可以正常照顾自己，而不会引起额外的疼痛	0	
	□我可以正常照顾自己，但会引起额外的疼痛	1	
	□在照顾自己的时候会出现疼痛，我得慢慢地、小心地进行	2	
	□我的多数日常生活需要一些帮助	3	
	□我的大多数日常生活活动每天都需要照顾	4	
	□我不能穿衣，洗漱也很困难，不得不卧床	5	
问题 3：提起重物	□我可以提起重物，且不引起任何额外的疼痛	0	
	□我可以提起重物，但会引起任何额外的疼痛	1	
	□疼痛会妨碍我从地板上提起重物，但如果重放在桌子上合适的位置，我可以设法提起它	2	
	□疼痛会妨碍我提起重物，但可以提起中等重量的物体	3	
	□我可以提起轻的物体	4	
	□我不能提起或搬动任何物体	5	
问题 4：阅读	□我可以随意阅读，而不会引起颈痛	0	
	□我可以随意阅读，但会引起轻度颈痛	1	
	□我可以随意阅读，但会引起中度颈痛	2	
	□因中度的颈痛，使得我不能随意阅读	3	
	□因严重的颈痛，使我阅读困难	4	
	□我完全不能阅读	5	
问题 5：头痛	□我完全没有头痛	0	
	□我有轻微的头痛，但不经常发生	1	
	□我有中度头痛，但不经常发生	2	
	□我有中度头痛，且经常发生	3	
	□我有严重的头痛，且经常发生	4	
	□我几乎一直都有头痛	5	
问题 6：集中注意力	□我可以完全集中注意力，并且没有任何困难	0	
	□我可以完全集中注意力，但有轻微的困难	1	
	□当我想完全集中注意力时，有一定程度的困难	2	
	□当我想完全集中注意力时，有较多的困难	3	
	□当我想完全集中注意力时，有很大的困难	4	
	□我完全不能集中注意力	5	

续表

问题	结果选项	评分	得分
问题7：工作	□我可以做很多我想做的工作	0	
	□我可以做多数日常的工作，但不能太多	1	
	□我只能做一部分日常的工作	2	
	□我不能做我的日常的工作	3	
	□我几乎不能工作	4	
	□我任何工作都无法做	5	
问题8：睡觉	□我睡眠没有问题	0	
	□我的睡眠稍受影响（失眠，少于1小时）	1	
	□我的睡眠轻度受影响（失眠，1～2小时）	2	
	□我的睡眠中度受影响（失眠，2～3小时）	3	
	□我的睡眠重度受影响（失眠，3～5小时）	4	
	□我的睡眠完全受影响（失眠，5～7小时）	5	
问题9：驾驶	□我能驾驶而没有任何颈痛	0	
	□我想驾驶就可以驾驶，但仅有轻微颈痛	1	
	□我想驾驶就可以驾驶，但有中度颈痛	2	
	□我想驾驶，但不能驾驶，因有中度颈痛	3	
	□因严重的颈痛，我几乎不能驾驶	4	
	□因颈痛，我一点都不能驾驶	5	
问题10：娱乐	□我能从事我所有的娱乐活动，没有颈痛	0	
	□我能从事我所有的娱乐活动，但有一些颈痛	1	
	□因颈痛，我只能从事大部分的娱乐活动	2	
	□因颈痛，我只能从事少量的娱乐活动	3	
	□因颈痛，我几乎不能参与任何娱乐活动	4	
	□我不能参与任何娱乐活动	5	
总分			
日期	颈椎功能受损指数	记录人	

每个项目最低得分为0分，最高得分为5分，分数越高表示功能障碍程度越重

颈椎功能受损指数（%）=[（总分）/（受试对象完成的项目数×5）]×100

结果判断 0～20% 表示轻度功能障碍

      21%～40% 表示中度功能障碍

      41%～60% 表示重度功能障碍

      61%～80% 表示极重度功能障碍

      81%～100% 表示完全功能障碍或应详细检查受试对象有无夸大症状

  2. 颈部结局评分量表（Neck Outcome Score，NOOS） 该量表共34个条目，由活动（7个）、症状（5个）、睡眠障碍（4个）、日常活动和疼痛（8个）以及日常生活参与度（10个）5个维度组成；每个条目评分0～4分，分数越高表示功能障碍程度越严重；每个维度可作为1个独立的分量表使用，反应该方面颈痛患者报告结局情况，NOOS的α内部一致信度为0.93，效标效度为0.83[73-74]。

  3. 颈椎结果问卷（Cervical Spine Outcomes Questionnaire，CSOQ） CSOQ[61] 是一项用于全面评估颈部疼痛以及评价颈椎病的调查问卷。包括肩部疼痛、颈部疼痛、功能活动、心理状态、其他症状（吞咽困难、与颈痛相关的手臂麻木无力、头痛）、治疗状况6大项目。Skolasky 等人 [75] 对252颈痛患者的研究表明，CSOQ各领域评分的最小临床重要差异（minimum clinically important difference，MCID）：颈

部疼痛 0.20 分；手臂 / 肩部疼痛 0.24 分；功能活动 0.13 分；心理状态 0.17 分；疼痛以外的身体症状 0.20 分。其他结果指标的最小临床重要差异值是：NDI 11.3 分；SF-36 躯体功能得分 6.5 分；SF-36 精神成分得分 5.0 分。

4. 患者自觉功能量表（patient-specific functional scale, PSFS）　PSFS 可用作一般或特定情况下评估的候选或补充。PSFS 要求患者列出 3 个由于症状、损伤、障碍难以完成的活动。患者对每个活动的评分在 0～10 分之间，0 分为无法完成这一活动，10 分为可以像没有出现症状前一样完成这一活动。PSFS 最终评分为三个活动的平均分。PSFS[76] 对于神经根型颈椎病患者的重测信度组内相关系数为 0.82。这类患者的最小可测变化值为 2.1，最小临床意义变化值为 2.0。

临床治疗师应对颈痛患者使用有效的自我评估问卷，比如颈部功能障碍指数（NDI）和患者自觉功能量表（PSFS）。这些工具可以明确患者疼痛、功能和障碍的基础状态，并且可以监测患者在治疗过程中的改变。

5. 日本骨科学会（Japanese Orthopaedic Association, JOA）评分量表　该评定量表针对脊髓型脊椎病，评估患者的脊髓功能状态，共 17 分，分数越低表示功能越差。包括上下肢的运动、感觉、膀胱功能评定，JOA 轻度：>13 分；中度：9～13 分；重度：<9 分，国内多用于脊髓型颈椎病术前、术后评定，也可用于康复治疗效果评估。

日本骨科学会制定了对颈脊髓病患者的脊髓功能评定标准（简称 17 分法）（表 6-3），并已经为国际学者所接受。根据我国国情也制定了适合相应的标准（简称 40 分法）（表 6-4），并已经在国内推广应用[77]。

表 6-3　颈椎病患者脊髓功能状态评定（17 分法）

评定指标	分值	得分
Ⅰ. 上肢运动功能（4 分）		
自己不能持筷或勺进餐	0 分	
能持勺，但是不能持筷	1 分	
虽然手不灵活，但是能持筷	2 分	
能持筷及做一般家务劳动，但手笨（3 分）	3 分	
正常（4 分）	4 分	
Ⅱ. 下肢运动功能（4 分）		
不能行走	0 分	
即使在平地行走也需用支持物	1 分	
在平地行走可不用支持物，但上楼时需用	2 分	
平地或上楼行走不用支持物，但下肢不灵活	3 分	
正常	4 分	
Ⅲ. 感觉评分（上下肢、躯干分别评分，总分 6 分）		
A. 感觉评分（上肢，2 分）		
明显感觉障碍（0 分）	0 分	
有轻度感觉障碍（1 分）	1 分	
正常（2 分）	2 分	
B. 感觉评分（下肢，2 分）		
明显感觉障碍（0 分）	0 分	
有轻度感觉障碍（1 分）	1 分	
正常（2 分）	2 分	
C. 感觉评分（躯干，2 分）		
明显感觉障碍（0 分）	0 分	
有轻度感觉障碍（1 分）	1 分	
正常（2 分）	2 分	

续表

评定指标	分值	得分
Ⅵ. 膀胱功能（3分）		
尿潴留	0分	
高度排尿困难，尿费力，尿失禁或淋漓	1分	
轻度排尿困难，尿频，尿潴留	2分	
正常	3分	
总分	17分	

表6-4　颈椎患者脊髓功能状态评定（40分法）

评定指标	分值	得分
Ⅰ. 上肢功能评分（左右分别评分，共16分）		
A. 上肢功能（左侧，共8分）		
无使用功能	0分	
勉强握食品进餐，不能系扣写字	2分	
能持勺子进餐，勉强系扣，写字扭曲	4分	
能持筷子进餐，能系扣，但不灵活	6分	
基本正常	8分	
B. 上肢功能（右侧，共8分）		
无使用功能	0分	
勉强握食品进餐，不能系扣写字	2分	
能持勺子进餐，勉强系扣，写字扭曲	4分	
能持筷子进餐，能系扣，但不灵活	6分	
基本正常	8分	
Ⅱ. 下肢功能（左右不分，共12分）		
不能端坐，站立	0分	
能端坐，但不能站立	2分	
能站立，但不能行走	4分	
扶双拐或需人费力搀扶勉强行走	6分	
扶单拐或扶梯上下楼行走	8分	
能独立行走，跛行步态	10分	
基本正常	12分	
Ⅲ. 括约肌功能（共6分）		
尿潴留，或大小便失禁	0分	
大小便困难或其他障碍	3分	
基本正常	6分	
Ⅳ. 感觉（上下肢分别评分，共4分）		
A. 感觉（上肢，共2分）		
麻、痛、紧、沉或痛觉减退	0分	
基本正常	2分	
B. 感觉（下肢，共2分）		
麻、痛、紧、沉或痛觉减退	0分	
基本正常	2分	
Ⅴ. 束带感觉（躯干部，共2分）		
有紧束感觉	0分	
基本正常	2分	
总分	40分	

6. 颈性眩晕症状与功能评估量表[78]　该表（表 6-5）对颈性眩晕患者的眩晕、颈肩痛、头痛、日常生活、工作及心理社会适应 5 个方面进行评估，功能方面主要是反映日常生活及工作受影响的情况。心理方面主要反映患者病后的抑郁、焦虑和担心等；各项的分值比例按发生的频率及影响的大小分配；内容及分值比例体现临床大量统计资料的特点，同时也遵循康复评定的原则，反映患者躯体的不适及生活、工作、心理、社交等方面的功能状况。

表 6-5　颈性眩晕症状与功能评估量表（满分共 30 分）

评定指标	分值	得分
Ⅰ. 眩晕（16 分）		
A. 程度		
无症状	8 分	
轻度眩晕，可忍受，能正常行走	6 分	
中度眩晕，较难受，尚能行走	4 分	
重度眩晕，极难受，行走有困难，需扶持或坐下	2 分	
剧烈眩晕，几乎无法忍受，需卧床	0 分	
B. 频度		
无症状	4 分	
每月约 1 次	3 分	
每周约 1 次	2 分	
每天约 1 次	1 分	
每天数次	0 分	
C. 持续时间		
无症状	4 分	
几秒～几分钟	3 分	
几分钟～1 小时	2 分	
几小时	1 分	
1 天或以上	0 分	
Ⅱ. 颈肩痛（4 分）		
无症状	4 分	
轻度，可忍受	3 分	
中度，较难受	2 分	
重度，极难受	1 分	
剧烈，几乎无法忍受	0 分	
Ⅲ. 头痛（2 分）		
无症状	2 分	
轻度，可忍受	1.5 分	
中度，较难受	1 分	
重度，极难受	0.5 分	
剧烈，几乎无法忍受	0 分	
Ⅳ. 日常生活及工作（4 分）		
A. 发病期间日常生活需帮助情况（2 分）		
不需要	2 分	
偶尔需要	1.5 分	
经常需要，尚可自理	1 分	
大量需要，离开帮助自理有困难	0.5 分	
完全依赖，离开帮助无法自理	0 分	

续表

评定指标	分值	得分
B. 发病期间工作情况(2分)		
与原来完全一样	2分	
需适当减轻,能上全班	1.5分	
需明显减轻,尚能上全班	1分	
需大量减轻,只能上半班	0.5分	
无法上班工作	0分	

Ⅴ. **心理及社会适应(4分)**

	没有	极少	偶有	常有	一直有
◎觉得闷闷不乐,情绪低沉	□	□	□	□	□
◎比平时容易激动、生气、烦躁	□	□	□	□	□
◎对自己的病情感到担心	□	□	□	□	□
◎睡眠比往常差	□	□	□	□	□
◎难像往常一样与人相处	□	□	□	□	□

粗分:没有(4分)　极少(3分)　偶有(2分)　常有(1分)　一直有(0分)

标准分:按粗分得分折算　4分:17~20; 3分:13~16; 2分:9~12; 1分:5~8; 0分:0~4.

注:使用时将表中各项的得分删去(不让患者知道评分方法),在医生指导下由患者自行填表,在符合自己情况的项目前划"√"。填完后交医生计分。

总分	30分	

7. 椎动脉型颈椎病功能评定量表[79]　该量表包括功能状态以及心理功能两个方面内容:包括功能状态(独自白天步行出门、晚上户外散步、做较重家务、社交活动、外出活动、上床、起床和看书报纸7项)和心理功能(情绪低落、烦躁不安、担心病情和挫折感4项)2个大方面的检测。功能状态维度中的7个条目主要是反映前庭功能障碍方面的内容,也含有社会功能与角色功能方面的内容,前庭功能障碍是通过行走时的平衡情况,视觉功能协调受影响时的平衡情况,体位改变时的平衡情况三个方面内容来反映。

六、治疗

无论哪一类型颈椎病,其治疗应遵循先非手术治疗,无效而又符合手术适应症时再考虑手术这一基本原则。一般来说,颈椎病的治疗以综合的康复治疗为主,因其分型及表现多样化,治疗时应强调个体化、针对性。

颈椎病传统的非手术治疗方法大多以牵引、物理因子治疗、针灸、推拿、中医中药等疗法为主,这些都是被动治疗。除牵引及推拿外,其他都是非力学治疗。其不足之处在于无法有效地调整颈椎不良的生物力学,也无法提高患者自身的保护能力,因此疗效差,且容易复发。

在颈椎病的致病机制中,动力性改变,包括颈椎节段性不稳,颈椎生物力学不良等是更重要的致病因素。颈椎退行性改变是颈椎病发病的病理基础,生物力学失衡是颈椎病的主要成因,而颈椎节段性不稳及相关肌群薄弱是导致生物力学失衡主要原因。只有力学治疗才能有效地调整颈椎生物力学失衡及脊椎节段排列紊乱,只有主动运动与功能训练才能强化肌力、调整生物力学,进而稳定颈椎。因此,生物力学调整与主动运动康复相结合是颈椎病康复治疗防治并重的更合适手段,是颈椎病康复治疗的新理念,新趋势。

目前报道90%~95%的颈椎病患者经过非手术治疗获得痊愈或缓解。非手术治疗目前主要是采用中医、西医、中西医结合以及康复治疗等综合疗法。以下康复治疗证据水平及推荐等级标准参照第一章描述的OCEBM证据推荐强度和JAMA推荐等级标准。

（一）力学手法调整类康复治疗

1. 牵引治疗

（1）颈椎牵引（Ⅰ类证据，A 级推荐）

颈椎牵引是治疗颈椎病常用且有效的方法。颈椎牵引有助于解除颈部肌肉痉挛，使肌肉放松，缓解疼痛；松解软组织粘连，牵伸挛缩的关节囊和韧带；改善或恢复颈椎的正常生理弯曲；使椎间孔增大，解除神经根的刺激和压迫；伸张被扭曲的椎动脉；拉大椎间隙，减轻椎间盘内压力，有利于膨出的间盘回缩以及外突的间盘回纳。调整关节突关节的微细异常改变，使关节突关节嵌顿的滑膜或关节突关节的错位得到复位[80]。

颈椎牵引治疗时必须掌握牵引力的方向（角度）、重量和牵引时间三大要素，才能取得牵引的最佳治疗效果。

1）牵引方式：常用枕颌布带牵引法，通常采用坐位牵引，但病情较重或不能坐位牵引时可用卧位牵引。可以采用连续牵引，也可用间歇牵引或两者相结合。

2）牵引角度：一般按病变部位而定，如病变主要在上颈段，牵引角度宜采用 0°～10°，如病变主要在下颈段（颈 5～7），牵引角度应稍前倾，可在 15°～30° 之间，以患者感觉舒适的角度为宜。牵引角度是最重要的牵引参数，在合适的牵引角度下能够显著缓解颈椎病症状，牵引角度大致可分为前屈位、中立位和后伸位，目前对于牵引角度，各家看法不一致。前屈特别是长时间屈曲牵引，对脊柱不利，尤其对于颈椎病患者，但有人则认为前屈位下牵引能有效治疗颈椎椎间盘突出症，并能改善神经功能，减轻疼痛[81-84]。

3）牵引重量：间歇牵引的重量可以其自身体重的 10%～20% 确定，持续牵引则应适当减轻。一般初始重量较轻，如 6～8kg 开始，以后逐渐增加。在没有摩擦力的情况下，达患者体重 7% 的拉力即可使颈椎间隙分开，但仅是分开颈椎间隙并不能使患者颈椎牵引达到最佳疗效。同时，牵引力量不宜过大，椎间隙并不是分离得越大越好。Hseuh 等指出，超过 15kg 的牵引力会造成颈部疼痛[81]。

有研究推荐，男女平均牵引量（kg）= 体重（kg）÷[身高（cm）÷10]×6。患者自身牵引量 = 男女平均牵引量（男性患者加 1kg，女性患者减 1kg，71 岁以上者减 3kg）[83]。

4）牵引时间：牵引时间以连续牵引 20 分钟，间歇牵引则 20～30 分钟为宜，每天一次，10～15 天为一疗程。

5）注意事项：应充分考虑个体差异，年老体弱者牵引重量宜轻，牵引时间宜短，年轻力壮则可稍增加牵引重量及时间；牵引过程要注意观察询问患者的反应，如有不适或症状加重者应立即停止牵引，查找原因并调整、更改治疗方案。

6）牵引禁忌症：牵引后有明显不适或症状加重，经调整牵引参数后仍无改善者；颈脊髓受压明显、节段不稳严重者；年迈且椎骨关节退行性变严重、椎管明显狭窄、韧带及关节囊钙化骨化严重者。

（2）非手术脊柱减压系统（Ⅱ类证据，B 级推荐）：颈椎非手术脊柱减压系统是一种全新的颈椎牵引装置，该装置将束缚带固定在身体特定的部位，通过调整牵拉绳的角度，使牵拉力准确地作用在病变椎间隙，同时通过牵引绳上的传感器，将牵拉力所受到的来自颈部肌肉等方面的阻力反馈给机器，使之对牵拉力迅速作出相应的调整，以确保颈部肌肉完全放松的前提下机器提供的牵拉力能有效地作用于病变椎间隙。该装置有效减少因肌肉僵直而抵消牵拉力，从而使变窄椎间隙的宽度增加，有效地减轻突出椎间盘的压力。同时，所产生的负压可使液体和营养物质渗透到椎间隙并滋养椎间盘，从而达到恢复病变椎间盘自身营养的目的。与普通牵引相比，颈椎非手术脊柱减压系统具有准确快速定位、提供有效负压、全程舒适、安全可靠的特点[85]。

2. 麦肯基（Mckenzie）治疗（Ⅲ类证据，C 级推荐）　麦肯基技术可明显改善神经根型颈椎病患者疼痛[86]。国内一项 RCT 研究显示，神经松动术联合麦肯基力学疗法治疗神经根型颈椎病具有协同作用，能进一步缓解受压神经支配区域疼痛、麻木症状，加速颈椎功能恢复，该联合疗法值得临床推广、应用[87]。此外，其他 RCT 研究发现，麦肯基疗法联合神经松动术[88]。治疗神经根型颈椎病患者，能够有效缓解其疼痛程度，改善颈椎活动能力，利于颈椎功能恢复。一些未说明分组方法的对照研究提示，麦肯基疗法联合本体感觉神经肌肉促进技术治疗神经根型颈椎病疗效确切,优于常规治疗[89]。麦肯基疗法与浮针疗法均能显著缓解颈型颈椎病的颈痛症状;二者结合,能够提高镇痛的总有效率[90]。

3. **手法治疗** 手法治疗是颈椎病治疗的重要手段之一,是根据颈椎骨关节的解剖及生物力学的原理为治疗基础,针对其病理改变,对脊椎及脊椎小关节进行推动、牵拉、旋转等手法进行被动活动治疗,以调整脊椎的解剖及生物力学关系,同时对脊椎相关肌肉、软组织进行松解、理顺,达到改善关节功能、缓解痉挛、减轻疼痛的目的[91-92]。

应特别强调的是,颈椎病的手法治疗必须由训练有素的专业医务人员进行。手法治疗宜根据个体情况适当控制力度,尽量柔和,切忌暴力。难以除外椎管内肿瘤等病变者、椎管发育性狭窄者、有脊髓受压症状者、椎体及附件有骨性破坏者、后纵韧带骨化或颈椎畸形者、咽,喉,颈,枕部有急性炎症者、有明显神经症者,以及诊断不明的情况下,禁止使用任何推拿和正骨手法。

4. **关节松动技术**[58](Ⅲ类证据,C级推荐) 一项发表于2019年的RCT研究显示,关节松动疗法和颈椎手法治疗均可改善颈痛患者疼痛症状。上述两种方法治疗1周后患者颈部功能障碍得到明显改善[93-94]。但近期一篇Meta分析显示[95],由于纳入的研究异质性较大,多为小样本研究,且多采用关节松动疗法/手法治疗联合其他治疗方法,目前仅有低中级证据支持其在治疗颈痛的有效性。

5. **脉冲整脊技术**(Ⅲ类证据,C级推荐) 脉冲整脊技术的主要作用机制可能为:调整脊椎、骨关节排列,改善生理结构及生物力学;改善关节活动度;调节神经肌肉兴奋性,尤其是交感神经兴奋性;刺激骨关节及肌肉中的本体感受器从而增强本体感觉输入、抑制疼痛、调节肌肉收缩力及紧张度[96]。

6. **深层肌肉刺激**(deep muscle stimulation, DMS)(Ⅲ类证据,C级推荐) 通过击打和机械振动作用于深层肌肉和本体感觉的激发和恢复。新型的DMS利用垂直机械振动波的物理作用,作用于深层肌肉和组织,从而深度松弛痉挛的肌肉,使其恢复正常的长度,促进颈肩部肌肉力量的平衡,强化肌肉力量,以缓解疼痛。另一方面,DMS通过这种有规律的垂直机械振动刺激,对筋膜和肌肉的轻微牵拉作用,可有效保持其弹性从而恢复肌肉原本的性质,同时加速局部血运,有利于乳酸代谢,加速局部受损软组织的修复,从而达到更好疗效。一般来说,DMS不单独应用于颈部疼痛的治疗,通常联合手法、运动治疗及其他理疗,但在使用时应注意,以下人群不宜使用DMS治疗:①糖尿病患者;②局部有骨折或骨折尚在愈合期者;③16岁以下、尚处于成长期,骨骺处血管丰富的人群[97]。

(二)运动治疗(Ⅱ级证据,A级推荐)

颈椎运动治疗是指采用合适的运动方式对颈部等相关部位以至于全身进行锻炼。运动治疗可增强颈肩背肌肌力,使颈椎稳定,改善椎间各关节功能,增加颈椎活动范围,减少神经刺激,减轻肌肉痉挛,消除疼痛等不适,矫正颈椎异常排列或畸形,纠正不良姿势。长期坚持运动疗法可促进机体的适应代偿过程,从而达到巩固疗效,减少复发的目的[58]。

运动疗法适用于各型颈椎病症状缓解期及术后恢复期的患者。具体的方式方法因不同类型颈椎病及不同个体体质而异,应在专科医师指导下进行。

1. **颈椎自我锻炼** 颈椎运动疗法常用的方式有徒手操、棍操、哑铃操等,有条件也可用机械训练。类型通常包括颈椎活动度及柔韧性练习、颈深层肌肌力训练、颈椎矫正训练、肩胛胸壁关节的灵活性和稳定性练习等。此外,还有全身性的运动如跑步、游泳、球类等也是颈椎疾患常用的治疗性运动方式。最简便的就是徒手医疗体操。

(1)颈椎活动度练习:①端坐位,头颈做前屈、后仰、左右旋转、左右侧倾六个颈椎基本运动方向的运动。要求动作平稳缓慢,充分用力,幅度尽量达到极限,运动到极限时保持2~3秒再做下一个动作。每个动作重复8~10次;②端坐位,头颈充分后仰,眼睛看正上方,在此基础上做头颈缓慢的左右旋转及左右侧倾动作。每个动作重复8~10次。

(2)颈肩肌强化练习:①端坐位,双手交叉,用掌面分别置枕后、额前、分别抵抗颈后伸、前屈,持续对抗4~5秒,重复8~10次;②端坐位,双手掌合抱于头侧颞部,抵抗颈两侧旋转、侧屈,持续对抗4~5秒。重复8~10次;③端坐位,双手自然下垂于体侧,做耸肩动作,先左肩,再右肩,再两肩同时做,然后两肩同时做顺时针方向的旋转动作,再做逆时针方向的旋转动作。重复8~10次。

2. 弹力带渐进抗阻训练（Ⅱ级证据，C 级推荐）　使用弹力带进行运动训练是新兴的运动治疗新方法。弹力带训练的核心理念就是渐进式阻力训练，运用不同弹性的塑胶弹性带进行抗阻牵拉和多角度等长抗阻肌力训练，可以较短时间内提高颈部肌肉及韧带的力量，改善颈椎功能、扩大颈椎活动度。比传统垂直牵引更好地解决颈椎两侧的肌肉粘连和颈椎活动度问题，避免了颈椎因过度活动而带来的副作用，起到既锻炼肌肉又避免颈椎各关节磨损的作用。Thera-Band 训练带用颜色区分训练难度对患者来说是一种非常有益的正向反馈，也增强了患者训练时的信心。此法简单易行，效果显著，可作为颈椎病的辅助治疗和维持颈椎健康的预防手段 [98-99]。

3. 悬吊训练疗法（Ⅱ级证据，C 级推荐）　悬吊训练疗法（Sling Exercise Therapy，SET）是利用悬吊系统，包括悬吊网架、悬吊绳、悬吊带、弹力支持带等组成的悬吊装置及配件进行运动治疗的方法。悬吊运动疗法是以持久改善肌肉骨骼疾病为目的，应用主动训练和康复治疗作为关键要素，包括诊断及治疗两大系统。通过特有的悬吊装置，在不稳定的支持面（悬吊带）上，在无痛的前提下进行训练，旨在激活脊柱深层稳定肌，重建正确的肌肉运动控制模式，以增强脊柱稳定性。其中，仰卧位颈椎中立位放置偏重于颈后部深层稳定肌，仰卧位颈部后仰动作则侧重作用于枕后及颈部后伸肌群，这两个动作相结合可以从根本上解决颈椎稳定性差及颈肌不耐疲劳的问题，还可以针对性训练颈部的后伸肌群。研究及临床实践显示，运用悬吊技术对稳定性进行训练，可以有效减轻颈椎病所致的疼痛及不适，改善颈部活动能力 [100]。

4. 呼吸训练（Ⅱ级证据，C 级推荐）　颈部疼痛的严重程度与患者呼吸压力相关。慢性颈痛可通过过度通气导致呼吸功能障碍，而过度通气又可导致与慢性呼吸系统患者类似的血流动力学变化从而引起呼吸功能障碍。通过呼吸训练可重建正确的呼吸模式和腹内压，改善呼吸肌耐力、颈椎活动度和胸廓扩张度。呼吸训练动作：患者仰卧位，屈髋屈膝 90°，双脚踩墙或者放在训练球上，双手置于身体两侧，下颌微收，进行吸气和呼气，吸气时尽量将气体充满腹腔的各个方向以调整腹内压，然后缓慢吐气，完成一个呼吸循环 [101]。

5. 运动控制训练（Ⅰ级证据，B 级推荐）　运动控制依赖于中枢神经系统正确识别和选择性地聚焦于多感觉传入的能力，是在脑网络调控下通过肌肉的有序收缩活动实现的，一方面通过协同肌肉收缩调节脊柱相关肌群的生物力学，另一方面可引起脑中枢网络活动发生变化。颈椎病的运动控制训练主要通过各种手段包括悬吊、手法、平衡训练并结合特定环境以具体的任务为导向，目的是激活颈部深层肌及肩部肌群，优化肌肉的激活模式，恢复颈肩部肌肉的控制和协调。一般来说，运动控制能力改变，如上斜方肌过度活动，一直是长期伏案工作者慢性颈肩疼痛的主要因素 [102-103]，通过运动控制训练抑制上斜方肌的异常激活，增强其拮抗肌的活动，通过中枢进行有意识的调控达到改善颈痛的目的 [104]。

6. 颈深屈肌训练（Ⅰ级证据，A 级推荐）　颈痛患者常出现胸骨锁乳突肌和前斜角肌活动增加相关的深屈肌活动受损（活动减少），具体表现为颈深屈肌的肌电活动降低，胸骨锁乳突肌肌电活动代偿性增强。颈深屈肌训练可有效降低颈部浅层肌肉胸骨锁乳突肌活动，增加颈深屈肌活动从而改善颈部神经肌肉控制协调能力。颈深屈肌训练动作：患者仰卧位，胸锁乳突肌和前斜角肌保持放松，患者颈深屈肌主动收缩（做下颌骨回缩、点头动作）[105-106]。

7. 肩胛胸壁关节的稳定性练习（Ⅰ级证据，C 级推荐）　颈痛患者常伴随颈、肩胛胸壁关节僵硬和肩胛胸壁关节稳定性下降或肩关节半脱位，后者可加重肩关节疼痛并影响肩关节活动。而肩胛骨的功能对于维持正常的颈部功能起着非常重要的作用。因此，在处理颈痛时还应改善肩胛胸壁关节的灵活性及稳定性。颈 - 肩胛胸壁关节稳定训练可在一定程度上缓解颈痛症状。但肩胛胸壁关节稳定性训练可在一定程度上改善肩关节活动度，但可能需较长时间的训练才能达到缓解疼痛的作用。肩胛稳定训练包括肩胛回缩、外侧下拉和俯卧撑加练习 [107-109]。

（三）物理因子治疗

物理因子治疗的主要作用是扩张血管、改善局部血液循环，解除肌肉和血管的痉挛，消除神经根、脊髓及其周围软组织的炎症、水肿，减轻粘连，调节自主神经功能，促进神经和肌肉功能恢复。常用治疗方法介绍如下：

1. 经皮神经电刺激疗法（transcuataneous electrical nerve stimulation，TENS）（Ⅲ级证据，C级推荐）　TENS是通过皮肤将特定的低频脉冲电流输入人体以治疗疼痛的方法。是20世纪70年代兴起的一种电疗法，在止痛方面具有良好的效果，因而在临床上（尤其在美国）得到了广泛的应用。TENS疗法与传统的神经刺激疗法的区别在于：传统的电刺激主要是刺激运动纤维；而TENS则是刺激感觉纤维[110]。

2. 直流电离子导入疗法（Ⅲ级证据，C级推荐）　该治疗方法常用各种西药（冰醋酸、$VitB_1$、$VitB_{12}$、碘化钾、普鲁卡因等）或中药（乌头、威灵仙、红花等）置于颈背，按药物性能接阳极或阴极，与另一电极对置或斜对置，每次通电20分钟，适用于各型颈椎病[111]。

3. 电兴奋疗法（Ⅲ级证据，C级推荐）　通过大剂量（患者能耐受为准）的感应电、断续直流电在患部或穴位上作短时间的通电治疗的方法，称为电兴奋疗法。它采用了改装后的线绕蜂鸣式感应直流电疗机，其感应电流具有波距不等，波峰不齐等特点，作用人体时产生一种较强的刺激，使肌肉短期内完全收缩，随后导致充分的肌肉舒张，从而使局部血液淋巴循环改善，致痛物质吸收，疼痛缓解[111]。

4. 中频电疗法（Ⅲ级证据，C级推荐）　低频调制的中频电疗法一般用2 000～8 000Hz的中频电为载频，用1～500Hz的不同波形（方波、正弦波、三角波等）的低频电为调制波，以不同的方式进行调制并编成不同的处方。使用时按不同病情选择处方，电极放置方法同直流电，每次治疗一般20～30分钟，适用于各型颈椎病，干扰电疗也是中频电疗法的一种[111]。

5. 超短波疗法（Ⅲ级证据，C级推荐）　超短波治疗可促进血液循环，改善局部营养代谢，抑制感觉神经的传导，镇痛消肿，促使受压的神经功能恢复。用波长7m左右的超短波进行治疗。一般用中号电极板两块，分别置于颈后与患肢前臂伸侧，或颈后单极放置。急性期无热量，每日一次，每次12～15分钟，慢性期用微热量，每次15～20分钟。10～15次为一疗程。适用于颈型、神经根型（急性期）和脊髓型（脊髓水肿期）[112]。

6. 高电位疗法（Ⅲ级证据，C级推荐）　使用高电位治疗仪，患者坐于板状电极或治疗座椅上，脚踏绝缘垫，每次治疗30～50分钟。可同时用滚动电极在颈后领区或患区滚动5～8分钟，每日一次，每12～15天为一疗程，可用于各型颈椎病，其中以交感神经型颈椎病效果为佳[113]。

7. 红外线疗法（Ⅲ级证据，C级推荐）　红外线治疗的作用基础是温热效应，在红外线照射下，组织温度升高，毛细血管扩张，血流加快，物质代谢增强，组织细胞活力及再生能力提高。各种红外线仪器均可，颈后照射，20～30min/次。用于软组织型颈椎病，或配合颈椎牵引治疗（颈牵前先做红外线治疗）[114]。

8. 超激光疼痛治疗（Ⅲ级证据，C级推荐）　光疗也是颈椎病物理治疗经常选用的方法，选择得当均能取得一定效果。超激光疼痛治疗仪照射星状神经节治疗交感神经型颈椎病的效果显著[115]。联合关节松动术是颈源性眩晕一种较有效的治疗方法[116]。

9. 超声波疗法（Ⅲ级证据，C级推荐）　超声波可促进机体病变组织局部血液循环，加强新陈代谢，影响生物活性物质含量，降低感觉神经兴奋性而达到止痛的作用。移动法是目前最常用的治疗方法，适用于范围较广的病灶；其次有固定法，适用于神经根或较小的病灶以及痛点的治疗。频率800kHz或1 000kHz的超声波治疗机，声头与颈部皮肤密切接触，沿椎间隙与椎旁移动，强度用0.8～1.5W/cm^2，可用氢化可的松霜做接触剂，每日一次，每次5～10分钟，15～20次一疗程[117-118]。

10. 超声电导靶向透皮给药治疗（Ⅲ级证据，C级推荐）　采用超声电导仪及超声电导凝胶贴片，透入药物可选择2%利多卡因注射液。将贴片先固定在仪器的治疗发射头内，取配制好的利多卡因注射液1ml分别加入到两个耦合凝胶片上，再将贴片连同治疗发射头一起固定到患者颈前。治疗时间30分钟，每天一次，10天为一疗程。可用于治疗椎动脉型和交感神经型颈椎病[119]。

11. 磁热疗法（Ⅱ级证据，C级推荐）　把高热与强磁有机结合成自动控温的热磁器，利用热磁器的温热效应和强磁穿割对疾病进行治疗。起到消肿、镇痛、消炎的作用，解除疲劳和肌肉酸痛。高温强磁能医治疾病，中温强磁能保健身体[120]。

12. 温热式低周波治疗（Ⅲ级证据，C级推荐）　温热式低周波治疗器对颈肩部疾病有良好的解痉、止痛和改善组织血液循环的治疗作用，临床使用获得满意的治疗效果[121]。

（四）药物治疗

颈椎病症状显著时常用药物作辅助治疗以促进症状缓解。缓解肌肉紧张可用妙纳（乙哌立松片），每日 3 次，每次 50mg；止痛消炎可选用洛索洛芬、塞来昔布、芬必得、扶他林等非甾体类药物；营养神经，可选用甲钴胺、维生素 B 族等口服或肌内注射，必要时可用神经生长因子如恩经复，或神经节苷脂如施捷因、申捷等；扩张血管和改善血管功能，可选用地巴唑、复方血栓通胶囊、都可喜片等；调节自主神经功能，可选用谷维素、灵孢多糖注射液、胞二磷胆碱等；急性炎症渗出期还需用皮质激素及脱水剂。也可配合使用中成药如颈复康、颈痛灵、活络丹、根痛平冲剂等。

1. 对于颈椎病引起的疼痛急性期，推荐使用非甾体类消炎镇痛药，如双氯芬酸钠（Ⅰ级证据，A 级推荐），应注意其不良反应[122]。

2. 肌松剂（如盐酸乙哌立松、巴氯芬）在颈椎病急性期推荐使用（Ⅱ级证据，B 级推荐）[123-124]。可予营养神经药物，如牛痘疫苗接种家兔炎症皮肤提取物（Ⅴ级证据，E 级推荐）。

3. 在神经根型颈椎病患者中，缺乏证据支持超声引导下注射类固醇的确切疗效（Ⅲ级证据，C 级推荐）。

（五）中国传统康复疗法

1. 针灸疗法（Ⅰ级证据，B 级推荐） 根据中医基本理论，颈椎病多由于风寒侵袭、气血不和、经络不通所致。因此，针灸治疗颈椎病的主要作用是舒经活血。临床上常用的针灸疗法包括电针疗法、温针疗法、穴位注射和灸法，不同类型颈椎病常用的穴位如下：①神经根型颈椎病，多选取落枕穴、后溪、手三里、尺泽、少海、华佗夹背穴。以疏通经络，活血化瘀为主。②脊髓型：多选取绝骨、昆仑、足三里、阳陵泉、次髎、肾俞、大杼等穴位。以补骨填髓，益肾填精为主。③交感型和椎动脉型：多选取安眠、内关、神门、三阴交、太溪、阴维、阳维等穴位。以滋补肾阴，调和阴阳为主。④颈型：多选取风池、风府、内关、大椎、天柱、外关、列缺、后溪等穴位[125]。

也可应用耳针及水针治疗，耳针穴位可取皮质下、肾上腺、交感、神门等。水针可用红花、当归、川芎注射液 5ml 加 2% 普鲁卡因在压痛点或条索壮硬结区行局部阿是穴封闭注射，隔 3~4 天重复注射一次，可减轻疼痛，软化硬结。

2. 中药疗法（Ⅰ级证据，B 级推荐） 颈型宜用舒筋汤加减（当归、白芍、姜黄、宽筋藤、松节、海桐皮、羌活、防风、续断、甘草）；神经根型若以麻木为主用黄芪桂枝五物汤（黄芪、芍药、桂枝、生姜、大枣），若以疼痛为主用桂枝附子汤（桂枝、白芍、甘草、生姜、大枣、制附片）；椎动脉型属痰湿阻中者，方用温胆汤（半夏、竹茹、积实、陈皮、生姜、茯苓、甘草），属气血两虚者，方用归脾汤加减（白术、当归、党参、黄芪、酸枣仁、木香、远志、炙甘草、龙眼肉、茯苓）；脊髓型肌萎乏力，多属肝肾阴虚，方用强筋壮骨汤或补阳还五汤[126]。

3. 推拿和正骨手法（Ⅰ级证据，B 级推荐） 具有调整内脏功能、平衡阴阳、促进气血生成、活血祛瘀、促进组织代谢、解除肌肉紧张、理筋复位的作用。基本手法有摩法、揉法、点法、按法与扳法。

特别强调的是，推拿必须由专业医务人员进行。颈椎病手法治疗宜柔和，切忌暴力。椎动脉型、脊髓型患者不宜施用后关节整复手法。椎管内肿瘤等病变者，椎管发育性狭窄者，有脊髓受压症状者，椎体及附件有骨性破坏者，后纵韧带骨化或颈椎畸形者，咽、喉、颈、枕部有急性炎症者，有明显神经症者，以及诊断不明的情况下，禁止使用任何推拿和正骨手法[127-128]。

（六）矫形支具治疗（Ⅱ级证据，B 级推荐）

颈椎的矫形支具主要用于固定和保护颈椎，矫正颈椎的异常力学关系，减轻颈部疼痛，防止颈椎过伸、过屈、过度转动，避免造成脊髓、神经的进一步受损，减轻脊髓水肿，减轻椎体关节间创伤性反应，有助于组织的修复和症状的缓解，配合其他治疗方法同时进行，可巩固疗效，防止复发[129]。

最常用的有颈围、颈托，可应用于各型颈椎病急性期或症状严重的患者。颈托也多用于颈椎骨折、脱位，经早期治疗仍有椎间不稳定或半脱位的患者。但应避免不合理长期使用，以免导致颈肌无力及颈椎活动度不良。

值得一提的是，足部矫形技术已在某种程度上介入颈椎病的治疗领域。足部结构异常或姿势不良,直接引起下肢的生物力学异常,进一步会引起躯体以至颈椎的力学不良及姿势异常。通过足部矫形治疗,调整不良生物力学,有助于某些情况下的颈椎不良应力的调整。

(七)健康教育与心理治疗(Ⅲ级证据,C级推荐)

康复工作者应向患者讲解颈椎的解剖、生理、生物力学以及颈椎病的诱因、发病机制、心理因素所发挥的作用等,以便患者颈椎病有正确的认识,更好地配合治疗,合理保养及锻炼,预防复发。

颈椎病病程迁延反复,患者长期受到折磨,易产生较大的心理压力和各种形式的心理障碍,也给家庭和社会带来经济负担,是影响人们健康的重要因素之一。研究发现,一方面颈椎病的发病与心理紧张、焦虑、应激有关。另一方面心理治疗的介入,不仅能减少或消除颈椎病患者由于病痛或功能障碍所引起的紧张、焦虑或抑郁等不良心理反应,而且能显著提高其康复治疗效果,有助于病人实现身心全面康复,提高生活质量。因此,应适当介入心理疏导、治疗。

医护人员应倾听患者主诉,详细询问病史和体检后,结合病情宣传颈椎病知识,给予真诚的安慰和鼓励,告知治疗方案,提高防病意识,增强治疗信心。医护人员通过言语、表情、姿势、态度和行为,来影响或改变患者的感受、认知、情绪和行为等,以减轻或消除患者各种痛苦的情绪和行为,以及由此而产生的各种躯体症状。同时调动患者自我调节能力,保持心理健康[130]。

(八)手术治疗

1. 封闭疗法　包括痛点封闭法、选穴封闭法及神经阻滞疗法。痛点封闭可用泼尼松或得宝松加利多卡因或普鲁卡因的混合液;穴位封闭可用丹参或当归注射液,常用穴位有颈夹脊穴、风池穴、颈肩阿是穴(即压痛点)、曲池、合谷等。每次选2～3个穴,隔日一次,14次为一疗程。

神经阻滞疗法常用于椎间孔阻滞(硬膜外腔阻滞)和椎旁交感神经阻滞,是有效的治疗方法,反复单次阻滞或置管连续注药,都能收到很好的效果。单次阻滞每周两次,5次为一疗程。硬膜外腔置管者可每日注药一次,每5次为一疗程;星状神经节阻滞术,对治疗交感型颈椎病有特效(一般配合椎间孔、颈部痛点阻滞)。常于第一次阻滞治疗后即可收到立竿见影的效果,但多不能维持长久的疗效,故须反复施术以巩固效果,至少须连续治疗2～4个疗程。

2. 射频消融术　颈椎病可行射频消融微创治疗(Ⅱ级证据,B级推荐)[131-132]。

3. 骨科手术治疗　骨科手术治疗主要是解除由于椎间盘突出、骨赘形成或韧带钙化所致的对脊髓或血管的严重压迫,以及重建颈椎的稳定性。脊髓型颈椎病一旦确诊,经非手术治疗无效且病情日益加重者应当积极手术治疗;神经根型颈椎病症状重、影响患者生活和工作或者出现了肌肉运动障碍者;保守治疗无效或疗效不巩固、反复发作的其他各型颈椎病,应考虑行手术治疗。

经颈前入路切除病变的椎间盘和后骨刺并行椎体间植骨。其优点是脊髓获得直接减压、植骨块融合后颈椎获得永久性稳定。在植骨同时采用钛质钢板内固定,可以提高植骨融合率、维持颈椎生理曲度。前路椎间盘切除椎体间植骨融合手术适应证:1～2个节段的椎间盘突出或骨赘所致神经根或脊髓腹侧受压者;节段性不稳定者。植骨材料可以采用自体髂骨、同种异体骨、人工骨如羟基磷灰石、磷酸钙、硫酸钙、珊瑚陶瓷等。椎间融合器(Cage)具有维持椎体间高度、增强局部稳定性、提高融合率等作用,同时由于其低切迹的优点,可以明显减少术后咽部异物感和吞咽困难,专用的髂骨取骨装置可以做到微创取骨。局限性椎管狭窄可以采用椎体次全切除术、椎体间大块植骨、钛板内固定的方法。如果采用钛笼内填自体骨(切除的椎体)、钛板内固定则可以避免取骨。对于椎间关节退变较轻、椎间隙未出现明显狭窄的患者可以在切除病变的椎间盘后进行人工椎间盘置换术。

经颈后入路将颈椎管扩大,使脊髓获得减压。常用的术式是单开门和双开门椎管扩大成形术。手术适应证:脊髓型颈椎病伴发育性或多节段退变性椎管狭窄者;多节段颈椎后纵韧带骨化症(OPLL);颈椎黄韧带肥厚或骨化所致脊髓腹背受压者。有节段性不稳定者可以同时行侧块钛板螺钉或经椎弓根螺钉内固定、植骨融合术。

(九)术后康复治疗

手术治疗主要是解除由于椎间盘突出、骨赘形成或韧带钙化所造成的对脊髓或动脉的严重压迫,有针对性地去除机械压迫因素。一般脊髓型颈椎病脊髓受压明显者,应及早手术治疗,椎动脉型、神经根型如果症状严重且反复发作，非手术治疗无效者，应考虑手术治疗（Ⅱ类证据，B级推荐）[133]。

提倡早期功能训练，早期离床活动。应在术前做好颈围或其他颈部矫形支具以供术后戴上，一般颈围固定6～12周不等，具体佩戴时间及活动锻炼方式按手术方式、范围及患者病情决定。应特别强调尽早介入适当的功能锻炼，加紧肢体训练和日常生活活动的训练，防止关节僵直、挛缩，发挥残存功能，最终达到生活自理。同时可配合一些物理因子疗法。例如术中如有神经肌肉损伤，术后次日开始可做局部超短波治疗；如切口有炎性反应可做紫外线治疗；去石膏后做颈部活动同时，为防止粘连，可做局部直流电碘离子导入，音频电治疗或热疗等。

七、预防

随着年龄的增长，颈椎椎间盘发生退行性变几乎是不可避免的。但是如果在生活和工作中注意避免促进椎间盘退行性变的一些因素，可能有助于防止颈椎病的发生。

（一）健康宣教

健康宣教对颈椎病的预防作用仍需要更多的实验数据作为支持[134]。颈椎病病程比较长，椎间盘的退变、骨刺的生长、韧带钙化等与年龄增长、机体老化有关。颈椎病发病低龄化趋势。建议在中小学乃至大学中，大力宣传有关颈椎的保健知识，教育学生们树立颈椎的保健意识。有研究表明吸烟可加速颈椎间盘变性，因此戒烟可能有助于颈椎病的预防[135]。

（二）适度体育和功能锻炼

低负荷强度的头颈屈曲训练有助于缓解颈痛[136]。可以每日早、晚各数次进行缓慢屈、伸、左右侧屈及旋转颈部的运动并坚持进行，有助于减少颈痛的发生[137]。日常生活中可选择瑜伽（Ⅰ级证据，A级推荐）等锻炼方式[138]。

（三）生活和工作中的合适体位

重视工作环境中的人体工程学设计（Ⅰ级证据，A级推荐）[139]。长时间坐位、办公姿势不良、重复动作等都是颈痛的危险因素。工作1小时左右因改变一下体位，防止颈部肌肉、韧带长时间受到牵拉而受损。改变不良的工作和生活习惯，如躺在床上阅读、看电视等。

使用的枕头需注意符合人体工程学，避免使用过高的枕头（Ⅰ级证据，A级推荐）[140]。高枕使颈部处于屈曲状态，其结果与低头姿势相同。侧卧时，枕头要加高至头部不出现侧屈的高度。Fazli等人的研究认为使用符合人体工程学的乳胶枕头，可以更成功地降低疼痛强度，降低残疾程度，颈椎运动范围明显扩大。

（四）避免头、颈、肩部的外伤[141]

例如乘车外出应系好安全带并避免在车上睡觉，避免急刹车时因颈部肌肉松弛而损伤颈椎。

牵头执笔专家：王楚怀

参与编写专家（按姓氏笔画排序）：

| 王宁华 | 王宏图 | 叶超群 | 白玉龙 | 白定群 | 刘宏亮 | 刘忠良 | 刘晓光 | 牟　翔 | 李忠实 | 李建华 |
| 何成奇 | 张长杰 | 张锦明 | 陈丽霞 | 林珊珊 | 岳寿伟 | 郭钢花 | 黄晓琳 | 梁　英 | 谢　青 | 缪　萍 |
| 潘　钰 |

参考文献

[1] 中华外科杂志编辑部. 颈椎病的分型、诊断及非手术治疗专家共识（2018）[J]. 中华外科杂志, 2018, 56(6): 401-402.

[2] 李增春, 陈德玉, 吴德升, 等. 第三届全国颈椎病专题座谈会纪要 [J]. 中华外科杂志, 2008, 46(23): 1796-1799.

[3] 董烁, 姚前尹, 程亚涛, 等. 人体解剖学 [M]. 北京: 人民卫生出版社, 2015.

[4] 崔慧先, 李瑞锡, 等. 局部解剖学. 第9版 [M]. 北京: 人民卫生出版社, 2018.

[5] 姜淑云, 房敏, 左亚忠, 等. 颈部肌群与颈椎病 [J]. 颈腰痛杂志, 2006, 27(3): 235-238.

[6] 曾恒, 周红海. 颈椎生物力学平衡变化的研究进展 [J]. 中国中医骨伤科杂志, 2008, 16(2): 62-63.

[7]　DVORAK J, PANJABI MM, NOVOTNY JE, et al. In vivo flexion/extension of the normal cervical spine[J]. J Orthop Res, 1991, 9(6): 828-834.

[8]　FROBIN W, LEIVSETH G, BIGGEMANN M, et al. Sagittal plane segmental motion of the cervical spine. A new precision measurement protocol and normal motion data of healthy adults[J]. Clin Biomech, 2002, 17(1): 21-31.

[9]　WU SK, KUO LC, LAN HC, et al. Segmental percentage contributions of cervical spine during different motion ranges of flexion and extension[J]. J Spinal Disord Tech, 2010, 23(4): 278-284.

[10]　REITMAN CA, HIPP JA, NGUYEN L, et al. Changes in seg-mental intervertebral motion adjacent to cewical arthrodesis: A prospective study[J]. Spine, 2004, 29(11): E221-226.

[11]　LIU F, CHENG J, KOMISTEK RD, et al. In vivo evaluation of dynamic characteristics of the normal, fused, and disc replacement cervical spines[J]. Spine, 2007, 32(23): 2578-2584.

[12]　ISHII T, MUKAI Y, HOSONO N, et al. Kinematics of the upper cervical spine in rotation: In vivo three-dimensional analysis [J]. Spine, 2004, 29(7): E139-144.

[13]　ISHII T, MUKAI Y, HOSONO N, et al. Kinematics of the subaxial cervical spine in rotation in vivo three-dimensional analysis[J]. Spine, 2004, 29(24): 2826-2831.

[14]　ISHII T, MUKAI Y, HOSONO N, et al. Kinematics of the cervical spine in lateral bending: In vivo three-dimensional analysis[J]. Spine, 2006, 31(2): 155-160.

[15]　NAGAMOTO Y, ISHII T, SAKAURA H, et al. In vivo three-dimensional kinematics of the cervical spine during head rotation in patients with cervical spondylosis[J]. Spine, 2011, 36(10): 778-783.

[16]　FERRARIO VF, SFORZA C, SERRAO G, et al. Active range of motion of the head and cervical spine: A three-dimensional investigation in healthy young adults[J]. J Orthop Res, 2002, 20(1): 122-129.

[17]　LEE JH, KIM JS, LEE JH, et al. Comparison of cewical kinematics between patients with cervical artificial disc replacement and anterior cervical discectomy and fusion for cervical disc herniation[J]. Spine J, 2014, 14(7): 1199-1204.

[18]　BELL KM, BECHARA BP, HARTMAN RA, et al. Influence of number of operated levels and postoperative time on active range of motion following anterior cervical decompression and fusion procedures[J]. Spine, 2011, 36(4): 263-268.

[19]　BECHARA BP, BELL KM, HARTMAN RA, et al. In vivo analysis of cervical range of motion after 4-and 5-level subaxial cervical spine fusion[J]. Spine, 2012, 37(1): E23-29.

[20]　MCDONALD CP, BACHISON CC, CHANG V, et al. Three-dimensional dynamic in vivo motion of the cervical spine: Assessment of measurement accuracy and preliminary findings[J]. Spine J, 2010, 10(6): 497-504.

[21]　AILLARGEON E, ANDERST WJ. Sensitivity, reliability and accuracy of the instant center of rotation calculation in the cervical spine during in vivo dynamic flexion-extension[J]. J Biomech, 2013, 46(4): 670-676.

[22]　吴云霞, 刘忠军, 刘晓光, 等. 2008～2014 年北医三院骨科脊柱退行性疾病的住院人群特征分析 [J]. 中国脊柱脊髓杂志, 2016, 26(1): 70-76.

[23]　王冰, 段义萍, 张友常, 等. 颈椎病患病特征的流行病学研究 [J]. 中南大学学报（医学版）, 2004, 29(4): 472-474.

[24]　田伟, 吕艳伟, 刘亚军, 等. 北京市 18 岁以上居民颈椎病现况调查研究 [J]. 中华骨科杂志, 2012, 32(8): 707-713.

[25]　TAKAGI I, ELIYAS JK, STADLAN N. Cervical spondylosis: An update on pathophysiology, clinical manifestation, and management strategies. *Dis Mon*. 2011, 57: 583-591.

[26]　BAI J, YU K, SUN Y, et al. Prevalence of and risk factors for modic change in patients with symptomatic cervical spondylosis: An observational study. *J Pain Res*. 2018, 11: 355-360.

[27]　FERRARA LA. The biomechanics of cervical spondylosis. Adv Orthop. 2012, 2012: 493605.

[28]　WANG S, RUI Y, LU J, et al. Cell and molecular biology of intervertebral disc degeneration: Current understanding and implications for potential therapeutic strategies. Cell Proliferation. 2014, 47: 381-390.

[29]　贾连顺. 颈椎病的现代概念 [J]. 脊柱外科杂志, 2004, 2(2): 123-126.

[30]　石志才, 贾连顺, 李家顺, 等. 动态霍夫曼征与颈椎病早期诊断 [J]. 第二军医大学学报, 2001, 22(10): 917-919.

[31]　ROUGHLEY PJ. Biology of intervertebral disc aging and degeneration: Involvement of the extracellular matrix. *Spine (Phila Pa 1976)*, 2004, 29: 2691-2699.

[32]　KROCK E, ROSENZWEIG DH, CURRIE JB, et al. Toll-like receptor activation induces degeneration of human

intervertebral discs. *Sci Rep*, 2017, 7: 17184.

[33] TAKAGI I, ELIYAS JK, STADLAN N. Cervical Spondylosis An Update on Pathophysiology, Clinical Manifestation, and Management Strategies. Dis Mon, 2011, 57 (10): 583-591.

[34] ARNOLD JG. The Clinical Manifestations of Spondylochondrosis (Spondylosis) of the Cervical Spine. Annals of Surgery, 1955, 141 (6): 872-889.

[35] 颈椎病诊治与康复指南 [C]. 中国康复医学会颈椎病专业委员会眩晕学组成立大会暨首届眩晕多学科研讨会论文集, 2012: 1-22.

[36] 李雷.《颈椎病诊治与康复指南》解读 [J]. 中国实用乡村医生杂志, 2007 (12): 45-47.

[37] BONO CM, GHISELLI G, GILBERT TJ, et al. An evidence-based clinical guideline for the diagnosis and treatment of cervical radiculopathy from degenerative disorders. Spine J 2011, 11: 64-72.

[38] BAKHSHESHIAN J, MEHTA VA, LIU JC. Current Diagnosis and Management of Cervical Spondylotic Myelopathy. Global Spine Journal, 2017, 7 (6): 572-586.

[39] YARBROUGH CK, MURPHY RK, RAY WZ, et al, The natural history and clinical presentation of cervical spondylotic myelopathy. Adv. Orthop, 2012, 480643.

[40] 胡卫东, 刘哲辉, 谢尚煌, 等. 颈椎病临床分型与磁共振成像表现研究 [J]. 实用医技杂志, 2016, 23 (01): 36-37.

[41] 李勇. 颈椎动力位 X 线检查在颈椎病中的诊断应用价值 [J]. 影像研究与医学应用, 2019, 3 (08): 180-181.

[42] 曲建波. 颈椎病 X 线诊断分析探讨 [J]. 中西医结合心血管病电子杂志, 2019, 7 (02): 182.

[43] 李晓会, 靳囡, 晋瑞, 等. 颈椎病的 X 线平片 CT 及 MRI 诊断和临床应用效果分析 [J]. 河北医学, 2018, 24 (09): 1537-1540.

[44] 李彬. CT 与 MRI 影像学检查在诊断颈椎病中的特征比较 [J]. 影像研究与医学应用, 2018, 2 (16): 39-40.

[45] 林益良, 莫深, 卢家灵, 等. 椎动脉型颈椎病诊断方法研究进展 [J]. 实用医技杂志, 2015, 22 (08): 842-844.

[46] 王莹, 董丽娜, 钟志伟, 等. 肌电图在颈椎病诊断中的临床价值 [J]. 中国实验诊断学, 2018, 22 (04): 746-748.

[47] 甘欢欢, 石晓花. 肌电图与颈椎 MRI 诊断神经根型颈椎病价值比较 [J]. 浙江中西医结合杂志, 2017, 27 (09): 784-786.

[48] LI J, PRODINGER B, REINHARDT J, et al. Towards the system-wide implementation of the International Classification of Functioning, Disability and Health in routine practice: Lessons from a pilot study in China [J]. Journal of rehabilitation medicine, 2016, 48 (6): 502-507.

[49] ZOU S, GAO J, XU B, et al. Anterior cervical discectomy and fusion (ACDF) versus cervical disc arthroplasty (CDA) for two contiguous levels cervical disc degenerative disease: a meta-analysis of randomized controlled trials [J]. European Spine Journal, 2017, 26 (4): 985-997.

[50] MINGUEZZUAZO A, GRANDEALONSO M, SAIZ BM, et al. Therapeutic patient education and exercise therapy in patients with cervicogenic dizziness: a prospective case series clinical study.[J]. Journal of Exercise Rehabilitation, 2016, 12 (3): 216-225.

[51] 袁伟, 朱悦. 颈椎活动度测量研究现状 [J]. 国际骨科学杂志, 2012, 33 (3): 163-165.

[52] 宋辉, 李浩鹏, 高中洋. 颈椎活动度测量的研究现状及进展 [J]. 生物骨科材料与临床研究, 2017 (5).

[53] ERNST MJ, CRAWFORD RJ, SCHELLDORFER S, et al. Extension and flexion in the upper cervical spine in neck pain patients[J]. Man Ther, 2015, 20 (4): 547-552.

[54] NAKAMA S, NITANAI K, OOHASHI Y, et al. Cervical muscle strength after laminoplasty[J]. Journal of Orthopaedic Science, 2003, 8 (1): 36-40.

[55] 叶添文, 贾连顺. 颈椎周围肌肉系统病变与颈椎病的关系 [J]. 中国骨与关节损伤杂志, 2005, 20 (2): 140-142.

[56] EEDMONDSTON S, GUENY BJ, THORVALDUR PL, et al. Endurance and fatigue characteristics of the neck flexor and extensor muscles during isometric tests in patients with postural neck pain[J]. Manual Therapy, 2011, 16 (4): 332-338.

[57] ROBINSON J, KOTHARI M. Clinical features and diagnosis of cervical radiculopathy[J]. Uptodate.

[58] BLANPIED PR, GROSS AR, ELLIOTT JM, et al. Neck Pain: Revision 2017[J]. Journal of Orthopaedic & Sports Physical Therapy, 2017, 47 (7): A1.

[59] 郭向丽, 赵继军. 疼痛评估的研究进展 [J]. 护理学报, 2008, 15 (12): 8-10.

[60] 陈佳佳, 童莺歌, 柴玲. 中文版多维疼痛评估工具的比较分析 [J]. 护理学杂志, 2018, 33 (6): 102-105.

[61] BAEZ S，HOCH MC，HOCH JM. Evaluation of cognitive behavioral interventions and psychoeducation implemented by rehabilitation specialists to treat fear-avoidance beliefs in patients with low back pain: a systematic review[J]. Archives of Physical Medicine and Rehabilitation，2017: S0003999317313989.

[62] SIEBEN JM，VLAEYEN JWS，PORTEGIJS PJM，et al. A longitudinal study on the predictive validity of the fear-avoidance model in low back pain[J]. Pain, 2005，117(1-2): 162-170.

[63] 周玲，孔红武，王薇. 慢性疼痛患者整体疼痛评估量表的汉化及信效度评价 [J]. 中华护理杂志，2014，49(9): 1121-1124.

[64] VIIKARI-JUNTURA E. Interexaminer reliability of observations in physical examinations of the neck.[J]. Physical Therapy, 1987，67(10): 1526-32.

[65] VIIKARI-JUNTURA E，PORRAS M，LAASONEN EM. Validity of clinical tests in the diagnosis of root compression in cervical disc disease[J]. Spine, 1989，14(3): 253-257.

[66] GLASER JA，JOEL KC，BAILEY KL，et al. Cervical Spinal Cord Compression and the Hoffman Sign[J]. The Iowa orthopaedic journal, 2001，21: 49-52.

[67] GROSS AR，DZIENGO S，BOERS O，et al. Suppl 4: Low level laser therapy(LLLT)for neck pain: a systematic review and meta-regression[J]. Open Orthopaedics Journal, 2013，7(7): 396-419.

[68] VERNON H，MIOR S. The Neck Disability Index: a study of reliability and validity. J Manip Physiol Ther, 1991，14: 409-415.

[69] WLODYKA-DEMAILLE S，POIRAUDEAU S，CATANZARITI JF，et al. The ability to change of three questionnaires for neck pain[J]. Spine, 2004，71: 317-326.

[70] WU S，MA C，MAI M，et al. Translation and validation study of Chinese versions of the neck disability index and the neck pain and disability scale. Spine(Phila Pa 1976), 2010，35(16): 1575-1579.

[71] JUUL T，SØGAARD K，DAVIS AM，et al. Psychometric properties of the Neck Outcome Score，Neck Disability Index，and Short Form-36 were evaluated in patients with neck pain[J]. Journal of Clinical Epidemiology, 2016，79: 31-40.

[72] 伍少玲，马超，伍时玲，等. 颈椎功能障碍指数量表的效度与信度研究 [J]. 中国康复医学杂志，2008，23(7).

[73] 李佩芳，宁宁，刘浩，等. 中文版颈部结局评分评估颈痛患者反应度的研究 [J]. 中国修复重建外科杂志，2018，32(05): 47-50.

[74] BEN DEBBA M，HELLER J，DUCKER TB，et al. Cervical spine outcomes questionnaire: its development and psychometric properties. Spine, 2002，27: 2116-2123.

[75] SKOLASKY RL，ALBERT TJ，MAGGARD AM，et al. Minimum Clinically Important Differences in the Cervical Spine Outcomes Questionnaire[J]. Journal of Bone & Joint Surgery American Volume, 2011，93(14): 1294-1300.

[76] WESTAWAY MD，STRATFORD PW，BINKLEY JM. The Patient-Specific Functional Scale: Validation of Its Use in Persons With Neck Dysfunction[J]. Journal of Orthopaedic & Sports Physical Therapy, 1998，27(5): 331-338.

[77] 何平，陈智，李全. 脊髓型颈椎病的早期诊断及客观评估 [J]. 中华外科杂志，2013，51(4): 369-371.

[78] 王楚怀，卓大宏. 颈性眩晕患者症状与功能评估的初步研究 [J]. 中国康复医学杂志，1998，13(6).

[79] 魏毅，梁伟雄，蔡业峰. 椎动脉型颈椎病功能评定量表的初步建立 [J]. 中国康复医学杂志，2003，18(7): 410-412.

[80] GRAHAM N，GROSS A，GOLDSMITH CH，et al. Mechanical traction for neck pain with or without radiculopathy. Cochrane Database of Systematic Reviews 2008，Issue 3. Art. No.: CD006408.

[81] 贺石生. 个性化最适角度颈椎牵引治疗 [J]. 上海医药，2018，39(22): 3-5，11.

[82] 王向阳，高晔，龚福太，等. 不同牵引角度治疗青少年颈椎失稳症 120 例 [J]. 陕西医学杂志，2019，48(1): 80-82.

[83] 邢智广，范宁. 对颈椎病患者颈椎牵引量的初步探讨 [J]. 中国保健营养，2018，28(26): 298-299.

[84] OJOAWO AO，OLABODE AD. Comparative effectiveness of transverse oscillatory pressure and cervical traction in the management of cervical radiculopathy: A randomized controlled study. Hong Kong physiotherapy journal. 2018，38(2): 149-160.

[85] 杨路华，左天香. 非手术脊柱减压系统 SDS9900 治疗神经根型颈椎病的 Meta 分析 [J]. 中国社区医师，2018，34(35): 74-75.

[86] 徐晖，王宁华. 麦肯基诊疗技术对神经根型颈椎病患者疼痛和颈椎活动受限的改善效应. 中国临床康复，2006(24): 58-59.

[87] 孙武东，马明，宋鹏飞，等. 神经松动术联合麦肯基力学疗法治疗神经根型颈椎病的疗效观察 [J]. 中华物理医学与康复杂志，2014，36（12）：948-950.

[88] 李艳萍，杨峰，安琪. 麦肯基疗法联合神经松动术治疗神经根型颈椎病疼痛与颈椎活动受限的疗效 [J]. 实用疼痛学杂志，2018，14（4）：277-283.

[89] 郭文乾，王德旗，陈凤侠，等. 麦肯基力学疗法联合 PNF 技术治疗神经根型颈椎病的疗效分析 [J]. 重庆医学，2011，40（16）：1601-1602，1604.

[90] 傅惠兰，曲姗姗，陈俊琦，等. 腹针配合 McKenzie 疗法对颈型颈椎病的镇痛效果 [J]. 中国康复医学杂志，2013，28（5）：418-422.

[91] GROSS A，LANGEVIN P，BURNIE SJ，et al. Manipulation and mobilisation for neck pain contrasted against an inactive control or another active treatment. Cochrane Database of Systematic Reviews. 2015（9）.

[92] BRONFORT G，HAAS M，EVANS R，et al. Effectiveness of manual therapies: the UK evidence report. Chiropractic & osteopathy. 2010，18：3.

[93] AYUB A，OSAMA M，AHMAD S. Effects of active versus passive upper extremity neural mobilization combined with mechanical traction and mobilization in females with cervical radiculopathy: A randomized controlled trial. J Back Musculoskelet Rehabil. 2019，1-6.

[94] VALERA-CALERO A，LLUCH E，GALLEGO-IZQUIERDO T，et al. Endocrine response after cervical manipulation and mobilization in people with chronic mechanical neck pain: a randomized controlled trial. European journal of physical and rehabilitation medicine. 2019.

[95] COULTER ID，CRAWFORD C，VERNON H，et al. Manipulation and Mobilization for Treating Chronic Nonspecific Neck Pain: A Systematic Review and Meta-Analysis for an Appropriateness Panel. Pain Physician. 2019，22（2）：E55-e70.

[96] COLLINS DL，EVANS JM，GRUNDY RH. The efficiency of multiple impulse therapy for musculoskeletal complaints. J Manipulative Physiol Ther. 2006，29（2）：162 e161-162. e169.

[97] 茅慧雯，李艳，陈烨. 深层肌肉刺激仪（DMS）与传统推拿在颈肩综合征治疗中的疗效对比 [J]. 中国老年学杂志，2017（12）.

[98] YOO IG，YOO WG. The Effect of a New Neck Support Tying Method Using Thera-Band on Cervical ROM and Shoulder Muscle Pain after Overhead Work[J]. J Phys Ther Sci，2013，25（7）：843-844.

[99] ANDERSEN LL，ANDERSEN CH，MORTENSEN OS，et al. Muscle Activation and Perceived Loading During Rehabilitation Exercises: Comparison of Dumbbells and Elastic Resistance[J]. Physical Therapy，2010，90（4）：538-549.

[100] LIU H，YAO K，ZHANG J，et al. Sling exercise therapy for chronic low-back pain. Cochrane Database of Systematic Reviews，2013，Issue 9. Art. No.: CD010689.

[101] MOHAN V，AHMAD NB，TAMBI NB. Effect of respiratory exercises on neck pain patients: A pilot study[J]. Polish Annals of Medicine，2016，23（1）：15-20.

[102] JOHNSTON V，JULL G，SOUVLIS T，et al. Neck movement and muscle activity characteristics in female office workers with neck pain. Spine，2008，33（5）：555-563.

[103] XIE Y，SZETO GPY，MADELEINE P. A comparison of muscle activity in using touch screen smart phone among young people with and without chronic neck-shoulder pain. Ergonomics，2015，59（1）：61-72.

[104] FALLA D，LINDSTRM R，RECHTER，et al. Effectiveness of an 8-week exercise programme on pain and specificity of neck muscle activity in patients with chronic neck pain: A randomized controlled study[J]. European Journal of Pain，2013，17（10）：1517-1528.

[105] BLOMGREN J，STRANDELL E，JULL G，et al. Effects of deep cervical flexor training on impaired physiological functions associated with chronic neck pain: a systematic review. BMC Musculoskelet Disord，2018，19（1）：415.

[106] JULL GA，FALLA D，VICENZINO B，et al. The effect of therapeutic exercise on activation of the deep cervical flexor muscles in people with chronic neck pain. Man Ther，2009，14：696-670.

[107] OZUNLU PEKYAVAS N，KUNDURACILAR Z，et al. The relationship between scapular dyskinesia，pain，range of motion，and flexibility in patients with neck and shoulder problems. Agri，2014，26（3）：119-125.

[108] LLUCH E, ARGUISUWLAS MD, QUESADA OC, et al. Immediate effects of active versus passive scapular correction on pain and pressure pain threshold in patients with chronic neck pain. J Manipulative Physiol Ther, 2014, 37 (9): 660-666.

[109] YILDIZ TI, TURGUT E, DUZGUN I. Neck and Scapula-Focused Exercise Training on Patients With Nonspecific Neck Pain: A Randomized Controlled Trial. Journal of sport rehabilitation, 2018, 27 (5): 403-412.

[110] GIBSON W, WAND BM, MEADS C, et al. Transcutaneous electrical nerve stimulation (TENS) for chronic pain - an overview of Cochrane Reviews. Cochrane Database Syst Rev, 2019, 3, 4: CD011890.

[111] Kroeling P, Gross A, GrahamN, et al. Electrotherapy for neck pain. Cochrane Database of Systematic Reviews, 2013, Issue 8.

[112] 崔豫. 超短波治疗退行性改变引起的颈肩腰腿痛临床疗效探讨 [J]. 中国实用神经疾病杂志, 2009, 12 (21): 81-82.

[113] KROELING P, GROSS A, GRAHAMN, et al. Electrotherapy for neck pain. Cochrane Database of Systematic Reviews 2013, Issue 8. Art. No.: CD004251.

[114] 宋清焕, 张福华, 孙朝辉. 综合康复疗法治疗急性期神经根型颈椎病的临床研究 [J]. 中华物理医学与康复杂志, 2009, 31 (2): 86-87.

[115] 许燕. 超激光疼痛治疗仪照射星状神经节联合康复治疗对交感神经型颈椎病的影响 [J]. 双足与保健, 2018, 27 (11): 53, 55.

[116] 胡伟民, 邓磊, 陈伟棉, 等. 关节松动术联合星状神经节超激光照射在颈源性眩晕中的临床研究 [J]. 颈腰痛杂志, 2016, 37 (2): 130-132.

[117] 李信明, 魏安宁. 超声波在疼痛治疗中的应用 [J]. 中国临床康复, 2004, 8 (2): 306-308.

[118] 刘堂华. 超声治疗仪用于颈腰椎退行性疾病的疗效观察 [J]. 中国疼痛医学杂志, 2016, 22 (11): 876-877.

[119] 刘琦. 超声波药物透入疗法治疗颈背肌筋膜痛的临床研究 [J]. 中华物理医学与康复杂志, 2008, 30 (3): 193-194.

[120] KROELING P, GROSS A, GRAHAM N, et al. Electrotherapy for neck pain. Cochrane Database of Systematic Reviews 2013, Issue 8. Art. No.: CD004251.

[121] 胡中, 毕昆华, 王萍. 温热式低周波治疗器治疗软组织损伤临床疗效观察 [J]. 现代康复, 2000, 4 (7): 1072.

[122] COHEN SP, HOOTEN WM. Advances in the diagnosis and management of neck pain[J]. BMJ, 2017: j3221.

[123] BORENSTEIN DG, KORN S. Efficacy of a low-dose regimen of cyclobenzaprine hydrochloride in acute skeletal muscle spasm: Results of two placebocontrolled trials. Clin Ther 2003, 25: 1056-1073.

[124] BRONFORT G, EVANS R, ANDERSON AV, et al. Spinal manipulation, medication, or home exercise with advice for acute and subacute neck pain: a randomized trial. Ann Intern Med 2012, 156: 110.

[125] SEO SY, LEE K, SHIN J, et al. Effectiveness of Acupuncture and Electroacupuncture for Chronic Neck Pain: A Systematic Review and Meta-Analysis[J]. The American Journal of Chinese Medicine, 2017, 45 (08): 1573-1595.

[126] CUI X, TRINH K, WANG YJ. Chinese herbal medicine for chronic neck pain due to cervical degenerative disc disease. Cochrane Database of Systematic Reviews 2010, Issue 1. Art. No.: CD006556.

[127] PATEL KC, GROSS A, GRAHAM N, et al. Massage for mechanical neck disorders. Cochrane Database of Systematic Reviews, 2012, Issue 9. Art. No.: CD004871.

[128] PLASTARAS C, SCHRAN S, KIM N, et al. Manipulative Therapy (Feldenkrais, Massage, Chiropractic Manipulation) for Neck Pain[J]. Current Rheumatology Reports, 2013, 15 (7).

[129] GROSS AR, KAPLAN F, HUANG S, et al. Psychological Care, Patient Education, Orthotics, Ergonomics and Prevention Strategies for Neck Pain: An Systematic Overview Update as Part of the ICON Project. Open Orthop J. 2013, 7: 530-561.

[130] MONTICONE M, AMBROSINI E, CEDRASCHI C, et al. Cognitive-behavioral Treatment for Subacute and Chronic Neck Pain: A Cochrane Review[J]. Spine, 2015, 40 (19): 1495-1504.

[131] STOVNER LJ, KOLSTAD F, HELDE G. Radiofrequency denervation of facet joints C2-C6 in cervicogenic headache: a randomized, double-blind, shamcontrolled study. Cephalalgia 2004, 24: 821-830.

[132] LORD SM, BARNSLEY L, WALLIS BJ, et al. Percutaneous radio-frequency neurotomy for chronic cervical zygapophyseal-joint pain. N Engl J Med, 1996, 335: 1721-1726.

[133] TEDERKO P，KRASUSKI M，TARNACKA B. Effectiveness of rehabilitation after cervical disk surgery：a systematic review of controlled studies. Clin Rehabil，2019，33（3）：370-380.

[134] AINPRADUB K，SITTHIPORNVORAKUL E，JANWANTANAKUL P，et al. Effect of education on non-specific neck and low back pain：A meta-analysis of randomized controlled trials. Man Ther，2016，22：31-41.

[135] CHEN Z，LI X，PAN F，et al. A retrospective study：Does cigarette smoking induce cervical disc degeneration? Int J Surg. 2018 May，53：269-273.

[136] AMIRI ARIMI S，MOHSENI BANDPEI MA，JAVANSHIR K，et al. The Effect of Different Exercise Programs on Size and Function of Deep Cervical Flexor Muscles in Patients With Chronic Nonspecific Neck Pain：A Systematic Review of Randomized Controlled Trials. Am J Phys Med Rehabil，2017，96（8）：582-588.

[137] SIHAWONG R，JANWANTANAKUL P，JIAMJARASRANGSI W. Effects of an exercise programme on preventing neck pain among office workers：a 12-month cluster-randomised controlled trial. Occup Environ Med，2014，71（1）：63-70.

[138] LI Y，LI S，JIANG J，et al. Effects of yoga on patients with chronic nonspecific neck pain：A PRISMA systematic review and meta-analysis. Medicine（Baltimore）. 2019，98（8）：e14649.

[139] DRIESSEN MT，PROPER KI，VAN TULDER MW，et al. The effectiveness of physical and organisational ergonomic interventions on low back pain and neck pain：a systematic review. Occup Environ Med，2010，67（4）：277-285.

[140] FAZLI F，FARAHMAND B，AZADINIA F，et al. Ergonomic latex pillows as a part of a multimodal intervention or as an adjunct to rehabilitation programs in cervical spondylosis：Is it useful? A randomized controlled trial. Am J Phys Med Rehabil，2019.

[141] 中华外科杂志编辑部. 神经根型颈椎病诊疗规范化的专家共识[J]. 中华外科杂志，2015，53（11）：812-814.

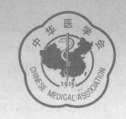

第7章

骨关节创伤康复专家共识

一、概述

骨关节创伤在临床中十分常见,多发生于脊柱或四肢,损伤类型以关节脱位、软组织损伤以及骨折等为主,导致局部活动受限、疼痛,影响正常生活。骨关节创伤的康复时间较长,而且针对不同的损伤类型应采取相应的康复措施,有利于患者的康复。根据近年来骨关节创伤最新诊疗进展,参考国内外指南和最新循证医学证据,结合临床经验,制定本指南。本指南仅为学术性指导意见,实施时应结合患者和医疗的具体情况。采取各种预防及治疗措施前,应参阅相关产品说明书。

二、康复评定、术前康复及术后康复

骨关节创伤康复应该在康复评定的基础上,通过宣教术前及术后康复,包括运动疗法、物理因子治疗、疼痛管理等,促使患者早期恢复功能活动,回归家庭和社会。加强康复宣教指导患者循序渐进地进行个性化康复锻炼,可以较快地促进骨关节功能恢复,提高日常生活活动能力[1]。

1. 骨关节创伤康复评定

(1)一般情况:观察创口皮肤是否有缺损,伤口愈合情况,有无红肿、溃疡或窦道等,皮肤的营养情况、色泽,有无瘢痕以及瘢痕的类型,包括表浅性瘢痕、增生性瘢痕、萎缩性瘢痕以及瘢痕疙瘩。

(2)肢体长度及周径测量:①肢体长度的测量:上肢全长度,测量从肩峰外侧端至桡骨茎突或中指指尖的距离;下肢总长度,测量从髂前上棘至内踝的最短距离或从股骨大转子到外踝的距离。②肢体周径的测量:上肢周径测量,上臂可在上臂中部、肱二头肌最膨隆部测量,前臂可分别在前臂近端最膨隆部和远端最细部位测量;下肢周径测量,大腿可在髌骨上缘起向大腿中段每隔 6cm、8cm、10cm、12cm 处测量,小腿可分别在小腿最粗的部位和内、外踝最细的部位测量。

(3)疼痛评定:一般采用视觉模拟评分(visual analogue scale,VAS),还有压痛积分法、数字等级疼痛评分等。

(4)感觉功能评定:包括浅感觉、深感觉和复合感觉的评定。

(5)运动功能评定:①肌张力评定:常用改良 Ashworth 痉挛评定量表。②肌力评定:徒手肌力测试(Manual Muscle Test,MMT)、等长肌力测试 IMMT、等张肌力测试 ITMT、等速肌力测试 IKMT。③关节活动范围测定:包括主动和被动关节活动范围。④步态分析:分为临床定性分析和定量分析。前者包括四期分析法、RLA 八分法、Hoffer 步行能力分级、Holden 的功能步行分类等,后者包括足印分析法、步态分析系统等。⑤平衡功能评定:包括主观评定和客观评定两个方面。主观评定以观察法和量表法为主,前者为三级平衡检测法,后者主要有 Berg 平衡量表、Tinnetti 活动能力量表、Fugl-Meyer 平衡反应测试;客观评定多用平衡测定仪评定。

(6)各关节功能评定:髋关节 Harris 评分、膝关节 HSS 评分、膝关节 Lysholms 评分等级、Rasmussen 膝关节功能分级系统、美国特种外科医院肘关节评定表 HSS、肩关节评定简表 SST、HSS 肩关节评分系统、Constant-Murley 肩关节功能评分、UCLA 肩关节评分系统及美国肩肘外科评分系统(American

Shoulder and Elbow Surgeons' form，ASES）[2-4]。

（7）骨折相关评定：骨折对位对线、骨痂形成情况检查，骨折愈合标准，有无假关节、畸形愈合，有无感染、血管神经损伤、骨化性肌炎[5]。

（8）日常生活活动能力评定：日常生活活动（activity of daily living，ADL）分为躯体 ADL 和复杂性ADL，前者常用改良 Barthel 指数和功能独立性测定（functional independence measure，FIM），后者常用功能活动问卷（functional activities questionnaire，FAQ）。

（9）生活质量评定：包括访谈法、自我报告、观察法和量表评定法，其中量表评定法目前最为常用，包括世界卫生组织生存质量评定量表（WHOQOL-100 量表）、SF-36 简明健康状况量表、健康生存质量表 QWB、疾病影响程度量表 SIP 和生活满意度量表 LSR 等。

（10）社会功能评定：社会生活能力概括评定问卷和社会功能缺陷筛选量表（social disability screening schedule，SDSS）。

（11）其他评定：影像学评估、KT-2000 前交叉韧带强度评定、Maryland 足功能评定标准、神经电生理评定、DASH 和密歇根州手问卷（MHQ）量表[6]。

2. 术前康复　研究显示，科学的术前康复需要 3 周的时间[7]，且进行术前康复的患者更易适应早期的术后康复，对术后康复有积极的促进作用。

（1）术前教育：术前应告知患者及家属康复锻炼的重要性和必要性，宣传康复治疗的意义，消除思想顾虑，主动进行锻炼，告知患者支具佩戴方法和术后体位正确摆放方式。

（2）术前评估：术前对患者的心理功能和生理功能进行评估，考虑手术的耐受性以及康复治疗的可行性。

（3）术前康复指导：术前适当运动可优化身体功能，改善身体耐受性，更好地缓解焦虑，使身体能在术后更好地激活参与锻炼，加快恢复速度；医护人员应指导患者及家属正确的体位摆放、功能锻炼、大小便训练以及咳嗽咳痰训练。

（4）术前处理：术前应首先消除损伤部位肿胀、疼痛和炎症，可进行肌肉等长收缩练习加快血液循环，同时配合物理因子治疗如冷冻疗法、超声波疗法等。Tosun B 等[8] 报告术前定位夹板应用于髋部骨折患者可缓解疼痛和并发症，提高治疗和护理的舒适度和满意度（Ⅱ级证据）。

3. 术后康复

（1）疼痛管理：早期进行疼痛评估，合理予以抗炎药配合物理因子疗法；Leegwater NC 等[9] 报告如果患者术后完成连续流动低温压缩疗法 CFCT 治疗方案，则可在术后前 72 小时观察到轻微的镇痛作用（Ⅱ级证据）。

（2）术后康复训练：术后首先对患者身体功能进行合理评估，明确患者的功能障碍，个性化制定康复方案并早期开始康复训练，包括物理因子治疗、肌肉等长等张收缩、抗阻训练、持续被动运动、辅助器具的使用等。

（3）心理治疗：主要包括支持性心理治疗和认知行为治疗[10]，前者是指医生通过与患者交流沟通，鼓励、理解、倾听，支持患者，帮助其认识问题，缓解焦虑、增加信心、矫正不良行为，从而促进身心健康；后者是指通过认知行为技术，对患者进行认知行为治疗，让其正确认识疾病，纠正错误态度，矫正消极行为，积极主动配合康复；Shi TT 等[11] 报告抑郁症患者的髋部骨折风险高于非抑郁患者（Ⅰ级证据）。

（4）并发症预防及处理[5]：①骨折延迟愈合或骨折不愈合：物理因子治疗和运动训练相结合，如低强度超声波治疗可促进骨折愈合。②深静脉血栓：术后尽早抬高患肢，第 1 天就开始踝泵运动，必要时给予抗凝药物。③异位骨化：由早期过度活动肢体导致，一旦发生异位骨化，原则上应避免早期对受累局部进行热疗、超声波、按摩。缓慢、柔和的运动可预防挛缩。应采用渐进性运动练习，不当的治疗会使骨化加剧。④局部感染：应用抗感染药物同时早期应用物理治疗，例如，紫外线照射和无热量超短波治疗，可消炎消肿，减少渗出，增加药物吸收，促进炎症消散。⑤压疮：术后应该时常变换体位，定时翻身，在身体空隙处垫枕头、海绵垫，对使用石膏、夹板的患者要注意衬垫是否平整；一旦发生压疮，要及时处理，立即减压，创面清洗换药，再予以紫外线照射消炎杀菌，促进伤口愈合，注意加强营养。

三、常见骨关节创伤疾病的康复治疗

1. 骨折术后康复　上肢骨折包括锁骨骨折、肱骨干骨折、肱骨髁上骨折、尺桡骨干双骨折和桡骨远端骨折,下肢骨折包括髋部骨折、股骨干骨折、髌骨骨折、膝部周围骨折、胫腓骨骨折、踝部骨折和足部骨折。正确适时的骨折术后康复,可促进骨痂生长、骨折早期愈合,减少粘连,防止肌肉萎缩、关节挛缩和功能障碍。其康复目的是缓解疼痛,消除肿胀,维持和扩大关节活动度,增强肌力和肌耐力,改善功能受限状态,下肢骨折可以不受限地负重行走,上肢骨折无手部功能受限[12],促进骨折愈合,预防或减少并发症的发生,提高患者生活质量,回归家庭和社会。骨折后康复干预基本分三个阶段:早期康复、中期康复和后期康复。

(1) 早期康复(外伤炎症期第 0～4 周):康复目标是缓解疼痛和肿胀,促进患肢血液循环,减轻炎症反应,维持一定肌肉收缩和关节活动度,促进骨折愈合,防止肌肉萎缩和关节挛缩。

康复计划:

1) 物理因子疗法:温热疗法如蜡疗和红外线疗法可改善患肢血液循环,促进愈合,松解组织粘连,注意温热疗法只能在伤口无明显渗出之后才开始;超短波疗法可加快骨折断端愈合,注意有金属内固定物是禁用;直流电离子导入疗法也可加快骨折愈合;超声波疗法可消炎消肿,促进骨痂生长;紫外线疗法可消炎杀菌,减少渗出。

A. 穴位激光治疗:Acosta-Olivo C 等[13] 报告在针灸穴位上用激光束照射治疗的桡骨远端骨折患者疼痛减轻 44%,手腕功能状态改善 33%,显示激光束在穴位上的应用结合主动康复训练对于治疗桡骨远端骨折患者的康复有益(II级证据)。

推荐意见:弱推荐使用穴位激光治疗(II级证据,C 级推荐)

B. 压力治疗:Winge R 等[14] 报告压迫疗法对踝关节骨折患者水肿减少有益,并且可能对疼痛和踝关节活动性产生积极影响(I级证据)。

推荐意见:强推荐使用压力治疗(I级证据,A 级推荐)

2) 运动疗法:术后第 1 天抬高患肢,稍高于心脏水平,以减轻肢体肿胀,进行等长收缩练习、骨折部位近端和远端关节活动训练,呼吸训练。

下肢康复体操:Yang 等[15] 报告在术后早期下肢康复体操(分为 6 节,包括平卧放松、双腿按摩、踝泵运动、膝盖按压、直腿下压、膝盖和臀部同时弯曲等)明显提高了老年股骨干骨折患者患肢功能的恢复,并且降低了深静脉血栓和肌肉萎缩的发生率,提高了患者满意度(III级证据)。

推荐意见:弱推荐使用下肢康复体操(III级证据,C 级推荐)

(2) 中期康复(骨痂形成期第 5～12 周):康复目标是防止瘢痕形成及组织粘连,促进骨痂形成,扩大关节活动范围,增强肌力,增加功能活动。

康复计划:

1) 物理因子疗法:基本同外伤炎症期,可同时配合矫形器的应用。

2) 运动疗法:持续被动活动,继续维持和扩大关节活动范围,对粘连组织采取关节松动术和活动范围终末端进行适当牵伸,增强肌力和肌肉耐力,进行抗阻运动;下肢骨折患者应在固定确切情况下,带支具、扶拐开始部分负重活动[12],进行站立训练和重心转移训练。

渐进性阻力运动:Lee SY 等[16] 报告髋部骨折手术后的渐进性阻力运动改善了活动能力、日常生活活动、平衡、下肢力量或力量以及表现任务结果(I级证据)。

推荐意见:强推荐使用渐进性阻力运动(I级证据,A 级推荐)

(3) 后期康复(骨痂成熟期第 12 周以后):康复目标是防止并发症,并最大限度地恢复关节活动度和强化肌力,提高患者日常生活活动能力和工作能力。

康复计划:

1) 物理因子疗法:紫外线照射可以消炎镇痛;蜡疗、红外线、超短波疗法可以改善血液循环,软化瘢痕,松解粘连,改善关节活动范围。

2）运动疗法：下肢骨折患者可以进行渐进性负重练习和平衡功能训练、上下斜坡训练。

平衡训练：Lee SY 等 [17] 报告髋部骨折后的平衡训练改善了整体身体功能，对平衡、步态、下肢力量、表现任务、日常生活活动和与健康相关的生活质量的积极影响是显而易见的（Ⅰ级证据）；Monticone 等 [18] 报告平衡任务特异性训练优于一般运动，以改善髋部骨折后经历内固定的老年患者的身体功能、疼痛、平衡、ADL 和生活质量（Ⅱ级证据）。

推荐意见：强推荐使用平衡训练（Ⅰ级证据，A 级推荐）。

3）作业训练：包括定位和姿势护理、床上移动、床上和床外转移、坐、站、走、穿衣、洗澡、家居环境和家具建议、防止未来跌倒的技巧，这些措施可改善功能恢复以及缩短住院时间。Lee SY 等 [19] 报告作业训练对髋部骨折术后患者日常生活活动、身体功能和跌倒发生的趋势有所改善，但是这些变化并不显着。然而，健康感知和患者情绪显著改善（Ⅰ级证据）。

推荐意见：强推荐使用作业治疗（Ⅰ级证据，A 级推荐）。

4）矫形器以及辅具：Stuby FM 等 [20] 报告桡骨远端骨折患者接受动态矫形器，4 周后掌侧屈曲的 ROM 有显着改善，关于舒适和卫生的满意度，患者对动态矫形器的满意度显着提高（Ⅰ级证据）。

推荐意见：强推荐使用动态矫形器（Ⅰ级证据，A 级推荐）。

5）药物治疗：患者骨折后出现局部疼痛肿胀不适等情况，给予一定的药物治疗有利于进一步康复治疗。髋关节骨折术后前三周预防性给予镇痛药（曲马多、对乙酰氨基酚）可以有效提高患肢的功能；Salari-Moghaddam A 等 [21] 报告使用二甲双胍与骨折风险呈负相关（Ⅱ级证据）；Yang X 等 [22] 报告马和黄瓜多肽注射液能有效促进骨折早期局部内源性生长因子的合成（Ⅰ级证据）。

推荐意见：强推荐使用药物治疗（Ⅰ级证据，A 级推荐）。

6）营养治疗：蛋白质的摄入在骨折后康复中具有重要意义。Mak JC 等 [23] 报告在髋部骨折手术后的老年人中，REVITAHIP 策略（补给髋部骨折中的维生素 D 策略）是一种安全且低成本的方法，可提高维生素 D 水平、减少跌倒和疼痛水平（Ⅰ级证据）；Aquilani R [24] 等报告氨基酸给予（RE）中 6 分钟步行距离（6MWD）的增益高于康复治疗组和康复 + 安慰剂组（RP）（$P = 0.034$；$P = 0.024$）（Ⅳ级证据）；Malafarina V 等 [25] 报告富含 β- 羟基 -β- 甲基丁酸酯（HMB）的饮食可改善肌肉质量，防止肌肉减少症的发生，并且与老年髋部骨折患者的功能改善有关，口服营养补充剂可以帮助预防肌肉减少性肥胖的发作（Ⅱ级证据）；NⅡtsu M 等 [26] 报告术后早期乳清蛋白摄入和康复两周的组合对下肢膝关节伸展强度和髋部骨折患者的 BI（转移，行走和使用厕所）评分有益（Ⅱ级证据）；Ekinci O 等 [27] 报告具有 3g β- 羟基 -β- 甲基丁酸钙（CaHMB）/ 维生素 D/ 蛋白质组合的老年患者的营养导致伤口愈合加速，固定期缩短和肌肉力量增加而不改变体重指数（Ⅱ级证据）。Lei M 等 [28] 报告在具有桡骨远端骨折的老年患者中，益生菌的使用可以大大加速愈合过程（Ⅰ级证据）。

推荐意见：中等推荐使用营养补充（Ⅰ级证据，B 级推荐）。

2. 关节脱位康复　关节脱位包括肩关节脱位、肩锁关节脱位、肘关节脱位、髋关节脱位、踝关节脱位。一旦发生关节脱位，注意不要活动，应该立即复位或固定送往医院。其中最为常见的是肩关节脱位和肩锁关节脱位，肩部脱位复位后康复分两个阶段。

（1）第 1 阶段（第 1~3 周）：康复目标是控制疼痛与肿胀，维持和扩大关节活动度，防止肩部肌肉萎缩和组织粘连。

康复计划：

1）物理因子疗法：无热或微热量超短波治疗，改善局部血液循环，消炎消肿；超声波治疗改善组织营养以及血液循环，减少粘连。

2）运动疗法：第 1 周内三角巾悬吊保护，进行肘、腕、手的屈伸和前臂内外旋功能练习，放松做肩部钟摆样练习，第 5 天以后，在健肢带动下进行活动，开始各方向的主动运动和轻微抗阻运动。

A. 固定：Whelan DB 等 [29] 报告外旋固定在降低原发性前肩关节脱位后的复发率方面并不比内旋固定更有效（Ⅰ级证据）；Liu A 等 [30] 报告与内旋固定相比，外旋固定不能降低原发性前肩关节脱位后的复发率或改善生活质量（Ⅰ级证据）；Heidari K 等 [31] 报告在外展和外旋中固定肩关节是降低原发性肩关节前脱位复发风险的有效方法,在临床实践中应优于传统的内收和内旋固定方法(Ⅱ级证据)。

推荐意见:强推荐使用外旋固定(Ⅰ级证据,A级推荐)。

B. 物理治疗:Kavaja L 等[32] 报告在第一次创伤性肩关节脱位后,有一半的患者通过物理治疗进行了治疗,并没有出现复发性肩关节脱位。如果慢性不稳定发展,可以考虑手术(Ⅰ级证据)。

推荐意见:强推荐使用物理治疗(Ⅰ级证据,A级推荐)。

(2)第2阶段(第4~6周):康复目标是消除组织粘连,强化肌力,提高关节活动度,提高灵活性与协调性,提高日常生活活动能力。

康复计划:

1)物理因子疗法:蜡疗可松解粘连;超声波治疗可加快局部血液循环,使关节周围组织松弛。

2)运动疗法:肩关节各个方向的主动运动和抗阻运动,可利用滑轮、哑铃、肩梯、橡皮带等器械进行训练。

3. 运动创伤康复

(1)肩袖损伤修复的围手术期康复:一般肩袖损伤采取保守治疗,但完全肌腱断裂者采取手术治疗,术后应早期进行系统康复,其康复分为三个阶段。

第一阶段:术后0~6周

康复目标是减轻水肿和炎症反应,缓解疼痛,保护修复部位,维持上臂远端、前臂、手部及颈椎的主被动活动度。

康复计划:

1)物理因子疗法:超短波治疗改善血液循环,消炎镇痛,解除粘连;中频电疗法促进血液循环和镇痛;超声波疗法消炎镇痛,松解粘连,软化瘢痕。

2)运动疗法:第1天肩关节外展位固定,Hatakeyama 等[33] 表明外展固定30°和45°上肩袖的张力较小相比0和15°,进行肘、腕,手的主动运动,2周后可进行钟摆、划圈运动,被动进行肩关节各个方向的活动,外展运动在20°~30°范围内进行[34],注意所有活动应该在无痛范围内以温和舒适的方式进行,可垫高手腕防止长期制动导致的手部肿胀,同时进行冷冻疗法、经皮电神经肌肉刺激治疗[34]等。

早期运动:Houck DA 等[35] 报告早期运动改善了肩袖修复后的ROM,但增加了肩袖复位的风险(Ⅰ级证据);Mazuquin BF 等[36] 报告早期动员可能是有益的,特别是对于中小肩袖撕裂(Ⅰ级证据)。

推荐意见:强推荐使用躯干肌力训练(Ⅰ级证据,A级推荐)。

第二阶段:术后7~12周

康复目标是减轻疼痛和炎症反应,加强肩关节周围肌群、上臂以及前臂肌群肌力训练,扩大肩关节活动范围,其被动运动转为持续被动运动转为辅助主动运动再到轻微抗阻运动,提高日常生活活动能力。

康复计划:

1)物理因子疗法:蜡疗及红外线治疗松解软组织粘连;运动治疗结束后可予以冷疗,缓解局部肿胀疼痛。

2)运动疗法:各个方向主动活动,海豚姿势有助于伸展肩部。仰卧位时,患者利用小的、受控的运动在空中绘制圆圈或字母表[37]。早期进行滑轮练习、手杖辅助练习,做一些日常生活活动如抹桌子、扫地等,当患者能将肩关节无痛抬高至130°时,可进行滑墙或爬墙练习再到弹力带练习[33],使用拇指向上的"满罐"姿势进行辅助性主动小负荷抗阻上举锻炼[38]。

A. 运动锻炼:Heron SR 等[39] 报告开链练习(OC)、闭链练习(CC)和最小负载范围的运动练习(ROM)三者似乎都能有效地改善肩袖肌腱病变患者的疼痛和残疾的短期变化(Ⅱ级证据)。

推荐意见:弱推荐使用运动练习(Ⅱ级证据,C级推荐)。

B. KTKinesio-taping(KT):Kinesio-taping(KT)代表可能的康复治疗。Miccinilli S 等[40] 报告 KT 应用与常规康复治疗相结合可以促进患有肩袖肌腱病变(RoCT)的患者康复治疗期间立即减轻疼痛,与常规康复治疗相结合可以增加功能恢复,与常规康复治疗相结合可以提高力量恢复(Ⅳ级证据)。

推荐意见:弱推荐使用KT(Ⅳ级证据,C级推荐)。

第三阶段：术后 12 周之后

康复目标是恢复肩关节全范围活动度，肩关节可完全进行抗阻运动，肌力基本恢复正常。

康复计划：

1) 物理因子疗法：蜡疗、红外线以及短波治疗促进血液循环，改善关节活动范围。

A. 电针（EA）和 Mulligan 动员的联合治疗：Wang Y 等 [41] 报告电针（EA）和 Mulligan 动员的联合治疗减轻了肩袖损伤患者的肩袖关节疼痛，优于 EA 或 Mulligan 动员的简单应用（Ⅲ级证据）。

推荐意见：弱推荐使用电针联合 Mulligan 动员（Ⅲ级证据，C 级推荐）。

B. 脉冲 Nd: YAG 激光：Elsodany AM 等 [42] 报告脉冲 Nd: YAG 激光结合运动程序似乎比带有运动的假激光更有效地治疗肩袖肌腱病变患者（Ⅱ级证据）。

推荐意见：弱推荐使用脉冲 Nd: YAG 激光（Ⅱ级证据，C 级推荐）。

C. 电磁转导疗法（electromagnetic transduction therapy，EMTT）：Klüter T 等 [43] 报告在患有 RC 肌腱病变的患者中，与使用假 EMTT 的体外冲击波治疗（extracorporeal shock wave therapy，ESWT）相比，电磁转导疗法结合体外冲击波疗法显着改善疼痛和功能（Ⅱ级证据）。

推荐意见：弱推荐使用电磁转导疗法（EMTT）（Ⅱ级证据，C 级推荐）。

D. 体外冲击波治疗（ESWT）：Li W 等 [44] 报告 ESWT 对于治疗 CRCT 患者是有效且安全的（Ⅱ级证据）。

推荐意见：弱推荐使用体外冲击波治疗（ESWT）（Ⅱ级证据，C 级推荐）。

E. 经皮神经电刺激（transcuataneous electrical nerve stimulation，TENS）：Mahure SA 等 [45] 报告与安慰剂 TENS 相比，活性 TENS 可以导致显著降低疼痛和在关节镜下肩袖修复术立即手术后期间减少阿片样物质使用，这表明 TENS 可以管理术后潜在的疼痛（Ⅱ级证据）。

推荐意见：弱推荐使用经皮神经电刺激（Ⅱ级证据，C 级推荐）。

2) 运动疗法：利用器械进行力量训练例如哑铃等，做划船或游泳动作 [46]，进行肩关节活动范围终末端的牵拉训练。

3) 富血小板血浆（platelet-rich plasma，PRP）注射：Hurley ET 等 [47] 报告在短期内，富血小板血浆（PRP）注射治疗慢性肩袖疾病可能没有益处。当与运动疗法直接比较时，PRP 不会产生优异的功能结果、疼痛评分或运动范围（Ⅰ级证据）；自体富血小板血浆在纤维蛋白基质（PRPFM）中的应用改善了进行关节镜肩袖修复的患者的肌腱愈合。Walsh MR 等 [48] 报告根据 WORC 指数、单肩测试和肩部强度指数，PRPFM 无法用于肩袖修复（Ⅱ级证据）。

推荐意见：中等强度推荐使用 PRP 注射（Ⅱ级证据，B 级推荐）。

4) 超声引导下多聚脱氧核糖核酸治疗：使用聚脱氧核糖核苷酸（PDRN）进行的前列腺素治疗是一种非活性的再生注射，它可能是一种可行的治疗选择，它由刺激组织修复的活性脱氧核糖核苷酸聚合物组成。Ryu K 等 [49] 报告 PDRN 增殖疗法可以改善特定患者亚组的疼痛性肩袖肌腱病的保守治疗（Ⅲ级证据）。

推荐意见：弱推荐使用 PDRN（Ⅲ级证据，C 级推荐）。

（2）前交叉韧带重建术后康复和半月板修复术后康复：膝关节前交叉韧带损伤和半月板损伤都是常见的运动损伤之一，治疗不当会影响日常生活和运动，因此应该尽快进行手术治疗或者保守治疗，术后需早期进行康复锻炼，重建韧带和半月板功能，其康复分为四个阶段。

第一阶段：术后 0～1 周

康复目标是消除水肿，缓解疼痛，维持关节活动度，防止肌肉萎缩。

康复计划：

1) 物理因子疗法：冷疗消炎消肿，缓解疼痛；超声波治疗促进血液循环，消炎消肿，松解粘连，有利于早期恢复活动；紫外线治疗减轻损伤部位炎症反应；神经肌肉电刺激疗法促进肌肉收缩，防止肌肉萎缩以及恢复关节活动度；气压治疗促进淋巴回流，消除水肿。

2) 运动疗法：主动屈曲练习和伸直练习，但这一时期的重点仍然为伸直练习 [50]，术后应立刻进行伸直练习[51]，可于仰卧位下在足跟后垫毛巾卷，进行下压练习。第 1 天开始踝泵运动，股四头肌和腘绳肌的等长收缩练习；第 2 天开始各方向抬腿练习，在无痛范围内进行关节活动度练习、负重及平衡训练。

第二阶段：术后 2～4 周

康复目标是扩大膝关节活动范围，强化股四头肌及腘绳肌肌力，改善膝关节稳定性，纠正异常步态。

康复计划：

1）物理因子疗法：基本同前一阶段，同时必要时可佩戴矫形器和护膝。

2）运动疗法：重心逐渐转移到屈曲角度上，第 2 周末被动屈曲达 90°，开始俯卧位屈膝练习逐渐到立位勾腿练习，开链运动和闭链运动训练可用于恢复股四头肌力量[52]，末期进行靠墙静蹲练习、单腿平衡练习、动态平衡练习，被动屈曲可达 120°。

第三阶段：术后 5 周～3 个月

康复目标是恢复关节活动度，加强肌力训练，改善平衡，恢复日常生活活动能力。

康复计划：

1）物理因子疗法：蜡疗改善血液循环，松解粘连，扩大关节活动度；超声波疗法软化瘢痕组织，消除软组织粘连；低频脉冲电疗法缓解疼痛。

2）运动疗法：开始功率自行车练习、跪坐练习、蹲起训练和上下台阶训练，可利用弹力带或皮筋加强股四头肌和腘绳肌肌力练习，进行重心转移平衡训练。

A．功能性运动训练（FMS）：Chao WC 等[53] 报告在前交叉韧带重建术（ACLR）后对患者应用基于 FMS 的功能锻炼导致膝关节功能和运动显着改善（Ⅱ级证据）。

推荐意见：中等推荐使用功能性运动训练（Ⅱ级证据，B 级推荐）。

B．核心力量训练：Wu B 等[54] 报告核心力量训练可以改善前交叉韧带重建术（ACLR）患者的动态平衡（Ⅱ级证据）。

推荐意见：弱推荐使用核心力量训练（Ⅱ级证据，C 级推荐）。

第四阶段：术后 3 个月之后

康复目标是强化肌力，恢复各项体育活动。

康复计划：

1）物理因子疗法：磁热疗法消炎镇痛，促进血液循环。

2）运动疗法：开始膝环绕练习、跳上跳下练习、侧向跨跳练习以及适当游泳和慢跑。

3）PRP 注射：Chen X 等[55] 报告富血小板血浆 PRP 可以减轻与外上髁炎和肩袖损伤相关的疼痛（Ⅰ级证据）。

推荐意见：强推荐使用 PRP 注射（Ⅰ级证据，A 级推荐）。

（3）跟腱断裂缝合术后康复：跟腱断裂缝合术后早期康复，可使患者尽快恢复体力活动水平，其康复分为五个阶段[56]。

第一阶段：术后 0～2 周

康复目标是减轻疼痛及肿胀、早期肌力练习、早期关节活动度练习，避免粘连及肌肉萎缩。

康复计划：

1）物理因子疗法：冷疗缓解疼痛，促进水肿吸收；早期超声波治疗软化瘢痕，消炎消肿，促进水肿吸收，促进伤口愈合；中频电疗法防止肌肉萎缩；超短波及微波治疗促进愈合。

2）运动疗法：尽早开始活动足趾，抬高患肢以防止肿胀；术后第 1 天开始小腿三头肌等长收缩练习和各方向抬腿练习，同时进行冷冻疗法。

第二阶段：术后 2～5 周

康复目标是减轻疼痛，扩大关节活动范围，改善肌力。

康复计划：

1）物理因子疗法：冷冻疗法减轻疼痛；超声波治疗消炎消肿，软化瘢痕，防止局部纤维组织粘连和挛缩；中频电疗法促进肌肉收缩，防止肌肉萎缩。

2）运动疗法：开始膝关节和踝关节屈伸活动，逐渐增大活动度，进行静蹲练习、抗阻勾脚练习。

第三阶段：术后 5～8 周

康复目标是增强肌力和肌肉耐力，增加功能活动，提高日常生活活动能力。

康复计划：

1）物理因子疗法：磁热疗法及蜡疗加快血液循环，促进炎症消除，促进愈合，解痉镇痛；神经肌肉电刺激疗法促进肌肉收缩，加强肌力训练；微波疗法消炎消肿，促进愈合。

2）开始扶双拐下地行走及重心转移练习。

第四阶段：术后 8～12 周

康复目标是强化本体感觉，恢复正常步态，恢复足够的肌腱长度和肌肉力量[56]。

康复计划：

1）物理因子疗法：基本同前一阶段。

2）运动疗法：开始踝关节抗阻内外翻及单腿蹲起站立练习，扶拐练习走路由单拐再到去拐，各方向跨步练习、上下楼梯训练。

第五阶段：术后 3 个月以后

康复目标是强化肌肉耐力，恢复一般体育活动。

康复计划：

1）物理因子疗法：基本同前一阶段。

2）运动疗法：开始进行慢跑训练，再进行跳跃训练，注意训练强度不宜过大，防止摔倒。

牵头执笔专家：张长杰

参与编写专家（按姓氏笔画排序）：

马　超　王雪强　叶超群　白定群　刘佩军　许　卓　孙银娣　李雪萍　杨　霖　杨长远　宋振华
张　杨　张长杰　周　云　郑遵成　姜　丽　倪国新　蔡　斌　樊振勇

参考文献

[1] 许莹莹，王莹，陈秀云，等. 肩关节复发性前脱位患者的护理及康复研究 [J]. 当代护士（上旬刊），2017，（4）：62-63.

[2] 傅仰攀，黄长明，尹宗生. 全肩关节镜与关节镜辅助治疗肩袖损伤的比较 [J]. 中国矫形外科杂志，2016，24（20）：1839-1843.

[3] 罗荣，李潇瑜. 关节镜下肩袖修补术患者的护理与康复 [J]. 中国医药指南，2013，11（4）：638-639.

[4] 汤丽杰. 关节镜下治疗肩袖损伤围术期的护理 [J]. 疾病监测与控制，2016，10（2）：168-169.

[5] 中国健康促进基金会骨病专项基金骨科康复专家委员会. 骨科康复中国专家共识 [J]. 中华医学杂志，2018，98（3）：164-170.

[6] IKPEZE TC，SMITH HC，LEE DJ，et al. Distal Radius Fracture Outcomes and Rehabilitation[J]. Geriatr Orthop Surg Rehabil，2016，7（4）：202-205.

[7] ALSHEWAIERl S，YEOWELL G，FATOYE F. The effectiveness of preoperative exercise physiotherapy rehabilitation on the outcomes of treatment following anterior crueiate ligament injury：A systematic review[J]. Clin Rehabil，2017，31（1）：34-44.

[8] TOSUN B，ASLAN O and TUNAY S. Preoperative position splint versus skin traction in patients with hip fracture：An experimental study[J]. Int J Orthop Trauma Nurs，2018，28：8-15.

[9] LEEGWATER NC，BLOEMERS FW，DE KORTE N，et al. Postoperative continuous-flow cryocompression therapy in the acute recovery phase of hip fracture surgery-A randomized controlled clinical trial[J]. Injury，2017，48（12）：2754-2761.

[10] 闵红巍，刘克敏，刘松怀，等. 综合康复治疗创伤后多关节僵硬 [J]. 中华物理医学与康复杂志，2016，38（6）：462-464.

[11] SHI TT，MIN M，ZHANG Y，et al. Depression and risk of hip fracture：a systematic review and meta-analysis of cohort studies[J]. Osteoporos Int，2019.

[12] 元香南，周凤华. 骨折的康复治疗 [J]. 中国实用乡村医生杂志，2016，23（11）：5-6.

[13] ACOSTA-OLIVO C，SILLER-ADAME A，TAMEZ-MATA Y，et al. Laser Treatment on Acupuncture Points Improves Pain and Wrist Functionality in Patients Undergoing Rehabilitation Therapy after Wrist Bone Fracture. A Randomized，Controlled，Blinded Study[J]. Acupunct Electrother Res，2017，42（1）：11-25.

[14] WINGE R，BAYER L，Gottlieb H，et al. Compression therapy after ankle fracture surgery：a systematic review[J]. Eur J Trauma Emerg Surg，2017，43（4）：451-459.

[15] YANG SD，NING SH，ZHANG LH，et al. The effect of lower limb rehabilitation gymnastics on postoperative rehabilitation in elderly patients with femoral shaft fracture：A retrospective case-control study[J]. Medicine（Baltimore），2016，95（33）：4548.

[16] LEE SY，YOON BH，BEOM J，et al. Effect of Lower-Limb Progressive Resistance Exercise After Hip Fracture Surgery：A Systematic Review and Meta-Analysis of Randomized Controlled Studies[J]. J Am Med Dir Assoc，2017，18（12）：19-26.

[17] LEE SY，JUNG SH，LEE SU，et al. Effect of Balance Training After Hip Fracture Surgery：A Systematic Review and Meta-analysis of Randomized Controlled Studies[J]. J Gerontol A Biol Sci Med Sci，2018.

[18] MONTICONE M，AMBROSINI E，BRUNATI R，et al. How balance task-specific training contributes to improving physical function in older subjects undergoing rehabilitation following hip fracture：a randomized controlled trial[J]. Clin Rehabil，2018，32：340-351.

[19] LEE SY，JUNG SH，LEE SU，et al. Is Occupational Therapy After Hip Fracture Surgery Effective in Improving Function?：A Systematic Review and Meta-Analysis of Randomized Controlled Studies[J]. Am J Phys Med Rehabil，2019，98（4）：292-298.

[20] STUBY FM，DOBELE S，SCHAFFER SD，et al. Early functional postoperative therapy of distal radius fracture with a dynamic orthosis：results of a prospective randomized cross-over comparative study[J]. PLoS One，2015，10（3）：0117720.

[21] SALARI-MOGHADDAM A，SADEGHI O，KESHTELI AH，et al. Metformin use and risk of fracture：a systematic review and meta-analysis of observational studies[J]. Osteoporos Int，2019.

[22] YANG X，Niu K，Zhang X，et al. The effectiveness and safety of cervus and cucumis polypeptide injection in promoting fracture healing after bone fracture surgeries：Protocol for a systematic review and meta-analysis[J]. Medicine（Baltimore），2019，98（7）：14571.

[23] MAK JC，MASON RS，KLEIN L，et al. An initial loading-dose vitamin D versus placebo after hip fracture surgery：randomized trial[J]. BMC Musculoskelet Disord，2016，17：336.

[24] AQUILANI R，ZUCCARELLI GINETTO C，RUTILI C，et al. Supplemented amino acids may enhance the walking recovery of elderly subjects after hip fracture surgery[J]. Aging Clin Exp Res，2019，31（1）：157-160.

[25] MALAFARINA V，URIZ-OTANO F，MALAFARINA C，et al. Effectiveness of nutritional supplementation on sarcopenia and recovery in hip fracture patients[J]. A multi-centre randomized trial. Maturitas，2017，101：42-50.

[26] NⅡTSU M，ICHINOSE D，HIROOKA T，et al. Effects of combination of whey protein intake and rehabilitation on muscle strength and daily movements in patients with hip fracture in the early postoperative period[J]. ClinNutr，2016，35（4）：943-949.

[27] EKINCI O，YANLK S，TERZIOGLU BEBITOGLU B，et al. Effect of Calcium beta-Hydroxy-beta-Methylbutyrate（CaHMB），Vitamin D，and Protein Supplementation on Postoperative Immobilization in Malnourished Older Adult Patients With Hip Fracture：A Randomized Controlled Study[J]. NutrClin Pract，2016，31（6）：829-835.

[28] LEI M，HUA LM and WANG DW. The effect of probiotic treatment on elderly patients with distal radius fracture：a prospective double-blind，placebo-controlled randomised clinical trial[J]. Benef Microbes，2016，7（5）：631-637.

[29] WHELAN DB，KLETKE SN，SCHEMITSCH G，et al. Immobilization in External Rotation Versus Internal Rotation After Primary Anterior Shoulder Dislocation：A Meta-analysis of Randomized Controlled Trials[J]. Am J Sports Med，2016，44（2）：521-532.

[30] LIU A，XUE X，CHEN Y，et al. The external rotation immobilisation does not reduce recurrence rates or improve quality of life after primary anterior shoulder dislocation：a systematic review and meta-analysis[J]. Injury，2014，45（12）：1842-1847.

[31] HEIDARI K，ASADOLLAHI S，VAFAEE R，et al. Immobilization in external rotation combined with abduction reduces the risk of recurrence after primary anterior shoulder dislocation[J]. J Shoulder Elbow Surg，2014，23（6）：759-766.

[32] KAVAJA L，LAHDEOJA T，Malmivaara A，et al. Treatment after traumatic shoulder dislocation：a systematic review with a network meta-analysis[J]. Br J Sports Med，2018，52（23）：1498-1506.

[33] HATAKEYAMA Y，ITOI E，PRADHAN RL，et al. Effect of arm elevation and rotation on the strain in the repaired rotator cuff tendon. A cadavenic study[J]. Am J Sports Med，2001，29（1）：780-794.

[34] THIGPEN CA，SHAFFER MA，GAUNT BW，et al. The American Society of Shoulder and Elbow Therapists' consensus statement on rehabilitation following arthroscopic rotator cuff repair[J]. J Shoulder Elbow Surg，2016，25（4）：521-535.

[35] HOUCK DA，KRAEUTLER MJ，SCHUETTE HB，et al. Early Versus Delayed Motion After Rotator Cuff Repair：A Systematic Review of Overlapping Meta-analyses[J]. Am J Sports Med，2017，45（12）：2911-2915.

[36] MAZUQUIN BF，WRIGHT AC，RUSSELL S，et al. Effectiveness of early compared with conservative rehabilitation for patients having rotator cuff repair surgery：an overview of systematic reviews[J]. Br J Sports Med，2018，52（2）：111-121.

[37] NIKOLAIDOU O，MIGKOU S and KARAMPALIS C. Rehabilitation after Rotator Cuff Repair[J]. Open Orthop J，2017，11：154-162.

[38] 张一翀，陈建海. 美国肩肘外科治疗师协会：关于肩关节镜下肩袖修复术后康复的共识声明（续）[J]. 中华肩肘外科电子杂志，2018，6（2）：139-150.

[39] HERON SR，WOBY SR and THOMPSON DP. Comparison of three types of exercise in the treatment of rotator cuff tendinopathy/shoulder impingement syndrome：A randomized controlled trial[J]. Physiotherapy，2017，103（2）：167-173.

[40] MICCINILLI S，BRAVI M，MORRONE M，et al. A Triple Application of Kinesio Taping Supports Rehabilitation Program for Rotator Cuff Tendinopathy：a Randomized Controlled Trial[J]. Ortop Traumatol Rehabil，2018，20（6）：499-505.

[41] WANG Y，WANG C，CHEN H，et al. Shoulder joint pain of rotator cuff injury treated with electroacupuncture and Mulligan's mobilization：a randomized controlled trial[J]. Zhongguo Zhen Jiu，2018，38（1）：17-21.

[42] ELSODANY AM，ALAYAT MSM1，ALI MME，et al. Long-Term Effect of Pulsed Nd：YAG Laser in the Treatment of Patients with Rotator Cuff Tendinopathy：A Randomized Controlled Trial[J]. Photomed Laser Surg，2018，36（9）：506-513.

[43] KLUTER T，KRATH A，Stukenberg M，et al. Electromagnetic transduction therapy and shockwave therapy in 86 patients with rotator cuff tendinopathy：A prospective randomized controlled trial[J]. Electromagn Biol Med，2018，37（4）：175-183.

[44] LI W，ZHANG SX，YANG Q，et al. Effect of extracorporeal shock-wave therapy for treating patients with chronic rotator cuff tendonitis[J]. Medicine（Baltimore），2017，96（35）：7940.

[45] MAHURE SA，ROKITO AS and KWON YW. Transcutaneous electrical nerve stimulation for postoperative pain relief after arthroscopic rotator cuff repair：a prospective double-blinded randomized trial[J]. J Shoulder Elbow Surg，2017，26（9）：1508-1513.

[46] 张玮曾，王辉，刘晓梅，等. 肩袖损伤关节镜修补术后康复治疗的效果研究 [J]. 世界最新医学信息文摘（电子版），2014，（13）：84-85.

[47] HURLEY ET，HANNON CP，PAUZENBERGER L，et al. Nonoperative Treatment of Rotator Cuff Disease With Platelet-Rich Plasma：A Systematic Review of Randomized Controlled Trials[J]. Arthroscopy，2019，35（5）：1584-1591.

[48] WALSH MR，NELSON BJ，BRAMAN JP，et al. Platelet-rich plasma in fibrin matrix to augment rotator cuff repair：a prospective，single-blinded，randomized study with 2-year follow-up[J]. J Shoulder Elbow Surg，2018，27（9），1553-1563.

[49] RYU K，KO D，LIM G，et al. Ultrasound-Guided Prolotherapy with Polydeoxyribonucleotide for Painful Rotator Cuff Tendinopathy[J]. Pain Res Manag，2018，2018：5.

[50] 秦爽，钱菁华. 前交叉韧带损伤康复的研究进展 [J]. 中国运动医学杂志，2017，36（9）：834-839.

[51] KOH E，OE K，TAKEMURA S，et al. Anterior Cruciate Ligament Reconstruction Using a Bone-Patellar Tendon—Bone Autograft to Avoid Harvest—Site Morbidity in Knee Arthroscopy[J]. Aahrosc Tech，2015，4（2）：179-184.

[52] VAN MELICK N，VAN CINGEL RE，BROOIJMANS F，et al. Evidence-based clinical practice update：practice guidelines for anterior cruciate ligament rehabilitation based on a systematic review and multidisciplinary consensus[J]. Br J Sports Med，2016，50（24）：1506-1515.

[53] CHAO WC，SHIH JC，CHEN KC，et al. The Effect of Functional Movement Training After Anterior Cruciate Ligament Reconstruction：A Randomized Controlled Trial[J]. J Sport Rehabil，2018，27（6）：541-545.

[54] WU B，ZHENG S，CAI ZH，et al. Case-control study on the effect of core strength training on the function of anterior cruciate ligament reconstruction[J]. Zhongguo Gu Shang，2017，30（8）：716-720.

[55] CHEN X，JONES IA，PARK C，et al. The Efficacy of Platelet-Rich Plasma on Tendon and Ligament Healing：A Systematic Review and Meta-analysis With Bias Assessment[J]. Am J Sports Med，2018，46（8）：2020-2032.

[56] RYU CH，LEE HS，SEO SG，et al. Results of tenorrhaphy with early rehabilitation for acute tear of Achilles tendon[J]. J Orthop Surg（Hong Kong），2018，26（3）：1-7.

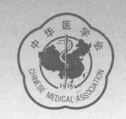

第8章

中国青少年特发性脊柱侧凸筛查专家共识

一、概述

脊柱侧凸是指脊柱的一个或数个节段向侧方弯曲,或伴有椎体旋转的脊柱畸形[1]。脊柱侧凸研究协会(scoliosis research society,SRS)提出,应用 Cobb 法测量站立位下全脊柱正位 X 线片的脊柱侧方弯曲,如 Cobb 角大于等于 10°并且伴有椎体旋转,即可诊断为脊柱侧凸[2]。最常见的脊柱侧凸类型是青少年特发性脊柱侧凸(adolescent idiopathic scoliosis,AIS),占脊柱侧凸的 80%。它是指发生在 10~18 岁青少年中的不明原因的脊柱侧向弯曲。国际上 AIS 患病率约为 2%~3%[3],而在我国脊柱侧凸患病率从 0.11%~5.2%[4-8],这种差异多是因为纳入筛查对象的年龄和地区不同,此外,还与选用的筛查方法、诊断标准不同有关。2015 年有荟萃分析显示我国中小学生脊柱侧凸的患病率为 1.02%[9]。

AIS 起病隐匿,在青少年生长发育的任何时间点都可能进展[3],尤其是在青春期初始阶段。Cobb 角大于 30°的脊柱侧凸患者在成年后仍存在进展风险[10]。此外,AIS 患者常伴有背痛、肺活量下降、对自身外观的满意度更小、生活质量下降等问题,严重影响青少年的身心健康[11-14]。目前 AIS 的治疗主要有保守治疗和手术治疗两大手段,Cobb 角超过 50°可进行手术治疗[3]。保守治疗有支具、运动疗法、手法等,其中支具是目前最有效的保守治疗方法,可以有效地降低手术率[15],而运动疗法在控制脊柱侧凸进展方面也初步得到验证[16-18]。因此,在青少年中开展脊柱侧凸的早期筛查,有利于早期发现 AIS 患者,帮助阻止或减缓其进展,降低手术率[19]。

目前世界各地脊柱侧凸筛查工作的开展差别很大,日本法律规定对脊柱侧凸开展学校筛查[20];美国约有一半的州强制法案规定学校进行脊柱侧凸的筛查[20]。在我国,脊柱侧凸的筛查研究现状不均衡,香港地区 20 世纪 90 年代就将脊柱侧凸筛查列为常规卫生服务项目[21],内陆地区的筛查多集中在中心城市,边远地区的筛查开展较少,且不同地区关于筛查的方法、筛查人群的选择等方面也存在较大差异。2015 年我国发布了《儿童少年脊柱弯曲异常的初筛》的国家标准,其内列举了脊柱侧凸筛查的检查方法和分级标准[22],但对脊柱侧凸的具体筛查人群、流程和转诊标准等均未予规定,不利于筛查试验的具体实施。因此,本共识课题组在全面检索、遴选、综合国内外脊柱侧凸筛查已发表的研究文献的基础上,结合共识组专家的临床经验和我国国情,完成本共识制定工作,以期为医务人员和保健人员进行脊柱侧凸的筛查提供参考。

二、筛查的形式和对象

筛查形式分为群体性筛查和机会性筛查,群体性筛查为针对无症状人群的筛查,通常由卫生部门发起;机会性筛查是针对个体的早期筛查,通常由个体本身和(或)其主治医师发起。早期脊柱侧凸常无任何症状,适合进行群体性筛查。脊柱侧凸筛查项目的形式主要有学校筛查、家庭自查和社区筛查等,其中学校筛查是目前较为普遍的筛查形式。

选择合适的筛查对象有利于减少筛查的成本,使筛查的成本 - 效益最大化。国际上,2013 年 SRS 专家组普遍认为筛查应在女性月经初潮前两年进行[23],因为此时是青春发育的高峰期,也是脊柱侧凸进展的高危期。但因不同国家、不同地区女性月经初潮的年龄不一致，因此难以对筛查年龄进行具体限定。SRS专家共识推荐：女性10岁、12岁时各筛查一次，男性则在13岁或14岁时筛查一次[24]。

目前我国筛查研究的对象涉及6～18岁的人群[6, 7, 25-28]。然而10岁以下儿童脊柱侧凸的患病率很低[27, 28]，在此年龄段人群中开展脊柱侧凸筛查获益较小。此外，2017年最新抽样调查显示，我国女孩月经初潮年龄平均为12.7岁[29]。初潮后一年生长发育趋于稳定，脊柱侧凸进展风险较小。而男孩生长发育稍晚于女孩，且患病率小于女孩。因此，有必要将筛查范围聚焦于10～14岁的高风险人群。

综上，建议以学校筛查的形式，对10～14岁的青少年进行筛查，在有条件的地区，可以在6～18岁的人群中进行早期筛查，以便尽早地发现早发性脊柱侧凸。

三、筛查方法

国内外筛查多为三检法，一检为目测法[6, 7, 30]；二检常为前屈试验（forward bending test，FBT）[6, 7]、脊柱侧凸测量仪（Scoliometer）[7, 25]、云纹图像法（Moiré topography，MT）[21, 31]等方法的单独或联合使用；三检为X线片。具体的筛查方法见下文。

（一）目测法

国内外目测法的观察条目内容虽略有差异[2, 8, 22]，但总体上推荐按以下条目内容进行筛查，具体操作如下：被检者充分暴露背部，立正站直，挺胸抬头，双眼目视前方，两臂自然下垂，双膝伸直，背部对着检查者，观察5个项目：

1. 两肩是否等高。
2. 肩胛骨是否对称。
3. 腰线是否对称。
4. 背部是否有弧线。
5. 躯干是否偏移。

五项中任意一项阳性均提示目测法阳性。

（二）前屈试验

被检者立正站直，直膝并足，双臂伸直对掌，缓慢向前弯腰至90°左右，双手对掌置于双膝间（保持躯干居中）。检查者目光随被检者弯腰，从胸部至腰部，观察脊柱两侧是否高低不平，有无单侧肋骨隆凸或单侧腰部肌肉隆起。背部任何部位不对称均提示前屈试验阳性。

（三）脊柱侧凸测量仪

在前屈试验中，于背部畸形最明显处，将脊柱侧凸测量仪零点对准棘突垂直放置，记录躯干旋转度（angle of trunk rotation，ATR）和部位（胸部、腰部或胸腰部）。当ATR超过5°时，可以涵盖大部分Cobb角大于10°的人群[32]。因此，建议以5°作为临界值，即当ATR大于或等于5°时，便可认为脊柱侧凸测量仪检查结果阳性。

前屈试验联合脊柱侧凸测量仪检查用于脊柱侧凸筛查时，敏感性为71.1%，特异性97.1%，阳性预测值29.3%[33]。其他类似研究报道此法的阳性预测值从36.7%～54.1%[30, 34, 35]，达到了筛查试验标准[36]。

综上，建议筛查试验为目测法、前屈试验和脊柱侧凸测量仪三个方法的联合使用。

（四）X线检查

站立位脊柱全长正位像，测量脊柱侧凸角度（Cobb角），为诊断脊柱侧凸的基本方法。

四、转诊标准

建议将目测法阳性，前屈试验阳性且ATR大于或等于5°作为转诊标准，达到该标准的被检者就近转诊到具备脊柱侧凸诊断和治疗资质的医院行进一步的检查和处理，未达到该转诊标准的被检者定期随访。

五、随访

对于 ATR 小于 5°，但骨骼尚未发育成熟的人群，因其仍存在发展为脊柱侧凸的可能[37]，仍需要每半年或一年进行一次随访。国际脊柱侧凸矫形与康复治疗协会（International Scientific Society on Scoliosis Orthopaedic and Rehabilitation Treatment，SOSORT）建议，对筛查中出现 ATR 增加的人群，需要进行影像学检查[38]。因此，建议对于 ATR 小于 5°的人群，可以每年监测一次，若发现 ATR 大于等于 5°，即进行转诊；对于目测法和前屈试验阴性的人群，可以每 2 年监测一次，若发现 ATR 大于或等于 5°，即进行转诊。按照此标准，一直监测到 14 岁，有条件的可以监测到 18 岁。

六、筛查流程的确定

结合上述背景，参照其他脊柱侧凸筛查标准[8，22]，我们制定了如下的青少年脊柱侧凸筛查流程，见图 8-1。

（一）筛查前的准备

1. 筛查前三天告知学校内 10～14 岁学生及其家长筛查的重要性及筛查的过程，征得家长的同意，筛查前一天再次告知筛查的具体时间和家长所需准备内容。

2. 建议被检者穿运动服，男生建议穿 T 恤；女生建议穿背心。

3. 筛查需在单独的房间进行，房间内光线充足，地板平整，筛查时注意对被检者隐私的保护，每次筛查时都应有 2 名检查者同时在场。

4. 检查者须经过专业培训并取得证书，具体培训方法见附件 1。

（二）筛查过程

被检者充分暴露背部（男生脱下 T 恤，露出背部；女生可将背心卷至颈部，悬挂在颈前），筛查具体按目测法、前屈试验、脊柱侧凸测量仪顺序进行，如有阳性发现则继续下一筛查项目，如无阳性发现则终止筛查试验（图 8-1）。

有阳性发现的人群，嘱患者做脊柱的前屈、背伸、左右侧弯及旋转活动后再次进行筛查，如仍存在异常，则确定为筛查试验阳性。

（三）数据记录

将检查过程中采集的数据记录于数据记录表上，记录表见附件 2。

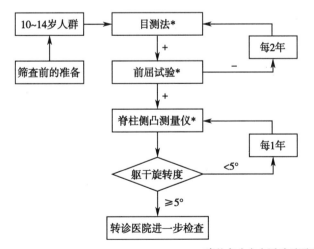

*脊柱各个方向活动后再重复一次

图 8-1　脊柱侧凸筛查流程图

（四）转诊

由检查者填写《脊柱侧凸筛查转诊单》见附件3，并交给家长。同时由检查者电话告知家长筛查的结果及早期干预的意义，并建议筛查出的可能患有脊柱侧凸的孩子家长及时带孩子到医院就诊，行进一步X线检查。

转诊标准：目测法阳性＋前屈试验阳性＋ATR≥5°

（五）随访

1. ATR＜5°的人群，每年监测一次，若发现ATR≥5°，即进行转诊。

2. 目测法和前屈试验阴性的人群，可以每2年监测一次，若发现ATR≥5°，即进行转诊。

3. 若未达到转诊标准，按照上述标准，继续监测直到14岁，有条件的可以监测到18岁。

附件1

筛查人员培训

一、培训人员资质

筛查人员的培训由从事脊柱侧凸筛查、诊断和治疗工作三年以上的医师或者治疗师进行。

二、筛查人员资质

筛查人员需具备一定的医学背景或运动学背景。

三、培训时长

培训时间为四小时。

四、培训具体内容

1. 体表骨性标志（肩峰、肩胛上角、肩胛下角、棘突）的识别。

2. 脊柱侧凸患病率、好发人群、对身心健康的危害及诊断治疗现状。

3. 脊柱侧凸筛查的意义、方法、转诊标准、记录、报告和随访流程。

4. 筛查过程中如何保护被检查者的隐私、消除其紧张焦虑及与被检者沟通交流。

5. 由培训人员指导实习，确保筛查人员可独立准确的进行筛查。

五、结业标准

筛查人员完成培训，并熟练掌握培训内容后，为合格的人员发放证书。

附件 2

记录表

姓名：_____　　性别：_____　　出生日期：_____　　筛查日期：_____

身高：_____cm　　体重：_____kg　　月经初潮：_____

一、筛查试验

目测法（结果：阴性　阳性）		
两肩是否等高	□是	□否
肩胛骨是否对称	□是	□否
腰线是否对称	□是	□否
背部是否有弧线	□是	□否
躯干是否偏移	□是	□否

前屈试验（结果：阴性　阳性）			
肋骨隆凸	□左高	□右高	□等高
腰部肌肉隆起	□左高	□右高	□等高

躯干旋转度（结果：阴性　阳性）			
胸部躯干旋转度	□左高	□右高	_____度
胸腰部躯干旋转度	□左高	□右高	_____度
腰部躯干旋转度	□左高	□右高	_____度

二、转诊（转诊标准：目测法阳性 + 前屈试验阳性 + 脊柱侧凸测量仪测得 ATR≥5°）

是否符合转诊标准：　　□是　　　□否

三、随访（目测法和 FBT 试验阴性的人群，每 2 年监测一次；对于目测法和 FBT 试验阳性，但 ATR＜5°的人群，每年监测一次）

□每 2 年随访一次　　□每 1 年随访一次

备注：

附件 3

脊柱侧凸筛查转诊单

姓名_____　　性别_____　　出生日期_____　　年龄_____

联系电话_____　　筛查日期_____

一、筛查结果（☑代表存在异常　□代表无异常）

1. 目测法　　□两肩不等高　　□肩胛骨不对称　　□腰线不对称　　□背部有弧线　　□躯干偏移

2. 弯腰试验　　□肋骨隆凸　　胸部躯干旋转度_____　　□胸腰部隆起　　胸腰部躯干旋转度_____

　　　　　　　□腰部肌肉隆起　　腰部躯干旋转度_____

二、处理意见

鉴于以上筛查结果，您有可能患有**脊柱侧凸**，因此建议携带此单到_____医院行进一步诊疗。

筛查单位_____

日期_____

牵头执笔专家：黄晓琳

参与编写专家（按姓氏笔画排序）：

许 涛 杜 青 吴 霜 何成奇 张长杰 岳寿伟 倪国新 高晓平 谢 青

参考文献

[1] 陈孝平，汪建平，赵继宗，等. 外科学 [M]. 第9版. 北京：人民卫生出版社，2018.

[2] SRS: https://www.srs.org/professionals/online-education-and-resources/glossary/revised-glossary-of-terms.

[3] NEGRINI S，DONZELLI S，AULISA A G，et al. 2016 SOSORT guidelines: orthopaedic and rehabilitation treatment of idiopathic scoliosis during growth[J/OL]. Scoliosis and Spinal Disorders，2018，13：3.https://scoliosisjournal.biomedcentral.com/articles/10.1186/s13013-017-0145-8. DOI: 10.1186/s13013-017-0145-8.

[4] 王振堂，李中实，刘朝晖，等. 北京市中小学生脊柱侧凸患病率调查报告 [J]. 中国脊柱脊髓杂志，2007（06）：440-442.

[5] HENGWEI F，ZIFANG H，QIFEI W，et al. Prevalence of Idiopathic Scoliosis in Chinese Schoolchildren[J]. Spine，2016，41（3）：259-264.

[6] 唐倩如，祝明利，商毅，等. 上海市原静安区在校初中生青少年特发性脊柱侧弯患病率的调查 [J]. 国际骨科学杂志，2017（03）：205-206.

[7] 张振山，黄福立，吴俊哲，等. 中山市初级中学生特发性脊柱侧弯患病率调查 [J]. 内蒙古医学杂志，2017（05）：541-543.

[8] LUK K D，LEE C F，CHEUNG K M，et al. Clinical effectiveness of school screening for adolescent idiopathic scoliosis: a large population-based retrospective cohort study[J]. Spine，2010，35（17）：1607-1614.

[9] ZHANG H，GUO C，TANG M，et al. Prevalence of Scoliosis Among Primary and Middle School Students in Mainland China[J]. Spine，2015，40（1）：41-49.

[10] WEINSTEIN S L，DOLAN L A，SPRATT K F，et al. Health and function of patients with untreated idiopathic scoliosis: a 50-year natural history study[J]. Jama，2003，289（5）：559-567.

[11] WEINSTEIN S L，DOLAN L A. The Evidence Base for the Prognosis and Treatment of Adolescent Idiopathic Scoliosis: The 2015 Orthopaedic Research and Education Foundation Clinical Research Award[J]. The Journal of Bone & Joint Surgery，2015，97（22）：1899-1903.

[12] THÉROUX J，Le MAY S，HEBERT J J，et al. Back Pain Prevalence Is Associated With Curve-type and Severity in Adolescents With Idiopathic Scoliosis[J]. Spine，2017，42（15）：E914-E919.

[13] FREIDEL K，PETERMANN F，REICHEL D，et al. Quality of life in women with idiopathic scoliosis[J]. Spine，2002，27（4）：E87-E91.

[14] YASZAY B，BASTROM T P，BARTLEY C E，et al. The effects of the three-dimensional deformity of adolescent idiopathic scoliosis on pulmonary function[J]. European Spine Journal，2017，26（6）：1658-1664.

[15] WEINSTEIN S L，DOLAN L A，WRIGHT J G，et al. Effects of Bracing in Adolescents with Idiopathic Scoliosis[J]. New England Journal of Medicine，2013，369（16）：1512-1521.

[16] MONTICONE M，AMBROSINI E，CAZZANIGA D，et al. Active self-correction and task-oriented exercises reduce spinal deformity and improve quality of life in subjects with mild adolescent idiopathic scoliosis. Results of a randomised controlled trial[J]. European Spine Journal，2014，23（6）：1204-1214.

[17] SCHREIBER S，PARENT E C，HEDDEN D M，et al. The effects of a 6-month Schroth intervention for Adolescent Idiopathic Scoliosis（AIS）: preliminary analysis of an ongoing randomized controlled trial[J/OL]. Scoliosis，2013，8（Suppl 2）：O44. http://www.scoliosisjournal.com/content/8/S2/O44. DOI: 10.1186/1748-7161-8-S2-O44.

[18] KURU T，YELDAN I，DERELI E E，et al. The efficacy of three-dimensional Schroth exercises in adolescent idiopathic scoliosis: a randomised controlled clinical trial[J]. Clinical Rehabilitation，2016，30（2）：181-190.

[19] GROSSMAN D C，CURRY S J，OWENS D K，et al. Screening for Adolescent Idiopathic Scoliosis: US Preventive Services Task Force Recommendation Statement[J]. Jama，2018，319（2）：165-172.

[20] GRIVAS T B，WADE M H，NEGRINI S，et al. SOSORT consensus paper: school screening for scoliosis. Where are we today?[J/OL]. Scoliosis，2007，2：17. http://www.scoliosisjournal.com/content/2/1/17. DOI: 10.1186/1748-7161-2-17

[21] FONG D Y，CHEUNG K M，WONG Y W，et al. A population-based cohort study of 394，401 children followed for 10 years exhibits sustained effectiveness of scoliosis screening[J]. Spine J，2015，15（5）：825-833.

[22] 中华人民共和国国家卫生和计划生育委员会. 儿童青少年脊柱异常弯曲的筛查. GB/T 16133—2014[S]. 北京：中国标准出版社，2014.

[23] BEAUSEJOUR M，GOULET L，PARENT S，et al. The effectiveness of scoliosis screening programs：methods for systematic review and expert panel recommendations formulation[J/OL]. Scoliosis，2013，8（1）：12. http://www.scoliosisjournal.com/content/8/1/12.DOI：10.1186/1748-7161-8-12.

[24] RICHARDS B S，VITALE M G. Screening for idiopathic scoliosis in adolescents. An information statement[J]. J Bone Joint Surg Am，2008，90（1）：195-198.

[25] 缪国忠，徐超. 江阴市青少年人群脊柱侧凸的流行病学调查 [J]. 江苏预防医学，2017（02）：195-196.

[26] 马建国，刘强，陈政伟，等. 三亚市青少年脊柱侧凸畸形患病率调查 [J]. 海南医学，2015（13）：2000-2002.

[27] 陈劲松，杨枫，郭宏斌，等. 西安市城镇青少年脊柱侧凸调查研究 [J]. 陕西医学杂志，2016（03）：371-373.

[28] 郑瑜，吴晓珺，孙宁，等. 无锡市北塘区小学生特发性脊柱侧凸患病率调查 [J]. 中国康复理论与实践，2016（03）：335-340.

[29] 罗珊，廉启国，毛燕燕，等. 中国中小学女生月经初潮年龄和月经模式调查分析 [J]. 中华生殖与避孕杂志，2017，37（3）：208-212.

[30] ADOBOR R D，RIMESLATTEN S，STEEN H，et al. School screening and point prevalence of adolescent idiopathic scoliosis in 4000 Norwegian children aged 12 years[J/OL]. Scoliosis，2011，6：23. http://www.scoliosisjournal.com/content/6/1/23. DOI：10.1186/1748-7161-6-23.

[31] 李嘉，李青，金大地，等. 中山市青少年脊柱侧凸防治网的建立及临床意义 [J]. 实用骨科杂志，2017，23（5）：422-425.

[32] VIVIANI G R，BUDGELL L，DOK C，et al. Assessment of accuracy of the scoliosis school screening examination[J]. Am J Public Health，1984，74（5）：497-498.

[33] YAWN B P，YAWN R A，HODGE D，et al. A population-based study of school scoliosis screening[J]. Jama，1999，282（15）：1427-1432.

[34] WONG H K，HUI J H，RAJAN U，et al. Idiopathic scoliosis in Singapore schoolchildren：a prevalence study 15 years into the screening program[J]. Spine，2005，30（10）：1188-1196.

[35] GOLDBERG C J，DOWLING F E，FOGARTY E E，et al. School scoliosis screening and the United States Preventive Services Task Force. An examination of long-term results[J]. Spine，1995，20（12）：1368-1374.

[36] GLASCOE F P. Screening for developmental and behavioral problems[J]. Mental Retardation and Developmental Disabilities Research Reviews，2005，11（3）：173-179.

[37] BUNNELL W P. An objective criterion for scoliosis screening[J]. J Bone Joint Surg Am，1984，66（9）：1381-1387.

[38] KNOTT P，PAPPO E，CAMERON M，et al. SOSORT 2012 consensus paper：reducing x-ray exposure in pediatric patients with scoliosis[J/OL]. Scoliosis，2014，9：4. http://www.scoliosisjournal.com/content/9/1/4. DOI：10.1186/1748-7161-9-4.

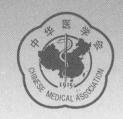

第9章

中国脑卒中后认知障碍康复专家共识

2018年《新英格兰医学杂志》刊登了2016年195个国家的脑卒中发生风险文章,全球每4个成人(25岁以上)在一生中就会有1人发生脑卒中。而中国人风险最高,每5人中就会有2人得脑卒中[1]。

中国国家卒中数据库(CNSR)等数据库提示脑卒中现患人数约1300万,脑卒中给中国造成的经济负担每年高达400亿元[2]。国家推动的脑卒中医疗质量控制持续改进已出现脑卒中复发和病死率下降趋势,卒中后认知障碍(post-stroke cognitive impairment, PSCI)作为脑卒中人群常见并发症,对卒中的康复带来不利影响,应当纳入卒中后综合管理体系中。对患者进行及时的认知损害评估,并及早采取综合干预措施是提高卒中患者康复管理质量的重要环节。2017年中国卒中学会发布的《卒中后认知障碍管理专家共识》[3]推动了对卒中后认知障碍早期筛查评估,及早诊治用药,规范了临床管理。这与欧美各国常规将PSCI纳入到脑卒中监测指标的步骤一致,也与我国重大慢病防控和健康保障工程脑卒中的总体目标高度吻合。

PSCI特指在卒中这一临床"扳机点"事件后出现,且在6个月仍有不同程度认知障碍表现的一系列综合征,特别强调了卒中与认知障碍之间潜在的因果关系以及两者之间临床整合管理的相关性。PSCI既包括多发性梗死、关键部位梗死、皮质下缺血性梗死和脑出血等卒中事件引起的认知障碍,也包括阿尔茨海默病(Alzheimer disease, AD)等脑退行性病变在卒中后6个月内进展出现的认知障碍。从早期干预来看,早期识别并积极干预卒中后认知障碍非痴呆(post-stroke cognitive impairment no dementia, PSCIND)显然比卒中后痴呆(post-stroke dementia, PSD)阶段更有意义。

PSCI康复的抓手首先是可干预危险因素的管理。流行病学资料强烈提示,脑卒中及认知障碍存在共同的可干预危险因素:高龄、中年期高血压、动脉粥样硬化、糖尿病、超重肥胖和血清胆固醇升高等心脑血管危险因素;生活方式及饮食营养因素包括久坐、吸烟、过量饮酒、饱和脂肪摄入、高同型半胱氨酸血症、维生素 B_6、B_{12} 和叶酸缺乏等对脑卒中和认知障碍均有明确不良影响。APOEε4 等位基因既是 AD 的易感基因也与血管性危险因素和代谢性因素关系密切。2017年《柳叶刀》文章指出严格控制9个可干预风险因素:受教育水平低、听力损失、社会隔离、高血压、肥胖、抽烟、抑郁、缺乏锻炼和糖尿病,理论上就可以预防三分之一的痴呆发生[4]。

2016年5月,美国心脏协会(American Heart Association, AHA)联合美国卒中协会(American Stroke Association, ASA)联合发布了首部《成人卒中康复指南》,该指南明确强调记忆与认知评估在卒中康复中的重要性,且 I A 级推荐卒中患者应进行认知功能训练[5]。为进一步推动临床中对 PSCI 全面管理的重视,强化将认知障碍诊治和卒中干预策略进行整合的理念,提高患者的生活质量和生存时间,受中华医学会物理医学与康复分会的委托,我们中国脑卒中后认知障碍康复专家组制定本专家共识。

(徐　俊)

ICF 框架下的 PSCI 康复流程见图 9-1。

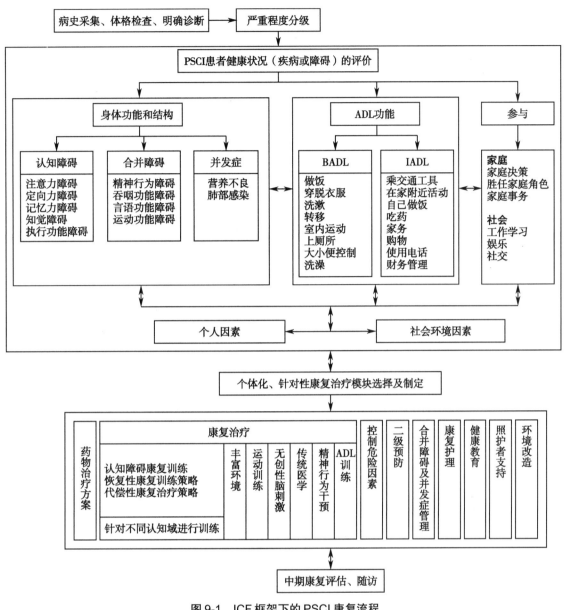

图 9-1　ICF 框架下的 PSCI 康复流程

（燕铁斌）

一、康复评定

（一）认知功能的评定

超过 40% 的卒中幸存者患有认知障碍。其中 2/3 为轻度认知障碍（mild cognitive impairment，MCI）[6]。2016 年 5 月，美国心脏协会（AHA）联合美国卒中协会（ASA）联合发布了《成人卒中康复指南》，建议认知康复应基于使用标准化测量工具评估基础上制订康复治疗计划，旨在改善生活中对患者重要的功能；并建议所有卒中患者在出院前进行认知障碍筛查[7]。就脑卒中认知康复而言，基于 ICF 框架，认知障碍的评定包括筛查、不同认知领域的评定即注意、定向、记忆、知觉、思维推理和执行功能等，以及与认知功能相关日常生活能力和社会参与方面的考察。

1. 认知障碍筛查　筛查用于快速的认知障碍甄别。筛查法从总体上检查患者是否存在认知障碍，为进一步评定认知域提供线索和方向。筛查工具应信效度好、足够敏感。简易精神状态检查量表（Mini Mental State Examination，MMSE）和蒙特利尔认知评估量表（Montreal Cognitive Assessment，MoCA）是国际公认的标准化、最广泛应用的两个筛查 PSCI 的工具。MMSE 是用于痴呆筛查的经典量表，也是在认知康复领域应用最多、最广泛的认知功能筛查量表[8]，其中包含对定向、记忆（瞬时、延迟）、注意及计算、言语、视空间技能等筛查项目[9]，具有良好的信、效度[10]。由于卒中后伴有认知障碍的患者常同时存在多认知域的损害，分值低于24分者不在少数，因此就康复医学专业而言，MMSE检查不以诊断痴呆为目的，而仅仅是了解患者的认知状况第一步。研究显示，MMSE作为脑卒中患者的独立认知筛查工具存在明显的局限性。例如：对于MCI不敏感；以粗筛左半球梗死或出血导致的语言障碍为主，对右半球损伤后认知障碍的检查不够全面；无筛查执行功能障碍等更高级的认知功能项目。因此，一个卒中患者即便MMSE检查在正常范围，亦并不能完全排除其他认知功能障碍[11]。与MMSE相同，MoCA总分亦为30分，筛查项目中包括除定向、记忆、注意、计算、语言、视空间技能等项目，还包括了对执行功能和抽象思维的筛查。多项研究证实，MoCA作为一筛查工具，在区分效度和敏感性方面显著优于MMSE[12, 13]，可用于急性/亚急性期和慢性期卒中患者的认知障碍筛查[6, 14]。不同版本MoCA的痴呆划界分有所差别，介于22～26分之间。2014年一项荟萃分析结果建议，MoCA的PSCI划界分值为<22分[15]。

推荐意见：推荐MoCA用于筛查急性期、亚急性期、慢性期轻度认知障碍，康复结局评估以及随访PSCI（Ⅰ级证据，A级推荐）；推荐MMSE用于筛查急性期、亚急性期、慢性期中/重度认知障碍（Ⅰ级证据，A级推荐）。必要时两者结合使用，互为补充。

在康复医学实践中，不能仅仅依靠筛查来诊断患者是否存在认知障碍以及存在何种认知障碍。当筛查测验提示患者存在1个或多个认知域损害，应进一步做深入和全面检查以明确诊断。需要通过精准的康复评定，找到问题所在，为制定具有针对性康复治疗方案提供依据[16]。

（恽晓萍）

2. 注意力评定　注意（attention）是心理活动指向一个符合当前活动需要的特定刺激，同时忽略或抑制无关刺激的能力。包括注意广度、注意维持和警觉功能、注意选择、注意转移和注意分配五个维度[17]。多数脑卒中患者存在不同程度的注意障碍，各个维度损伤程度并不平行，如某些患者注意维持时间极短，而另一些患者主要是注意分配能力即同时完成两件以上任务时出现困难。同一维度的注意损伤可与多个部位病变有关，同一病变部位亦可引起不同维度的注意障碍。

反应时间（reaction time）：指刺激作用于有机体后到明显的反应开始时所需的时间，即刺激与反应之间的时间间隔，是观察信息加工速度的常用指标。其中不同任务和不同受试者之间的主要差异存在于大脑对兴奋的加工过程，是反映加工速度的常用指标。注意障碍患者大多存在加工速度减慢，简单反应时延长，并且在复杂任务中不成比例的减慢，因此可以通过反应时间检查较为直接地反映加工速度，并通过设计不同注意负荷任务观察反应时间变化来测量不同的注意功能[18, 19]。

日常注意成套测验（the Test of Everyday Attention, TEA）：认知心理学采用多种不同范式进行注意测验，虽然可以准确反映不同维度的注意功能，但是测验内容与生活有较大差异。Robertson等（1994）制定的日常注意成套测验以Posner和Peterson注意网络理论为基础，采用日常活动项目评估注意功能，是具有生态学效度的标准化测验。已有研究者证实了TEA对脑卒中患者注意评估的信效度[20]。汉化版已由中国康复研究中心恽晓萍等完成测验的汉化并进行了信度效度检验，具有很好的信度、效度[21]。日常注意成套测验要求受试者想象其在旅行过程中需按指令完成一些可能出现的日常任务，包括八个分项测验：地图搜索、电梯计数、分心时电梯计数、视觉电梯、电梯上下运行计数、电话簿搜索、计数时电话簿搜索、彩票任务。可反映实际生活中的注意多个维度的功能状况。美国物理治疗学会《物理治疗执业指南》（Guide To Physical Therapist Practice）明确将TEA列为评定注意障碍的方法，用来评测脑损伤患者的注意功能，既有助于制定针对性地康复治疗方案，也有利于肢体等相关的康复训练及预后评测[22]。

推荐意见：推荐反应时测验用于脑卒中患者先行简单反应时检查进行注意功能筛查，然后进行复杂反应时检查评估不同认知负荷下的注意功能及加工速度（Ⅲ级证据，C级推荐）；推荐TEA用于评估日常生活中的不同注意维度损伤（Ⅱ级证据，B级推荐）。

（恽晓萍）

3. 定向力评定 定向是指人对自身以及与其相关的周围事物的觉知,需要注意、知觉和记忆稳定、可靠的整合[18],分为时间、地点、人物定向。特定的知觉或记忆功能损害可致定向的特定方面缺陷,轻度或短暂的注意或记忆问题可能导致定向的全面损伤。对众多认知活动整合和完整性的依赖使脑损伤患者的定向力极易受损。尽管关于定向障碍的研究极少,但大量临床资料显示定向障碍常见于脑卒中患者。1987年和1994年两篇大样本(分别为976例和227例)临床研究结果表明,脑卒中6个月后定向障碍的患病率为73%或27%(基于标准化的残差分数低于第五百分位数)。脑卒中患者最常见于时间和地点定向障碍,同时伴有明显的注意或记忆损伤[23, 24]。目前的认知功能筛查和成套测验中多含有定向检查,有标准化测试,未见有定向功能的专项测验。

时间定向障碍患者不知道日期(日、月、年、星期)和一天中的时间,不能估计持续时间的感知。时间定向障碍在高龄、低学历和数字广度倒背成绩差的记忆损伤患者中更为常见[18]。存在地点定向障碍的脑卒中患者不知道自己在哪里,不记得家庭住址,不能识别周围环境,迷路,找不到家或病房。

常用的认知功能筛查量表均包含时间、地点定向的检查,如MMSE、MoCA、长谷川痴呆量表(Hasegawa Dementia Scale, HDS)等。MMSE是最常用的认知功能总体筛查量表,包括10分的定向检查。时间定向询问年、季节、月、日、星期几。MMSE地点定向检查询问被试者现在所在省(市)、县(区)、乡(镇、街道)、现在几层楼和什么地方。MoCA中的时间定向检查6分,除"季节"不在检查中,其余项目与MMSE相同即时间定向询问今天的日期(年、月、日)和今天星期几。地点定向询问所在城市和医院。洛文斯顿作业疗法认知成套测验(Loewenstein Occupational Therapy Cognitive Assessment, LOTCA)时间定向检查询问今天的日期(年、月、日),时间(几点),住院多长时间;地点定向询问家庭住址,现在所在城市,地点,所在地点附近的城市[25]。

推荐意见:MMSE、MoCA、LOTCA中的定向检查项目(Ⅰ级证据,A级推荐)。

(恽晓萍)

4. 记忆力评定 记忆(memory)是个体对其经验的识记、保持以及回忆或再认。记忆障碍是脑卒中后最常见的认知功能障碍之一,文献报道大约有20%~50%的脑卒中后幸存者遗留有记忆障碍。脑卒中后的康复是一个再学习的过程,记忆障碍可延迟患者的康复进程,阻碍患者及时回归家庭和社会,严重影响着患者的生活、工作和学习。

Rivermead行为记忆测验(Rivermead Behavioural Memory Test, RBMT)由英国Rivermead康复中心于1985年编制,主要评定受试者记住某项功能性记忆活动或完成某项需要记忆的功能性技能的能力。2003年的第2版、2008年的第3版分别对其进行了修订完善。RBMT具有良好的信度和效度,又因测试的是与被试者日常生活相关的记忆功能状况,故又有良好的生态学效度[26]。RBMT已广泛用于含脑卒中在内的脑损伤患者的记忆障碍评定[27-33]或用于检测其他认知功能问卷的有效性[34]、该量表还可检验不同康复方法的疗效[35, 36]。

韦氏记忆测验由美国心理学家D.Wechsler(1945,甲式)和C.P.Stone(1946,乙式)编制,至2008年已修订到第4版(Wechsler Memory Scale-Fourth Edition, WMS-Ⅳ),评定内容包括:个人经历、时间和空间的定向、数字顺序关系、视觉再认、图片回忆、联想学习、触摸记忆、顺背和倒背数字、逻辑记忆、图形重置、视觉再现、空间叠加,该量表测查的内容为瞬时记忆、短时记忆和长时记忆。该量表历史悠久,是目前公认的标准化神经心理学测试并广泛运用于各种脑损伤患者的记忆障碍评定[27, 32, 37]。Pihlaja R等学者[38]对133名脑卒中患者疲劳与加工速度和记忆功能受损的关系进行了研究,记忆评定采用了韦氏记忆测验(Wechsler Memory Scale-Revised, WMS-R)中的逻辑记忆测验(Logical Memory Test, LMT),结果发现脑卒中后3个月疲劳与认知功能(含记忆力)下降及抑郁症状等有关。WMS可以成套评定,也可以根据患者的情况单做某个分测验,如其中的LMT,因其在近十多年MCI的诊断标准中被认为是客观记忆受损的指标之一而得到广泛应用(Ⅰ级证据)[39]。

推荐意见:推荐MoCA或MMSE用于卒中后急性、亚急性和慢性期的总体认知筛查发现是否有记忆受损(Ⅰ级证据,A级推荐);推荐WMS用于卒中后筛查有记忆受损的恢复期患者(Ⅱ级证据,B级推荐）。推荐 RBMT 用于卒中后测评有记忆受损的恢复期患者，考察记忆相关的日常活动表现（Ⅰ级证据，A级推荐）。

（恽晓萍）

5. 知觉障碍评定　人脑将当前作用于感觉器官的客观事物的各种属性综合起来以整体的形式进行反映，即将感觉组织起来成为有意义的类型时，被称作知觉如视、听知觉、空间知觉、运动知觉等。在生活中，人实际上都是以知觉的形式来直接反映客观事物的，即人们最终看到或听到的已不是特异性感觉体验，而是对多种感觉刺激分析、综合并与以往经验和知识整合的结果。知觉障碍是指在感觉传导系统完整的情况下，大脑皮层联合区特定区域对感觉刺激的解释和整合障碍。可见于各种原因所致的局灶性或弥漫性脑损伤患者。损伤部位和损伤程度不同，知觉障碍的表现亦不相同。临床上最常见的主要障碍有：单侧忽略和结构性失用。

（1）单侧忽略：单侧忽略（unilateral neglect），又称空间忽略（spatial neglect），是对脑损伤病灶对侧身体缺乏认识或对侧空间有意义的刺激缺乏反应的一组神经心理学症状，该症状的出现不能归因于感觉、运动障碍[40]。损伤部位涉及皮层和皮层下结构。各种研究报告因样本量、评定时间点、评定方法不同，单侧忽略的发生率报告在13%~80%之间[41]。双侧半球卒中均可导致单侧忽略，但临床上更多见于右半球卒中后出现左侧单侧忽略[42, 43]。有研究报道，高达75%的卒中恢复期患者单侧忽略症状可持续存在[44, 45]。由于单侧忽略患者缺乏对一侧身体或空间的认识，除了增加患者平均住院日[45, 46]、家庭负担[42]和护理需求外[47]，还降低其日常生活的独立性，继发性伤害的风险也大大增加。

标准化的纸笔测验：包括等分线段、划销测验。与等分线段比较，铃铛划销和字母划销测查单侧空间忽略更为敏感（Ⅰ级证据）[48]。临摹与绘图（如花、房子、表盘、人体等）、读写测验也是单侧忽略评定中的常用方法（Ⅰ级证据）[49]。传统的纸笔测验与单侧忽略在日常生活中的表现之间有可能存在一定分离[48, 50]，即患者在日常生活中表现出单侧忽略的症状，但纸笔测验则可能未见异常。因此，检查应包括标准化纸笔测验和日常生活能力相关的行为评定[48, 50]。

凯瑟琳波哥量表（Catherine Bergego Scale，CBS）也是一个标准化检查量表[51, 52]，直接观察患者在十种真实情况下的功能状态，如梳洗、穿衣或操纵轮椅，在确定单侧忽略损伤程度的同时，从行为学角度进一步理解了单侧忽略对患者日常生活的影响及影响程度。CBS 同时包含十个相同问题的平行问卷，旨在了解患者是否意识到存在单侧忽略相关的 ADL 困难。行为不注意测验（Behavioral Inattention Test，BIT）则包含纸笔测验和日常生活活动检查，信度、效度好[53, 54]。此外，单侧忽略同时合并视野缺损常见于脑卒中患者。由于病变位置、发病机制、预后和恢复模式均不同，需要通过视野检查对单侧忽略与偏盲予以鉴别（Ⅰ级证据）[5]。采用基于眼球运动捕捉或/和虚拟现实等高科技新技术的检查方法可明确甄别纸笔测验和日常生活中行为学表现中的分离现象（Ⅱ级证据）[55, 56]。

推荐意见：对怀疑有单侧忽略的患者进行标准化纸笔测验，包括等分线段、各种划销测验、绘图（Ⅰ级证据，A级推荐）；除上述纸笔测验，还应进行功能性活动能力评定如梳洗、穿衣、进食、写字、阅读、移动肢体等或结构化的量表如 CBS 或 BIT（Ⅱ级证据，B级推荐）；必要时进行眼动轨迹追踪检查（Ⅱ级证据，B级推荐）；需要排除或证实单侧忽略同时合并同向偏盲时，建议进行视野检查（Ⅰ级证据，A级推荐）。

（恽晓萍）

（2）结构性失用症：结构性失用症是指患者无法准确复制二维或三维结构。是顶叶卒中后常见症状，以右顶叶损伤更多见且严重[57]。其发病率虽然无文献报道，但临床病例很常见。结构性失用不影响患者简单的日常生活，要通过专门的检查才能发现，故很容易被忽略。其主要表现为患者绘图或搭积木时出现困难。

评定方法包括复制图画、平面及立体几何图形、复制三维模型。MMSE 中的两个相互交叉重叠的五边形、MoCA 中的复制正方体和绘制表盘。洛文斯顿作业疗法认知成套测验（Loewenstein Occupational Therapy Cognitive Assessment，LOTCA）是以色列希伯来大学和洛文斯顿康复医院联合研制的检测脑损伤认知功能的工具，内容包括定向、视知觉、空间知觉、运用、视运动组织及思维运作等认知领域，是目前对认知功能较为系统的评定方法,具有信度和效度高、操作简便、用时少等优点的标准化成套测试[58],其中包含了木块设计、复制图形、画图、钉盘设计等。广泛用于脑卒中后知觉障碍系统评定[59,60]。Merriman 等[61]学者对脑卒中后认知损害的认知康复做了系统性回顾和非随机研究的 Meta 分析,纳入的 20 个研究,304 例患者采用了 LOTCA 中的视运动组织项目作为结构性失用的评定。Wilson 和 Raghavan P 主编的《Stroke Rehabilitation》亦采用 LOTCA 量表中的视运动组织检查项目对脑卒中患者进行视空间损害的评定[62]。

推荐意见:对疑有结构性失用的患者用 MMSE、MOCA 中的视空间技能测验,复制或再现平面、立体几何图形和图画(Ⅱ级证据,B 级推荐);采用 LOTCA 成套测验中的木块设计、复制图形、画图、钉盘设计等分测验进行诊断性评定(Ⅰ级证据,A 级推荐)。

(恽晓萍)

6. 思维推理能力评定　思维推理能力是一种以敏锐的思考分析、灵敏的反应、快速地掌握问题的核心,在最短时间内作出合理正确判断的能力[63]。目前,尚无针对思维推理能力的特异性评估工具,大多采用包含思维推理成分的成套测验,主要包括以下测验:

瑞文推理测验(Raven's Progressive Matrices,RPM)由英国心理学家瑞文于 1938 年编制而成,用以观察一个人的观察力和逻辑思维的能力。它是一种纯粹的非文字智力测验,属于渐进性矩阵图,要求的思维操作也是从直接观察到间接抽象推理的渐进过程[64](Ⅲ级证据)。RPM 按逐步增加难度的顺序分为 A、B、C、D、E 五组,各组包括 12 题。A 组反映知觉辨别能力;B 组反映同类比较能力;C 组反映比较推理能力;D 组反映系列关系能力;E 组反映抽象推理能力[65]。

推荐意见:推荐使用 RPM(Ⅲ级证据,C 级推荐)。

威斯康星卡片分类测验(Wisconsin Card Sorting Test,WCST)包括 128 张反应卡片和 4 张刺激卡片,要求受试者根据评估者的指令对一系列反应卡片进行分类。WCST 是一种较为客观的神经心理学检测,主要用于评估一个人的抽象思维能力,反映的认知成分包括:抽象概括、逻辑推理、工作记忆、定势维持、定势转换等[66]。但该测验难度较高、耗时较长,不易取得受试者配合(Ⅱ级证据)[67]。

推荐意见:推荐使用 WCST(Ⅲ级证据,C 级推荐)。

加利福尼亚卡片分类测验(California Card Sorting Test,CCST)的编制原理与 WCST 相类似,3 分钟即可完成测验,弥补了后者的不足(Ⅱ级证据)[68]。它共由 6 张卡片组成,要求受试者按照相应的分类原则分成两组,每组 3 张卡片。CCST 是一种有效、快速的神经心理学测试,可用于抽象概括、逻辑思维、认知转移、工作记忆、信息提取等能力的评估[69]。

推荐意见:推荐使用 CCST(Ⅲ级证据,C 级推荐)。

Loewenstein 认知功能评定量表(Loewenstein Occupational Therapy Cognitive Assessment,LOTCA)是成套标准化的神经心理学检查方法,用于评价整体认知功能。LOTCA 评估项目包括定向、知觉、视运动组织、思维操作、注意力及专注力,其中思维操作部分包含物品分类、图形分类、几何图形排序推理、逻辑问题等方面[70]。Wang Shiyan 等[71]研究表明,LOTCA 较 MMSE 可更全面地评定认知功能,特别是在逻辑思维和抽象推理方面(Ⅲ级证据)。

推荐意见:推荐使用 LOTCA(Ⅲ级证据,C 级推荐)。

(胡昔权)

7. 执行功能评定　至今关于执行功能(executive function,EF)的概念尚无统一认识。其原因在于不同概念的提出基于不同的理论模型并强调不同的功能成分。美国康复医学会(2012)提出,执行功能(executive function,EF)是指个体在实施以目的为导向的行为过程中以动态、灵活而优化的方式协调多个认知子系统活动的复杂且更高级别的认知过程[72]。保证正常执行功能的主要功能成分包括启动、计划与组织、事件排序、定式转移、冲动抑制、自我监控以及工作记忆[73-76]。当上述一个或多个成分受到损害时,患者可表现为不能及时跟进或适应新任务,不能应对突发事件或纠正错误;解决问题的能力下降或丧失;在实施解决问题的方案过程中不具有灵活性、不能进行自我修正(即发现和纠正错误,接纳他人的反馈)等。EF 障碍在卒中后恢复过程中发挥关键作用[77]。因此,执行功能对于处理日常活动至关重要，其损伤将影响患者的学习、工作和社会参与能力。

急性期、亚急性期和慢性期脑卒中幸存者中，约有 19%～75% 的幸存者出现执行功能障碍（取决于所测量的成分和所使用的评定执行功能定义）[77-80]。将近一半（40%～47%）的轻度脑卒中患者存在执行功能障碍[11]。提示执行功能障碍是脑卒中的常见后果，需要在认知康复临床实践中予以高度关注。

尽管执行功能障碍很常见，但仍缺乏可靠地测量卒中后执行功能障碍的工具。因此，确定执行功能障碍评估的最佳工具对于解决研究和临床实践中的重要差距极为必要。评定包括神经心理学测评以及与日常生活密切相关的标准化测验。2015 年，英国与巴西学者从 210 篇文献中筛选出 35 篇，联合发表了关于脑卒中执行功能评定方法多样性的 Meta 分析。在 35 项研究中最常使用的工具依次为：连线测验、Stroop 测验、数字广度测验、威斯康星卡片分类测试、言语流畅性测试和执行功能障碍综合征行为评定，且大多数研究使用多种工具联合评定执行功能[81]。

连线测验（Trail Making Test，TMT）为神经心理学测验，包含 TMT-A 和 TMT-B。广泛用于评估脑卒中患者的 EF 评定。TMT 通过视觉 - 运动搜索任务，要求被试者在任务、操作和刺激之间能够灵活的转换或切换，反映了执行功能控制的核心成分即定式转移能力[82]。多项脑卒中大样本队列研究用 TMT 测评患者的执行功能，显示急性期[83]与慢性期[84,85]患者均存在定式转移障碍。华盛顿大学认知康复研究小组对 314 例脑卒中患者的研究结果表明 TMT-A 和 B 与脑卒中后 EF 损伤程度同样具有高度相关。2017 年一项关于脑卒中患者 EF 评定的多中心、大样本（n=1 222）临床研究，用 MoCA 中的执行功能分测验（TMT-B、语音流畅性）筛查 EF 障碍。研究表明，使用 MoCA 检出 EF 障碍的概率较 MMSE 高出 15 倍（OR 15.399），显示出 MoCA 在评估 EF 障碍中的敏感性[86]。

数字广度（digit span）测验源于韦氏记忆量表，包含顺背（digits backward）和倒背（digits backward）两个分测验。数字倒背更多依赖于执行功能的工作记忆成分[87]。因此，广泛用于评定脑卒中后的工作记忆障碍评定[83,88,89]。

威斯康星卡片分类测验（Wisconsin Card sorting Test，WCST）是经典而传统的神经心理学检查，用于前额叶损伤所致执行功能障碍的测查[73]。具有良好的效度[90]。在 WCST 中，被试者需要根据三种可能的分类标准之一对卡片进行分类：颜色、形式或数量。在这些任务中，要求受试者注意所呈现的视觉刺激的选定属性并选择特异性响应。检查中为了能够改变卡片类别，需要被试在概念形成方面具有高思维灵活性和能力。因而 WCST 可测查注意、抽象概括、工作记忆、定式转移、抑制控制等执行功能多个成分。临床上也常用于发现患者对错误行为的持续性坚持即持续状态。多项大样本（＞200 例）多中心研究研究证实 WCST 对评定脑卒中后执行功能障碍是一个敏感的神经心理学评定方法（Ⅰ级证据）[91]。

执行功能的神经心理学测量方法缺乏生态学有效性并受到质疑，而涉及执行功能的许多日常活动要求人们在较长的时间段内规划其行为，或者在面对两个或更多竞争任务时能够确定优先级。执行功能障碍综合征行为评定（The Behavioural Assessment of the Dysexecutive Syndrome，BADs）是具有生态学效度的测评工具[92]。它弥补了传统神经心理学测量的缺陷，可测查和预测日常生活中的执行功能情况[93]。BADs 为标准化成套测验，由规则转换、新问题解决的行动计划、钥匙搜索、动物园地图和修改六元素测验六个分测验构成。考察被试者的定式转移、计划、组织、行为监督与解决问题、时间判断能力。多项脑卒中研究（n=27～100）采用 BADs 评估患者在日常生活相关任务中的执行功能表现[94-96]。在 2010 年举行的爱尔兰作业治疗师共识会议上通过提出书面建议的标准化测验、循环记录、讨论、投票 4 个步骤，推荐采用标准化评定方法 BADs 用于脑卒中患者驾车前的执行功能状况评估[97]。

推荐意见：推荐使用连线测验、数字倒背测验或使用 MoCA 中连线、语音流畅性分测验进行执行功能障碍筛查（Ⅱ级证据，B 级推荐）；推荐使用 WCST 神经心理学评定执行功能（Ⅱ级证据，B 级推荐）；推荐抽取 BADs 分项评定或使用 BADs 成套测验评定日常生活能力相关的执行功能（Ⅱ级证据，B 级推荐）。

（恽晓萍）

（二）精神情感的评定

有研究指出在认知障碍的不同时期会出现精神行为症状群（behavioral and psychological symptoms of dementia，BPSD），可以表现为多种症状的叠加[98]。其中卒中后认知障碍的 BPSD 以抑郁、易激惹和精神病性症状为主[99]。与此同时，卒中本身也会伴发多种神经精神症状[100]，其中以卒中后抑郁最多见。但无论卒中后认知障碍伴发哪一种神经精神症状都会增加卒中远期不良预后的可能。因此近年来多国指南均推荐对卒中患者的认知功能和情绪状态进行常规筛查[101, 102]。

目前在临床中用于卒中患者抑郁筛查的量表主要包括贝克抑郁量表（Beck Depression Inventory，BDI）、汉密尔顿焦虑量表（Hamilton Anxiety Scale，HAMA）、汉密尔顿抑郁量表（Hamilton Depression Scale，HAMD）、老年抑郁量表（the Geriatric Depression Scale，GDS）、Zung 抑郁自评量表（Self-Rating Depression Scale，SDS）。但在临床工作中，筛查量表的选择除了需要兼顾量表的灵敏度和特异度，还需要选择耗时少、易于操作、更接近临床诊断标准的量表。Meader 等人进行了一项荟萃分析，纳入 24 项诊断试验（n = 2 907），发现 PHQ-9 和 HAMD 具有较高的灵敏度（0.86，0.84）和特异度（0.79，0.83），流行病学中心研究 - 抑郁量表（Center of Epidemiological Studies-Depression scale，CES-D）的阳性预测值最高（0.75）（Ⅱ级证据）[103]。PHQ-9 条目少、评估简便更适用于临床，其中 PHQ-9 被卒中后抑郁中国专家共识所推荐。目前还没有经过临床研究验证的专门针对卒中后认知障碍患者的抑郁筛查量表，且筛查的时机并不明确，多数研究和指南支持多时点筛查，长期动态监测情绪的变化。

除抑郁情绪需要评估外，各国指南均推荐对符合痴呆诊断的患者需要进行 BPSD 的评估。国际上推荐使用神经精神问卷（Neuropsychiatric Inventory，NPI）、MBI-C（轻度行为损害清单）、Cohen-Mansfield 激越问卷（the Cohen- Mansfield Agitation Inventory，CMAI）等进行评估 BPSD[104]。其中 NPI 问卷主要评价 12 种常见的精神行为症状，在临床研究中较为常用，可以作为 BPSD 的常用筛查量表。当其中某项症状筛查阳性或临床症状尤为显著时可以选用相应的量表进行更进一步的评估。

值得注意的是，无论使用哪种筛查量表，都存在假阳性和假阴性的可能。此外在选择恰当的筛查量表同时，还需要考虑量表评估时间、患者的配合程度、患者的文化背景以及其他各种可能干扰评估结果的因素。任何一种筛查和评估症状严重程度的量表，均不能代替临床诊断，可以作为临床诊断和治疗的重要参考量化的依据。

尽管目前尚无明确的循证医学证据证明对卒中后进行情绪、精神行为症状筛查可以提高卒中后认知障碍患者的远期预后，但考虑到共病抑郁、精神行为异常对卒中患者预后的不良影响，有理由推荐对卒中患者常规进行情绪及精神行为症状筛查及评估，既有助于早期发现病理性情绪及行为，采取早期干预措施，也有助于评价治疗的效果，调整治疗方案。

推荐意见：推荐所有卒中后认知障碍患者均应常规进行抑郁情绪及精神症状的筛查，建议多时间点筛查（Ⅰ级证据，A 级推荐）。最佳筛查工具尚未确定，可根据具体情况采用 PHQ-9、CES-D、HAMD、NPI 等评估工具（Ⅱ级证据，B 级推荐）。

（王春雪）

（三）日常生活活动能力的评定

日常生活活动能力是脑卒中患者愈后回归生活、重返社会的基本条件[105, 106]。大多数 PSCI 患者存在一定程度的日常生活功能障碍，进行日常生活活动能力评估十分必要[107]。日常生活活动能力包括基本日常生活活动能力（basic activity of daily living，BADL）和工具性日常生活活动能力（instrumental activity of daily living，IADL），前者指独立生活所需的最基本功能，如穿衣、吃饭、个人卫生等，后者指复杂的日常或社会活动能力，如理财、购物、出访、做家务等。

改良巴氏指数（modified barthel index，MBI）、功能活动问卷（functional activities questionnaire，FAQ）和日常生活能力量表（activity of daily living，ADL）是常用的日常生活活动能力评估量表。MBI 主要评估 BADL，包括 10 项内容，每项分 5 个等级，满分 100 分[108]；FAQ 主要评估 IADL，包括 11 项内容，每项分 4 个等级，满分 33 分[109]；ADL 量表主要评估 BADL（4 项）和 IADL（8 项），每项 4 分，满分 56 分[110]。选用评估工具时应考虑患者认知障碍的严重程度[111]，轻度患者应侧重于 IADL，重度患者应侧重于

BADL（Ⅱ级证据）。

认知障碍与日常生活活动能力相互影响[112,113]；了解认知障碍与日常活动受限的关系非常重要（Ⅱ级证据）。Pusswald G 等研究指出[114]，认知障碍的改善有助于日常生活活动能力提高，后者的恢复除依赖身体功能外，还取决于认知水平（Ⅱ级证据）。

推荐意见：推荐所有 PSCI 患者进行日常生活活动能力评定（Ⅲ级证据，C 级推荐）；推荐根据认知功能评价 PSCI 患者的日常生活活动能力（Ⅲ级证据，C 级推荐）。

（胡昔权）

（四）生活质量评定

生活质量主要是指个体生理、心理、社会功能等方面的状态[115]，它是衡量 PSCI 患者愈后重返社会的一项重要指标，也是临床治疗策略制定与调整的影响因素之一[116-118]，因此有必要进行生活质量的评估（Ⅲ级证据）。生活质量评估工具可分为普适量表和脑卒中专用量表。

脑卒中相关生活质量普适量表主要包括以下：①欧洲五维健康量表（EuroQol-5 Dimensions，EQ-5D）[119]；②六维度健康调查简表（Short Form 6D，SF-6D）[120]；③健康测量量表（The Medical Outcomes Study 36-Item Short-Form Health Survey，SF-36）[121]；④诺丁汉健康调查表（Nottingham Health Profile，NHP）[121]；⑤生活质量指数评定表（Quality of Life Index，QLI）[122]；⑥疾病影响调查表（Sickness Impact Profile，SIP）[123]。

脑卒中专用生活质量量表主要包括以下：①脑卒中特定生活质量量表（Stroke-specific quality of life scale，SS-QOL）[124]；②脑卒中影响量表（Stroke Impact Scale，SIS）[125]；③脑卒中影响测验-30（Stroke-Adapted 30-Item Version Sickness Impact Profile，SA-SIP30）[126]；④ Frenchay 活动指数（Frenchay Activities Index，FAI）[127]。

普适量表具有普遍性、全面性等特点，应用范围广，但特异性较低[119-123]。脑卒中专用量表敏感性较强，具有专为脑卒中患者躯体功能、活动能力、情感、认知等特别设计的相关性条目，可更好反映脑卒中患者生活质量状况[124-127]。SS-QOL 与 SIS 及其各种变异版是目前 PSCI 临床最常用的生活质量评估工具（Ⅱ级证据）[125,128,129]。

推荐意见：推荐选用 SS-QOL 与 SIS 对 PSCI 患者进行生活质量评估（Ⅲ级证据，C 级推荐）。

（胡昔权）

二、康复干预

（一）药物治疗

1. 卒中后认知障碍的药物治疗　胆碱酯酶抑制剂：随机对照研究显示，多奈哌齐显著改善了可能及很可能血管性痴呆（VaD）患者的认知和总体功能，且能显著改善患者的日常生活能力（ADL）[130-132]。且多奈哌齐存在剂量-效应关系，10mg/d 疗效优于 5mg/d[133]。针对血管性痴呆亚型，有研究显示多奈哌齐能改善伴有皮质下梗死和白质脑病的常染色体显性遗传脑动脉病（CADASIL）患者的执行功能[134]，亦能改善皮质下血管性痴呆患者的认知功能[135]。此外，也有研究证实加兰他敏能一定程度改善血管性痴呆患者的认知功能，但对于患者的总体认知功能、BPSD 和 ADL 的改善仍有待更多研究进一步证实[136,137]。临床有研究显示，卡巴拉汀治疗 VaD 能改善患者认知功能，但 ADL 及 BPSD 是否改善目前尚未有明确结论[138-140]。小样本研究提示，卡巴拉汀贴剂因其显著减少的胃肠道不良反应，对于 AD 合并 CVD 患者可能有益[141]。

兴奋性氨基酸受体拮抗剂：两项随机对照试验的荟萃分析显示美金刚能显著改善认知功能和 BPSD，但临床总体评分、基于护士观察的自我照料能力评分方面并未明显改善[142]。最新 Meta 分析也显示，美金刚可轻微改善 VaD 患者的认知功能，但其他指标改善不显著[143]。

其他药物：尼麦角林是一种被广泛用于治疗认知、情感及行为异常等疾病的麦角衍化类药物，一项关于尼麦角林荟萃分析纳入了 11 项研究，其中有两项试验纳入了多发梗死性痴呆患者，一项纳入了多发性梗死痴呆及 AD 患者，对于这 3 项研究的亚组分析发现，尼麦角林可显著改善 MMSE 评分及临床总体评分，尼麦角林对于卒中后认知障碍患者可能有效[144]。尼莫地平则对 VaD 患者的认知功能和记忆有一定改善作用[145, 146]。国内开展了丁苯酞治疗非痴呆型血管性认知障碍的随机、双盲、安慰剂对照研究，结果发现丁苯酞能够改善皮质下非痴呆性血管性认知障碍患者的认知功能和整体功能[147]。双氢麦角毒碱、胞磷胆碱、脑活素等药物亦有一些关于 VaD 的研究，但尚无法确定是否可用于 PSCI 治疗。此外，也有研究采用中成药（如银杏制剂）治疗卒中后认知障碍，其疗效有待进一步研究证实[3]。

推荐意见：胆碱酯酶抑制剂多奈哌齐、加兰他敏可用于治疗 PSCI，能改善患者的认知功能和日常生活能力（Ⅰ级证据，A 级推荐）；美金刚能一定程度改善 PSCI 患者的认知功能（Ⅱ级证据，B 级推荐）；卡巴拉汀对于 PSCI 的疗效尚有待进一步研究证实（Ⅲ级证据，B 级推荐）；尼麦角林、尼莫地平、丁苯酞对改善卒中后认知障碍可能有效（Ⅲ级证据，C 级推荐）；双氢麦角毒碱、胞磷胆碱、脑活素以及某些中成药对卒中后认知障碍的疗效不确切（Ⅲ级证据，C 级推荐）。

2. 卒中后认知障碍精神行为症状治疗　卒中后认知障碍与 AD 出现的精神行为症状有所不同，AD 可能主要有淡漠、易惹、抑郁、幻觉、妄想、激越等行为表现，而 PSCI 患者更常表现为抑郁、脱抑制（行为冲动、注意力易分散、情绪不稳定）、睡眠紊乱、淡漠[3]。淡漠症状通常仅需非药物干预，当非药物干预与抗痴呆药治疗无效时，或患者有重性抑郁发作伴或不伴自杀观念、激越症状加重，或出现破坏性行为时，建议进行药物治疗，包括抗精神病药、抗抑郁药、心境稳定剂等。抑郁是 PSCI 患者的常见症状，出现卒中后抑郁或情绪不稳的患者推荐使用选择性 5- 羟色胺再摄取抑制剂（selective serotonin reuptake inhibitor，SSRIs）等抗抑郁治疗或心理治疗[148-150]。对于出现严重妄想、幻觉、激越、冲动攻击行为等症状的 PSCI 患者，建议首选非典型抗精神病药物治疗[151]。临床医师在处方抗精神病时需明确告知患者及家属潜在的获益及风险，应选择不良反应小的药物，小剂量开始，尽量维持最低有效剂量，尽可能避免多种抗精神病药物联用[150]。单纯睡眠障碍或焦虑障碍患者可选用小剂量苯二氮䓬类药物[152]。

推荐意见：BPSD 首选考虑非药物干预，环境与心理治疗对轻度 BPSD 有效（Ⅱ级证据，B 级推荐）；抗抑郁治疗建议优先选用 5- 羟色胺再摄取抑制剂（Ⅲ级证据，C 级推荐）；可选用小剂量的非典型抗精神病药物治疗严重的精神病性症状，需充分考虑患者的临床获益和潜在风险（Ⅲ级证据，C 级推荐）。

（徐　俊）

（二）康复治疗

认知障碍的康复训练策略分为恢复性治疗策略和代偿性治疗策略。恢复性治疗策略是基于大脑的可塑性及功能重组理论，通过对特定的认知功能缺陷或障碍的功能性活动进行再训练，以提高日常生活活动能力；代偿性治疗策略则是通过宣教和帮助患者及其家属利用其残存的功能或使用辅助器具来克服日常生活中的障碍。

1. 认知障碍的康复训练

（1）注意力训练：注意障碍的训练方法多种多样，由于注意是认知的基础，在进行每一项活动的时候都需要注意参与，因此我们所要求患者做的每一项任务都可以视为是对注意障碍的训练，只是侧重点有所不同。研究发现，有氧运动可改善脑卒中患者注意功能（Ⅱ级证据）[153]，抗阻运动可改善脑卒中患者的注意力和信息处理速度（Ⅲ级证据）[154]。同时注意力的改善，对于认知功能的其他方面同样有促进作用。注意力训练可改善小血管疾病和轻度认知障碍患者的集中注意力和工作记忆，这可能与增加了认知过程中涉及的大脑回路中的活动有关（Ⅱ级证据）[155]。而较高的文化程度或许是脑卒中后注意障碍的保护因素之一（Ⅱ级证据）[156]。

注意训练主要以内部和外部的补偿策略为主，利用患者的兴趣将训练内容融入丰富多彩的日常活动之中，如抄写文字、阅读文章等，同时提高患者对于注意障碍的自知力，以更好地在生活工作中运用所设计的策略或技巧。认知导向训练在脑卒中患者的注意力方面表现出明显改善作用（Ⅲ级证据）[157]。

提高患者集中注意的最有效的方法就是安排患者在安静的环境中，以减少干扰因素。视觉限制训练有助于改善慢性期脑卒中患者的注意力（Ⅲ级证据）[158]。当干扰即将来临时应提醒患者尝试忽视干扰，或者在交谈中提醒患者集中注意力。当要求患者进行某项任务时，可将患者的听觉、视觉都调动起来，给予多种感觉的刺激，来提高患者的注意力。当注意改善后，逐渐转移到接近正常的环境中。当患者注意改善时，及时鼓励患者，并逐渐增加治疗时间和任务难度。根据患者的兴趣交替安排活动，也有助于延长患者的注意力保持时间。注意力程序性训练能够改善脑卒中后注意功能障碍（Ⅱ级证据）[159]。

随着计算机多媒体和三维技术的进步，计算机丰富的听觉、视觉刺激和直观、规范的训练方法在脑损伤后注意障碍训练方面具有广阔的应用前景。利用计算机进行康复训练的优越性主要体现在：部分缓解认知障碍康复专业人员缺乏的压力；形式更加生动活泼，可提高患者的积极性和注意力；计算机化操作可提高工作效率，提高施测与被测过程中的舒适度；评定和治疗过程更为标准化，不受测试人员变动的影响，便于交流、比较；软件携带方便。计算机辅助认知训练有助于获得性脑损伤人群的注意功能和执行功能的改善（Ⅱ级证据）[160]。基于计算机系统的早期注意力相关的认知训练有助于提高在岗职工卒中后的分配性注意功能（Ⅲ级证据）[161]。基于 Erica 软件的计算机辅助认知训练可能是一种促进脑卒中后认知（特别是注意和记忆力）恢复的有用方法（Ⅲ级证据）[162]。增加控制条件的计算机脑部训练可促进脑卒中患者注意功能的改善（Ⅱ级证据）[163]。针灸结合计算机辅助认知训练可显著改善脑卒中患者的注意功能（Ⅲ级证据）[164]。电脑虚拟现实技术及远程认知康复训练的应用前景也非常广阔，是当前认知康复治疗研究的一个方向。互动式的虚拟现实训练对脑卒中患者的视觉空间障碍具有改善作用（Ⅲ级证据）[165]。

推荐意见：推荐使用有氧运动和计算机辅助认知训练（Ⅲ级证据，C级推荐），弱推荐使用抗阻运动、任务导向训练、视觉现实训练、注意力程序性训练和虚拟现实训练（Ⅲ级证据，C级推荐）。

（张　皓）

（2）定向力训练：定向力的训练范围包括时间、地点和人物。训练时最重要的是诱导患者产生正向的行为改变，因此应尽可能随时纠正或提醒患者正确的时间、地点的概念，使患者减少因定向力错误而引起的恐慌和不安。另外定向力训练的目标包括：让患者知道他康复的必要性，需要合作配合治疗，维持自尊，建立自信，透过视、听、触觉感官的使用与环境维持联系，大小便的控制，人际间的交往，正确的辨认他人，参与康复计划的拟定等。

针对定向力障碍给予帮助十分重要，让患者在适当的环境中能够发挥功能。比如患者的病房有大而明显的标志，在病床放置个人熟悉的所有物品，包括像鲜艳的毛毯，熟悉的照片，可以让患者确认自己的床位。夜间房间的灯开着，可以稳定患者夜间的情绪。大指针的时钟有助于患者对于时间的认识，以日期为分页的日历也有助于患者的时间定向力训练，给患者提供报纸可以刺激患者对新近发生世界的兴趣。基于视觉和体感的提示训练有助于改善脑卒中患者姿势定向能力（Ⅲ级证据）[166]。

康复机构已经较为普及利用计算机进行认知障碍康复，可用于不同年龄、文化层次的患者，而且有家庭版和医院版的区别。电脑辅助认知训练对于定向力障碍患者也有一定的应用研究报道，计算机辅助认知训练联合虚拟现实训练可改善脑卒中患者定向力（Ⅲ级证据）[167]，通过视频游戏可改善围产期卒中患儿的空间定位能力（Ⅲ级证据）[168]。

推荐意见：推荐使用基于视觉和体感的提示训练以及计算机辅助的认知康复训练（Ⅲ级证据，C级推荐）。

（张　皓）

（3）记忆力训练：记忆可分为情境、语义、前瞻、内隐、偶然记忆等多种记忆成分，临床可以根据不同记忆障碍特点选择康复训练手段。目前多数观点认为，卒中后的记忆功能恢复相对比较困难，常规治疗基于恢复性策略的方法往往效果不佳，大多数的记忆治疗主要集中在代偿策略的应用上，以尽可能地使患者能够恢复一些生活能力[3, 5, 169]。记忆障碍康复的主要方法有：传统记忆功能训练、计算机辅助的记忆力训练、高压氧治疗、睡眠干预等。此外，也有部分研究提出运动训练和虚拟现实可以改善记忆障碍，具体推荐请见本共识相应章节。

传统记忆功能训练：强化干预改善记忆自我效能感（MSE）可能提高卒中患者记忆表现。一项随机对照研究提示 MSE 与脑卒中的记忆表现测验（AVLT）和反映社会参与的日常记忆测验（RBMT）改善有关，元记忆强化干预改善 MSE 对预测卒中患者的两种记忆测试成绩均有显著的作用；按性别、年龄、文化程度和卒中部位进行调整后，MSE 对 AVLT 的预测值仍有显著性意义（Ⅲ级证据）[170]。基于群体的训练干预可以改善卒中患者记忆功能。一项随机临床研究评估了一种新的以人为本、以小组为基础的记忆训练计划的有效性。课程包括为期六周的教育和战略培训，每隔12周进行三次评估。结果测量包括：顺行记忆测试、前瞻记忆测验、前瞻性记忆综合评价（CAPM）问卷调查和自我报告使用的策略数量。在听觉语言学习测试（RAVLT）、延迟回忆和CAPM报告中发现显著的训练相关收益，特别是较低的基线得分预示较大收益；智商高或受教育程度高的患者在使用策略的数量上有更多的收益；发病后早期训练效果与前瞻记忆的增加有关，但没有其他与脑卒中相关的变量影响结果（Ⅲ级证据）[171]。

推荐意见：推荐传统记忆康复训练改善卒中后记忆障碍（Ⅲ级证据，C级推荐）。

计算机辅助的记忆训练：关于卒中后认知康复时机，一项使用计算机程序纠正注意力障碍和视觉空间能力障碍的随机试验数据支持早期（卒中后2～4周）认知训练的有益效果。该研究提示早期治疗师指导下的电脑练习四周（包括16个单独的一小时疗程），与对照组"整体护理经验"比较，显示出早期"特定和结构化康复训练"的价值，所有神经心理测量指标都有显著改善（$P<0.05$），而对照组只在认知测试中表现出轻微的改善，组间分析显示记忆和视觉注意力方面有显著差异，（在这个计算机辅助的认知治疗中治疗师在其中的作用是向患者建议元认知策略，以提高他们的意识和自我调节能力。提示早期认知训练能够促进脑卒中患者记忆障碍的改善（Ⅲ级证据）[172]。重复延迟记忆训练（一项主要针对情景记忆障碍进行的恢复性计算机化培训方法）可能对卒中记忆恢复有效。该项研究的目的是证明重复延迟记忆训练是增加个体对记忆的使用，而不是在认知记忆中增加熟悉度。研究在充分调研补偿和恢复策略的基础上，募集患者（n=17）参加6次重复延迟记忆训练，并将他们在训练和非训练任务上的收获与年龄匹配的健康对照组（n=30）进行比较，评估这种训练对于慢性脑卒中患者（大于6个月）是否可行，以及该训练是否显示了转移到非训练任务的初步证据，结果显示脑卒中患者从培训中获得与健康成人相同程度的益处，两组都显示了向非训练任务（数字跨度任务和视觉空间记忆）转移的一些迹象，表明该方法是提高脑卒中患者回忆能力的一种可能方法（Ⅲ级证据）[173]。工作记忆训练与语义结构训练相结合一直被认为是一种针对器质性记忆障碍的有效认知康复方法。在一项双盲随机对照研究中，36例脑损伤后（包括卒中）记忆障碍患者分实验组或对照状态，实验组接受了基于计算机的工作记忆训练、单词流畅性和语义结构练习。对照组接受康复中心提供的标准记忆疗法，共9个小时。在治疗前后对患者进行标准神经心理测试，得出工作记忆、即时记忆、延迟记忆和前瞻性记忆、单词流畅性和注意力的综合评分。结果实验组在工作记忆和单词流畅性方面有显著改善。训练效果主要表现在前瞻性记忆任务，对情景记忆没有明显的影响（Ⅱ级证据）[174]。以计算机为基础的认知康复训练在临床中显示了较好的运用价值。国外一项推广使基于Erica软件的计算机辅助认知训练研究，评估了脑卒中患者使用Erica软件进行PC认知训练的效果，认为计算机认知康复（Computer Cognitive Rehabilitation，CCR）可能是一种促进脑卒中后认知（特别是注意和记忆力）恢复的有用方法（Ⅲ级证据）[162]。国内一项脑卒中后记忆障碍患者60例分层随机对照研究，干预组在对照组的基础上加用BrainHQ视觉训练，治疗4周，采用Rivermead行为记忆测验第2版（RBMT-Ⅱ）对2组患者的记忆功能进行测评，证明BrainHQ视觉训练可改善脑卒中患者的行为记忆能力（Ⅲ级证据）[175]。

推荐意见：推荐计算机辅助的记忆康复训练改善卒中后记忆障碍（Ⅲ级证据，C级推荐）。

高压氧治疗可能改善脑卒中后患者的记忆障碍的研究结论较多。近年一项回顾性分析91例18岁及以上（平均年龄60岁）缺血性或出血性卒中患者在HBO2治疗前3～180个月（30～35个月）的资料，HBO2方案包括每天40至60次疗程，每周5天，每次90分钟，在2ATA时100%氧气，评估基于语言或非语言、即时或延迟记忆与单光子发射计算机断层扫描测量的大脑代谢状态变化，结果显示HBO2治疗后，所有记忆测量指标均有显著改善，临床改善与脑代谢改善密切相关，主要表现在颞区。该文调研文献显示，即使在急性事件发生数年后，HBO2仍有可能改善脑卒中后患者的记忆障碍（Ⅲ级证据）[176]。

推荐意见：弱推荐高压氧治疗改善卒中后记忆障碍（Ⅲ级证据，C级推荐）。

睡眠干预：睡眠不仅对大脑重要，而且对其他人体器官及其体内平衡也很重要，有效的睡眠干预可能对对记忆恢复有益，一项荟萃分析多项随机临床研究初步证明："强力睡眠"与恢复体力和延长工作日的积极作用；睡眠促进"主动系统整合"与慢波睡眠（slow-wave sleep，SWS）期间重复激活记忆痕迹有关,尤其是丘脑皮质纺锤波和海马波纹的发生可能将不稳定的记忆痕迹转化为长期记忆来稳定记忆;"睡眠依赖性巩固"的研究主要是基于健康年轻人的数据,但将脑卒中患者与年龄相匹配时,老年卒中睡眠干预可以改善脑卒中患者的表现,特别是当他们在两个任务中间小睡会因此受益(Ⅱ级证据)[177]。

推荐意见:推荐强化睡眠干预改善卒中后记忆障碍(Ⅱ级证据,B级推荐)。

（吕泽平）

（4）知觉障碍治疗:单侧忽略的康复训练方法有改善患者自身功能为主的内部策略和环境调整为辅的外部策略。内部策略通过感觉系统的刺激提高患者综合能力,如拍打或冰刺激忽略肢体;通过朗读或音乐定时从忽略侧对患者进行听觉刺激;要求患者追视光亮的物体。外部策略通过外部环境设置提升患者能力,如走廊左侧用红线作标志;加长忽略侧轮椅手闸手柄并作明显标记;阅读文章时在书本的左侧用红线作标志;将床头柜、水杯及常用物品放在患者的左侧;家属和医护人员站在患者左侧;家属和医护人员站在患者左侧与患者交流等。

经颅直流电刺激(transcranial direct current stimulation,tDCS)是一种新兴的非侵入性脑刺激技术,该技术利用微弱直流电(通常为1～2mA)穿透头皮、颅骨,对脑组织产生刺激。因为tDCS具有便于携带、易于操作、价格低廉、耐受性好、伪刺激对照更可靠,并且可进行在线任务训练等诸多优点,所以目前已经广泛应用于神经科学领域研究[178]。近年来,tDCS在改善USN的研究中的应用逐渐兴起。tDCS能够改善USN症状,有学者尝试将tDCS应用于脑卒中后USN的改善。刺激方案包括:①右后顶叶皮质阳极tDCS;②左后顶叶皮质阴极tDCS;③或者右后顶叶阳极tDCS联合左后顶叶阴极tDCS。研究证实,方案1、2或3单次实施能够改善脑卒中后USN患者的线段二等分、删除试验或视觉搜索任务[179]。进一步研究发现,方案1、2或3多次重复实施能够改善USN患者行为学检查结果[180],且tDCS与认知训练结合,能够为患者带来更多获益[181]。但上述研究中线段二等分、字母删除、星型删除、缺口探查、画钟试验、视觉搜索任务等不同行为学检查结果一致性不佳,且对tDCS后效应的随访观察不充分,故仍需要更深层次揭示对USN的神经机制及tDCS用于空间注意网络调节机制,以便最优化USN的tDCS治疗方案,提高和延长治疗效果(Ⅱ级证据)。

推荐意见:经颅直流电刺激改善脑卒中后单侧空间忽略症状(Ⅲ级证据,C级推荐)。

重复经颅磁刺激(repetitive transcranial magnetic stimulation,rTMS)是指对大脑某一特定皮质给予重复的TMS。目前研究rTMS治疗卒中后患者单侧忽略症状改善情况的RCT较少,且各研究的设计方案,包括rMTS的刺激参数(如频率、强度、刺激时间等)和单侧忽略的评估方式差异较大,所以rTMS对卒中后单侧忽略患者忽略症状的治疗效果值得讨论。国内一项Meta分析已表明rTMS能改善脑卒中患者单侧忽略[182],rTMS高频(>5Hz)刺激患侧大脑半球可使局部皮质兴奋性增加,低频(<1Hz)刺激健侧大脑半球可降低健侧病理性兴奋程度[183],从而恢复脑卒中所导致的大脑半球间皮质兴奋性的平衡状态,改善单侧忽略的症状[183]。纳入的12个研究中,8项研究采用了低频(0.5Hz/1Hz)刺激,其中5个研究作用部位在健侧大脑后顶叶皮质P3点,1个研究在P5点;2个研究采用了高频(10Hz)刺激,作用部位在患侧大脑后顶叶皮层P4点;4个研究采用了cTBS(30Hz/50Hz)进行干预。以上研究均不同程度地改善了卒中后单侧忽略患者的忽略程度。就安全性而言,普遍认为rTMS最主要的不良反应是高频刺激诱发癫痫[184]。纳入研究中有4个对rTMS治疗后的不良反应进行了调查。结果发现,患者在治疗期间均未发生不良反应(如疼痛、眩晕、头痛、感觉异常及癫痫发作等),可认为rTMS在临床中的应用安全性较高。因此基于现有证据,重复经颅磁刺激能改善脑卒中单侧忽略患者的忽略症状。但上述结论尚待更多高质量研究予以验证,特别是对于能起到最佳治疗效果的rTMS的频率、强度、部位、次数等参数的结论尚不统一,且结局指标的测评与计分方式差异较大,还有待于统一纸笔测试的评分标准或使用成套标准化的测试进行评价,以提高研究结论的准确性与可靠性(Ⅲ级证据)。

推荐意见:推荐使用重复经颅磁刺激改善脑卒中单侧忽略患者的忽略症状(Ⅲ级证据,C级推荐)。

镜像治疗可通过观察动作可激活镜像神经元系统,包括额下回后部、前运动皮质及顶下小叶。由于右顶下小叶是偏侧忽略症关键受损脑区,而顶下小叶又是镜像神经元系统关键脑区。2014年一项高质量的随机对照试验研究是对右脑卒中导致左侧空间忽略症患者进行手动作观察训练,治疗时患者端坐于电脑前，身体中线对应于电脑屏幕中线，要求患者仔细观看手动作视频，该动作视频由 105 个日常生活动作视频组成，无左右方向偏倚。研究结果表明基于镜像神经元理论的手动作观察训练对改善脑卒中患者偏侧忽略具有确切疗效[185]（Ⅱ级证据）。

推荐意见：镜像治疗可以改善脑卒中患者单侧空间忽略状况（Ⅱ级证据，B 级推荐）。

虚拟现实训练可用于改善脑卒中患者近、远空间忽略状况。研究表明，在实际的临床实践中，无论是远空间还是近空间，都可观察到视觉忽略的情况。一些研究对忽略的各种康复干预措施进行了进一步的探索，近年来提出了种不同类型虚拟现实的干预技术（如街道交叉、视觉扫描任务、主动上身活动、轮椅导航 / 避障课程任务等）[186]。在这些先前的研究中，2015 年的一项综述指出，尽管这些虚拟现实技术是治疗空间忽略的很有希望的工具，但还没有科学地考虑到近、远空间忽略，这在临床上是有问题的，对空间忽略的影响及其相关机制还没有得到科学的研究[55]。2017 年 Kazuhiro 提出一种能够训练近、远空间忽略的头部显示器虚拟现实康复方案，并验证该方案在近、远空间忽略方面的直接效果。该系统能够训练近、远空间忽略，结果显示对于远空间的视觉搜索任务有了改进和提高，但在线段二等分任务和近空间任务上没有改进和提高。这一初步证据的结果可能支持进行未来的临床试验或应用虚拟现实系统用于空间忽略的康复。然而，需要以随机试验的形式进行进一步的研究，以获得更严格的证据供临床使用（Ⅲ级证据）[187]。

推荐意见：使用虚拟现实训练改善脑卒中患者近、远空间忽略状况（Ⅲ级证据，C 级推荐）。

结构性失用的训练的训练方法包括：基于反馈的视觉线定向识别训练、积极努力的游戏训练。

基于反馈的视觉线定向识别训练：脑卒中后右颞叶病变的患者可能有严重的结构性失用，影响日常生活活动能力和长期预后。对健康人知觉学习的研究表明，随着部分向非训练空间定向的转移，空间视觉线定向的知觉学习得到了迅速的改善。2016 年一项高质量的随机对照试验研究是基于反馈的知觉训练方法，用于脑卒中后患者结构性失用的康复。13 名脑卒中患者在发病后 12 周至 28 周内表现出线条定向和相关视觉空间任务的严重缺陷，在 4 周内进行了基于重复反馈的视觉线定向计算机化训练，并在训练前后评估了视觉线定向辨别以及视觉空间和视觉构造任务。结果显示所有 13 名参与者的训练和非训练空间定向测试迅速改善，部分达到正常水平，且获得的改善在 2 个月随访时仍然保持了稳定性，训练效果在 2 名患者中的眼间转移到非受过训练的眼睛。此外，对相关空间任务（如水平写入、模拟时钟读取和视觉构造能力）的改进也可以达到进行分级转移。这些结果提示脑卒中后以反馈为基础的知觉定向训练作为康复的一个组成部分，有可能通过治疗引起的结构性失用得到改善[188]（Ⅲ级证据）。

推荐意见：基于反馈的视觉线定向识别训练可以改善脑卒中后结构性失用（Ⅲ级证据，C 级推荐）。

积极努力的游戏训练：游戏是训练通过活跃的电子游戏进行体育活动的一种方式，在神经康复方面是一种潜在的有用工具。然而，人们对努力运动在改善神经疾病患者者的认知功能方面的可能作用知之甚少。2017 年一项多项随机临床研究回顾性分析在 PubMed/Medline、Scopus、PEDro 和 Google 学者上搜索相关文章，只保留了随机对照研究和非随机对照研究。以体力活动干预为重点的研究，通过积极努力的游戏进行对有神经功能障碍的目标人群的影响，报告的结果与认知结果相关。在所筛选的520 篇摘要中，13 项研究符合标准，共获得 465 名参与者，233 名以跑步为主进行游戏，232 项分配给替代或不干预。包括研究人群（如多发性硬化症、卒中后偏瘫、帕金森病、痴呆、阅读障碍、唐氏综合征）、干预类型和持续时间以及认知结果测量等方面存在差异。与其他干预或不干预相比，运动游戏能显著改善执行功能和结构性失用，注意能力无显著性差异。游戏训练是一种对患有各种神经功能障碍的成人进行认知和运动功能康复的非常有效的工具。更多的高质量的临床试验需要更大的样本和更多的认知结果来证实这些初步结果。体力游戏可以被认为是对常规康复的补充治疗，也可以被认为是一种在家里扩展常规项目的策略。通过增强决策 / 优先处理过程（执行功能）和视觉 - 空间感知，游戏增加了在时间和空间上分配认知资源的能力。这是对游戏训练的第一次综述，专门致力于建立游戏对神经疾病患者的认知能力的影响。此外，通过玩游戏使神经功能障碍的康复变得安全、易用，并具有较高的依从率。然而，需要包括较大样本在内的质量研究才能更好地确定游戏的类型、频率和强度，从而为神经疾病患者的认知提供有利条件（Ⅱ级证据）[189]。

推荐意见：积极努力的游戏训练改善神经疾病患者的结构性失用（Ⅱ级证据，B级推荐）。

（闫彦宁）

（5）思维推理能力训练：思维推理能力是一种以敏锐的思考分析、灵敏的反应、快速地掌握问题的核心，在最短时间内作出合理正确判断的能力。思维推理涉及观察、比较、分析、综合、抽象、概括、判断、推理等过程，属于大脑的高级认知功能[190]。PSCI往往容易出现思维推理能力损害，影响患者的日常生活、社会参与、工作表现、功能性预后及重返职场等[63]。目前，有些学者对PSCI后思维推理障碍的治疗进行研究，但尚处于初级阶段，仍需更多的临床研究来证实完善。

计算机辅助认知训练：Van de Ven RM等[163]将97例PSCI患者随机分为三组，其中干预组给予计算机辅助认知训练，每次治疗30分钟，持续3个月，结果发现计算机辅助认知训练可有效促进逻辑推理能力的改善（Ⅲ级证据）。Prokopenko SV等[191]将年龄40～65岁的68例PSCI患者随机分为干预组（神经心理学计算机程序）、主动对照组（娱乐性电脑游戏）和被动对照组（常规治疗），治疗4周，结果发现与娱乐电脑游戏和常规治疗相比，神经心理学计算机程序可较好改善逻辑推理能力（Ⅲ级证据）。

推荐意见：推荐使用计算机辅助认知训练（Ⅲ级证据，C级推荐）。

虚拟现实训练：Faria AL等[192]将18名PSCI患者随机分为VR组和常规组，VR组给予城市生活虚拟模拟训练，每次20分钟，每周6次，6周后结果显示VR组的逻辑推理能力较前显著改善（Ⅲ级证据）。Cho DR等[193]进行了一项随机双盲对照试验，纳入42例PSCI患者随机分为试验组（n＝21）和对照组（n＝21），试验组进行虚拟现实训练，包括头戴显示器和计算机辅助认知治疗，对照组进行计算机辅助认知治疗。每次训练30分钟，每周5次，共持续4周，结果发现试验组的思维推理能力和日常生活活动能力均得到显著提高（Ⅲ级证据）。

推荐意见：推荐使用虚拟现实训练（Ⅲ级证据，C级推荐）。

体感游戏：Rozental-llu C等[194]将39名PSCI患者分为交互式视频游戏组（n＝20）和传统干预组（n＝19），治疗3个月，结果发现交互式视频游戏可提供综合认知-运动刺激，促进思维推理能力恢复（Ⅲ级证据）。M.W.B. Zhang等[195]将Kinect传感器连接在安装有认知游戏的电脑上，通过传感器，患者可进行思维推理能力训练，并取得良好效果（Ⅲ级证据）。

传统的康复训练由于重复性、枯燥无味而无法较好取得患者配合，而体感游戏画面生动有趣，可激发患者康复积极性，是一种促进思维推理能力康复的有效手段[196]。

推荐意见：推荐使用体感游戏训练（Ⅲ级证据，C级推荐）。

冥想：Marchant NL等[197]进行一项多中心、随机、对照、单盲试验，将纳入10例认知障碍患者给予冥想干预，并在4个月后进行随访评估，结果发现冥想可促进认知障碍患者思维推理能力的改善，且疗效可维持较长时间（Ⅱ级证据）。目前，冥想在PSCI方面的研究尚处于初级阶段，确切的疗效仍需更多临床试验来支持证实。

推荐意见：推荐使用冥想治疗（Ⅲ级证据，C级推荐）。

（胡昔权）

（6）执行功能训练：执行功能是高级的认知活动，包含计划、启动、组织、抑制、解决问题、自我监控和更正错误的过程[82]。执行功能障碍影响患者在康复治疗中的配合、正常功能的发挥以及代偿策略的应用，降低独立生活、工作和社会参与能力，是卒中后全面康复的关键影响因素。对执行功能的干预方法主要包括：传统认知训练和计算机辅助认知训练两大类，此外运动训练也是改善执行功能的重要手段，在本共识运动训练一节具体介绍。

传统认知训练：Valérie Poulin[80]在一项系统性评价中纳入关于脑卒中患者执行功能训练的10项研究（1项低质量的随机对照的亚急性研究和9项中等质量的随机对照的慢性期研究），结果表明卒中慢性期患者可能受益于特定的执行功能训练，通过代偿性干预以改善执行功能障碍，然而亚急性期患者执行功能的改善证据尚不足（Ⅱ级证据）。Valérie Poulin等[198]在一项随机单盲对照研究中发现，职业训练（6名参与者）和计算机辅助认知训练（5名参与者）这两种训练方式在改善执行功能方面均有积极影响，职业训练比计算机辅助认知训练相比，可以更有效的提高日常生活能力（Ⅲ级证据）。Leonardo

等[155]在一项随机单盲临床试验研究中纳入 43 名患者,发现注意力训练可改善小血管疾病的轻度认知障碍(MCI)患者的工作记忆和专注力,并增加与认知相关的脑区的活动,但对生活质量和功能状态没有显著影响(Ⅱ级证据)。Eun Young[199]等将 42 例患者随机分为实验组(认知训练 + 常规训练)和对照组(常规训练),结果表明,实验组与对照组相比,注意力,视觉空间功能,言语记忆和执行功能均有改善(Ⅲ级证据)。Charlie 等[200]在一项系统综述中纳入 19 项随机对照研究(907 名参与者),探讨认知康复(代偿性干预和适应性干预)对非进展性获得性脑损伤患者执行功能障碍的影响,结果表明,认知康复与运动感觉疗法、认知康复与空白对照组以及不同认知康复训练组之间相比,均没有统计学差异。结论为目前缺乏关于认知训练对执行功能影响的高质量文献,不足以得出结论(Ⅰ级证据)。Keith D 等[201]归纳了关于执行功能干预的 15 项 RCT 研究,3 项非随机对照研究,19 项缺乏对照的研究,大多数干预措施的核心方面是促进元认知(意识)和元认知自我调节(如目标设定、计划、启动、执行、自我监控和错误管理),综合这些干预措施可以改善执行功能障碍的多个方面(Ⅱ级证据)。

推荐意见:推荐传统认知训练改善脑卒中患者的执行功能(Ⅱ级证据,B 级推荐)。

计算机辅助认知训练:Yelena[160]等在一项系统评价中,纳入了 28 项针对获得性脑损伤(脑外伤和脑卒中)患者的注意力和执行功能的计算机辅助认知训练随机对照研究,其中 23 项研究报告训练后注意力和执行功能显著改善,5 项研究观察到改善的趋势(Ⅰ级证据)。一项系统性评价的报告中,纳入 13 项关于视频体感游戏对神经性损伤患者认知功能的研究(其中 10 项为随机对照试验,3 项为非随机对照试验),结果显示体感游戏比对照组显著改善了执行功能和视觉 - 空间感知,然而注意力和整体认知未见明显改善(Ⅰ级证据)[189]。Renate[163]等进行了一项随机对照双盲试验,共入组 97 例脑卒中患者,对计算机认知训练灵活性改善卒中后执行功能进行研究,表明增加控制条件的计算机脑部训练可促进脑卒中患者执行功能的改善(Ⅲ级证据)。Susan Marzolini 等[192]对 18 名脑卒中患者进行随机对照研究:9 名进行基于日常生活的虚拟现实(VR)训练,9 名进行常规康复治疗。结果显示 VR 组的总体认知功能、注意力、记忆力、视觉空间能力、执行功能、情绪等均有显著改善。对照组仅在自我报告的记忆和社会参与方面有所改善。VR 与常规治疗进行比较时,组间分析显示认知整体功能,注意力和执行功能均显著改善(Ⅲ级证据)。

推荐意见:推荐计算机辅助认知训练改善脑卒中患者的执行功能(Ⅰ级证据,A 级推荐)。

(温红梅)

2. 丰富环境　丰富环境(enriched environment,EE)是 Donald Hebb 提出的一个概念,即动物的饲养环境空间增大,内置物体丰富而新奇,成员较多,不仅提供了多感官刺激和运动的机会,而且赋予了相互间社交性行为的可能。在基础研究层面已经证实 EE 对脑卒中模型动物的认知功能有着明显的改善作用。随后 EE 被定义为各种刺激的复合体[202],近年来,这个概念也开始转化到临床,主要分为治疗环境的丰富化,包括构建多种类别的康复环境,虚拟现实训练,音乐治疗等;以及治疗方案的丰富化,包括多方案联合治疗,多学科联合治疗等。

治疗环境丰富化的康复训练:一项针对脑卒中患者康复环境的随机对照试验中[203],向患者提供带有互联网、书籍、安装游戏的电脑,以及虚拟现实游戏的康复环境,这种丰富化的康复环境增加了患者对认知训练的参与度和依从性,并且减少了患者不活动和独处的时间(Ⅰ级证据)。Fary Khan[204]等将 103 名参与者(包括脑卒中患者和其他影响认知的神经疾病患者)被随机分配到 2 组:进行丰富的环境活动计划的干预组(n=52)或接受常规病房活动的对照组(n=51)。在入院、出院和出院后 3 个月对患者进行认知功能评估。结果发现,与常规病房活动组相比,丰富的环境活动计划可以明显改善住院患者的认知能力(Ⅰ级证据)。

推荐意见:强推荐使用丰富环境来提高脑卒中患者对认知训练的参与程度和依从性(Ⅰ级证据,A 级推荐)。

治疗方案丰富化的康复训练:多种康复方案的联合治疗也属于丰富环境在临床使用的一个延伸。在一个单盲随机对照试验中[205],将 225 名脑卒中后认知障碍的患者随机分配到 4 个治疗组:①运动训练组(n=56);②认知训练组(n=57);③联合干预组:运动训练和认知训练(n=55);④对照组(n=57)。

所有患者接受了 36 个疗程的治疗，每周 3 天，为期 12 周。研究发现，联合干预对认知功能产生了更大的益处。

推荐意见：强推荐在多方案协同的治疗环境中为脑卒中后认知障碍患者提供早期康复治疗（Ⅱ级证据，B 级推荐）。

虚拟现实训练（virtual reality training）：虚拟现实是利用计算机技术使患者能够以自然的方式在计算机生成的视觉环境中从事特定的任务实践。对受试者来说有趣的环境可能增强练习的动力。

Bo Ryun Kim 等 [206] 在一个小型的随机对照试验中，对脑卒中早期患者进行每周 3 次，每次 30 分钟的虚拟现实游戏，这些游戏主要需要进行情景反馈下的患侧手臂动作（例如，举手以阻止足球进入球门）。该研究发现虚拟现实训练改善了患者的视觉注意力和短期视觉空间记忆（Ⅲ级证据）。Rosaria De Luca 等 [165] 招募了 12 名受试者（随机分为两组：实验组 -EG；和对照组 -CG）。EG 接受虚拟现实训练，而 CG 接受标准认知治疗，两组都接受了相同的传统物理治疗计划。每次治疗持续 45 分钟，每周 3 次，持续 8 周。所有患者在训练前，训练结束后和训练结束 1 个月后进行认知评估。结果发现，对于脑卒中患者的注意力和视觉空间缺陷，虚拟现实训练可作为一种能够加强功能恢复的补充治疗（Ⅲ级证据）。Rosaria De Luca 等 [207] 对一名 58 岁的出血性脑卒中女性患者进行了两次不同的康复训练：在普通临床环境中单独使用标准放松技术和运动反馈治疗，以及在具有增强感官刺激的半沉浸式虚拟环境中使用相同的治疗。观察发现，仅在虚拟环境方法治疗结束时，患者的注意力和记忆功能出现显著改善（Ⅲ级证据）。在一项荟萃分析研究中 [208]，从 7 个电子数据库中检索出比较虚拟现实与常规治疗的随机对照试验。使用随机效应模型评估治疗效果，比较不同方案对功能恢复的影响。结果发现，虚拟现实对认知功能有小到中度的改善效应。该证据支持使用虚拟现实作为脑卒中认知康复的辅助手段（Ⅲ级证据）。

虚拟环境能够对言语、视觉和空间学习产生积极影响，并且在虚拟环境中的记忆训练被认为可能有效。但是，目前仍然缺乏对虚拟环境与非虚拟环境中的记忆训练的直接比较结果，因而还不能对该技术的特殊性作出推荐，临床可以考虑使用虚拟现实技术来训练语言、视觉和空间学习能力，但其疗效尚未确定 [7]。

推荐意见：推荐使用虚拟现实训练（Ⅲ级证据，C 级推荐）。

音乐疗法（Music therapy）：Särkämö 等 [209] 进行了一项单盲随机对照试验，以确定每天听音乐是否有助于脑卒中后认知功能的恢复。研究发现，与听有声读物或不听音乐相比，脑卒中早期阶段的音乐治疗（1 小时 / 天，持续 2 个月）可以提高言语记忆（verbal memory）和注意力，增强认知功能恢复（Ⅱ级证据）。然而目前仍缺少强有力的证据证明音乐干预对脑卒中后的记忆和注意力有改善作用。因此，临床脑卒中后认知康复中可以考虑使用音乐疗法来改善言语记忆 [165]。

推荐意见：弱推荐使用音乐疗法（Ⅱ级证据，B 级推荐）。

（吴　毅）

3. 运动训练　运动训练是常用的康复手段，多项 Meta 分析及系统综述结果显示运动训练可以改善卒中患者的认知障碍，但运动训练的作用主要受到训练方式、训练强度及训练持续时间等多种因素的影响，且运动训练对于 PSCI 患者不同认知域的作用存在差异。

Lauren E. Oberlin 等 [210] 于 2017 年在 Stroke 杂志发表的纳入 14 项随机对照研究的 Meta 分析结果显示，运动训练可以改善脑卒中患者的认知功能，并推荐运动训练作为治疗卒中患者认知障碍的手段（Ⅰ级证据）。Cumming 等人 [211] 纳入了 9 项 RCT 及临床病例对照研究，该系统综述指出运动训练可以改善卒中患者的认知功能，但此综述也指出因为每项研究的运动训练方式存在异质性，且运动训练强度可比性差，影响了结论的可靠性（Ⅱ级证据）。一项针对运动训练在脑卒中后认知障碍中作用的系统综述，纳入了 5 项 RCT 研究、2 项临床病例对照研究及 2 项低质量临床研究，多数临床研究支持运动训练对于卒中患者，尤其是慢性期患者的整体认知功能具有积极的作用，运动训练的效果受到训练开始时间、训练持续时间及训练强度影响，此综述也指出，因各项研究之间的异质性较大，因此综述结果的可信度受到影响，尚需高质量的临床证据（Ⅱ级证据）[212]。

推荐意见：推荐运动训练作为PSCI的康复干预手段（Ⅰ级证据，B级推荐）。

不同的运动训练方式对卒中患者认知功能损害的作用不同。Lauren E. Oberlin 等[210]的meta分析比较了有氧训练结合力量或平衡训练（6项研究，297例患者）、单独有氧训练（3项研究，158例患者）和单独牵伸或平衡训练（5项研究，281例患者）发现，有氧训练结合力量或平衡训练认知功能改善最明显，牵伸或平衡训练也能明显改善认知功能，单独有氧训练对于认知功能无显著性改善作用（Ⅰ级证据）。一项单盲随机对照试验[205]，纳入225名脑PSCI患者，分别给予运动训练（56例）、认知训练（57例）或联合干预（运动训练和认知训练，55例），并设置对照组（57例），干预时间持续12周，每周3天，研究结果发现运动和认知联合干预对认知功能功能的改善作用最大（Ⅱ级证据）。Liu-Ambrose Teresa等[213]在一项多中心随机试验中纳入28例脑卒中恢复期患者，评估了为期6个月的运动和娱乐训练对执行功能的影响，结果表明参与社区结构化训练（包括每周两次的运动训练和一次休闲娱乐活动）组比常规护理组，可以更明显的改善注意力、解决问题能力以及工作记忆能力（Ⅲ级证据）。Debbie Ran 等人[214]入组11例患者，给予每周2小时中等强度的运动训练（伸展运动、平衡训练和任务导向性训练如上下楼梯、快走和重复的坐下站起）及每周1小时的指导下休闲娱乐、社交及新技能学习训练（台球、保龄球、艺术、手工和做饭），运动训练强度评定采用的是RPE量表中第13级，结果显示运动训练结合娱乐项目可以改善卒中后社区生活患者的记忆力及执行功能（Ⅲ级证据）。

推荐意见：推荐有氧训练联合力量或平衡训练等联合运动训练的方式干预PSCI（Ⅰ级证据，B级推荐）；推荐运动与认知训练结合的方式干预PSCI（Ⅱ级证据，B级推荐）；弱推荐运动结合娱乐训练改善社区生活的PSCI缓则的认知功能（Ⅲ级证据，C级推荐）。

运动训练强度和时间影响运动训练对于卒中患者认知功能康复的效果。一项随机、对照、单盲研究共纳入70例平均年龄为74岁的中度皮层下梗死认知障碍患者，分为步行训练组和常规护理及教育组，训练每次1小时，包括10分钟的热身整理运动及40分钟的步行训练，每周3次，持续6个月，运动训练采用中等强度，采用三种方法来测定，包括：①运动时心率监测法：起始运动强度时心率为40%心率储备值（最大心率-静息心率，公式为206.9-0.67×年龄），每个月评估一次，在前12周内运动强度逐渐增加至运动时心率为60%～70%心率储备值，最终训练时心率选择65%的心率储备值。②运动自觉量表（Borg Rating of Perceived Exertion，RPE），最终运动强度选用RPE 14～15级。③谈话测试，步行开始时步行速度允许进行舒适的交流，逐渐过渡到谈话困难；对于只用β受体阻滞剂的患者，首选运动自觉量表训练。研究开始时、6个月及干预结束6个月（实验开始12个月后）评估患者的整体认知功能（ADAS-Cog）、执行功能（EXIT-25）和ADL功能（ADCS-ADL），干预结束时训练组的患者ADAS-Cog较对照组明显改善（分值相差1.71分），6个月随访时以上差异消失，其余指标在干预结束时及6个月随访时均无差异（Ⅱ级证据）[213]。在本研究的后续分析中[215]，研究者发现训练组的运动功能也因认知功能改善而受益（Ⅲ级证据）。该研究虽病例数较少，但其实验设计规范、随访率高、脱落率低，结果较为可靠[216]。该研究团队开展的另一项病例对照研究中采用低（40%心率储备值）和高强度（80%心率储备值）的运动训练，发现低强度和高强度的运动训练不能改善脑卒中患者的认知功能（Ⅲ级证据）[217]。一项病例对照研究，采用每次45分钟、每周3次、持续8周自行车训练，训练组和对照组各15例患者，发现运动训练可以改善前循环梗死患者的认知功能（Ⅲ级证据）[218]。一项随机交叉设计的研究[219]，纳入21名卒中后患者，给予单次持续20分钟的减重20%的跑台训练，训练强度为训练时心率达70%的心率储备值或RPE处于13级，结果发现单次减重跑台训练不能改善患者的认知功能（Ⅲ级证据）。Lauren E. Oberlin 等[210]的Meta分析指出运动训练持续时间在3个月以上或3个月以下，对于运动训练的作用无明显影响（Ⅰ级证据）。目前对于运动训练持续时间对于卒中患者认知功能的影响尚无有效证据。

推荐意见：推荐中等强度的运动训练用于改善卒中患者的认知功能（Ⅱ级证据，B级推荐）；推荐使用心率储备值或运动自觉量表评估运动训练强度（Ⅱ级证据，B级推荐）。

运动训练对于PSCI患者不同认知域损伤的作用存在差异。Lauren E. Oberlin 等的Meta分析显示[210]，运动训练在卒中后患者的注意力及思维推理速度方面显示出中度的有益效果，然而在执行功能及工作记忆方面没有显著疗效（Ⅰ级证据）。Susan Marzolini 等[220]入组了 41 例卒中后 10 周以上的患者，给予持续 6 个月的有氧训练结合抗阻训练的运动训练方案，采用 MoCA 量表评价运动训练前后患者的认知功能进行自身对照，研究发现 MoCA 整体量表评分显著提高，其中注意力/专注力评分及视空间/执行功能评分均显著提高，且 6 个月后，达到轻度认知障碍诊断的患者比例明显减少，该研究结论是有氧及抗阻联合训练改善卒中患者的认知功能，并且减少符合轻度认知障碍诊断的患者比例，然而本研究未设置对照组，不能排除患者认知功能自然恢复对研究结果的影响（Ⅲ级证据）。在一项系统评价中纳入 5 项研究共 93 例患者，研究表明有氧运动对认知有积极影响，增加阻力训练可以改善整体认知功能，特别是执行功能（Ⅱ级证据）[221]。一项病例对照研究发现每天 1 小时，每周 3 天的中等强度步行训练可以改善患者的执行功能（Ⅲ级证据）[222]。Teresa 等[213]在一项多中心随机试验中纳入 28 例脑卒中恢复期患者，评估了为期 6 个月的运动和娱乐训练对执行功能的影响，结果表明参与社区结构化训练（包括每周两次的运动训练和一次休闲娱乐活动）组比常规护理组，可以更明显的改善注意力、解决问题能力以及工作记忆能力（Ⅲ级证据）。Rodrigo 等[154]将 32 例慢性卒中患者随机分为训练组（抗阻训练）和对照组（仅日常活动），与对照组相比，训练组不仅表现为平衡和步态功能的改善，也表现为执行功能（工作记忆，言语流畅性任务）、注意力和信息处理速度的提高（Ⅲ级证据）。

推荐意见：推荐运动训练改善 PSCI 患者的注意力及思维推理能力（Ⅰ级证据，B 级推荐）；推荐有氧运动改善 PSCI 患者的执行功能（Ⅲ级证据，C 级推荐）。

运动训练对卒中患者认知功能的作用与卒中后的时间有关。Lauren E. Oberlin 等的 Meta 分析同样发现[210]运动训练对于慢性卒中阶段患者的认知功能也有改善作用（平均卒中后 2.6 年）（Ⅰ级证据）。Rodrigo 等[223]将 32 例卒中后大于 6 个月的患者随机分为训练组（抗阻训练）和对照组（仅日常活动），与对照组相比，训练组不仅表现为平衡和步态功能的改善，也表现为执行功能（工作记忆、言语流畅性任务）、注意力和信息处理速度的提高（Ⅲ级证据）。

推荐意见：推荐运动训练改善慢性其卒中患者的认知功能（Ⅰ级证据，B 级推荐）。

（胡昔权）

4. 无创性脑刺激技术

（1）经颅磁刺激技术：经颅磁刺激（transcranial magnetic stimulation，TMS）是通过磁电感应原理将脉冲磁场无衰减地透过头皮和颅骨，在大脑皮层产生感应电流，从而改变脑内代谢和神经电活动。每次输出两个以上有规律的重复磁刺激称为重复经颅磁刺激（repetitive TMS，rTMS）。高频（≥5Hz）可以提高皮层的兴奋性，低频（≤1Hz）则是抑制皮层兴奋性[224]。连续 θ 波爆发刺激模式（continuous theta burst stimulation，cTBS）为抑制性刺激，间歇性 θ 波爆发刺激（intermittent theta burst stimulation，iTBS）为兴奋性刺激。结合最新的导航技术，rTMS 对脑卒中后认知障碍康复的研究积累了一些证据，有望成为脑卒中后认知障碍（PSCI）康复的一种有治疗前景的无创神经调控技术。

In-Seok Park 等[225]纳入 20 例 PSCI 患者（卒中后至少 6 个月）随机分成 rTMS 组（10Hz，刺激左侧前额叶皮层）和计算机辅助认知障碍康复（computer-assisted cognitive rehabilitation，CACR）组，两组均一周干预 3 次，共干预 4 周，干预前后分别通过 MMSE 和 LOTCA 评估患者的认知功能，结果显示两组的认知功能较干预前均显著提高，但 LOTCA 评估显示 CACR 较 rTMS 的治疗效果更显著（Ⅲ级证据）。Kim BR 等[226]通过一项单中心双盲随机对照试验，将 18 例 PSCI 患者（卒中后至少 1 个月）分为低频 rTMS 组（1Hz）、高频 rTMS 组（10Hz）和假刺激组，刺激部位均为前额叶皮层背外侧区，一周刺激 5 次，共刺激 2 周，评估干预前后患者的认知功能、执行功能、日常生活能力及抑郁状态，结果发现 3 组干预对于认知功能障碍均无显著改善效果，仅有高频 rTMS 组可以显著改善患者的抑郁状态（Ⅲ级证据）。

针对注意力方面，Ana Dionísio 等学者完成的一项系统评价与 Meta 分析[227]纳入了 8 篇随机对照试验，结果显示 rTMS 作为常规治疗的辅助方法可以有效的改善卒中患者（7 篇研究卒中发病小于 6 个月）的患侧忽略（Ⅱ级证据）。其中 Kim，B.R. 等[228]通过一项前瞻性双盲随机对照研究发现患侧高频 rTMS（10Hz）比健侧低频 rTMS（1Hz）对于改善急性期脑卒中患者患侧忽略效果更佳（Ⅲ级证据），Yang Wei 等[229]在前瞻性随机对照研究（37 例）中发现 cTBS 比高频 rTMS 和低频 rTMS 对于改善卒中后患侧忽略效果更为显著（Ⅲ级证据），Fu Wei 等[230]在另一项前瞻性随机对照研究（22例）中，进一步证实了每天增加刺激天数及每次刺激量的大小可增强和延长 cTBS 对于患侧忽略的改善效果（Ⅲ级证据）。

针对记忆功能方 Lu Haitao 等[231]通过一项纳入40例卒中后 PSCI 患者（卒中后超过1个月）的前瞻性随机对照临床试验，发现低频 rTMS（1Hz）刺激前额叶皮层背外侧区4周，较假刺激组相比患者的记忆功能明显改善（Ⅲ级证据）。

针对执行功能，I. Rektorova 等[232]设计了一项随机交叉设计临床试验，7例患有轻度执行功能障碍的脑血管病患者，高频 rTMS（10Hz）随机先后顺序刺激左侧前额叶皮层背外侧区或左侧运动皮层区，刺激前者区域后患者执行功能显著改善（Ⅲ级证据）。

针对精神情感方面，Gu SY 等通过一项纳入24例卒中后抑郁患者（卒中后超过6个月）的单中心前瞻性双盲随机对照临床试验发现 rTMS（10Hz）刺激前额叶皮层背外侧区4周，与假刺激组相比患者的抑郁状态显著改善（Ⅲ级证据）。一项纳入22例随机对照试验的 Meta 分析[233]进一步证实 rTMS 可以有效地改善卒中后患者的抑郁状态及日常生活能力（Ⅰ级证据）。

推荐意见：采用 rTMS 改善 PSCI 患者的整体认知功能尚存争议（Ⅲ级证据，D 级推荐）；强推荐采用 rTMS 作为辅助方法改善 PSCI 患者的患侧忽略（Ⅱ级证据，C 级推荐）；推荐采用 rTMS 改善 PSCI 患者的记忆功能（Ⅲ级证据，C 级推荐）；弱推荐采用 rTMS 改善 PSCI 患者的执行功能（Ⅲ级证据，C 级推荐）；强推荐采用 rTMS 改善 PSCI 患者抑郁状态（Ⅰ级证据，A 级推荐）。

（袁　华）

（2）经颅直流电刺激技术：经颅直流电刺激（transcranial direct current stimulation，tDCS）是一种通过两片或更多电极片对大脑施加连续、微弱电流，从而调节大脑皮质兴奋性的无创型脑刺激技术。

Yun G 等[234]将45名 PSCI 患者随机分为三组，分别进行左前额叶的 atDCS 刺激、右前额叶的 atDCS 刺激以及假刺激，治疗3周后三组患者认知情况均有改善，但组间差异无统计学意义，其中左前额叶组的语言学习测试相较于其余两组改善显著（Ⅲ级证据）。Jo J 等[235]的交叉设计随机对照研究发现 tDCS 组的 PSCI 患者工作记忆得到改善，而假刺激组治疗前后无明显变化，但二组间差异无统计学意义（Ⅲ级证据）。Shaker H 等[236]将 tDCS 与认知训练相结合，结果发现与假刺激组相比，tDCS 结合认知康复训练较仅进行认知训练能更好的改善脑卒中患者的认知功能（Ⅲ级证据）。Kazuta T 等[237]将12名 PSCI 患者进行了交叉设计假刺激对照试验，发现 atDCS 能改善 PSCI 患者的视听记忆（Ⅲ级证据）。Kang E 等[238]对10名 PSCI 患者进行了交叉设计随机对照研究，患者在 tDCS 刺激后注意力有显著提高，假刺激组改善不明显，但两组间差异无统计学意义（Ⅲ级证据）。

推荐意见：推荐使用 tDCS 治疗 PSCI（Ⅲ级证据，C 级推荐）。

Salazar A 等学者[239]进行了 tDCS 改善卒中后单侧忽略的 Meta 分析，纳入了至2016年12月的4项研究，其中2篇随机对照研究，2篇交叉设计研究，分析结果显示 tDCS 对 PSCI 患者的单侧忽略有改善效果（Ⅰ级证据）。此外，Turgut N 等人[240]将 tDCS 与眼动漂移疗法相结合，与仅传统康复训练进行对照，发现 tDCS 结合眼动漂移疗法能够更好的改善 PSCI 患者的单侧忽略（Ⅲ级证据）。Ladavas E 等学者[241]将 tDCS 与棱镜适应疗法相结合，发现与假刺激组相比，atDCS 能增强棱镜适应疗法改善单侧忽略的效果（Ⅲ级证据）。

推荐意见：推荐使用 tDCS 或结合其他疗法改善 PSCI 单侧忽略（Ⅱ级证据，B 级推荐）。

（胡昔权）

5. 传统医学　我国传统医学在长期临床实践中积累了大量 PSCI 的康复方法，常用的传统康复方法包括针灸、推拿、中药及太极拳、八段锦等传统运动疗法。临床实践中可单独使用或与其他康复方法配合使用，提高临床康复疗效。

（1）针灸：针灸是传统医学治疗 PSCI 的重要手段之一，目前有两项系统评价与 Meta 分析[242,243]，结果均表明针灸治疗可显著改善 PSCI 患者 MMSE 与 MoCA 量表评分，P300 潜伏期，P300 波幅，提高患者认知功能（Ⅰ级证据）。Jiang 等人[244]的一项纳入204名 PSCI 的随机对照试验表明，针刺神庭、百会结合计算机辅助认知训练可显著改善患者 MMSE 与 MoCA 量表评分，效果优于两种疗法单独使用

（Ⅱ级证据）。Chen 等人[245]的一项多中心随机对照试验纳入了 250 名脑卒中患者，对伴有认知下降的患者配选百会、神庭、本神、四神聪等穴位治疗，结果显示治疗后患者 MMSE 与 MoCA 量表评分显著改善（Ⅱ级证据）。Wang 等人[246]的一项纳入 126 名 PSCI 患者的随机对照研究表明，针刺百会、四神聪等穴位结合尼莫地平可显著提高患者 MoCA 量表评分（Ⅱ级证据）。詹杰等人[247]的一项纳入 50 名 PSCI 的随机对照研究表明：针刺百会、神庭联合基础治疗和常规康复训练能明显改善 PSCI 患者的认知功能，且疗效优于基础治疗和常规康复训练（Ⅲ级证据）。针灸干预的具体形式有头针、体针、温针灸、督脉灸等，可根据临床实际选择。

推荐意见：推荐使用针刺百会、神庭等穴位干预 PSCI（Ⅰ级证据，A 级推荐）。

（2）中药：中药是传统医学 PSCI 康复的重要手段，可参考《中风后认知功能障碍中医诊疗方案（2017 版）》进行辨证论治[248]，将 PSCI 分为肝肾阴虚证、脾肾两虚证、痰浊蒙窍证、瘀血内阻证，辨证服用六味地黄丸、归脾汤、涤痰汤及通窍活血汤等（Ⅴ级证据）。Shih 等[249]的一项纳入 67 521 例 PSCI 患者的观察性研究表明，针灸结合中药治疗降低了 PSCI 患者急救与入院风险（Ⅱ级证据）。中成药制剂服用方便，广泛应用于临床。Zhao 等人[250]的一项纳入 3 251 急性脑卒中患者的随机对照研究，试验组 1 963 名患者服用养血清脑胶囊，对照组 1 288 名患者服用阿司匹林，干预 12 周后试验组 MMSE 评分与 MoCA 均显著优于对照组（Ⅱ级证据）。Li 等人[251]的一项纳入 348 名急性缺血性脑卒中患者的随机对照试验表明，银杏叶提取物联合阿司匹林可缓解患者二的认知和神经功能缺损，而不会增加血管事件的发生率（Ⅱ级证据）。

推荐意见：推荐使用养血清脑胶囊干预急性期脑卒中患者认知障碍（Ⅲ级证据，C 级推荐）；弱推荐使用银杏叶提取物及其他中药、中成药干预 PSCI（Ⅲ级证据，C 级推荐）。

（3）其他：传统运动疗法太极拳、八段锦对老年人群的认知功能具有改善作用[252]，并对脑卒中高危人群的身心健康具有积极的影响[253,254]，因此可能对 PSCI 具有潜在的改善作用。虽然目前传统运动疗法对 PSCI 的疗效尚缺乏直接证据支持，但仍建议 PSCI 患者练习太极拳、八段锦（Ⅲ级证据）。

推荐意见：专家建议使用太极拳、八段锦等传统运动疗法干预 PSCI（Ⅲ级证据，C 级推荐）。

（陶　静）

6. 精神行为症状的康复干预　多项 RCT 研究的荟萃分析发现，长期使用任何抗精神病药会增加痴呆患者死亡和心血管疾病发生风险[255-257]。一项纳入 23 项研究的荟萃分析发现针对患者和照料者的非药物干预与抗精神病药效果相当[258]。考虑抗精神病药不良反应，各国指南均优先将非药物干预作为 BPSD 的一线治疗方案[259]。BPSD 非药物干预手段包括环境治疗、感官刺激和音乐治疗、行为干预、怀旧治疗、现实定向和认知刺激疗法、心理治疗等[104]。但具体非药物干预手段的疗效，目前尚缺乏高质量大样本的 RCT 研究。

BPSD 药物治疗主要包括抗痴呆药和抗精神病药。抗痴呆药不仅可以改善患者痴呆症状、还可以改善一部分 BPSD 症状。其中 N- 甲基 -D- 天冬氨酸受体拮抗剂对阳性症状（激越和攻击）具有一定改善作用；胆碱酯酶抑制剂对阴性症状（淡漠、幻觉、抑郁）等有较好的疗效[98]。

抗精神病药物何时开始启动，并没有明确的临床指征。使用时机需要权衡药物治疗获益 - 风险。在 2017 年中国神经认知障碍精神行为症状群临床诊疗专家共识将 BPSD 相关症状分为 3 类：紧急精神药物治疗（攻击行为和激越）和仅在需要时在非药物干预基础上联合短期精神药物干预（妄想、幻觉、抑郁、焦虑、睡眠紊乱、脱抑制）以及仅需非药物干预（错认、游荡、淡漠、进食行为改变）3 类症状群。当痴呆药物治疗效果欠佳，或出现以下紧急情况时建议可以短时间使用抗精神病药物：①重性抑郁发作伴或不伴自杀观念；②对他人或自己造成极大伤害的精神病性症状；③对自己和他人安全造成风险的攻击行为。使用抗精神病药治疗时长并没有相应明确的循证医学证据。建议定期随访评估，如症状稳定 3～6 个月，可尝试逐渐减药或停药。考虑到第 1 代精神病药副作用，建议使用第 2 代抗精神病药，但用药期间仍需检测抗精神病药不良反应，还应该注意的是抗精神病药可以改善某些 BPSD 症状（如幻觉、妄想），但对某些症状疗效欠佳[260]，未来还需要探索更有效的治疗手段。

推荐意见：卒中后认知障碍出现精神行为障碍强调以非药物干预手段为主，非干预手段强调个体化特点（Ⅱ级证据，A级推荐）。非药物干预手段治疗不佳者或需要紧急干预时，应在充分考虑患者抗精神病药治疗的获益-风险，可短期使用，同时应监测不良反应并定期给予评估，待病情稳定3~6个月，可缓慢停药（Ⅱ级证据，A级推荐）。

卒中后抑郁的治疗强调综合运用药物治疗、心理治疗及物理治疗及康复等多种治疗手段，遵循个体化选择，充分考虑患者风险、获益以及患者（及家属）的意愿。

药物治疗是起效相对快，循证医学证据明确公认的有效治疗手段之一。脑血管病患者通常伴有多种慢病，多种药物联合使用，同时年龄相对较大，因此抗抑郁药物应该选择作用机制明确、安全性高、耐受性好及配伍风险小的药物作为首选药物。目前5-羟色胺再摄取抑制剂（selective serotonin reuptake inhibitor, SSRIs）和5-羟色胺去甲肾上腺素再摄取抑制剂（serotonin-norepinephrine reuptake inhibitor, SNRIs）循证医学证据最为丰富，是国内外各国指南推荐的一线抗抑郁药物[102, 261-263]，其他类型抗抑郁剂可以根据患者情况个体化使用。单药治疗应该作为卒中后抑郁的药物治疗原则之一，必要时根据患者情况可以考虑两种或多种药物联合治疗。初始治疗剂量宜小，逐渐滴定在可以耐受度前提下达到治疗目标剂量。同时在药物治疗期间，要注意监测药物不良反应、多种药物之间的相互作用、药物半衰期特点、相对禁忌证等。对于合并心血管疾病等患者，应注意监测心率、血压（高血压、体位性低血压）、心电图变化如QT间期延长等。三环类抗抑郁药可能会增加心血管疾病风险，不应作为卒中患者的首选方案（Ⅱ级证据）[264]。SSRIs类抗抑郁剂中度增加消化道出血风险，尤其是在联用阿司匹林等NSAID类药物时[265]，部分研究提示抗抑郁剂增加轻中度无症状性颅内微出血的风险[266, 267]。一项对观察性研究的荟萃分析和近期大型队列研究表明SSRIs类药物使自发性颅内出血风险增加约1.5倍[268, 269]，因此针对出血高风险的患者在使用抗抑郁剂时应严格掌握适应证，加强监测。有消化道出血高风险的个体，必要时合并使用胃黏膜保护剂或抑酸剂，消化道活动性出血期间不建议使用。老年患者长期治疗，还应定期监测电解质等，防止低钠血症的发生。

临床症状达到抑郁症诊断标准的患者，药物治疗应遵循足量足疗程的原则，不可突然停药。考虑停药的患者应在医生充分评估患者风险利弊后逐步缓慢减量直至停药。在抑郁症状缓解后至少应维持治疗4~6个月以上[262]，在抑郁症状消失后维持治疗2~3个月以预防复发[270]，维持及巩固治疗的时间长短需遵从精神专科医师意见。

中国的一项大型队列研究表明卒中复发使卒中后抑郁的发生增加2.4倍，是卒中后抑郁最重要的影响因素之一[271]。卒中发病1年后6.6%的患者出现自杀观念[272]，而卒中复发使自杀风险增加4倍（Ⅱ级证据），慢性失眠会使自杀风险增加2倍以上，因此加强卒中患者的二级预防管理，预防卒中复发，改善睡眠，均有助于减少卒中后抑郁的发生。

推荐意见：卒中后抑郁诊断后如无禁忌应抗抑郁治疗（Ⅱ级证据，A级推荐）。药物的选择推荐首选SSRI和SNRI类抗抑郁剂。长期监测潜在的不良反应（Ⅱ级证据，A级推荐）。

除药物治疗外，针对抑郁状态的卒中患者的心理治疗、生物反馈治疗、经颅磁刺激、经颅直流电刺激、艺术治疗以及运动治疗等多元化的手段[273]，对卒中后抑郁的预防及改善均有不同研究证实，但多数为小样本的研究，目前尚缺乏高质量大样本的RCT研究。具体治疗方案可以结合患者的具体情况以及可以利用的医疗及社会资源针对性地开展。对于难治性抑郁电休克是否可以改善结局，目前缺乏相关RCT研究，结论尚不明确。

推荐意见：卒中后抑郁患者均应接受心理支持、健康教育等。支持性治疗疗效不佳者可考虑药物治疗和（或）联合多种治疗手段。非药物治疗的高质量证据有限，需要更多研究（Ⅲ级证据，C级推荐）。

一项纳入8项RCT研究的大型荟萃分析结果显示预防性使用抗抑郁药物治疗可有效降低抑郁障碍风险，特别是在卒中后的一年以内[274]；目前有报道的8项研究均显示，抗抑郁药预防性用药显著优于安慰剂，但卒中患者预防性用药的时机及药物持续治疗的时间尚未确定（Ⅱ级证据）。预防性社会心理干预（问题解决疗法、家庭疗法、动机访谈）可预防卒中后抑郁的发生（Ⅰ级证据）[275]。

推荐意见：尽管有证据表明预防性抗抑郁治疗可以降低卒中后抑郁风险，但给药时机和疗程并不明确，普遍开展目前证据并不充分。预防性心理干预对卒中患者可能获益（Ⅱ级证据，B级推荐）。

需要特别强调发生以下情况应被转诊至精神科或请精神科会诊：①患者经两种或两种以上药物治疗，疗效不理想；②1年内抑郁再次复发；③病史提示有双相情感障碍的可能性；④持续的自杀观念或自杀行为；⑤严重抑郁（抑郁症状多，严重影响社会功能或伴精神病性症状）（Ⅰ级证据，A级推荐）。

（王春雪）

7. 日常生活活动能力的康复训练　提高日常生活活动（activities of daily living，ADL）能力以及社会参与能力是PSCI患者康复的基本目标，通常由作业治疗师实施。ADL训练是针对PSCI患者受影响的ADL（例如穿衣、洗脸等），通过不断反复练习，直到其学会并发展成习惯性行为[276]。针对PSCI患者的ADL训练方法描述如下：

传统ADL训练：多数研究针对以患者为中心的ADL训练，探讨其对PSCI患者ADL的影响。对于认知障碍较严重的患者，训练重点应关注受影响的日常活动本身而非缺失的认知功能，即直接进行日常生活活动（如穿衣、刷牙等）的训练。2009年澳大利亚[277]对102名作业治疗师治疗脑卒中后认知功能时使用的理论依据、评估、干预措施、循证进行了调查，结果表明以患者为中心的ADL训练相比于代偿性策略使用的更频繁，是临床上最常用的理论依据和干预措施。他们认为作业治疗师实施以患者为中心的日常生活活动训练可以使患者获得更高的满意度及ADL表现，其局限之处在于不能泛化到其他活动中（Ⅴ级证据）。

推荐意见：弱推荐使用以患者为中心的ADL训练（Ⅴ级证据，F级推荐）。

认知策略与ADL训练相结合：多数研究探讨认知策略与ADL训练相结合对PSCI患者的ADL能力的影响。Walker等人[278]对70名PSCI患者进行了一项中等质量的RCT研究，其中认知组进行重复性穿衣训练并使用认知策略（提示和无错学习），传统作业治疗组只进行重复性穿衣训练，结果两组患者的穿衣能力均有改善，但实验组在划销试验中得分更高。Poulin等人[198]2017年也发表了一篇针对执行功能障碍者的低质量RCT研究，共纳入了11名受试者，其中以日常作业表现为认知导向（cognitive orientation to daily occupational performance，CO-OP）组应用基于作业活动的策略，即由参与者选择目标、使用整体问题解决策略、动态表现分析、引导发现和特定领域的策略；训练目标包括获取技能的计划和策略以及在其实际环境中执行功能性任务和（或）布置家庭作业，结果显示，与电脑训练组相比CO-OP组对提高日常活动的自我效能可能有更大的影响。

推荐意见：认知策略与ADL训练相结合的ADL训练可以改善PSCI患者的ADL能力（Ⅲ级证据，C级推荐）。

家属教育、辅助技术和环境调适：

家属教育：Hoffmann等人[279]的系统评价，对PSCI的作业治疗干预措施进行了综述，其中一种干预措施为教授患者/家属及照顾者克服认知障碍对ADL影响的策略以改善PSCI患者的ADL能力。虽然该文献纳入了多项RCT，但仅有一项与主题相关（组间的结果无统计学意义），无法做进一步的分析与解释，或许因为样本量（n=33）较少，不足以证实是否有效，因此作业疗法对PSCI的疗效尚不清楚（Ⅲ级证据）。

推荐意见：对患者/家属及照顾者的宣教可改善PSCI患者的ADL能力（Ⅲ级证据，F级推荐）。

辅助技术：通过使用辅助技术来提高PSCI患者的ADL能力。多项单个病例系列[280-283]研究支持使用闹钟、笔记本、收纳盒等辅助方法增强患者的日常生活活动能力；Hoffmann等人[2]也有相同的观点（Ⅳ级证据）。

推荐意见：使用辅助技术改善PSCI患者的ADL能力（Ⅳ级证据，C级推荐）。

环境调适：2013年美国作业治疗师协会[284]根据Evansteal等人2000年[285]发表的一系列对照试验和Wilson等人1994年[286]发表的病例对照研究提出通过简化作业活动的复杂性、改变环境、增强患者能力与环境需求之间的匹配等，可以增强其日常生活活动能力（Ⅲ级证据）。

推荐意见：使用环境调适方法改善认知障碍患者的ADL能力（Ⅲ级证据，C级推荐）。

康复新技术的应用：近年来基于虚拟现实（virtual reality，VR）的ADL训练逐渐应用于PSCI领域。VR技术是一种新型的治疗方法，是使用计算机程序来创造模拟真实生活中的环境、物体和事件，其优势在于能够给人们提供一个练习日常生活活动的机会，而这些日常活动可能在医院的环境中无法实现[287]。此外，虚拟现实技术还可以根据患者认知障碍的类型和程度便捷地调整任务的复杂性、反应条件以及反馈特征和模式[288]，故比在传统治疗室环境中进行训练更有动力。2018 年 DeLuca 等人[165] 发表了一项针对 12 名认知障碍患者中等质量的 RCT 研究，受试者分为 VR 组（使用日常生活活动）和常规康复组，结果表明实验组在改善日常生活功能、注意力障碍、视野缺损等方面的效果更优。Faria 等[192] 也发表了一项基于 VR 进行 ADL 训练的低质量 RCT 研究，纳入了 18 名受试者，结果表明 VR 组比常规认知训练组在整体认知功能方面均有显著改善。

推荐意见：使用基于虚拟现实的 ADL 训练改善认知障碍患者的 ADL 能力（Ⅲ级证据，C 级推荐）。

目前临床上针对 PSCI 患者 ADL 的干预途径主要分为三类，即矫治性干预途径，包括以患者为中心的 ADL 训练和基于虚拟现实的 ADL 训练；代偿性干预途径包括家属教育、环境调适和辅助技术的使用；认知再训练途径是目前较新的干预方式[279]，是将矫治性和代偿性策略相结合，即在进行矫治性认知训练的同时也教导患者进行相关的日常生活活动练习，以促进患者将所学习的各种认知策略应用到实际生活。已有的证据支持对 PSCI 患者进行 ADL 训练，并认为其在改善患者 ADL 能力方面是有益的，应该在临床上予以重视。而对于 ADL 训练是否也使其认知损害得到改善尚待进一步研究。

（闫彦宁）

（三）危险因素的控制及预防

年龄和教育水平是 PSCI 的相关影响因素。除此之外，卒中类型、病变部位、病灶特点及卒中次数等亦是 PSCI 的相关因素。在这些卒中后认知功能障碍危险因素中，不可干预因素包括年龄、性别与种族、遗传因素、教育水平；可干预因素包括高血压、2 型糖尿病、心肌梗死、充血性心力衰竭、心房颤动、卒中病史、肥胖、代谢综合征、生活方式如吸烟、饮酒、饮食结构、体力活动等。针对 PSCI 常用的风险预测评分包括 CHANGE 和 SIGNAL2 评分，两者均显示出较好的模型稳定性、有效性及内外一致性[289, 290]。在前瞻性验证队列中 SIGNAL2 模型的 AUC 为 0.78，并且在 6 个月和 12 个月诊断为 PSCI 的患者中表现出相似的准确度和稳定性。值得注意的是，在这两项评分中，均纳入了脑白质病变、慢性腔隙灶和全脑皮层萎缩等脑小血管疾病（cerebral small vessel disease）指标。

（徐　俊）

三、合并症及并发症管理

（一）吞咽障碍

吞咽障碍是脑卒中后常见的症状，急性期发病率为 46.3%，恢复期为 56.9%[291]。高达 45% 的认知障碍和痴呆患者合并有吞咽障碍[292]，不同的认知障碍患者具有不同的吞咽障碍的临床表现，可表现在吞咽的各个时期。认知障碍的患者难以配合康复训练，无法理解治疗师的指令和任务，也会影响吞咽功能的恢复。认知障碍合并有吞咽障碍的患者，获得吸入性肺炎、营养不良、机械性通气、败血症、厌食症等并发症的风险增高，与没有吞咽障碍的认知障碍患者相比，平均住院时间延长 2.16 天，住院期间所需的护理，康复和设备花费增加 1.59 倍[293]。

Ebrahimian 等[294] 纳入 88 例急性期脑卒中患者，研究认知与吞咽的相关性，结果显示认知功能是脑损伤和吞咽障碍之间的中介，在评估和治疗吞咽障碍时，需要重视作为一种介导因素的认知功能。Toscano 等[295] 研究脑卒中后吞咽障碍与临床认知相关性，研究显示卒中严重程度是持续存在吞咽障碍的重要预测指标，且既往认知下降也是卒中后吞咽障碍的独立相关因素，另外也有研究表明高龄是疾病状态下吞咽障碍存在和严重程度的重要因素[292]。吞咽困难的严重程度与视觉注意和执行功能密切相关，而不是听觉注意或言语记忆的功能[296]。Hyun 等[297] 通过吞咽造影检查明确吞咽障碍具体特征与认知的关系，发现唇闭合功能障碍，舌运动减少，口腔残留增加与 MMSE 评分降低有关。

关于脑卒中 PSCI 合并吞咽障碍的治疗，维持最佳吞咽功能，保持营养和防止脱水和误吸是治疗的关键因素，但治疗方法和目标尚无统一标准。

吞咽训练主要采取代偿性训练和间接训练。代偿性训练包括准备特殊食物、改善食物味道和改变进食的体位。间接训练包括增加颈椎活动度，口唇和舌肌训练等。在一项神经性吞咽障碍的治疗的系统性评价中，纳入 7 项研究（2 项病例对照研究和 5 项病例报道研究）评估吞咽治疗方法的质量，包括三种姿势干预（侧卧、收下颌、转头）和四种吞咽手法（用力吞咽、门德尔松吞咽、声门上吞咽和超声门上吞咽），说明行为干预对神经性吞咽困难患者的治疗效果证据有限，需要进一步的研究来评估这些干预措施在各种神经系统疾病患者的有效性[298]（Ⅲ级证据）。Jones 等[299] 通过在线调查澳大利亚言语语言病理学家（Speech-language pathologists，SLPs）采用的卒中后吞咽障碍的治疗方法，共有 118 个 SLP 完成了在线调查，描述性统计数据发现所使用的吞咽困难治疗方法存在较大差异，代偿策略被认为是使用频率最高的，患者的认知能力是影响 SLP 治疗决策的最重要因素（Ⅲ级证据）。

推荐意见：推荐使用代偿性策略作为改善脑卒中 PSCI 合并吞咽障碍患者的治疗方法（Ⅲ级证据，C 级推荐）。

加强营养、防止脱水和误吸，必要时采取管饲喂养。对晚期痴呆患者采用管饲营养的系统性综述[300] 纳入 7 项病例对照研究显示，尚无充分证据支持其有益或有害（Ⅲ级证据）。另外一项对 58 例重度痴呆患者管饲营养前后的对比研究[301] 提示，管饲可减少肺炎的发生和抗生素的使用，但对重度痴呆者是否采用管饲需要仔细权衡患者的生存质量（Ⅲ级证据）。

推荐意见：推荐使用管饲进食加强脑卒中 PSCI 合并吞咽障碍患者的营养状态（Ⅲ级证据，C 级推荐）。

认知功能训练对脑卒中 PSCI 合并吞咽障碍患者的影响

认知训练，保证患者有足够的认知能力配合进食。同时选择患者喜欢的食物质地、种类，改变进餐环境，加强进食监督。Bunn 等[302] 对间接辅助进食的干预方法进行了系统综述，在 51 项研究中报道了 56 种干预方法，由于样本量小并无肯定结论，但有希望的方法包括照顾者辅助进食、家庭饮食、舒缓的进餐音乐、方便的零食和更长的进餐时间、对正式或非正式照顾者的教育、空间提取（spaced retrievel）和蒙台梭利（Montessori）活动、多感觉训练（multisensory exercise）和多成分干预（multicomponent interventions）等（Ⅲ级证据）。

推荐意见：推荐使用认知训练作为加强脑卒中 PSCI 合并吞咽障碍患者的治疗方法（Ⅲ级证据，C 级推荐）。

（温红梅）

（二）言语障碍

脑卒中发病后约有 1/2 的患者出现不同程度的认知功能损害[303]，其中语言作为人类特有的高级认知功能，与非语言性认知功能关系密切。因急性脑血管病所致的获得性语言障碍称为卒中后失语症（post-stroke aphasia，PSA），主要表现为对语言符号的感知、理解、组织运用或表达等某一方面或多方面的功能障碍。PSA 患者是认知功能障碍的高发人群。研究发现，PSA 患者的非语言性认知功能障碍发生率接近 90%[304]，明显高于非失语患者；且失语严重程度、年龄、抑郁情绪是 PSA 患者发生认知功能障碍的重要相关因素[305]。

多种非语言性认知功能共同参与语言的加工处理过程，如工作记忆、注意力、执行功能以及视空间能力等[306]。PSA 患者并存的认知功能障碍与失语及整体康复密切相关，早期、准确地评估卒中后失语患者的认知功能十分重要[307]。

受限于失语患者的文字理解及语言表达障碍，一般的认知功能评估工具难以对失语患者的认知能力作出准确的评定。国外相关研究表明，卒中患者认知评估量表（CASP）较 MMSE 和 MoCA 更适合于 PSA 患者的认知评估[308]；在成套的非言语测试中，矩阵推理测试有助于预测失语症的康复[309]。Kalbe 等[310] 学者编制的失语症检查清单（Aphasia Check List，ACL），除详细的语言功能评估外，它还包含记忆、注意力和推理三大认知域的非言语性测试评估，适用于各种类型的失语症患者的全面评估。Wall 等[311] 利用高新科技研发了一款非浸入式虚拟现实认知功能评估 App，为卒中患者（包括 PSA 患者）提供了一个更快速、更容易被接受的认知评估选择。另外，吴积宝等学者于 2015 年编制的非语言性神经心理测验量表（Non-Language-Based Cognitive Assessment，NLCA）[305, 312-315] 和 LOTCA 中文[59, 316, 317] 是国内 PSA 患者认知功能评估的研究中应用较多的评估工具。

PSA 是脑卒中预后不佳的重要指标，患者常伴有更严重的神经功能缺损、社会功能损害、住院周期延长以及更高的死亡率[318]。言语语言疗法是临床上针对 PSA 最常使用的疗法[319]，其他疗法有药物治疗、经颅直流电刺激治疗、重复经颅磁刺激治疗以及中医治疗等[320-322]。而关于 PSA 合并认知障碍患者康复治疗，目前尚无明确推荐。Brownsett 等[323] 的神经影像学研究结果为领域特殊性认知控制促进 PSA 患者的康复提供了直接证据支持。代欣等[324] 研究指出，语言治疗结合康复治疗更有利于 PSA 合并认知功能障碍患者语言功能的恢复。而另有研究表明，卒中发病早期（卒中发病 2～3 周内），认知语言疗法对 PSA 患者的语言功能康复效果并不优于沟通疗法或无治疗[325, 326]。少量国内研究提示，经颅直流电刺激能改善 PSA 患者的言语功能和认知功能[327, 328]，为 PSA 合并认知功能障碍提供了一种新的治疗方法，但缺乏足够的证据支持。

（刘晓加）

（三）营养不良

营养不良是卒中患者常见的并发症，因评估时机和方法的差异，其发生率在 6.1%～62% 之间[329]。不同程度的认知障碍都可能引起患者的体重下降及营养不良，营养不良提高认知障碍患者的死亡率，影响患者的预后，增加照顾者的负担[330]。

Roberto Aquilani 等[331] 将 48 例卒中 14 天后的认知障碍患者（MMSE<20 分）随机分为能量蛋白质补充组及常规饮食组，每组各 24 例患者，能量蛋白质补充组每日常规饮食的基础上给予口服营养补充剂共 200ml，较常规饮食组每日多 250kcal 的热量和 20g 蛋白质，在 21 天后由一名不知道患者分组的研究人员进行 MMSE 评估，结果发现仅能量蛋白质补充组患者的认知功能较前有改善（Ⅲ级证据）。

在欧洲临床营养与代谢学会（ESPEN）2015 年发布的《痴呆营养指南》[2] 中建议应对所有痴呆患者进行常规的营养筛查，存在营养风险的应进一步行营养评估，确定有营养不良的应进行营养干预（低证据，强推荐）；建议对所有痴呆患者密切监测并记录体重；在痴呆的各个阶段均应在愉悦的环境中，适当的护理支持下，给予营养丰富、促进患者食欲的食物，尽量减少引起营养不良的因素（低证据，强推荐）；口服营养补充有利于改善患者的营养状态，但是不推荐采用口服营养补充纠正认知功能损害或预防认知功能衰退；短期的管饲或肠外营养有利于患者在突发的病情变化下克服明显的摄入量较少，而这种引起摄入不足的因素是可逆的，但是对于严重的痴呆或者临终阶段的患者，管饲或肠外营养均不能提高患者的生存率，不建议针对严重痴呆的患者采用管饲或肠外营养。然而，该指南中的大部分研究，包括营养风险筛查、评估及干预的研究主要集中在 AD，以上建议是否适用于 PSCI 患者营养风险筛查、营养不良的评估及干预，且对于不同严重程度的 PSCI 患者存在营养不良情况时，营养干预方案的制定，尚缺乏足够的证据。

推荐意见：PSCI 患者应常规接受营养筛查，并密切进行体重监测，存在营养风险的患者应进行营养评估，营养不良患者应根据患者的认知障碍严重程度、合并的功能障碍等，选择合适的营养干预手段（Ⅴ级证据，F 级推荐）；建议针对照护者进行营养知识教育（Ⅴ级证据，F 级推荐）；PSCI 的严重程度影响营养不良的发生及干预（Ⅴ级证据，C 级推荐）；PSCI 合并吞咽障碍的患者，应根据吞咽障碍的严重程度，选择口服、鼻饲或胃造瘘进行营养支持（Ⅴ级证据，C 级推荐）；口服营养补充改善 PSCI 患者认知功能的证据有限（Ⅲ级证据，C 级推荐）。

（胡昔权）

四、康复护理

有充分的证据证明，脑卒中康复护理可降低患者死亡率、降低长期残疾的可能性、促进康复和增加 ADL 独立性。PSCI 的康复护理目的是预防 PSCI 发生；进行早期筛查和干预；促进受损认知功能和沟通能力的恢复；提高患者及家属治疗的依从性；建立积极的补偿策略，在存在残障的情况下继续维持生活质量；就认知障碍和沟通障碍及其后果对患者及家属进行教育和咨询；制订全面和个性化的评估和治疗计划，促进最佳的社区融合。

（一）康复护理与 PSCI 的预防

PSCI 预防分为一级预防和二级预防。一级预防指预防脑卒中的发生。控制卒中的危险因素，减少脑卒中的发生，是 PSCI 预防的根本方法。一级预防措施：有效管理高血压、糖尿病等慢性疾病，改变不良的生活方式，戒烟、戒酒、合理安排饮食结构、加强运动训练等。二级预防是指脑卒中急性期治疗、康复和预防复发。二级预防的关键在于早期识别和控制血管性危险因素，对认知功能进行早期筛查、早期干预。《中国卒中后认知障碍管理专家共识》建议[3]：对 PSCI 高危人群进行标准化筛查和评估。卒中后，在病史和体检过程中关注认知相关主诉，及时识别 PSCI 高危人群（Ⅰ级证据）。认知评估应尽早，卒中发生后每 3 个月进行阶段性认知评估随访（Ⅰ级证据）。Joanna Kowalska 等[332] 对老人院 410 名老人使用 MMSE 进行筛查，结果显示认知障碍患者占 71.6%，卒中后认知障碍比例高达 79.1%。因此老人院护理员有必要对脑卒中患者进行认知障碍筛查（Ⅲ级证据）。

推荐意见：推荐卒中后对高危人群进行标准化筛查和评估（Ⅰ级证据，B 级推荐）；推荐尽早进行认知评定，卒中后每 3 个月进行认知评估和随访（Ⅰ级证据，B 级推荐）；弱推荐在老年卒中人群中进行常规认知障碍筛查（Ⅲ级证据，C 级推荐）。

（二）PSCI 的护理干预

PSCI 护理干预包括认知康复干预、安全因素干预及疾病相关宣教等。其中认知康复干预包括[333]：定向力训练、注意力障碍训练、记忆障碍训练、执行功能及问题解决能力训练、单侧忽略训练、精神行为障碍训练等。安全因素干预包括：对于合并心血管疾病、听觉、视觉和平衡等障碍患者，注意环境安全评估，防止患者活动造成软组织损伤、骨折等意外伤害。日常生活照顾中，需做好安全措施保护，保证患者安全。PSCI 患者健康教育对象不仅是患者本人，还应包括其家属和陪护人员。健康教育的内容包括：饮食护理、心理支持、改变不良生活方式、适度运动、服药干预等。Samar Atteih 等[334] 对 162 名 PSCI 患者及其护理人员进行的一项前瞻性研究表明：早期干预，包括增加护理人员在内的配合和支持计划，可降低 PSCI 患者出现负面情绪的风险。Brainin M 等[335] 通过一项随机、对照、多中心试验，将 202 名 PSCI 患者分为对照组和干预组，对照组根据常规护理指南进行护理，干预组采用强化护理管理对生活方式进行干预：严格控制和激励提高用药依从性、有规律血压测量、健康饮食、有规律健身活动和认知训练，24 个月后观察认知能力下降的速度。结果显示：康复护理结合脑卒中后生活方式干预，可降低脑卒中患者认知损害的风险（Ⅲ级证据）。

推荐意见：推荐早期干预可以降低 PSCI 患者出现负面情绪的风险（Ⅲ级证据，C 级推荐）；推荐康复护理结合生活方式干预，可降低新发脑卒中患者认知损害的风险（Ⅲ级证据，C 级推荐）。

（三）PSCI 患者延续护理

PSCI 患者应强调个体化原则，应设定动态调整的长期目标，以尽可能促进生活自理能力恢复[336]。Chow SKY 等[337] 研究表明，完善出院计划，并加强 PSCI 照顾者的随访对于维护照顾者的健康及缩小医院和社区之间的差距至关重要（Ⅲ级证据）。F.Landi 等[338] 于 2000 至 2002 年，对 22 所意大利康复机构 355 例脑卒中患者进行研究，显示认知障碍患者有可能在家庭护理一年后身体机能明显下降。适当的急性期后康复计划和适当的家庭护理干预措施可提高 PSCI 患者预后（Ⅲ级证据）。

推荐意见：推荐完善的出院计划及随访，其可维护照顾者健康，缩小医院和社区之间的差距（Ⅲ级证据，C 推荐）；推荐对 PSCI 患者进行家庭康复（Ⅲ级证据，C 级推荐）。

（张 瑜）

牵头执笔专家：胡昔权
审阅专家（按姓氏笔画排序）：刘宏亮 吴 毅 宋为群 恽晓萍 贾彩燕 谢欲晓 燕铁斌

参考文献

[1] FEIGIN V L, NGUYEN G, CERCY K, et al. Global, Regional, and Country-Specific Lifetime Risks of Stroke, 1990 and 2016 [J]. N Engl J Med, 2018, 379(25): 2429-2437.

[2] WANG W, JIANG B, SUN H, et al. Prevalence, Incidence, and Mortality of Stroke in China: Results from a Nationwide Population-Based Survey of 480 687 Adults [J]. Circulation, 2017, 135 (8): 759-771.

[3] 董强, 郭起浩, 罗本燕, 等. 卒中后认知障碍管理专家共识 [J]. 中国卒中杂志, 2017, 12 (06): 519-531.

[4] LIVINGSTON G, SOMMERLAD A, ORGETA V, et al. Dementia prevention, intervention, and care [J]. Lancet, 2017, 390 (10113): 2673-2734.

[5] WINSTEIN C J, STEIN J, ARENA R, et al. Guidelines for Adult Stroke Rehabilitation and Recovery: A Guideline for Healthcare Professionals From the American Heart Association/American Stroke Association [J]. Stroke, 2016, 47 (6): e98-e169.

[6] CHITI G, PANTONI L. Use of Montreal Cognitive Assessment in patients with stroke [J]. Stroke, 2014, 45 (10): 3135-3140.

[7] WINSTEIN C J, STEIN J, ARENA R, et al. Guidelines for Adult Stroke Rehabilitation and Recovery: A Guideline for Healthcare Professionals From the American Heart Association/American Stroke Association [J]. Stroke, 2016, 47 (6): e98-e169.

[8] VAN HEUGTEN C M, WALTON L, HENTSCHEL U. Can we forget the Mini-Mental State Examination? A systematic review of the validity of cognitive screening instruments within one month after stroke [J]. Clin Rehabil, 2015, 29 (7): 694-704.

[9] FOLSTEIN M F, FOLSTEIN S E, MCHUGH P R. "Mini-mental state". A practical method for grading the cognitive state of patients for the clinician [J]. J Psychiatr Res, 1975, 12 (3): 189-198.

[10] TOMBAUGH T N, MCINTYRE N J. The mini-mental state examination: a comprehensive review [J]. J Am Geriatr Soc, 1992, 40 (9): 922-935.

[11] SOROS P, HARNADEK M, BLAKE T, et al. Executive dysfunction in patients with transient ischemic attack and minor stroke [J]. J Neurol Sci, 2015, 354 (1-2): 17-20.

[12] PENDLEBURY S T, ROTHWELL P M. Prevalence, incidence, and factors associated with pre-stroke and post-stroke dementia: a systematic review and meta-analysis [J]. Lancet Neurol, 2009, 8 (11): 1006-1018.

[13] POPOVIC I M, SERIC V, DEMARIN V. Mild cognitive impairment in symptomatic and asymptomatic cerebrovascular disease [J]. J Neurol Sci, 2007, 257 (1-2): 185-193.

[14] GODEFROY O, FICKL A, ROUSSEL M, et al. Is the Montreal Cognitive Assessment superior to the Mini-Mental State Examination to detect poststroke cognitive impairment? A study with neuropsychological evaluation [J]. Stroke, 2011, 42 (6): 1712-1716.

[15] SUN J H, TAN L, YU J T. Post-stroke cognitive impairment: epidemiology, mechanisms and management [J]. Ann Transl Med, 2014, 2 (8): 80.

[16] CUMMING T B, MARSHALL R S, LAZAR R M. Stroke, cognitive deficits, and rehabilitation: still an incomplete picture [J]. Int J Stroke, 2013, 8 (1): 38-45.

[17] 恽晓萍. 康复疗法评定学 [M]. 北京: 华夏出版社, 2014: 487.

[18] 莱扎克. 神经心理测评 [M]. 北京: 世界图书出版公司北京公司, 2006: 337-374.

[19] B.H. 坎特威茨, H.L. 罗迪格 (III), D.G. 埃尔姆斯, 等. 实验心理学——掌握心理学的研究 [M]. 郭秀艳, 等译. 上海: 华东师范大学出版社, 2001: 256-287.

[20] CHEN H C, KOH C L, HSIEH C L, et al. Test of Everyday Attention in patients with chronic stroke: test-retest reliability and practice effects [J]. Brain Inj, 2013, 27 (10): 1148-1154.

[21] 王科英, 恽晓平. 汉语版日常注意测验在中国大陆正常人群的信度、效度研究 [J]. 中国康复理论与实践, 2011, 17 (6): 515-518.

[22] MCCULLOCH K. Attention and dual-task conditions: physical therapy implications for individuals with acquired brain injury [J]. J Neurol Phys Ther, 2007, 31 (3): 104-118.

[23] WADE D T, SKILBECK C, HEWER R L. Selected cognitive losses after stroke. Frequency, recovery and prognostic importance [J]. Int Disabil Stud, 1989, 11 (1): 34-39.

[24] TATEMICHI T K, DESMOND D W, STERN Y, et al. Cognitive impairment after stroke: frequency, patterns, and relationship to functional abilities [J]. J Neurol Neurosurg Psychiatry, 1994, 57 (2): 202-207.

[25] ITZKOVITCH M. E B，AVERBUCH S，KATZ N. Loewenstein Occupational Therapy Assessment（LOTCA）Battery Manual[M]. Maddak Inc，2000，Pequannock.

[26] WILSON BA G E，CLARE L，et al. The Rivermead Behavioural Memory Test-Third Edition[M]. London：Pearson Assessment，2008.

[27] KUMRAL E，ZIREK O. Major neurocognitive disorder following isolated hippocampal ischemic lesions [J]. J Neurol Sci，2017，372 496-500.

[28] ELIXHAUSER A，LEIDY N K，MEADOR K，et al. The relationship between memory performance，perceived cognitive function，and mood in patients with epilepsy [J]. Epilepsy Res，1999，37（1）：13-24.

[29] WONG G K，WONG R，MOK V，et al. Natural history and medical treatment of cognitive dysfunction after spontaneous subarachnoid haemorrhage：review of current literature with respect to aneurysm treatment [J]. J Neurol Sci，2010，299（1-2）：5-8.

[30] MURATA K，FUJIKI M，OOBA H，et al. Cognitive alteration after carotid revascularization is correlated with cortical GABA（B）-ergic modulations [J]. Neurosci Lett，2011，500（3）：151-156.

[31] O'REILLY S M，GRUBB N R，O'CARROLL R E. In-hospital cardiac arrest leads to chronic memory impairment [J]. Resuscitation，2003，58（1）：73-79.

[32] WENIGER G，RUHLEDER M，WOLF S，et al. Egocentric memory impaired and allocentric memory intact as assessed by virtual reality in subjects with unilateral parietal cortex lesions [J]. Neuropsychologia，2009，47（1）：59-69.

[33] KUMRAL E，DEVECI E E，ERDOGAN C，et al. Isolated hippocampal infarcts：Vascular and neuropsychological findings [J]. J Neurol Sci，2015，356（1-2）：83-89.

[34] BLENNOW NORDSTROM E，LILJA G，ARESTEDT K，et al. Validity of the IQCODE-CA：An informant questionnaire on cognitive decline modified for a cardiac arrest population [J]. Resuscitation，2017，118 8-14.

[35] FISH J，EVANS J J，NIMMO M，et al. Rehabilitation of executive dysfunction following brain injury："content-free" cueing improves everyday prospective memory performance [J]. Neuropsychologia，2007，45（6）：1318-1330.

[36] ZHU X L，GAO R，WONG G K，et al. Single burr hole rigid endoscopic third ventriculostomy and endoscopic tumor biopsy：what is the safe displacement range for the foramen of Monro? [J]. Asian J Surg，2013，36（2）：74-82.

[37] KERCOOD S G J，BANDA D，et al. Working memory and autism：A review of literature. [J]. Research in Autism Spectrum Disorders，2014，8 1316-1332.

[38] PIHLAJA R，UIMONEN J，MUSTANOJA S，et al. Post-stroke fatigue is associated with impaired processing speed and memory functions in first-ever stroke patients [J]. J Psychosom Res，2014，77（5）：380-384.

[39] 郭起浩，洪震. 神经心理评 [M]. 上海：上海科学技术出版社，2016：108-111.

[40] HEILMAN K M，VAN DEN ABELL T. Right hemisphere dominance for attention：the mechanism underlying hemispheric asymmetries of inattention（neglect）[J]. Neurology，1980，30（3）：327-330.

[41] BARRETT A M，BUXBAUM L J，COSLETT H B，et al. Cognitive rehabilitation interventions for neglect and related disorders：moving from bench to bedside in stroke patients [J]. J Cogn Neurosci，2006，18（7）：1223-1236.

[42] BUXBAUM L J，FERRARO M K，VERAMONTI T，et al. Hemispatial neglect：Subtypes，neuroanatomy，and disability [J]. Neurology，2004，62（5）：749-756.

[43] BAILEY M J，RIDDOCH M J，CROME P. Test-retest stability of three tests for unilateral visual neglect in patients with stroke：Star Cancellation，Line Bisection，and the Baking Tray Task [J]. Neuropsychological Rehabilitation，2004，14（4）：403-419.

[44] FARNE A，BUXBAUM L J，FERRARO M，et al. Patterns of spontaneous recovery of neglect and associated disorders in acute right brain-damaged patients [J]. J Neurol Neurosurg Psychiatry，2004，75（10）：1401-1410.

[45] KATZ N，HARTMAN-MAEIR A，RING H，et al. Functional disability and rehabilitation outcome in right hemisphere damaged patients with and without unilateral spatial neglect [J]. Arch Phys Med Rehabil，1999，80（4）：379-384.

[46] GILLEN R，TENNEN H，MCKEE T. Unilateral spatial neglect：relation to rehabilitation outcomes in patients with right hemisphere stroke [J]. Arch Phys Med Rehabil，2005，86（4）：763-767.

[47] RUNDEK T，MAST H，HARTMANN A，et al. Predictors of resource use after acute hospitalization：the Northern

Manhattan Stroke Study [J]. Neurology，2000，55（8）：1180-1187.

[48] FERBER S，KARNATH H O. How to assess spatial neglect--line bisection or cancellation tasks？[J]. J Clin Exp Neuropsychol，2001，23（5）：599-607.

[49] OGDEN J A. Anterior-posterior interhemispheric differences in the loci of lesions producing visual hemineglect [J]. Brain Cogn，1985，4（1）：59-75.

[50] AZOUVI P，BARTOLOMEO P，BEIS J M，et al. A battery of tests for the quantitative assessment of unilateral neglect [J]. Restor Neurol Neurosci，2006，24（4-6）：273-285.

[51] AZOUVI P，OLIVIER S，DE MONTETY G，et al. Behavioral assessment of unilateral neglect：study of the psychometric properties of the Catherine Bergego Scale [J]. Arch Phys Med Rehabil，2003，84（1）：51-57.

[52] AZOUVI P，MARCHAL. F，SAMUEL C. Functional consequences and awareness of unilateral neglect：Study of an evaluation scale. [J]. Neuropsychological Rehabilitation，1996，6 133-150.

[53] HALLIGAN P，WILSON B，COCKBURN J. A short screening test for visual neglect in stroke patients [J]. Int Disabil Stud，1990，12（3）：95-99.

[54] STONE S P，WILSON B，WROOT A，et al. The assessment of visuo-spatial neglect after acute stroke [J]. J Neurol Neurosurg Psychiatry，1991，54（4）：345-350.

[55] OGOURTSOVA T，SOUZA SILVA W，ARCHAMBAULT P S，et al. Virtual reality treatment and assessments for post-stroke unilateral spatial neglect：A systematic literature review [J]. Neuropsychol Rehabil，2017，27（3）：409-454.

[56] KORTMAN B，NICHOLLS K. Assessing for Unilateral Spatial Neglect Using Eye-Tracking Glasses：A Feasibility Study [J]. Occup Ther Health Care，2016：1-12.

[57] RUSSELL C，DEIDDA C，MALHOTRA P，et al. A deficit of spatial remapping in constructional apraxia after right-hemisphere stroke [J]. Brain，2010，133（Pt 4）：1239-1251.

[58] ITZKOVITCH M，ELAZAR B，AVERBUCH S，et al. Loewenstein Occupational Therapy Assessment（LOTCA）Battery Manual. [J]. Maddak Inc.，2000.

[59] YU Z Z，JIANG S J，LI J，et al. Clinical application of Loewenstein Occupational Therapy Cognitive Assessment Battery-Second Edition in evaluating of cognitive function of Chinese patients with post-stroke aphasia [J]. Chin Med Sci J，2013，28（3）：167-171.

[60] PLANTON M，RAPOSO N，DANET L，et al. Impact of spontaneous intracerebral hemorrhage on cognitive functioning：An update [J]. Rev Neurol（Paris），2017，173（7-8）：481-489.

[61] MERRIMAN N A，SEXTON E，MCCABE G，et al. Addressing cognitive impairment following stroke：systematic review and meta-analysis of non-randomised controlled studies of psychological interventions [J]. BMJ Open，2019，9（2）：e024429.

[62] Richard W，Preeti R. Stroke rehabilitation[M]. Elsevier，2018.

[63] TURUNEN K E A，LAARI S P K，KAURANEN T V，et al. Domain-Specific Cognitive Recovery after First-Ever Stroke：A 2-Year Follow-Up [J]. J Int Neuropsychol Soc，2018，24（2）：117-127.

[64] CHEN Z，DE BEUCKELAER A，WANG X，et al. Distinct neural substrates of visuospatial and verbal-analytic reasoning as assessed by Raven's Advanced Progressive Matrices [J]. Sci Rep，2017，7（1）：16230.

[65] AMBRA F I，IAVARONE A，RONGA B，et al. Qualitative patterns at Raven's colored progressive matrices in mild cognitive impairment and Alzheimer's disease [J]. Aging Clin Exp Res，2016，28（3）：561-565.

[66] CHIU E C，WU W C，HUNG J W，et al. Validity of the Wisconsin Card Sorting Test in patients with stroke [J]. Disabil Rehabil，2018，40（16）：1967-1971.

[67] GLASCHER J，ADOLPHS R，TRANEL D. Model-based lesion mapping of cognitive control using the Wisconsin Card Sorting Test [J]. Nat Commun，2019，10（1）：20.

[68] FOSSATI P，ERGIS A M，ALLILAIRE J F. Problem-solving abilities in unipolar depressed patients：comparison of performance on the modified version of the Wisconsin and the California sorting tests [J]. Psychiatry Res，2001，104（2）：145-156.

[69] GREVE K W，FARRELL J F，BESSON P S，et al. A psychometric analysis of the California Card Sorting Test [J]. Arch Clin Neuropsychol，1995，10（3）：265-278.

[70] ALMOMANI F，AVI-ITZHAK T，DEMETER N，et al. Construct validity and internal consistency reliability of the Loewenstein occupational therapy cognitive assessment（LOTCA）[J]. BMC Psychiatry, 2018, 18（1）: 184.

[71] WANG S Y，GONG Z K，SEN J，et al. The usefulness of the Loewenstein Occupational Therapy Cognition Assessment in evaluating cognitive function in patients with stroke [J]. Eur Rev Med Pharmacol Sci, 2014, 18（23）: 3665-3672.

[72] Edmund C，et al. Cognitive rehabilitation manual：translating evidence-based recornmendations into practio. American congress of rehabilitation medicine[M]，2012.

[73] ANDERSON S W，DAMASIO H，JONES R D，et al. Wisconsin Card Sorting Test performance as a measure of frontal lobe damage [J]. J Clin Exp Neuropsychol, 1991, 13（6）: 909-922.

[74] GODEFROY O，STUSS D T. The behavioral and cognitive neurology of stroke [J]. Cambridge University Press, 2007: 369-406.

[75] LEZAK M. Assessment of psychosocial dysfunctions resulting from head trauma [J]. Alan Liss Inc., 1989.

[76] STUSS D T. Rehabilitation of frontal lobe dysfunction：A working framework [J]. Oxford University Press, 2009.

[77] LESNIAK M，BAK T，CZEPIEL W，et al. Frequency and prognostic value of cognitive disorders in stroke patients [J]. Dement Geriatr Cogn Disord, 2008, 26（4）: 356-363.

[78] POULIN V，KORNER-BITENSKY N，DAWSON D R. Stroke-specific executive function assessment: a literature review of performance-based tools [J]. Aust Occup Ther J, 2013, 60（1）: 3-19.

[79] NYS G M，VAN ZANDVOORT M J，DE KORT P L，et al. Cognitive disorders in acute stroke: prevalence and clinical determinants [J]. Cerebrovasc Dis, 2007, 23（5-6）: 408-416.

[80] POULIN V，KORNER-BITENSKY N，DAWSON D R，et al. Efficacy of executive function interventions after stroke: a systematic review [J]. Top Stroke Rehabil, 2012, 19（2）: 158-171.

[81] CONTI J，STERR A，BRUCKI S M，et al. Diversity of approaches in assessment of executive functions in stroke: limited evidence? [J]. eNeurologicalSci, 2015, 1（1）: 12-20.

[82] MIYAKE A，FRIEDMAN N P，EMERSON M J，et al. The unity and diversity of executive functions and their contributions to complex "Frontal Lobe" tasks: a latent variable analysis [J]. Cogn Psychol, 2000, 41（1）: 49-100.

[83] TAMEZ E，MYERSON J，MORRIS L，et al. Assessing executive abilities following acute stroke with the trail making test and digit span [J]. Behav Neurol, 2011, 24（3）: 177-185.

[84] YOCHIM B，BALDO J，NELSON A，et al. D-KEFS Trail Making Test performance in patients with lateral prefrontal cortex lesions [J]. J Int Neuropsychol Soc, 2007, 13（4）: 704-709.

[85] VARJACIC A，MANTINI D，LEVENSTEIN J，et al. The role of left insula in executive set-switching: Lesion evidence from an acute stroke cohort [J]. Cortex, 2018, 107 92-101.

[86] FU C，JIN X，CHEN B，et al. Comparison of the Mini-Mental State Examination and Montreal Cognitive Assessment executive subtests in detecting post-stroke cognitive impairment [J]. Geriatr Gerontol Int, 2017, 17（12）: 2329-2335.

[87] GLISKY. E L，POLSTER. M R，ROUTHIEAUX. B C. Double dissociation between item and source memory [J]. Neuropsychology 9, 1995, 229-2335.

[88] HEATON. R K，MILLER. S W，TAYLOR. M J，et al. Revised comprehensive norms for an expanded Halstead-Reitan battery：Demographically adjusted neuropsychological norms for African American and Caucasian adults[J]. Psychological Assessment Resources Inc，Lutz，FL.，1991.

[89] PHILLIPS. L H. Do "frontal tests" measure executive function? Issues of assessment and evidence from fluency tests[J]. Methodology of Frontal and Executive Function, 1997, 191-213.

[90] NYHUS E，BARCELO F. The Wisconsin Card Sorting Test and the cognitive assessment of prefrontal executive functions：a critical update [J]. Brain Cogn, 2009, 71（3）: 437-451.

[91] AL. A T E. Adapting and implementing the Wisconsin Card Sorting Test in Romania. Procedia - Social and Behavioral Sciences [J]. 2012，（33）: 1022-1026.

[92] B. W，N. A，P. B，et al. Behavioural assessment of dysexecutive syndrome-manual[J]. Thames Valley Test Company：Pearson Assess, 1996.

[93] G. N，T. T R. The behavioural assessment of the dysexecutive syndrome（BADS）：ecological，concurrent and construct

validity[J]. 2000,（10）: 33-45.

[94] DURKIN M. Executive dysfunction and balance function post-stroke: a cross-sectional study [J]. Physiotherapy, 2017, 103（3）: 335.

[95] MOTTA K, LEE H, FALKMER T. Post-stroke driving: examining the effect of executive dysfunction [J]. J Safety Res, 2014, 49: 33-38.

[96] JOSMAN N, KIZONY R, HOF E, et al. Using the virtual action planning-supermarket for evaluating executive functions in people with stroke [J]. J Stroke Cerebrovasc Dis, 2014, 23（5）: 879-887.

[97] STAPLETON T, CONNELLY D. Occupational therapy practice in predriving assessment post stroke in the Irish context: findings from a nominal group technique meeting [J]. Top Stroke Rehabil, 2010, 17（1）: 58-68.

[98] KALES H C, GITLIN L N, LYKETSOS C G. Assessment and management of behavioral and psychological symptoms of dementia [J]. Bmj, 2015, 350-369.

[99] PARADISE M B, SACHDEV P S. Vascular Cognitive Disorder [J]. Semin Neurol, 2019, 39（2）: 241-250.

[100] KALLIO M E. Neuropsychiatric outcomes after stroke [J]. The Lancet Neurology, 2014, 13（12）.

[101] QUINN T J, ELLIOTT E, LANGHORNE P. Cognitive and Mood Assessment Tools for Use in Stroke [J]. Stroke, 2018, 49（2）: 483-490.

[102] ESKES G A, LANCTOT K L, HERRMANN N, et al. Canadian Stroke Best Practice Recommendations: Mood, Cognition and Fatigue Following Stroke practice guidelines, update 2015 [J]. Int J Stroke, 2015, 10（7）: 1130-1140.

[103] MEADER N, MOE-BYRNE T, LLEWELLYN A, et al. Screening for poststroke major depression: a meta-analysis of diagnostic validity studies [J]. J Neurol Neurosurg Psychiatry, 2014, 85（2）: 198-206.

[104] TIBLE O P, RIESE F, SAVASKAN E, et al. Best practice in the management of behavioural and psychological symptoms of dementia [J]. Ther Adv Neurol Disord, 2017, 10（8）: 297-309.

[105] LANGHORNE P, TAYLOR G, MURRAY G, et al. Early supported discharge services for stroke patients: a meta-analysis of individual patients' data [J]. Lancet, 2005, 365（9458）: 501-506.

[106] GARCIA-RUDOLPH A, SANCHEZ-PINSACH D, SALLERAS E O, et al. Subacute stroke physical rehabilitation evidence in activities of daily living outcomes: A systematic review of meta-analyses of randomized controlled trials [J]. Medicine（Baltimore）, 2019, 98（8）: e14501.

[107] TAKEMASA S, NAKAGOSHI R, UESUGI M, et al. Factors affecting the quality of life of homebound elderly hemiparetic stroke patients with cognitive impairment [J]. J Phys Ther Sci, 2016, 28（12）: 3376-3379.

[108] OHURA T, HASE K, NAKAJIMA Y, et al. Validity and reliability of a performance evaluation tool based on the modified Barthel Index for stroke patients [J]. BMC Med Res Methodol, 2017, 17（1）: 131.

[109] GALEOTO G, IORI F, DE SANTIS R, et al. The outcome measures for loss of functionality in the activities of daily living of adults after stroke: a systematic review [J]. Top Stroke Rehabil, 2019, 26（3）: 236-245.

[110] WONDERGEM R, PISTERS M F, WOUTERS E J, et al. The Course of Activities in Daily Living: Who Is at Risk for Decline after First Ever Stroke? [J]. Cerebrovasc Dis, 2017, 43（1-2）: 1-8.

[111] BOYLE P A, CAHN-WEINER D. Assessment and prediction of functional impairment in vascular dementia [J]. Expert Rev Neurother, 2004, 4（1）: 109-114.

[112] BEREZUK C, ZAKZANIS K K, RAMIREZ J, et al. Functional Reserve: Experience Participating in Instrumental Activities of Daily Living is Associated with Gender and Functional Independence in Mild Cognitive Impairment [J]. J Alzheimers Dis, 2017, 58（2）: 425-434.

[113] CEDERFELDT M, GOSMAN-HEDSTROM G, SAVBORG M, et al. Influence of cognition on personal activities of daily living（P-ADL）in the acute phase: the Gothenburg Cognitive Stroke Study in Elderly [J]. Arch Gerontol Geriatr, 2009, 49（1）: 118-122.

[114] PUSSWALD G, TROPPER E, KRYSPIN-EXNER I, et al. Health-Related Quality of Life in Patients with Subjective Cognitive Decline and Mild Cognitive Impairment and its Relation to Activities of Daily Living [J]. J Alzheimers Dis, 2015, 47（2）: 479-486.

[115] CANAVARRO M C, SERRA A V, SIMOES M R, et al. Development and psychometric properties of the World Health

Organization Quality of Life Assessment Instrument（WHOQOL-100）in Portugal [J]. Int J Behav Med, 2009, 16（2）: 116-124.

[116] RAMIREZ-MORENO J M, MUNOZ-VEGA P, ALBERCA S B, et al. Health-Related Quality of Life and Fatigue After Transient Ischemic Attack and Minor Stroke [J]. J Stroke Cerebrovasc Dis, 2019, 28（2）: 276-284.

[117] ZHU W, JIANG Y. Determinants of quality of life in patients with hemorrhagic stroke: A path analysis [J]. Medicine （Baltimore）, 2019, 98（5）: e13928.

[118] YEOH Y S, KOH G C, TAN C S, et al. Can acute clinical outcomes predict health-related quality of life after stroke: a one-year prospective study of stroke survivors [J]. Health Qual Life Outcomes, 2018, 16（1）: 221.

[119] PINTO E B, MASO I, VILELA R N, et al. Validation of the EuroQol quality of life questionnaire on stroke victims [J]. Arq Neuropsiquiatr, 2011, 69（2B）: 320-323.

[120] WONG C K H, MULHERN B, CHENG G H L, et al. SF-6D population norms for the Hong Kong Chinese general population [J]. Qual Life Res, 2018, 27（9）: 2349-2359.

[121] CABRAL D L, LAURENTINO G E, DAMASCENA C G, et al. Comparisons of the Nottingham Health Profile and the SF-36 health survey for the assessment of quality of life in individuals with chronic stroke [J]. Rev Bras Fisioter, 2012, 16（4）: 301-308.

[122] DHAMOON M S, MOON Y P, PAIK M C, et al. Quality of life declines after first ischemic stroke. The Northern Manhattan Study [J]. Neurology, 2010, 75（4）: 328-334.

[123] LAURENT K, DE SEZE M P, DELLECI C, et al. Assessment of quality of life in stroke patients with hemiplegia [J]. Ann Phys Rehabil Med, 2011, 54（6）: 376-390.

[124] LEGRIS N, DEVILLIERS H, DAUMAS A, et al. French validation of the Stroke Specific Quality of Life Scale（SS-QoL）[J]. NeuroRehabilitation, 2018, 42（1）: 17-27.

[125] BRANDAO A D, TEIXEIRA N B, BRANDAO M C, et al. Translation and cultural adaptation of the stroke impact scale 2.0（SIS）: a quality-of-life scale for stroke [J]. Sao Paulo Med J, 2018, 136（2）: 144-149.

[126] VAN DE PORT I G, KETELAAR M, SCHEPERS V P, et al. Monitoring the functional health status of stroke patients: the value of the Stroke-Adapted Sickness Impact Profile-30 [J]. Disabil Rehabil, 2004, 26（11）: 635-640.

[127] MONTEIRO M, MASO I, SASAKI A C, et al. Validation of the Frenchay activity index on stroke victims [J]. Arq Neuropsiquiatr, 2017, 75（3）: 167-171.

[128] SILVA S M, CORREA F I, PEREIRA G S, et al. Construct validity of the items on the Stroke Specific Quality of Life （SS-QOL）questionnaire that evaluate the participation component of the International Classification of Functioning, Disability and Health [J]. Disabil Rehabil, 2018, 40（2）: 225-231.

[129] BUCK D, JACOBY A, MASSEY A, et al. Evaluation of measures used to assess quality of life after stroke [J]. Stroke, 2000, 31（8）: 2004-2010.

[130] ROMAN G C, SALLOWAY S, BLACK S E, et al. Randomized, placebo-controlled, clinical trial of donepezil in vascular dementia: differential effects by hippocampal size [J]. Stroke, 2010, 41（6）: 1213-1221.

[131] WILKINSON D, ROMAN G, SALLOWAY S, et al. The long-term efficacy and tolerability of donepezil in patients with vascular dementia [J]. Int J Geriatr Psychiatry, 2010, 25（3）: 305-313.

[132] BLACK S, ROMAN G C, GELDMACHER D S, et al. Efficacy and tolerability of donepezil in vascular dementia: positive results of a 24-week, multicenter, international, randomized, placebo-controlled clinical trial [J]. Stroke, 2003, 34（10）: 2323-2330.

[133] WILKINSON D, DOODY R, HELME R, et al. Donepezil in vascular dementia: a randomized, placebo-controlled study [J]. Neurology, 2003, 61（4）: 479-486.

[134] DICHGANS M, MARKUS H S, SALLOWAY S, et al. Donepezil in patients with subcortical vascular cognitive impairment: a randomised double-blind trial in CADASIL [J]. Lancet Neurol, 2008, 7（4）: 310-318.

[135] KWON J C, KIM E G, KIM J W, et al. A multicenter, open-label, 24-week follow-up study for efficacy on cognitive function of donepezil in Binswanger-type subcortical vascular dementia [J]. Am J Alzheimers Dis Other Demen, 2009, 24（4）: 293-301.

[136] ERKINJUNTTI T, KURZ A, GAUTHIER S, et al. Efficacy of galantamine in probable vascular dementia and Alzheimer's disease combined with cerebrovascular disease: a randomised trial [J]. Lancet, 2002, 359 (9314): 1283-1290.

[137] BIRKS J, CRAIG D. Galantamine for vascular cognitive impairment [J]. Cochrane Database Syst Rev, 2006, (4): CD004746.

[138] MORETTI R, TORRE P, ANTONELLO R M, et al. Rivastigmine in subcortical vascular dementia: an open 22-month study [J]. J Neurol Sci, 2002: 141-146.

[139] MOK V, WONG A, HO S, et al. Rivastigmine in Chinese patients with subcortical vascular dementia [J]. Neuropsychiatr Dis Treat, 2007, 3 (6): 943-948.

[140] BALLARD C, SAUTER M, SCHELTENS P, et al. Efficacy, safety and tolerability of rivastigmine capsules in patients with probable vascular dementia: the VantagE study [J]. Curr Med Res Opin, 2008, 24 (9): 2561-2574.

[141] KIM Y K, LIM K B, LEE S C, et al. Effects of a Rivastigmine Patch on Self-Care Activities in Patients with Alzheimer's Disease plus Cerebrovascular Disease [J]. Dement Geriatr Cogn Dis Extra, 2014, 4 (3): 395-401.

[142] AREOSA S A, SHERRIFF F, MCSHANE R. Memantine for dementia [J]. The Cochrane database of systematic reviews, 2005, (3): CD003154.

[143] MCSHANE R, WESTBY M J, ROBERTS E, et al. Memantine for dementia [J]. Cochrane Database of Systematic Reviews, 2019, (3): 454.

[144] FIORAVANTI M, FLICKER L. Efficacy of nicergoline in dementia and other age associated forms of cognitive impairment [J]. Cochrane Database Syst Rev, 2001, (4): Cd003159.

[145] LOPEZ-ARRIETA J M, BIRKS J. Nimodipine for primary degenerative, mixed and vascular dementia [J]. Cochrane Database Syst Rev, 2002, (3): Cd000147.

[146] PANTONI L, BASILE A M, PRACUCCI G, et al. Impact of age-related cerebral white matter changes on the transition to disability -- the LADIS study: rationale, design and methodology [J]. Neuroepidemiology, 2005, 24 (1-2): 51-62.

[147] JIA J, WEI C, LIANG J, et al. The effects of DL-3-n-butylphthalide in patients with vascular cognitive impairment without dementia caused by subcortical ischemic small vessel disease: A multicentre, randomized, double-blind, placebo-controlled trial [J]. Alzheimers Dement, 2016, 12 (2): 89-99.

[148] SUN Y, LIANG Y, JIAO Y, et al. Comparative efficacy and acceptability of antidepressant treatment in poststroke depression: a multiple-treatments meta-analysis [J]. BMJ Open, 2017, 7 (8): e016499.

[149] MITCHELL P H, VEITH R C, BECKER K J, et al. Brief psychosocial-behavioral intervention with antidepressant reduces poststroke depression significantly more than usual care with antidepressant: living well with stroke: randomized, controlled trial [J]. Stroke, 2009, 40 (9): 3073-3078.

[150] 中华医学会精神医学分会老年精神医学组. 神经认知障碍精神行为症状群临床诊疗专家共识 [J]. 中华精神科杂志, 2017, 50 (5): 335-339.

[151] ZUIDEMA S U, JOHANSSON A, SELBAEK G, et al. A consensus guideline for antipsychotic drug use for dementia in care homes. Bridging the gap between scientific evidence and clinical practice [J]. Int Psychogeriatr, 2015, 27 (11): 1849-1859.

[152] 贾建平. 中国痴呆与认知障碍诊治指南 (修订版) [M]. 第2版. 北京: 人民卫生出版社, 2015.

[153] ZHENG G, ZHOU W, XIA R, et al. Aerobic Exercises for Cognition Rehabilitation following Stroke: A Systematic Review [J]. J Stroke Cerebrovasc Dis, 2016, 25 (11): 2780-2789.

[154] FERNANDEZ-GONZALO R, FERNANDEZ-GONZALO S, TURON M, et al. Muscle, functional and cognitive adaptations after flywheel resistance training in stroke patients: a pilot randomized controlled trial [J]. J Neuroeng Rehabil, 2016, 13: 37.

[155] PANTONI L, POGGESI A, DICIOTTI S, et al. Effect of Attention Training in Mild Cognitive Impairment Patients with Subcortical Vascular Changes: The RehAtt Study [J]. J Alzheimers Dis, 2017, 60 (2): 615-624.

[156] KESSELS R P, EIKELBOOM W S, SCHAAPSMEERDERS P, et al. Effect of Formal Education on Vascular Cognitive Impairment after Stroke: A Meta-analysis and Study in Young-Stroke Patients [J]. J Int Neuropsychol Soc, 2017, 23 (3): 223-238.

[157] OH E Y, JUNG M S. Effects of a Cognitive Training Program on Cognitive Function and Activities of Daily Living in Patients with Acute Ischemic Stroke [J]. J Korean Acad Nurs, 2017, 47 (1): 1-13.

[158] KIM D, KO J, WOO Y. Effects of dual task training with visual restriction and an unstable base on the balance and attention of stroke patients [J]. J Phys Ther Sci, 2013, 25 (12): 1579-1582.

[159] BARKER-COLLO S L, FEIGIN V L, LAWES C M, et al. Reducing attention deficits after stroke using attention process training: a randomized controlled trial [J]. Stroke, 2009, 40 (10): 3293-3298.

[160] BOGDANOVA Y, YEE M K, HO V T, et al. Computerized Cognitive Rehabilitation of Attention and Executive Function in Acquired Brain Injury: A Systematic Review [J]. J Head Trauma Rehabil, 2016, 31 (6): 419-433.

[161] STAROVASNIK ZAGAVEC B, MLINARIC LESNIK V, GOLJAR N. Training of selective attention in work-active stroke patients [J]. Int J Rehabil Res, 2015, 38 (4): 370-372.

[162] DE LUCA R, LEONARDI S, SPADARO L, et al. Improving Cognitive Function in Patients with Stroke: Can Computerized Training Be the Future? [J]. J Stroke Cerebrovasc Dis, 2018, 27 (4): 1055-1060.

[163] VAN DE VEN R M, BUITENWEG J I, SCHMAND B, et al. Brain training improves recovery after stroke but waiting list improves equally: A multicenter randomized controlled trial of a computer-based cognitive flexibility training [J]. PLoS One, 2017, 12 (3): e0172993.

[164] HUANG J, MCCASKEY M A, YANG S, et al. Effects of acupuncture and computer-assisted cognitive training for post-stroke attention deficits: study protocol for a randomized controlled trial [J]. Trials, 2015, 16 (1745-6215 (Electronic)): 546.

[165] DE LUCA R, RUSSO M, NARO A, et al. Effects of virtual reality-based training with BTs-Nirvana on functional recovery in stroke patients: preliminary considerations [J]. Int J Neurosci, 2018, 128 (9): 791-796.

[166] GANDOLFI M, GEROIN C, FERRARI F, et al. Rehabilitation procedures in the management of postural orientation deficits in patients with poststroke pusher behavior: a pilot study [J]. Minerva Med, 2016, 107 (6): 353-362.

[167] MURIAS K, KIRTON A, TARIQ S, et al. Spatial Orientation and Navigation in Children With Perinatal Stroke [J]. Dev Neuropsychol, 2017, 42 (3): 160-171.

[168] 张吉青, 杨艳. 计算机辅助训练联合现实环境训练对脑卒中后非痴呆血管性认知障碍的影响 [J]. 中华物理医学与康复杂志, 2015, 37 (5): 344-347.

[169] GITTLER M, DAVIS A M. Guidelines for Adult Stroke Rehabilitation and Recovery [J]. JAMA, 2018, 319 (8): 820-821.

[170] ABEN L, KESSEL M A, DUIVENVOORDEN H J, et al. Metamemory and memory test performance in stroke patients [J]. Neuropsychol Rehabil, 2009, 19 (5): 742-753.

[171] MILLER L A, RADFORD K. Testing the effectiveness of group-based memory rehabilitation in chronic stroke patients [J]. Neuropsychol Rehabil, 2014, 24 (5): 721-737.

[172] ZUCCHELLA C, CAPONE A, CODELLA V, et al. Assessing and restoring cognitive functions early after stroke [J]. Funct Neurol, 2014, 29 (4): 255-262.

[173] STAMENOVA V, JENNINGS J M, COOK S P, et al. Repetition-lag memory training is feasible in patients with chronic stroke, including those with memory problems [J]. Brain Injury, 2017, 31 (1): 57-67.

[174] RICHTER K M, MODDEN C, ELING P, et al. Working memory training and semantic structuring improves remembering future events, not past events [J]. Neurorehabil Neural Repair, 2015, 29 (1): 33-40.

[175] 毛荣郝, 陈长香. BrainHQ 视觉训练对脑卒中患者记忆功能的影响 [J]. 中国康复医学杂志, 2016, 31 (3).

[176] BOUSSI-GROSS R, GOLAN H, VOLKOV O, et al. Improvement of memory impairments in poststroke patients by hyperbaric oxygen therapy [J]. Neuropsychology, 2015, 29 (4): 610-621.

[177] BACKHAUS W, KEMPE S, HUMMEL F C. The effect of sleep on motor learning in the aging and stroke population - a systematic review [J]. Restor Neurol Neurosci, 2015, 34 (1): 153-164.

[178] WOODS A J, ANTAL A, BIKSON M, et al. A technical guide to tDCS, and related non-invasive brain stimulation tools [J]. Clin Neurophysiol, 2016, 127 (2): 1031-1048.

[179] SUNWOO H, KIM Y H, CHANG W H, et al. Effects of dual transcranial direct current stimulation on post-stroke unilateral visuospatial neglect [J]. Neurosci Lett, 2013, 554: 94-98.

[180] YI Y G，CHUN M H，DO K H，et al. The Effect of Transcranial Direct Current Stimulation on Neglect Syndrome in Stroke Patients [J]. Ann Rehabil Med，2016，40（2）：223-229.

[181] BANG D H，BONG S Y. Effect of combination of transcranial direct current stimulation and feedback training on visuospatial neglect in patients with subacute stroke：a pilot randomized controlled trial [J]. J Phys Ther Sci，2015，27（9）：2759-2761.

[182] 杨雨洁，朱毅，程洁，等. 重复经颅磁刺激治疗卒中后单侧空间忽略的 Meta 分析 [J]. 中国康复理论与实践，2017，23（03）：363-369.

[183] CAZZOLI D，MURI R M，HESS C W，et al. Treatment of hemispatial neglect by means of rTMS--a review [J]. Restor Neurol Neurosci，2010，28（4）：499-510.

[184] WASSERMANN E M. Risk and safety of repetitive transcranial magnetic stimulation：report and suggested guidelines from the International Workshop on the Safety of Repetitive Transcranial Magnetic Stimulation，June 5-7，1996 [J]. Electroencephalogr Clin Neurophysiol，1998，108（1）：1-16.

[185] PANDIAN J D，ARORA R，KAUR P，et al. Mirror therapy in unilateral neglect after stroke（MUST trial）：a randomized controlled trial [J]. Neurology，2014，83（11）：1012-1017.

[186] SEDDA A，BORGHESE N A，RONCHETTI M，et al. Using virtual reality to rehabilitate neglect [J]. Behav Neurol，2013，26（3）：183-185.

[187] YASUDA K，MUROI D，OHIRA M，et al. Validation of an immersive virtual reality system for training near and far space neglect in individuals with stroke：a pilot study [J]. Top Stroke Rehabil，2017，24（7）：533-538.

[188] FUNK J，FINKE K，REINHART S，et al. Effects of feedback-based visual line-orientation discrimination training for visuospatial disorders after stroke [J]. Neurorehabil Neural Repair，2013，27（2）：142-152.

[189] MURA G，CARTA M G，SANCASSIANI F，et al. Active exergames to improve cognitive functioning in neurological disabilities：a systematic review and meta-analysis [J]. Eur J Phys Rehabil Med，2018，54（3）：450-462.

[190] KAFFASHIAN S，DUGRAVOT A，BRUNNER E J，et al. Midlife stroke risk and cognitive decline：a 10-year follow-up of the Whitehall Ⅱ cohort study [J]. Alzheimers Dement，2013，9（5）：572-579.

[191] PROKOPENKO S V，BEZDENEZHNYKH A F，MOZHEYKO E Y，et al. A comparative clinical study of the efficacy of computer cognitive training in patients with post-stroke cognitive impairments [J]. Zh Nevrol Psikhiatr Im S S Korsakova，2017，117（8. Vyp. 2）：32-36.

[192] FARIA A L，ANDRADE A，SOARES L，et al. Benefits of virtual reality based cognitive rehabilitation through simulated activities of daily living：a randomized controlled trial with stroke patients [J]. J Neuroeng Rehabil，2016，13（1）：96.

[193] CHO D R，LEE S H. Effects of virtual reality immersive training with computerized cognitive training on cognitive function and activities of daily living performance in patients with acute stage stroke：A preliminary randomized controlled trial [J]. Medicine（Baltimore），2019，98（11）：e14752.

[194] ROZENTAL-ILUZ C，ZEILIG G，WEINGARDEN H，et al. Improving executive function deficits by playing interactive video-games：secondary analysis of a randomized controlled trial for individuals with chronic stroke [J]. Eur J Phys Rehabil Med，2016，52（4）：508-515.

[195] ZHANG M W，HO R C. Harnessing the potential of the Kinect sensor for psychiatric rehabilitation for stroke survivors [J]. Technol Health Care，2016，24（4）：599-602.

[196] SHAPI'I A，MAT ZIN N A，ELAKLOUK A M. A game system for cognitive rehabilitation [J]. Biomed Res Int，2015，2015：493-562.

[197] MARCHANT N L，BARNHOFER T，KLIMECKI O M，et al. The SCD-Well randomized controlled trial：Effects of a mindfulness-based intervention versus health education on mental health in patients with subjective cognitive decline（SCD）[J]. Alzheimers Dement（N Y），2018，4737-4745.

[198] POULIN V，KORNER-BITENSKY N，BHERER L，et al. Comparison of two cognitive interventions for adults experiencing executive dysfunction post-stroke：a pilot study [J]. Disabil Rehabil，2017，39（1）：1-13.

[199] OH E Y，JUNG M S. [Effects of a Cognitive Training Program on Cognitive Function and Activities of Daily Living in Patients with Acute Ischemic Stroke] [J]. J Korean Acad Nurs，2017，47（1）：1-13.

[200] CHUNG C, POLLOCK A, CAMPBELL T, et al. Cognitive rehabilitation for executive dysfunction in adults with stroke or other adult nonprogressive acquired brain damage [J]. Stroke, 2013, 44 (7): e77-78.

[201] CICERONE K D, GOLDIN Y, GANCI K, et al. Evidence-Based Cognitive Rehabilitation: Systematic Review of the Literature From 2009 Through 2014 [J]. Arch Phys Med Rehabil, 2019.

[202] VAN PRAAG H, KEMPERMANN G, GAGE F H. Neural consequences of environmental enrichment [J]. Nat Rev Neurosci, 2000, 1 (3): 191-198.

[203] JANSSEN H, BERNHARDT J, COLLIER J M, et al. An enriched environment improves sensorimotor function post-ischemic stroke [J]. Neurorehabil Neural Repair, 2010, 24 (9): 802-813.

[204] KHAN F, AMATYA B, ELMALIK A, et al. An enriched environmental programme during inpatient neuro-rehabilitation: A randomized controlled trial [J]. J Rehabil Med, 2016, 48 (5): 417-425.

[205] BO W, LEI M, TAO S, et al. Effects of combined intervention of physical exercise and cognitive training on cognitive function in stroke survivors with vascular cognitive impairment: a randomized controlled trial [J]. Clin Rehabil, 2019, 33 (1): 54-63.

[206] KIM B R, CHUN M H, KIM L S, et al. Effect of virtual reality on cognition in stroke patients [J]. Ann Rehabil Med, 2011, 35 (4): 450-459.

[207] DE LUCA R, TORRISI M, PICCOLO A, et al. Improving post-stroke cognitive and behavioral abnormalities by using virtual reality: A case report on a novel use of nirvana [J]. Appl Neuropsychol Adult, 2018, 25 (6): 581-585.

[208] AMINOV A, ROGERS J M, MIDDLETON S, et al. What do randomized controlled trials say about virtual rehabilitation in stroke? A systematic literature review and meta-analysis of upper-limb and cognitive outcomes [J]. J Neuroeng Rehabil, 2018, 15 (1): 29.

[209] SARKAMO T, TERVANIEMI M, LAITINEN S, et al. Music listening enhances cognitive recovery and mood after middle cerebral artery stroke [J]. Brain, 2008, 131 (Pt 3): 866-876.

[210] OBERLIN L E, WAIWOOD A M, CUMMING T B, et al. Effects of Physical Activity on Poststroke Cognitive Function: A Meta-Analysis of Randomized Controlled Trials [J]. Stroke, 2017, 48 (11): 3093-3100.

[211] CUMMING T B, TYEDIN K, CHURILOV L, et al. The effect of physical activity on cognitive function after stroke: a systematic review [J]. Int Psychogeriatr, 2012, 24 (4): 557-567.

[212] VANDERBEKEN I, KERCKHOFS E. A systematic review of the effect of physical exercise on cognition in stroke and traumatic brain injury patients [J]. NeuroRehabilitation, 2017, 40 (1): 33-48.

[213] LIU-AMBROSE T, ENG J J. Exercise training and recreational activities to promote executive functions in chronic stroke: a proof-of-concept study [J]. J Stroke Cerebrovasc Dis, 2015, 24 (1): 130-137.

[214] RAND D, ENG J J, LIU-AMBROSE T, et al. Feasibility of a 6-month exercise and recreation program to improve executive functioning and memory in individuals with chronic stroke [J]. Neurorehabil Neural Repair, 2010, 24 (8): 722-729.

[215] HSU C L, BEST J R, WANG S, et al. The Impact of Aerobic Exercise on Fronto-Parietal Network Connectivity and Its Relation to Mobility: An Exploratory Analysis of a 6-Month Randomized Controlled Trial [J]. Front Hum Neurosci, 2017, 11 344.

[216] FOUBERT-SAMIER A, FLICKER L. Aerobic exercise: A possible therapy for vascular cognitive impairment [J]. Neurology, 2016, 87 (20): 2072-2073.

[217] TANG A, ENG J J, KRASSIOUKOV A V, et al. High- and low-intensity exercise do not improve cognitive function after stroke: A randomized controlled trial [J]. J Rehabil Med, 2016, 48 (10): 841-846.

[218] EL-TAMAWY M S, ABD-ALLAH F, AHMED S M, et al. Aerobic exercises enhance cognitive functions and brain derived neurotrophic factor in ischemic stroke patients [J]. NeuroRehabilitation, 2014, 34 (1): 209-213.

[219] PLOUGHMAN M, MCCARTHY J, BOSSE M, et al. Does treadmill exercise improve performance of cognitive or upper-extremity tasks in people with chronic stroke? A randomized cross-over trial [J]. Arch Phys Med Rehabil, 2008, 89 (11): 2041-2047.

[220] MARZOLINI S, OH P, MCILROY W, et al. The effects of an aerobic and resistance exercise training program on cognition following stroke [J]. Neurorehabil Neural Repair, 2013, 27 (5): 392-402.

[221] GARCIA-SOTO E, LOPEZ DE MUNAIN M L, SANTIBANEZ M. [Effects of combined aerobic and resistance training on cognition following stroke: a systematic review] [J]. Rev Neurol, 2013, 57 (12): 535-541.

[222] QUANEY B M, BOYD L A, MCDOWD J M, et al. Aerobic exercise improves cognition and motor function poststroke [J]. Neurorehabil Neural Repair, 2009, 23 (9): 879-885.

[223] FERNANDEZ-GONZALO R, FERNANDEZ-GONZALO S, TURON M, et al. Muscle, functional and cognitive adaptations after flywheel resistance training in stroke patients: a pilot randomized controlled trial [J]. J Neuroeng Rehabil, 2016, 1337.

[224] GORSLER A, BAUMER T, WEILLER C, et al. Interhemispheric effects of high and low frequency rTMS in healthy humans [J]. Clin Neurophysiol, 2003, 114 (10): 1800-1807.

[225] PARK I S, YOON J G. The effect of computer-assisted cognitive rehabilitation and repetitive transcranial magnetic stimulation on cognitive function for stroke patients [J]. J Phys Ther Sci, 2015, 27 (3): 773-776.

[226] KIM B R, KIM D Y, CHUN M H, et al. Effect of repetitive transcranial magnetic stimulation on cognition and mood in stroke patients: a double-blind, sham-controlled trial [J]. Am J Phys Med Rehabil, 2010, 89 (5): 362-368.

[227] DIONISIO A, DUARTE I C, PATRICIO M, et al. Transcranial Magnetic Stimulation as an Intervention Tool to Recover from Language, Swallowing and Attentional Deficits after Stroke: A Systematic Review [J]. Cerebrovasc Dis, 2018, 46 (3-4): 178-185.

[228] KIM B R, CHUN M H, KIM D Y, et al. Effect of high- and low-frequency repetitive transcranial magnetic stimulation on visuospatial neglect in patients with acute stroke: a double-blind, sham-controlled trial [J]. Arch Phys Med Rehabil, 2013, 94 (5): 803-807.

[229] YANG W, LIU T T, SONG X B, et al. Comparison of different stimulation parameters of repetitive transcranial magnetic stimulation for unilateral spatial neglect in stroke patients [J]. J Neurol Sci, 2015, 359 (1-2): 219-225.

[230] FU W, SONG W, ZHANG Y, et al. Long-term effects of continuous theta-burst stimulation in visuospatial neglect [J]. J Int Med Res, 2015, 43 (2): 196-203.

[231] LU H, ZHANG T, WEN M, et al. Impact of repetitive transcranial magnetic stimulation on post-stroke dysmnesia and the role of BDNF Val66Met SNP [J]. Med Sci Monit, 2015, 21: 761-768.

[232] REKTOROVA I, MEGOVA S, BARES M, et al. Cognitive functioning after repetitive transcranial magnetic stimulation in patients with cerebrovascular disease without dementia: a pilot study of seven patients [J]. J Neurol Sci, 2005, 229-230, 157-161.

[233] SHEN X, LIU M, CHENG Y, et al. Repetitive transcranial magnetic stimulation for the treatment of post-stroke depression: A systematic review and meta-analysis of randomized controlled clinical trials [J]. J Affect Disord, 2017, 211: 65-74.

[234] YUN G J, CHUN M H, KIM B R. The Effects of Transcranial Direct-Current Stimulation on Cognition in Stroke Patients [J]. J Stroke, 2015, 17 (3): 354-358.

[235] JO J M, KIM Y H, KO M H, et al. Enhancing the working memory of stroke patients using tDCS [J]. Am J Phys Med Rehabil, 2009, 88 (5): 404-409.

[236] SHAKER H A, SAWAN S A E, FAHMY E M, et al. Effect of transcranial direct current stimulation on cognitive function in stroke patients [J]. The Egyptian Journal of Neurology, Psychiatry and Neurosurgery, 2018, 54 (1).

[237] KAZUTA T, TAKEDA K, OSU R, et al. Transcranial Direct Current Stimulation Improves Audioverbal Memory in Stroke Patients [J]. Am J Phys Med Rehabil, 2017, 96 (8): 565-571.

[238] KANG E K, BAEK M J, KIM S, et al. Non-invasive cortical stimulation improves post-stroke attention decline [J]. Restor Neurol Neurosci, 2009, 27 (6): 645-650.

[239] SALAZAR A P S, VAZ P G, MARCHESE R R, et al. Noninvasive Brain Stimulation Improves Hemispatial Neglect After Stroke: A Systematic Review and Meta-Analysis [J]. Arch Phys Med Rehabil, 2018, 99 (2): 355-366, e351.

[240] TURGUT N, MIRANDA M, KASTRUP A, et al. tDCS combined with optokinetic drift reduces egocentric neglect in severely impaired post-acute patients [J]. Neuropsychol Rehabil, 2018, 28 (4): 515-526.

[241] LADAVAS E, GIULIETTI S, AVENANTI A, et al. a-tDCS on the ipsilesional parietal cortex boosts the effects of prism

adaptation treatment in neglect [J]. Restor Neurol Neurosci, 2015, 33 (5): 647-662.

[242] LIU F, LI Z M, JIANG Y J, et al. A meta-analysis of acupuncture use in the treatment of cognitive impairment after stroke [J]. J Altern Complement Med, 2014, 20 (7): 535-544.

[243] 詹杰, 王学文, 程南方, 等. 电针治疗脑卒中后认知障碍的系统评价 [J]. 中国针灸, 2017, 37 (10): 1119-1125.

[244] JIANG C, YANG S, TAO J, et al. Clinical Efficacy of Acupuncture Treatment in Combination With RehaCom Cognitive Training for Improving Cognitive Function in Stroke: A 2 x 2 Factorial Design Randomized Controlled Trial [J]. J Am Med Dir Assoc, 2016, 17 (12): 1114-1122.

[245] CHEN L, FANG J, MA R, et al. Additional effects of acupuncture on early comprehensive rehabilitation in patients with mild to moderate acute ischemic stroke: a multicenter randomized controlled trial [J]. BMC Complement Altern Med, 2016, 16 226.

[246] WANG S, YANG H, ZHANG J, et al. Efficacy and safety assessment of acupuncture and nimodipine to treat mild cognitive impairment after cerebral infarction: a randomized controlled trial [J]. BMC Complement Altern Med, 2016, 16 361.

[247] 詹杰, 潘锐焕, 郭友华, 等. 针刺百会、神庭联合基础治疗和常规康复训练治疗脑卒中后认知障碍: 随机对照研究 [J]. 中国针灸, 2016, 36 (08): 803-806.

[248] 国家中医药管理局. 中风病 (脑梗死) 等 92 个病种中医临床路径和中医诊疗方案 (2017 年版), 2017.

[249] SHIH C C, YEH C C, YANG J L, et al. Reduced use of emergency care and hospitalization in patients with post-stroke cognitive impairment treated with traditional Chinese medicine [J]. Qjm, 2019.

[250] ZHAO L, LIAO L, HU F. Comparing Cerebralcare Granule and aspirin for neurological dysfunction in acute stroke in real-life practice [J]. Psychogeriatrics, 2017, 17 (1): 3-8.

[251] LI S, ZHANG X, FANG Q, et al. Ginkgo biloba extract improved cognitive and neurological functions of acute ischaemic stroke: a randomised controlled trial [J]. Stroke Vasc Neurol, 2017, 2 (4): 189-197.

[252] TAO J, LIU J, LIU W, et al. Tai Chi Chuan and Baduanjin Increase Grey Matter Volume in Older Adults: A Brain Imaging Study [J]. J Alzheimers Dis, 2017, 60 (2): 389-400.

[253] ZHENG G, CHEN B, FANG Q, et al. Baduanjin exercise intervention for community adults at risk of ischamic stroke: A randomized controlled trial [J]. Sci Rep, 2019, 9 (1): 1240.

[254] ZHENG G, ZHENG X, LI J, et al. Effects of Tai Chi on Cerebral Hemodynamics and Health-Related Outcomes in Older Community Adults at Risk of Ischemic Stroke: A Randomized Controlled Trial [J]. J Aging Phys Act, 2019, 1-10.

[255] LANGBALLE E M, ENGDAHL B, NORDENG H, et al. Short- and long-term mortality risk associated with the use of antipsychotics among 26, 940 dementia outpatients: a population-based study [J]. Am J Geriatr Psychiatry, 2014, 22 (4): 321-331.

[256] MA H, HUANG Y, CONG Z, et al. The efficacy and safety of atypical antipsychotics for the treatment of dementia: a meta-analysis of randomized placebo-controlled trials [J]. J Alzheimers Dis, 2014, 42 (3): 915-937.

[257] SCHNEIDER L S, DAGERMAN K S, INSEL P. Risk of death with atypical antipsychotic drug treatment for dementia: meta-analysis of randomized placebo-controlled trials [J]. Jama, 2005, 294 (15): 1934-1943.

[258] BRODATY H, ARASARATNAM C. Meta-analysis of nonpharmacological interventions for neuropsychiatric symptoms of dementia [J]. Am J Psychiatry, 2012, 169 (9): 946-953.

[259] SAVASKAN E, BOPP-KISTLER I, BUERGE M, et al. [Recommendations for diagnosis and therapy of behavioral and psychological symptoms in dementia (BPSD)] [J]. Praxis (Bern 1994), 2014, 103 (3): 135-148.

[260] BJERRE L M, FARRELL B, HOGEL M, et al. Deprescribing antipsychotics for behavioural and psychological symptoms of dementia and insomnia: Evidence-based clinical practice guideline [J]. Can Fam Physician, 2018, 64 (1): 17-27.

[261] CIPRIANI A, FURUKAWA T A, SALANTI G, et al. Comparative efficacy and acceptability of 21 antidepressant drugs for the acute treatment of adults with major depressive disorder: a systematic review and network meta-analysis [J]. Lancet, 2018, 391 (10128): 1357-1366.

[262] 王少石, 周新雨, 朱春燕. 卒中后抑郁临床实践的中国专家共识 [J]. 中国卒中杂志, 2016, 11 (08): 685-693.

[263] TOWFIGHI A, OVBIAGELE B, EL HUSSEINI N, et al. Poststroke Depression: A Scientific Statement for Healthcare Professionals From the American Heart Association/American Stroke Association [J]. Stroke, 2017, 48 (2): e30-e43.

[264] TATA L J, WEST J, SMITH C, et al. General population based study of the impact of tricyclic and selective serotonin reuptake inhibitor antidepressants on the risk of acute myocardial infarction [J]. Heart, 2005, 91 (4): 465-471.

[265] ANGLIN R, YUAN Y, MOAYYEDI P, et al. Risk of upper gastrointestinal bleeding with selective serotonin reuptake inhibitors with or without concurrent nonsteroidal anti-inflammatory use: a systematic review and meta-analysis [J]. Am J Gastroenterol, 2014, 109 (6): 811-819.

[266] AARTS N, AKOUDAD S, NOORDAM R, et al. Inhibition of serotonin reuptake by antidepressants and cerebral microbleeds in the general population [J]. Stroke, 2014, 45 (7): 1951-1957.

[267] AKOUDAD S, AARTS N, NOORDAM R, et al. Antidepressant Use Is Associated With an Increased Risk of Developing Microbleeds [J]. Stroke, 2016, 47 (1): 251-254.

[268] HACKAM D G, MRKOBRADA M. Selective serotonin reuptake inhibitors and brain hemorrhage: a meta-analysis [J]. Neurology, 2012, 79 (18): 1862-1865.

[269] RENOUX C, VAHEY S, DELL'ANIELLO S, et al. Association of Selective Serotonin Reuptake Inhibitors With the Risk for Spontaneous Intracranial Hemorrhage [J]. JAMA Neurol, 2017, 74 (2): 173-180.

[270] ZHAO F Y, YUE Y Y, LI L, et al. Clinical practice guidelines for post-stroke depression in China [J]. Braz J Psychiatry, 2018, 40 (3): 325-334.

[271] SHI Y, XIANG Y, YANG Y, et al. Depression after minor stroke: Prevalence and predictors [J]. J Psychosom Res, 2015, 79 (2): 143-147.

[272] YANG Y, SHI Y Z, ZHANG N, et al. Suicidal ideation at 1-year post-stroke: A nationwide survey in China [J]. Gen Hosp Psychiatry, 2017, 44: 38-42.

[273] THOMAS S A, WALKER M F, MACNIVEN J A, et al. Communication and Low Mood (CALM): a randomized controlled trial of behavioural therapy for stroke patients with aphasia [J]. Clin Rehabil, 2013, 27 (5): 398-408.

[274] SALTER K L, FOLEY N C, ZHU L, et al. Prevention of poststroke depression: does prophylactic pharmacotherapy work? [J]. J Stroke Cerebrovasc Dis, 2013, 22 (8): 1243-1251.

[275] HACKETT M L, ANDERSON C S, HOUSE A, et al. Interventions for preventing depression after stroke [J]. Cochrane Database Syst Rev, 2008, (3): CD003689.

[276] TOGLIA J P. Generalization of treatment: a multicontext approach to cognitive perceptual impairment in adults with brain injury [J]. Am J Occup Ther, 1991, 45 (6): 505-516.

[277] KOH C L, HOFFMANN T, BENNETT S, et al. Management of patients with cognitive impairment after stroke: a survey of Australian occupational therapists [J]. Aust Occup Ther J, 2009, 56 (5): 324-331.

[278] WALKER M F, SUNDERLAND A, FLETCHER-SMITH J, et al. The DRESS trial: a feasibility randomized controlled trial of a neuropsychological approach to dressing therapy for stroke inpatients [J]. Clin Rehabil, 2012, 26 (8): 675-685.

[279] HOFFMANN T, BENNETT S, KOH C L, et al. Occupational therapy for cognitive impairment in stroke patients [J]. Cochrane Database Syst Rev, 2010, (9): Cd006430.

[280] BERGMAN M M. The essential steps cognitive orthotic [J]. NeuroRehabilitation, 2003, 18 (1): 31-46.

[281] GORMAN P, DAYLE R, HOOD C A, et al. Effectiveness of the ISAAC cognitive prosthetic system for improving rehabilitation outcomes with neurofunctional impairment [J]. NeuroRehabilitation, 2003, 18 (1): 57-67.

[282] WILSON B A, SCOTT H, EVANS J, et al. Preliminary report of a NeuroPage service within a health care system [J]. NeuroRehabilitation, 2003, 18 (1): 3-8.

[283] YASUDA K, MISU T, BECKMAN B, et al. Use of an IC Recorder as a voice output memory aid for patients with prospective memory impairment [J]. Neuropsychological Rehabilitation, 2002, 12 (2): 155-166.

[284] Cognition, Cognitive Rehabilitation, and Occupational Performance [J]. American Journal of Occupational Therapy, 2013, 67 (6_Supplement): S9-S31.

[285] EVANS J J, WILSON B A, SCHURI U, et al. A comparison of "errorless" and "trial-and-error" learning methods for teaching individuals with acquired memory deficits [J]. Neuropsychological Rehabilitation, 2000, 10 (1): 67-101.

[286] CLARE L，JONES R S. Errorless learning in the rehabilitation of memory impairment：a critical review [J]. Neuropsychol Rev，2008，18（1）：1-23.

[287] LAVER K，GEORGE S，THOMAS S，et al. Cochrane review：virtual reality for stroke rehabilitation [J]. Eur J Phys Rehabil Med，2012，48（3）：523-530.

[288] CHERNIACK E P. Not just fun and games：applications of virtual reality in the identification and rehabilitation of cognitive disorders of the elderly [J]. Disabil Rehabil Assist Technol，2011，6（4）：283-289.

[289] KANDIAH N，CHANDER R J，LIN X，et al. Cognitive Impairment after Mild Stroke：Development and Validation of the SIGNAL2 Risk Score [J]. J Alzheimers Dis，2016，49（4）：1169-1177.

[290] CHANDER R J，LAM B Y K，LIN X，et al. Development and validation of a risk score（CHANGE）for cognitive impairment after ischemic stroke [J]. Sci Rep，2017，7（1）：12441.

[291] 李超，张梦清，窦祖林，等. 康复结合还少丹治疗脑卒中后认知功能障碍临床观察 [J]. 中华物理医学与康复杂志，2017，39（12）：937-943.

[292] SURA L，MADHAVAN A，CARNABY G，et al. Dysphagia in the elderly：management and nutritional considerations [J]. Clin Interv Aging，2012，7（1178-1998（Electronic））：287-298.

[293] PARANJI S，PARANJI N，WRIGHT S，et al. A Nationwide Study of the Impact of Dysphagia on Hospital Outcomes Among Patients With Dementia [J]. Am J Alzheimers Dis Other Demen，2017，32（1）：5-11.

[294] EBRAHIMIAN DEHAGHANI S，YADEGARI F，ASGARI A，et al. The mediator effect of cognition on the relationship between brain lesion location and dysphagia in patients with stroke：Applying a structural equation model [J]. J Oral Rehabil，2019，46（1）：33-39.

[295] TOSCANO M，CECCONI E，CAPILUPPI E，et al. Neuroanatomical，Clinical and Cognitive Correlates of Post-Stroke Dysphagia [J]. Eur Neurol，2015，74（3-4）：171-177.

[296] JO S Y，HWANG J W，PYUN S B. Relationship Between Cognitive Function and Dysphagia After Stroke [J]. Ann Rehabil Med，2017，41（4）：564-572.

[297] MOON H I，PYUN S B，KWON H K. Correlation between Location of Brain Lesion and Cognitive Function and Findings of Videofluoroscopic Swallowing Study [J]. Ann Rehabil Med，2012，36（3）：347-355.

[298] ASHFORD J，MCCABE D，WHEELER-HEGLAND K，et al. Evidence-based systematic review：Oropharyngeal dysphagia behavioral treatments. Part Ⅲ --impact of dysphagia treatments on populations with neurological disorders [J]. J Rehabil Res Dev，2009，46（2）：195-204.

[299] JONES O，CARTWRIGHT J，WHITWORTH A，et al. Dysphagia therapy post stroke：An exploration of the practices and clinical decision-making of speech-language pathologists in Australia [J]. Int J Speech Lang Pathol，2018，20（2）：226-237.

[300] SAMPSON E L，CANDY B，JONES L. Enteral tube feeding for older people with advanced dementia [J]. Cochrane Database Syst Rev，2009，（2）：CD007209.

[301] TAKENOSHITA S，KONDO K，OKAZAKI K，et al. Tube feeding decreases pneumonia rate in patients with severe dementia：comparison between pre- and post-intervention [J]. Bmc Geriatrics，2017，17（1471-2318（Electronic））.

[302] BUNN D K，ABDELHAMID A，COPLEY M，et al. Effectiveness of interventions to indirectly support food and drink intake in people with dementia：Eating and Drinking Well IN dementiA（EDWINA）systematic review [J]. BMC Geriatr，2016，16（1471-2318（Electronic））：89.

[303] BARBAY M，DIOUF M，ROUSSEL M，et al. Systematic Review and Meta-Analysis of Prevalence in Post-Stroke Neurocognitive Disorders in Hospital-Based Studies [J]. Dement Geriatr Cogn Disord，2018，46（5-6）：322-334.

[304] EL HACHIOUI H，VISCH-BRINK E G，LINGSMA H F，et al. Nonlinguistic cognitive impairment in poststroke aphasia：a prospective study [J]. Neurorehabil Neural Repair，2014，28（3）：273-281.

[305] 王茜，刘晓加，王琪，等. 脑卒中后失语患者认知功能评估的相关因素研究及年龄差异 [J]. 中华神经医学杂志，2016，15（6）：598-603.

[306] 刘鑫鑫，韩在柱，刘艳君，等. 卒中后失语症语言障碍与非语言性认知功能障碍 [J]. 中华行为医学与脑科学杂志，2017，26（6）：539-543.

[307] LEE B, PYUN S B. Characteristics of Cognitive Impairment in Patients With Post-stroke Aphasia [J]. Ann Rehabil Med，2014，38（6）：759-765.

[308] BARNAY J L, WAUQUIEZ G, BONNIN-KOANG H Y, et al. Feasibility of the cognitive assessment scale for stroke patients（CASP）vs. MMSE and MoCA in aphasic left hemispheric stroke patients [J]. Ann Phys Rehabil Med，2014，57（6-7）：422-435.

[309] FONSECA J, RAPOSO A, MARTINS I P. Cognitive performance and aphasia recovery [J]. Top Stroke Rehabil，2018，25（2）：131-136.

[310] KALBE E, REINHOLD N, BRAND M, et al. A new test battery to assess aphasic disturbances and associated cognitive dysfunctions -- German normative data on the aphasia check list [J]. J Clin Exp Neuropsychol，2005，27（7）：779-794.

[311] WALL K J, CUMMING T B, KOENIG S T, et al. Using technology to overcome the language barrier：the Cognitive Assessment for Aphasia App [J]. Disabil Rehabil，2018，40（11）：1333-1344.

[312] 李园，龚筱倩. 对脑卒中后失语与脑卒中后认知功能障碍的相关性研究 [J]. 当代医药论丛，2018，16（4）：61-62.

[313] 王琪，刘晓加，吴积宝，等. 卒中后失语患者非语言性认知功能特点的临床研究 [J]. 中华行为医学与脑科学杂志，2014，23（6）：487-489.

[314] 吴积宝，刘晓加，吴小琴，等. 非语言性认知功能评估量表的验证 [J]. 国际脑血管病杂志，2013，21（4）：282-287.

[315] 张红豆，刘晓加，艾佩莹，等. 卒中后失语患者认知功能障碍的康复特点及影响因素 [J]. 中华行为医学与脑科学杂志，2017，26（6）：519-523.

[316] YU Z Z, JIANG S J, BI S, et al. Relationship between linguistic functions and cognitive functions in a clinical study of Chinese patients with post-stroke aphasia [J]. Chin Med J（Engl），2013，126（7）：1252-1256.

[317] 于增志，王军，瓮生水，等. 老年患者脑卒中后失语症应用 Loewenstein 认知评定量表的临床研究 [J]. 中华老年心脑血管病杂志，2012，14（3）：243-246.

[318] LAZAR R M, BOEHME A K. Aphasia As a Predictor of Stroke Outcome [J]. Curr Neurol Neurosci Rep，2017，17（11）：83.

[319] BRADY M C, KELLY H, GODWIN J, et al. Speech and language therapy for aphasia following stroke [J]. Cochrane Database Syst Rev，2016，（6）：Cd000425.

[320] WU Q, HU X, WEN X, et al. Clinical study of acupuncture treatment on motor aphasia after stroke [J]. Technol Health Care，2016，24 Suppl 2（1878-7401（Electronic））：S691-696.

[321] MATTIOLI F. The clinical management and rehabilitation of post stroke aphasia in Italy：evidences from the literature and clinical experience [J]. Neurol Sci，2019.

[322] ALLEN L, MEHTA S, MCCLURE J A, et al. Therapeutic interventions for aphasia initiated more than six months post stroke: a review of the evidence [J]. Top Stroke Rehabil，2012，19（6）：523-535.

[323] BROWNSETT S L, WARREN J E, GERANMAYEH F, et al. Cognitive control and its impact on recovery from aphasic stroke [J]. Brain，2014，137（Pt 1）：242-254.

[324] 代欣，李继来，社继臣. 认知功能训练对脑卒中后失语症康复疗效的影响 [J]. 中国康复理论与实践，2011，17（1）：66-67

[325] DE JONG-HAGELSTEIN M, VAN DE SANDT-KOENDERMAN W M, PRINS N D, et al. Efficacy of early cognitive-linguistic treatment and communicative treatment in aphasia after stroke: a randomised controlled trial（RATS-2）[J]. J Neurol Neurosurg Psychiatry，2011，82（4）：399-404.

[326] NOUWENS F, DE LAU L M, VISCH-BRINK E G, et al. Efficacy of early cognitive-linguistic treatment for aphasia due to stroke: A randomised controlled trial（Rotterdam Aphasia Therapy Study-3）[J]. Eur Stroke J，2017，2（2）：126-136.

[327] 陈颂玲，汪洁，吴东宇，等. 经颅直流电刺激对失语症合并认知障碍的个案观察 [J]. 中国康复医学杂志，2012，27（12）：1160-1161.

[328] 刘畅，吴东宇，敖纯利，等. 经颅直流电刺激对基底核区病变后失语症合并认知障碍患者的 1 例报告 [J]. 中国康复医学杂志，2015，30（9）：954-956.

[329] CORRIGAN M L, ESCURO A A, CELESTIN J, et al. Nutrition in the stroke patient [J]. Nutr Clin Pract，2011，26（3）：242-252.

[330] VOLKERT D，CHOURDAKIS M，Faxen-Irving G，et al. ESPEN guidelines on nutrition in dementia [J]. Clin Nutr，2015，34（6）：1052-1073.

[331] AQUILANI R，SCOCCHI M，BOSCHI F，et al. Effect of calorie-protein supplementation on the cognitive recovery of patients with subacute stroke [J]. Nutr Neurosci，2008，11（5）：235-240.

[332] J KOWALSKA，J RYMASZEWSKA，J SZCZEPANSKA-GIERACHA. Occurrence of cognitive impairment and depressive symptoms among the elderly in a nursing home facility[J]. Adv Clin Exp Med，2013，22（1）：111-117.

[333] 胡昔权. 脑卒中后认知障碍评估与康复[J]. 中国实用内科杂志，2013，33（08）：598-601.

[334] S ATTEIH，L MELLON，P HALL，et al. Implications of stroke for caregiver outcomes：findings from the ASPIRE-S study[J]. Int J Stroke，2015，10（6）：918-923.

[335] M BRAININ，K MATZ，M NEMEC. et al. Prevention of poststroke cognitive decline：ASPIS--a multicenter，randomized，observer-blind，parallel group clinical trial to evaluate multiple lifestyle interventions--study design and baseline characteristics[J]. Int J Stroke，2015，10（4）：627-635.

[336] 徐俊，王伊龙. 血管性认知障碍研究的突破口：《卒中后认知障碍专家共识》解读 [J]. 中国实用内科杂志，2018，38（02）：151-153.

[337] SUSAN KY CHOW，FRANCES KY WONG，CHRISTOPHER YF POON. Coping and caring：support for family caregivers of stroke survivors[J]. Journal of Clinical Nursing，2007，16（7b）：133-143.

[338] F LANDI，G ONDER，M. CESARI. et al. Functional decline in frail community-dwelling stroke patients[J]. Eur J Neurol，2006，13（1）：17-23.

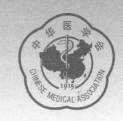

第10章

中国脑外伤康复专家共识

随着经济的不断发展,脑外伤的发病率逐年增高,目前我国脑外伤发病率已超过100/10万,各种严重功能障碍的患者存活了下来,给个人、家庭和社会造成极重负担,治疗费用消耗巨大,已成为重大社会公共问题,需要全社会予以更多关注。

在美国,20世纪70年代开始建立脑外伤治疗与康复中心,随后各国陆续成立脑外伤或工伤康复机构,发布了脑外伤康复与管理的指南。我国2011年后开始举办脑外伤康复学术会议,目前已有一些地区的综合医院、康复专科医院等在开展脑外伤后的康复治疗。

但是与脑卒中康复相比,我国的脑外伤康复的发展相对滞后,脑外伤康复专科仍不普及,专业人才严重匮乏,缺少脑外伤康复诊疗规范和指南。因此,由中华物理医学与康复医学会发起的,国内40余名脑外伤康复专家共同参与编写的《中国脑外伤康复专家共识》应运而生。它对于指导规范化的康复治疗,推动脑外伤康复体系的建设,为下一步编写指南和临床路径提供基础,为工伤和医疗保险相关政策的制定提供参考,都具有十分重要的意义。

(张 皓)

一、急性期康复管理和治疗

(一)急性期康复管理

1. 组织结构和工作模式 脑外伤急性期康复涉及多学科、多部门的合作,可以多学科联合查房或会诊的形式在神经外科和重症医学科病房开展[1]。多学科团队以神经外科医生或神经康复医生牵头,由物理治疗师、作业治疗师、言语治疗师、康复护士等共同参与[2]。在患者入院病情平稳后尽早进行评定、确定康复目标,制订康复治疗计划并实施[3]。具备条件的医院可以建立类似于卒中单元的脑外伤单元[4],制定严格的质量安全制度及康复流程,并持续改进。

康复治疗计划的制定需充分考虑患者的专科情况及全身情况,排除相应的禁忌证,尽可能减少不良事件的发生。急性期康复主要针对脑外伤后意识障碍、认知障碍、心肺功能障碍、言语障碍、吞咽障碍、运动障碍、日常生活能力障碍、心理情绪障碍及并发症而开展。

推荐建议:

(1)建议脑外伤急性期康复采用多学科团队,可通过联合查房或会诊的形式,也可参照卒中单元模式建立脑外伤治疗单元。

(2)建议脑外伤患者病情平稳后尽早进行全面评定,制定康复计划并实施。

(谢 荣)

2. 流程 尽管脑外伤急性期康复在我国已经逐步开展,但仍缺乏统一的、适合我国国情的工作流程。

参考国外相关指南同时结合国情,拟定如下康复流程(图10-1):建立完整的多学科综合治疗(multidisciplinary team,MDT)模式,成员主要包括神经外科医师、康复科医师、心理科医师、物理治疗师、作业治疗师、言语治疗师、矫形器制作师、营养师、康复护士等组成,同时应纳入患者及家属。MDT人员对患者进行综合评定,评定内容包括意识、呼吸功能、心肺功能、吞咽功能、肢体运动功能、认知功能、营养情况、心理问题、并发症等。综合团队的意见制定个性化的康复方案。

推荐建议：脑外伤急性期康复的标准化流程，是康复治疗专业化的体现，同时也能够帮助康复团队对患者更加全面、准确的评定，帮助患者恢复功能，改善患者预后 [5, 6]。

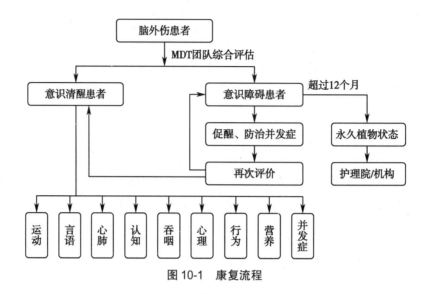

图 10-1　康复流程

（张　一）

3. 介入时机　目前，重度颅脑损伤急性期更注重药物及手术治疗，急性期康复理念、介入时机、治疗方法亟待规范。急性期康复可以在神经外科病房、ICU 床旁进行，因此，重型颅脑创伤患者康复管理需要神经外科、康复医学科、重症医学科及急诊科等多学科协作，在有明确的适应证和无禁忌证的前提下，急性期介入康复干预。虽一直提倡急性期康复，但最佳康复治疗时机尚未统一认识。研究认为，血流动力学、颅内压和颅内灌注压稳定的重度 TBI 患者，在重症监护室即介入康复治疗，平均住院日明显缩短，对近期和远期疗效均有益 [7]。因此认为，脑外伤患者生命体征平稳即可进行早期康复治疗 [8-11]。多学科团队协作下针对患者的病情制订适宜的康复计划。

推荐建议：脑外伤患者病情稳定后（生命体征稳定，症状和体征不再进展），尽早介入康复治疗，必要时在监护条件下进行。

（李贞兰）

4. 适应证、禁忌证和终止康复治疗时机

（1）适应证：从原则上来说，脑外伤导致患者在组织器官、日常生活能力、社会参与三个 ICF 框架层面上的任何受损或受限，均应为康复治疗的适应证。具体应该包括两个方面：脑外伤直接导致的神经功能受损和脑外伤间接引起的其他器官功能受损，前者诸如意识、认知、言语、吞咽、肢体运动、感觉、大小便控制、精神心理等方面障碍，后者诸如长期卧床导致的心肺和软组织等方面继发性功能改变等，如心肺功能失健、肌腱挛缩和压疮等 [12]。

针对上述脑外伤后 ICF 三个层面任何受损或受限，可能由于医疗保险和卫生经济学等原因，在不同国家或地区是否一直为康复治疗的适应证，可能存在不同的规定。

另外不同康复治疗方法的适应证是不同的，例如：脑外伤肢体运动障碍是由物理治疗师实施的运动训练的康复适应证，但并不是言语治疗的适应证 [10, 13]。

（2）禁忌证：在脑外伤后急性期，经康复治疗可能使病情加重的任何情况均应为脑外伤后康复治疗的禁忌证，主要包括以下方面：导致颅内压力显著增高或降低、诱发自主神经不稳定伴肌张力发作、加剧血流动力学不稳定、导致体内炎症扩散、骨骼稳定性受损及损伤前合并的基础疾病等 [14]。然而，具体那些情况是禁忌证并没有具体的限定，操作过程中存在复杂性，需要深入研究。例如：特重型脑外伤急性期或早期患者，对于某些康复治疗（如体位变化）是绝对禁忌，而对于另外一些康复治疗可能是相对禁忌或者是适宜的（如为了预防跟腱挛缩的踝关节松动术）。

（3）终止康复治疗时机：对于原本已经接受康复治疗的脑外伤急性期患者，可能因为某些原因需要终止康复治疗，以免因继续康复治疗导致患者病情加重。原因常包括两部分：与脑外伤相关的、损伤前的基础疾病加重。前者包括：感染导致的高热或休克、急性下肢深静脉血栓形成、脑积水需要脑室腹腔分流术（ventricular-peritoneal shunt, V-P）、颅骨缺损凹陷综合征需颅骨成形术等[15,16]；后者包括：重度心功能衰竭、导致血流动力学不稳定的心律失常、急性冠脉综合征、其他急性脏器功能衰竭及需要隔离的多重耐药菌感染等[17]。

上述康复治疗的终止和重新启动可能是动态变化的，随着上述导致康复治疗需要终止的问题的解决，则需要重新考虑康复治疗启动。

推荐建议：关于脑外伤后急性期康复的适应证、禁忌证和康复治疗终止时机的界定，多源于零散的临床经验积累，尚未见有足够的证据支持，需进一步深入研究。临床实际操作过程中可以根据各单位具体实际情况，在确保医疗安全的前提下，追求疗效最佳。

（吴军发）

（二）急性期康复治疗

1. 物理治疗 脑外伤大多病情复杂，因而其康复治疗也包括多个方面。研究表明，急性期康复的介入能加速脑侧支循环的建立，促进病灶周围组织或健侧脑细胞的重组或代偿，有利于预防并发症、促进功能障碍尽早恢复。脑外伤康复应在患者接受药物、急诊手术或择期手术，生命体征稳定后尽早开始介入。

（1）脑外伤急性期良肢位摆放、翻身技巧训练：为了避免长时间静态定位卧床对呼吸体统、循环系统、皮肤等的不良影响，需要帮助患者模拟人体在健康状态的正常体位转换。对于意识障碍或处于镇痛镇静不能配合康复治疗的脑外伤患者急性期需要进行良肢位摆放，让患者处于感到舒适、对抗痉挛模式、防止挛缩的体位。头的位置不宜过低，以利于颅内静脉回流。抗痉挛体位包括仰卧位、健侧卧位和患侧卧位，一般每2小时体位转换1次。一旦生命体征平稳、应尽早帮助患者进行渐进式体位适应性训练。可用调整病床床头或起立床两种方式进行体位适应性训练，逐渐递增角度，使患者逐渐适应。患者神志清楚可以主动配合治疗后，应当早日教会患者翻身技巧。训练内容包括床上前后移动、床上左右移动、向健侧翻身和向患侧翻身训练。翻身技巧训练时需注意患者的安全和保护生命支持管道。

推荐建议：

1）脑外伤卧床期将患者摆放于良姿位：应尽量避免将患者长期摆放于头部有手术伤口一侧，避免挤压伤口。

2）脑外伤卧床期患者应尽早在治疗师帮助下进行体位转移训练，并注意安全和保护管道。

（2）脑外伤急性期被动四肢及躯干关节活动度维持、肌力训练和运动控制训练：被动牵伸和持续被动关节活动度训练在不能自发运动的患者治疗中有重要作用。在健康受试者中进行的研究表明，被动拉伸会降低肌肉的僵硬程度，增加肌肉的延展性。持续被动运动可预防挛缩，并已在长期不能自主活动的重症患者中得到证实。治疗师每天帮助不能主动运动的脑外伤患者进行被动关节活动，或使用持续被动运动（continuous passive motion, CPM）设备可减少肌肉纤维萎缩和蛋白质丢失，对软组织挛缩风险高的患者可在被动活动后采用夹板固定[18]。患者意识清醒配合治疗后应尽快进行肌力训练和有氧训练。

Williams等人研究证明创伤性脑损伤后活动受限的主要原因是肌肉肌力下降，渐进式抗阻训练可增强脑外伤患者的肌肉力量、提高平衡功能和日常生活活动能力[19]。上肢和下肢肌肉力量训练可改善需长期机械通气患者的肌肉力量、缩短机械通气时间。Weinstein等人的研究证明有氧运动可改善脑外伤患者急性情绪反应和长期情绪障碍[20]。针对轻型脑外伤患者建议急性期适当休息，但不建议卧床时间超过3天，急性期建议低强度训练。一项探索性随机对照试验研究结果提示，有氧训练对轻型脑外伤患者有好处，在治疗师的指导下，对于肌肉力量小于3级的患者可进行辅助助力训练、肌肉力量等于3级的患者可进行抗重力训练、肌肉力量大于3级的患者可进行抗阻训练。抗阻训练可以借助滑轮、弹力带等工具。

推荐建议：

1）脑外伤不能自发运动的患者应当进行关节活动度训练，训练过程中注意避免肢体损伤。

2）脑外伤急性期应当尽早进行肌力训练和运动控制训练，训练强度和训练时间应循序渐进。

（3）脑外伤急性期转移训练、平衡功能训练和步行训练：对颅脑创伤的患者和多学科康复治疗团队的组成人员，一个重要的目标是转移能力的恢复。为预防长期卧床所致的各种并发症，治疗师应早期帮助患者进行转移训练和平衡训练[21]。转移训练包括教会患者如何正确安全地完成床边坐起和床椅转移，必要时可借助辅助器具进行训练，训练过程中注意患者的安全。一项系统回顾显示脑外伤后积极的康复干预中平衡训练是安全有效的[22]。脑外伤的步态障碍患者易发生跌倒，这种跌倒常常是由于平衡障碍和步态异常引起的。脑外伤患者尽早进行步行训练能够提高患者的日常生活活动能力，减轻照顾者的压力。步行训练应在治疗师的指导下，在安全的环境下进行。急性期必要时可借助辅助器具，也可使用步态机器人等现代技术进行强化步行训练，改善脑外伤后患者的步态[23]。手法治疗方面，前庭康复和神经促进技术在改善患者的平衡和步态方面干预有效[24, 25]。

推荐建议：

1）脑外伤患者应在病情稳定后尽快离床、完成平衡训练和步行训练。

2）步态的改善可应用前庭康复技术、神经促进技术和步行机器人这类的现代康复技术等。

2. 作业治疗　日常生活活动能力是通过学习逐渐掌握的，即使运动功能没有明显提高，脑外伤患者也可通过作业治疗训练充分发挥潜能，学会省时省力地进行日常活动，并在辅助性装置和用具的帮助下，最大限度地提高日常生活活动能力。脑外伤患者急性期存在日常生活活动能力受限，治疗师应根据每位患者损伤的部位及程度、个人兴趣爱好、教育工作背景以及需要解决的实际问题，制订个体化的作业治疗方案。急性期主要是功能性作业治疗，如上肢的运动功能及手指精细活动训练，和转移活动的训练如床上移动、翻身、坐起、床椅转移等，以及日常生活活动能力训练，如穿衣、如厕、进食、梳洗等[26]。

许多脑外伤的幸存者认为，在他们返回之前的工作岗位或进入新的工作岗位之前，他们的康复是不完整的。因此治疗师可根据患者的职业设计训练方案，以提高患者重返社会的能力[27]。使用以目标为导向的作业治疗干预措施，可以提高患者日后的工作满意度、职业绩效和社会心理融入的自我评分，使患者日后能更快回归工作岗位。

推荐建议：脑外伤患者应急性期进行功能性作业治疗和日常生活活动能力训练，并开始考虑患者重返社会的能力。

（高　强）

3. 言语吞咽治疗　TBI患者中12%～30%存在吞咽障碍，以误吸或渗透、喉部抬举能力受损以及会厌折返功能减弱为主要特征[28]。所有住院患者及首次经口进食前均需接受吞咽功能评定。意识障碍患者可通过吞咽器官或咽反射检查来反应吞咽功能，意识清醒患者则可采用床旁吞咽筛查，常用方法包括洼田饮水试验、反复唾液吞咽试验等。对于气管切开患者，可采用染料试验。吞咽X线造影和内镜检查可供选择[29]。

吞咽评定结果决定进食方式和策略。口颜面及舌肌功能训练有助于改善吞咽功能。补偿策略包括食物形状和质地的调整[30]，姿势调整等能提升吞咽安全性。电刺激[31]和生物反馈治疗通过刺激相应肌肉、调节吞咽相关神经系统发挥治疗作用。同时需保持口腔清洁[32]。

意识清楚患者应接受言语和构音评定，常用量表包括中国康复研究中心汉语标准失语症检查、西方失语症成套测试和中文版Frenchary构音障碍评价法等。值得注意的是，早期言语治疗中进行复杂认知和低中水平言语交流活动，相比常规临床治疗联合简单交流活动能获得更好的治疗效果。病情允许时，应尽早针对障碍开始康复训练[33]。

推荐建议：脑外伤急性期患者应尽早接受吞咽、言语和构音评定。吞咽障碍急性期干预以高质量口腔护理、补偿和调整策略为重点，可辅以电刺激、生物反馈等治疗。急性期言语语言干预重点在于提高复杂认知和低中水平言语交流能力。

（张庆苏）

4. 认知治疗与促醒 脑外伤患者由于其损伤的弥漫性和多灶性,认知障碍临床表现呈现较大的异质性。轻型 TBI 急性期可仅表现为注意力及记忆力相关障碍,症状通常可持续数天至数月;中重及穿透型 TBI 表现为涉及多个领域的严重认知受损,其恢复速度在伤后 12～18 个月将明显下降,且常伴随患者一生。

中重型脑外伤急性期常伴发谵妄[34],发病率可达 69.4%[35]。谵妄是并发认知障碍的独立危险因素[36],且持续时间越长,12 个月随访时认知功能越差。但临床至少 2/3 的谵妄被忽略[37]。常用谵妄筛查量表包括谵妄观察筛查量表(the Delirium Observation Screening Scale,DOSS),4A 测试,谵妄量表 (the Confusion Assessment Method,CAM)、护理谵妄筛查量表(the Nursing Delirium Screening Scal,Nu-DESS)等[38]。

目前尚无单一的神经心理学评定能够反映脑外伤急性期认知障碍的多样性。故需进行至少涵盖注意力、记忆、处理速度和执行功能的系列测试[39, 40],方能对脑外伤后的认知功能进行充分的评定。

2010 年美国康复医学会多学科脑外伤预后工作组推荐的认知评定方法包括第一层次核心方法如 Rey 听觉言语学习测验,连线测试(trail making test,TMT),FIM 认知子量表(FIM-Cog)等。第二层次补充方法如简易视觉空间记忆测试修订版(Brief Visuospatial Memory Test-Revised,BVMT-R),韦氏儿童智力测试 - 第三版 / 第四版字母数字测序测试,受控口语联想测试(Controlled Oral Word Association Test,COWAT),色词干扰测试(Color-Word Interference Test,CWIT)等。

急性期认知障碍的治疗分为药物治疗及非药物治疗。目前尚无高质量的研究及共识来指导脑外伤后认知障碍的药物治疗。研究发现脑外伤后的最初几天内开始服用金刚烷胺类药物,可促进脑外伤患者的觉醒和功能恢复速度,并最终改善其注意力、视空间、执行和整体认知功能[41]。神经行为指南工作组推荐使用多奈哌齐(5～10mg/d)和利伐地明(3～6mg/d)在亚急性和慢性恢复期增强中重型脑外伤患者的注意力和记忆力[42]。3mg/(kg·d)的哌甲酯可以显著提高患者的信息处理速度,也有利于保持患者在白天的警觉[43]。

非药物治疗方面的高质量研究同样不足。一项涉及 87 名重症监护单元患者的初步研究表明,对外科术后的重症监护患者进行急性期的认知治疗是安全可行的[44]。研究采用了数字记忆广度训练、图形识别训练、名词回忆训练、等并配合目标管理训练(Goal-Management Training,GMT)训练方案[45]。

推荐建议:

(1)建议急性期使用 CAM,4AT 等进行谵妄评定,急性期识别认知障碍的危险因素。

(2)脑外伤患者觉醒程度足够时,推荐使用系列高信效度的量表进行全面认知功能测评。需要进行一系列至少涵盖注意力、记忆力和执行功能领域的综合评定。

(3)急性期脑外伤患者的早期认知训练是安全可行的。可参考 GMT 训练方案并辅以其他针对性的训练策略进行干预。

(张 一)

5. 辅助器具的应用 脑外伤患者急性期使用康复辅具有利于维持良肢位的摆放,维持和改善关节活动度。如静态踝足矫形器可使小腿三头肌保持拉伸状态以维持关节活动度;腕手矫形器可预防屈腕、屈指等畸形;静态肘腕手矫形器预可防屈肘、屈腕、屈指等畸形。应根据治疗目的选择相应的辅具,并个性化定制,以避免因尺寸不符而影响治疗效果,甚至带来不良后果。

推荐建议:脑外伤患者急性期可根据实际情况选择佩戴相应的康复辅具,有利于维持和改善患者的功能。

(李贞兰)

6. 注意事项 根据脑外伤临床特点,康复治疗过程中应注意下列情况[46]。

体位管理:中重型脑外伤患者急性期大都合并有颅内压增高。颅内压高于 22mmHg 时,死亡率显著增加[47]。而体位尤其是头高位对颅内压影响较大。研究发现,从 0°～60° 头高位变化过程中,颅内压逐渐降低,脑灌注压逐渐增加[48]。也有研究认为 30° 头高位时,颅内压明显小于 60° 头高位[49]。而头部明显前屈或者侧屈会导致颅内压显著增加。

体位性低血压：脑外伤患者由于中枢交感神经系统受损以及下肢瘫痪所致静脉泵功能缺失，易发生体位性低血压。在涉及较大体位变换的治疗活动时，需注意有无体位性低血压的表现［收缩压下降 > 20mmHg（高血压患者下降 > 30mmHg）或舒张压下降 > 10mmHg］[50]。其治疗应以缓解体位症状、预防跌倒为目标，并注意预防过度仰卧性高血压。

管道管理：为防止因体位变动导致引流异常、移位甚至脱出[51]，需事先对管道进行相应处理。研究发现经外周静脉穿刺中心静脉置管（peripherally inserted central venous catheters，PICC）在上肢进行内收、外展动作时会产生2cm以内的位移。患者体位改变如翻身、转移等时，某些管道如气管套管的位置也会改变。如不及时调整，可能会出现管道移位和脱出，威胁患者生命[52]。

下肢深静脉血栓（deep venous thrombosis，DVT）：在未采取预防措施的情况下，神经外科患者发生DVT的比率为0～34%[53]。重型脑外伤患者的发生率可达20%。一项涉及349名患者的回顾性研究显示，重大手术后下肢活动是DVT脱落导致肺栓塞的独立危险因素，下肢制动可以防止DVT患者栓子从血管壁脱离[54]。因此凡涉及下肢的康复治疗应在排除DVT后实施。

生命体征：每次康复治疗前应注意观察患者生命体征。存在以下情况中的任一种，应暂停康复治疗：心率（< 40 次 /min 或 > 130 次 /min）、平均动脉压（< 60mmHg 或 > 110mmHg）、血氧饱和度（≤90%）、通气指数（$FiO_2 \geqslant 0.6$），PEEP（$\geqslant 10cmH_2O$）、呼吸频率（> 40 次 /min）及使用强心类药物的计量（多巴胺 $\geqslant 10mg/(kg \cdot min)$ 且肾上腺素 $\geqslant 0.1mg/(kg \cdot min)$ 等[18]。在治疗的过程中，若患者出现意识水平的降低、疼痛及疲乏感等时，都应及时调整治疗强度或停止治疗。

推荐建议：

（1）建议脑外伤患者可采用 0°～60° 头高位进行康复治疗，应避免头部前屈和侧屈，以减少颅内压增高风险。在涉及较大体位变换训练时，需注意有无体位性低血压表现。

（2）建议避免对置入 PICC 管侧的上肢进行大幅度被动活动，尤其是内收和外展动作。康复治疗前后需妥善处置相应管道。

（3）建议首次康复治疗前，需行超声血管检查，排除深静脉血栓形成。

（张　一）

（三）急性期并发症防治和护理

1. 肌肉骨骼并发症

（1）肌肉萎缩：脑外伤患者由于使用呼吸机、深度镇静及瘫痪后长期卧床，导致外周肌肉获得的神经冲动减少，进而出现失用性萎缩[55]。目前针对失用性萎缩最有效的方法是运动，通过运动促使肌肉收缩增加，诱导肌肉内蛋白合成增加、降解减少。运动的方式有主动、抗阻、辅助、被动运动等。神经肌肉电刺激也能诱发肌肉收缩，临床上常用于失用性肌萎缩的治疗，但疗效尚有争议[56, 57]。

（2）关节挛缩：常发生在脑外伤后急性期，尤其是在 ICU 期间，主要原因有制动、脑损伤后外周肌肉异常收缩等，可显著影响康复治疗进程，临床上常表现为关节畸形、活动受限，是脑损伤后功能恢复的最重要的阻碍因素之一。目前针对关节挛缩常用的康复治疗方法包括：被动牵伸、夹板、系列石膏、肉毒毒素局部注射及外科矫形手术等，物理因子如蜡疗、磁热疗法、超声波及低频电疗等可改善软组织延展性。目前何时选择上述治疗方法尚需进一步深入研究[58]。

（3）神经源性异位骨化：是指肌肉、肌腱及韧带等骨骼外软组织内骨形成，是导致脑外伤急性期患者局部关节周围红、肿、痛和活动度下降的相对少见并发症，会显著阻碍康复进程，血碱性磷酸酶升高及 X 线发现关节周围骨骼外软组织钙化影提示该诊断。目前治疗方法主要有口服非甾体消炎镇痛药、二磷酸盐、局部放疗及运动疗法，对于严重限制关节活动度及造成局部卡压的异位骨化，可待成熟后可以考虑手术切除。关于上述治疗方法尚没有关于具体剂量、治疗流程的精确推荐[59]。

（4）关节活动度（range of motion，ROM）：又称关节活动范围，脑损伤后导致关节活动度下降的原因主要有痉挛状态、关节挛缩、异位骨化等。针对上述原因可分别采用相应的康复治疗来预防和改善，痉挛状态可通过物理因子治疗、口服药物、局部注射及外科手术来改善，关节挛缩和异位骨化见本节上述内容[60]。

推荐建议：上述脑外伤后肌肉骨骼并发症会显著影响康复进程，康复治疗过程中应提高对这些并发症的急性期识别和干预。

（吴军发）

2. 呼吸系统并发症　肺部感染包括医院获得性肺炎（hospital-acquired pneumonia，HAP）和呼吸机相关性肺炎（ventilator-associatedpneumonia，VAP），急性期发病率可达到 30%[61，62]，是脑外伤患者最常见的院内感染。HAP/VAP 可导致住院时间和机械通气时间延长、住院费用和死亡率增加[63，64]。其危险因素主要包括：意识障碍、高龄、吸烟、慢性肺部疾病、糖尿病、机械通气、质子泵抑制剂和糖皮质激素使用，低温治疗等[65，66]。

HAP/VAP 诊断主要依据临床表现、影像学改变、感染标志物及病原学结果综合判断。临床诊断标准为肺内出现新的或进展的浸润影，并同时存在发热，脓性痰和中性粒细胞总数增多或减少三项中两项[67]。下呼吸道分泌物培养结果有助于确诊和指导治疗，目前推荐非侵袭性标本的半定量培养。感染标志物如 CRP，PCT 等可作为诊断的有益补充，也有助于疗效判断[67-71]。

治疗首要原则是留取病原学标本后尽早开始经验性抗生素治疗，治疗 48～72 小时后应评价患者的临床症状、体征、影像学改变、感染标志物等。获得明确的病原学结果后，应尽早根据体外药敏试验结果、抗菌药物 PK/PD 特点调整剂量、方式和频率等开展目标治疗以期达到最佳抗菌效果[72]。疗程通常为 7～14 天。如果病情重，多重耐药感染等可适当延长。

针对此类患者应制订个性化的肺部感染防治策略包括口腔护理、气道管理、体位管理、手卫生、翻身拍背、机械辅助排痰、误吸高风险患者给予鼻肠管喂养代替鼻胃管以及加强营养支持等措施。根据病情及配合程度，采用体位引流、胸廓松动训练、呼吸训练、咳嗽训练、运动训练、主动循环呼吸技术、气道廓清技术、物理因子治疗以及呼气正压仪、高频胸壁震荡设备和呼吸排痰训练器等一系列技术和设备帮助患者维持和改善胸廓的活动度，改善呼吸肌肌力和耐力，主动或被动有效清除痰液，保持呼吸道通畅提高通气效率，防止或减轻肺部感染。

推荐建议：

（1）HAP/VAP 病原学诊断建议采用非侵入性标本的半定量培养。

（2）建议将血清标志物如 PCT 监测作为评定 HAP/VAP 抗感染疗效指标。

（3）经验性抗感染治疗，建议在 HAP/VAP 诊断确立后尽早开始。获得明确的病原学结果后，应尽早转为目标治疗。

（4）建议针对脑外伤患者的 HAP/VAP，综合利用各种措施，制定个性化肺部感染防治策略。

（石广志）

3. 泌尿系统并发症　尿路感染（urinary tract infection，UTI）是最常见的泌尿系的并发症，TBI 后发病率约为 53%[73]。神经源性膀胱、残余尿＞100ml 留置导尿或间歇性导尿等都是复杂性尿路感染潜在的诱发因素。清洁间歇导尿，膀胱训练和良好的护理并不能完全预防感染的发生。

尿路感染的诊断通过症状、体检、实验室和影像学等检查获得。诊断标准[74]：①清洁中段尿或导尿留取尿液培养革兰阳性球菌数≥10^4CFU/ml、革兰阴性杆菌菌数≥10^5CFU/ml。②新鲜尿标本经离心应用相差显微镜检查（1×400）在每 30 个视野中有半数视野见到细菌。③无症状性菌尿症患者虽无症状，但在近期（通常 1 周）有内镜检查或留置导尿史，尿液培养革兰阳性球菌数≥10^4CFU/ml、革兰阴性杆菌菌数≥10^5CFU/ml 应视为尿路感染。④耻骨上穿刺抽吸尿液细菌培养只要发现细菌即可诊断尿路感染。

尿路感染的治疗：①抗菌药物：留尿培养和药敏试验后，可先经验性抗菌药物治疗，根据临床反应和尿培养结果随时调整用药。一般推荐治疗 7～14 天。②对留置导尿者应保持管路密闭和尿道口清洁，不建议常规使用膀胱冲洗预防感染。一旦确定感染，应立即更换尿管。③定期监测膀胱功能，如膀胱内压力、残余尿等，条件许可时应尽早拔出导尿管或改行清洁间歇导尿。④物理因子治疗：膀胱局部应用短波、超短波，10 天一个疗程。⑤意识清醒患者配合体位变换训练，膀胱训练和生物反馈训练等均有助于排空膀胱，减少感染风险。

推荐建议：

（1）建议常规评估膀胱功能，条件许可时及早拔出留置导尿，减少感染风险。

（2）清洁间歇导尿、膀胱功能训练等有助于减少感染风险。

（付双林　王　宁）

4. 循环系统并发症

（1）血流动力学改变：严重的 TBI 患者常伴有血流动力学不稳定。TBI 直接导致的低血压并不常见，低血压主要是由同时伴发的多种损伤导致的失血、心肌损害、脊髓休克等引起的。此外，在亚低温治疗过程中，也会出现血流动力学的不稳定。

在急性期，建议对严重的颅脑创伤患者进行脑灌注压和脑血流监测。有研究表明 50～69 岁的患者收缩压≥100mmHg，而 15～49 岁或 >70 岁的患者收缩压≥110mmHg 可以降低死亡率并改善预后[75]。此外，脑灌注压维持在 60～70mmHg 之间预后良好。当组织灌注不足并且有明显低血容量的证据时，首先要进行容量复苏和血流动力学监测，必要时请相关科室协助，尽快寻找并消除诱因，且需严格控制平均动脉压在 80mmHg 以上[76]。继发于 TBI 的高血压也时常发生，当收缩压 >160mmHg 或平均动脉压 >110mmHg 时，可引起血管源性脑水肿，从而导致颅内压增高。高血压往往是对颅内低灌注的生理性反射，除非收缩压 >180mmHg 或平均动脉压 >110mmHg，否则在病因未能去除之前，不要盲目降压，以免引起脑部缺血[77]。如果有条件进行颅内压监测，可以在脑灌注压的指导下管理血压。

推荐建议：

1）在急性期，建议对严重 TBI 患者进行脑灌注压和脑血流监测，为了降低死亡率和改善预后，建议将血压和脑灌注压指标维持在一定范围。

2）继发于 TBI 的高血压，在病因未查明之前，不建议盲目降压。除非收缩压 >180mmHg 或平均动脉压 >110mmHg。

（2）脑心综合征：TBI 后部分患者出现心脏功能的异常改变或出现原有心脏病变加重，一般包括心律失常、心肌缺血等，称之为脑心综合征。在发生脑损伤的情况下，心功能的异常有可能提示潜在神经功能预后不良[78]。由于严重的心功能异常可直接或间接造成患者死亡，而当病变好转后，心电图的改变也随之恢复[79]。

脑心综合征目前尚缺乏统一诊断标准，其主要表现为心电图异常、心肌酶谱改变、急性心肌梗死等[80]。其中心电图异常最为常见，且多在发病后 1 周内出现，这可能与脑水肿高峰期有关。而对于心肌酶谱则均可出现升高。TBI 急性期时动态心电图监测、心肌酶谱变化对病情及预后评估具有参考价值，且心肌酶谱变化越明显，预后越差。此外，部分患者心电图会出现心肌梗死表现，但随着病情好转，心电图也可完全恢复正常。

由于缺乏大规模的流行病学调查及大量临床随机对照试验，对脑心综合征的治疗目前仍停留在经验性阶段，主要在于积极处理原发病。在治疗过程中要注意对心脏的保护，避免心脏负荷加重。此外，应加强动态心电图、心肌酶谱监测，及时发现、处理心脏损伤。

推荐建议：建议在急性期对 TBI 患者进行动态心电和心肌酶谱监测，并积极治疗原发病，且在治疗过程中需要注意对心脏的保护。

（3）体位性低血压：体位性低血压（postural hypotension，PH）是指由卧位变为直立体位的 3 分钟内，收缩压下降≥20mmHg（1mmHg=0.133kPa），或舒张压下降≥10mmHg 的现象[81]。是公认的晕厥，跌倒和心血管事件的危险因素[82-84]。其发生与有效循环血量减少、心血管反应性降低、自主神经系统功能障碍和血管因子释放增多等有关。

体位性低血压目前尚无特效药物治疗，α 肾上腺素受体激动剂米多君和氟氢可的松可能有效。重点在于预防和管理，包括去除药物等不利因素，适当增加液体和盐的摄入量；姿势变换时应缓慢；可适当运动如床旁踩车、起立床训练等。站立前使用腹带或弹力绷带对腹部或下肢短时加压、身体反向牵伸或下肢肌肉组织的功能性电刺激有一定作用[85]。体位性低血压引起症状时，应尽快蹲、坐或躺下，有助于维持血压及脑灌注。

推荐建议：体位性低血压以预防和管理为主，建议临床加强危险因素识别和管理，血压监测和宣教工作，防止跌倒，晕厥等意外事件发生。

（4）深静脉血栓：深静脉血栓（DVT）常发生于下肢，血栓脱落可引起肺动脉栓塞（pulmonary embolism, PE），DVT 与 PE 统称为静脉血栓栓塞症（venous thromboembolism, VTE）。DVT 的主要不良后果是 PE 和血栓形成后综合（post-thromboticsyndrome, PTS），严重影响患者的生活质量，甚至可导致死亡。

DVT 的临床症状和体征没有特异性，根据病程、栓塞部位、严重程度、处理措施而不同。静脉血栓一旦脱落，可引起 PE 的临床表现。建议根据临床表现、辅助检查、危险因素综合诊断和评定，推荐使用基于临床判断或应用临床可能性评分（如，简化的 Wells 评分[86]，修订后的 Geneva 评分量表）。辅助检查首选超声检查[87, 88]，血管造影是金标准。

DVT 预防的基本措施是去除诱因。药物预防目前证据尚无足，建议选择预防方案时综合考虑 VTE 以及出血并发症发生风险，对每个个体充分权衡利弊[89]。VTE 风险低危时，推荐早期下床活动[90, 91]，应用机械预防（优先推荐间歇充气加压）。VTE 风险中高度，排除高出血并发症风险，推荐应用低分子肝素或低剂量普通肝素，中危者也可使用机械预防。若同时存在较高的大出血风险或者出血并发症后果非常严重，建议应用机械预防，直到出血风险降低改用药物预防。

DVT 发生后抗凝是基本，推荐 INR 控制在 2.0～3.0，疗程至少 3 个月，之后评定风险收益比，决定是否延长抗凝。溶栓治疗用于急性近端 DVT（髂、股、腘静脉）、全身状况好、预期生命 >1 年和低出血并发症风险的患者[92, 93]。可以选择血管内介入治疗，如下腔静脉滤器、手术取栓等。间歇气压治疗也是预防深血栓形成和复发的重要措施[94-96]。弹力袜治疗在预防 PTS 发生率、静脉血栓复发率等方面的作用有待进一步验证。在深静脉斑块稳定后，可以进行肢体的运动治疗和局部淋巴按摩。

推荐建议：TBI 为形成 DVT 的高风险因素，早期识别、早期诊断、规范治疗 DVT，可以有效降低 VTE 的风险。建议根据临床判断进行综合诊断与风险评定，治疗需同时考虑 VTE 以及出血并发症发生风险。

（谢 荣 曹 磊）

5. 压疮 压疮与重度脑外伤患者 3 个月的恢复程度密切相关[97]。诱发因素包括剧烈和（或）长时间受压或压力联合剪切力、全身营养不良、皮肤局部潮湿、昏迷、瘫痪等[98]。

国际上公认的评定表有：Braden 评定表、Norton 评定表、Waterlow 评定表、杰克逊评定表、卡宾评定表。其中，Braden 量表敏感性和特异性较好，并可提高压疮预防措施的强度和有效性，但不能单独用于手术期间的患者压疮的危险因素评定，需结合其他评定方法[99]。

压疮重在预防：①选择合适的支撑面，使用气垫床、泡沫床垫或荞麦皮床垫比普通床垫可有效地预防压疮的发生。②进行全身皮肤的评定，特别是骨性突起部位的皮肤。③预防医疗器械相关性压力性损伤的高危因素，如引流管、气管插管、仪器导线、面罩、石膏等。选择合适的器械尺寸，确保正确的定位和护理，经常检查皮肤，定期调整器械定位。④避免潮湿、摩擦及排泄物的刺激，保持皮肤和床面清洁干燥，及时更换。高危部位可给予皮肤保护剂、薄膜敷料、水胶体敷料、泡沫敷料等。⑤营养筛查，检验白蛋白和（或）前白蛋白、血红蛋白的含量，保证能量的摄入（30～35kcal/kg，蛋白摄入 1.25～1.5g/kg），补充维生素和微量元素[100]。⑥家属宣教，宣讲压疮的危害及预防措施，指导体位变换、皮肤保护措施及营养知识，指导减压床垫、体位护理垫的使用与摆放等日常护理知识。

按照压疮分期进行处理[101]。1 期压疮，整体减压，局部保护并动态观察效果。2 期压疮，直径 <2cm 的水疱，自行吸收，局部用透明薄膜。直径 >2cm 的水疱，消毒针吸收液体，表面使用透明薄膜，观察渗液情况，薄膜 3～7 天更换 1 次。3、4 期压疮，每次换药时伤口及周围彻底清创。选择合适的液体清理创口（包括自来水、蒸馏水、凉开水、生理盐水 / 盐水），清除坏死组织，并对伤口分泌物进行细菌培养和药敏试验，伤口可用银离子抗菌敷料。对于不愈合的压疮，可考虑局部应用抗生素 2 周。如出现菌血症、败血症、进展性蜂窝织炎或骨髓炎时，应使用全身抗生素。对于长期不愈合的压疮，可考虑应用血小板源性生长因子、电刺激、负压伤口治疗等。对于保守治疗无效的 3、4 期压疮，应考虑手术修复的必要性。跟踪随访与继续教育，预防压疮复发。

推荐建议：脑外伤急性期，筛查压疮的诱发因素，包括皮肤评定、营养筛查及预防医源性压疮的发生。对于已经发生的压疮，进行创口的评定，根据不同时期的处理原则进行治疗。

（李贞兰）

6. 疼痛

（1）评定：对于 ICU 患者而言，开展疼痛评估与干预有助于改善预后。对于没有表达障碍的患者，疼痛主诉量表如视觉模拟量表、McGill 疼痛量表等是最常用的评估工具。对于存在表达障碍如意识障碍、机械通气的患者等，则可观察患者行为和（或）直接询问患者家属及看护人员，获得关于疼痛的有价值的信息[102]。也可以采用疼痛的行为学评估系统进行测评，目前证据表明适用于创伤/神经外科 ICU 的为非语言疼痛量表（NVPS）。

（2）治疗：脑外伤患者的镇痛，目前尚无最佳药物的推荐证据。现有文献大多整合了镇静镇痛治疗，临床常用药物包括丙泊酚、咪达唑仑等。实施过程中需注意加强监测，保障安全。针对疼痛本身，可采用非药物治疗包括认知行为治疗和物理因子治疗如经皮神经电刺激等。

推荐建议：建议制定脑外伤患者疼痛评估和干预流程。治疗过程中加强全面监测，防范病情变化和保障治疗安全。

（付双林）

7. 急性期康复护理

（1）体位管理：正确的体位与肢体摆放起到抗痉挛、维持关节活动度[103]，促进分离运动出现等作用。多采用仰卧位、患侧及健侧卧位的交替摆放。定时翻身，注意受压部位血运情况，预防压力性损害。

（2）促醒护理：介入护理促醒措施有助于改善患者的觉醒程度。常用的方法包括听觉刺激（如呼名、音乐等）、触觉刺激（如关节挤压等）、光线和色彩刺激、运动刺激等[104]。

（3）人工气道管理：规范湿化，维持气囊压力稳定，严格吸痰护理操作、充分引流痰液，能有效预防和减少肺部感染[2]。对于意识清楚的患者可指导进行有效咳嗽和呼吸训练，以利于痰液排出和呼吸功能改善。

（4）营养管理：进行营养筛查。协助医师和临床营养师做好营养途径的选择与维护，调整食物种类及进食量，满足营养需求[105]。

（5）吞咽管理：在首次经口进食前，需进行床边吞咽功能筛查，常用饮水试验、反复唾液吞咽试验等。发现异常应请言语治疗师进一步评定[106]。对吞咽障碍患者行进食指导，包括进食姿势、食物性状、一口量等。同时需加强口腔护理，尤其是进食后口腔的清理，以减少误吸。

（6）膀胱管理：急性期规范的膀胱管理能有效地改善患者排尿及储尿功能，促进膀胱功能恢复。急性期因意识障碍多以留置导尿为主，病情稳定后应尽早拔除。若病情需要，可行无菌间歇导尿。规范操作，减少泌尿系感染发生。

（7）肠道管理：制定个体化的急性期肠道康复护理方案是促进正常肠道功能恢复的重要环节。根据营养师建议调整膳食结构，做到定时、定量、定质多食纤维素较多的食物。同时建立定时排便习惯、排便的体位的选择、腹部按摩、盆底肌训练等肠道功能训练恢复肠道功能。

推荐建议：急性期康复护理介入有效地改善脑外伤患者的预后，建议参照相关指南结合本单位实际情况制定科学规范和切实可行的康复护理流程，最大程度促进患者恢复[107]。

（李贞兰）

二、恢复期功能障碍评定和治疗

（一）植物状态和微小意识状态

植物状态（vegetative state，VS）、微小意识状态（MCS）评定目前常采用的是行为量表、多模态影像学和电生理学检测。

1. 评定　植物状态和微小意识状态的临床评定是困难的，误诊率达 40% 左右[108]。Majerus S 等回顾了现有的研究成果，提出了以下能显示出更高敏感性和可靠性的行为评定量表。

（1）昏迷恢复量表 - 修订（CRS-R）：一项前瞻性研究表明，CRS-R 评定是对 VS 与 MCS 进行诊断、鉴别诊断更为敏感的方法，因此被广泛推荐运用，但是患者视听感觉通路和身体的缺陷等影响因素还是会混淆评定的准确性。

（2）感觉模式评定与康复技术（Sensory Modality Assessment and Rehabilitation Technique，SMART）：SMART 同时具有治疗技术指引以及长期预后判断的作用 [109]。它包含非正式和正式评定，非正式部分包括来自家庭和护理人员关于观察到的行为的信息记录和分类。正式评定包括两个部分，行为观察评定和感觉评定。SMART 强调优化评定前环境、长时间的观察评定、评定中纳入家属和照顾团队，以及评定内容的标准化，从而能检测意识障碍患者意识存在的迹象和有意义的反应，能够有效降低意识障碍误诊率 [108]。

（3）评价反应性的感觉工具（STAR）：STAR 是近些年来又开发的一种评定量表，目的是将 CRS-R 和 SMART 的好处结合起来，并基于模式的分级评定，为患者提供最佳的行为反应机会，从而改善 VS/MCS 人群高误诊率。

必须强调的是：经验丰富并熟悉临床变化的医生经过评分程序培训，重复评定，加强 DOC 量表管理，是促进行为学评定诊断准确性的先决条件。

2. 影像学评定

（1）功能性磁共振（fMRI）研究发现，植物人患者意识默认网络内部的功能连接是受损的 [110]，受损程度和植物人患者意识受损的程度有相关性，内在功能连接强度可以预测 VS 和 MCS 患者是否会恢复意识，准确率为 81%[111]。

由一个熟悉的声音说出患者的名字可以引起的听觉皮层 BOLD 信号变化，也被证明能可靠地预测 VS/MCS 患者的结果 [112]。

（2）正电子发射断层扫描（PET-CT）：PET 进行的静息状态研究表明 VS 脑葡萄糖代谢下降到正常的 30%～40%，而 MCS 患者的平均脑活动一般维持在正常的 50%～70%。VS/MCS 患者代谢下降最明显的是楔前叶、后扣带回和额顶叶交界处。可作为预测 VS/MCS 意识恢复可能性的参考。

（3）磁共振波谱（MRS）：MRS 是目前能够无创检测活体组织器官能量代谢、生化改变和特定化合物定量分析的唯一方法。联合 MRI 和 MRS 检查，可以为意识障碍患者预后提供了一个可靠的评价。

（4）磁共振弥散张量成像（DTI）：在 DTI 中可以观察到白质纤维束是受压移位，还是受损减少或中断。Tollard 等研究将 MRS 和 DTI 两种技术联合运用预测意识障碍预后，敏感性和特异性分别是 86% 和 97%，明显优于单独运用 [113]。

3. 电生理评定

（1）体感觉诱发电位（somatosensory evoked potentials，SEP）和脑干听觉诱发电位（brainstem auditory evoked potentials，BAEP）。SEP 中 N20（顶叶后中央回）是临床最为关注的指标；BAEP 反映耳蜗神经至脑干通路的功能状态。在临床推荐 SEP 和 BAEP 联合运用。

（2）事件相关性诱发电位（event-related potential，ERP）：其中失匹配负波（mismatch negativity，MMN）对意识的判断和评定是一个很重要的指标，作为事件诱发脑电的经典范式，是良好预后的强预测因子，具有较高的特异性。

（3）睡眠脑电图（sleep EEG）其中有无纺锤波，也常被作为 VS、MCS 预后判断的电生理指标之一。

推荐建议：VS/MCS 患者评定，宜首先选用 CRS-R 量表，也可根据环境条件分别选用 SMART、STAR 量表；必须强调的是量表评定应尽可能安排接受过专门培训的有经验的医务人员进行，并在一天内至少 2 次重复评定，注意听取家属及陪护人员对患者行为反应的描述，排除并发症、镇静药物等因素影响，尽可能降低误诊率。有条件的医疗机构可以酌情选用 MRI/CT、fMRI、PET-CT、MRS、DTI 及诱发电位、睡眠脑电图、事件相关电位等检查，以便结合患者意识表达的非行为证据，综合分析判断患者意识水平，从而制定合理的、有针对性的治疗促醒方案和照护计划。

（倪莹莹）

4. 康复治疗

（1）常规康复治疗和护理：包括关节被动活动、良肢位摆放、站立床训练、呼吸训练、吞咽训练等，可有效预防并发症，维持残存的功能，增加感觉的输入，促进意识的恢复[114]。

（2）感觉刺激：患者接受声、光、言语、面孔等刺激加快意识恢复。主要包括：①各种感觉刺激：给予患者亲人的照片，光亮的物体等视觉刺激；亲人的呼唤，爱听的音乐或是响声等听觉刺激；皮肤触摸等触觉刺激；患者肢体被动活动等运动刺激；坐位、立位、卧位等体位转换刺激；有挥发性、刺激性物体的嗅觉刺激；不同味道口腔内的味觉刺激；口腔刺激等。②音乐治疗：依据患者的情况，选择病前熟悉和喜好的音乐，如肢体能活动，可以在辅助下敲击些打击乐器刺激患者[115-117]。

（3）神经刺激：主要包括：①经颅直流电刺激：利用恒定、低强度直流电调节大脑皮层神经元活动的非侵入性技术，操作简单、副作用小，在意识恢复中也有广泛的应用[118]。②重复经颅磁刺激：调节神经兴奋性，激活处于休眠状态的神经元网络和脑干上行网状激活系统，和脑电图相结合，是一种既可以检测意识水平又可以进行神经调控的有效手段[119]。③正中神经刺激：右侧正中神经可作为一个通向中枢神经系统的外周入口。强调必须早期开始，慢性意识障碍患者可能需要数月甚至数年的治疗。

（4）高压氧治疗：高压氧使大脑内毛细血管血氧增加，改善缺血半暗区的缺氧状态，促进侧支循环的生成，使神经细胞功能得以恢复[120]。高压氧治疗开始要早，疗程也可能需要较长，同时要注意高压氧的禁忌证和副作用，研究报道 1.5 个大气压对患者是相对安全的。

（5）中医治疗：包括中药、针灸、按摩等治疗，可协助促醒、改善肢体运动、抑制痉挛等。针刺作为一种特殊的刺激方式，国内一直被广泛应用于意识障碍患者的治疗。中医学认为很多穴位具有促进意识恢复的作用，例如百会、人中、涌泉等[121]。

推荐建议：植物状态和微小意识状态应采取综合康复治疗方法，包括各种感觉刺激、神经刺激、高压氧和中医治疗。但需重视常规的康复治疗和护理，积极预防并发症，这是维持长期生存的关键。

（张　皓　廖维靖）

5. 药物治疗和手术治疗

（1）药物治疗：植物状态和微小意识状态（VS 和 MCS，合称 DOC）药物治疗，目前尚无确切依据。现临床常用药物主要依据两个主要神经递质轴，即氨基酸轴（谷氨酸和 GABA）和单胺酸轴（多巴胺/肾上腺素和 5- 羟色胺）[122]。国内在促醒药物治疗中，常使用扩血管及神经营养药物，如神经营养因子、阿片受体拮抗剂，以减轻神经损伤或改善神经功能结局，尽管普遍使用，但临床疗效有待观察[122]。

金刚烷胺也是目前药物治疗选择中唯一有循证医学证据支持的[41]。

多个临床观察发现唑吡坦对 DOC 有促醒效果，部分患者服药后意识确实有戏剧性改善，但扩大样本的研究在群体水平上未发现唑吡坦的显著疗效[123, 124]。

巴氯芬临床作用为缓解反射性肌肉痉缩，对痛性阵挛、自动症和阵挛有明显缓解作用，可改善患者的活动能力、生活自理能力，更有利于主动和被动的物理治疗。巴氯芬透过血脑屏障的能力很弱，口服巴氯芬很难达到效果，鞘内给药的巴氯芬泵（ITB）对植物状态和微小意识状态有意识改善作用[125, 126]。

推荐建议：金刚烷胺对意识恢复作用有循证医学证据支持，急性期推荐使用。其他药物可能对改善意识及缓解全身症状有益，可根据病情选用。

（2）手术治疗：除药物治疗外，针对意识促醒领域也开展了许多手术治疗研究和尝试，其中，以脑深部电刺激（deep brain stimulation，DBS）和脊髓电刺激（spinal cord stimulation，SCS）为代表的神经调控技术最为引人注目[127]。多数研究显示，神经调控手术对患者意识及行为具有一定的改善作用，极有潜力成为一种治疗 DOC 的重要手段。

DBS 已被报道可明显改善患者的意识状态。DBS 植入靶点集中在以中央中核 - 束旁核复合体（centre median-parafascicular complex，CM-PF）为核心的中央丘脑区，其促醒机制被认为是通过对意识的关键整合中枢中央丘脑的持续刺激，激活和增强意识相关的脑网络活动，增强醒觉和认知功能，直至恢复意识。SCS 则是通过在颈髓 C2~C4 水平硬膜外放置刺激电极，脉冲刺激经上行网状激活系统传至大脑皮层，增加脑局部葡萄糖代谢率及脑血流，促进兴奋性递质释放，增强意识冲动及脑电活动[127]。

目前，DOC 神经调控手术经验尚处于积累阶段，应作为常规治疗无效时的补充手段。进入手术评定前，应推荐患者优先接受常规康复促醒治疗。手术前应对患者的意识状态及全身情况进行认真的检测与评定，向家属充分解释评定结果，并明确告知可能的疗效。微小意识状态患者是神经调控手术的推荐治疗对象：患者具有间断但明确的意识行为，有较好的意识恢复潜能，但部分患者长期停滞于此状态，传统治疗方式已无法使患者意识获得进一步提高 [128]。手术患者患病时间须超过 3 个月，且连续 4 周以上意识无进行性提高或恶化，由于外伤患者具有更长的恢复期，建议手术时间延至伤后 6 个月，且连续 8 周无意识改善 [129]。手术治疗尚未成为普遍应用的临床治疗手段，需谨慎、科学开展，并详细记录临床疗效及不良事件。

推荐建议：神经调控手术，在严格评估的部分患者群，是极有潜力成为一种治疗 DOC 的重要手段。但在未获得充分证据前，应作为常规治疗无效时的补充手段，手术前应进行认真的检测与评定，并明确告知可能的疗效。

（何江弘）

（二）精神行为和情绪障碍

1. 精神行为障碍　脑外伤患者有较高的精神心理障碍发生的风险，其临床表现复杂多样，常常与意识障碍、认知障碍、交流障碍等并存，而且器质性与功能性因素并存，不同病程阶段也可能出现明显的发展变化。受伤后的第一年是出现精神疾病的关键时期，此后精神心理障碍的发生率逐渐下降。

精神病样症状主要表现幻听、幻视、被害妄想、关系妄想、嫉妒妄想等但是除损伤因素本身以外，年龄、种族、伤前人格、认知功能和环境因素在症状的发生上起一定的影响作用，疼痛、尿便潴留、特定环境或情况等均可能会诱发 [130-132]。

激越、攻击和失控行为在脑外伤后很常见。激越可以有多种表现，但目前缺乏统一的定义及评价标准。创伤后激越的影响因素尚不完全清楚。

部分患者可能出现人格改变，最常见的人格改变有遗忘、注意力不集中、易激惹、自控力削弱，并可表现攻击和暴力行为，违反社会法纪。

推荐的评价量表分别为外显激越严重度量表（Overt Agitation Severity Scale，OASS）、外显攻击行为量表（Overt Aggression Scale，OAS）和行为活动评定量表（Behavioural Activity Rating Scale，BARS）。由于同一患者在不同时期有不同表现，且可能因为一些突发偶然事件的影响，所以评价具有一定的主观性。

这类患者需要医务及陪护人员严密观察，减少刺激性诱因。持续激越或有攻击或失控行为患者，需要更积极主动的治疗方法，包括药物和非药物干预。

证据表明 β 受体阻滞剂普萘洛尔和吲哚洛尔可以减少攻击行为。其他药物包括抗惊厥药、碳酸锂、5- 羟色胺再摄取抑制剂、非典型抗精神病药物的阳性作用只在非对照性研究中报道。

大量的非药物干预措施已经被用于这类患者的康复中，其中包括基于操作性学习理论的具体定制的应变管理程序，积极行为干预侧重于通过个人和环境改变以主动预防和纠正不良行为，认知行为治疗，音乐疗法以及全面的神经损伤康复计划 [133-135]。针对这类患者的家庭和陪护成员适当的行为和情感管理教育十分重要。

推荐建议：推荐使用激越行为相关量表对脑外伤后精神行为障碍进行评定。β 受体阻滞剂和非典型抗精神病等药物可作为激越 / 攻击行为药物治疗选择。非药物性干预可根据个体化需求设计适合的多模式治疗方案。应针对这类患者的家庭和陪护成员提供行为和情感管理教育。

（张　皓）

2. 情绪障碍

（1）机制：抑郁和焦虑是 TBI 后常见的心理问题。TBI 后抑郁和焦虑的患病率是 6%～77%。抑郁和焦虑可能是脑损伤后生化改变导致的。最近的研究表明，神经内分泌功能障碍，特别是垂体功能减退，在抑郁和焦虑等症状的病因中起着重要作用。脑的网络失调与轻度 TBI 后情绪相关 [136-138]。

（2）评定：对 TBI 患者抑郁和焦虑的评定方法包括 Zung 自评抑郁量表，Zung 自评焦虑量表；汉密尔顿抑郁量表（Hamilton Depression Scale，HAMD），汉密尔顿焦虑量表（Hamilton Anxiety Scale，HAMA）；Beck 抑郁自评量表（Beck Depression Inventory，BDI），Beck 焦虑自评量表（Beck Anxiety Inventory，BAI）；医院焦虑抑郁量表（Hospital Anxiety Depression Scale，HADS），抑郁焦虑紧张量表 -21（Depression Anxiety Stress Scale-21，DASS-21）等；精神疾病诊断与统计手册（Diagnostic and Statistical Manual-IV，DSM-IV）已经用于评定 TBI 患者的抑郁和焦虑[139-141]。

（3）干预

1）药物干预：TBI 后最常用的药物是麻醉镇痛剂（72%），其次是抗抑郁药（67%）、抗惊厥药（47%）、抗焦虑药（33%）、催眠药（30%）、兴奋剂（28%）、抗精神病药物（25%）、抗帕金森药物（25%）和多种精神药物（18%）。系统回顾显示抗抑郁药在治疗抑郁症方面比安慰剂更有效[142]。在临床实践中使用舍曲林的一项有 99 名参与者的随机对照试验发现，有证据表明，预防性服用舍曲林可减少脑外伤后第一年抑郁症的发生率[143]。

2）认知行为干预：在多模式干预的情况下，抑郁和焦虑得到改善，认知行为干预措施似乎具有最佳的初步证据。研究显示认知行为疗法与面对面激励干预对减轻 TBI 后抑郁和焦虑有疗效[144-146]。

3）高压氧：在高压氧治疗脑外伤后伴有持续脑挫裂伤症状和创伤后应激障碍的研究发现，相应症状有明显改善，减少精神药物的使用。

4）重复经颅磁刺激（repetitive transcranial magnetic stimulation，rTMS）：重复经颅磁刺激的使用已经通过其他研究得到验证。在严重的 TBI，在心理治疗和情绪稳定药物中增加 rTMS 治疗，研究支持这种新的治疗方法的安全性和耐受性。需要进一步的研究来验证 rTMS 在 TBI 患者情绪症状处理中的作用[147]。

推荐建议：抑郁和焦虑是 TBI 后常见的心理问题，临床上要重视筛查 TBI 后抑郁和焦虑。抗抑郁、抗焦虑药物干预、认知行为干预等多模式干预，抑郁和焦虑得到改善。

（宋桂芹）

（三）认知障碍

1. 记忆障碍　由 TBI 引起的认知功能障碍非常常见，主要是记忆力和注意力的改变。它是影响个体参与康复、日常生活及有意义社交活动能力的最重要因素之一，并具有显著的长期后果。

（1）评定：记忆障碍通常不是孤立存在的，全面认知功能和日常生活能力评定有助于对记忆障碍的全面正确理解，建议在允许情况下对 TBI 进行全面评定。

全面的记忆障碍评定包括：韦氏成人记忆测验（Wechsler Memory Scale，WMS）和中国科学院心理所临床记忆量表。比较两个量表，有研究提示在正常或较轻的脑外伤后记忆损伤患者，两个量表有相似的检测结论，但在记忆损伤较严重的患者，临床记忆量表有更好的适用性。一些量表在 TBI 中有一定的特殊价值建议根据需要选用：比如对于语言表达障碍的患者，Rivermead 行为记忆量表（the Rivermead Behavioral Memory Test，RBMT）可以量化评定其记忆功能，这是韦氏记忆量表和临床记忆量表所无法达到的[148, 149]。

TBI 的日常生活能力评定可选用躯体生活自理量表（Physical Self-maintenance Scale，PSMS）和工具性日常生活活动量表（instrumental activity of daily living，IADL）主要用于评定被试者的日常生活能力；TBI 的全面评定还应包括社会心理学评定（焦虑、抑郁和自我疾病认知缺陷等）。

成套量表耗时较长，临床上可选择一些小量表就某一个领域进行测试：数字广度测验（digital span test，DST）常用于工作记忆的检测；Rey 听觉词语学习常用于情景记忆测验；语义记忆评定建议包括语言流畅性、图片命名、词和图片定义；内隐记忆推荐采用自由联想及词干补笔两项测验的意识性提取及自动提取的加工分离程序测验[150]。

（2）康复治疗

1）行为学训练：有强有力的证据支持 TBI 后出现记忆障碍的患者应该接受补偿性记忆策略的训练。对于轻中度记忆障碍的患者，可以使用外部辅助和内部策略；有严重记忆障碍的患者，重点应在于功能性活动外部补偿；对于中度至重度记忆障碍患者，应该考虑使用一些学习技巧来降低在学习特定信息时出错的可能性。并没有充分的证据表明重复练习能改善记忆障碍。有一些新证据表明,认知方法,包括无错误学习,在学习特定信息方面可能是有效的 [151-153]。

2)计算机辅助训练:有研究表明单纯的计算机辅助认知康复对 TBI 患者记忆功能恢复的有效性还不太清楚,TBI 预先存在的感光性或视觉应激导致的头痛、视力问题以及诱发癫痫使评价变得复杂。但是计算机辅助结合已建立的临床医生提供的认知训练计划的策略对提高整体的认知功能、注意力、记忆力和执行能力是有用的,并在长期记忆、处理速度、听觉处理和流畅推理方面取得了显著的结果 [30, 154]。

3)音乐治疗:音乐能够通过活跃负责大脑注意力的神经网络从而促进大脑的认知和知觉,大脑里音乐记忆形成的基本组织程序与非音乐记忆(语言记忆和情景记忆)形成在短时记忆程序分块方面是类似的,神经元突触间持续重复的刺激会造成神经元发生活化 [155, 156]。

4)非侵入性脑刺激技术:有限研究支持非侵入性脑刺激技术可降低与 TBI 相关的抑郁、耳鸣、忽视、记忆障碍和注意力障碍 [157, 158]。

推荐建议:建议在条件允许的情况下进行记忆障碍的全面评定,可以采用多种干预方法改善 TBI 后的记忆障碍。

(吕泽平)

2. 注意障碍　注意障碍是 TBI 后普遍存在的认知障碍之一。注意障碍的患者不能将注意力长时间保持在所进行的康复训练上,从而影响运动功能和日常生活能力的恢复。因此,对于 TBI 后患者应对其注意力进行早期评定和治疗。

(1)评定:注意功能评定可从视、听等多感官方面进行评定 [159],将 TBI 后的注意障碍分为持续性、选择性、分配性及转移性注意障碍 [160-162]。

1)注意成套测试包括日常注意测试(Test of Everyday Attention,TEA)、神经行为认知状况测试(NCST)、LOTCA 等。NCST 和 LOTCA 的信度、效度良好,应用广泛,但缺乏针对性。TEA 的优势在于可以反映日常生活中多个注意维度,具有良好的生态学效度,并且其汉语版已在国内进行验证,并在原量表的基础上进行修订,更适合我国文化背景的测试 [163-165]。

2)特异性检查法包括持续作业测试(CPT)、Stroop 色词干扰测试(SCWT)、连线测试 B(TMT-B)、同步听觉序列加法测试(PASAT)。这些方法虽然能够检测出注意障碍的特定类型,但是检查过程中对被试的要求较高,可能存在人为的偏倚。

(2)康复治疗:注意障碍康复是认知康复的中心问题,只有纠正了注意障碍,记忆、学习、交流、解决问题等认知障碍的康复才能有效地进行 [165]。

1)常规注意力训练常见的注意力训练方法包括电话交谈、游戏、作业疗法。常规注意训练改善注意功能的效果已经得到了明确的证实,但是干预效果有限,一般只作为辅助干预的措施 [163]。

2)计算机辅助训练:常见的计算机辅助注意训练方法有注意过程训练和注意软件训练。注意过程训练是一种直接注意训练,有研究表明接受直接注意力训练的脑损伤患者在注意力方面有显著改善。有一篇综述文章推荐了对注意障碍的 TBI 患者进行直接注意训练和元认知训练。元认知训练以补偿策略的发展为目标。值得注意的是,没有足够的证据来区分急性期特定注意力训练的有效性与自发恢复或一般认知干预的效果 [164, 165]。

3)其他:现有研究表明,TMS 和 tDCS 能够改善脑损伤后患者的注意障碍,但是寻找最有效的刺激参数仍是目前需要解决的。音乐治疗在注意障碍患者中的应用较少,从而对注意的影响效果还需要进一步的验证。

推荐建议:在评定患者的注意功能时应尽量涵盖所有的注意成分,选择评定方法时应考虑患者的年龄、文化程度、职业、视觉等因素。训练时,应选择安静的环境,然后逐渐转移到接近正常的环境中进行。当患者注意改善时,逐渐增加治疗时间和任务难度。另外,尽量选用丰富多彩的功能性活动,同时鼓励患者家属参与训练,并能够在非训练时间应用所学到的技巧督促患者。

(胡昔权　恽晓萍)

3. 执行功能障碍　执行功能是高级的认知功能,具体包括计划、词语流畅性、工作记忆、反应抑制

及定势转移 [166]。临床上，脑外伤患者往往容易出现执行功能障碍，其表现在生活的方方面面，影响患者的日常生活、社会参与、工作表现、功能性预后及重返职场等 [153, 167]。

（1）评定

1）观察法：当人们通过观察一个患者完成自然实际的任务，并以此作为一种方法来评定执行功能。理想的情况下，是需要两个临床医生（或者一个临床医生和这个患者和 / 或照顾者）填写评价表格，这样可以确保评价的可信度。

2）调查问卷法：执行功能问卷（Dysexecutive Questionnaire, DEX）是执行功能障碍行为评定中的一部分。DEX 的作者主要把它作为定性工具，但是它也有产生定量信息的潜能。还有一种评定工具是额叶系统行为评定量表（FrSBe）。这种工具的可信度总体很高，可以提供很多有用的临床信息，并且有规范的数据库。

神经行为评价量表优点包括简短性（大约 25 分钟就能完成），适用于记录患者变化以及对 TBI 患者尤其适用，此外，这项测试还能获得患者实际的问题来补充以实验为基础的神经心理测验数据 [160, 165, 168]。

评定认知和行为的其他方面的评定量表对评定有执行功能障碍的患者也是很有用处的。例如，执行功能障碍可以产生记忆困难，尤其是当日常的记忆任务需要大量的策略或组织要求或需要前瞻性记忆时。一些记忆自我和他人评定量表包括日常记忆调查问卷和认知障碍调查问卷；后者的普及性介于记忆评定量表和执行功能障碍评定量表之间。

调查问卷一个潜在的缺点是它们只能在特定的问卷条目上反映个体的功能感觉。有研究发现有必要利用结构访谈去判断认知损害是如何影响受试者功能的。结构访谈与标准问卷的结合可能会得出有关适应功能的最大信息量。

3）测试法：一些简单的运动测试，比如手拍打测试、吃饭准备测试等，这种简单的运动测试能够预测以后的工作和自我照顾能力，甚至可能预测更高的认知技能。

（2）康复治疗：很多的临床方法都可以用来处理执行功能障碍。康复团队应该整体地评定患者的功能水平，在特定的背景下提高能力，还是应该从造成能力改变的不同的认知过程来认识和提高功能，从而可以在多种背景下使其得到更加全面的提高。不同的患者需要不同的矫正方法。

许多研究报道了元认知策略训练（旨在改善自我监控和自我调节）在改善创伤后执行功能障碍方面比传统康复更有效。Cicerone 等人也提到元认知策略训练有助于治疗注意力、记忆、语言缺陷和社交技能 [160, 165, 168]。除元认知训练外，问题解决训练和目标管理训练在创伤后执行功能方面也显示出良好的效果。

推荐建议：根据患者个人风格、需要和爱好等选择训练方法，并非每个人都从同一种策略中受益。训练素材应与患者日常活动密切相关，干预前应与患者沟通，了解他们想要改善哪方面的执行功能。同时应强调将学习的策略泛化到日常生活中，使患者懂得在新情境下应用已学的方法策略。

（胡昔权　恽晓萍）

4. 视空间功能障碍　视空间功能就是获取、整合、加工、分析空间信息知觉的能力 [169]。脑外伤患者特别是右侧顶叶损伤出现视空间功能障碍，表现视空间忽略、迷失方向、定向运动障碍和图形背景分辨困难等 [170]。

研究发现视空间功能康复具有很强的时间依赖性，损伤后一个月内是视空间功能康复的最佳时间窗。借助图片、实物等工具对患者进行视觉视追踪训练、利用地图作业法进行方向和路线辨别训练，尤其是借助计算辅助或虚拟现实训练更有效。临床研究资料证实棱镜适应训练可以有效改善视空间功能，并且能够维持较长的时间。重复经颅磁刺激也能改善脑外伤后视空间忽略 [171, 172]。

推荐建议：包括视空间功能在内的认知功能早期筛查非常必要。借助计算辅助或虚拟现实的视空间认知任务训练更有助于脑外伤视空间功能重建。棱镜适应训练可以有效改善视空间忽略。右侧脑外伤后视空间功能障碍，可以采用抑制左侧后顶叶（低频 rTMS 或 cTBS）和兴奋后顶叶（高频 rTMS 或 iTBS）向结合的方法进行重复经颅磁刺激治疗。

（徐光青）

（四）交流障碍

脑外伤后的沟通交流障碍非常复杂，涉及到语言和非语言信息的处理，患者常表现为口语或者书写交流的无序和不切题，语言表达含糊，找词困难和无抑制性的及不适宜场合的语言，也可以表现为在纷扰环境下交流，判别社交线索和调整交流内容能力的障碍。交流损害可以影响就业、融入社会和生活质量。

1. 评定　TBI 中的语言和沟通障碍可分为四大类：失用、失语、构音障碍和认知沟通障碍。失用症是指尽管有完整的运动和感觉通路，但仍无法进行运动行为。脑损伤患者存在三种类型的失用：观念运动性失用、观念性失用和建构性失用。语言障碍的类型取决于脑损伤的程度和位置。Broca 失语（26.49%）是最常见的失语症，其次是命名性失语（19.6%）和经皮质运动失语（15.6%）。有报道称构音障碍和吞咽障碍影响呼吸、发声、共振、发音和韵律 [153]。脑外伤后的认知沟通障碍或不恰当的沟通可能会损害社交互动和重新整合，最终导致令人沮丧或尴尬的经历。TBI 患者在与他人交流时，可能会出现单词记忆延迟到情感减退的症状。他们发现在单词查找和语言处理方面特别困难。脑损伤患者在以自我为中心的对话和对语言幽默的理解方面存在缺陷。关于交流障碍评定的证据大多数来源于脑卒中人群，仅有少量样本量中包含 TBI 患者。因此，现在迫切需要进行更多的研究来评定 TBI 后的交流问题。

2. 康复治疗　苏格兰 2013 年的脑外伤康复指南中认为目前有限的证据表明在脑外伤后特定的交流干预的有效性，研究的方法质量一般较差，相关研究的重复很少。大多数研究不是只针对 TBI 患者，也包括了卒中人群。认知障碍与脑外伤患者交流障碍的存在意味着在脑卒中患者中成功的干预措施可能无法成功应用于脑外伤患者或非脑卒中患者。由于患者群体的异质性，对这一领域干预措施有效性的研究变得困难。因此，治疗方法需要根据每个患者的障碍模式进行单独调整，这也减少了进行随机对照试验的可能性。此外，脑外伤的治疗通常是作为一个综合的治疗方案进行的，整个康复团队的专业角色相互交叉，由于很难确定团队中不同成员的相对贡献，对治疗效果的研究也变得更加复杂。

推荐建议：目前有限的证据表明在脑外伤后特定的交流干预的有效性，研究的方法质量一般较差，相关研究的重复很少。大多数研究不是只针对 TBI 患者，也包括了卒中人群。因此，现在迫切需要进行更多的研究来评定 TBI 后的交流问题及疗效。

（张庆苏）

（五）吞咽障碍

吞咽障碍是脑外伤患者常见症状之一，在不同年龄段均可发生，发生率为 25%～61%，其中隐匿性误吸发生率占 40%～60%。吞咽障碍可引起脱水、营养不良、吸入性肺炎、心理障碍等不良反应，严重影响患者身心健康和生活及生存质量 [173]。年龄增长、认知功能评分水平（Rancho Los Amigos level of cognitive functioning, RLA）低、气管切开、接受手术干预已被认为是增加吞咽障碍和管饲饮食的高危影响因素 [28, 174]。

吞咽障碍的治疗与管理最终目的是使患者能够安全、充分、独立地摄取足够的营养及水分。早期进行吞咽障碍筛查，及时开展吞咽治疗及相关健康教育，可有效改善吞咽障碍 [175]。伤后 3 个月改善最明显，主要的恢复阶段为伤后 6 个月，1 年后吞咽功能改观则较小，及时诊断、科学评定和正确治疗，对恢复吞咽功能和改善患者长期预后至关重要。

脑外伤所致吞咽障碍，可分为认知期、准备期、口腔期、咽期和食管期，对应不同期，都可以出现异常，吞咽评定和训练对于存在意识障碍的患者，也同样至关重要 [176]。

1. 评定

（1）病情基本情况评定：包括生命体征和营养状况、口腔卫生状态、意识水平、脑高级功能和精神心理表现、以及吞咽组织器官结构和功能的体格检查。提示吞咽障碍的症状包括进食后咳嗽、需要鼻饲、体重减轻、反复发作肺炎、流涎、需要吸痰 [3]。

（2）床旁筛查评定：床旁评价是吞咽障碍评定及筛查可靠且不可缺的方法 [177]。主要有洼田饮水试验、反复唾液吞咽测试、摄食 - 吞咽功能等级评定、标准吞咽功能评定（Standardized Swallowing Assessment,

SSA）、Gugging 吞咽功能评价量表（Gugging Swallowing Screen，GUSS）、Mann 吞咽能力评价（Mann assessment of swallowing ability，MASA）、多伦多床旁吞咽筛查（The Toronto Bedside Swallowing Screening Test，TOR-BSST）等方法。其中，洼田饮水试验临床应用最为广。

（3）仪器评定：主要包括电视透视下吞咽能力检查（videofluoroscopic swallowing study，VFSS）、纤维光学内镜吞咽评定（Flexible Endoscopic Evaluation of Swallowing，FEES）、表面肌电图（Surface Electromyography，sEMG）、食管的高分辨率测压（High resolution Manometry，HRM）、超声检查、CT 和 MRI 等。VFSS 被称之为诊断吞咽障碍的"金标准"，逐渐由定性向半定量、定量评定方向完善。

以上吞咽筛查评定和仪器评定，均各有其优缺点，临床中要充分认识，根据患者具体情况选择合适的评定工具，根据结果给予有效的干预措施，预防误吸的发生。

2．康复治疗

（1）基础训练：也称间接训练，是针对吞咽组织和器官功能进行的功能训练，包括运动功能、感觉功能及咽反射促进等。

（2）进食训练：主要是结合进食活动进行的吞咽能力训练，也称直接训练，包括进食体位和姿势的代偿、食物性状和质地改变、一口量和进食速度控制、以及辅助性的手法训练等。

（3）辅助性功能训练：包括发音、呼吸功能训练、咳嗽能力训练、颈部张力和活动、各种神经发育技术等的使用。

（4）物理因子治疗：包括各种电刺激疗法、磁疗法、生物反馈疗法，超声波和激光治疗等。临床实践中，神经肌肉电刺激疗法（Neuromuscular Electrical Stimulation，NMES）应用最为广泛，有 Meta 分析表明其联合吞咽训练能够改善患者的吞咽功能和生活质量、降低发生误吸的风险，疗效优于单纯的吞咽训练，但目前无证据证明其能缩短患者进食时的咽传递时间[178]。

目前，吞咽障碍的研究大多是以脑卒中为观察和治疗对象，而关于脑外伤所致吞咽障碍的研究却较少。有研究表明，脑卒中合并吞咽障碍的模式和所涉及的血管区域不同而有所不同[179]，加之两种疾病的病损性质也不同，这就提示脑外伤所致吞咽障碍也会和卒中有所不同，需要进一步深入探索和研究。

推荐建议：

（1）由临床医生、康复护士或语言康复治疗师根据患者病情和实际，选择适宜评定方法和途径，对接诊脑外伤患者尽早完成临床吞咽功能筛查和评定，包括意识障碍者。

（2）饮水试验作为最基本的筛查工具常规使用，需要进一步仪器评定的，推荐 VFSS 或 FEES 检查。

（3）对有吞咽障碍的患者应根据评定结论，积极进行针对性的吞咽功能训练，采取综合康复治疗，以求最大疗效。

（4）摄食 - 吞咽障碍是脑外伤所致的一组综合征，病理过程转归和功能康复须同步进行，需要注意饮食相关安全管理和风险防控。

（邵伟波）

（六）运动功能障碍

1．瘫痪　脑外伤的致残率较高，大部分患者运动功能的恢复发生在脑外伤后的前 6 个月内[180]。运动功能恢复较好的预测因素包括年龄更年轻，更高的初始步行评分和更短的创伤后遗忘。

（1）评定：目前对脑外伤患者常用的运动功能评价方法主要有 Brunnstrom 运动评定法、Fugl-Meyer 评定法、Rivemead 运动指数等。

（2）康复治疗

1）运动疗法：运动疗法可以改善脑外伤患者的运动功能，然而最佳剂量与训练时间表没有明确，物理和作业治疗的量是有争议的[181]。治疗的最佳干预时机很少被报道，有研究表明康复训练的早期干预有更好的治疗结果，然而，由于脑外伤的复杂性，样本量不足，缺乏适当的对照组，仍需进一步的研究。①有氧训练：已有多项研究显示有氧训练的作用，有中等强度的证据表明有氧运动可以改善脑损伤后的运动功能[182]。脑外伤后进行有氧运动可能有助于改善患者的各项功能。②肌力训练：不同的神经系统疾病肌力训练的原则没有区别。患侧与健侧肢体都可得益于强化训练。尽管有许多小样本研究,但是改善功能活动的最佳治疗策略仍是有争议的[183]。③强制性运动疗法(Constraint Induced Movement Therapy,CIMT):强制性运动疗法已在许多研究中证明有效,但这一技术的应用仍然有争议,并在脑外伤患者中的研究有限[184]。④减重平板训练(Body Weight Support Treadmill Training,BWSTT):BWSTT 提供了一种进行安全、高强度的步态训练的手段,研究表明 BWSTT 可以改善脑外伤患者残疾程度、步行速度、步态对称性与心血管系统健康[185-187]。然而,因 BWSTT 组患者接受大于常规量的物理治疗,可能是患者出现功能改善的原因[181]。而在另外两个随机对照试验则发现有很强的证据表明部分体重支持步态训练与传统步行训练相比,在平衡功能、步行功能等方面没有任何额外的好处[184]。⑤任务导向和重复任务训练:针对任务导向的训练是指旨在改善具体任务的干预措施,这些干预措施可能是或不是强化的。重复性任务训练通常用于任务导向的、强化的和重复的干预。有中等证据支持功能性精细运动控制训练,改善患者精细运动功能。系统评价发现接受强化康复训练的脑外伤患者在功能改善方面有中等获益[188]。

2)运动恢复的辅助治疗方式:①高压氧治疗:目前,高压氧治疗是创伤性脑损伤最重要的临床治疗之一[30]。在重型脑外伤,高压氧治疗可以降低死亡率,改善功能预后[189, 190]。②脑刺激:经颅磁刺激和经颅直流电刺激是无创、耐受性良好的方法[191]。随机、安慰剂对照试验表明对非损伤侧半球运动皮层的抑制提高了患者的运动表现[192, 193]。也有报道脑外伤患者经过双侧半球 tDCS 治疗,6 个月后上肢Fugl-Meyer 评分有了明显改善[194]。对于无创性脑刺激,刺激频率、精确定位及治疗过程与治疗效果密切相关。需要更多大型随机对照试验来验证这些结果并确定在临床实践中的应用。另一种方法是将电极置于运动皮层的硬膜外皮质刺激。研究表明,接受植入性皮质刺激联合康复训练的患者在 6 个月后的随访中上肢功能得到改善,而对照组没有[195]。③机器人治疗:应用机器人治疗可以设置不同的训练变量,有潜力提供高强度和高重复性的治疗,无需一对一。研究发现,高强度的机器人辅助治疗可改善脑损伤患者的运动功能[196-198],并能在随访中维持,但与相同训练量的常规治疗相比,并没有显著的统计学差异[199]。④功能性电刺激(Functional Electrical Stimulation,FES):是一种低频脉冲电流,作用是取代或纠正肢体或器官丧失的功能,通过调节高级神经中枢,能促进患者功能重组。多中心随机对照试验证实 FES 可使患者的步速明显提高,但相比传统的踝足矫形器(Ankle Foot Orthosis,AFO)则没有优势[200-202]。任务导向功能性电刺激(Task-oriented functional electrical stimulation,TFES)是一种结合双侧运动、重复训练、任务导向疗法及 FES 的治疗方法[203]。TFES 的治疗效果优于 FES 和常规治疗,可能的原因是它可以结合 FES 和任务导向疗法的效果以及这种联合治疗的协同作用[30]。⑤虚拟现实技术:目前缺乏虚拟环境中康复训练相关的治疗和评定标准为虚拟现实康复训练系统提供理论和技术支持。

3)辅助设备的应用:随着患者运动功能的恢复,他们可能需要各种辅助设备来完成日常生活活动。对功能较差的患者,设备需求广泛,可能包括轮椅、机械电梯、淋浴椅子、保持位置的支架和交流适应技术等。对于可以移动的患者,辅助设备包括维持平衡和支持体重的设施,如助行器和拐杖,以及帮助固定肢体位置的设施,如髋、膝、踝、足部矫形器。虽然助行器可能提高信心,改善平衡,提高安全性,但是可能会对步行模式和实现独立行走的目标产生不良影响。目前评定这些潜在影响大小的证据不足。只有在对患者的利弊进行全面评定后,才应考虑使用行走辅助工具。

推荐建议:恰当的运动疗法能改善脑外伤患者的功能状态和预后。具体运动方式应根据患者的病情特点进行选择。辅助设备的使用有助于提高运动的安全性。

(王　强)

2. 痉挛　痉挛是上运动神经损伤后脊髓牵张反射过度活跃的表现,是脑外伤最常见的运动障碍表现形式,常伴有肌肉短缩、姿势异常、疼痛和关节挛缩等[55, 204, 205]。综合的早期预防与治疗是关键,选择最适合每一个痉挛患者的治疗方法是目标。

(1)药物治疗

1)口服药物治疗:临床上常用的有巴氯芬、替扎尼定、地西泮和加巴喷丁等。巴氯芬应用最为广泛,但由于其带来的呼吸抑制、肌肉无力等副作用限制了剂量调整使用。替扎尼定引起肌肉无力的情况较少,但是镇静、口干、长 QT 间期、幻觉等副作用限制了使用。一项对照研究显示口服替扎尼定联合肉毒素局部注射降低肌张力的治疗效果优于巴氯芬联合肉毒素注射治疗效果。鲜有临床资料支持首选地西泮和加巴喷丁等用于脑外伤患者的抗痉挛治疗。

2）肉毒毒素等治疗:临床资料支持肉毒毒素注射可以作为脑外伤患者局部痉挛治疗的首选。A 型肉毒毒素注射治疗可以降低肌张力,扩大被动关节活动度,配合积极的运动训练,能够有效改善肢体运动功能[206]。

（2）非药物治疗

1）保守治疗:痉挛肌群大范围的持续和缓慢的牵伸能够有效降低肌张力,主要包括体位摆放、尽早站立、借助支具和矫形器的被动伸展、肌肉牵伸运动和姿势控制等。积极预防伤害性刺激也可以缓解痉挛,消除疼痛、紧张、压疮等加重痉挛的危险因素,以及慎用一些抗抑郁药[207]。

2）手术治疗:鞘内注射巴氯芬对减轻脑外伤下肢痉挛有效。选择性脊神经后根切断术或破坏脊髓背根入口区被用于严重下肢痉挛的手术治疗,一般在没有其他有效控制痉挛手段的前提下才会考虑[208]。

推荐建议:脑外伤痉挛的治疗需要遵循阶梯式治疗原则,首先要积极预防伤害性刺激和选择无创的治疗方法,然后逐渐过渡到侵入式治疗方法,全程配合积极的运动训练才能有效改善肢体运动功能。如果脑外伤患者以局部痉挛为主,A 肉毒毒素注射可以作为治疗的首选。脑外伤患者下肢难治性肌肉痉挛,可以采用鞘内注射巴氯芬或选择性脊神经后根切断术治疗。此外,脑外伤后去皮层强直和去大脑强直需要作为特别状态对待和进行处理。

（徐光青）

3．不自主运动　重度颅脑创伤患者常表现为复杂多样的运动障碍,其中基底节损伤后出现的异常不自主运动以震颤和肌张力障碍最为常见,程度重,持续时间长;轻到中度颅脑创伤患者中仅有少数症状较为持续且能致残;大部分患者表现为较轻的静止性震颤,为非致残性且不需干预。

神经影像学提示有弥漫性轴索损伤表现,如扣带回萎缩,脑室扩大,皮质下和（或）脑干病灶。部分迟发型震颤患者有齿状回 - 丘脑通路病变,而帕金森样震颤患者可出现黑质病变。

（1）评定:TBI 所致不自主运动可使用异常不自主运动评定量表（Abnormal Involuntary Movement Scale, AIMS）进行评定。

（2）治疗:TBI 后不自主运动是康复治疗的难点。对于部分持续存在震颤症状的患者,除了适当的运动疗法,目前仍以药物对症治疗为主,但多为小样本研究或个案报道,或是沿用其他锥体外系疾病的治疗经验,缺乏大样本的随机对照研究和循证医学证据,而且许多药物的作用机制不清,长期疗效也有待进一步证实。辅具的应用可以缓解震颤造成的失能。

手足徐动可选择抗胆碱能药物、氟哌啶醇或丁苯喹嗪等。抽动症可选用氯硝西泮、可乐定、哌甲酯、盐酸哌甲酯、氟哌啶醇或非典型抗精神病药物治疗。抗癫痫药物、苯二氮䓬类对肌阵挛、舞蹈症、偏侧投掷也有治疗报道。持续的肌张力低下可适当应用脊髓兴奋药物,但要适可而止;而肌张力多变时则不适合药物治疗。刻板行为可见于 TBI 后服用单胺类药物（如安非他明）所致的副作用,需考虑调整或停用该类药物[209-211]。

推荐建议:脑外伤患者不自主运动的临床表现表现多种多样,是康复治疗的难点。目前的治疗以药物治疗为主,物理疗法和作业疗法有助于找到控制不自主运动的自适应策略。

（邓景贵）

4．平衡障碍　平衡功能是维持人们日常生活必需的一项基本能力,与人的起坐、行走、穿衣和沐浴等日常生活活动息息相关。脑外伤平衡障碍的常见原因有:药物、体位性低血压、视力障碍、前庭损伤、感觉障碍、脑干损伤、淋巴瘘、精神健康问题等。

（1）评定:量表评定:平衡量表具有实用性强、使用方便、成本低的特点,但不能提供维持平衡功能的感觉整合信息,主观判断会产生偏差。此外对平衡障碍轻的患者,这些量表缺乏足够的临床敏感性[212]。

计算机姿势测试（computerized posturography testing, CPT）:CPT 可检测负重和摆动的异常,分别分析前庭、视觉和体感输入的感觉信息对平衡调节的影响。评定自动运动系统在发生外部干扰后快速恢复的能力,根据评定过程中发现的缺陷提供交互式、功能性训练,以满足个别患者的需要。

步态分析:脑外伤患者步态和姿势异常包括站立时摆动增加,行走速度减低,双支撑期延长,以及在快速的行走过程中不对称性增加。步态速度的降低主要是由于较短的步幅长度,而不是步幅时间和节奏,是适用策略的一部分[213]。

虚拟现实:虚拟现实是评定轻度脑损伤后平衡障碍的有效手段,提高了对轻度脑损伤平衡障碍评定的敏感性,可用于康复训练。可能会取代更昂贵的检测设备[214]。

其他:视频眼震电图(visual nystagmography,VNG):脑外伤患者的目标预测值降低,眼位误差增加,眼位变异性增加;旋转椅测试:脑外伤患者旋转椅测试异常;头部晃动试验:评定脑外伤前庭系统的功能状态[215]。

(2)康复治疗:运动疗法:轻度至中度脑外伤患者的姿势和协调异常,运用运动学习原理进行功能性运动训练,目的是改善上肢和下肢的协调能力、姿势稳定性和步态模式[216]。

认知训练:轻度创伤性脑损伤后,平衡和步态缺陷会持续存在,轻度创伤性脑损伤患者平衡受损与认知之间存在相关性。从传统的平衡评定转向认知和平衡的综合评定是重要的[217],对认知的恢复可作为改善姿势稳定性的辅助手段[218]。

双重任务训练:在脑外伤患者中,双重任务训练是安全可行的。与传统物理治疗相比,平衡功能障碍采用双重任务训练与传统物理治疗相结合会产生更好的疗效[219]。

游戏训练:对成人脑外伤患者进行基于游戏的干预,可以更有效地改善平衡功能,这可能是因为他们比传统治疗更感兴趣[212]。

电玩治疗是治疗慢性脑外伤患者改善平衡和注意力缺陷的一种选择。

虚拟现实:虚拟现实是评定轻度脑损伤后平衡障碍的有效手段,可用于康复训练[214]。

推荐建议:脑外伤患者平衡功能障碍的性质及程度表现不同,应依据个体特性,选择适宜的评定方法及康复治疗措施。

（张锦明）

（七）感觉障碍

1. 躯体感觉障碍　脑外伤患者因为损伤部位和程度不同,可出现不同类型和程度的感觉障碍,如感觉过敏、感觉减退、感觉丧失、感觉分离等感觉障碍。

(1)评定:一般感觉功能的评定建议采用神经科常规检查方法。患者必须意识清楚,注意力集中,充分配合,必要时多次重复检查。

(2)康复治疗[220,221]:感觉功能和运动功能关系密切。感觉障碍,尤其是触觉和本体感觉障碍会明显影响躯体的协调、平衡及运动功能。关于脑损伤后感觉障碍训练的研究很少,其效果尚不明确。建议:

1)在物理治疗和作业治疗过程中,结合感觉再教育训练方法。通过主动或被动训练,使皮肤、关节、肌肉等组织接收不同感觉刺激,结合视觉反馈训练各种感觉障碍。

2)根据患者感觉障碍的类型和程度选择适当的训练方法和训练工具,由易到难,同一种训练反复多次地进行,在患者能准确判断前不宜频繁更换训练工具。

3)感觉障碍患者容易出现各种损伤,需要严加防护并需帮助患者养成用视觉代偿的习惯。

推荐建议:

(1)在物理治疗和作业治疗过程中,结合感觉再教育训练方法。

(2)根据患者感觉障碍的类型和程度选择适当的训练方法和训练工具。

(3)帮助患者养成视觉代偿习惯过程中需注意康复训练安全。

（贾子善）

2. 视力、听力障碍

(1)视力障碍:TBI可能影响视觉的各个方面,从而使患者出现多种视觉障碍,包括初级视觉障碍,比如视力,虽然不是所有患者都受影响,但在一些患者中可能是持续性的缺陷。复杂视觉功能障碍,包括视知觉的各个方面、运动视觉、视空间功能通常会受到影响,但视幻觉是否持续发生在TBI还有待研究。视野缺失是 TBI 的特征，包括偏盲和象限盲，伴有视力减退和瞳孔功能障碍[222-224]。很少有证据表明颜色视觉受到影响，这在 TBI 中仍然是有待进一步研究的一个方面。立体视觉缺陷可能存在于相当数量的患者中，其原因可能是皮质损伤，而非双眼视觉问题。眼动问题是 TBI 的一个常见特征，可能是早期的视觉症状[225]。据报道，眼球震颤，特别是在车辆事故和军人暴露于爆炸伤害后。前庭眼反射（vestibulo-ocular reflex，VOR）受损可在多种情况下出现，但最常见于军事人员和运动相关脑震荡[226]。

1）评定：已有研究证实视觉诱发电位（visual evoked potential，VEP）[227]、事件相关电位（ERP）[228]等电生理方法评定 TBI 可能是可行的。随着时间的推移，一些视觉功能可能会改善，而另一些则会恶化，因此对 TBI 患者的视觉功能进行监测是必要的。

视野缺失和语言记忆问题似乎是与工作能力相关的最重要变量。鉴于可能存在缺陷的复杂性，许多现有的评定量表可能不足以满足所有评定内容的需求。八类护理需求量表可能是评定护理和支持需求的敏感和有效的措施。此外，Radomski 等[229]还描述了一项针对军事人员的视力筛查计划，该计划考虑纳入 29 项视力测试。随后选择了 9 个这样的测试进行筛选，包括功能表现、自我报告的问题、远 /近视力、视野、阅读、调节、收敛、双眼视觉、扫视和追踪动作。此外，健康和视力生活质量问卷是重要的补充量表，如视野检查，"健康和视觉相关生活质量"的评定。

2）治疗：轻度 TBI 患者可能会出现各种视觉问题，同时视力和整体健康状况也会下降[230]。因此，患者可以从视力康复中获益，包括配戴各种颜色和棱镜组合的眼镜。TBI 中的畏光症可以用滤光片治疗。患有慢性视觉障碍的 TBI 患者可能需要额外的职业、前庭、认知和其他形式的物理治疗[230]。

在研究脑外伤患者的阅读问题时，使用电脑刺激的眼动记录技术尤其有用。有研究表明眼球运动康复训练对眼球运动的控制和整体阅读能力有较强的正向作用[231]。眼动控制的缺陷也可能影响患者的"步态"，从而增加爬楼梯时绊倒或跌倒的风险[232]。平衡、眼球运动和视知觉练习可能有助于解决这些问题。使用专为脑卒中患者设计的驾驶模拟器，亦有助克服脑外伤后驾驶评定及康复方面的问题[233]。

推荐建议：脑外伤后视力障碍的患者可能会从视力康复中受益，包括配戴各种颜色和棱镜组合的眼镜。此外，TBI 后慢性视觉障碍患者可能需要职业、前庭、认知和其他形式的物理治疗。

（2）听力障碍：TBI 后患者发生周围性听觉功能障碍的频率较高[235, 236]。听觉系统受损的后果将因 TBI 的严重程度以及个体之间的不同而有所不同。听力障碍可能是由于对中央听觉系统通路和（或）听觉周边的损伤引起的。后者包括外耳和中耳的损伤，引起传导性听力损失（conductive hearing loss，CHL），内耳和听神经引起感音神经性听力损失（sensorineural hearing loss，SNHL），或混合性听力损失，其中传导性和感音神经性解剖区域都受到影响。内耳的损伤，特别是耳蜗和（或）听神经的损伤，常常导致永久性不可逆 SNHL。TBI 诱导的 SNHL 的发病机制包括耳蜗神经损伤、内外毛细胞损伤和血管损伤[237]。不管 TBI 的严重程度如何，SNHL 在文献中经常被报道，是 TBI 后最常见的听力损失。

1）评定：尽管存在评定听力功能的标准化测试，但标准和高级听力测试单元在不同的临床环境中存在差异，并且目前对于成年人听力异常阈值水平没有一个普遍认同的标准，大多数文献都采用 21 或 26dBHL 标准。听觉功能障碍的影响在 TBI 患者中更为显著。由于 TBI 对其他神经系统的广泛损害，包括涉及记忆和注意力的损害，使许多患者没有充分意识到自身的缺陷，直接影响了听觉系统的评定和康复。这是由于潜在的广泛损害其他神经系统的掩蔽效应造成的。因此，对标准化 TBI 听力测试的需求，以及管理策略是至关重要的。

2）治疗：目前，关于周围性听力损失的发生率、性质和严重程度、恢复模式以及 TBI 引起的听力损失对该人群长期日常生活活动的影响，我们知之甚少。这种知识的缺乏在许多方面具有重大的影响，特别是从临床实践的角度来看，临床医生准确诊断、提供基于证据的康复和教育患者及其家属的能力是有限的。

推荐建议：在缺乏临床可应用的、针对患者群体的具体措施的情况下，对 TBI 患者听觉周围功能障碍的准确识别、评定和管理可能仍然不够，从而导致听觉缺陷被忽视和（或）患者继续被误诊为因听力丧失而反应迟钝。

（宋为群 曹 磊）

（八）自主神经功能障碍

1. 膀胱功能障碍　中度到重度脑外伤可能引起膀胱功能障碍，并与脑外伤运动功能损伤直接相关，而且出现膀胱功能障碍的脑外伤患者功能预后会相对较差[238]。随着病程延长膀胱功能障碍可逐步好转，膀胱功能的恢复情况有助于预测重度脑外伤患者的功能预后[239, 240]。脑外伤后膀胱功能障碍临床表现包括尿失禁、尿潴留、残余尿增多、尿频、尿急症状等，尿失禁更为常见，还有部分患者仅表现为尿流动力学检查异常而无相关临床症状。既往膀胱疾病史以及存在泌尿系感染会增加膀胱功能障碍的发生率。

（1）评定：要明确脑外伤后出现膀胱功能障碍的原因，首先需要排除脑外伤合并脊髓损伤、骨盆或膀胱损伤等其他复合损伤所致的膀胱功能障碍，还需要排除由于相关疾病如前列腺疾病、糖尿病或使用影响膀胱功能的相关药物等所致的膀胱功能障碍，其他还有一些非疾病影响因素如心理因素、环境因素、个人习惯、液体以及饮食摄入量等也需要考虑。

另外，对脑外伤患者而言，部分尿失禁可能因为认知或言语障碍无法进行排尿表达，或者因为运动功能障碍而影响到尿壶或尿盆的使用。排除这些因素后，脑外伤后出现膀胱功能障碍才能考虑是由于与排尿控制相关的脑区受损所致。脑外伤后膀胱功能障碍多见于脑桥以上的脑损伤，额叶损伤或弥漫性脑损伤所致脑退行性改变可能与之相关。

膀胱功能障碍的临床评定方法有膀胱功能相关量表评定、残余尿量测定、尿流动力学检查、超声检查、膀胱尿道造影等。膀胱功能相关量表包括 FIM 量表中的括约肌评分，尿失禁问卷、国际前列腺症状评分表（International Prostate Symptoms Score, IPSS）等。残余尿量可以通过超声检查或导尿管直接导出测定。尿流动力学检查是针对膀胱功能障碍的最重要的临床检查评定方法，通过测定尿流率、尿道压力、膀胱容积压力等指标来辅助判断排尿障碍的类型和病因，脑外伤后膀胱功能障碍常表现为逼尿肌高反射性和膀胱顺应性降低，也可以出现逼尿肌括约肌失协调、逼尿肌低反应性等表现。超声检查可确定上尿道和下尿道情况。必要时排尿期膀胱尿道造影也可协助诊断和评定[241-244]。

（2）治疗：膀胱功能障碍临床治疗的核心目标是维持正常的肾功能以及日常生活和社交时的排尿控制，治疗应该基于尿流动力学的检查结果来制定方案。对于逼尿肌低反应性尿潴留患者在排除下尿路狭窄或者梗阻等禁忌证的情况下，可使用 Valsalva 屏气法或 Crede 手法协助排尿，必要时需要进行导尿，但要加强留置导尿的护理。对于可能长期存在尿潴留患者建议尽早考虑进行间歇导尿，间歇导尿更易于排尿管理，导尿次数根据残余尿情况予以调整。尿失禁患者应该注意会阴部皮肤的护理，保持清洁干燥，采用外部接尿装置，避免长期留置尿管。鼓励患者养成良好的饮水和定时排尿习惯，通过行为训练建立排尿反射。另外可指导患者加强盆底肌的力量训练，增强控制排尿能力，对逼尿肌过度活跃可以采用抗胆碱能药物治疗[245]。

推荐建议：推荐对脑损伤后出现膀胱功能障碍需要排除合并脊髓损伤、骨盆或膀胱损伤等复合损伤以及其他疾病和非疾病因素；推荐应用尿流动力学检查以明确膀胱功能障碍的类型、程度并指导治疗；膀胱功能障碍临床治疗的核心目标是维持正常的肾功能以及日常生活和社交时的排尿控制；对于可能长期存在尿潴留的患者尽早进行间歇导尿；尿失禁可采用外部接尿装置以及行为训练、盆底肌训练，对逼尿肌过度活跃可以采用抗胆碱能药物治疗。

（陆　敏）

2. 直肠功能障碍　肠道功能障碍由自主神经和躯体神经损伤引起，可导致便失禁、便秘和排便困难。在 30%～60% 脑损伤患者中，神经源性肠功能失调是最常见的并发症之一[246, 247]。

（1）评定：神经源性肠道的评定始于完整的病史和体格检查，尤其全腹部检查，包括沿结肠走行触诊，直肠检查，肛门括约肌张力评定，诱发肛门皮肤反射和球海绵体反射。病史和体格检查提供了许多重要信息，一些有价值的诊断性检查能够协助诊治。

诊断性检查各有优势和缺点，结肠镜检查，直肠乙状结肠镜检查及肛门镜检查优势是解剖结构可视化以确定病变，评定功能有局限性。直肠腔内超声可评定骨盆肌肉的结构与连续性。放射学造影能可视化人体排便运动；钡灌肠能识别结构缺陷，透视时评定功能细节有限；评定结肠转运时间，有利于确认便秘病史和帮助识别功能障碍的节段及结肠造口术手术节段。测压法是测量肠腔内压力和体积变化。记波法是用腔内压力球测量压力和容量的变化。导管法是用导管测量各肠段的压力。直肠灌注盐水自控实验是定量的评定液体的自控能力。传统肌电图可评定耻骨直肠肌、肛门尾骨肌、提肛肌和肛门外括约肌运动神经支配情况；用神经传导速度、球海绵体肌反射测试或体感诱发电位可评定骨盆的感觉传入情况。

（2）治疗：肠道的管理目标：①基本的每天一次或每隔一天定期排便，排便在一天固定的时间（上午或下午）。②每一次排便时直肠完全排空。③粪便为柔软的成形的和大体积的。④在半小时内完成肠道护理（最多 1 小时）。

肠道的干预措施包括药物干预、物理性干预及手术干预。药物包括口服结肠兴奋剂如番泻叶、比沙可啶、渗透剂如聚乙二醇，乳果糖（乳果糖糖浆），镁衍生品（氧化镁乳剂、柠檬酸镁），和（或）大便软化剂被采用。局部直肠刺激用的栓塞剂和微型灌肠用的甘油或比沙可啶等药物不会带来和口服刺激药物相同的风险，也不会导致直肠黏膜的慢性炎症性改变[248]。

物理性干预包括采用独特的灌肠方法（包括泵和直肠球囊导管）[249,250]。腹部按摩已被证明可促进患者肠道更好的蠕动，减轻腹胀，缩短结肠转运时间[251,252]。功能性电刺激 / 功能性磁刺激可以减少结肠运输的时间[253]。

外科治疗干预包括胃电刺激可改善胃排空和间断的胃肠道饮食摄入。胃造口术和结肠造口术通过胃造口术和肠造口术优化营养途径对胃轻瘫，小肠和结肠的假性梗阻的患者疗效较好[254]。慢性小肠和结肠假性梗阻的手术治疗有吸引功能的结肠减压管可以用于那些需要重复减压的肠腔。盆底悬吊通过股薄肌、长收肌、臀大肌或游离掌长肌的移位取代耻骨直肠肌的功能而迅速恢复肛门直肠夹角。电假体是通过经直肠电刺激或者通过手术植入的刺激排尿的刺激器来刺激骶前 S2、S3、S4 神经根[255-257]。顺行控制性灌肠一般用于需要长期直肠护理、复发性大便嵌顿的患者。

推荐建议：推荐渐进性的排便方案：

（1）如果直肠弯曲段或者接近结肠下段有粪便存在，通过灌肠或者泻药来实施肠道清除。

（2）采用饮食（纤维）和大便软化剂等措施使大便持续软化。

（3）餐后 20～30 分钟用甘油栓塞剂或直肠刺激方式促进排便；10 分钟后，让患者尝试厕所排便，整个训练时间限于到 40 分钟以内，并且每隔 10 分钟缓解皮肤压力一次。

（4）如果依然不排便，用比沙可啶栓剂。

（5）在栓塞剂作用后 20 分钟后用手指刺激直肠，每 5 分钟重复一次。

（6）定时口服药物，肠道运动会在预刺激的 30 分钟到 1 小时后出现。

（7）如果粪便在使用栓塞剂后 10 分钟内排出，就只需用直肠刺激技术。一旦患者养成良好的排便习惯，很少需要在期待的时间用单纯的牵张来触发排便。

（宋桂芹）

三、恢复期并发症的治疗

（一）颅骨缺损

尽管去骨瓣减压术的应用仍存某些争议[258,259]，目前仍是国内治疗重度脑外伤严重颅内压增高患者的常规方法[260]。颅骨修补术不仅可以修补缺损、恢复患者的头颅外貌和保护功能，还能恢复正常的脑脊液动力学和脑血流灌注，减少颅内并发症，促进神经功能恢复[261]。

1. 修补时机　脑外伤手术后颅骨缺损的修补时机目前仍有争议。对于重度脑外伤去骨瓣减压术后颅骨缺损，传统观点认为应该在 6～12 个月内进行颅骨修补。近年来随着修补材料和手术技术的进步，越来越多临床研究显示早期（术后 3 个月以内）进行颅骨修补更有利于改善预后[261]。有研究表明，对重度脑外伤去骨瓣减压患者在 1～3 个月进行颅骨修补，1 年后脑积水、脑室扩张、新发癫痫等并发症发生率比 3 个月后行颅骨修补的患者明显减少，而且术后 1 年的生活质量和健康水平均有显著提高，神经康复和认知功能也有明显改善。

2. 修补材料　早期应用于颅骨修补的有机玻璃、骨水泥、硅橡胶片等材料已基本淘汰。自体颅骨骨瓣最适合于伤后早期原位回置；晚期由于骨窗局部软组织已愈合紧密无法回置到硬膜与骨膜之间，影响自体骨瓣通过爬行替代等机制复活，存在体外保存困难和骨瓣吸收之虑。钛合金网板是目前应用最多的修补材料，具有优良的生物相容性和抗冲击能力，但存在隔温性差和影像学检查时存在伪影等缺点。医用高分子仿真颅骨聚醚醚酮（PEEK）是最接近人骨的修补材料，也具有完美的外形效果和优良的生物相容性，隔温性优于钛网，且不影响影像学检查；缺点是价格昂贵。

3. 术前准备　在进行颅骨修补手术之前，患者应该常规进行头部薄层平扫，进行三维重建制作修补材料，有些患者需要行强化 MR 检查，以排除潜在的局部炎症和可能并存的脑积水。如果局部存在异常强化病灶，提示局部炎症存在，应在抗炎治疗、局部炎症消退之后再行修补手术。如果同时合并脑积水，对骨窗膨隆患者建议用可调压分流管先行脑积水分流手术，或同期先行分流和后行修补手术。对骨窗凹陷患者建议先行修补手术，或同期先行修补后行分流手术。骨窗塌陷并不能排除脑积水的存在。

4. 手术方式　分为贴敷法和镶嵌法。贴敷法是将修补材料放置在膜状腱膜与颞肌之间，手术操作简单但外形多不理想，适合于钛网补片等较薄的修补材料，已趋于淘汰。镶嵌法是将修补材料放在皮下或颞肌与硬膜或假性硬膜之间，是一种解剖复位，适合于自体骨瓣、聚醚醚酮骨瓣和钛网补片。

5. 儿童颅骨修补　2 岁儿童的头围 48cm，相当于成人的 80%。对颅骨缺损患儿 2 岁以后即可进行颅骨修补手术。建议采用扩大的三维钛网，即钛网周边覆盖骨窗外围 2~3cm，并用可吸收线通过周边颅骨上的打孔将钛网固定。

推荐建议：推荐重度脑外伤去骨瓣减压患者在 1~3 个月进行颅骨修补，钛合金网板是目前应用最多的修补材料，组织相容性更佳的 PEEK 或新型骨水泥材料也是良好的选择，手术之前应排除潜在的局部炎症和可能并存的脑积水，对颅骨缺损患儿 2 岁以后即可进行颅骨修补手术。

（孙　炜　高　亮）

（二）慢性脑积水

脑外伤后脑积水是脑外伤的常见并发症之一，是由于脑脊液分泌增多、吸收障碍、循环障碍导致脑脊液在脑室内或（和）颅内蛛网膜下腔异常积聚，使其部分或全部异常扩大[262-264]。

脑外伤后慢性脑积水的诊断需要结合病史、临床表现和影像学检查结果：患者有脑外伤病史；可能伴有高颅压症状，可出现视神经乳头水肿及视力减退；正常压力脑积水者，可出现认知功能障碍、步态不稳和尿失禁的典型三联征中的一种或一种以上的表现；影像学上提示脑积水进展性扩大。

脑外伤后患者特别是慢性意识障碍患者脑室扩大现象非常普遍，但多为昏迷后大脑活动减低造成的失用性脑萎缩及代偿性脑室扩大，并非是颅压增高导致，应注意临床鉴别[265]，通常还需结合腰椎穿刺压力测定或 Tap 引流实验来辅助脑积水诊断[266]。

对于临床表现不明显的脑外伤后脑积水患者，应该首选随访观察，因为部分患者的脑积水可表现为静止状态、甚至可以自行逐步缓解。而对于临床上腰穿压力明显异常增高、意识障碍加重、神经系统功能恶化、脑膨出逐渐加重不缓解、影像学有典型征象并进行性加重者，应予以积极干预治疗。

脑脊液体腔分流术是脑积水治疗的主要方式，此外还有脑脊液颅内转流术，以神经内镜下第三脑室底造瘘术（endoscopic third ventriculostomy，ETV）最为常用[267]。分流手术是指借助分流管一端置于脑室内或蛛网膜下腔，引流管接上分流阀门，再连接分流位置的引流管，经皮下打一隧道放置入引流位置，使得脑脊液能够引到身体别的部位吸收掉，目前最为广泛应用的是脑室腹腔分流术（Ventricular-Peritoneal shunt，V-P），部分交通性脑积水患者可采用腰池腹腔分流术，脑室心房分流等也仍有少量应用。

脑室腹腔分流目前通常选择可调压分流泵，分流泵压力通常预设 110mmH$_2$O，术后根据症状变化及腰穿压力情况再行调整。手术禁忌证包括：颅内、腹腔有严重感染；腹水量过多；脑脊液内蛋白含量过高或有新鲜出血者。术后并发症主要包括分流管堵塞、感染以及分流过度或不足等。

推荐建议：慢性脑积水是脑外伤后的常见并发症，但需注意与脑萎缩相鉴别，诊断需要结合病史、临床表现和影像学检查结果审慎得出，建议结合腰椎穿刺压力测定或 Tap 引流实验来辅助脑积水诊断。对于确诊脑积水的患者，脑室腹腔分流是目前最为主流通用的治疗方式。

（何江弘　吴雪海）

（三）脑外伤后综合征

脑外伤后综合征（post-traumatic brain syndrome，PTS），又称脑震荡后综合征（post-concussion syndrome，PCS），指患者经历轻度创伤性脑损伤（mild traumatic brain injury，mTBI）3 个月后出现的认知、躯体、情感和自主神经功能紊乱等一系列综合征，临床症状表现为头痛、头晕、神经精神症状和认知功能损害等，是创伤性脑损伤（TBI）的常见后遗症。PTS 最常见于轻度创伤性脑损伤（mTBI），也可发生在中度和重度 TBI、挥鞭伤后。约 90% 脑外伤后综合征的症状在发生脑外伤后 10～14 天内自行缓解，部分可持续到数周。

PTS 的危险因素包括低龄、女性、既往脑震荡病史、偏头痛病史、心境和情感障碍病史等。其他潜在的危险因素包括垂体功能障碍和生长激素释放减少，前庭功能障碍，睡眠障碍和慢性疼痛综合征等[268]。此外，PTS 患者其个体遗传背景、身体发育、社会 - 心理 - 生物学特征都各不相同，这些因素均可影响PTS 的预后[269]。

PTS 临床症状包括以下三个方面：认知功能损害（记忆力、注意力和专注力下降）、躯体症状（头痛、疲劳、失眠、头晕、耳鸣、对声和光敏感）和情感障碍（抑郁、焦虑和烦躁）。PTS 的症状与自主神经系统损伤相关。

目前关于 PTS 的临床诊断主要基于主诉症状和问卷评定。根据 DSM-IV 临床诊断标准，PTS 是指存在注意力或记忆力等认知障碍，并包括以下至少 3 项以上症状：①疲劳；②睡眠障碍；③头痛；④头晕；⑤易怒；⑥情感障碍；⑦淡漠或性格改变≥3 个月。mTBI 发生后，应采用标准评定量表（脑震荡后症状问卷、脑震荡后症状量表）对患者的认知功能、情感及躯体症状进行评定，并针对具体症状（焦虑、抑郁）进行进一步评定。

有研究表明早期给予心理教育干预和对症治疗可减少脑外伤后综合征的发生率。对于外伤后症状完全恢复的患者，则需要进行预防再次损伤的宣教；对于症状持续的患者，则需识别和监测可能可治疗的症状，影像学检查有助于排除可能可导致相似症状的其他疾病[270]。

针对 PTS 后偏头痛，使用曲普坦类药物可能有效（阿莫曲坦、依曲普坦、舒马曲坦、利扎曲坦、佐米曲普坦等），每月的服药天数应限制在 5～10 天。睡眠障碍应进行睡眠卫生规划治疗，可短期使用助眠药物。在治疗发生轻度脑外伤后出现的情绪及焦虑症状时，可以采用认知行为疗法。五羟色胺再摄取抑制剂（selective serotonin reuptake inhibitor，SSRI）为治疗 PTS 后情绪和心境障碍的首选药物，去甲肾上腺素再摄取抑制剂（serotonin-norepinephrine reuptake inhibitors，SNRI）作为次选药物。根据患者的耐受性，应鼓励 PTS 患者逐渐恢复正常活动（工作、体力活动、学习、执勤、休闲活动）。

推荐建议：PTS 最常见于轻度创伤性脑损伤，大多数 2 周内自行缓解，部分可持续到数周。PTS 的临床诊断主要基于主诉症状和问卷评定。早期给予心理教育干预和对症治疗可减少脑外伤后综合征的发生率。应对症选择合适的药物，结合认知行为治疗，鼓励患者逐渐恢复正常活动。

（胡才友）

（四）癫痫

脑外伤后癫痫（post-traumatic epilepsy，PTE）占所有癫痫症的 5%。年轻人发作癫痫，大约有 57%的癫痫是由脑外伤所导致的[271]。脑外伤后癫痫发作（post-traumatic seizures，PTS）对患者的预后有严重影响，可以引起认知功能障碍，影响身体健康甚至导致死亡。目前将 PTS 分为 2 种类型：①早发型：外伤后 1 周内出现的癫痫发作；②迟发型：外伤 1 周以后出现的癫痫发作。根据现有的临床研究证据，在伤后第一周使用抗癫痫药物（antiepileptic drugs，AEDs）可能有效地减少早发型惊厥的发生，AEDs 应用对预防早期脑外伤后癫痫有效，而对晚期脑外伤后癫痫的预防无效。美国物理医学与康复学会不推荐应用抗癫痫药物对没有发作的贯通性脑外伤患者进行预防。

高危的严重 TBI 的患者可应用预防性 AEDs 治疗，应在伤后尽早用药以减少伤后早发型 PTS 的风险。不推荐在外伤 1 周以后常规预防性应用苯妥英钠、卡马西平或丙戊酸来减少创伤后迟发型 PTS 的风险。目前的研究证据尚不足以推荐或反对左乙拉西坦相对于其他药物的应用。对于外伤后癫痫的预防治疗，除了常规的抗癫痫药物外，在临床上生酮饮食也被广泛认可和应用。

PTE 的治疗以药物治疗为主，AEDs 治疗应针对患者癫痫发作的类型或患者可能存在癫痫发作风险进行恰当的选择。部分性发作（包括继发性全身性发作）首选卡马西平和苯妥英钠，次选丙戊酸和新型抗癫痫药奥卡西平、左乙拉西坦、托吡酯、拉莫三嗪等。失神发作、非典型失神发作，以及失张力发作的首选药物是丙戊酸，次选为拉莫三嗪。肌阵挛发作的首选药物是丙戊酸、次选为拉莫三嗪、氯硝西泮。全身性强直 - 阵挛发作首选丙戊酸和苯妥英，新型抗癫痫药物如左乙拉西坦、托吡酯、拉莫三嗪和唑尼沙胺也可选用。开始时应单药治疗，最大耐受剂量仍不能有效控制时，再考虑联合用药。注意药物的相互作用以及不良反应，必要时做血药浓度监测。

大约 6% 的严重脑外伤患者会出现癫痫持续状态（status epilepticus，SE）。SE 一旦发生尽早治疗。首选作用快、半衰期短的一线药物，次选作用时间长、起效较慢的二线 AEDs，苯二氮䓬类药物是目前用于治疗癫痫持续状态的常用一线药物，常用于初始紧急治疗，首次给药足量，采用静脉给药。

对于难治性癫痫，可采用外科治疗方法，但是手术不宜在癫痫初发后的 3～4 年内进行，因为有相当多患者在此期间内可以自行减少发作甚至不发作。

随着技术发展，神经调控技术在癫痫治疗中的应用价值也逐渐凸显。临床上应用较为广泛成熟的是迷走神经刺激术，但对于刺激使用的频率、刺激时间、脉冲宽度及强度仍存在争议。在大脑刺激术中，脑深部电刺激在癫痫治疗中应用较多。有研究表明，脑深部电刺激治疗后癫痫发作明显减轻，并且安全性好，副作用少。

推荐建议：脑外伤后癫痫对患者的预后有严重影响，高危的严重 TBI 的患者可应用预防性 AEDs 治疗，应在伤后尽早用药以减少伤后早发型 PTS 的风险。PTE 的治疗以药物治疗为主。SE 一旦发生尽早治疗，保持生命体征稳定、尽快终止癫痫发作，防治并发症是目的。对于难治性癫痫，可采用外科治疗方法控制癫痫发作，但是手术不宜在癫痫初发后的 3～4 年内进行。

（张巧俊　宋为群）

（五）垂体功能障碍

创伤后垂体功能减退（post-traumatic hypopituitarism，PTHP）是一种常见的，但却极易被漏诊的并发症。中重型脑外伤患者常合并有脑干、下丘脑和垂体损伤。其导致的神经内分泌功能紊乱，内环境失衡影响患者的预后，是导致患者死亡的重要原因。

不同研究之间发病率差异较大[272]，最新的荟萃分析显示其发病率在 27.5%。差异较大的原因主要与研究的纳入和排除标准、测试方法（如使用静态或动态实验）、诊断阈值、评定时间（急性期或恢复期）等有关。目前认为导致 PTHP 的主要原因是下丘脑、垂体柄和垂体血管损伤导致的梗死，其中血管损伤可能是外伤直接导致的，也可能是继发于低氧、低血压或颅内压增高。直接机械冲击、自身免疫介导等因素也与 PTHP 发生相关。初始 GCS 评分[273, 274]、CT 影像[275]、颅内压升高、低血压、缺氧、高龄、NICU 入住时间长、爆炸伤是 PTHP 研究较多的危险因素[276]，其中爆炸伤可能是独特的危险因素[277]。而载脂蛋白 E3 / E3 基因型可降低 PTHP 风险[278]。

PTHP 中垂体前叶和后叶激素均可发生减退。垂体前叶激素减退最常见的是生长激素和性激素的缺乏，但急性期糖皮质激素缺乏是致命的[279, 280]。大多数研究发现慢性期小于 10% 的患者表现出肾上腺轴和甲状腺轴功能异常[281-284]。但在分析 TBI 急性期激素测试结果时需谨慎，这是因为应激状态下部分激素缺乏可自愈。TBI 后垂体后叶功能障碍（尿崩症、抗利尿激素异常分泌综合征）持续时间通常小于 1 个月，应密切监测患者血钠水平、出入量；对于肾功能较好的患者，保证入量充足可能有利于避免发生高钠血症。

PTHP 临床表现常无明显特异性，多表现为疲劳、情绪障碍、认知障碍、食欲减退、性欲减退、性功能障碍、月经稀发或停经、生活质量下降等，与脑震荡综合征相似。因症状缺乏特异性，故需排除情绪障碍。

内分泌评定和管理往往需要多学科联合[285]。对于存在 PTHP 危险因素的 TBI 患者,应迅速诊断和治疗急性糖皮质激素缺乏,同时应在急性期后对垂体功能进行更全面的评定。

推荐建议:

(1) 不建议在 TBI 后急性期进行常规垂体功能筛查。如存在 PTHP 危险因素,应重点关注肾上腺轴和垂体后叶功能,临床表现包括难以纠正的低钠血症、低血压,严重的多尿(>200ml/h)和高钠血症。如发现肾上腺皮质功能低下,应给予应激剂量的糖皮质激素静脉补充。

(2) 建议存在 PTHP 危险因素的 TBI 患者在伤后 3～6 个月检测肾上腺轴、甲状腺轴、性腺轴相关激素。如发现缺乏,可考虑替代治疗。

(3) 建议在伤后 1 年进行生长激素相关检测。

(4) 建议怀疑 PTHP 的患者使用简要筛查工具排除情绪障碍。

(张　一)

(六) 异位骨化

脑外伤后症状性异位骨化(hoterotopic ossification,HO)的发病率在 10%～20% 之间[286, 287]脑外伤后 HO 临床症状出现的时间为外伤后 2 周至一年,平均时间为 2 月。最常见的部位为髋关节,约占三分之二,其次是肘关节,接着是膝关节和肩关节,腕、踝、手、足等小关节几乎不受累。在需要手术治疗的患者中,脑外伤后异位骨化所占比重最高(55.7%),且拥有较高的术后复发率(19.8%)[288]脑外伤后 HO 的发病率与脑外伤的严重程度成正相关。脑外伤后异位骨化的危险因素有:痉挛、弥漫性轴所损伤、长时间制动、机械通气、昏迷、合并长骨骨折、遗传因素[289-291]。异位骨化的遗传因素目前尚未完全明了。研究发现,骨形态发生蛋白 -4(Bone Morphogenetic protein-4,BMP-4)的过度表达,促进了间充质干细胞向成骨细胞分化,抑制骨形态发生蛋白 -4 可防止骨化。

异位骨化包括无症状性异位骨化和症状性异位骨化。部分异位骨化患者无临床症状,仅在常规复诊时通过影像学发现异位骨。

症状性异位骨化的早期诊断包括:①病史及危险因素:存在脑外伤病史及异位骨化的危险因素。②症状:脑外伤后局部红、肿、热。③实验室检查:血清碱性磷酸酶增高。④影像学检查:骨三相显像在出现临床症状后 2 周出现放射性增高[292]。中晚期异位骨化诊断包括:①症状:关节周围出现疼痛及关节活动受限、关节强直。②影像学检查:X 线及 CT 在出现症状后 3～6 周发现异位骨[292]。异位骨成熟时,X 线及 CT 上显示与正常重建骨相似,骨三相扫描显示摄取率平稳下降。

目前,异位骨化有 Brooker 分级、Garland 脑损伤分级、Hastings 和 Graham 肘关节功能分级几种分级方法,以 Brooker 分级应用最广。

脑外伤后异位骨化的管理,在 HO 出现前、HO 出现后及 HO 手术切除后,每个阶段的处理方法不同。在出现 HO 之前,治疗的原则是控制感染,进行被动运动(每天至少一次),并对异位骨化高危患者进行预防。在 HO 出现后,在 HO 发育过程中,必须保持关节活动度,控制疼痛并观察有无神经血管并发症。这一阶段的主要目的是保持关节活动度,避免或延迟关节强直,并对脑外伤造成的功能障碍(如运动障碍、认知障碍等)进行康复。HO 手术切除后,应给予非甾体抗炎药或放射治疗预防 HO 复发,两种措施可联合使用,联合使用时 HO 复发率低于仅使用其中一种措施。术后温和地活动是必需的,除了维持关节活动度外对预防 HO 复发也有帮助。

对存在多种异位骨化危险因素(特别是合并长骨骨折)、血清碱性磷酸酶升高的脑外伤患者,使用吲哚美辛预防异位骨化可能是合理的[293-295],推荐剂量为 25mg,一天三次,疗程为 3～6 周,同时联用胃黏膜保护剂预防非甾体抗炎药的胃肠道副作用。不能耐受吲哚美辛、无心血管疾病的患者,使用塞来昔布可能是合理的[295]。

脑外伤后异位骨化(HO)患者,出现运动功能障碍、严重疼痛、神经和血管压迫、会阴部护理困难、压疮时,应考虑手术切除异位骨化(HO)[288]。

早期手术不是脑外伤后异位骨化复发的因素,一旦共病因素得到控制,应立即进行 HO 手术切除。脑外伤后 6 月进行手术可能是合理的[288]

推荐建议：异位骨化是脑外伤常见的并发症，发病机制尚未完全清楚。非甾体类抗炎药可用于一级和二级预防，因脑外伤后异位骨化部位不能预测，放射治疗不适用于一级预防，却是很好的二级预防手段。目前唯一有效的治疗方法是手术，手术可以显著改善患者关节活动度、缓解疼痛、改善护理困难及压疮。

（胡才友　公维军）

四、其他康复方法应用

（一）高压氧治疗

高压氧在脑外伤的临床应用始于 1965 年。2014 年美国安泰保险公司发布的高压氧临床策略指出，对于脑外伤患者来说，在标准治疗的基础上，附加高压氧治疗可以减少死亡率，增加最终的 GCS 评分[296]。

2016 年瑞典医学中心脑健康和治疗基金会指南认为，附加高压氧治疗对于轻度脑外伤和持续性脑震荡后综合征是有效的[297]。2017 年欧洲高气压医学会在循证医学的基础上，将脑外伤列入高压氧治疗的适应证（GRADE 3 级），并进一步指出：对脑外伤患者选择性使用高压氧是有理论依据的，特别是在中、重度脑外伤的早期，在脑外伤晚期证实有脑代谢障碍者也能从高压氧治疗中获益[298]。2018 年中华医学会高压氧医学分会推荐的高压氧治疗适应证中，脑外伤为其 I 类适应证之一[299]。2017 年中国重型颅脑创伤早期康复管理专家共识中，在康复措施中建议重型颅脑创伤后意识障碍患者行高压氧治疗，并指出应尽早开始高压氧治疗，早期行高压氧治疗获益大于晚期行高压氧治疗者[3]。2018 年神经重症康复中国专家共识，在意识障碍的康复技术中也提到高压氧治疗[300]。

高压氧治疗的具体方案目前尚未形成统一性意见。发表的指南性文件中均未提及脑外伤高压氧治疗的具体压力及治疗方案。国内外临床研究文献中涉及的高压氧治疗压力从 1.5～2.5ATA 均有，每次高压氧治疗时间 60～140 分钟不等，高压氧干预次数 20～120 次[301]。2016 年瑞典医学中心脑健康和治疗基金会的研究结果显示，较低的压力（≤2.0ATA）相较于高压力来说更有利于轻度脑外伤患者临床症状的恢复疗效更好。也有临床研究显示，对于重度脑外伤较高压力（≥2.0ATA）的高压氧治疗在纠正脑外伤早期神经缺血缺氧性损害方面的疗效更好。

脑外伤的高压氧治疗应首先排除高压氧治疗一般禁忌证。2014 年美国安泰保险公司发布的高压氧临床策略和我国 2018 年中华医学会高压氧医学分会发布的高压氧治疗适应证和禁忌证均明确了高压氧治疗的绝对和相对禁忌证。通过对脑外伤高压氧治疗不良反应研究证实，高压氧是一种较安全的治疗方法，不良反应和副作用小。

脑外伤无癫痫发作史的患者行高压氧治疗不会增加癫痫发作的风险。合适的高压氧压力及疗程的选择可以有效避免高压氧不良反应。

推荐建议：

（1）高压氧作为脑外伤治疗重要的安全的辅助治疗手段之一，建议应用于脑外伤治疗。

（2）脑外伤的高压氧治疗应首先排除高压氧治疗一般禁忌，同时需要满足：生命体征稳定，颅内无活动性出血，无未处理的脑疝，无持续脑室外引流，无严重肺损伤及脑脊液漏的条件。其中，患者生命体征平稳的评定需要依据高压氧科室的实际情况综合评定。

（3）脑外伤高压氧治疗的适用范围：①轻度脑外伤的高压氧治疗目前国内外尚未形成统一意见，结合我国国情及现有研究结果，可考虑使用高压氧治疗，治疗压力以低压力为主，可选择 1.5～2.0ATA；②中、重度脑外伤的急性期强烈推荐高压氧治疗，治疗压力 1.5～2.5ATA；③脑外伤慢性康复期建议行高压氧治疗，压力 1.5～2.0ATA；④外伤后慢性意识障碍患者（持续植物状态、最小意识状态患者）高压氧治疗可作为重要促醒手段之一；⑤脑外伤并发神经损伤和（或）后遗症（躯体后遗症、认知障碍）均推荐高压氧治疗；⑥外伤造成的特殊神经损伤如脑神经损伤（视神经损伤、动眼神经损伤、舌咽神经损伤）等建议行高压氧治疗。

（4）脑外伤的高压氧治疗方案目前尚无一致标准，可选择的方案为：1.5～2.5ATA，每天 1 次，连续

5～10 次为 1 疗程,依据患者伤情及个体情况决定疗程间是否休息,30～60 次。压力和方案的选择可以根据患者的年龄、病情等具体情况决定,对老人、儿童、营养不良、基础病多、并发症较重的患者,建议高压氧治疗的压力以低压力为宜,疗程与疗程间期的休息依据患者的具体情况决定。

(潘树义　李红玲　李景琦)

(二)电磁刺激治疗

1. 经颅电刺激　经颅直流电刺激(tDCS)通过两片或更多电极片对大脑施加连续、微弱电流,从而调节大脑皮质兴奋性。同样作为一种无创性脑刺激技术,tDCS 治疗机制与 TMS 不同,目前认为 tDCS 的作用原理可能有以下几点:

(1)改变皮质兴奋性:tDCS 并不直接刺激神经细胞产生动作电位,而是通过阈下刺激,改变大脑神经元膜内外电位差,改变动作电位阈值,从而调节刺激区域神经元兴奋性。其中,阳极刺激使神经细胞去极化,降低神经元产生动作电位的阈值,增强皮质兴奋性;阴极刺激使神经细胞超极化,增高神经元产生动作电位的阈值,抑制皮质兴奋性[302]。

(2)突触重塑:tDCS 刺激皮层神经元后能够调节 N- 甲基 -D- 天门冬氨酸(N-methyl-D-aspartic acid receptor, NMDA)受体的表达和 γ- 氨基丁酸的释放,产生长时程增强和长时程抑制作用引起突触重塑[303]。

(3)调节脑网络:tDCS 不仅可以改变刺激区域局部的皮质兴奋性,并且能够对大脑造成广泛地、网络层的影响,即通过脑网络对刺激部位以外的脑区同样造成影响[302]。

目前对于 tDCS 治疗脑外伤的作用仍处于研究阶段。基础实验证明,tDCS 能够改善脑外伤大鼠早期的行为和空间记忆,并且能诱导和促进重复性轻度脑外伤大鼠的神经可塑性[304, 305]。临床试验中,已有一些研究表明 tDCS 能够改善脑外伤后的抑郁、记忆力障碍、忽略以及注意力等情况[30, 306, 307]。运动功能方面,有研究表明双侧 1.5mA、15 分钟的 tDCS 刺激 C3/C4 能够改善脑外伤患者的上肢功能。但也有研究发现 tDCS 并不能改变重复性脑外伤患者脑内 γ- 氨基丁酸的水平[30]。目前的临床研究中,大部分为初步研究,证据等级较低。综上,tDCS 在脑外伤康复中的应用仍需要更多、更进一步、证据等级更强的研究来证明。

tDCS 是安全性较高的一种无创型脑刺激技术,对于大多数患者并不会产生严重的副作用。目前对于 tDCS 治疗脑外伤的研究较少,其中并未报道有较为严重的副作用。而 tDCS 在其他领域的临床研究中,如脑卒中、儿童、老年人及健康志愿者等,也并未报道产生不可逆的损伤。结合目前国际上几项 tDCS 安全性的研究综述,足以证明 tDCS 的安全性较高、耐受性较好[308]。

推荐建议:tDCS 治疗对于脑外伤的临床治疗是安全可行的。对于脑外伤后认知障碍、言语障碍、抑郁等方面的治疗,建议选择左侧背外侧前额叶皮层(the dorsolateral prefrontal cortex, DLPFC)作为治疗靶点的阳极 tDCS 治疗,或选用对侧 DLPFC 同时进行阴极 tDCS 刺激,电流强度为 2mA;脑外伤后运动功能的恢复可选用患侧 M1 区的阳极 tDCS 治疗,或选用对侧 M1 区同时进行阴极 tDCS 刺激,电流强度为 1.5～2mA;同时也可将 tDCS 与其他康复训练相结合,增强训练效果,促进功能恢复。

(徐光青)

2. 经颅磁刺激　重复经颅磁刺激(rTMS)作为一项非侵入性脑调控技术,通过调节皮层兴奋性改变诱导神经可塑性,促进受损神经网络功能修复。根据刺激频率,可分为≥5Hz 的高频 rTMS 和≤1Hz 的低频 rTMS。θ 爆发式刺激(theta-burst stimulation, TBS)是模式化 rTMS 刺激方式,分为连续性 TBS (continuous TBS, cTBS)和间歇性 TBS(intermittent TBS, iTBS)[157, 158]。高频 rTMS 和 iTBS 能提高皮层兴奋性,低频 rTMS 和 cTBS 能抑制皮层兴奋性。

rTMS 在脑外伤治疗中的应用目前尚处于研究阶段,有证据表明,低频 rTMS 能改善脑外伤后引起的抑郁、耳鸣、幻觉症状;高频 rTMS 能改善脑外伤所致的运动功能障碍、意识障碍、脑震荡后综合征;cTBS 能改善脑外伤后视空间忽略[309-311]。说明 rTMS 对脑外伤引起的某些功能障碍具有潜在治疗作用。但以上结论多数来自病例报告,且多数研究对刺激部位缺乏精准定位,不同研究采用的刺激频率、刺激时间及治疗周期也不一致。因此 rTMS 对脑外伤的疗效,还需要进行大样本量的随机对照研究。目前的研究局限于慢性脑外伤患者,对急性脑外伤患者的治疗尚无证据支持。

安全性方面，有研究指出，在没有明显结构损伤的轻度脑外伤患者中使用 rTMS 是较低风险的，而在中度或重度脑外伤患者中使用高频 rTMS 时，需要谨慎考虑治疗的风险与潜在益处。据报道，曾有两例慢性重度脑损伤患者接受高频 rTMS 治疗时出现癫痫发作或痫样脑电波。但总的来说，慢性期的脑外伤患者对接受 rTMS 治疗的副作用少，耐受性好。

推荐建议：重复经颅磁刺激用于脑外伤康复是安全有效的。脑外伤后抑郁、耳鸣、幻觉等采用抑制右侧背外侧前额叶（低频 rTMS 或 cTBS）和兴奋左侧背外侧前额叶（高频 rTMS 或 iTBS）相结合的方法；脑外伤后意识障碍和脑震荡后综合征采用高频 rTMS 或 iTBS 刺激模式，刺激强度分别 80% RMT 和 80% AMT 以下；脑外伤后运动功能障碍、视空间忽略和失语症采用抑制病灶对侧（低频 rTMS 或 cTBS）和兴奋病灶侧（高频 rTMS 或 iTBS）相结合的方法。

（胡昔权　潘　珏）

（三）物理因子治疗

物理因子治疗是指应用天然或人工物理因子的物理性能，通过神经、体液、内分泌等生理调节机制作用于人体，以达到预防和治疗疾病的方法。该方法目前被广泛用于颅脑外伤患者的康复治疗。

方法包括：电疗法（经颅直流电电刺激、小脑顶核电刺激、功能性电刺激、正中神经电刺激、短波、超短波和微波等）、磁疗法（脉冲磁疗法、重复经颅磁刺激等）、光疗法（红外线光疗、紫外线光疗、激光疗法等）、超声波治疗、音乐治疗、气压治疗、体外反搏治疗、振动治疗等。

小脑顶核电刺激（Electrical Stimulation Fastigial Nucleus，ESFN）可以影响脑循环和血管自动调节功能，增加大脑皮层的血流，保护神经细胞，恢复和改善神经控制系统，改善神经递质的传导，减少半影区坏死神经元，减轻颅脑外伤后脑水肿程度。

功能性电刺激（FES）可用于刺激功能障碍的肢体或器官，替代肢体或器官中丧失的功能，从而达到促进脑外伤者功能重建。

神经肌肉电刺激（NMES）可通过刺激完整的外周运动神经来激活所支配肌肉的电刺激以及激活去神经支配的肌肉纤维的电刺激，结合吞咽肌的主动训练对脑外伤恢复期患者存在的吞咽功能障碍有效[312, 313]。

正中神经电刺激（Median Nerve Electrical Stimulation，MNES）在国外用于脑外伤急性期昏迷和持续植物状态患者的促醒治疗，发现能明显缩短昏迷时间、并增加脑血流[314]。

超短波治疗可加速重型脑外伤患者合并肺部炎症的吸收消散，弱激光疗法（Low-level laser therapy）可改善在脑损伤小鼠预后，临床上可有效改善脑外伤患者认知功能。

重复经颅磁刺激（rTMS）可以明显改善颅脑外伤后出现的抑郁、耳鸣等症状及认知功能[158, 315]。

经颅直流电电刺激（tDCS）可提高脑外伤患者大脑皮层可塑性，改善运动功能障碍、学习能力。经颅多普勒超声（transcranial doppler sonography，TCD）可以改善血脑屏障通透性及增加局部神经保护因子水平从而在脑外伤急性期发挥神经保护作用，超声溶栓对于合并血栓的脑外伤患者具有潜在的临床治疗价值。

推荐建议：脑外伤患者功能障碍类型多样，应根据循证、针对性地选用相应的物理因子治疗技术。

（范建中　刘　楠）

（四）音乐治疗

音乐治疗是基于临床和循证基础的音乐技术干预方法，由经过训练的音乐治疗专业人员实施完成，用以完成患者个体化的治疗目标。康复音乐治疗（rehabilitation music therapy，RMT），是指利用音乐的各类体验形式和治疗关系作为手段来增进伤病者的功能，使其功能恢复至伤病前水平或得到尽可能合理的调整。神经学音乐治疗（neurological music therapy，NMT）是针对脑血管病、脑外伤、神经系统退行性病变引发的语言、认知、运动、社会情感等障碍的音乐治疗方法，在循证医学的基础上，针对神经系统疾病的功能性症状，由一系列可由实验反复验证的音乐干预技术完成。一般概括地说，无论是康复音乐治疗，还是神经学音乐治疗，都是康复治疗的方式之一。

至今为止，尚未有明确治疗方法能够有效地治疗脑外伤后意识障碍。音乐刺激是对严重意识障碍患者唤醒治疗的重要手段。有学者在对比了感觉刺激和音乐刺激对意识障碍患者的治疗效果之后发现，音乐治疗不仅在意识唤醒方面提供了线索，并且在严重脑外伤患者的唤醒治疗上也提供了理论和临床的证据[115]。Vanhaudenhuyse 等发现音乐聆听会提供一种特别的听觉刺激，为脑部意识区域的激活提供证据支持。既往研究对比了聆听白噪音和非偏好音乐的实验组与非音乐听觉的对照组对听觉刺激的反应，发现聆听白噪音和非偏好音乐实验组意识反应更加明显，这也为音乐治疗对意识障碍患者的促醒提供了潜在的证据。这也说明音乐旋律化的刺激会使颞上回的活动更加活跃，且对脑意识区域潜在活动更具有预判性[116]。在有学者证明了 DOC 患者在音乐作品刺激下自主活跃区和情感唤醒区的相关性之后，Riganello 等[117] 使用愉悦音乐作品与不适音乐作品对 DOC 患者进行听觉刺激，发现患者大脑的神经网络和结构也会随着作曲家不同音乐作品乐句的变化而变化。

目前严重意识障碍患者的意识状态主要通过行为学量表进行诊断，相应的研究也引入了如 fMRI、CT 等新技术。音乐治疗评定方面，目前较为推荐的是评定量表，是意识障碍音乐治疗评定工具（music therapy assessment tool for awareness in disorders of consciousness，MATADOC）[316]。MATADOC 是一种用于评定脑外伤患者意识的方法，使用基于音乐的刺激来测定患者的反应性。具有良好的信度和效度的可靠性、单维性和均匀性，发现意识状态的诊断结果非常一致（100%）。MATADOC 的目的是通过提供对听觉反应性的严格和详细的评定，促进对 DOC 患者的意识进行跨学科的临床评定。

在整个康复治疗的过程中，音乐治疗师需要与医师、语言治疗师、物理治疗师、作业治疗师、心理治疗师、社会工作者共同协作，形成密切的小组治疗模式，来帮助患者进行全面的康复。

推荐建议：

（1）使用意识障碍音乐治疗评定工具（MATADOC）对脑外伤后意识障碍患者进行声音感知评定，测定评分结果后结合 PET-CT 或 fMRI 观察评定及治疗结果。

（2）推荐使用"唤名"范式为患者提供直接声音刺激，或将患者姓名拟音成单旋律进行旋律化刺激。

（3）建议详细了解患者社会生活环境及文化教育背景，首先由音乐治疗师推荐临床建议音乐，再结合患者偏好音乐作为刺激条件，声音刺激比例由音乐治疗师根据患者临床表现实时调整。

（4）做好记录，便于测评前后对比。

（张晓颖）

（五）传统中医中药治疗

中医康复学是在中医理论指导下，针对残疾者、老年病、慢性病及急性病恢复期患者，综合运用各种中医康复治疗方法及措施，以减轻功能障碍的影响并使其重返社会。其康复方法包括：针灸、推拿、中药、传统运动疗法及情志疗法等。

针刺能改善脑外伤后出现的意识、语言、运动及认知功能，有效促进脑外伤重症患者苏醒，提高脑皮质神经细胞的兴奋性，促进可逆性神经细胞复活。

艾灸具有温通气血、温经散寒、顺气降逆的功效，改善脑外伤后并发的呃逆病症[317]。

推拿运用推、拿、提、捏等方法，于患者穴位治疗，刺激肢体末梢神经，协调机体组织的功能，加快脑外伤肢体、语言功能恢复等[318]。

血府逐瘀汤、五苓散等可促进脑组织对葡萄糖的利用，恢复脑组织正常能量供应，减轻重度脑外伤后细胞结构的破坏，改善神经功能损伤[319]。

情志疗法能调摄情志、控制情绪、转移注意力，缓解脑外伤患者的焦虑、恐惧等情绪[320]。

太极拳动作柔和、速度较慢，促进中枢神经兴奋，改善神经传导，提高脑外伤患者的生活能力。

推荐建议：中医康复方法包括：针灸、推拿、中药、传统运动疗法及情志疗法等，综合运用各种中医康复方法及措施，对诸多因素造成的脑外伤后机体功能衰退或障碍进行康复，以减轻脑外伤患者功能障碍的影响并使其重返社会。

（唐　强　冯晓东）

五、预后评定和职业、家庭康复

（一）预后评定

TBI 的长期预后主要关注以下几个方面：生存质量（quality of life，QOL）、寿命、残疾情况、就业情况及预后影响因素等。常用的评价方法有访谈法、自我报告法、观察法。

常用的 QOL 评价量表有世界卫生组织生存质量测定量表（WHO Quality of Life，WHOQOL），生存质量指数（quality of life index，QLI），安康生活质量量表（Quality of Well-Being，QWB），医学结局研究 - 简明调查 36 条（MOS-SF36），生活满意度量表（Satisfaction With Life Scale，SWLS）等。脑损伤后生活质量量表（Quality Of Life after BRain Injury，QOLIBRI）是 TBI 专用的生活质量评定量表[321]。格拉斯哥结局量表（Glasgow Outcome Scale，GOS）是评价脑损伤患者结局的一个非常简单的量表，是应用最为广泛的脑损伤结局评定量表，但是主要缺点是敏感性差。残疾等级量表（Disability Rating Scale，DRS）及其附属量表相比 GOS 敏感性更高，但对于功能水平很高的患者（DRS＜3 分）和功能水平很低的患者（DRS＞25 分）缺乏敏感性。

TBI 的预后与很多因素相关，如年龄、病因、病情的严重程度、损伤的部位、性质和范围，其他器官组织的损伤情况，并发症，伤后是否救治及时得当，残疾情况，精神心理状况等[322]。年龄被认为是独立的预后影响因素之一，研究表明，随着年龄的增长，结局不良的比例上升，良好结局的比例下降。

环境因素包括家庭支持、环境设施、就业环境、周围人的态度以及政府所制定的相关政策等，这些因素会影响到患者的活动能力及活动范围，情绪心理变化，婚姻状况，社会交往能力以及上学或就业情况。

推荐建议：推荐使用标准化量表对 TBI 的预后结局进行评定，包括通用的生存质量评价量表和专用的脑损伤后生存质量量表（QOLIBRI），以及常用的 TBI 预后结局评价量表（GOS 和 DRS 量表）。根据具体情况可通过访谈法、自我报告法或观察法完成评定。TBI 的长期预后影响因素众多，年龄被认为是独立的主要预后影响因素之一，环境因素对预后的影响需要引起高度重视。

（张小年）

（二）职业康复

我国《宪法》、《劳动法》、《就业促进法》、《残疾人保障法》都明确规定保障残疾人的劳动权利，对残疾人劳动就业给予特别的扶持、优惠和保护。脑外伤患者多为处于就业年龄的青壮年，帮助其就业或重返工作，能促进患者发挥才能，承担家庭和社会的责任，体现人生价值和生命的意义，提高生活质量，这也是康复的重要目标。

职业康复是为残疾人获得和保持适当的职业，并使其参与或重新参与社会生活而进行帮助的过程。职业康复包括评定、计划、实施和追踪等阶段，早期介入是有必要的[323]。职业康复的过程可能较长，需要脑外伤患者与职业康复人员的协作配合，最终的职业目标的实现也离不开康复医师、物理治疗师、作业治疗师、言语治疗师、心理治疗师、社会工作者、康复工程师以及用人单位和患者家属的共同支持[324]。

对于脑功能损害较轻的患者，康复后能基本恢复伤前的状态，他们参加或重返工作没有太大困难，因此患者的职业目标是重返工作岗位或伤前的理想职业，职业康复的主要任务就是帮助其过渡和逐渐适应未来的职业生活[325]。而脑功能损害较重的患者，由于认知问题（包括注意力、记忆力、处理事务能力）以及体能的限制，他们的职业选择会受到较大影响[326, 327]。

职业康复人员要根据患者的具体情况和就业意愿，与患者一起选择与现存能力相适合的就业目标，通过一些职业康复手段，促进其实现就业目标。在设定就业目标后，患者就要开始为就业做好准备。首先是身心功能的准备，这主要由康复专业人员指导患者在认知功能、运动功能、言语功能、生活自理、心理情绪等方面进行系统的康复，尤其是心理和认知问题，对脑外伤患者的长期预后和回归工作有重要影响[328, 329]。在患者身心功能恢复到一定程度后，就要培养其社会生活能力，就业前还要接受一定的工作适应训练，没有掌握必要的职业技能的患者，就要参加专门的职业技能培训，或通过职业技能资格考试取得国家认可的职业资格。

脑外伤患者就业后可能还存在一些病症，影响其顺利完成工作任务，职业康复人员和用人单位要为其提供相应的后续支持[330,331]。职业康复人员和用人单位要分析患者的工作能力和工作任务之间的差距，以及工作环境中的障碍，然后对其工作环境、工作方法或工作条件作出有针对性的改变或调整，以消除患者与工作任务及工作环境之间的不适应。进行工作调整后，职业康复人员还要评定患者其后的工作效率和用人单位的满意度，听取患者和用人单位的反馈意见，并做进一步的调整。

推荐建议：职业康复是脑外伤康复的重要环节之一，包括评定、计划、实施和追踪等阶段，心理和认知问题值得特别关注，患者就业后仍需要有长期的后续支持或改变调整。

（张　皓）

（三）家庭康复

脑外伤后的康复服务提倡家庭的参与。术语"家庭"可以有许多不同的解释，新西兰康复环境中的"家庭"大致包括所有影响康复的人，包括家庭成员、朋友，以及其他提供照顾或支持的人。这些提供无偿的照顾和帮助的人被称为家庭照顾者，有时也被称为非正式的照顾者，他们绝大多数为父母或配偶[332]。

在医院里，家庭成员被描述为医院环境中的被动观察者，但在家中，他们是护理任务的主要承担者，并成为康复方案的积极决策者。在家庭这种现实环境中进行康复训练，注重的是实际活动而不是模拟治疗中心或医院的活动，关注的是患者和家庭的即时需求，这可能会使患者和家庭更有训练的信心和积极性。

根据神经可塑性原理，神经损伤患者在正式康复期间和之后，都应努力增加步行训练和受损上肢的功能练习。家庭康复是医院正规运动训练后的一个很好的补充。借助移动通信技术和远程康复技术，患者即使在家也可以实现病情反馈、目标设定和远程指导[333]。研究证明，家庭运动训练还可提高严重脑损伤儿童的平衡能力以及脑损伤成人患者的心肺功能[334]。

家庭康复不仅仅是运动训练。照顾者们在家中通过在线或面对面等形式进行相关护理学习，可以协助脑损伤患者完成日常生活活动、工具性日常生活活动、记忆、文书等[335]。另外，家庭心理治疗可一定程度改善脑损伤后心理及行为障碍[336]。

家庭积极参与康复过程是脑外伤患者恢复到相对正常生活的必要条件。这需要教会照顾者与患者合作的方法，并让他/她意识到，患者许多不好的行为并不是出于自我的意愿，而仅仅是大脑损伤的结果。这不仅使照顾者能够给予帮助，而且使他们能够克服挫折感和无助感，帮助治疗师进行康复治疗。

家庭环境对于脑损伤患者的日常功能和幸福感也有着重要作用。通过改变家庭环境或运用一些补偿方法，可以改善一系列非肢体原因导致的障碍，诸如记忆丧失、执行功能障碍、情感和人际问题以及耳鸣和光过敏等感觉问题[337]。

推荐建议：家庭康复是脑损伤后康复的一个重要组成部分，运动治疗、作业治疗、心理治疗等需借助移动通讯技术和远程技术得以在家中实施。同时，我们还需要注意家庭成员或照顾者的教育和家庭环境的改造。

（王　彤）

（四）辅助具的应用

严重脑损伤后的功能障碍随着时间延长难以恢复，残留不同程度的后遗症，针对这些功能障碍，可以选择辅助用具进行补偿和代偿。辅助用具被定义为残疾人士使用的任何可增加参与和活动，或以保护、支撑、训练、测量或替代身体功能/结构为目的，或为防止损害、活动或参与限制的产品（包括器件、设备、仪器和软件），这些用具可以是特别生产的，也可以是一般可获得的[338]。通过辅助具的帮助，改善脑外伤患者的日常活动能力。步态损害很常见，机器人辅助下跑步机训练可以提供更密集和更长的训练模式、更一致和更精确的运动，并且有效减少治疗师的体力劳动[186]。矫形器和电刺激等辅助用具的适量使用，可以改善肌肉力量、增加稳定性、促进行进运动，有助于更好的步行练习。

神经仿生学是一门快速发展的新学科，它通过解码各种运动或感觉神经信号，可以完全或部分恢复人体丧失的神经功能。这也导致了各种辅助设备的开发，比如各种电刺激仪和假体等[339]。目前，已有研究证明语言假体、人工耳蜗等辅助具有益于脑外伤患者的沟通交流能力。外骨骼作为一种可穿戴的外部结构，在某些应用中支持甚至取代患者的肌肉驱动，协助步行。日常生活辅助用具（穿衣器、C型套、用餐固定器等）可以帮助脑外伤患者改善日常活动能力。

许多脑外伤患者的余生都持续伴随着认知功能损伤。认知辅助具可改善记忆力、注意力、执行功能、视觉和空间技能以及日常活动中的语言理解，从而帮助个人保持独立性，减少对他人支持的需要。传统的认知辅助具包括纸质日历、挂图和笔记本，但随着时代发展，电子设备（如智能手机、智能平板）及其应用程序也逐渐受到关注，且具有使用方便、功能多样等优点。情境感知自动提示系统可协助个体进行多步骤烹饪任务，自动交互提示技术可降低后天性脑外伤患者晨间活动中的支持需求，电子驾驶教练的语言提示装置可以辅助脑外伤后驾驶员培训，这些电子辅助认知技术极大地提高了脑外伤患者的生活质量。

推荐建议：脑损伤后遗症患者，下肢功能障碍可以适量使用矫形器和电刺激等辅助用具，上肢辅助用具帮助改善日常生活能力，电子设备（如智能手机、智能平板）及其应用程序有益于这类患者改善认知，提高生活质量。

（王　彤）

牵头执笔专家：张　皓

主审专家（按姓氏笔画排序）：张　通　凌　锋

参考文献

[1] 张通. 中国脑卒中康复治疗指南（2011完全版）[J]. 中国康复理论与实践，2012，18（4）：301-318.

[2] 倪莹莹，王首红，宋为群，等. 神经重症康复中国专家共识（上）[J]. 中国康复医学杂志，2018，33（1）：7-14.

[3] 中华医学会神经外科学分会，中国神经外科重症管理协作组. 中国重型颅脑创伤早期康复管理专家共识（2017）[J]. 中华医学杂志，2017，97（21）：1615-1623.

[4] CONNOLLY B，O'NEILL B，SALISBURY L，et al. Physical rehabilitation interventions for adult patients during critical illness: an overview of systematic reviews[J]. Thorax，2016，71: 881-890.

[5] SINGH R，VENKATESHWARA G，KIRKLAND J，et al. Clinical pathways in head injury: improving the quality of care with early rehabilitation[J]. Disability and rehabilitation，2012，34: 439-442.

[6] EVANS JJ. Goal setting during rehabilitation early and late after acquired brain injury[J]. Current opinion in neurology，2012，25: 651-655.

[7] STEINER E，MURG-ARGENY M，STELTZER H. The severe traumatic brain injury in Austria: early rehabilitative treatment and outcome[J]. Journal of trauma management & outcomes，2016，10: 5.

[8] ANDELIC N，BAUTZ-HOLTER E，RONNING P，et al. Does an early onset and continuous chain of rehabilitation improve the long-term functional outcome of patients with severe traumatic brain injury?[J]. Journal of neurotrauma，2012，29: 66-74.

[9] VARELA-DONOSO E，DAMJAN H，MUNOZ-LASA S，et al. Role of the physical and rehabilitation medicine specialist regarding of children and adolescents with acquired brain injury[J]. European journal of physical and rehabilitation medicine，2013，49: 213-221.

[10] CNOSSEN MC，LINGSMA HF，TENOVUO O，et al. Rehabilitation after traumatic brain injury: A survey in 70 European neurotrauma centres participating in the CENTER-TBI study[J]. Journal of rehabilitation medicine，2017，49: 395-401.

[11] ROLLNIK JD，JANOSCH U. Current trends in the length of stay in neurological early rehabilitation[J]. Deutsches Arzteblatt international，2010，107: 286-292.

[12] KREITZER N，RATH K，KUROWSKI BG，et al. Rehabilitation Practices in Patients With Moderate and Severe Traumatic Brain Injury[J]. The Journal of head trauma rehabilitation，2019.

[13] SEEL RT，BARRETT RS，BEAULIEU CL，et al. Institutional Variation in Traumatic Brain Injury Acute Rehabilitation

Practice[J]. Archives of physical medicine and rehabilitation, 2015, 96: S197-208.

[14] SCARPONI F, ZAMPOLINI M, ZUCCHELLA C, et al. Identifying clinical complexity in patients affected by severe acquired brain injury in neurorehabilitation: a cross sectional survey[J]. European journal of physical and rehabilitation medicine, 2019, 55: 191-198.

[15] WEINTRAUB AH, GERBER DJ, KOWALSKI RG. Posttraumatic Hydrocephalus as a Confounding Influence on Brain Injury Rehabilitation: Incidence, Clinical Characteristics, and Outcomes[J]. Archives of physical medicine and rehabilitation, 2017, 98: 312-319.

[16] PARK HY, KIM S, KIM JS, et al. Sinking Skin Flap Syndrome or Syndrome of the Trephined: A Report of Two Cases[J]. Annals of rehabilitation medicine, 2019, 43: 111-114.

[17] STOCKER RA. Intensive Care in Traumatic Brain Injury Including Multi-Modal Monitoring and Neuroprotection[J]. Medical sciences, 2019, 7.

[18] SOMMERS J, ENGELBERT RH, DETTLING-IHNENFELDT D, et al. Physiotherapy in the intensive care unit: an evidence-based, expert driven, practical statement and rehabilitation recommendations[J]. Clinical rehabilitation, 2015, 29: 1051-1063.

[19] WILLIAMS G, ADA L, HASSETT L, et al. Ballistic strength training compared with usual care for improving mobility following traumatic brain injury: protocol for a randomised, controlled trial[J]. Journal of physiotherapy, 2016, 62: 164.

[20] WEINSTEIN AA, CHIN LMK, COLLINS J, et al. Effect of Aerobic Exercise Training on Mood in People With Traumatic Brain Injury: A Pilot Study[J]. The Journal of head trauma rehabilitation, 2017, 32: E49-E56.

[21] KUROWSKI BG, HUGENTOBLER J, QUATMAN-YATES C, et al. Aerobic Exercise for Adolescents With Prolonged Symptoms After Mild Traumatic Brain Injury: An Exploratory Randomized Clinical Trial[J]. The Journal of head trauma rehabilitation, 2017, 32: 79-89.

[22] QUATMAN-YATES C, CUPP A, GUNSCH C, et al. Physical Rehabilitation Interventions for Post-mTBI Symptoms Lasting Greater Than 2 Weeks: Systematic Review[J]. Physical therapy, 2016, 96: 1753-1763.

[23] ESQUENAZI A, LEE S, WIKOFF A, et al. A Comparison of Locomotor Therapy Interventions: Partial-Body Weight-Supported Treadmill, Lokomat, and G-EO Training in People With Traumatic Brain Injury[J]. PM & R: the journal of injury, function, and rehabilitation, 2017, 9: 839-846.

[24] RENEKER JC, HASSEN A, PHILLIPS RS, et al. Feasibility of early physical therapy for dizziness after a sports-related concussion: A randomized clinical trial[J]. Scandinavian journal of medicine & science in sports, 2017, 27: 2009-2018.

[25] ALSALAHEEN BA, WHITNEY SL, MUCHA A, et al. Exercise prescription patterns in patients treated with vestibular rehabilitation after concussion[J]. Physiotherapy research international: the journal for researchers and clinicians in physical therapy, 2013, 18: 100-108.

[26] WHEELER S, ACORD-VIRA A, ARBESMAN M, et al. Occupational Therapy Interventions for Adults With Traumatic Brain Injury[J]. The American journal of occupational therapy: official publication of the American Occupational Therapy Association, 2017, 71: 7103395010p7103395011-7103395010p7103395013.

[27] MIGLIORINI C, CALLAWAY L, MOORE S, et al. Family and TBI: an investigation using the Family Outcome Measure - FOM-40[J]. Brain injury, 2019, 33: 282-290.

[28] LEE WK, YEOM J, LEE WH, et al. Characteristics of Dysphagia in Severe Traumatic Brain Injury Patients: A Comparison With Stroke Patients[J]. Annals of rehabilitation medicine, 2016, 40: 432-439.

[29] PADOVANI AR, MORAES DP, SASSI FC, et al. Clinical swallowing assessment in intensive care unit[J]. CoDAS, 2013, 25: 1-7.

[30] DANG B, CHEN W, HE W, et al. Rehabilitation Treatment and Progress of Traumatic Brain Injury Dysfunction[J]. Neural plasticity, 2017, 2017: 158-182.

[31] POPERNACK ML, GRAY N, REUTER-RICE K. Moderate-to-Severe Traumatic Brain Injury in Children: Complications and Rehabilitation Strategies[J]. Journal of pediatric health care: official publication of National Association of Pediatric Nurse Associates & Practitioners, 2015, 29: e1-7.

[32] MURRAY J, SCHOLTEN I. An oral hygiene protocol improves oral health for patients in inpatient stroke rehabilitation[J].

Gerodontology, 2018, 35: 18-24.

[33] BEAULIEU CL, DIJKERS MP, BARRETT RS, et al. Occupational, Physical, and Speech Therapy Treatment Activities During Inpatient Rehabilitation for Traumatic Brain Injury[J]. Archives of physical medicine and rehabilitation, 2015, 96: S222-234 e217.

[34] KEELAN RE, MAHONEY EJ, SHERER M, et al. Neuropsychological Characteristics of the Confusional State Following Traumatic Brain Injury[J]. Journal of the International Neuropsychological Society: JINS, 2019, 25: 302-313.

[35] MANEEWONG J, MANEETON B, MANEETON N, et al. Delirium after a traumatic brain injury: predictors and symptom patterns[J]. Neuropsychiatric disease and treatment, 2017, 13: 459-465.

[36] SAKUSIC A, O'HORO JC, DZIADZKO M, et al. Potentially Modifiable Risk Factors for Long-Term Cognitive Impairment After Critical Illness: A Systematic Review[J]. Mayo Clinic proceedings, 2018, 93: 68-82.

[37] COLLINS N, BLANCHARD MR, TOOKMAN A, et al. Detection of delirium in the acute hospital[J]. Age and ageing, 2010, 39: 131-135.

[38] MACLULLICH AM, ANAND A, DAVIS DH, et al. New horizons in the pathogenesis, assessment and management of delirium[J]. Age and ageing, 2013, 42: 667-674.

[39] WILDE EA, WHITENECK GG, BOGNER J, et al. Recommendations for the use of common outcome measures in traumatic brain injury research[J]. Archives of physical medicine and rehabilitation, 2010, 91: 1650-1660 e1617.

[40] BAGIELLA E, NOVACK TA, ANSEL B, et al. Measuring outcome in traumatic brain injury treatment trials: recommendations from the traumatic brain injury clinical trials network[J]. The Journal of head trauma rehabilitation, 2010, 25: 375-382.

[41] GIACINO JT, WHYTE J, BAGIELLA E, et al. Placebo-controlled trial of amantadine for severe traumatic brain injury[J]. The New England journal of medicine, 2012, 366: 819-826.

[42] KIM YW, KIM DY, SHIN JC, et al. The changes of cortical metabolism associated with the clinical response to donepezil therapy in traumatic brain injury[J]. Clinical neuropharmacology, 2009, 32: 63-68.

[43] WILLMOTT C, PONSFORD J. Efficacy of methylphenidate in the rehabilitation of attention following traumatic brain injury: a randomised, crossover, double blind, placebo controlled inpatient trial[J]. Journal of neurology, neurosurgery, and psychiatry, 2009, 80: 552-557.

[44] BRUMMEL NE, GIRARD TD, ELY EW, et al. Feasibility and safety of early combined cognitive and physical therapy for critically ill medical and surgical patients: the Activity and Cognitive Therapy in ICU (ACT-ICU) trial[J]. Intensive care medicine, 2014, 40: 370-379.

[45] JACKSON JC, ELY EW, MOREY MC, et al. Cognitive and physical rehabilitation of intensive care unit survivors: results of the RETURN randomized controlled pilot investigation[J]. Critical care medicine, 2012, 40: 1088-1097.

[46] OLKOWSKI BF, SHAH SO. Early Mobilization in the Neuro-ICU: How Far Can We Go?[J]. Neurocritical care, 2017, 27: 141-150.

[47] NASCIMENTO AC, CHAVES AV, LEITE FSF, et al. Past vicariance promoting deep genetic divergence in an endemic frog species of the Espinhaco Range in Brazil: The historical biogeography of Bokermannohyla saxicola (Hylidae)[J]. PloS one, 2018, 13: e0206732.

[48] Mean ICP, ICP amplitude, mean AP and mean CPP dynamic in changing the position of the head of the bed in patients with severe TBI[J]. Anesteziologiia i reanimatologiia, 2012: 68-72.

[49] MAHFOUD F, BECK J, RAABE A. Intracranial pressure pulse amplitude during changes in head elevation: a new parameter for determining optimum cerebral perfusion pressure?[J]. Acta neurochirurgica, 2010, 152: 443-450.

[50] JOSEPH A, WANONO R, FLAMANT M, et al. Orthostatic hypotension: A review[J]. Nephrologie & therapeutique, 2017, 13 Suppl 1: S55-S67.

[51] 中华医学会神经外科学分会, 中国神经外科重症管理协作组. 神经外科脑脊液外引流中国专家共识 (2018 版)[J]. 中华医学杂志, 2018, 98 (21): 1646-1649.

[52] 中华医学会神经外科学分会, 中国神经外科重症管理协作组. 中国神经外科重症患者气道管理专家共识 (2016)[J]. 中华医学杂志, 2016, 96 (21): 1639-1642.

[53] SHAIKHOUNI A，BAUM J，LONSER RR. Deep Vein Thrombosis Prophylaxis in the Neurosurgical Patient[J]. Neurosurgery clinics of North America，2018，29：567-574.

[54] XIAO S，GENG X，ZHAO J，et al. Risk factors for potential pulmonary embolism in the patients with deep venous thrombosis：a retrospective study[J]. European journal of trauma and emergency surgery：official publication of the European Trauma Society，2018.

[55] MAAS AI，STOCCHETTI N，BULLOCK R. Moderate and severe traumatic brain injury in adults[J]. The Lancet Neurology，2008，7：728-741.

[56] THEILEN NT，KUNKEL GH，TYAGI SC. The Role of Exercise and TFAM in Preventing Skeletal Muscle Atrophy[J]. Journal of cellular physiology，2017，232：2348-2358.

[57] DING S，DAI Q，HUANG H，et al. An Overview of Muscle Atrophy[J]. Advances in experimental medicine and biology，2018，1088：3-19.

[58] BORN CT，GIL JA，GOODMAN AD. Joint Contractures Resulting From Prolonged Immobilization：Etiology，Prevention，and Management[J]. The Journal of the American Academy of Orthopaedic Surgeons，2017，25：110-116.

[59] EDWARDS DS，CLASPER JC. Heterotopic ossification：a systematic review[J]. Journal of the Royal Army Medical Corps，2015，161：315-321.

[60] SCHULTZ BA，BELLAMKONDA E. Management of Medical Complications During the Rehabilitation of Moderate-Severe Traumatic Brain Injury[J]. Physical medicine and rehabilitation clinics of North America，2017，28：259-270.

[61] 中华医学会呼吸病学分会感染学组. 中国成人医院获得性肺炎与呼吸机相关性肺炎诊断和治疗指南（2018 年版）[J]. 中华结核和呼吸杂志，2018，41（4）：255-280.

[62] WANG KW，CHEN HJ，LU K，et al. Pneumonia in patients with severe head injury：incidence，risk factors，and outcomes[J]. Journal of neurosurgery，2013，118：358-363.

[63] MICEK ST，CHEW B，HAMPTON N，et al. A Case-Control Study Assessing the Impact of Nonventilated Hospital-Acquired Pneumonia on Patient Outcomes[J]. Chest，2016，150：1008-1014.

[64] MELSEN WG，ROVERS MM，GROENWOLD RH，et al. Attributable mortality of ventilator-associated pneumonia：a meta-analysis of individual patient data from randomised prevention studies[J]. The Lancet Infectious diseases，2013，13：665-671.

[65] RINAUDO M，FERRER M，TERRANEO S，et al. Impact of COPD in the outcome of ICU-acquired pneumonia with and without previous intubation[J]. Chest，2015，147：1530-1538.

[66] BUSL KM. Nosocomial Infections in the Neurointensive Care Unit[J]. Neurologic clinics，2017，35：785-807.

[67] KALIL AC，METERSKY ML，KLOMPAS M，et al. Management of Adults With Hospital-acquired and Ventilator-associated Pneumonia：2016 Clinical Practice Guidelines by the Infectious Diseases Society of America and the American Thoracic Society[J]. Clinical infectious diseases：an official publication of the Infectious Diseases Society of America，2016，63：e61-e111.

[68] RAMIREZ P，GARCIA MA，FERRER M，et al. Sequential measurements of procalcitonin levels in diagnosing ventilator-associated pneumonia[J]. The European respiratory journal，2008，31：356-362.

[69] SOTILLO-DIAZ JC，BERMEJO-LOPEZ E，GARCIA-OLIVARES P，et al. [Role of plasma procalcitonin in the diagnosis of ventilator-associated pneumonia：systematic review and metaanalysis] [J]. Medicina intensiva，2014，38：337-346.

[70] SCHUETZ P，BRIEL M，CHRIST-CRAIN M，et al. Procalcitonin to guide initiation and duration of antibiotic treatment in acute respiratory infections：an individual patient data meta-analysis[J]. Clinical infectious diseases：an official publication of the Infectious Diseases Society of America，2012，55：651-662.

[71] STOLZ D，SMYRNIOS N，EGGIMANN P，et al. Procalcitonin for reduced antibiotic exposure in ventilator-associated pneumonia：a randomised study[J]. The European respiratory journal，2009，34：1364-1375.

[72] SCAGLIONE F，ESPOSITO S，LEONE S，et al. Feedback dose alteration significantly affects probability of pathogen eradication in nosocomial pneumonia[J]. The European respiratory journal，2009，34：394-400.

[73] MCNETT M. Nursing-Sensitive Outcomes After Severe Traumatic Brain Injury：A Nationwide Study[J]. The Journal of neuroscience nursing：journal of the American Association of Neuroscience Nurses，2018，50：155-156.

[74] 尿路感染诊断与治疗中国专家共识（2015 版）复杂性尿路感染 [J]. 中华泌尿外科杂志, 2015, 36（4）: 241-244.

[75] CARNEY N, TOTTEN AM, O'REILLY C, et al. Guidelines for the Management of Severe Traumatic Brain Injury, Fourth Edition[J]. Neurosurgery, 2017, 80: 6-15.

[76] 魏俊吉, 康德智, 赵元立, 等. 神经外科重症管理专家共识（2013 版）[J]. 中国脑血管病杂志, 2013, 10（08）: 436-448.

[77] SPINAZZI EF, BOYETT DM, MCKHANN GM, 2ND. The Importance of Keeping Your Brain's Pipes Clean: The role of Meningeal Lymphatics in Ageing and Alzheimer's Disease[J]. Neurosurgery, 2019, 84: E5-E6.

[78] WYBRANIEC MT, MIZIA-STEC K, KRZYCH L. Neurocardiogenic injury in subarachnoid hemorrhage: A wide spectrum of catecholamin-mediated brain-heart interactions[J]. Cardiology journal, 2014, 21: 220-228.

[79] DHAMOON MS, TAI W, BODEN-ALBALA B, et al. Risk of myocardial infarction or vascular death after first ischemic stroke: the Northern Manhattan Study[J]. Stroke, 2007, 38: 1752-1758.

[80] TAGGART P, CRITCHLEY H, LAMBIASE PD. Heart-brain interactions in cardiac arrhythmia[J]. Heart, 2011, 97: 698-708.

[81] FREEMAN R, WIELING W, AXELROD FB, et al. Consensus statement on the definition of orthostatic hypotension, neurally mediated syncope and the postural tachycardia syndrome[J]. Clinical autonomic research: official journal of the Clinical Autonomic Research Society, 2011, 21: 69-72.

[82] 魏俊吉, 康德智, 赵元立, 等. 神经外科重症管理专家共识（2013 版）[J]. 中国脑血管病杂志, 2013, 10（08）: 436-448.

[83] 林仲秋, 潘春梅, 黎蔚华, 等. 老年体位性低血压与心肌梗死的关系 [J]. 中华内科杂志, 2012, 51（7）: 520-523.

[84] FAGARD RH, DE CORT P. Orthostatic hypotension is a more robust predictor of cardiovascular events than nighttime reverse dipping in elderly[J]. Hypertension, 2010, 56: 56-61.

[85] MILLS PB, FUNG CK, TRAVLOS A, et al. Nonpharmacologic management of orthostatic hypotension: a systematic review[J]. Archives of physical medicine and rehabilitation, 2015, 96: 366-375, e366.

[86] 倪莹莹, 王首红, 宋为群, 等. 神经重症康复中国专家共识（下）[J]. 中国康复医学杂志, 2018, 33（3）: 264-268.

[87] GEERSING GJ, ZUITHOFF NP, KEARON C, et al. Exclusion of deep vein thrombosis using the Wells rule in clinically important subgroups: individual patient data meta-analysis[J]. Bmj, 2014, 348: g1340.

[88] 李晓强, 张福先, 王深明, 中华医学会外科学分会血管外科学组. 深静脉血栓形成的诊断和治疗指南（第三版）[J]. 《中国血管外科杂志（电子版）》, 2017, 9（4）: 250-257.

[89] 《中国血栓性疾病防治指南》专家委员会. 中国血栓性疾病防治指南 [J]. 中华医学杂志, 2018, 98（36）: 2861-2888.

[90] DENNIS M, SANDERCOCK P, GRAHAM C, et al. The Clots in Legs Or sTockings after Stroke（CLOTS）3 trial: a randomised controlled trial to determine whether or not intermittent pneumatic compression reduces the risk of post-stroke deep vein thrombosis and to estimate its cost-effectiveness[J]. Health technology assessment, 2015, 19: 1-90.

[91] RYABINKINA YV, PIRADOV MA, PROKAZOVA PR, et al. [Prevention of venous thromboembolism in the acute stroke] [J]. Zhurnal nevrologii i psikhiatrii imeni SS Korsakova, 2015, 115: 33-39.

[92] KEARON C, AKL EA, ORNELAS J, et al. Antithrombotic Therapy for VTE Disease: CHEST Guideline and Expert Panel Report[J]. Chest, 2016, 149: 315-352.

[93] SALVATIERRA J, DIAZ-BUSTAMANTE M, MEIXIONG J, et al. A disease mutation reveals a role for NaV1.9 in acute itch[J]. The Journal of clinical investigation, 2018, 128: 5434-5447.

[94] MUSANI MH, MATTA F, YAEKOUB AY, et al. Venous compression for prevention of postthrombotic syndrome: a meta-analysis[J]. The American journal of medicine, 2010, 123: 735-740.

[95] COLLABORATION CT, DENNIS M, SANDERCOCK P, et al. Effectiveness of intermittent pneumatic compression in reduction of risk of deep vein thrombosis in patients who have had a stroke（CLOTS 3）: a multicentre randomised controlled trial[J]. Lancet, 2013, 382: 516-524.

[96] NAKANISHI K, TAKAHIRA N, SAKAMOTO M, et al. Effects of intermittent pneumatic compression of the thigh on blood flow velocity in the femoral and popliteal veins: developing a new physical prophylaxis for deep vein thrombosis in patients with plaster-cast immobilization of the leg[J]. Journal of thrombosis and thrombolysis, 2016, 42: 579-584.

[97] DHANDAPANI M, DHANDAPANI S, AGARWAL M, et al. Pressure ulcer in patients with severe traumatic brain injury: significant factors and association with neurological outcome[J]. Journal of clinical nursing, 2014, 23: 1114-1119.

[98] WOUND OSTOMY and CONTINENCE NURSES SOCIETY-WOUND GUIDELINES TASK FORCE. WOCN 2016 Guideline for Prevention and Management of Pressure Injuries（Ulcers）：An Executive Summary[J]. Journal of wound, ostomy, and continence nursing：official publication of The Wound, Ostomy and Continence Nurses Society, 2017, 44：241-246.

[99] HAESLER E, KOTTNER J, CUDDIGAN J, et al. The 2014 International Pressure Ulcer Guideline：methods and development[J]. Journal of advanced nursing, 2017, 73：1515-1530.

[100] MONTALCINI T, MORACA M, FERRO Y, et al. Nutritional parameters predicting pressure ulcers and short-term mortality in patients with minimal conscious state as a result of traumatic and non-traumatic acquired brain injury[J]. Journal of translational medicine, 2015, 13：305.

[101] EDSBERG LE, BLACK JM, GOLDBERG M, et al. Revised National Pressure Ulcer Advisory Panel Pressure Injury Staging System：Revised Pressure Injury Staging System[J]. Journal of wound, ostomy, and continence nursing：official publication of The Wound, Ostomy and Continence Nurses Society, 2016, 43：585-597.

[102] NAZARI R, PAHLEVAN SHARIF S, ALLEN KA, et al. Behavioral Pain Indicators in Patients with Traumatic Brain Injury Admitted to an Intensive Care Unit[J]. Journal of caring sciences, 2018, 7：197-203.

[103] 吴陈华. 脑外伤患者康复护理研究进展[J]. 中国妇幼健康研究, 2017, 1（28）：559-560.

[104] 胡晓华, 喻森明, 祝飞虹, 等. 持续性植物状态患者预后的影响因素[J]. 中国康复医学杂志, 2009, 24（2）：139-141, 149.

[105] 中国吞咽障碍评定与治疗专家共识组. 中国吞咽障碍评定与治疗专家共识（2013 版）[J]. 中华物理医学与康复杂志, 2013, 35（12）：916-929.

[106] 中国康复医学会康复护理专业委员会. 颅脑创伤临床康复护理策略专家共识（2016 版）[J]. 护理学杂志, 2016, 9（31）：1-6.

[107] DAMKLIANG J, CONSIDINE J, KENT B, et al. Using an evidence-based care bundle to improve initial emergency nursing management of patients with severe traumatic brain injury[J]. Journal of clinical nursing, 2015, 24：3365-3373.

[108] STOKES V, GUNN S, SCHOUWENAARS K, et al. Neurobehavioural assessment and diagnosis in disorders of consciousness：a preliminary study of the Sensory Tool to Assess Responsiveness（STAR）[J]. Neuropsychological rehabilitation, 2018, 28：966-983.

[109] GILL-THWAITES H, ELLIOTT KE, MUNDAY R. SMART - Recognising the value of existing practice and introducing recent developments：leaving no stone unturned in the assessment and treatment of the PDOC patient[J]. Neuropsychological rehabilitation, 2018, 28：1242-1253.

[110] QIN P, WU X, HUANG Z, et al. How are different neural networks related to consciousness?[J]. Annals of neurology, 2015, 78：594-605.

[111] WU X, ZOU Q, HU J, et al. Intrinsic Functional Connectivity Patterns Predict Consciousness Level and Recovery Outcome in Acquired Brain Injury[J]. The Journal of neuroscience：the official journal of the Society for Neuroscience, 2015, 35：12932-12946.

[112] WANG F, DI H, HU X, et al. Cerebral response to subject's own name showed high prognostic value in traumatic vegetative state[J]. BMC medicine, 2015, 13：83.

[113] IRIMIA A, VAN HORN JD. Functional neuroimaging of traumatic brain injury：advances and clinical utility[J]. Neuropsychiatric disease and treatment, 2015, 11：2355-2365.

[114] GEORGIOPOULOS M, KATSAKIORI P, KEFALOPOULOU Z, et al. Vegetative state and minimally conscious state：a review of the therapeutic interventions[J]. Stereotactic and functional neurosurgery, 2010, 88：199-207.

[115] MAGEE WL, TILLMANN B, PERRIN F, et al. Editorial：Music and Disorders of Consciousness：Emerging Research, Practice and Theory[J]. Frontiers in psychology, 2016, 7：1273.

[116] O'KELLY J, JAMES L, PALANIAPPAN R, et al. Neurophysiological and behavioral responses to music therapy in vegetative and minimally conscious States[J]. Frontiers in human neuroscience, 2013, 7：884.

[117] OKUMURA Y, ASANO Y, TAKENAKA S, et al. Brain activation by music in patients in a vegetative or minimally conscious state following diffuse brain injury[J]. Brain injury, 2014, 28：944-950.

[118] LEFAUCHEUR JP, ANTAL A, AYACHE SS, et al. Evidence-based guidelines on the therapeutic use of transcranial direct current stimulation (tDCS) [J]. Clinical neurophysiology: official journal of the International Federation of Clinical Neurophysiology, 2017, 128: 56-92.

[119] LAPITSKA N, GOSSERIES O, DELVAUX V, et al. Transcranial magnetic stimulation in disorders of consciousness[J]. Reviews in the neurosciences, 2009, 20: 235-250.

[120] CRAWFORD C, TEO L, YANG E, et al. Is Hyperbaric Oxygen Therapy Effective for Traumatic Brain Injury? A Rapid Evidence Assessment of the Literature and Recommendations for the Field[J]. The Journal of head trauma rehabilitation, 2017, 32: E27-E37.

[121] ZHANG H, SUN X, LIU S, et al. Neuronal activation by acupuncture at Yongquan (KI1) and sham acupoints in patients with disorder of consciousness: a positron emission tomography study[J]. Neural regeneration research, 2014, 9: 500-501.

[122] 党圆圆. 严重意识障碍疾病的药物治疗进展 [J]. 中华神经医学杂志, 2013, 12 (10): 1077-1080.

[123] WHYTE J, MYERS R. Incidence of clinically significant responses to zolpidem among patients with disorders of consciousness: a preliminary placebo controlled trial[J]. American journal of physical medicine & rehabilitation, 2009, 88: 410-418.

[124] THONNARD M, GOSSERIES O, DEMERTZI A, et al. Effect of zolpidem in chronic disorders of consciousness: a prospective open-label study[J]. Functional neurology, 2013, 28: 259-264.

[125] SARA M, PISTOIA F, MURA E, et al. Intrathecal baclofen in patients with persistent vegetative state: 2 hypotheses[J]. Archives of physical medicine and rehabilitation, 2009, 90: 1245-1249.

[126] HOARAU X, RICHER E, DEHAIL P, et al. A 10-year follow-up study of patients with severe traumatic brain injury and dysautonomia treated with intrathecal baclofen therapy[J]. Brain injury, 2012, 26: 927-940.

[127] XIA X, YANG Y, GUO Y, et al. Current Status of Neuromodulatory Therapies for Disorders of Consciousness[J]. Neuroscience bulletin, 2018, 34: 615-625.

[128] DEMERTZI A, ANTONOPOULOS G, HEINE L, et al. Intrinsic functional connectivity differentiates minimally conscious from unresponsive patients[J]. Brain: a journal of neurology, 2015, 138: 2619-2631.

[129] MCCLENATHAN BM, THAKOR NV, HOESCH RE. Pathophysiology of acute coma and disorders of consciousness: considerations for diagnosis and management[J]. Seminars in neurology, 2013, 33: 91-109.

[130] PERRIN PB, KRCH D, SUTTER M, et al. Racial/ethnic disparities in mental health over the first 2 years after traumatic brain injury: a model systems study[J]. Archives of physical medicine and rehabilitation, 2014, 95: 2288-2295.

[131] MAX JE, FRIEDMAN K, WILDE EA, et al. Psychiatric disorders in children and adolescents 24 months after mild traumatic brain injury[J]. The Journal of neuropsychiatry and clinical neurosciences, 2015, 27: 112-120.

[132] QUEMADA JI, RUSU O, FONSECA P. [Social Cognition and its Contribution to the Rehabilitation of Behavioural Disorders in Traumatic Brain Injury] [J]. Revista colombiana de psiquiatria, 2017, 46 Suppl 1: 36-42.

[133] GEURTSEN GJ, VAN HEUGTEN CM, MARTINA JD, et al. Comprehensive rehabilitation programmes in the chronic phase after severe brain injury: a systematic review[J]. Journal of rehabilitation medicine, 2010, 42: 97-110.

[134] CATTELANI R, ZETTIN M, ZOCCOLOTTI P. Rehabilitation treatments for adults with behavioral and psychosocial disorders following acquired brain injury: a systematic review[J]. Neuropsychology review, 2010, 20: 52-85.

[135] BRADT J, MAGEE WL, DILEO C, et al. Music therapy for acquired brain injury[J]. The Cochrane database of systematic reviews, 2010: CD006787.

[136] NAGALAKSHMI B, SAGARKAR S, SAKHARKAR AJ. Epigenetic Mechanisms of Traumatic Brain Injuries[J]. Progress in molecular biology and translational science, 2018, 157: 263-298.

[137] MOLAIE AM, MAGUIRE J. Neuroendocrine Abnormalities Following Traumatic Brain Injury: An Important Contributor to Neuropsychiatric Sequelae[J]. Frontiers in endocrinology, 2018, 9: 176.

[138] VAN DER HORN HJ, LIEMBURG EJ, SCHEENEN ME, et al. Brain network dysregulation, emotion, and complaints after mild traumatic brain injury[J]. Human brain mapping, 2016, 37: 1645-1654.

[139] RANDALL D, THOMAS M, WHITING D, et al. Depression Anxiety Stress Scales (DASS-21): Factor Structure in Traumatic Brain Injury Rehabilitation[J]. The Journal of head trauma rehabilitation, 2017, 32: 134-144.

[140] DRISKELL LD, STAROSTA AJ, BRENNER LA. Clinical utility and measurement characteristics of the Hospital Anxiety and Depression Scale for individuals with traumatic brain injury[J]. Rehabilitation psychology, 2016, 61: 112-113.

[141] WHELAN-GOODINSON R, PONSFORD J, JOHNSTON L, et al. Psychiatric disorders following traumatic brain injury: their nature and frequency[J]. The Journal of head trauma rehabilitation, 2009, 24: 324-332.

[142] RAYNER L, PRICE A, EVANS A, et al. Antidepressants for depression in physically ill people[J]. The Cochrane database of systematic reviews, 2010, CD007503.

[143] NOVACK TA, BANOS JH, BRUNNER R, et al. Impact of early administration of sertraline on depressive symptoms in the first year after traumatic brain injury[J]. Journal of neurotrauma, 2009, 26: 1921-1928.

[144] PONSFORD J, LEE NK, WONG D, et al. Efficacy of motivational interviewing and cognitive behavioral therapy for anxiety and depression symptoms following traumatic brain injury[J]. Psychological medicine, 2016, 46: 1079-1090.

[145] NGUYEN S, MCKAY A, WONG D, et al. Cognitive Behavior Therapy to Treat Sleep Disturbance and Fatigue After Traumatic Brain Injury: A Pilot Randomized Controlled Trial[J]. Archives of physical medicine and rehabilitation, 2017, 98: 1508-1517 e1502.

[146] LU W, KRELLMAN JW, DIJKERS MP. Can Cognitive Behavioral Therapy for Insomnia also treat fatigue, pain, and mood symptoms in individuals with traumatic brain injury? - A multiple case report[J]. NeuroRehabilitation, 2016, 38: 59-69.

[147] ILICETO A, SEILER RL, SARKAR K. Repetitive Transcranial Magnetic Stimulation for Treatment of Depression in a Patient With Severe Traumatic Brain Injury[J]. The Ochsner journal, 2018, 18: 264-267.

[148] 丁树明, 高北陵, 蔡敏英, 等. 韦氏记忆测验、临床记忆量表在颅脑损伤后伤残鉴定的应用情况分析中国临床心理学杂志 [J].2009, 17(4): 457-458.

[149] 张一, 王涯, 张瑜, 等. Rivermead 行为记忆量表-Ⅱ和Ⅲ测评轻型脑外伤患者记忆功能的比较 [J]. 中国康复理论与实践, 2017, 23(12): 1415-1419.

[150] 徐扬, 恽晓平. 采用加工分离程序进行内隐记忆测验的信度研究 [J]. 中国临床心理学杂志, 2007, 15(3).

[151] MIDDLETON EL, SCHWARTZ MF. Errorless learning in cognitive rehabilitation: a critical review[J]. Neuropsychological rehabilitation, 2012, 22: 138-168.

[152] JUENGST SB, ADAMS LM, BOGNER JA, et al. Trajectories of life satisfaction after traumatic brain injury: Influence of life roles, age, cognitive disability, and depressive symptoms[J]. Rehabilitation psychology, 2015, 60: 353-364.

[153] BARMAN A, CHATTERJEE A, BHIDE R. Cognitive Impairment and Rehabilitation Strategies After Traumatic Brain Injury[J]. Indian journal of psychological medicine, 2016, 38: 172-181.

[154] LEDBETTER C, MOORE AL, MITCHELL T. Cognitive Effects of ThinkRx Cognitive Rehabilitation Training for Eleven Soldiers with Brain Injury: A Retrospective Chart Review[J]. Frontiers in psychology, 2017, 8: 825.

[155] HERHOLZ SC, COFFEY EB, PANTEV C, et al. Dissociation of Neural Networks for Predisposition and for Training-Related Plasticity in Auditory-Motor Learning[J]. Cerebral cortex, 2016, 26: 3125-3134.

[156] VIK BMD, SKEIE GO, VIKANE E, et al. Effects of music production on cortical plasticity within cognitive rehabilitation of patients with mild traumatic brain injury[J]. Brain injury, 2018, 32: 634-643.

[157] DHALIWAL SK, MEEK BP, MODIRROUSTA MM. Non-Invasive Brain Stimulation for the Treatment of Symptoms Following Traumatic Brain Injury[J]. Frontiers in psychiatry, 2015, 6: 119.

[158] LI S, ZANINOTTO AL, NEVILLE IS, et al. Clinical utility of brain stimulation modalities following traumatic brain injury: current evidence[J]. Neuropsychiatric disease and treatment, 2015, 11: 1573-1586.

[159] VIRK S, WILLIAMS T, BRUNSDON R, et al. Cognitive remediation of attention deficits following acquired brain injury: A systematic review and meta-analysis[J]. NeuroRehabilitation, 2015, 36: 367-377.

[160] LOGAN LM, SEMRAU JA, DEBERT CT, et al. Using Robotics to Quantify Impairments in Sensorimotor Ability, Visuospatial Attention, Working Memory, and Executive Function After Traumatic Brain Injury[J]. The Journal of head trauma rehabilitation, 2018, 33: E61-E73.

[161] SEGUIN M, LAHAIE A, MATTE-GAGNE C, et al. Ready! Set? Let's Train!: Feasibility of an intensive attention training program and its beneficial effect after childhood traumatic brain injury[J]. Annals of physical and rehabilitation

medicine，2018，61：189-196.

[162] ROBERTSON K，SCHMITTER-EDGECOMBE M. Focused and divided attention abilities in the acute phase of recovery from moderate to severe traumatic brain injury[J]. Brain injury，2017，31：1069-1076.

[163] MATHIAS JL，WHEATON P. Changes in attention and information-processing speed following severe traumatic brain injury：a meta-analytic review[J]. Neuropsychology，2007，21：212-223.

[164] DYMOWSKI AR，PONSFORD JL，WILLMOTT C. Cognitive training approaches to remediate attention and executive dysfunction after traumatic brain injury：A single-case series[J]. Neuropsychological rehabilitation，2016，26：866-894.

[165] TREBLE-BARNA A，SOHLBERG MM，HARN BE，et al. Cognitive Intervention for Attention and Executive Function Impairments in Children With Traumatic Brain Injury：A Pilot Study[J]. The Journal of head trauma rehabilitation，2016，31：407-418.

[166] NARAD ME，TREBLE-BARNA A，PEUGH J，et al. Recovery Trajectories of Executive Functioning After Pediatric TBI：A Latent Class Growth Modeling Analysis[J]. The Journal of head trauma rehabilitation，2017，32：98-106.

[167] BAUM CM，WOLF TJ，WONG AWK，et al. Validation and clinical utility of the executive function performance test in persons with traumatic brain injury[J]. Neuropsychological rehabilitation，2017，27：603-617.

[168] SOBLE JR，DONNELL AJ，BELANGER HG. TBI and Nonverbal Executive Functioning：Examination of a Modified Design Fluency Test's Psychometric Properties and Sensitivity to Focal Frontal Injury[J]. Applied neuropsychology Adult，2013，20：257-262.

[169] KRAVITZ DJ，SALEEM KS，BAKER CI，et al. A new neural framework for visuospatial processing[J]. Nature reviews Neuroscience，2011，12：217-230.

[170] ZANINOTTO AL，VICENTINI JE，SOLLA DJ，et al. Visuospatial memory improvement in patients with diffuse axonal injury（DAI）：a 1-year follow-up study[J]. Acta neuropsychiatrica，2017，29：35-42.

[171] WOODS DL，WYMA JM，HERRON TJ，et al. The Effects of Repeat Testing，Malingering，and Traumatic Brain Injury on Computerized Measures of Visuospatial Memory Span[J]. Frontiers in human neuroscience，2015，9：690.

[172] HILL-JARRETT TG，GRAVANO JT，SOZDA CN，et al. Visuospatial attention after traumatic brain injury：The role of hemispheric specialization[J]. Brain injury，2015，29：1617-1629.

[173] JAFFER NM，NG E，AU FW，et al. Fluoroscopic evaluation of oropharyngeal dysphagia：anatomic，technical，and common etiologic factors[J]. AJR American journal of roentgenology，2015，204：49-58.

[174] MANDAVILLE A，RAY A，ROBERTSON H，et al. A retrospective review of swallow dysfunction in patients with severe traumatic brain injury[J]. Dysphagia，2014，29：310-318.

[175] LIU H，SHI Y，SHI Y，et al. Nursing management of post-stroke dysphagia in a tertiary hospital：a best practice implementation project[J]. JBI database of systematic reviews and implementation reports，2016，14：266-274.

[176] SEE KC，PENG SY，PHUA J，et al. Nurse-performed screening for postextubation dysphagia：a retrospective cohort study in critically ill medical patients[J]. Critical care，2016，20：326.

[177] RANGARATHNAM B，MCCULLOUGH GH. Utility of a Clinical Swallowing Exam for Understanding Swallowing Physiology[J]. Dysphagia，2016，31：491-497.

[178] 王江玲，戴新娟，翟晓萍，等. 神经肌肉电刺激治疗脑卒中后吞咽障碍临床疗效的 Meta 分析 [J]. 中华物理医学与康复杂志，2018，40（1）：48-54.

[179] KIM SY，KIM TU，HYUN JK，et al. Differences in videofluoroscopic swallowing study（VFSS）findings according to the vascular territory involved in stroke[J]. Dysphagia，2014，29：444-449.

[180] IACCARINO MA，BHATNAGAR S，ZAFONTE R. Rehabilitation after traumatic brain injury[J]. Handbook of clinical neurology，2015，127：411-422.

[181] DOBKIN BH. Motor rehabilitation after stroke，traumatic brain，and spinal cord injury：common denominators within recent clinical trials[J]. Current opinion in neurology，2009，22：563-569.

[182] HOFFMAN JM，BELL KR，POWELL JM，et al. A randomized controlled trial of exercise to improve mood after traumatic brain injury[J]. PM & R：the journal of injury，function，and rehabilitation，2010，2：911-919.

[183] DONALDSON C，TALLIS R，MILLER S，et al. Effects of conventional physical therapy and functional strength training

on upper limb motor recovery after stroke: a randomized phase II study[J]. Neurorehabilitation and neural repair, 2009, 23: 389-397.

[184] BRECEDA EY, DROMERICK AW. Motor rehabilitation in stroke and traumatic brain injury: stimulating and intense[J]. Current opinion in neurology, 2013, 26: 595-601.

[185] MACKAY-LYONS M, MCDONALD A, MATHESON J, et al. Dual effects of body-weight supported treadmill training on cardiovascular fitness and walking ability early after stroke: a randomized controlled trial[J]. Neurorehabilitation and neural repair, 2013, 27: 644-653.

[186] ESQUENAZI A, LEE S, PACKEL AT, et al. A randomized comparative study of manually assisted versus robotic-assisted body weight supported treadmill training in persons with a traumatic brain injury[J]. PM & R: the journal of injury, function, and rehabilitation, 2013, 5: 280-290.

[187] DUNCAN PW, SULLIVAN KJ, BEHRMAN AL, et al. Body-weight-supported treadmill rehabilitation after stroke[J]. The New England journal of medicine, 2011, 364: 2026-2036.

[188] HELLWEG S, JOHANNES S. Physiotherapy after traumatic brain injury: a systematic review of the literature[J]. Brain injury, 2008, 22: 365-373.

[189] WORTZEL HS, ARCINIEGAS DB, ANDERSON CA, et al. A phase I study of low-pressure hyperbaric oxygen therapy for blast-induced post-concussion syndrome and post-traumatic stress disorder: a neuropsychiatric perspective[J]. Journal of neurotrauma, 2012, 29: 2421-2424; author reply 2425-2430.

[190] LV LQ, HOU LJ, YU MK, et al. Hyperbaric oxygen therapy in the management of paroxysmal sympathetic hyperactivity after severe traumatic brain injury: a report of 6 cases[J]. Archives of physical medicine and rehabilitation, 2011, 92: 1515-1518.

[191] ROSSI S, HALLETT M, ROSSINI PM, et al. Safety, ethical considerations, and application guidelines for the use of transcranial magnetic stimulation in clinical practice and research[J]. Clinical neurophysiology: official journal of the International Federation of Clinical Neurophysiology, 2009, 120: 2008-2039.

[192] ZIMERMAN M, HEISE KF, HOPPE J, et al. Modulation of training by single-session transcranial direct current stimulation to the intact motor cortex enhances motor skill acquisition of the paretic hand[J]. Stroke, 2012, 43: 2185-2191.

[193] AVENANTI A, COCCIA M, LADAVAS E, et al. Low-frequency rTMS promotes use-dependent motor plasticity in chronic stroke: a randomized trial[J]. Neurology, 2012, 78: 256-264.

[194] MIDDLETON A, FRITZ SL, LIUZZO DM, et al. Using clinical and robotic assessment tools to examine the feasibility of pairing tDCS with upper extremity physical therapy in patients with stroke and TBI: a consideration-of-concept pilot study[J]. NeuroRehabilitation, 2014, 35: 741-754.

[195] HUANG M, HARVEY RL, STOYKOV ME, et al. Cortical stimulation for upper limb recovery following ischemic stroke: a small phase II pilot study of a fully implanted stimulator[J]. Topics in stroke rehabilitation, 2008, 15: 160-172.

[196] NOLAN KJ, KARUNAKARAN KK, EHRENBERG N, et al. Robotic Exoskeleton Gait Training for Inpatient Rehabilitation in a Young Adult with Traumatic Brain Injury[J]. Conference proceedings: Annual International Conference of the IEEE Engineering in Medicine and Biology Society IEEE Engineering in Medicine and Biology Society Annual Conference, 2018, 2018: 2809-2812.

[197] LIAO WW, WU CY, HSIEH YW, et al. Effects of robot-assisted upper limb rehabilitation on daily function and real-world arm activity in patients with chronic stroke: a randomized controlled trial[J]. Clinical rehabilitation, 2012, 26: 111-120.

[198] HSIEH YW, WU CY, LIN KC, et al. Dose-response relationship of robot-assisted stroke motor rehabilitation: the impact of initial motor status[J]. Stroke, 2012, 43: 2729-2734.

[199] BURGAR CG, LUM PS, SCREMIN AM, et al. Robot-assisted upper-limb therapy in acute rehabilitation setting following stroke: Department of Veterans Affairs multisite clinical trial[J]. Journal of rehabilitation research and development, 2011, 48: 445-458.

[200] EVERAERT DG, STEIN RB, ABRAMS GM, et al. Effect of a foot-drop stimulator and ankle-foot orthosis on walking performance after stroke: a multicenter randomized controlled trial[J]. Neurorehabilitation and neural repair, 2013, 27: 579-591.

[201] VAN SWIGCHEM R, VLOOTHUIS J, DEN BOER J, et al. Is transcutaneous peroneal stimulation beneficial to patients with chronic stroke using an ankle-foot orthosis? A within-subjects study of patients' satisfaction, walking speed and physical activity level[J]. Journal of rehabilitation medicine, 2010, 42: 117-121.

[202] MORONE G, FUSCO A, DI CAPUA P, et al. Walking training with foot drop stimulator controlled by a tilt sensor to improve walking outcomes: a randomized controlled pilot study in patients with stroke in subacute phase[J]. Stroke research and treatment, 2012, 2012: 523564.

[203] LOURENCAO MI, BATTISTELLA LR, DE BRITO CM, et al. Effect of biofeedback accompanying occupational therapy and functional electrical stimulation in hemiplegic patients[J]. International journal of rehabilitation research Internationale Zeitschrift fur Rehabilitationsforschung Revue internationale de recherches de readaptation, 2008, 31: 33-41.

[204] MENON DK, SCHWAB K, WRIGHT DW, et al. Position statement: definition of traumatic brain injury[J]. Archives of physical medicine and rehabilitation, 2010, 91: 1637-1640.

[205] WILLIAMS G, BANKY M, OLVER J. Distribution of Lower Limb Spasticity Does Not Influence Mobility Outcome Following Traumatic Brain Injury: An Observational Study[J]. The Journal of head trauma rehabilitation, 2015, 30: E49-57.

[206] FURR-STIMMING E, BOYLE AM, SCHIESS MC. Spasticity and intrathecal baclofen[J]. Seminars in neurology, 2014, 34: 591-596.

[207] ANDRINGA A, VAN DE PORT I, MEIJER JW. Long-term use of a static hand-wrist orthosis in chronic stroke patients: a pilot study[J]. Stroke research and treatment, 2013, 2013: 546093.

[208] REKAND T. Clinical assessment and management of spasticity: a review[J]. Acta neurologica Scandinavica Supplementum. 2010: 62-66.

[209] KRAUSS JK, JANKOVIC J. Head injury and posttraumatic movement disorders[J]. Neurosurgery, 2002, 50: 927-939; discussion 939-940.

[210] KATZ DI, WHITE DK, ALEXANDER MP, et al. Recovery of ambulation after traumatic brain injury[J]. Archives of physical medicine and rehabilitation, 2004, 85: 865-869.

[211] JANG SH. Review of motor recovery in patients with traumatic brain injury[J]. NeuroRehabilitation, 2009, 24: 349-353.

[212] NAVALON N, VERDECHO I, LLORENS R, et al. Progression of posturographic findings after acquired brain injury[J]. Brain injury, 2014, 28: 1417-1424.

[213] DRIJKONINGEN D, CAEYENBERGHS K, VANDER LINDEN C, et al. Associations between Muscle Strength Asymmetry and Impairments in Gait and Posture in Young Brain-Injured Patients[J]. Journal of neurotrauma, 2015, 32: 1324-1332.

[214] WRIGHT WG, MCDEVITT J, TIERNEY R, et al. Assessing subacute mild traumatic brain injury with a portable virtual reality balance device[J]. Disability and rehabilitation, 2017, 39: 1564-1572.

[215] LEI-RIVERA L, SUTERA J, GALATIOTO JA, et al. Special tools for the assessment of balance and dizziness in individuals with mild traumatic brain injury[J]. NeuroRehabilitation, 2013, 32: 463-472.

[216] USTINOVA KI, CHERNIKOVA LA, DULL A, et al. Physical therapy for correcting postural and coordination deficits in patients with mild-to-moderate traumatic brain injury[J]. Physiotherapy theory and practice, 2015, 31: 1-7.

[217] WOYTOWICZ EJ, SOURS C, GULLAPALLI RP, et al. Modulation of working memory load distinguishes individuals with and without balance impairments following mild traumatic brain injury[J]. Brain injury, 2018, 32: 191-199.

[218] GAY RK. Neurocognitive measures in the assessment of vestibular disturbance in patients with brain injury[J]. NeuroRehabilitation, 2013, 32: 473-482.

[219] PEIRONE E, GORIA PF, ANSELMINO A. A dual-task home-based rehabilitation programme for improving balance control in patients with acquired brain injury: a single-blind, randomized controlled pilot study[J]. Clinical rehabilitation, 2014, 28: 329-338.

[220] LEW HL, WEIHING J, MYERS PJ, et al. Dual sensory impairment (DSI) in traumatic brain injury (TBI) --An emerging interdisciplinary challenge[J]. NeuroRehabilitation, 2010, 26: 213-222.

[221] KALRON A, GREENBERG-ABRAHAMI M, GELAV S, et al. Effects of a new sensory re-education training tool on

hand sensibility and manual dexterity in people with multiple sclerosis[J]. NeuroRehabilitation, 2013, 32: 943-948.

[222] JACOBS SM, VAN STAVERN GP. Neuro-ophthalmic deficits after head trauma[J]. Current neurology and neuroscience reports, 2013, 13: 389.

[223] GOODRICH GL, FLYG HM, KIRBY JE, et al. Mechanisms of TBI and visual consequences in military and veteran populations[J]. Optometry and vision science: official publication of the American Academy of Optometry, 2013, 90: 105-112.

[224] LEMKE S, COCKERHAM GC, GLYNN-MILLEY C, et al. Visual quality of life in veterans with blast-induced traumatic brain injury[J]. JAMA ophthalmology, 2013, 131: 1602-1609.

[225] THIAGARAJAN P, CIUFFREDA KJ. Pupillary responses to light in chronic non-blast-induced mTBI[J]. Brain injury, 2015, 29: 1420-1425.

[226] SCHERER MR, SHELHAMER MJ, SCHUBERT MC. Characterizing high-velocity angular vestibulo-ocular reflex function in service members post-blast exposure[J]. Experimental brain research, 2011, 208: 399-410.

[227] YADAV NK, CIUFFREDA KJ. Objective assessment of visual attention in mild traumatic brain injury (mTBI) using visual-evoked potentials (VEP) [J]. Brain injury, 2015, 29: 352-365.

[228] FOLMER RL, BILLINGS CJ, DIEDESCH-ROUSE AC, et al. Electrophysiological assessments of cognition and sensory processing in TBI: applications for diagnosis, prognosis and rehabilitation[J]. International journal of psychophysiology: official journal of the International Organization of Psychophysiology, 2011, 82: 4-15.

[229] RADOMSKI MV, FINKELSTEIN M, LLANOS I, et al. Composition of a vision screen for servicemembers with traumatic brain injury: consensus using a modified nominal group technique[J]. The American journal of occupational therapy: official publication of the American Occupational Therapy Association, 2014, 68: 422-429.

[230] BARNETT BP, SINGMAN EL. Vision concerns after mild traumatic brain injury[J]. Current treatment options in neurology, 2015, 17: 329.

[231] THIAGARAJAN P, CIUFFREDA KJ, CAPO-APONTE JE, et al. Oculomotor neurorehabilitation for reading in mild traumatic brain injury (mTBI): an integrative approach[J]. NeuroRehabilitation, 2014, 34: 129-146.

[232] DI FABIO RP, ZAMPIERI C, TUITE P. Gaze control and foot kinematics during stair climbing: characteristics leading to fall risk in progressive supranuclear palsy[J]. Physical therapy, 2008, 88: 240-250.

[233] AKINWUNTAN AE, WACHTEL J, ROSEN PN. Driving simulation for evaluation and rehabilitation of driving after stroke[J]. Journal of stroke and cerebrovascular diseases: the official journal of National Stroke Association, 2012, 21: 478-486.

[234] WALLHAGEN MI. The stigma of hearing loss[J]. The Gerontologist, 2010, 50: 66-75.

[235] SHANGKUAN WC, LIN HC, SHIH CP, et al. Increased long-term risk of hearing loss in patients with traumatic brain injury: A nationwide population-based study[J]. The Laryngoscope, 2017, 127: 2627-2635.

[236] EMERSON LP, MATHEW J, BALRAJ A, et al. Peripheral auditory assessment in minor head injury: a prospective study in tertiary hospital[J]. Indian journal of otolaryngology and head and neck surgery: official publication of the Association of Otolaryngologists of India, 2011, 63: 45-49.

[237] FAUSTI SA, WILMINGTON DJ, GALLUN FJ, et al. Auditory and vestibular dysfunction associated with blast-related traumatic brain injury[J]. Journal of rehabilitation research and development, 2009, 46: 797-810.

[238] KULAKLI F, KOKLU K, ERSOZ M, et al. Relationship between urinary dysfunction and clinical factors in patients with traumatic brain injury[J]. Brain injury, 2014, 28: 323-327.

[239] KUSHNER DS, JOHNSON-GREENE D. Changes in cognition and continence as predictors of rehabilitation outcomes in individuals with severe traumatic brain injury[J]. Journal of rehabilitation research and development, 2014, 51: 1057-1068.

[240] SINGHANIA P, ANDANKAR MG, PATHAK HR. Urodynamic evaluation of urinary disturbances following traumatic brain injury[J]. Urologia internationalis, 2010, 84: 89-93.

[241] GIANNANTONI A, SILVESTRO D, SIRACUSANO S, et al. Urologic dysfunction and neurologic outcome in coma survivors after severe traumatic brain injury in the postacute and chronic phase[J]. Archives of physical medicine and

rehabilitation，2011，92：1134-1138.

[242] KADOW BT，TYAGI P，CHERMANSKY CJ. Neurogenic Causes of Detrusor Underactivity[J]. Current bladder dysfunction reports，2015，10：325-331.

[243] CHERNEV I，YAN K. Position-dependent urinary retention in a traumatic brain injury patient：a case report[J]. Cases journal，2009，2：9120.

[244] JEONG SJ，CHO SY，OH SJ. Spinal cord/brain injury and the neurogenic bladder[J]. The Urologic clinics of North America，2010，37：537-546.

[245] CALDWELL SB，WILSON JS，SMITH D，et al. Bladder continence management in adult acquired brain injury[J]. Disability and rehabilitation，2014，36：959-962.

[246] LIM YH，KIM DH，LEE MY，et al. Bowel dysfunction and colon transit time in brain-injured patients[J]. Annals of rehabilitation medicine，2012，36：371-378.

[247] YI JH，CHUN MH，KIM BR，et al. Bowel function in acute stroke patients[J]. Annals of rehabilitation medicine，2011，35：337-343.

[248] ESWARAN S，GUENTNER A，CHEY WD. Emerging Pharmacologic Therapies for Constipation-predominant Irritable Bowel Syndrome and Chronic Constipation[J]. Journal of neurogastroenterology and motility，2014，20：141-151.

[249] EMMANUEL AV，KROGH K，BAZZOCCHI G，et al. Consensus review of best practice of transanal irrigation in adults[J]. Spinal cord，2013，51：732-738.

[250] EMMANUEL A，KUMAR G，CHRISTENSEN P，et al. Long-Term Cost-Effectiveness of Transanal Irrigation in Patients with Neurogenic Bowel Dysfunction[J]. PloS one，2016，11：e0159394.

[251] MCCLURG D，GOODMAN K，HAGEN S，et al. Abdominal massage for neurogenic bowel dysfunction in people with multiple sclerosis（AMBER - Abdominal Massage for Bowel Dysfunction Effectiveness Research）：study protocol for a randomised controlled trial[J]. Trials，2017，18：150.

[252] MCCLURG D，HAGEN S，HAWKINS S，et al. Abdominal massage for the alleviation of constipation symptoms in people with multiple sclerosis：a randomized controlled feasibility study[J]. Multiple sclerosis，2011，17：223-233.

[253] HASCAKOVA-BARTOVA R，DINANT JF，PARENT A，et al. Neuromuscular electrical stimulation of completely paralyzed abdominal muscles in spinal cord-injured patients：a pilot study[J]. Spinal cord，2008，46：445-450.

[254] COGGRAVE MJ，INGRAM RM，GARDNER BP，et al. The impact of stoma for bowel management after spinal cord injury[J]. Spinal cord，2012，50：848-852.

[255] WORSOE J，RASMUSSEN M，CHRISTENSEN P，et al. Neurostimulation for neurogenic bowel dysfunction[J]. Gastroenterology research and practice，2013，2013：563294.

[256] COGGRAVE M，WIESEL PH，NORTON C. Management of faecal incontinence and constipation in adults with central neurological diseases[J]. The Cochrane database of systematic reviews，2006，CD002115.

[257] KRASSIOUKOV A，ENG JJ，CLAXTON G，et al. Neurogenic bowel management after spinal cord injury：a systematic review of the evidence[J]. Spinal cord，2010，48：718-733.

[258] NIRULA R，MILLAR D，GREENE T，et al. Decompressive craniectomy or medical management for refractory intracranial hypertension：an AAST-MIT propensity score analysis[J]. The journal of trauma and acute care surgery，2014，76：944-952；discussion 952-945.

[259] HONEYBUL S. Long-term outcome following severe traumatic brain injury：ethical considerations[J]. Journal of neurosurgical sciences，2018，62：599-605.

[260] 中华神经外科学会神经创伤专业组. 颅脑创伤去骨瓣减压术中国专家共识 [J]. 中华神经外科杂志，2013，29（9）：967-969.

[261] 中华神经外科学会神经创伤专业组，中华创伤学会神经损伤专业组，中国神经外科医师协会神经创伤专家委员会. 创伤性颅骨缺损成形术中国专家共识 [J]. 中华神经外科杂志，2016，32（8）：767-770.

[262] 梁玉敏，曹铖，马继强，等. 创伤后脑积水的研究进展、争议和展望 [J]. 中华创伤杂志，2013，29：1029-1033.

[263] 冯华，孟辉，陈志，等. 重视脑积水的临床诊治与转化研究 [J]. 中华神经外科杂志，2011，27：425-427.

[264] STEPHEN H，HO KM. Incidence and risk factors for post-traumatic hydrocephalus following decompressive

craniectomy for intractable intracranial hypertension and evacuation of mass lesions[J]. Journal of Neurotrauma, 2012, 29: 1872.

[265] 中华神经外科分会神经创伤专业组. 颅脑创伤后脑积水诊治中国专家共识 [J]. 中华神经外科杂志, 2014, 30: 840-843.

[266] SEN P, SREELAKSHMI K, BHENDE P, et al. Outcome of Sutured Scleral-Fixated Intraocular Lens in Blunt and Penetrating Trauma in Children[J]. Ophthalmic surgery, lasers & imaging retina, 2018, 49: 757-764.

[267] MADSEN PJ, MALLELA AN, HUDGINS ED, et al. The effect and evolution of patient selection on outcomes in endoscopic third ventriculostomy for hydrocephalus: A large-scale review of the literature [J]. Journal of the Neurological Sciences, 2018, 385: 185-191.

[268] LAVIGNE G, KHOURY S, CHAUNY JM, et al. Pain and sleep in post-concussion/mild traumatic brain injury[J]. Pain, 2015, 156 Suppl 1: S75-85.

[269] SILVERBERG ND, IVERSON GL. Etiology of the post-concussion syndrome: Physiogenesis and Psychogenesis revisited[J]. NeuroRehabilitation, 2011, 29: 317-329.

[270] MANAGEMENT OF CONCUSSION/M TBIWG. VA/DoD Clinical Practice Guideline for Management of Concussion/Mild Traumatic Brain Injury[J]. Journal of rehabilitation research and development, 2009, 46: CP1-68.

[271] SALINSKY M, STORZBACH D, GOY E, et al. Traumatic brain injury and psychogenic seizures in veterans[J]. The Journal of head trauma rehabilitation, 2015, 30: E65-70.

[272] KLOSE M, STOCHHOLM K, JANUKONYTE J, et al. Prevalence of posttraumatic growth hormone deficiency is highly dependent on the diagnostic set-up: results from The Danish National Study on Posttraumatic Hypopituitarism[J]. The Journal of clinical endocrinology and metabolism, 2014, 99: 101-110.

[273] HADJIZACHARIA P, BEALE EO, INABA K, et al. Acute diabetes insipidus in severe head injury: a prospective study[J]. Journal of the American College of Surgeons, 2008, 207: 477-484.

[274] KOZLOWSKI MOREAU O, YOLLIN E, MERLEN E, et al. Lasting pituitary hormone deficiency after traumatic brain injury[J]. Journal of neurotrauma, 2012, 29: 81-89.

[275] SCHNEIDER M, SCHNEIDER HJ, YASSOURIDIS A, et al. Predictors of anterior pituitary insufficiency after traumatic brain injury[J]. Clinical endocrinology, 2008, 68: 206-212.

[276] TANRIVERDI F, DE BELLIS A, ULUTABANCA H, et al. A five year prospective investigation of anterior pituitary function after traumatic brain injury: is hypopituitarism long-term after head trauma associated with autoimmunity?[J]. Journal of neurotrauma. 2013: 30: 1426-1433.

[277] BAXTER D, SHARP DJ, FEENEY C, et al. Pituitary dysfunction after blast traumatic brain injury: The UK BIOSAP study[J]. Annals of neurology, 2013, 74: 527-536.

[278] TANRIVERDI F, TAHERI S, ULUTABANCA H, et al. Apolipoprotein E3/E3 genotype decreases the risk of pituitary dysfunction after traumatic brain injury due to various causes: preliminary data[J]. Journal of neurotrauma, 2008, 25: 1071-1077.

[279] KOPCZAK A, KILIMANN I, VON ROSEN F, et al. Screening for hypopituitarism in 509 patients with traumatic brain injury or subarachnoid hemorrhage[J]. Journal of neurotrauma, 2014, 31: 99-107.

[280] KOKSHOORN NE, SMIT JW, NIEUWLAAT WA, et al. Low prevalence of hypopituitarism after traumatic brain injury: a multicenter study[J]. European journal of endocrinology. 2011: 165: 225-231.

[281] TAN CL, ALAVI SA, BALDEWEG SE, et al. The screening and management of pituitary dysfunction following traumatic brain injury in adults: British Neurotrauma Group guidance[J]. Journal of neurology, neurosurgery, and psychiatry, 2017, 88: 971-981.

[282] WONG V, CHEUK DK, LEE S, et al. Acupuncture for acute management and rehabilitation of traumatic brain injury[J]. The Cochrane database of systematic reviews, 2011: CD007700.

[283] ZOLLMAN FS, LARSON EB, WASEK-THROM LK, et al. Acupuncture for treatment of insomnia in patients with traumatic brain injury: a pilot intervention study[J]. The Journal of head trauma rehabilitation, 2012, 27: 135-142.

[284] TSENG YJ, HUNG YC, HU WL. Acupuncture helps regain postoperative consciousness in patients with traumatic brain injury: a case study[J]. Journal of alternative and complementary medicine, 2013, 19: 474-477.

[285] DU J，YIN J，LIU L，et al. Clinical observation of 60 cases of treating cognitive disorder after cerebral injury in combination with scalp acupuncture and cognitive training[J]. Medicine，2018，97：e12420.

[286] REZNIK JE，BIROS E，MILANESE S，et al. Prevalence of neurogenic heterotopic ossification in traumatic head- and spinal-injured patients admitted to a tertiary referral hospital in Australia[J]. The health care manager，2015，34：54-61.

[287] FUNNELL MM. 101 tips for diabetes self-management education. Alexandria，Va.: American Diabetes Association，2002.

[288] ALMANGOUR W，SCHNITZLER A，SALGA M，et al. Recurrence of heterotopic ossification after removal in patients with traumatic brain injury：A systematic review[J]. Annals of physical and rehabilitation medicine，2016，59：263-269.

[289] DIZDAR D，TIFTIK T，KARA M，et al. Risk factors for developing heterotopic ossification in patients with traumatic brain injury[J]. Brain injury，2013，27：807-811.

[290] HUANG H，CHENG WX，HU YP，et al. Relationship between heterotopic ossification and traumatic brain injury：Why severe traumatic brain injury increases the risk of heterotopic ossification[J]. Journal of orthopaedic translation，2018，12：16-25.

[291] VAN KAMPEN PJ，MARTINA JD，VOS PE，et al. Potential risk factors for developing heterotopic ossification in patients with severe traumatic brain injury[J]. The Journal of head trauma rehabilitation，2011，26：384-391.

[292] SULLIVAN MP，TORRES SJ，MEHTA S，et al. Heterotopic ossification after central nervous system trauma：A current review[J]. Bone & joint research，2013，2：51-57.

[293] ZAKRASEK EC，YURKIEWICZ SM，DIRLIKOV B，et al. Use of nonsteroidal anti-inflammatory drugs to prevent heterotopic ossification after spinal cord injury：a retrospective chart review[J]. Spinal cord，2019，57：214-220.

[294] JOICE M，VASILEIADIS GI，AMANATULLAH DF. Non-steroidal anti-inflammatory drugs for heterotopic ossification prophylaxis after total hip arthroplasty：a systematic review and meta-analysis[J]. The bone & joint journal，2018，100-B：915-922.

[295] ZHU XT，CHEN L，LIN JH. Selective COX-2 inhibitor versus non-selective COX-2 inhibitor for the prevention of heterotopic ossification after total hip arthroplasty：A meta-analysis[J]. Medicine，2018，97：e11649.

[296] BENNETT MH，TRYTKO B，JONKER B. Hyperbaric oxygen therapy for the adjunctive treatment of traumatic brain injury[J]. The Cochrane database of systematic reviews，2012，12：CD004609.

[297] FIGUEROA XA，WRIGHT JK. Hyperbaric oxygen：B-level evidence in mild traumatic brain injury clinical trials[J]. Neurology，2016，87：1400-1406.

[298] MATHIEU D，MARRONI A，KOT J. Tenth European Consensus Conference on Hyperbaric Medicine：recommendations for accepted and non-accepted clinical indications and practice of hyperbaric oxygen treatment[J]. Diving and hyperbaric medicine，2017，47：24-32.

[299] GE Q，GREEN DW，LEE DJ，et al. Mineralized Polysaccharide Transplantation Modules Supporting Human MSC Conversion into Osteogenic Cells and Osteoid Tissue in a Non-Union Defect[J]. Molecules and cells，2018.

[300] SONG Y，ZHAO M，XIE Y，et al. Bmi-1 high-expressing cells enrich cardiac stem/progenitor cells and respond to heart injury[J]. Journal of cellular and molecular medicine，2019，23：104-111.

[301] WOLF G，CIFU D，BAUGH L，et al. The effect of hyperbaric oxygen on symptoms after mild traumatic brain injury[J]. Journal of neurotrauma，2012，29：2606-2612.

[302] YAVARI F，JAMIL A，MOSAYEBI SAMANI M，et al. Basic and functional effects of transcranial Electrical Stimulation（tES）-An introduction[J]. Neuroscience and biobehavioral reviews，2018，85：81-92.

[303] PARKIN BL，EKHTIARI H，WALSH VF. Non-invasive Human Brain Stimulation in Cognitive Neuroscience：A Primer[J]. Neuron，2015，87：932-945.

[304] KIM HJ，HAN SJ. Anodal Transcranial Direct Current Stimulation Provokes Neuroplasticity in Repetitive Mild Traumatic Brain Injury in Rats[J]. Neural plasticity，2017，2017：1372946.

[305] YOON KJ，LEE YT，CHAE SW，et al. Effects of anodal transcranial direct current stimulation（tDCS）on behavioral and spatial memory during the early stage of traumatic brain injury in the rats[J]. Journal of the neurological sciences，2016，362：314-320.

[306] SACCO K, GALETTO V, DIMITRI D, et al. Concomitant Use of Transcranial Direct Current Stimulation and Computer-Assisted Training for the Rehabilitation of Attention in Traumatic Brain Injured Patients: Behavioral and Neuroimaging Results[J]. Frontiers in behavioral neuroscience, 2016, 10: 57.

[307] O'NEIL-PIROZZI TM, DORUK D, THOMSON JM, et al. Immediate memory and electrophysiologic effects of prefrontal cortex transcranial direct current stimulation on neurotypical individuals and individuals with chronic traumatic brain injury: a pilot study[J]. The International journal of neuroscience, 2017, 127: 592-600.

[308] BIKSON M, GROSSMAN P, THOMAS C, et al. Safety of Transcranial Direct Current Stimulation: Evidence Based Update 2016[J]. Brain stimulation, 2016, 9: 641-661.

[309] NEMANICH ST, CHEN CY, CHEN M, et al. Temporarily Withdrawn: Safety and Feasibility of Transcranial Magnetic Stimulation as an Exploratory Assessment of Corticospinal Connectivity in Infants After Perinatal Brain Injury: an Observational Study[J]. Physical therapy, 2019.

[310] HOY KE, MCQUEEN S, ELLIOT D, et al. A Pilot Investigation of Repetitive Transcranial Magnetic Stimulation for Post-Traumatic Brain Injury Depression: Safety, Tolerability, and Efficacy[J]. Journal of neurotrauma, 2019.

[311] LEE SA, KIM MK. Effect of Low Frequency Repetitive Transcranial Magnetic Stimulation on Depression and Cognition of Patients with Traumatic Brain Injury: A Randomized Controlled Trial[J]. Medical science monitor: international medical journal of experimental and clinical research, 2018, 24: 8789-8794.

[312] BRUZZESE JM, KATTAN M. School-based interventions: Where do we go from here?[J]. The Journal of allergy and clinical immunology, 2019, 143: 550-551.

[313] TOYAMA K, MATSUMOTO S, KURASAWA M, et al. Novel neuromuscular electrical stimulation system for treatment of dysphagia after brain injury[J]. Neurologia medico-chirurgica, 2014, 54: 521-528.

[314] WU X, ZHANG C, FENG J, et al. Right median nerve electrical stimulation for acute traumatic coma (the Asia Coma Electrical Stimulation trial): study protocol for a randomised controlled trial[J]. Trials, 2017, 18: 311.

[315] NEVILLE IS, HAYASHI CY, EL HAJJ SA, et al. Repetitive Transcranial Magnetic Stimulation (rTMS) for the cognitive rehabilitation of traumatic brain injury (TBI) victims: study protocol for a randomized controlled trial[J]. Trials, 2015, 16: 440.

[316] MAGEE WL, SIEGERT RJ, DAVESON BA, et al. Music therapy assessment tool for awareness in disorders of consciousness (MATADOC): standardisation of the principal subscale to assess awareness in patients with disorders of consciousness[J]. Neuropsychological rehabilitation, 2014, 24: 101-124.

[317] 夏伟琴. 穴位贴敷联合艾灸治疗脑外伤并发呃逆的疗效观察 [J]. 中国中医药科技, 2016, 23 (01): 106-107.

[318] HOLDER JP, IZUMI N, BEACH M, et al. On the system stability and calibration of the image plate/scanner system for plasma diagnosis at the National Ignition Facility[J]. The Review of scientific instruments, 2018, 89: 10F123.

[319] 黄仲俊, 刘杰, 王锋. 五苓散治疗重症脑外伤脑水肿疗效观察 [J]. 现代中西医结合杂志, 2018, 27 (33): 103-105.

[320] 靳宪芳, 李先强. 从七情论治外伤性脑病 30 例临床观察 [J]. 山东中医药大学学报, 2009, 33 (03): 220-221.

[321] MUEHLAN H, WILSON L, VON STEINBUCHEL N. A Rasch Analysis of the QOLIBRI Six-Item Overall Scale[J]. Assessment, 2016, 23: 124-130.

[322] BROOKS JC, SHAVELLE RM, STRAUSS DJ, et al. Long-Term Survival After Traumatic Brain Injury Part II: Life Expectancy[J]. Archives of physical medicine and rehabilitation, 2015, 96: 1000-1005.

[323] VAN VELZEN JM, VAN BENNEKOM CA, VAN DORMOLEN M, et al. Evaluation of the implementation of the protocol of an early vocational rehabilitation intervention for people with acquired brain injury[J]. Disability and rehabilitation, 2016, 38: 62-70.

[324] DONKER-COOLS BH, DAAMS JG, WIND H, et al. Effective return-to-work interventions after acquired brain injury: A systematic review[J]. Brain injury. 2016: 30: 113-131.

[325] VIKANE E, HELLSTROM T, ROE C, et al. Predictors for Return to Work in Subjects with Mild Traumatic Brain Injury[J]. Behavioural neurology, 2016, 2016: 8026414.

[326] RUET A, JOURDAN C, BAYEN E, et al. Employment outcome four years after a severe traumatic brain injury: results of the Paris severe traumatic brain injury study[J]. Disability and rehabilitation, 2018, 40: 2200-2207.

[327] SIMPSON GK, MCRAE P, HALLAB L, et al. Participation in competitive employment after severe traumatic brain injury: New employment versus return to previous (pre-injury) employment[J]. Neuropsychological rehabilitation, 2018, 1-18.

[328] TRAN S, KENNY B, POWER E, et al. Cognitive-communication and psychosocial functioning 12 months after severe traumatic brain injury[J]. Brain injury, 2018, 32: 1700-1711.

[329] MITRUSHINA M, TOMASZEWSKI R. Factors associated with return to work in patients with long-term disabilities due to neurological and neuropsychiatric disorders[J]. Neuropsychological rehabilitation, 2017: 1-19.

[330] BONNETERRE V, PERENNOU D, TROVATELLO V, et al. Interest of workplace support for returning to work after a traumatic brain injury: a retrospective study[J]. Annals of physical and rehabilitation medicine, 2013, 56: 652-662.

[331] DAVIS LC, SANDER AM, BOGAARDS JA, et al. Implementation of resource facilitation to assess referral needs and promote access to state vocational rehabilitation services in people with traumatic brain injury[J]. Neuropsychological rehabilitation, 2018, 28: 1145-1160.

[332] FOSTER AM, ARMSTRONG J, BUCKLEY A, et al. Encouraging family engagement in the rehabilitation process: a rehabilitation provider's development of support strategies for family members of people with traumatic brain injury[J]. Disability and rehabilitation, 2012, 34: 1855-1862.

[333] DOBKIN BH. Behavioral self-management strategies for practice and exercise should be included in neurologic rehabilitation trials and care[J]. Current opinion in neurology, 2016, 29: 693-699.

[334] HASSETT LM, MOSELEY AM, TATE RL, et al. Efficacy of a fitness centre-based exercise programme compared with a home-based exercise programme in traumatic brain injury: a randomized controlled trial[J]. Journal of rehabilitation medicine, 2009, 41: 247-255.

[335] RAMCHAND R, TANIELIAN T, FISHER MP, et al. Hidden Heroes: America's Military Caregivers - Executive Summary[J]. Rand health quarterly, 2014, 4: 14.

[336] WIART L, LUAUTE J, STEFAN A, et al. Non pharmacological treatments for psychological and behavioural disorders following traumatic brain injury (TBI). A systematic literature review and expert opinion leading to recommendations[J]. Annals of physical and rehabilitation medicine, 2016, 59: 31-41.

[337] WINTER L, MORIARTY HJ, ROBINSON K, et al. Efficacy and acceptability of a home-based, family-inclusive intervention for veterans with TBI: A randomized controlled trial[J]. Brain injury, 2016, 30: 373-387.

[338] LEOPOLD A, LOURIE A, PETRAS H, et al. The use of assistive technology for cognition to support the performance of daily activities for individuals with cognitive disabilities due to traumatic brain injury: The current state of the research[J]. NeuroRehabilitation, 2015, 37: 359-378.

[339] LEWIS PM, ACKLAND HM, LOWERY AJ, et al. Restoration of vision in blind individuals using bionic devices: a review with a focus on cortical visual prostheses[J]. Brain research, 2015, 1595: 51-73.

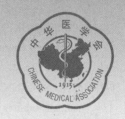

第11章

中国颅脑损伤高压氧治疗专家共识

一、概述

（一）颅脑损伤

颅脑损伤（traumatic brain injury，TBI）的常见原因有交通事故、坠落、暴力伤害和突发自然灾害等，占全部创伤的 17%～23%[1]，致死致残率高。在美国，每年就有约 280 万人遭遇 TBI，282 000 人住院、其中 56 000 人死亡[2]。TBI 也是长期残疾的常见原因。据估计，在美国每年有 80 000～90 000 人患有与 TBI 相关的永久性残疾。在中国，每年仅交通事故就有超过 130 万人导致意外伤害[3]。TBI 发生的高危人群为 4 岁以下儿童、15 至 19 岁青少年及 65 岁以上老人。

TBI 的分类有多种模式，包括按损伤严重程度、机制、病理解剖学和病理生理学分类。最广泛应用的分类法是根据损伤严重程度，并基于诸如神经检查（通常依据 Glasgow Coma Scale，GCS 评分表）、失去意识持续时间和创伤后遗忘症等各种因素[4]。根据 GCS 评分，TBI 通常分为轻度、中度和重度。其中 3～8 分为重度 TBI，9～12 分为中度 TBI，而 13～15 分为轻度 TBI[5]。

头部计算机断层扫描（CT）是检查 TBI 急性期的主要确诊方法[6]，对病情允许的患者磁共振检查是一种重要的手段，其多方位扫描、多模态成像，能更准确地显示病灶的部位和性质。

根据美国脑创伤基金会发布的指南，CT 扫描发现超过 30ml 的颅内血肿（包括硬膜外和硬膜下血肿）、中线位移超过 5mm 和非运动型语言中枢部位的脑实质内血肿超过 20ml 时为手术指征[6]。除手术治疗外，主要治疗原则包括防治脑水肿、抗感染、促进神经功能康复等。

TBI 常引起不同程度的永久性功能障碍，这主要取决于损害是在脑组织的某个特定区域（局灶性）还是广泛性的损害（弥散性），即使很轻微的 TBI 也会引起脑外伤后综合征，导致头痛和记忆障碍等。TBI 的预后根据具体病情的不同而有差别。TBI 可被理解为一种终生的、慢性的状况，它开始于受伤时，却具有持续一生的慢性影响，且多数情况下可在潜伏数年后才会表现出来[7, 8]。与中度和重度 TBI 相比，轻度 TBI 恢复良好的可能性更高，但仍有许多患者会遗留残疾。重度 TBI 的死亡率大于 20%，严重致残率大于 50%[9]，是导致死亡和长期残疾的主要原因。

随着急救和重症医疗技术的发展，重度 TBI 患者的存活率大大提高，但相当一部分患者无法康复，最终转归为慢性意识障碍（disorders of consciousness，DOC）[10]。慢性 DOC 主要包括植物状态（vegetative state，VS）和最小意识状态（minimally conscious state，MCS）。VS 是一种临床特殊的意识障碍，主要表现为对自身和外界的认知功能完全丧失，能睁眼，有睡眠 - 觉醒周期，下丘脑及脑干功能基本保存。2010 年，无反应觉醒综合征（unresponsive wakefulness syndrome，UWS）被推荐取代植物状态一词，以避免"植物"给人的消极印象[11]。持续性 VS（persistent vegetative state，PVS）是指 VS 持续一个月以上，1996 年我国急救医学会制定的临床诊断 PVS 标准[12] 为：认知功能丧失，无意识活动，不能执行指令；保持自主呼吸和血压；有睡眠 - 觉醒周期；无理解和语言表达能力；能自动睁眼或在刺激下睁眼；可有无目的性的眼球跟踪活动；丘脑下部及脑干功能基本保持；以上 7 项持续 >1 个月。永久性 VS（permanent vegetative state）指外伤性 VS 持续 1 年或非外伤性 VS 持续 3 月以上，意识恢复可能性不大[13]。然而数十年后恢复意识的 VS 患者的案例也时有报道。MCS 指的是脑损伤后从昏迷、VS 到清醒过渡的一种潜意识障碍状态，可能是日后进一步复苏的过渡抑或是意识状态的终点，他们存在严重的意识改变，但他们有间歇的觉醒或对环境和自身的认知功能[14]。在现代医疗监护下，慢性 DOC 患者生存期也不断延长，总体数量的增长十分可观。据估计，中国幸存的慢性 DOC 患者有 50 万～70 万，每年 TBI 引起的慢性 DOC 患者以 5 万～10 万人的速度递增[15]。慢性昏迷患者的康复成为亟待解决的医疗问题。

（夏小雨　张　奕　黄　程）

（二）高压氧

美国水下与高气压医学会（Undersea and Hyperbaric Medical Society，UHMS）在其官方网站上对高压氧（hyperbaric oxygen，HBO）的定义是"患者在高于海平面压力（1.0 个大气压［ATA］）的治疗舱内间断呼吸 100% 氧气的干预方法"。目前高压氧治疗（hyperbaric oxygen therapy，HBOT）已广泛应用于一氧化碳中毒、减压病、气栓症、突发性聋、放射性损伤、促进伤口和烧伤愈合、感染性疾病、急性缺血状态等。中华医学会高压氧医学分会于 2018 年最新修订的 HBOT 禁忌证主要为未经处理的气胸、早产儿及低体重儿等[16]。

HBOT 在 TBI 中的应用始于 20 世纪 60 年代[17, 18]。Fasano 等于 1964 年首次报道了 HBOT 在 TBI 患者中表现出治疗效果的临床应用。1966 年 Coe 和 Hayes 首次报道了 HBO 在大鼠实验性脑损伤中的神经保护作用。同年，Dunn 和 Lawson 又证明 HBOT 可显著改善犬冻损模拟脑挫伤模型的脑损伤并降低了死亡率。我国关于 HBOT 应用于 TBI 的临床报道可追溯到 20 世纪 80 年代[19]。

目前认为 HBOT 既可应用于急性 TBI 以降低颅内压、改善脑水肿、保护血脑屏障的完整性、抑制细胞凋亡，抑制炎症、改善线粒体功能和细胞代谢、促进血管生成和神经修复、减轻继发性损伤、促进昏迷患者清醒等，又可用于 TBI 的慢性阶段，促进 PVS 恢复，提高认知功能，减少后遗症，改善行为和神经生物学结果[20, 21]。此外，对于合并多发伤的患者来说 HBOT 还可促进骨折及创面的愈合，是一种有效的临床治疗方法[22]。

2016 年第十届欧洲高气压医学会议共识[23]中推荐：①急性中重度 TBI 患者和经高度选择、脑内存在明确的代谢失调区的慢性 TBI 患者，可行 HBOT（Ⅱ级证据 B 级推荐—HBOT 被认为是一种可能的 / 可选择的治疗措施，但还没有得到足够有力的证据支持，具有部分 RCTs 研究以及充分的专家共识）。②在伦理委员会批准、临床研究实践良好的情况下，可将 TBI 患者 HBOT 纳入临床试验研究（Ⅰ级证据——HBOT 作为一种主要的治疗方法，具备足够有力的证据支持）。中华医学会高压氧医学分会于 2018 年最新修订的 HBOT 适应证[16]中将 TBI 列为Ⅰ类适应证（依据现有临床证据认为，实施 HBOT 具有医学必要性），推荐级别为Ⅲ级证据 C 级推荐（病例系列，低质量的队列和病例对照研究）。

尽管在动物模型中已经证明 HBOT 对 TBI 有神经保护作用，欧洲高气压医学会和中华医学会高压氧医学分会也都推荐了 HBOT 用于 TBI 的治疗，但目前在临床上的应用仍然存在争议[17, 24]，如德国科学医学院（AWMF）研讨会 2015 年发布的成人脑创伤治疗指南中就认为 HBOT 未能显示出效果[25]。所以，我们组织专家撰写本共识，以合理指导临床应用。

（张　奕　王　霞）

二、机制

（一）TBI 的病理生理机制

TBI 可导致脑组织受到原发性损伤和继发性损伤的双重打击。脑组织遭受机械性外力的直接打击造成神经元、神经胶质细胞、脑微血管床等的原发性损伤，继而引起继发性"瀑布式"级联损害效应，加重神经功能损伤[26]。继发性损伤主要表现为脑水肿、进行性颅内压增高、脑伤灶及其周围组织进行性缺血缺氧、酸中毒等[27]。

脑微血管床的原发性损伤，结合后继的血管活性物质释放，可进而引起微循环障碍[26]。脑微循环障碍是 TBI 后重要的病理生理学变化，被公认为脑水肿等继发性损害的主要环节和影响神经功能恢复的重要因素[28, 29]。

脑微循环障碍发生后脑血流量减少，脑组织缺血缺氧，可造成酸中毒、血管舒张和（或）收缩调节紊乱，继而导致脑血管扩张，脑血流增加，出现血管扩张的血流再灌注。短暂脑缺血后出现的缺血再灌注是导致创伤后继发性脑损伤的关键。血流再通后会引起更严重的损害，其中主要是缺血和再灌注过程中产生的大量氧自由基的作用。因此，纠正脑微循环障碍是治疗的关键着眼点之一。

（夏小雨）

（二）HBO 治疗 TBI 的机制

对于 HBO 治疗 TBI 的机制，国内外医学界一直处于探索之中，主要认为有以下几点。

1. 收缩脑血管，降低颅内压，增加组织血氧含量　Rockswold SB[18] 对 HBO 治疗 TBI 的历史和现状进行了回顾性研究，归纳了历史上主要机制为使脑血管收缩，增加组织的氧含量。Rockswold GL 等[30] 也认为 HBO 的目的是增加氧气输送到组织的含量，以减少与无氧代谢和缺氧相关的有害影响，通过血管收缩减少脑血流，导致颅内压（intracranial pressure，ICP）的降低。

2. 减轻脑组织水肿　Wang GH 等[31] 研究 HBO 治疗 TBI 大鼠的神经保护作用发现，HBO 能显著降低 TBI 后脑组织水肿，改善神经功能，减少海马神经元的损伤。Zhang Y 等[32] 探讨 HBO 疗法对 TBI 兔疗效，发现 HBOT 可以减轻脑组织水肿，改善脑代谢，减少细胞凋亡，抑制炎症反应。Liu S[33] 的研究也证明 HBO 可以减轻 TBI 大鼠海马的水肿。

3. 改善脑代谢，减轻氧化应激反应　刘海英等[34] 检测了 TBI 后常规干预和 HBO 干预患者脑代谢、氧化应激和脑损伤指标，结果得出 HBOT 与常规方法相比，能较好的改善 TBI 患者脑代谢水平，减轻氧化应激，从而减轻脑损伤。周静[35] 也对 HBO 治疗重度 TBI 手术后的患者脑代谢、脑血流及颅内压进行研究，结果显示 HBOT 能改善重度 TBI 术后患者的脑代谢、促进脑血流动力学，降低颅内压。

（彭慧平　谢晓娟　李红玲）

（三）机制研究进展

近年来，对于 HBO 治疗 TBI 的机制研究主要有凋亡基因相关因子、神经细胞相关因子、信号通路及干细胞移植的研究。

Xing P 等[36] 研究发现，HBO 能显著降低 TBI 大鼠神经细胞促凋亡基因（c-fos、c-jun、Bax）的表达；减弱 Caspase-3 的激活；缓解了抗凋亡基因（Bcl-2）的下降；促进了神经营养因子（NGF、BDNF、GDNF、NT-3）的表达。Wee HY 等[37] 从凋亡相关因子（肿瘤坏死因子 TNF-α、转化生长影响因子 TGIF、转化生长因子 TGF-β1）着手，也探讨了 HBO 对 TBI 大鼠神经凋亡的影响，结果显示 HBOT 可以降低 TBI 后 TNF-α、TGIF 的表达，增加 TGF-β_1 的表达从而减少神经细胞的凋亡。卢晓闻等[38] 研究发现高压氧联合谷氨酰胺（CIA）能够改善创伤性颅脑损伤（TBI）大鼠神经功能，协调产生脑神经保护作用，且其作用机制可能与两者协同抑制神经细胞凋亡有关。

涂杏然等[39] 研究认为 HBOT 可下调 TBI 大鼠中枢神经系统内神经轴突生长抑制因子 -A（neuriteoutgrowth inhibitor-A，Nogo-A）与其受体 NgR 表达，以促进中枢神经再生。周苏键等[40] 则研究发现 HBOT 可能通过增加 TBI 大鼠受损脑细胞中基质细胞衍生因子 -1（stromal derived factor-1，SDF-1）及其趋化因子受体 4（chemokine receptor 4，CXCR4）的表达来加快大鼠神经功能恢复，从而促进内源性骨髓间充质干细胞归巢至受损脑组织。而牛峰等[41] 的研究则指出 HBOT 可通过提高沉默信息调节因子 1SIRT1 的表达对 TBI 小鼠脑组织起到保护作用。范鹏涛等[42] 研究指出 HBOT 通过调节脑组织过氧化氢酶（CAT）、超氧化物歧化酶（SOD）、谷胱甘肽过氧化物酶（GSH-Px）和核因子 E2 相关因子 2（Nrf2）的表达来改善 TBI 大鼠的氧化性损伤，对脑组织起保护作用。刘颖等[43] 的研究也发现，HBO 改善 TBI 大鼠认知功能的机制可能与海马趋化因子 CC、趋化因子配体 2（CCL2）及其 CC 趋化因子受体 2（CCR2）表达下调有关。

Meng XE 等[44] 探讨了 HBO 对 TBI 后继发性损伤 Nrf2 信号通路的影响，得出 HBO 通过增加 TBI 大鼠病灶周围 Nrf2 信号通路内相关蛋白的表达来保护受损的神经细胞。Meng XE 等[45] 的另一个研究则发现 HBOT 可显著抑制 Toll 样受体 4（Toll-like receptors 4，TLR4）/ 细胞核因子酉乙蛋白（NF-kB）信号通路的激活，减少 caspase-3、TNF-α、IL-6 和 IL-1β 的表达，从而减少神经元细胞的凋亡改善神经功能。Geng F 等[46]研究则指出 HBOT 可能通过抑制炎症信号通路内的炎症小体（IL-1β、IL-18 和高迁移率族蛋白 B-1HMGB1）的激活来缓解 TBI 后炎症反应。Qian H 等[47]也研究了 HBO 对 TBI 小鼠 NLRP-3 炎症信号通路的影响，得出 HBOT 能有效降低 IL-1β 和 IL-18 的水平，抑制 NLRP-3 炎症信号通路的活性，从而减轻 TBI 引起的炎症反应，得出了 Geng F 等人研究相似的结果。

彭慧平等[48]通过自由落体冲击造模法建立 TBI 大鼠模型，结果发现 HBO 联合骨髓间充质干细胞（BMSCs）移植可减轻大鼠神经功能障碍程度，减轻损伤区和周围组织的炎症和水肿，促进核因子 NF-kB 及其受体 BDNF 的表达，从而显著改善 TBI 大鼠功能。Yang Y 等[49]研究了 HBO 促进 TBI 大鼠体内外神经干细胞增殖，得出 HBOT 可能通过激活血管内皮生长因子（VEGF）/磷酸化细胞外信号调节激酶（ERK）信号途径促进神经干细胞增殖。杨永凯等[50]研究发现 HBOT 促进干细胞的作用，还与 Notch 信号通路有关。HBO 能促进内源性神经干细胞增殖分化，而 Notch 信号阻断剂却抑制内源性神经干细胞增殖分化，影响大鼠神经功能缺损恢复。

基础研究汇总：HBOT 能显著降低 TBI 后凋亡基因的表达，减少神经细胞的凋亡（Ⅱ级证据）；能提高神经细胞相关因子的表达（Ⅱ级证据）；能增加 Nrf2 信号通路内相关蛋白的表达，减少 NF-kB 信号通路及炎症信号通路达到保护脑组织的作用（Ⅱ级证据）。

（彭慧平　谢晓娟　王文岚　李红玲）

三、临床应用

从 20 世纪 60 年代起不断有研究发现 TBI 患者接受 HBOT 后功能有所改善，但目前该领域仍然存在一定争议[17]。如 Bennett 等[51]在分析了 1974 年至 2010 年间发表的"HBOT 和急性 TBI"试验（7 项涉及 571 人的研究）后认为：尽管有证据表明患者存活率有所改善，但几乎没有证据表明幸存者有良好的结果。而 Wang 等[24]分析（8 项涉及 519 人的研究）认为 HBOT 不仅可以降低患者死亡率、提高格拉斯哥昏迷评分（Glasgow coma scale，GCS），格拉斯哥预后评分（Glasgow outcome score，GOS）也得到了改善。Crawford C 等[52]总结 HBO 治疗 TBI 的 12 项 RCT 研究发现，HBO 治疗轻度 TBI 的效果并不优于假手术组，这可能需要对 HBO 组和假手术组进行方案的优化，而重度 TBI 确有可能从中获益。虽然存在争议，尚需更多大样本、设计规范的随机对照试验及高质量的系统评价或 Meta 分析进一步证实 HBOT 对 TBI 患者的作用，但 HBOT 被认为具有显著的临床潜力[53]。

我国 TBI 患者多，而高压氧舱具有数量多、分布广的优势，很多基层医院都具备 HBOT 条件，为 TBI 患者治疗提供了方便[54]。多年来我国学者积极进行临床总结，不仅在国内学术杂志，也不断在国外期刊上发表相关研究文献、荟萃分析等。现将国内外临床研究结果总结如下。

（一）治疗作用

1. 降低死亡率　尽管围绕 TBI 的长期预后仍存在争议，但比较认可的是使用 HBOT 可显著降低重度 TBI 患者的死亡率[55]。Rockswold 等[30]1992 年即通过一项前瞻性随机临床试验发现 HBOT 可降低急性 TBI 死亡率 50%。多篇综述及荟萃分析结果也支持 HBO 可以降低患者死亡率[51, 53, 56]。

2. 改善意识状态　两篇荟萃分析显示：与对照组相比，HBOT 可提高患者 GCS 平均分 2.68～3.13 分[24, 51]。我国学者还将 HBOT 用于 TBI 后 PVS 及 MCS 患者，证实 HBOT 可改善 TBI 导致的慢性意识障碍[20, 57-59]。中华医学会神经外科学分会颅脑创伤专业组制定的《颅脑创伤长期昏迷诊治中国专家共识（2015）》中指出 HBOT 是 TBI 长期昏迷患者治疗的可选手段，HBOT 期间应结合其他治疗方式以提高治疗效果[54]。

3. 改善认知、肢体活动及语言功能，提高日常生活能力　2018 年的一篇荟萃分析显示 HBOT 可改善轻度 TBI 患者的认知功能、提高 GOS 评分[56]。Hadanny 等[60]回顾性分析了 154 例 TBI 慢性认知障碍患者，发现不论 TBI 严重程度、开始 HBOT 时间及方案，认知功能都可以得到显著改善；SPECT 成像发现临床改善与相关脑区的大脑活动增加密切相关，认知改善更明显的患者大脑活动的增加更为显著。Prakash 等[61]报道了 HBOT 对社会行为和残疾程度有改善作用。Shandley S 等[62]对 28 名遭受轻度到中度 TBI 导致持续性认知障碍的受试者进行了 HBOT，结果显示 HBO 可能通过提高患者循环干细胞的动员改善 TBI 后认知障碍。

除了 GOS 评分，我国学者还采用简易智力状态检查量表（MMSE）、严重颅脑外伤残疾评定量表（DRS）、功能独立性评定（FIM）量表、改良巴氏指数（MBI）、波士顿诊断性失语症程度及疗效判断标准（BDAE）等多种量表评估 HBOT 效果，证实 HBO 可改善 TBI 患者认知、肢体活动及语言功能，提高日常生活水平，改善预后[63-65]。

4. 改善视神经损伤、动眼神经损伤　Hsieh 等[66]于 2018 年报道一例个案：脑挫伤后视神经病变患者在接受总共 61 次 HBOT 后视力、视野和色觉得到改善。

我国研究发现 HBO 治疗 TBI 伴视神经损伤[67,68]、动眼神经损伤[69,70]效果显著，越早救治越好[71,72]。

5. 改善脑震荡后综合征（PCS）与创伤后应激障碍（PTSD）　据报道有 85% 的轻度 TBI 伤患者存在脑震荡症状，虽然病例报告、临床试验、交叉试验已经证实，HBOT 是 PCS 和 PTSD 的有效治疗方法[73,74]，但 2016 年一项荟萃分析未观察到 PTSD 评分的显著变化。当采用 1.2 或 1.3ATA 空气作为对照组时，HBOT 并没有显示出对 PCS 及 PTSD 的益处或改善未能持续超过 6 个月[75,76]。

美国退伍军人事务部认为可以为多种治疗方案无效或不耐受的 TBI 和 PTSD 患者提供 HBOT[76]。但该推荐仍存在争议，有学者指出需证明 HBOT 的功效高于假治疗组[77]。

6. 改善外伤性癫痫　我国多项研究显示 HBO 综合治疗 TBI 早期癫痫患者是一种有效的治疗方法[78-80]。在应用抗癫痫药的前提下进行 HBOT，缩短了临床治疗时间，使患者减少了药量或完全停药。

7. 改善 TBI 后精神障碍　相对于传统药物治疗而言，HBO 联合心理干预治疗 TBI 后伴有精神障碍者疗效更好[81,82]。有研究[83]显示在数字减影全脑动脉造影术（DSA）下，HBO 暴露区脑血流分布发生改变，有助于促进 TBI 患者的神经功能恢复，提示 HBO 能够改善病灶区缺血缺氧状态，保护病灶区相邻的神经细胞，达到治疗 TBI 后精神障碍的目的。无论作为主要治疗手段还是作为辅助治疗的一种方式，HBO 改善 TBI 后精神障碍的作用得到广泛认可。

8. 其他　国内有研究发现 HBOT 可明显促进重型 TBI 患者颅骨缺损修复术后颅骨骨痂形成，骨缝消失[84]。目前还有将 HBO 用于治疗如尿崩症[85]、阵发性交感神经过度症[86]、外伤性脑积水[87]、硬膜下积液[88]、外伤后脑脂肪栓塞[89]等合并症的研究报告，但疗效尚没有得到广泛认可，还需要进一步研究与探讨。

临床研究汇总：HBOT 可用于治疗中度至重度 TBI，不推荐常规用于轻度 TBI（Ⅰ级证据）。HBOT 可显著降低 TBI 患者的死亡率、提高 GCS 评分（Ⅰ级证据）、能改善 GOS 分数，能减轻患者的认知功能障碍、改善肢体活动及语言功能，提高日常生活能力、促进视神经损伤、动眼神经损伤修复（Ⅱ级证据）。对脑震荡后综合征（PCS）与创伤后应激障碍（PTSD）目前仍存有争议，在常规治疗效果不佳的情况下可尝试应用（Ⅱ级证据）。在药物配合下，HBOT 治疗可用于 TBI 早期癫痫及精神障碍（Ⅲ级证据）。HBOT 可尝试用于尿崩症、阵发性交感神经过度症（Ⅳ级证据）。对外伤性脑积水、硬膜下积液、外伤后脑脂肪栓塞等合并症的效果尚待进一步大规模研究证实。

（张　奕　聂郁林　刘　勇　杨俊峰）

（二）治疗方案

HBO 治疗时机、治疗压力、治疗疗程和氧浓度的最佳有效剂量仍不统一，汇总如下。

1. 治疗时机　由于 TBI 后迅速发生发展脑水肿及缺血再灌注损伤，理论上在 TBI 后 12 小时内行 HBOT 效果最佳。但在临床实际中，重度 TBI 患者在伤后短时间内病情可能随时变化。因此，实现伤后 12 小时内进行 HBOT 难度较大，风险也较高。

Peterson K 等[90]对 HBO 治疗 TBI 的系统评价中提及，HBO 治疗轻度 TBI 可以在 3 到 71 个月时间内应用，对于中度至重度 TBI 则 24 小时内应用。

目前我国多数学者认为 TBI 患者 HBOT 越早开始越好。TBI 患者在病情稳定、生命体征平稳、肺部感染控制，排除 HBOT 禁忌证的前提下尽早给予 HBOT 已经成为国内专家的共识[63,91]。现虽有关于 TBI 后 7 天以内进行 HBOT 的相关报道[63,91]，但目前我国关于 HBOT 时机的报道多认为 1 个月内开始治疗效果较好[20]。

2. 治疗次数　临床 HBOT 通常以反复进行的形式在很长一段时间内实施，以改善 TBI 后的神经功能[17]。报道中 HBOT 多采用 20 至 120 次。Peterson K 等[90]对 HBO 治疗 TBI 的系统评价建议，HBO 治疗的持续时间和频率可以从每天多次，每周 5 天，持续 6 到 10 周。治疗次数取决于患者的个体反应和原始病情的严重程度。

关于疗程，国外文献报道 HBOT 疗程多为 40 次左右。目前国内研究尚无统一意见。甚至有研究提出 HBOT 次数与预后无关，盲目增加治疗次数对于增加疗效可能无益[92]。但也有研究认为对外伤后MCS 患者来说，90 次 HBOT 效果好于 45 次组，因此不宜过早终止 HBOT[57]。国内研究建议 TBI 后具有明显意识障碍的患者疗程最好不少于 30 次，条件允许可延长治疗时间到 50 次，最好能治疗 50 次以上，肢体功能障碍者疗程不少于 20 次[93, 94]。

关于每天 HBOT 的次数，国内已有一天两次的临床研究报道[91, 95]，但目前多以一天一次、每次吸氧 60 分钟为主。

3. 吸氧方式　高压氧舱有氧气加压舱和空气加压舱。纯氧加压舱患者直接呼吸舱内的氧气，空气加压舱主要有面罩吸氧、头罩吸氧、气管切开套管口或气管插管管口直接连接吸氧管道式吸氧等方式。目前大多数医院使用的是空气加压舱。临床上应依据患者病情，选择不同的吸氧方式。对于气管切开、有意识障碍的患者在家属或医务人员的陪同下，可选用气管切开套管口或气管插管管口直接连接吸氧管道式吸氧、头罩吸氧等方式。而对于无意识障碍的患者，可以给予面罩吸氧。

4. 治疗压力　目前尚无关于 HBOT 最佳压力的统一意见。国外研究推荐 1.5ATA（舱压，以下同）为 HBO 治疗 TBI 最佳压力[18]。

我国文献治疗压力大多介于 1.6～2.5ATA 之间，其中 2.0ATA 最常用。Li Q[96]观察了不同压力水平（1.75ATA 和 2.0ATA）HBO 治疗 TBI 后失语症的疗效，认为 1.75ATA 压力水平对于患者的安全性、有效性和依从性均高于 2.0ATA 的压力水平，所以选择 1.75ATA 治疗 TBI 后失语症临床效果较好。何春阳等[97]研究推荐 2.5ATA 压力的 HBO 对 TBI 术后昏迷患者的促醒作用更优。大多数学者认为 2.0～2.5ATA 可在降低颅内压和神经保护两方面获得最佳效果[87]。

专家推荐：在病情稳定的前提下，越早进行高压氧治疗越好。在生命体征平稳、没有活动性出血、没有脑脊液漏、没有禁忌证的前提下建议在一月内尽早进行（Ⅱ级证据）。HBO 治疗 TBI 压力的选择以1.5～2.0ATA 为主（Ⅱ级证据）。依据患者病情情况，选择头罩吸氧和面罩吸氧等不同方式。治疗次数需结合病情进行选择（Ⅴ级证据，F 级推荐），建议每日至少一次高压氧治疗，每周 5 次，10 次一个疗程，行多个疗程的治疗（Ⅲ级推荐）。

（张　奕　杨俊峰　陈林生）

（三）安全性评估

HBOT 当然也存在一些不良反应，如耳气压伤、肺部并发症、头痛、癫痫等，其他少见不良反应还有鼻窦区疼痛、牙痛、肌肉骨骼源性胸痛、暂时性近视加重、幽闭恐惧症以及乳胶过敏等。中耳气压伤为最主要的不良反应，但可以采取预防措施将损伤最小化（详见下述）。有研究指出当正确应用 HBOT时，仅观察到少数主要不良事件，癫痫发作等严重并发症很少发生，即使发生了一些轻微的副作用和并发症，这些自限性症状似乎是可逆的。因此，临床采用的常规压力 HBO 治疗重度 TBI 当被认为是安全的[98]。

总之，患者入舱前进行安全性评估，可将 HBOT 不良反应的发生尽可能降低。主要包括以下方面：

1. 病情稳定性的评估　包括生命体征：如血压、心率、体温、呼吸，意识等变化。一般建议患者血压控制在 160/100mmHg 以下，心率不低于 50 次 /min，不伴Ⅱ度以上房室传导阻滞的心律失常[99]；如高热患者需将体温降至 39℃ 以下方可入舱。预防肺部感染、保持呼吸道通畅是保证 HBOT 的前提[100]。如果生命体征不平稳不建议行 HBOT。

2. 头部和肺部影像学检查　无论开放性或闭合性 TBI 患者，其头颅及肺部影像学检查多选择 CT，头颅 CT 显示多合并有颅骨骨折、硬膜下血肿、硬膜外血肿、脑挫裂伤、弥漫性轴索损伤、脑水肿、颅内血肿、蛛网膜下腔出血、脑室出血、气颅等并发症的一种或多种[101]。肺部 CT 显示多合并肺部感染，肺挫裂伤、气胸等。在排除了活动性出血并积极处理气胸后方可入舱行 HBOT[102]。

3. 气压伤的风险　TBI 患者尤其是重度 TBI 多伴意识障碍，在治疗时加压减压过程中患者不能配合，导致鼓膜及鼓室黏膜的损伤，造成中耳气压伤[52]。此类患者可在入舱前用 1% 的麻黄碱溶液滴鼻改善鼻通气，或使用中耳负压治疗仪，降低中耳气压伤的发生率。或者可以进行鼓膜穿刺后再进行 HBOT。

4. 癫痫与氧中毒的风险　有报道称应用 2.0ATA HBO 治疗亚急性中重度 TBI 时癫痫发作率为 9%[103]。常规压力 HBOT 因氧中毒引起的癫痫发作极为罕见。此外，就氧诱发的癫痫发作而言，除了未控制的癫痫外，HBOT 对于患有慢性神经障碍的患者是安全的[104]。

在行 HBOT 时，患者如出现口唇及面部肌肉颤动、面色苍白、出汗、流涎、头后仰等症状，排除其他器质性病变后应考虑存在氧中毒可能，应立即停止吸氧，改吸舱内空气，并据情况采取相应处理措施。如果患者呼吸节律异常等，暂缓 HBOT。

对癫痫发作频繁的患者，应使用药物控制发作后再进行 HBOT，并根据发作规律，HBOT 时间尽量避开癫痫发作时间。对治疗中曾经出现过癫痫发作的患者，在下次进舱前肌内注射苯巴比妥纳 0.1g 或地西泮 10mg 后再入舱。若减压时有癫痫发作则立即停止减压，待癫痫发作停止后再减压出舱，防止因屏气抽搐而造成严重的肺气压伤[104]。

5. 颅底骨折、脑脊液漏、气颅　TBI 中颅底骨折占 3.5%～45.4%，其中约 2% 出现脑脊液漏，占颅底骨折患者 12%～30%，前中颅窝骨折较常见[105]。对重度 TBI 患者，行 HBOT 时应非常慎重，应注意是否有颅底骨折的病史。对有脑脊液耳漏、鼻漏的 TBI 患者，是否适合进行 HBOT 以及 HBOT 时机，目前没有定论。由于骨折处脑膜愈合不完全，在 HBO 环境中易使受损后未完全修复的脑膜再度破裂，而形成气颅，气颅则易导致颅内感染。此外，还应特别警惕张力性气颅的可能。国内外已报道多例颅底骨折 TBI 患者 HBOT 后出现张力性气颅的报道[106, 107]。如患者出现头痛加重，应及时复查头部影像学检查，除外张力性气颅。为防止脑脊液漏复发，行 HBOT 时应采用个性化加减压方案，酌情给予较低压力缓慢升压、缓慢减压，增加治疗的安全性[87]。在不能准确判断是否存在脑脊液漏的可能性时，不应匆忙实施 HBOT。

6. 其他　难以克服的幽闭恐惧症。幽闭恐惧症的发生多见于初次接触 HBO 的患者，由于对封闭的环境产生焦虑不安的心理，甚至出现恐慌症状[108]。多数患者经详细解释、心理暗示或采用大型多人舱治疗，可顺利完成 HBOT。但有部分患者仍难以克服。

未破动脉瘤。TBI 后由于枪弹异物、器械、骨片等直接伤及动脉管壁，或血管牵拉造成动脉壁薄弱鼓出，常形成缺少完好血管壁与瘤颈的假性动脉瘤，少部分为真性动脉瘤。常见于颈内动脉海绵窦段、床突旁段与大脑前动脉远端，伤后 2～3 周破裂风险极高，外伤早期容易被忽略。约占颅内动脉瘤发病率的 1%，但其死亡率高达 50% 以上[109]。

专家建议：HBOT 前进行影像学检查排除了活动性出血者及积极处理气胸等后方可入舱行 HBOT。HBOT 前应评估气压伤、癫痫、脑脊液漏、气颅、幽闭恐惧症等风险。在 HBOT 过程中注意监测患者血压情况，舱内治疗时避免血压增高及颅内压增高诱因如憋气、强烈咳嗽、紧张、发热、抽搐等，异常情况及时处理。对于已发现的未破裂动脉瘤应与神经专科医生共同会诊，排除假性动脉瘤可能，评估 HBOT 获益程度与治疗风险后入舱，治疗前与患者及家属充分沟通病情（推荐意见：Ⅲ级证据，C 级推荐）。

（聂郁林　高宾丽　张　奕）

（四）HBO 治疗 TBI 的建议

1. 不建议将 HBOT 常规应用于轻度 TBI 患者（Ⅰ级证据，A 级推荐）。

2. 推荐 HBOT 用于中度至重度急性 TBI 患者（Ⅱ级证据，B 级推荐）。在生命体征平稳、没有活动性出血、没有脑脊液漏、没有禁忌证的前提下建议在一个月内尽早进行（Ⅱ级证据，D 级推荐）。

3. 对于病情危重者，可给予较低压力，缓慢升压，缓慢降压，增加治疗的安全性（Ⅴ级证据，F 级推荐）。

4. 建议外伤后慢性意识障碍患者（PVS 及 MCS 患者）接受 HBOT 作为促醒手段（Ⅱ级证据，C 级推荐）。

5. TBI 后认知障碍的患者,无论原发创伤轻重程度均建议接受 HBOT(Ⅱ级证据,B 级推荐)。

6. TBI 后失语、肢体功能障碍、日常生活能力下降的患者,建议接受 HBOT(Ⅱ级证据,B 级推荐)。

7. 推荐 HBOT 用于外伤后视神经、动眼神经等神经损伤(Ⅲ级证据,C 级推荐)。

8. 不常规推荐 HBOT 用于 PCS 及 PTSD,当常规治疗效果不明显时可考虑选择 HBOT(Ⅱ级证据,D 级推荐)。

9. HBOT 可在使用药物控制的前提下,用于外伤性癫痫(Ⅲ级证据,C 级推荐)。

10. 其他可尝试 HBOT:外伤后尿崩症、阵发性交感神经过度活动症(Ⅳ级证据,C 级推荐)。

11. 对脑积水、硬膜下积液患者 HBOT 效果尚待进一步大规模临床研究。

12. HBO 治疗 TBI 压力的选择以 1.5~2.0ATA 为主(Ⅱ级证据,B 级推荐)。依据患者病情情况,选择头罩吸氧、面罩吸氧、气管切开套管口或气管插管管口直接连接吸氧管道式吸氧等方式。治疗次数需结合病情进行选择(Ⅴ级证据,F 级推荐)。

13. 怀疑颅底骨折尤其涉及前中颅底患者结合临床表现及影像学检查等手段确诊,有鼻漏、耳漏的患者禁做 HBOT,鼻漏、耳漏停止后 2~3 周再行 HBOT。颅底粉碎骨折或分离大于 1cm 的骨折,额窦骨折,靠近颅底中线的骨折,或者涉及筛板的骨折,以及在骨折处出现脑膜或脑膨出的患者慎重行 HBOT。行 HBOT 时可酌情采用个性化加减压方案,治疗期间仍需密切注意患者,如有异常表现及时处理(Ⅴ级证据,F 级推荐)。

14. 留置腰大池引流患者建议选择多人空气加压舱治疗,舱内治疗期间应采取卧位,无特殊必要时应关闭引流管,妥善固定,避免意外拔管、意识障碍加重、引流过度、颅内积气、逆行感染等情况。注意观察意识、生命体征及神经系统表现。颅压过高需要开放引流管应调整引流管高度防止引流过度(Ⅴ级证据,F 级推荐)。

(张　奕　聂郁林　彭争荣)

四、舱内护理应注意的问题

护理在 HBO 治疗 TBI 中至关重要,需以患者为中心,制订个体化的护理方法。在入舱前和舱内及出舱后都需要特殊的护理和相关事项的注意。目前关于 HBOT 吸氧的护理已经形成了比较成熟的护理模式,基于前人的研究整理如下。

1. 舱内吸痰　对于需舱内吸痰患者(如昏迷、气管切开患者),昏迷患者咳嗽反射减弱,痰液易堆积,误入气管,需要及时吸痰,保持呼吸道通畅。孔磊等[110]建议当舱压低于 1.3ATA(即表压低于 0.03MPa)时,可以用 50~100ml 的注射器吸痰,当舱压大于 1.3ATA(即表压大于 0.03MPa)时需使用有负压调节阀的负压吸引器吸痰。为了防止吸力太大损伤气管黏膜,成人一般将负压设置在 30~40kPa。吸痰时动作要轻柔,边吸边退。吸痰管不能插得太深,防止引起剧烈的咳嗽反射。每次吸痰不超过 10~15秒,进行再次吸痰时均需更换吸痰管。减压时不宜进行吸痰,以免吸痰引起的剧烈咳嗽导致肺气压伤。有专家经过临床实践对孔磊等人的建议提出质疑,他认为在减压前或减至表压 0.03MPa 前预先吸痰效果优于压力低于 0.03MPa 时。陈秀珍等[111]认为,在病情允许的情况下吸痰时昏迷患者取侧卧位或者平卧位,头偏向一侧,将床头抬高 15°~30°,利用舱内负压进行吸引,由于吸力随舱内压力增高而增大,依患者情况而定,需将吸引开关调置适当水平。

2. 舱内输液　舱内需要输液的患者,需依据舱内的压力变化,及时调整滴管阀,控制输液速度。吴砚秋等[112]的研究指出:加压时压力增大,墨菲滴管内气体压缩导致液体平面上升,需将墨菲滴管内液平面调至低位,稳定后再适当调整位置;减压时,墨菲滴管内气体膨胀导致液体平面下降,滴管速度增加,需将墨菲氏滴管内液平面调整较高水平。除此之外,如果输液容器为玻璃瓶,还需在瓶口插入长针头并且针头高出液面来调节瓶体内的压力,如果用袋装输液无需此项操作。

3. 医护人员陪舱和监护　根据患者的病情,在入舱前需安排医护人员陪同防止意外情况的发生。李琴[113]在 HBO 治疗重度 TBI 患者呼吸困难的监测与护理中提及,存在意识障碍的重度 TBI 患者(广泛脑挫伤伴颅内血肿,脑硬膜下、硬膜外及蛛网膜下出血,弥漫性轴索损伤、脑干损伤)病情多变,生命体征也不稳定，需依据患者的病情安排医护人员陪同。陆薇[114]探讨了TBI进行HBOT的护理，指出对于有癫痫发作史的患者必须有陪舱人员，对于老人和儿童视情况给予陪舱人员。

4. 鼻饲　为避免鼻饲后反流，建议进食1～2小时后再进行HBOT。周丽坤等[115]探讨了重度TBI患者HBO陪舱护理体会，建议鼻饲患者进舱前1小时不进食，防止升压时呕吐。赵树仙[116]的研究也推荐鼻饲患者进舱前1～2小时进食，进食量控制在200ml以内。

5. 出现气压伤和癫痫的处理　对于癫痫未控制患者不宜行HBOT，癫痫周期性发作患者，于间歇期进行HBOT。当患者在舱内出现癫痫时，需停止减压，防止摔倒和舌后坠。将患者头转向一侧，保持呼吸道通畅，然后10mg地西泮肌内注射，观察患者的症状，待症状缓解后再行减压出舱。

6. 对于合并传染病或者多重耐药的患者处理　针对这一类患者，需要专人专舱，患者衣物单独隔离处理，且患者安排在其他患者之后，治疗结束后要进行严格的消毒。

推荐意见：①对于舱内需要吸痰的患者，根据表压选择注射器或者负压吸痰装置吸痰（Ⅲ级证据，C级推荐）。②需要舱内输液的患者，依据舱内不同的压力，及时调整输液管阀，控制输液速度（Ⅲ级证据，C级推荐）。③病情不稳定且生命体征不稳定患者需有医护人员陪同进舱，防止意外情况的发生，对于有癫痫发作史的患者，老人及儿童依据情况需有监护人的陪同（Ⅲ级证据，C级推荐）。④进舱前要积极预防气压伤的发生，如入舱前积极教育，告知患者如何有效的开启咽鼓管。如出现气压伤时，依据分度进行不同的治疗（Ⅲ级证据，C级推荐）。⑤鼻饲患者进舱前1～2小时进食，防止治疗过程中出现呕吐（Ⅲ级证据，C级推荐）。⑥对于治疗中出现癫痫患者，需保持呼吸道畅通，并进行药物治疗，待病情平稳后再行减压（Ⅲ级证据，C级推荐）。⑦在基础护理的同时注重心理护理，注意患者心理变化过程，即时与患者及家属沟通（Ⅲ级证据，C级推荐）。

（彭慧平　谢晓娟　聂郁林　张　奕）

五、高压氧治疗效果的评估

HBOT治疗TBI患者的效果评估指标主要包括意识水平、临床症状与功能状况、脑代谢指标、临床检查与检验、临床结局以及不良反应等六个方面的内容。

（一）意识水平

HBO多用于治疗TBI意识障碍患者，包括TBI后PVS及MCS等慢性意识障碍。因此，评估患者意识水平的变化是反映HBO治疗TBI疗效最常用的临床方法。意识水平的评估方法包括：急性意识障碍多采用格拉斯哥昏迷量表（Glasgow coma scale，GCS）[24]（Ⅱ级证据），慢性意识障碍的评估方法还可采用改良的昏迷恢复量表（coma recovery scale-revised，CRS-R）和2011年中国南京植物状态诊断和疗效标准（Chinese Nanjing Persistent Vegetative State Scale，CNPVSS）[117]（Ⅲ级证据）。CRS-R被认为是区分PVS与MCS的金标准[118]，CNPVSS（2011）量表用于PVS、VS、MCS评估具有较好的效度和信度，诊断结果比较更接近于CRS-R的诊断作用，且更为简易实用，容易掌握[119]。

（二）临床症状与功能状况

1. 临床症状评估　TBI后可以引起一系列临床症状，临床研究中常采用Rivermead脑震荡后症状调查表（Rivermead Post-Concussion Symptoms Questionnaire）[77]来评估HBO的疗效（Ⅱ级证据）。

2. 认知言语功能评估　HBO对TBI后认知言语功能影响的临床研究较多，特别是针对轻度TBI的研究，国内研究较多采用神经行为认知状况测试（Neurobehavioral Cognitive Status Examination，NCSE）、简易智能状态量表（Mini-Mental Status Examination，MMSE）以及波士顿诊断性失语症程度及疗效判断标准（BDAE）等进行评定[120, 121]（Ⅲ级证据），国外很多随机对照研究则采用脑震荡后即刻评估和认知测试（immediate post-concussion assessment and cognitive testing，ImPACT）[122]进行认知功能评估（Ⅱ级证据），也有针对注意力、记忆力、执行功能等认知内容进行认知功能分项目评估[24, 77]（Ⅲ级证据）。

3. 精神心理问题评估　常采用创伤后应激障碍评分（post-traumatic stress disorder score，PTSD score）[24, 77]和军队创伤后应激障碍检查（PTSD Checklist for Military，PCL-M）[122]（Ⅱ级证据），其他心理问题的疗效评估方法还有抑郁自评量表（self-rating depression scale，SDS）和焦虑自评量表（self-rating

anxiety scale，SAS)[123]等（Ⅲ级证据）。

4. 运动功能评估　有临床研究采用 Fugl-Meyer 运动功能评分评估 HBO 对 TBI 偏瘫患者运动功能的影响[124]（Ⅲ级证据）。

5. 日常生活能力评估　HBO 对 TBI 后日常生活能力的疗效常采用 Barthel 指数评定（Barthel Index，BI）、改良巴氏指数（MBI）和生活独立性评定（Functional Independence Measure，FIM）等评估方法[124, 125]（Ⅲ级证据）。

6. 生活质量评估　研究显示 TBI 因为各种临床症状以及功能障碍会影响生活质量，HBO 对生活质量影响的常用评估方法包括 SF-36 健康量表（The short form 36 health survey questionare）和欧洲五维健康量表（EuroQol five dimensions questionnaire，EQ-5D)[74, 126]（Ⅱ级证据）。

（三）临床检查指标

临床研究相关指标包括颅内压（intracranial pressure，ICP）、脑组织氧分压、脑血流变化以及脑脊液或脑组织乳酸、丙酮酸、葡萄糖含量等[17, 56, 77]（Ⅲ级证据）。HBO 治疗期间动脉血氧含量与治疗效果密切相关，动脉血氧含量可以通过动脉血氧分压和血氧饱和度来表达[127, 128]（Ⅲ级证据）。

（四）影像学检查

影像学评估较为常用，SPECT 脑灌注显像可检测局部脑血流（rCBF）、脑区代谢活性和葡萄糖代谢情况（Ⅱ级证据）[74]，颅脑 CT 可判断脑水肿、脑部病灶范围等，磁共振灌注成像可以反映受损脑区的血管再生等神经可塑性变化[129-131]。

（五）电生理检查

脑电生理检查方法则可帮助判断 TBI 后意识障碍改善及预后，常用方法包括脑电图、脑干诱发电位、体感诱发电位、听觉诱发电位等，表现为不同程度的损害，其中体感诱发电位中 N20 对预后判断有一定的作用[132]（Ⅲ级证据）。对癫痫的治疗效果也可采用脑电图进行评估[133]（Ⅳ级证据）。

（六）临床结局

在 HBO 治疗 TBI 临床研究中，死亡率是较常用的反映重度颅脑损伤临床结局的指标（Ⅱ级证据），还可采用住院时间来表达[24, 53, 77]（Ⅳ级证据）。远期结局常采用格拉斯哥结局量表（Glasgow Outcome Scale，GOS）（Ⅱ级证据）[24, 103]、残疾分级量表（Disability Rating Soale，DRS）以及改良 Rankin 量表（Modified Rankin Scale，MRS）评定[52]（Ⅱ级证据），另外，还可以用社会参与度以及重返学校和职业回归状况来评估[53, 77]（Ⅳ级证据）。

（七）不良反应

有研究在对 HBO 疗效评估时同时关注 HBOT 的不良反应的发生率，包括耳气压伤、肺部并发症、头痛、癫痫、恶心呕吐、鼻窦区疼痛、牙痛、肌肉骨骼源性胸痛、暂时性近视加重、幽闭恐惧以及乳胶过敏等[52, 134]（Ⅲ级证据）。

专家建议：

（1）意识水平评估：急性意识障碍推荐使用格拉斯哥昏迷量表（GCS）（Ⅱ级证据，B 级推荐）；慢性意识障碍推荐使用改良的昏迷恢复量表（CRS-R）和 2011 年中国南京植物状态诊断和疗效标准（CNPVSS）（Ⅱ级证据，C 推荐）。

（2）临床症状评估推荐使用 Rivermead 脑震荡后症状调查表（Ⅱ级证据，B 级推荐）；认知功能评估推荐使用脑震荡后即刻评估和认知测试（ImPACT）和军队创伤后应激障碍检查表（PCL-M）（Ⅱ级证据，B 级推荐）；日常生活能力评估推荐使用 Barthel 指数评定（BI）、改良巴氏指数（MBI）和生活独立性评分（FIM）评估（Ⅲ级证据，C 级推荐）；生活质量评估推荐采用 SF-36 健康量表和欧洲五维健康量表（EQ-5D）（Ⅱ级证据，C 级推荐）。

（3）临床检查评估推荐使用颅内压（ICP）、脑组织氧分压、脑电图和诱发电位（Ⅲ级证据，C 级推荐）；SPECT 脑灌注显像（Ⅱ级证据，B 级推荐）。

（4）临床结局推荐采用死亡率评估（Ⅱ级证据，C 级推荐），远期结局采用格拉斯哥结局量表（GOS）、残疾分级量表（Disability Rating Scale，DRS）和改良 Rankin 量表（MRS）评定（Ⅱ级证据，B 级推荐）。

（5）观察疗效同时推荐采用不良反应发生情况评估治疗安全性（Ⅲ级证据，C级推荐）。

（陆　敏　王　霞　李红玲　张　奕）

六、总结与展望

1. 总结　HBOT 在 TBI 中的应用始于 20 世纪 60 年代。数十年来，无论在动物实验还是在临床研究中均已证明 HBOT 对 TBI 有神经保护作用。而且 2016 年第十届欧洲高气压医学会议共识中对 HBOT 用于 TBI 的治疗进行了推荐，2018 年中华医学会高压氧医学分会在最新修订的 HBOT 适应证中也将 TBI 列为 Ⅰ 类适应证，但目前在临床应用中仍然存在一些争议，为此，我们组织专家从 HBO 治疗 TBI 的作用机制、临床应用范围、具体治疗方案、安全性评估、治疗的具体建议、舱内护理注意的问题以及高压氧治疗效果的评估等方面进行了总结分析，并根据英国牛津循证医学中心的证据水平分级进行了不同级别的推荐，撰写出本共识，以期指导临床能更合理地将 HBO 用于 TBI 患者。

2. 展望　TBI 发生率高，死亡率高，致残率高，是导致死亡和长期残疾的主要原因，而且 TBI 的高危人群可发生在各个年龄段。随着急救和重症医疗技术的发展，重度 TBI 患者的存活率大大提高，但随之而来的是慢性意识障碍患者越来越多。因此，TBI 患者的预防、治疗和康复成为亟待解决的医疗问题。虽然我们撰写了本共识，但仍需更多大样本、设计规范的随机双盲对照试验及高质量的系统评价或 Meta 分析进一步证实 HBOT 对 TBI 患者的治疗作用，以及具体的治疗方案等，为临床提供更高级别的推荐依据。可喜的是我国高压氧舱具有数量多、分布广的优势，为 TBI 患者的治疗和研究提供了基本条件。

（李红玲　张　奕）

牵头执笔专家：李红玲
审校专家（按姓氏笔画排序）：

王培东　麦用军　杨　晶　何江弘　高春锦　曾宪容　潘树义　薛　磊

参考文献

[1] 钟世镇. 关于创伤急救的几个问题 [J]. 中华神经创伤外科电子杂志，2015，（2）：1-2.

[2] TAYLOR CA，BELL JM，BREIDING MJ，et al. Traumatic Brain Injury-Related Emergency Department Visits，Hospitalizations，and Deaths - United States，2007 and 2013[J]. MMWR Surveill Summ，2017，66（9）：1-16.

[3] 王正国. 创伤医学发展的思路 [J]. 中华神经创伤外科电子杂志，2015，（1）：2-3.

[4] MENON DK，SCHWAB K，WRIGHT DW，et al. Position statement：definition of traumatic brain injury[J]. Arch Phys Med Rehabil，2010，91（11）：1637-40.

[5] STEIN，S.C. Classification of head injur[M]//R. K. Narayan，J. T. Povlishock，& J. E. Wilberger（eds），Neurotrauma. New York：McGraw Hill，1996：31-42.

[6] BRATTON SL，CHESTNUT RM，GHAJAR J，et al. Guidelines for the management of severe traumatic brain injury. VI. Indications for intracranial pressure monitoring[J]. J Neurotrauma，2007，24 Suppl 1：S37-44.

[7] MASEL BE，DEWITT DS. Traumatic brain injury：a disease process，not an event[J]. J Neurotrauma，2010，27（8）：1529-1540.

[8] CORRIGAN JD，HAMMOND FM. Traumatic brain injury as a chronic health condition[J]. Arch Phys Med Rehabil，2013，94（6）：1199-1201.

[9] 江基尧. 中国颅脑创伤外科学的进步与不足 [J]. 中华神经创伤外科电子杂志，2015，（1）：4-6.

[10] GIACINO JT，FINS JJ，LAUREYS S，et al. Disorders of consciousness after acquired brain injury：the state of the science[J]. Nat Rev Neurol，2014，10（2）：99-114.

[11] LAUREYS S，CELESIA GG，COHADON F，et al. Unresponsive wakefulness syndrome：a new name for the vegetative state or apallic syndrome[J]. BMC Med，2010，8：68.

[12] 急诊医学编辑部.《制定我国持续性植物状态诊断标准专家讨论会》会议纪要 [J]. 急诊医学杂志，1996，5（2）：95.

[13] The Multi-Society Task Force on PVS. Medical aspects of the persistent vegetative state[J]. N Engl J Med. 1994, 330(22): 1572-1579.

[14] 林元相, 徐如祥. 最小意识状态的定义、诊断标准及临床鉴别 [J]. 中华神经医学杂志, 2005, 4(2): 203-205.

[15] 杨艺, 谢秋幼, 何江弘, 等. 意识障碍治疗的伦理问题 [J]. 中华神经医学杂志, 2015, 14(10): 1078-1080.

[16] 中国人民解放军总医院第六医学中心. 中华医学会高压氧分会关于高压氧治疗适应证与禁忌证的共识(2018 版)[J]. 中华航海医学与高气压医学杂志, 2019, 26(1): 1-5.

[17] HU Q, MANAENKO A, XU T, et al. Hyperbaric oxygen therapy for traumatic brain injury: bench-to-bedside[J]. Medical Gas Research, 2016, 6(2): 102-110.

[18] ROCKSWOLD S B, ROCKSWOLD G L, DEFILLO A. Hyperbaric oxygen in traumatic brain injury[J]. Neurological Research, 2007, 29(2): 162-172.

[19] 杨云平, 吴海波, 王庆荣, 等. 高压氧治疗脑外伤 100 例效果观察 [J]. 内蒙古医学杂志, 1987(4): 225-226.

[20] 余芳, 顾硕, 李爱萍, 等. 颅脑外伤后高压氧介入时间对患者格拉斯哥昏迷量表评分和功能独立性评定评分影响的临床研究 [J]. 中华航海医学与高气压医学杂志, 2015, 22(1): 41-44.

[21] 倪莹莹, 王首红, 宋为群, 等. 神经重症康复中国专家共识(中)[J]. 中国康复医学杂志, 2018, 33(2): 130-136.

[22] 张禹, 赵儒钢, 郭大志, 等. 高压氧治疗重型颅脑损伤合并多发伤的相关因素分析 [J]. 中国医药导报, 2013, 10(12): 56-59.

[23] MATHIEU D, MARRONI A, KOT J. Tenth European Consensus Conference on Hyperbaric Medicine: recommendations for accepted and non-accepted clinical indications and practice of hyperbaric oxygen treatment[J]. Diving and Hyperbaric Medicine, 2017, 47(1): 24-32.

[24] WANG F, WANG Y, SUN T, et al. Hyperbaric oxygen therapy for the treatment of traumatic brain injury: a meta-analysis[J]. Neurological Sciences, 2016, 37(5): 693-701.

[25] FIRSCHING R, RICKELS E, MAUER U M, et al. Guidelines for the Treatment of Head Injury in Adults[J]. Journal of Neurological Surgery Part A-Central European Neurosurgery, 2017, 78(5): 478-487.

[26] 中国神经科学学会神经损伤与修复分会. 脑损伤神经功能损害与修复专家共识 [J]. 中华神经创伤外科电子杂志, 2016, 2(2): 100-104.

[27] 高峰, 崔澂. 颅脑外伤后微循环异常变化及损伤机制 [J]. 白求恩军医学院学报, 2012, 10(03): 216-218.

[28] 张卫东, 梁碧玲, 陈建宇, 等. 颅脑肿瘤瘤周水肿的弥散张量成像评价 [J]. 中山大学学报(医学科学版), 2006, 27(06): 694-698.

[29] 刘卫平, 章翔, 易声禹, 等. 大鼠急性颅脑损伤后脑微循环的变化 [J]. 第四军医大学学报, 2000, 21(12): 1506-1509.

[30] ROCKSWOLD GL, FORD SE, ANDERSON DC, et al. Results of a prospective randomized trial for treatment of severely brain-injured patients with hyperbaric oxygen[J]. Journal of neurosurgery, 1992, 76(6): 929-34.

[31] WANG GH, ZHANG XG, JIANG ZL, et al. Neuroprotective effects of hyperbaric oxygen treatment on traumatic brain injury in the rat[J]. Journal of neurotrauma, 2010, 27(9): 1733-1743.

[32] ZHANG Y, YANG Y, TANG H, et al. Hyperbaric oxygen therapy ameliorates local brain metabolism, brain edema and inflammatory response in a blast-induced traumatic brain injury model in rabbits[J]. Neurochemical research, 2014, 39(5): 950-60.

[33] LIU S, LIU Y, DENG S, GUO A, et al. Beneficial effects of hyperbaric oxygen on edema in rat hippocampus following traumatic brain injury[J]. Experimental brain research, 2015, 233(12): 3359-65.

[34] 刘海英, 江涛. 高压氧干预对颅脑损伤患者脑氧代谢、脑损伤及氧化应激反应的影响 [J]. 海南医学院学报, 2018, 24(18): 1661-1665.

[35] 周静. 高压氧对重型颅脑损伤开颅术后患者脑代谢、脑血流及颅内压的影响 [J]. 神经损伤与功能重建, 2015, 10(04): 366-368.

[36] XING P, MA K, LI L, et al. The protection effect and mechanism of hyperbaric oxygen therapy in rat brain with traumatic injury[J]. Acta cirurgica brasileira, 2018, 33(4): 341-353.

[37] WEE HY, LIM SW, CHIO CC, et al. Hyperbaric oxygen effects on neuronal apoptosis associations in a traumatic brain injury rat model[J]. The Journal of surgical research, 2015, 197(2): 382-9.

[38] 卢晓闻，陈哲，许烈鹏，等. 高压氧联合谷氨酰胺对创伤性颅脑损伤大鼠神经功能和神经细胞凋亡情况的影响 [J]. 转化医学电子杂志，2017，4（08）：29-32，35.

[39] 涂杏然，牛凡，洪德全，等. 高压氧治疗对大鼠创伤性脑损伤后 Nogo-A 及 NgR 表达的影响 [J]. 中国当代医药，2017，24（33）：7-9.

[40] 周苏键，谭耀武，刘咏武栋，等. 高压氧对创伤性颅脑损伤大鼠神经保护作用及骨髓间充质干细胞归巢因子表达的影响 [J]. 中华航海医学与高气压医学杂志，2015，22（5）：347-351.

[41] 牛锋，陈碧琴，费强峰，等. 高压氧对脑损伤小鼠脑组织的保护作用及其对沉默信息调节因子 1 表达的影响 [J]. 中华物理医学与康复杂志，2016，38（5）：335-339.

[42] 范鹏涛，杨菲，刘保成，等. 高压氧对模型大鼠颅脑损伤 CAT、SOD、GSH-Px 和 Nrf2 影响的研究 [J]. 神经解剖学杂志，2017，33（3）：280-284.

[43] 刘颖，张淑珍，朱晓红，等. 高压氧治疗对创伤性脑损伤大鼠认知功能的影响 [J]. 中国康复医学杂志，2017，32（11）：1214-1219.

[44] MENG X E，ZHANG Y，LI N，et al. Effects of hyperbaric oxygen on the Nrf2 signaling pathway in secondary injury following traumatic brain injury[J]. Genet Mol Res，2016，15（1）.

[45] MENG X E，ZHANG Y，LI N，et al. Hyperbaric Oxygen Alleviates Secondary Brain Injury After Trauma Through Inhibition of TLR4/NF-κB Signaling Pathway[J]. Med Sci Monit，2016，22：284-288.

[46] GENG F Y，MA Y，XING T，et al. Effects of Hyperbaric Oxygen Therapy on Inflammasome Signaling after Traumatic Brain Injury[J]. Neuroimmunomodulation，2016，23（2）：122-129.

[47] QIAN H，LI Q，SHI W. Hyperbaric oxygen alleviates the activation of NLRP-3-inflammasomes in traumatic brain injury[J]. Mol Med Rep，2017，16（4）：3922-3928.

[48] 彭慧平，白志峰，王如蜜，等. 高压氧联合骨髓间充质干细胞治疗创伤性脑损伤大鼠的疗效观察 [J]. 中华物理医学与康复杂志，2017，39（8）：561-565.

[49] YANG Y，WEI H，ZHOU X，et al. Hyperbaric oxygen promotes neural stem cell proliferation by activating vascular endothelial growth factor/extracellular signal-regulated kinase signaling after traumatic brain injury[J]. Neuroreport，2017，28（18）：1232-1238.

[50] 杨永凯，张帆，韦浩，等. 高压氧及 Notch 信号阻断剂对大鼠颅脑损伤后海马区神经干细胞增殖分化的影响 [J]. 中国当代医药，2017，24（28）：7-10.

[51] BENNETT M H，TRYTKO B，JONKER B. Hyperbaric oxygen therapy for the adjunctive treatment of traumatic brain injury[J]. Cochrane Database Syst Rev，2012，12：CD004609.

[52] CRAWFORD C，TEO L，YANG E，et al. Is Hyperbaric Oxygen Therapy Effective for Traumatic Brain Injury? A Rapid Evidence Assessment of the Literature and Recommendations for the Field[J]. J Head Trauma Rehabil，2017，32（3）：E27-E37.

[53] DALY S，THORPE M，ROCKSWOLD S，et al. Hyperbaric Oxygen Therapy in the Treatment of Acute Severe Traumatic Brain Injury：A Systematic Review[J]. J Neurotrauma. 2018. 35（4）：623-629.

[54] 中华医学会神经外科学分会颅脑创伤专业组，中华医学会创伤学分会神经损伤专业组. 颅脑创伤长期昏迷诊治中国专家共识 [J]. 中华神经外科杂志，2015，31（8）：757-760.

[55] HUANG L，OBENAUS A. Hyperbaric oxygen therapy for traumatic brain injury[J]. Med Gas Res，2011，1（1）：21.

[56] DENG Z，CHEN W，JIN J，et al. The neuroprotection effect of oxygen therapy：A systematic review and meta-analysis. Niger J Clin Pract，2018，21（4）：401-416.

[57] 张奕，高宇，侯晓敏，等. 高压氧综合治疗颅脑外伤后最小意识状态患者的临床分析 [J]. 中华航海医学与高气压医学杂志，2016，23（3）：184-187.

[58] 陈家祥，李良平，梁一鸣，许智蕾. 高压氧综合治疗脑外伤后持续性植物状态的疗效以及影响因素 [J]. 山西医科大学学报，2016，47（1）：93-96.

[59] 虞容豪，谢秋幼，黄怀，等. 高压氧综合治疗脑外伤后持续性植物状态 102 例疗效分析 [J]. 华南国防医学杂志，2008，22（6）：13-15.

[60] HADANNY A，ABBOTT S，SUZIN G，et al. Effect of hyperbaric oxygen therapy on chronic neurocognitive deficits of

post-traumatic brain injury patients: retrospective analysis[J]. BMJ Open, 2018, 8 (9): e023387.

[61] PRAKASH A, PARELKAR SV, OAK SN, et al. Role of hyperbaric oxygen therapy in severe head injury in children[J]. J Pediatr Neurosci, 2012, 7 (1): 4-8.

[62] SHANDLEY S, WOLF EG, SCHUBERT-KAPPAN CM, et al. Increased circulating stem cells and better cognitive performance in traumatic brain injury subjects following hyperbaric oxygen therapy[J]. Undersea Hyperb Med, 2017, 44 (3): 257-269.

[63] 丁新华, 吴润兰, 李敏, 等. 高压氧治疗的不同时机对重度颅脑外伤患者疗效的影响 [J]. 中华物理医学与康复杂志, 2005, 27 (7): 421-423.

[64] 赵毅. 高压氧治疗对脑外伤后认知功能障碍的影响 [J]. 中国老年学杂志, 2013, 33 (11): 2507-2509.

[65] 周静, 李海舟, 应志国, 等. 高压氧早期介入结合言语治疗对脑外伤运动性失语症的改善作用 [J]. 中国听力语言康复科学杂志, 2016, 14 (5): 333-336.

[66] HSIEH YH, LIANG CM, TAI MC, et al. Benefit of hyperbaric oxygen therapy treatment in direct traumatic optic neuropathy: case report. Undersea Hyperb Med, 2018. 45 (4): 463-471.

[67] 杨国进, 罗翠平, 王瑞华, 等. 甲强龙冲击加弥可保联合高压氧治疗视神经挫伤的临床观察, 中国实用神经疾病杂志, 2011, 14 (8): 74-75.

[68] 李佳, 刘敏. 高压氧治疗颅脑外伤伴视神经损伤患者的疗效观察. 中国实用神经疾病杂志, 2015, 18 (3): 17-18.

[69] 魏常虹, 李裕钦. 高压氧综合治疗脑外伤后动眼神经损伤48例. 陕西医学杂志, 2015, 44 (2): 199-200.

[70] 何桂英. 高压氧综合治疗脑外伤后动眼神经损伤临床观察. 中国实用神经疾病杂志, 2009, 12 (22): 43-43.

[71] 苗建波, 李利周, 刘攀攀. 高压氧治疗伴颅脑外伤的视神经损伤. 中华眼外伤职业眼病杂志, 2018, 40 (4).: 268-270.

[72] 胡海艳, 施丽琴. 高压氧综合治疗颅脑外伤致动眼神经麻痹的疗效分析. 浙江临床医学, 2018, 20 (7): 1260-1261.

[73] HARCH PG, ANDREWS SR, FOGARTY EF, et al. A phase I study of low-pressure hyperbaric oxygen therapy for blast-induced post-concussion syndrome and post-traumatic stress disorder. J Neurotrauma, 2012, 29 (1): 168-85.

[74] BOUSSI-GROSS R, GOLAN H, FISHLEV G, et al. Hyperbaric oxygen therapy can improve post concussion syndrome years after mild traumatic brain injury - randomized prospective trial. PLoS One. 2013. 8 (11): e79995.

[75] DONG Y, HU XH, WU T, et al. Effect of hyperbaric oxygenation therapy on post-concussion syndrome. Exp Ther Med. 2018, 16 (3): 2193-2202.

[76] VA Evidence-based Synthesis Program Evidence Briefs. 2011. Washington (DC). Department of Veterans Affairs (US).

[77] BENNETT MH. Evidence brief: hyperbaric oxygen therapy (HBOT) for traumatic brain injury and/or post-traumatic stress disorder. Diving Hyperb Med, 2018, 48 (2): 115.

[78] 苑来生, 刘德中, 岳新灿, 等. 脑外伤性癫痫高压氧综合性治疗临床疗效探讨. 中国临床实用医学, 2010, 4 (1): 204-205.

[79] 史明旭, 崔超, 张解. 高压氧对于外伤性癫痫的治疗体会 [J]. 中国医药指南, 2012, 10 (15): 531-532.

[80] 尹夕龙. 高压氧治疗外伤性癫痫38例疗效观察 [J]. 白求恩军医学院学报, 2007, 5 (4): 204-205.

[81] 刘悦, 卢明, 莫创骑, 等. 早期高压氧治疗对脑出血血肿清除术后脑水肿及神经功能的影响 [J]. 中国实用神经疾病杂志, 2016, 19 (10): 37-38.

[82] 刘俊利. 心理干预联合电针及高压氧治疗脑外伤后抑郁症的疗效观察 [J]. 中国实用神经疾病杂志, 2016, 19 (17): 140-141.

[83] MICARERRI A, JACOBSSON H, LARSSON S A, et al. Neurobiological insight into hyperbaric hyperoxia[J]. Acta Physiol (Oxf), 2013, 209 (1): 69-76.

[84] 张东涛, 陈喜珊, 郑少钦. 颅脑外伤颅骨缺损修复术后高压氧综合治疗临床研究 [J]. 实用医技杂志, 2004, 11 (12): 2681-2682.

[85] 张树军, 薛敏. 高压氧治疗脑外伤并发尿崩症20例疗效观察 [J]. 中华航海医学与高气压医学杂志, 2008, 15 (6): 367-368.

[86] LV LQ, HOU L J, YU M K, et al. Hyperbaric oxygen therapy in the management of paroxysmal sympathetic hyperactivity after severe traumatic brain injury: a report of 6 cases[J]. Arch Phys Med Rehabil, 2011, 92 (9): 1515-8.

[87] 赵龙, 唐晓平, 张涛. 高压氧治疗颅脑外伤的研究进展 [J]. 中华神经外科杂志, 2011, 27 (1): 104-106.

[88] 唐晓平,彭华,张涛,等. 高压氧治疗外伤性硬膜下积液的临床观察 [J]. 中华创伤杂志,2009,25(4):320-321.

[89] 索新,郭永川,房晓萱,等. 高压氧治疗外伤后脑脂肪栓塞的疗效观察 [J]. 黑龙江医学,2002,26(4):274-274.

[90] PETERSON K,BOURNE D,ANDERSON J,et al. Evidence Brief: Hyperbaric Oxygen Therapy(HBOT)for Traumatic Brain Injury and/or Post-traumatic Stress Disorder [R/OL]. (2018-02)[2019-05-02]. https://www.ncbi.nlm.nih.gov/books/NBK499535/.

[91] 刘娉琼,肖平田. 不同治疗频率及时机的高压氧治疗对颅脑外伤疗效的影响 [J]. 医学临床研究,2010,27(11):2086-2089.

[92] 王泳,刘洁,李海东,等. 高压氧治疗重度颅脑外伤远期疗效及相关因素分析 [J]. 中国康复医学杂志,2011,26(5):411-414.

[93] 胡胜利,杜晓芹,张杨,等. 高压氧治疗颅脑创伤疗效及机制分析 [J]. 中华神经外科杂志,2011,27(3):232-235.

[94] 李飞,陈蕾,李丽,等. 高压氧治疗时机和疗程对颅脑损伤疗效的影响 [J]. 中国微侵袭神经外科杂志,2009,14(2):273-275.

[95] 王宏隽,王素芬,翁其彪,等. 高压氧每日两次治疗方法的临床应用 [J]. 实用医学杂志,2013,29(6):975-976.

[96] LI Q. Hyperbaric oxygen therapy at different pressure levels for aphasia following craniocerebral injury:efficacy,safety and patient adherence to therapy [J]. Nan Fang Yi Ke Da Xue Xue Bao,2015,35(8):1206-1210.

[97] 何春阳,吴帆,付西,等. 不同压力高压氧对颅脑外伤术后昏迷患者的早期治疗 [J]. 西南军医,2013,15(6):601-603.

[98] WANG Y,CHEN D,CHEN G. Hyperbaric oxygen therapy applied research in traumatic brain injury:from mechanisms to clinical investigation[J/OL]. Med Gas Res,2014,4:18 [2014-12-4]. https://doi.org/10.1186/2045-9912-4-18. DOI:10.1186/2045-9912-4-18. eCollection 2014.

[99] 张良,胡慧军,杨晨,等. 高压氧治疗对患者血压及心率变化的影响 [J]. 中华航海医学与高气压医学杂志,2010,17(1):29-32.

[100] 杨晨,张禹,张良,等. 高压氧治疗期间肺部感染的临床分析 [J]. 中华医院感染学杂志,2013,23(21):5168-5170.

[101] 章翔,费舟,王占祥,等. 重型颅脑损伤临床救治经验 [J]. 中华神经外科疾病研究杂志,2003,2(3):203-207.

[102] MURPHY DG,SLOAN EP,HART RG,et al. Tension pneumothorax associated with hyperbaric oxygen therapy[J]. Am J Emerg Med,1991,9(2):176-179.

[103] LIN JW,TSAI JT,LEE LM,et al. Effect of hyperbaric oxygen on patients with traumatic brain injury[J]. Acta Neurochir Suppl,2008,101:145-149.

[104] HADANNY A,MEIR O,BECHOR Y,et al. Seizures during hyperbaric oxygen therapy:retrospective analysis of 62,614 treatment sessions[J]. Undersea Hyperb Med,2016,43(1):21-28.

[105] SIVANANDAPANICKER J,NAGAR M,KUTTY R,et al. Analysis and Clinical Importance of Skull Base Fractures in Adult Patients with Traumatic Brain Injury. J Neurosci Rural Pract,2018,9(3):370-375.

[106] LEE LC,LIEU FK,CHEN YH,et al. Tension pneumocephalus as a complication of hyperbaric oxygen therapy in a patient with chronic traumatic brain injury. Am J Phys Med Rehabil,2012,91(6):528-32.

[107] 王秋生,马蓉. 高压氧致广泛颅内积气一例. 中华航海医学与高气压医学杂志,2008,15(6):封四.

[108] HADANNY A,MEIR O,BECHOR Y,FISHLEV G,et al. The safety of hyperbaric oxygen treatment--retrospective analysis in 2,334 patients. Undersea Hyperb Med,2016,43(2):113-122.

[109] 谭亮,牛胤,缪洪平,等. 创伤性颅内动脉瘤的临床诊疗. 中华神经创伤外科电子杂志,2018,4(2):106-109.

[110] 孔磊,许立民,宋献丽,等. 35 例重型颅脑损伤气管切开患者行高压氧治疗的护理. 中华护理杂志,2012,47(9):808-810.

[111] 陈秀珍,祁芝芳. 高压氧舱内治疗创伤性颅脑损伤患者的护理. 西北国防医学杂志,2014,35(03):283-284.

[112] 吴砚秋,徐喜荣. 颅脑外伤昏迷患者高压氧治疗与护理中的有关问题. 中华航海医学与高气压医学杂志,2008,15(3):190-191.

[113] 李琴. 重型颅脑损伤高压氧治疗患者呼吸困难的监测与护理. 护理学杂志,2016,31(24):41-43.

[114] 陆薇. 颅脑损伤患者高压氧治疗的护理. 护理实践与研究,2010,7(11):49-51.

[115] 周丽坤,范丽江,贾广秀. 重型颅脑损伤患者高压氧陪舱的护理体会. 中国疗养医学,2013,22(11):1046-1046,1047.

[116] 赵树仙. 高压氧治疗重型颅脑损伤的疗效观察与护理. 中外医学研究,2011,9(15):96-97.

[117] 中华医学会高压氧医学分会脑复苏专业组. 持续性植物状态诊断标准和临床疗效评分量表. 中华航海医学与高气压医学杂志, 2011, 18 (5): 319.

[118] BENDER A, JOX RJ, GRILL E, et al. Persistent vegetative state and minimally conscious state: a systematic review and meta-analysis of diagnostic procedures[J]. Dtsch Arztebl Int, 2015, 112 (14): 235-242.

[119] 王培东. CNPVSS/CRS-R/GCS 量表意识障碍评定的信度和效度多中心随机对照国际化研究 [C]. 全国第四届脑复苏与康复高层论坛论文集, 2014: 1-2.

[120] 尹云玉, 修光辉, 凌斌, 等. 高压氧治疗脑外伤的研究进展 [J]. 实用临床医学, 2017, 18 (6): 100-103.

[121] 徐春江, 韩扬. 高压氧治疗脑外伤认知障碍的临床应用 [J]. 中国医药导报, 2013, 10 (17): 28-30.

[122] WOLF EG, BAUGH LM, KABBAN CM, et al. Cognitive function in a traumatic brain injury hyperbaric oxygen randomized trial[J]. Undersea Hyperb Med, 2015, 42 (4): 313-332.

[123] 曹党芹. 高压氧在改善脑外伤患者情绪与智能中的作用分析 [J]. 中外医学研究, 2013, 10: 29-30.

[124] 王洋. 高压氧治疗重度颅脑外伤后偏瘫的疗效观察 [J]. 中国实用神经疾病杂志, 2014, 12: 28-30.

[125] 殷俊, 陈磊, 朱少锋, 等. 高压氧联合神经电刺激疗法对颅脑外伤后神经功能的恢复作用 [J]. 中华医学杂志, 2015, 95 (26): 2116-2118.

[126] MILLER RS, WEAVER LK, BAHRAINI N, et al. Effects of hyperbaric oxygen on symptoms and quality of life among service members with persistent postconcussion symptoms: a randomized clinical trial[J]. JAMA Intern Med, 2015, 175 (1): 43-52.

[127] FIGUEROA XA, WRIGHT JK. Hyperbaric oxygen: B-level evidence in mild traumatic brain injury clinical trials[J]. Neurology, 2016, 87 (13): 1400-1406.

[128] 廖小辉, 陈伟平, 戴兵. 选择性脑亚低温联合高压氧治疗重型脑外伤颅内血肿的临床效果 [J]. 临床医学, 2017, 37 (11): 61-62.

[129] ROCKSWOLD SB, ROCKSWOLD GL, ZAUN DA, et al. A prospective, randomized clinical trial to compare the effect of hyperbaric to normobaric hyperoxia on cerebral metabolism, intracranial pressure, and oxygen toxicity in severe traumatic brain injury[J]. J Neurosurg, 2010, 112 (5): 1080-1094.

[130] EFRATI S, BEN-JACOB E. Reflections on the neurotherapeutic effects of hyperbaric oxygen[J]. Expert Rev Neurother, 2014, 14 (3): 233-236.

[131] HADANNY A, EFRATI S. The efficacy and safety of hyperbaric oxygen therapy in traumatic brain injury[J]. Expert Rev Neurother, 2016, 16 (4): 359-360.

[132] 杨德功. 植物状态和最小意识状态的脑诱发电位 [C]. 全国第四届脑复苏与康复高层论坛论文集. 2014: 10.

[133] 王宏隽, 翁其彪, 陈玲珍. 脑外伤性癫痫的高压氧综合治疗 [J]. 中华神经医学杂志, 2003, 2 (2): 100-101.

[134] WOLF EG, PRYE J, MICHAELSON R, et al. Hyperbaric side effects in a traumatic brain injury randomized clinical trial[J]. Undersea Hyperb Med, 2012, 39 (6): 1075-1082.

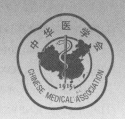

第12章

汉语失语症康复专家共识

失语症是由于大脑损伤引起的获得性沟通交流障碍，表现为语言理解、语言表达、阅读、书写、复述、命名等能力不同程度的受损[1-2]。失语症的病因包括脑卒中、外伤、肿瘤、脑部神经退行性病变等所致的脑损伤，其中脑卒中是引发失语症的主要原因。有报道显示50%～70%的脑卒中后患者遗留有瘫痪、失语等严重残疾，其中21%～38%患者患有失语症[3-4]，主要表现为各种语言功能的障碍，严重影响患者的情绪和生活质量。

目前有关失语症的康复治疗方法多样，可供选择的类型多，而我国尚无失语症康复治疗的相关标准或指南。本共识参考了国内外相关研究、指南及文献，由国内知名专家及对失语症治疗有丰富经验的一线临床医生经反复讨论修改后撰写完成，旨在规范失语症的诊治措施，提高失语症的诊治水平，为临床医生提供诊疗依据。

一、概述

（一）失语症的常见语言障碍特点

失语症影响了语言的多个方面，不管是何种交流形式（口语、书面语或手势语），失语症均表现为听理解、自发谈话、复述、命名、阅读、书写等六个基本方面的一个或多个功能障碍[5]，常见交流障碍表现为口语表达和（或）口语理解障碍。

1. 口语表达障碍　语言症状可能包括形成语言信息困难、错语和（或）杂乱语、说话费力、找词困难或命名障碍、刻板语言、持续言语、复述困难、语法障碍、模仿语言、表达不流畅。

2. 口语接收障碍　包括听理解（含接收障碍、感知障碍、词义障碍、句法障碍、特殊范畴障碍等）和听执行障碍。

（二）失语症的分类

失语症至今尚无统一的分类方法。目前使用较广泛的失语症分类是 Benson 失语症分类法（1979年）[6-8]，即主要依据失语症语言交流中的各功能关系，参考临床特点及病灶（解剖）部位进行分类，分类如下：

1. 外侧裂周失语综合征

（1）Broca 失语（Broca aphasia，BA）

（2）Wernicke 失语（Wernicke aphasia，WA）

（3）传导性失语（conduction aphasia，CA）

2. 分水岭区失语综合征

（1）经皮质运动性失语（transcortical motor aphasia，TMA）

（2）经皮质感觉性失语（transcortical sensory aphasia，TSA）

（3）经皮质混合性失语（mixed transcortical aphasia，MTA）

3. 命名性失语（anomic aphasia，AA）

4. 完全性失语（global aphasia，GA）

5．皮质下失语（subcortical aphasia syndrome）

（1）丘脑性失语（thalamic aphasia，TA）

（2）基底节性失语（basal ganglion aphasia，BaA）

6．纯词聋（pure word deafness）

7．纯词哑（pure word dumbness）

8．失读症（alexia）

9．失写症（agraphia）

（三）失语症的预后及影响因素

所有的失语症患者均有提高其沟通交流能力的可能[9]。许多因素会影响失语症的自发恢复，这些因素包括：①脑卒中或其他神经源性病因的病程；②病灶周围未受损组织数量；③健康状况、血糖调节、休息、锻炼或健身、营养、水电解质平衡；④康复欲望（内在和外在）；⑤发病前认知水平；⑥发病前学习技能；⑦教育背景、职业背景；⑧优秀临床失语症学家的介入；⑨在合适时间言语语言治疗介入的质量、类型和频率；⑩接受整体康复计划；⑪社会心理支持；⑫对自身缺陷的认识；⑬独立使用代偿性和自我提示策略；⑭独立生活或者独立生活背景；⑮接受特定的认知语言任务的可激励性；⑯愿意参与并练习代偿性策略；⑰执行能力、记忆、注意力、判断能力、应对技能；⑱自尊；⑲职业和业余爱好目标；⑳挫败感的忍受能力；㉑愤怒管理策略。

已证实对恢复不利的影响因素包括年龄大、病灶大、双侧大脑损伤、皮质下白质和皮质组织的损伤、昏迷时间长（如果存在）、伴随记忆和注意力缺陷、抑郁、精神疾患、酗酒（过去及现在）、药物或其他物质滥用（过去及现在）。

其他影响因素包括损伤位置、积极的和（或）消极的药物效果等。任何人都有可能不受上述因素影响，而且这些影响因素都不是互相独立的[4]。

（四）专家建议

1．失语症康复治疗的组织管理　建议根据卫生部《综合性医院康复医学科基本标准》[10]的要求，设置独立的语言治疗部门，配置相应的语言评估与康复治疗设备，由有资质的康复医师进行失语症患者的医疗诊断及功能评估；康复护士进行失语症患者的康复护理；语言治疗师进行失语症患者的失语症评估及康复实施。只有在具有相应资质的语言治疗部门，配备相应的语言治疗设备、配备合格的医师、语言治疗师、护士团队，才能保障患者获得专业的失语症评估与康复治疗。

2．语言治疗部门要求　必须配置有 $6\sim15m^2$ 独立使用的语言治疗室，治疗室要求安静、通风，最好配有隔音装修。语言治疗部门最低配置：高度适当的桌子及座椅、1 种以上的失语症评估量表、训练图片与词卡、语音收录及反复播放的设备、发音口型矫正镜、节拍器、交流板、纸笔、棉签或压舌板。语言治疗部门一般配置包括制造冰块及相关刺激的设备、计算机辅助失语症评估与训练设备。语言治疗部门高级配备包括语言障碍诊治仪、失语症评估与康复训练系统、经颅磁刺激（transcranial magnetic stimulation，TMS）治疗仪、经颅直流电刺激治疗仪、高压氧（语言治疗部门很难配备）、辅助沟通设备。

3．康复医师管理　要求获得医师执业资格证具备康复医学执业范围，熟练掌握失语症临床相关疾病的诊断及治疗，熟练掌握失语症的功能筛查及功能评估，了解失语症的康复发展，保障每年接受失语症及相关专业的培训。工作内涵包括将失语症评估与治疗纳入常见脑损伤疾病的临床路径管理，特别是对相关学科如神经内科、神经外科等急性脑损伤患者的语言功能进行早期床边筛查，及时将患者转至康复医学科语言治疗师进行失语症的评估与治疗，并全程参与患者的管理；在病因治疗及失语症药物治疗的基础上，及时了解康复治疗措施的有效性，定期对患者进行康复功能评估，判断是否达到康复治疗目标，协助或管理语言治疗师和康复护士，保障失语症患者得到有效的康复治疗。

4．语言治疗师管理　按语言治疗师的准入标准，要求取得康复治疗师资格证，并修读语言治疗课程者；按其从业标准，要求语言治疗师具有准入标准，且在从事语言治疗工作中要每年接受语言治疗相关继续教育培训。

5．康复护士管理　要求获得护士资格证的护士，进行失语症专科护理的学习。学习内容包括失语症的相关病变的护理、失语症的康复筛查、失语症沟通交流特点、失语症康复心理。

6. 医疗配置管理　对有急性及慢性脑功能损害，家人或自诉语言交流有差异者，都应该进行失语症筛查，了解是否有语言交流障碍。筛查工作可以由康复医师、语言治疗师、康复护士执行。失语症评估要求康复医师或语言治疗师执行。为保证失语症治疗的质量，治疗师配置数量要与收治脑部损伤患者的床位数相匹配，按目前我国发展现状每 8～12 张病床位最少配备 1 名语言治疗师。

7. 康复介入时限管理　在患者生命体征平稳后，尽早介入失语症评估及治疗。治疗强度为每日治疗 2 次至每周 2 次之间。一些研究表明，强度越大对于失语症治疗的效果越好，所以以患者应该积极地参加训练。失语症患者的恢复并不仅仅地在住院康复期间，可以持续多年，甚至几十年。康复团队成员在对患者持续治疗的长期计划和周期性再评估方面起到非常重要的作用。

二、康复评定

（一）失语症的评估

1. 失语症的筛查评估　①标记测验（token test）；②汉语失语症检查法简短语言检查表；③基于计算机系统评估的语言障碍诊治仪；④基于计算机系统评估的言语加工认知模型障碍评估；⑤波士顿失语诊断测验（Boston diagnostic aphasia examination，BDAE）失语症严重程度评估。其中筛查必须了解失语症患者的自发语表达、听理解、口语复述、命名能力四项口语交流能力[11]。

2. 失语症的系统评估　①汉语失语症检查法：由北京大学第一医院高素荣等[12]参考 BDAE 和 WAB 编制的汉语失语检查法（aphasia battery of Chinese，ABC），包括语言能力和非语言能力检查，内容以汉语常用词、句为主，适量选用使用频率较少的词、句，但无罕见字、句及难句。适用于不同年龄、性别、职业的成年人，也适于不同文化水平成年人检测，是目前临床使用最广泛的汉语失语症评估量表之一。②汉语标准失语症检查：由中国康复研究中心失语症检查（Chinese Rehabilitation Research Center aphasia examination，CRRCAE），此法参照日本的标准失语症检查（simulated live transfer agent，SLTA）编译，包括听、复述、说、出声读、阅读理解、抄写、描写、听写和计算 9 大方面的评估[13]。③汉语失语症心理语言评价：通过使用认知神经心理学方法发展起来的语言认知加工模型，提供了检查语言加工过程中哪个模块受损；心理语言加工模型的核心有四个心理词典，即语音输入词典、语音输出词典、字形输入词典和字形输出词典，以及一个语义认知系统。通过一些检测条目表征单词的具体意义（语义）、读音和拼写（词形），以及句法信息（词是如何连接起来形成句子）；体现脑损伤患者可以选择性地破坏一些模块，而其他模块不受影响。一旦确定哪些模块功能正常，哪些模块功能受损，治疗师就可以制订语言治疗计划，对受损的加工模块进行恰当的再储存、重组或补偿[14-16]。④汉语失语症的计算机辅助评估：计算机辅助汉语失语症评估软件能体现语言交流反应测试结果，根据设定不同难易程度的检测题目对失语症进行筛查甄别；目前，我国临床使用的计算机辅助汉语失语症评估软件包括语言障碍诊治仪（简称语言障碍 ZM2.1）、失语症计算机评测系统、语言认知训练评估系统 OT-SOFT 等，其中有中华人民共和国医疗器械注册证者方可使用，语言障碍诊治仪的临床使用较为广泛，其诊断设计是基于语言链中每一个环节检测及计算机智能运算，通过优选各种失语症检查方法的敏感指标，结合汉语和计算机应用的特点自行设计；该检查可实现自动分析音量、语速等语音参数，并设计了针对汉语语言障碍的 12 项利手检测；通过听检查、视检查、语音检查、口语表达四部分共 65 题，通过系统内语音分析软件对输入的语言进行即时客观分析[17-22]。

此外，汉语失语症心理语言评估与治疗系统以心理模块式实现失语症评估及康复计算机化，它包括可以进行检测的 15 个语言加工模块，共 53 个分测验。根据假设对相应模块选择性进行评价，通过评价验证假设，使得语言评价更加精准，治疗针对性更强[23]。

3. 单一语言能力评估　常见的此类评估量表是波士顿命名测试（Boston naming test，BNT），该评估系统包括 60 个线条绘制的图形和一份记录表。根据日常应用的熟悉程度对其分级，从高频出现的熟悉物品（床、树、铅笔等）到低频出现的物品（搁架、调色板和算盘）。如果受试者能正确命名开始的 8 个物品，就跳至第 30 个物品继续命名。若受试者不能命名，检测者应给出标准刺激提示（如通过"用于写字的东西"来提示铅笔)和语音提示(如该词的第一个音节)。此测试已经广泛用于失语症和认知障碍的研究,目前还有只包含 15 个物品的简短 BNT 测试版本。另外,单一语言能力评估还有口语表达评估、听理解评估、复述评估等。

4. 日常生活交流能力评估　交流能力评估注重了解患者是否能正常沟通,而不是语言缺陷;评价得分表示患者完成或不能完成任务,可判断语言障碍对患者生活的影响,并证实治疗的实际效果。

(1)美国言语听力学会交流技能的功能性评价(American Speech & Hearing Association Functional Assessment of Communication Skills,1995):美国言语听力学会交流技能的功能性评价具有数量和质量量表,包括日常生活活动的四个方面,评价患者完成这些活动的能力:社会交往(如打电话交流信息)、基本需求的交流(如紧急事件的反应)、读写和数字概念(如理解简单标志)和日常生活计划(如旅游)。该评价具有较好的信度和效度,但至今未见汉化。

(2)日常生活交往活动检查(communicative activities in daily living,1998):日常生活交往活动检查评价患者在日常环境中,如到诊所看病或去商店买东西,采取任何可能的方式传递信息的能力。测验内容包括 68 个项目,对每个项目的反应分为正确、恰当和错误。对评价康复后的交往能力在实际中的应用有价值。

(二)专家建议

1. 对失语症筛查　采用失语症筛查量表,筛查评估中最少要考虑口语表达(自发表达名字、年龄、居住地、系列数数)、复述(词、简单句)、听理解(听指五官、听指简单物品、是否问题)、命名(简单物品命名、身体部位命名、列名、颜色命名)、阅读(朗读、理解)、书写(写名字、简单词、简单句子)。

2. 对失语症患者初级评估　要采用 CRRCAE、ABC、汉语失语症心理语言评价等方法对失语症患者进行系统评估,要求最少要用一种以上方法进行评估。

3. 考虑失语症的个体化特点　可以采用两种不同形式的评估,如传统量表评估与计算机评估的结合。针对某些单一功能不明确,可以就某一功能细化评估;针对鉴别诊断也可以采用认知功能评估、构音障碍评估等同时检测,有利于鉴别诊断。

三、康复治疗

(一)适应证的筛选

失语症评估与训练应在原发疾病不再进展,患者病情稳定后尽快开始。患者能够接收到刺激并实施任务是非常重要的,关注上述预后因素可能可以帮助提高患者治疗反馈和乐意性。

(二)训练目标的制订

语言能力不仅对沟通交流很重要,而且对失语症患者日常生活活动能力及其参与重要的现实生活也很重要[24]。短期和长期目标应该建立在每个个体的现实生活沟通交流的需求上。

最常见的需求导向型目标是,在最大程度上,使失语症患者能够成功地进行实用性的日常交流。但每例患者都需要确立个体化目标,必须经过失语症筛查和失语症评估,而不是仅仅采用对话任务的形式来治疗言语障碍本身。失语症本身具有复杂性,患者的方言或语种具有特殊性,患者及其亲友对语言功能的重视程度和交流需求也不尽相同[25]。因此,原则上需要考虑多种因素,针对患者现有的功能状况和交流需求,确立现实可行的治疗目标,分析和确定治疗问题,从而指导治疗方案实施。这种综合化、个体化训练目标的制订,需要兼顾失语症在国际功能、残疾和健康分类(International Classification of Function,Disability and Health,ICF)各个层面上的功能障碍。就长期目标而言,轻度失语症以改善言语功能、恢复职业能力为目标;中度失语症患者,以充分发挥残存功能、适应日常交流需要为目标;重度失语症患者,则以尽可能利用残存功能和替代方法、减少对他人的依赖为目标[26]。

策略导向型目标通常采用下列多重治疗策略:①针对语言水平的受损功能,治疗方案应该着重帮助恢复相关功能,如命名障碍的患者,强化进行命名训练;②多种功能的治疗(说、听、读和写)会比单一功能的治疗更加有效;③训练补充和替代的交流方法,这相当于在 ICF 的活动层面选择代偿或替代手段,如采用手势、图片或短信等交流形式,来替代受损的言说功能;④训练与患者的交流对象(家属、亲友、医护、社工或同事等），使之掌握有效的交流技巧和沟通策略，并将治疗所得最大化的带入到现实世界中。理想状态下，所有与失语症患者生活相关的人应该理解什么是失语症，什么不是失语症，并需要知道该如何支持沟通和鼓励患者参与康复和家庭之外的活动当中。最大程度地理解失语症患者，优化患者参与家庭和社会活动的环境。

可以按照目标预期实现时间来划分短期目标和长期目标。就短期目标而言，需要根据患者现有状况，确立短时间内可达到的功能水平，以及与之相应的可行性策略。如已能完成单字词复述者，确立短期目标为短语复述，而其可行性策略是针对受损的复述功能，实施强化训练。

（三）训练方案的制订

失语症的治疗方案包括语言治疗的方法、频率、强度及注意事项。非常重要的是应该在循证的基础上来确定特定策略和方法。治疗方式通常有一对一训练、小组训练、家庭训练三种。高强度、长时间训练能带来更大改善，尤其对慢性失语症患者更适用，至少1周不少于3次，每次治疗时间不少于40分钟。注意事项：①全面评估、重点突出、目标明确、简便易行；②在口语、书面语等多方面受损的情况下，治疗重点和目标应首先放在口语的康复训练上；③口语训练的同时，辅以相同内容的朗读和书写，可以强化疗效；④治疗所用语言素材，要适合患者文化水平、生活习惯和个人兴趣，做到先易后难，循序渐进；⑤掌握治疗节奏，患者情绪低落时，应缩短治疗时间、更换治疗方式，或者间断治疗，当患者取得进步时，应予以鼓励，坚定其信心，出现差错时，应即时用适当方式反馈给患者，进行纠正；⑥选择适宜的交流环境，激发患者言语交际的欲望和积极性。医院、社区、家庭均可开展康复训练，甚至基于互联网的康复服务，环境语言的调控均有助于患者语言康复。

（四）训练方法

1. 改善患者语言功能的训练方法　失语症训练方法有不同分类，通常可以分为改善语言功能和改善日常生活交流能力[27]。在临床失语症训练中，选择方法时需要考虑到患者的情况，如失语症的分类、严重程度、病程和相关障碍、交流环境等。针对特定患者，可能需要采用多种方法，也可能现有方法中没有哪一种是完全适合的。

（1）Schuell刺激法：Schuell刺激法是对受损的语言符号系统应用强的、控制下的听觉刺激，最大限度地促进失语症患者的语言重建和恢复[28-31]，该方法是多种失语症治疗技术的基础。Schuell认为，失语症并不是丢失了语言，而是难以通达语义。

Schuell刺激法诸多原则中，最重要的几点是：①强听觉刺激：听觉模块是语言加工最重要的部分，同时是失语症的主要障碍所在，需要施加反复的、高强度的听觉刺激；②适当刺激：确保刺激能输入大脑，因而要难度适中，以患者稍感困难，但又稍加努力即能完成为宜；③多途径刺激：在施加听觉刺激的同时，结合其他途径（视、触和嗅等）的刺激；④充分刺激：对施加的刺激，要求引发相应反应，当没有反应或反应错误时，首先认为是刺激量不够，此时并不需要纠正，而是继续增加刺激；当刺激足够时，往往会引出正确反应；⑤正确强化：如果反应正确，需要强化之。如果反应错误，首先按照充分刺激的原则处理，继而考虑修正刺激方式。

（2）模块模型法：与Schuell刺激法认为失语症是语言单一模块受损相反，模块模型法把语言视为多个模块，失语症是其中一个或者多个模块受损后出现的特殊状态。训练的目标是以单独或者联合的形式，修复具体的输入或输出模块。该方法原则上要求系统地把较强和较弱的模块相结合，以去除对受损模块的阻断（除阻法）[32]，这个原则可以运用到任何一个治疗模块。当直接命名无法完成时，可以通过复述，帮助患者产生正确反应。这种复述，就是对阻断除阻法的一种运用。因为之前在直接命名时不能通达的目标反应，在复述时就可以达成。

Luria的功能重组法和模块模型法是一致的。Luria认为，当脑组织受损时，它的功能无法恢复之前的组织模式，但用其他组织方式也可能实现相同功能，这分为系统内重组和系统间重组。系统内重组是指受损害的功能系统内的各因素重组，包括2种可能：首先是把受损的功能降低至下一级水平进行训练，如重度运动性失语患者的表达训练，主要以音节为主，这种训练比日常用词的构音动作更容易完成；第二，逐渐对障碍活动进行有意识的分析，从而重获控制。系统间重组法为最有代表性的功能重组法,即运用未受损的功能模块来协助受损功能模块,如失明者(视觉模块受损)采用盲文(触觉模块)。

(3)认知加工法:认知加工法是基于认知神经心理的正常语言加工模型[33]。这些模型假设,一个复杂的认知功能的完成,需要调用一系列交互作用的认知环节。因此,需要确认患者哪些环节受损,而哪些环节得以保留,如在大声朗读单词时涉及字形输入,在复述单词涉及语音输入,而两者都涉及语义系统和语音输出。通过比较两个任务的不同表现,可以了解哪些语言环节受损。治疗应当集中于对受损的语言环节加以修复,对保留的语言环节加以补偿。虽然语言加工法不直接提供特定的治疗策略,但它有助于选择治疗的靶点[34-36]。

(4)神经语言法:神经语言法认为,语言是可以通过特定的规则描述的系统。失语症是词汇、语义、语法或语音等一个或多个平面受损的表现。需要根据受损平面的神经语言学原则来恢复语言功能[37-39]。如使用故事补完形式来训练语法功能。

(5)强制诱导治疗(constraint-induced aphasia therapy,CIAT):这是一种系统的、强迫使用言语进行交流的模式[40-43]。CIAT 的关键点是减少那些没有参与言语活动的大脑激活行为(无效行为),同时增加言语任务的练习。无效行为包括指点、姿势(非正规的符号语言)、手势、拟声、绘画、使用言语生发(发声)装置和书写。

CIAT 原则上包括:①集中强度(每天训练 3 小时,每周训练 5 天,连续 2 周);②交流塑形(2~3 人小组实施不同难度水平的语言交流游戏);③限制代偿(非言语的)交流策略;④行为相关(治疗关注与日常行为相关的活动)。训练基于言语交流游戏,道具采用物体图片、日常生活照片或单词,多以单个物体名词为主。每例患者的任务是从自己的卡片中选择一张卡片,然后向其他人进行言语描述。其他人可以拿出相同的卡片作答,如果没有这张卡片,需要拒绝询问者的要求;如果没有听懂询问者索要的是什么卡片,可以提出再听一遍。每例患者都需要在游戏中尽可能多地选中卡片。

(6)旋律音调疗法(melodic intonation therapy,MIT):MIT 主要通过旋律音调唱歌的方式,将歌词过渡转换成口语表达,从而促使失语患者语音输出。目前已被认为是治疗非流利性失语的一种治疗方法[44-45]。

治疗步骤主要分为 4 步:①第一阶段——治疗师低声哼吟有声调的短语,患者用健侧手或脚拍打节奏;②第二阶段——在第一阶段的基础上患者跟随治疗师哼吟短语,同时继续拍打节奏,当患者熟练掌握后,治疗师唱出之前所哼吟的短语,紧接着患者重复歌唱治疗师的内容;③第三阶段——在第二阶段的基础上,患者重复歌唱治疗师所唱短语前需间隔一段时间,其目的主要是提高患者提取词汇的能力,从而促进语言表达;④第四阶段——增加句子长度,通过说唱的方式争取过渡到正常的口语表达。

(7)计算机辅助治疗:由于失语症的康复治疗需要较长时间,其恢复通常以半年至几年时间,传统的长时间一对一训练,相对缺乏趣味性。开展计算机辅助失语症的康复治疗已广泛应用于慢性失语症的康复治疗,且证实能明显改善训练的趣味性和患者依从性,有效改善患者语言交流能力。计算机辅助汉语失语症的治疗可充分利用图像、声音及动画有机结合,并具有信息量大、形式多样、画面富有吸引力等特点,相对一对一的言语治疗,可使患者更加专注的投入言语康复训练过程,而言语治疗师可根据计算机康复系统自带的各种语言功能亚项康复训练模块,结合患者语言能力受损水平及残存能力,选择相应的治疗项目,进行个体化治疗;部分计算机辅助失语症治疗系统还设置有治疗师自由设置康复训练任务的接口,可根据患者语言、文化程度、兴趣爱好等特点,自行设置适合患者的个体化治疗方案,如语言障碍诊治仪康复系统,结合传统语言治疗方法及认知心理学治疗方法,设有适合不同言语语言功能损伤水平的"听觉理解、阅读理解、语音训练、言语表达训练"等训练任务,部分计算机辅助训练系统同时系统自带"学老师平台",可进行自选训练任务内容的输入[46-49]。

(8)经颅磁刺激(repetitive transcranial magnetic stimulation,rTMS):高频 rTMS 有易化局部神经细胞的作用,使大脑皮质的兴奋性增加;低频 rTMS 有抑制局部皮质神经细胞活动的作用,使皮质的兴奋性下降,从而使大脑皮质发生可塑性改变,继而促进语言功能的恢复[50-56],但颅内有金属物的患者禁止使用,癫痫患者使用 rTMS 有较大争议。TMS 为汉语失语症提供了一种新的可选择使用的治疗方法。

(9)经颅直流电刺激(transcranial direct current stimulation,tDCS):tDCS 由于其不良反应小、刺激

面积大、操作简单，在失语症的治疗中具有独特的优势。tDCS 由放置于颅骨外的阴极和阳极两个表面电极片构成，以微弱直流电作用于大脑皮质，它的短时效应是降低（阳极）或提高（阴极）神经元的静息膜电位的阈值。神经生理学实验证明，当电极的正极或阳极靠近神经元胞体或树突时，神经元放电增加，反之则减少。正负两极间形成的恒定电场对皮质神经元产生影响，促使钠-钾泵的运转和局部跨膜离子浓度发生变化，这些非突触改变造成了 tDCS 治疗后的持续作用。通过刺激电极放置于大脑颅骨外的不同部位，兴奋性或抑制性 tDCS 可以对失语症的图命名、听理解、阅读及书写，以及言语失用症等产生不同的影响，并对与失语症有关的其他认知功能障碍显示出特定的治疗效果[57-61]，可根据患者情况选择使用，禁忌证同 rTMS。

（10）高压氧治疗：失语症的患者可选用高压氧治疗，急性脑卒中或脑损伤患者经高压氧治疗可提高血液循环中氧的含量，提高脑供氧，同时通过清除氧自由基，起到脑保护的作用[62-63]，伴有精神异常、癫痫患者禁用。

2. 改善日常生活交流能力的训练方法　交流不仅包括听和理解，还包括运用语言规则和在交流环境中使用语言的能力。日常生活交流能力的训练主要采用功能性交际治疗（function communication therapy）。实施这种治疗时，治疗师关注的重点不是语言信息的准确性，而是患者传达信息的方法及准确性。治疗策略包括避免交流中断的各种补偿策略，以及交流中断时的修复策略。交流效果促进法（promoting aphasics communicative effectiveness，PACE）是最常用的功能性交际治疗方法[32]。它利用接近实用交流的对话结构，在语言治疗师与患者之间双向交互传递信息，使患者尽量调动自己的残存能力，以获得实用化的交流技能。

（1）主要治疗原则：①治疗师和患者在信息传递中地位平等，两者都既是信息传递者，又是信息接收者；②治疗师和患者每次都要交换新信息；③患者可以自由选择自己愿意使用的任何交流方式，包括词汇、手势、绘画、书写和其他交流方式；④治疗师根据患者在信息交流中的成功与否进行反馈。

（2）操作方法：把一叠图片正面向下放置于桌面，治疗师与患者交替摸取，但不让对方看见图片的内容，然后利用各种表达方式将图片信息传递给对方。接受者通过重复确认、猜测和反复质问等方式进行适当反馈。此法适用于经言语训练后，症状已有一定程度改善，需要进一步促进交流能力的患者。

各种代偿手段的训练方法，包括：①手势语的训练：结合日常生活相关内容，治疗师可结合图片、文字、口语等示范手势语，患者模仿，如点头、摇头、喝水、睡觉等常用手势动作；患者进行手势语与图文的对应练习，如患者视图文卡片进行手势语言表达，或患者视治疗师手势语表达或指对应图文动作的训练；②画图练习：患者通过画图进行提问或回答治疗师的提问，鼓励患者用其他手段传递信息，如图画+手势、图画+口语、图画+文字等；③沟通交流板或交流手册的训练：设计制作包括日常生活用品和动作的图画、照片等，如洗头、洗澡、洗脸、穿衣、跑步、打球、吃饭、睡觉、面包、米饭、面条、苹果、香蕉等图案及文字，患者通过使用简易交流板或交流手册传递信息；④运用平板电脑，沟通交流系统辅助发声器：运用接触说话器、环境控制系统等进行信息传递；⑤眼动沟通装置：可用于不能言语和肢体运动受限的患者，如气管切开、闭锁综合征等。

3. 小组及应用性训练　失语症除一对一训练模式外，可选用多种模式训练，如障碍程度相近的患者小组训练，到治疗室以外应用性训练，以促进更好交流，并可以带入到现实生活中[64]。

4. 家属管理　在家庭层面，对患者及其家属加强失语症康复治疗的健康教育，在语言治疗部门的康复治疗时间外，患者家属应协助患者完成治疗任务并记录任务的完成情况，保证治疗的延续性，同时将治疗过程应用于日常生活的交流中；最终达到最大程度恢复患者语言交流能力、促进患者回归家庭和社会的目标。

5. 失语症的药物治疗　失语症的治疗药物主要包括多巴胺类、胆碱类、脑保护性药物，但大部分药物用于治疗失语症尚有争议。有随机、双盲、安慰剂对照研究显示，脑保护剂吡拉西坦对失语症言语功能恢复有辅助作用，其机制可能与增加言语产生脑区血流量有关。近年来，随着认知障碍治疗新药的面世，如胆碱能药物多奈哌齐、N-甲基-天冬氨酸受体抑制剂美金刚等药物，可有效改善不同程度的认知障碍，且临床研究观察到作为认知功能的重要方面认知障碍患者的语言功能亦获得改善[65-67]。

6．传统康复治疗　近年来，越来越多有关传统康复治疗手段（如针灸治疗）应用于失语症的临床研究显示有一定的临床疗效[68]。

（五）专家建议

1．失语症康复需要合适强度和频率的长时干预。

2．运用基于循证的干预方法非常重要，而不是运用没有被证实有效的方法。

3．根据个人沟通交流的需求和欲望，设计个体化治疗项目来达到最大化的个人相关，并且将其运用在日常生活沟通交流中。

4．除了一对一训练，计算机辅助训练技术可以提高和支持康复训练，小组训练应该以改善日常生活沟通交流为目的。

5．运用重复经颅磁刺激和经颅直流电刺激时要保证安全。

牵头执笔专家： 陈卓铭　陈艳

参与编写专家（按姓氏笔画排序）：

Brooke Hallowell　于 洋　于增志　万 萍　王 红　田 鸿　丘卫红　冯兰云　兰 月　刘汉军
孙 洁　牟志伟　吴军发　何林宜　汪 洁　张 华　张建斌　陆 敏　陈启波　陈草莲　胡荣亮
姚建东　徐亚林　徐洋凡　高立群　唐木得　黄 臻　韩 冰　谢秋幼　谢菊英　赖靖慧　蔡德亮
樊 红　燕 楠

参考文献

[1] HALLOWELL B，CHAPEY R. Introduction to language intervention strategies in adult aphasia[M]. 5th ed. Publisher：Williams & Wilkins，2008：3-19.

[2] HILLIS AE，HEIDLER J. Mechanisms of early aphasia recovery[J]. Aphasiology，2002，16（9）：885-895. DOI：10.1080/0268703.

[3] 王维治. 神经病学. 第 5 版 [M]. 北京：人民卫生出版社，2004.

[4] FLOWERS HL，SKORETZ SA，SILVER FL，et al. Poststroke aphasia frequency，recovery，and outcomes：a systematic review and meta-analysis[J]. Arch Phys Med Rehabil，2016，97（12）：2188-2201. DOI：10.1016/j.apmr.2016.03.006.

[5] MADDY KM，CAPILOUTO GJ，MCCOMAS KL. The effectiveness of semantic feature analysis：an evidence-based systematic review[J]. Ann Phys Rehabil Med，2014，57（4）：254-267. DOI：10.1016/j.rehab.2014.03.002.

[6] BENSON DF. Aphasia，alexia，and agraphia[M]. New York：Churchill Livingstone，1979：213.

[7] HALLOWELL B. Aphasia and other acquired neurogenic language disorders：a guide for clinical excellence[M]. San Diego，CA：Plural Publishing，2016.

[8] PURDY SC，WANIGASEKARA I，CAETE OM，et al. Aphasia and auditory processing after stroke through an International Classification of Functioning，Disability and Health Lens[J]. Semin Hear，2016，37（3）：233-246. DOI：10.1055/s-0036-1584408.

[9] SAXENA S，HILLIS AE. An update on medications and noninvasive brain stimulation to augment language rehabilitation in post-stroke aphasia[J]. Expert Rev Neurother，2017，17（11）：1091-1107. DOI：10.1080/14737175.2017.1373020.

[10] 中华人民共和国卫生部. 综合医院康复医学科建设与管理指南 [S]. 卫医政发［2011］47 号，2011.

[11] EL HACHIOUI H，VISCH-BRINK EG，DE LAU LM，et al. Screening tests for aphasia in patients with stroke：a systematic review[J]. J Neurol，2017，264（2）：211-220. DOI：10.1007/s0415-016-8170-8.

[12] 高素荣. 失语症 [M]. 第 2 版. 北京：北京大学医学出版社，2006.

[13] 李胜利，肖兰，田鸿，等. 汉语标准失语症检查法的编制与常模 [J]. 中国康复理论与实践，2000，6（4）：162-164. DOI：10.3969/j.issn.1006-9771.2000.04.006.

[14] 汪洁. 失语症评价的里程碑：汉语失语症心理语言评价的理论框架 [C]. 北京：中国康复医学会第七次全国康复治疗学术会议论文汇编，2010：7.

[15] 汪洁，吴东宇，宋为群. 汉语失语症心理语言评价在探查听理解障碍的语言加工受损水平中的应用：1 例报告 [J].

中国康复医学杂志，2010（4）：326-331. DOI：10.3969/j.issn.1001-1242.2010.04.008.

[16] 汪洁，吴东宇，宋为群. 汉语失语症心理语言评价与汉语标准失语症检查对命名困难定性的比较 [J]. 中国康复医学杂志，2009，24（2）：113-117. DOI：10.3969/j.issn.1001-1242.2009.02.012.

[17] 陈卓铭，李巧薇，唐桂华，等. 语言障碍诊治系统 ZM2.1 诊断亚项的正常范围研究 [J]. 中华物理医学与康复杂志，2006，28（3）：194-196. DOI：10.3760/j：issn：0254-1424.2006.03.017.

[18] 陈卓铭，唐桂华，莫雷，等. 语言障碍诊治仪 ZM2.1 的复测信度分析 [J]. 中国临床康复，2004，8（16）：3025-3027. DOI：10.3321/j.issn：1673-8225.2004.16.014.

[19] 王红，陈卓铭，林玉萍，等. 语言障碍诊治仪 ZM2.1 对失语症患者语言功能评定的效度和灵敏度 [J]. 暨南大学学报（自然科学与医学版），2005，26（4）：552-555. DOI：10.3969/j.issn.1000-9965.2005.04.020.

[20] 李涛，陈卓铭，尹义臣，等. 计算机测定失语症语速的相关分析 [J]. 中国康复，2003，18（6）：341-343. DOI：10.3870/j.issn.1001-2001.2003.06.005.

[21] 陈艳，陈卓铭，傅耀高. 失语症语言理解障碍的测评及其机制探讨 [J]. 医学临床研究，2006，23（12）：1885-1888. DOI：10.3969/j.issn.1671-7171.2006.12.005.

[22] 江钟立，于美霞，单春雷，等. 三种汉语失语症检查方法的临床相关性研究 [J]. 中国康复医学杂志，2004，19（9）：661-663. DOI：10.3969/j.issn.1001-1242.2004.09.006.

[23] 汪洁. 计算机在失语症治疗中的应用 [J]. 中华物理医学与康复杂志，2002，24（5）：318-320. DOI：10.3760/j：issn：0254-1424.2002.05.024.

[24] YU ZZ, JIANG SJ, JIA ZS, et al. Study on language rehabilitation for aphasia[J]. Chin Med J, 2017, 130（12）：1491-1497. DOI：10.4103/0366-6999.207465.

[25] MOU Z, CHEN Z, YANG J, et al. Acoustic properties of vowel production in Mandarin-speaking patients with post-stroke dysarthria[J]. Sci Rep, 2018, 8（1）：14188. DOI：10.1038/s41598-018-32429-8.

[26] ROSE ML, CHERNEY LR, WORRALL LE. Intensive comprehensive aphasia programs: an international survey of practice[J]. Top Stroke Rehabil, 2013, 20（5）：379-387. DOI：10.1310/tsr2005-379.

[27] BRADY MC, KELLY H, GODWIN J, et al. Speech and language therapy for aphasia following stroke[J]. Cochrane Database Syst Rev, 2012, （5）：Cd000425. DOI：10.1002/14651858.CD000425.

[28] 赵亚军，陈长香. Schuell 刺激法对脑卒中后皮层下失语患者语言训练效果 [J]. 河北医药，2012，34（16）：2493-2494. DOI：10.3969/j.issn.1002-7386.2012.16.053.

[29] 田智慧，江钟立，丛芳，等. 词联导航训练法与 Schuell 刺激疗法改善卒中后言语功能的对比研究 [J]. 中国康复医学杂志，2014，29（2）：119-123. DOI：10.3969/j.issn.1001-1242.2014.02.005.

[30] 李美霞，顾莹. Schuell 刺激疗法治疗失语症的疗效观察 [J]. 中国康复理论与实践，2002，8（7）：414-414. DOI：10.3969/j.issn.1006-9771.2002.07.011.

[31] 丁旭峰，杜玉玲，余蓝，等. 不同时间窗 Schuell 刺激疗法联合高压氧舱治疗对脑梗死所致运动性失语患者言语功能的影响研究 [J]. 中国全科医学，2013（8）：861-863. DOI：10.3969/j.issn.1007-9572.2013.08.009.

[32] 李胜利. 语言治疗学 [M]. 北京：人民卫生出版社，2013.

[33] 汪洁，屈亚萍，吕艳玲. 语义语音治疗对重度失语症命名和朗读的影响 [J]. 中国康复医学杂志，2008，23（5）：402-405. DOI：10.3969/j.issn.1001-1242.2008.05.011.

[34] 梁俊杰，陈卓铭，陈玉美，等. 基于认知神经心理学研究的失语症评定及治疗进展 [J]. 广东医学，2017，38（19）：3049-3051.

[35] 李金萍，陈卓铭，罗欣欣. 动、名词特异性损伤及康复的研究进展 [J]. 中国康复医学杂志，2018，33（05）：611-616.

[36] 陈卓铭. 汉语语言心理加工与失语症评估 [J]. 中国康复医学杂志，2015，30（11）：1091-1094.

[37] 高敏行，江钟立. 基于语义记忆策略的言语治疗模式 [J]. 中国康复医学杂志，2012，27（6）. doi：10.3969/j.issn.1001-1242.2012.06.025.

[38] 孙丽，江钟立，林枫，等. 语义导航策略改善失语症患者命名能力的研究 [J]. 中国康复医学杂志，2010，25（5）：415-419. doi：10.3969/j.issn.1001-1242.2010.05.007.

[39] 高敏行，江钟立，林枫，等. 家属实施语义导航训练法改善失语症患者言语功能的疗效观察 [J]. 中国康复医学杂志，2011，26（5）：419-423. doi：10.3969/j.issn.1001-1242.2011.05.006.

[40] 赵亚军，陈长香，胖红雯，等. 强制诱导性语言对亚急性期脑卒中失语症患者语言功能的疗效 [J]. 中国康复理论与实践，2014，20（7）：656-658. doi：10.3969/j.issn.1006-9771.2014.07.012.

[41] SZAFLARSKI JP，BALL AL，VANNEST J，et al. Constraint-induced aphasia therapy for treatment of chronic post-stroke aphasia：a randomized，blinded，controlled pilot trial[J]. Medical science monitor：international medical journal of experimental and clinical research，2015，21：2861-2869. doi：10.12659/msm.894291.

[42] BARBANCHO MA，BERTHIER ML，NAVAS-SÁNCHEZ P，et al. Bilateral brain reorganization with memantine and Constraint-Induced Aphasia Therapy in chronic post-stroke aphasia：an ERP study[J]. Brain and language，2015，145：1-10. doi：10.1016/j.bandl.2015.04.003.

[43] WILSSENS I，VANDENBORRE D，VAN DUN K，et al. Constraint-induced aphasia therapy versus intensive semantic treatment in fluent aphasia[J]. American Journal of Speech-Language Pathology，2015，24（2）：281-294. doi：10.1044/2015_ajslp-14-0018.

[44] 谭洁，张泓，韩国栋，等. 旋律语调治疗在完全性失语症早期应用分析 [J]. 中国听力语言康复科学杂志，2014（1）：37-39. doi：10.3969/j.issn.1672-4933.2014.01.011.

[45] RAGLIO A，OASI O，GIANOTTI M，et al. Improvement of spontaneous language in stroke patients with chronic aphasia treated with music therapy：a randomized controlled trial[J]. International Journal of Neuroscience，2016，126（3）：235-242. doi：10.3109/00207454.2015.1010647.

[46] PALMER R，COOPER C，ENDERBY P，et al. Clinical and cost effectiveness of computer treatment for aphasia post stroke（Big CACTUS）：study protocol for a randomised controlled trial[J]. Trials，2015，16（1）：18. doi：10.1186/s13063-014-0527-7.

[47] HALL N，BOISVERT M，STEELE R. Telepractice in the assessment and treatment of individuals with aphasia：A systematic review[J]. International Journal of Telerehabilitation，2013，5（1）：27-38. doi：10.5195/ijt.2013.6119.

[48] 李巧薇，陈卓铭，黄舜韶，等. 应用语言障碍诊治仪 ZM2.1 治疗运动性失语的效果评估 [J]. 中国临床康复，2005，9（25）：14-16. doi：10.3321/j.issn：1673-8225.2005.25.008.

[49] VARLEY R，COWELL PE，DYSON L，et al. Self-administered computer therapy for apraxia of speech：two-period randomized control trial with crossover[J]. Stroke，2016，47（3）：822-828. doi：10.1161/strokeaha.115.011939.

[50] 单岩东，王岚，王建明，等. 低频重复经颅磁刺激对脑梗死后失语的疗效观察 [J]. 中华物理医学与康复杂志，2012，34（5）：361-364. doi：10.3760/cma.j.issn.0254-1424.2012.05.010.

[51] 程亦男，汪洁，宋为群. 低频重复经颅磁刺激对卒中患者非流利型失语症视图命名的影响 [J]. 中国脑血管病杂志，2014，11（3）：148-151. doi：10.3969/j.issn.1672-5921.2014.03.008.

[52] 程亦男，汪洁，宋为群，等. 低频重复经颅磁刺激治疗卒中后失语症的临床应用进展 [J]. 中国脑血管病杂志，2012，9（11）：604-607. doi：10.3969/j.issn.1672-5921.2012.11.012.

[53] WANG CP，HSIEH CY，TSAI PY，et al. Efficacy of synchronous verbal training during repetitive transcranial magnetic stimulation in patients with chronic aphasia[J]. Stroke，2014，45（12）：3656-3662. doi：10.1161/strokeaha.114.007058.

[54] TSAI PY，WANG CP，KO JS，et al. The persistent and broadly modulating effect of inhibitory rTMS in nonfluent aphasic patients：a sham-controlled，double-blind study[J]. Neurorehabilitation and neural repair，2014，28（8）：779-787. doi：10.1177/1545968314522710.

[55] LI Y，QU Y，YUAN M，DU T. Low-frequency repetitive transcranial magnetic stimulation for patients with aphasia after stoke：A meta-analysis[J]. Journal of Rehabilitation Medicine. 2015；47：675. doi：10.2340/16501977-1988.

[56] KAPOOR A. Repetitive transcranial magnetic stimulation therapy for post-stroke non-fluent aphasia：A critical review[J]. Topics in Stroke Rehabilitation. 2017；24：1-7. doi：10.1080/10749357.2017.1331417.

[57] 汪洁，吴东宇，宋为群，等. 左外侧裂后部经颅直流电刺激对失语症动作图命名的作用 [J]. 中国康复医学杂志，2013，28（2）：119-123. doi：10.3969/j.issn.1001-1242.2013.02.005.

[58] MEINZER M，DARKOW R，LINDENBERG R，et al. Electrical stimulation of the motor cortex enhances treatment outcome in post-stroke aphasia[J]. Brain，2016，139（4）：1152-1163. doi：10.1093/brain/aww002.

[59] THIEL A，BLACK SE，ROCHON EA，et al. Non-invasive repeated therapeutic stimulation for aphasia recovery：a multilingual，multicenter aphasia trial[J]. Journal of Stroke and Cerebrovascular Diseases，2015，24（4）：751-758. doi：

10.1016/j.jstrokecerebrovasdis.2014.10.021.

[60] CAMPANA S，CALTAGIRONE C，MARANGOLO P. Combining voxel-based lesion-symptom mapping（VLSM）with A-tDCS language treatment：predicting outcome of recovery in nonfluent chronic aphasia[J]. Brain stimulation，2015，8 （4）：769-776. doi：10.1016/j.brs.2015.01.413.

[61] RICHARDSON J，DATTA A，DMOCHOWSKI J，et al. Feasibility of using high-definition transcranial direct current stimulation（HD-tDCS）to enhance treatment outcomes in persons with aphasia[J]. NeuroRehabilitation，2015，36（1）：115-126. doi：10.3233/nre-141199.

[62] 陈卓铭，陈艳，莫雷，等. 高压氧治疗对失语症患者语言功能的影响 [J]. 中华物理医学与康复杂志，2007，29（3）：171-174. doi：10.3760/j：issn：0254-1424.2007.03.007.

[63] 潘翠环，王璇，罗爱华，等. 语言训练与高压氧治疗对脑卒中后失语症的影响 [J]. 中国康复，2005，20（3）：152-153. doi：10.3870/j.issn.1001-2001.2005.03.009.

[64] 姚伟. 失语症康复期小组训练的应用 [J]. 内蒙古医学杂志，2001，33（6）：575-576. doi：10.3969/j.issn.1004-0951.2001.06.047.

[65] 陈艳，潘翠环，龚卓，等. 多奈哌齐联合言语训练治疗脑卒中后失语症的临床观察 [J]. 中国康复，2013，28（5）：336-338. doi：10.3870/zgkf.2013.05.005.

[66] 陈升东，于苏文，赵建法，等. 重复经颅磁刺激联合多奈哌齐治疗脑梗死失语的疗效观察 [J]. 中华物理医学与康复杂志，2012，34（3）：212-215.DOI：10.3760/cma.j.issn.0254-1424.2012.03.015.

[67] ZHANG J，WEI R，CHEN Z，et al. Piracetam for aphasia in post-stroke patients：a systematic review and meta-analysis of randomized controlled trials[J]. CNS drugs，2016，30（7）：575-587. doi：10.1007/s40263-016-0348-1.

[68] TAO J，FANG Y，WU Z，et al. Community-applied research of a traditional Chinese medicine rehabilitation scheme on Broca's aphasia after stroke：study protocol for a randomized controlled trial[J]. Trials，2014，15（1）：290. doi：10.1186/1745-6215-15-290.

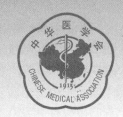

第13章

中国脊髓损伤康复专家共识

脊髓损伤(spianl cord injury, SCI)是导致运动、感觉和自主神经功能障碍的严重致死性和致残性疾病。据世界卫生组织报道,全世界每年新发 SCI 病例 25 万～50 万例[1],全球疾病、损伤和危险因素负担调查报告发布,截止到 2016 年,全球 SCI 患病人数达 2 704 万,是增加全球经济负担的重要疾病之一[2]。2017 年中国流行病学调查报道,我国缺乏 SCI 注册系统,不完全调查显示我国 SCI 发病率 23.7/100 万～60/100 万,创伤性 SCI 病因主要是交通意外、高处坠落,发病集中地区与地震相关[3]。随着医疗技术进步和对 SCI 急救管理能力提高,4～8 年随访 SCI 患者死亡率 1.4%～8.4%[4, 5],大量存活的 SCI 患者面临着如何提高功能,改善生活质量及回归家庭和社会的问题。面对 SCI 患者对康复预后和生活质量提高的需求,越来越多的康复新技术应用于 SCI 康复。然而对于 SCI 康复评价、康复治疗、康复预后及康复管理尚缺乏规范的指导方案。本文组织国内物理医学与康复领域专家,在循证医学方法指导下,系统检索国内外临床研究数据及评价其证据质量,讨论并制定《中国脊髓损伤康复专家共识》,为我国医务工作者在 SCI 康复领域的临床工作提供指导。

一、康复管理、功能评价和预后

(一)康复团队管理

世界卫生组织(WHO)国际功能残疾与健康分类(ICF)是 SCI 后多学科、个体化康复的基础[6]。SCI 康复是一项团队工作,需要多学科支持,最佳方案来自于各学科之间的紧密衔接。由于患者存在损伤节段以下的神经功能缺损,造成泌尿系统、消化系统、呼吸系统、自主神经系统并发症发病率升高。同时,SCI 患者多数为中青年人,有生育和性功能需求。活动能力下降导致内分泌代谢相关疾病风险增高。因此,SCI 康复除基础的物理治疗、作业治疗外,康复团队成员涉及:泌尿专科、消化系统专科、妇产专科、生殖专科、心血管专科、呼吸专科、精神心理专科、疼痛专科、内分泌专科、营养专科、康复辅具专科、康复医学工程和护理专科[7-19](Ⅲ级证据)。SCI 急性期干预主要包括病情评估、减压手术和糖皮质激素治疗等,以阻止或逆转神经功能损伤为主,因此,急性期康复团队的核心为外科医师,通常为神经外科/脊柱外科等,对于病情和损伤已经稳定的患者,此时可以开始可耐受的康复治疗[20, 21](Ⅲ级证据)。亚急性期开始,康复治疗以恢复残存神经功能为主要目的,并通过代偿和进行相应补充措施提高功能预后。此阶段的团队核心为康复科医师,团队成员包括物理治疗师、作业治疗师、矫形支具师、呼吸治疗师、康复护士,患者及家属是康复团队的中心[22, 23](Ⅲ级证据)。

专家推荐:推荐在 SCI 后不同时期对患者进行多学科团队的管理(Ⅲ级证据,C 级推荐)。

(陈丽霞　赵肖奕)

(二)康复介入时机

SCI 后的康复训练可大致分为 3 个时期:急性期康复、亚急性期康复及慢性期康复。虽然神经修复的自然病程(12～18 个月)是固定的,但是目前尚无统一的有关各康复时期的定义及时间界限,实际上慢性期康复已过神经损失修复的自然时期[24]。急性期及亚急性期康复的主要关注点是预防二次损伤和并发症,促进并增强神经修复,实现现有功能的最大化并为将来漫长的康复及训练打下基础。慢性期主要为学习技能、使用代偿或辅助措施。但目前尚无随机对照研究支持康复训练的介入时机对康复效果影响。观察性和回顾性研究报道,受伤到康复的时间越长,患者的生活质量及 ADL 的表现越差[25-27],这表明延迟启动综合的康复训练可能是有害的(Ⅲ级证据)。我国孙天胜等人 2013 年编写的胸脊髓损伤专家共识中提出康复干预应尽早进行[28],并可在生命体征稳定后开始。康复专家的早期干预可以通过预防继发性并发症并使患者更快地进入下一级护理,缩短急性期住院时间。对于术后内固定患者,当患者情况允许时,可在手术后 5~7 天开始进行术后康复训练,以减少并发症的风险(Ⅲ级证据)。

专家推荐:患者生命体征稳定后,应尽早开展综合康复质治疗(Ⅲ级证据,C 级推荐)。

(王楚怀　冯雨桐)

(三)功能障碍评价

对急性期患者进行评估时,需要稳定患者的脊柱,特别是气道干预期间需要保护颈椎避免移动脊柱的其余部分。需要考虑是否有其他损伤、脊柱疼痛、手足无力(运动评估)、手足感觉的改变或消失、脊柱疾病史和手术史[20]。

1. 身体结构与功能

(1)损伤水平:国际脊髓损伤神经学分类标准(SNCSCI)是目前使用最广泛的 SCI 分类标准,不仅推荐用于评估急性神经系统状态,也可记录神经系统随时间的恢复[29-31](Ⅰ级证据)。采用美国脊髓损伤协会分类表(ASIA)判定损伤程度和恢复程度。炎性因子和结构蛋白可作为检测 SCI 的生物标志物,用于辅助评估 SCI 的严重程度,但证据水平普遍较低[32](Ⅳ级证据)。

专家推荐:强推荐使用国际脊髓损伤神经学分类标准进行损伤水平评价(Ⅰ级证据,A 级推荐)。

(2)躯干肌力及肌张力:躯干肌肉表面肌电(SEMG)是一种客观评价方法,不仅可以比较不同病变水平的躯干肌肉活动,也可以比较不同活动的肌肉活动;建议使用 SEMG 作为评估工具,以提高 SCI 治疗中躯干肌肉活动的可比性和可解释性[33](Ⅲ级证据)。推荐使用改良的 Ashworth 分级评定标准对患者的肌张力进行评价(Ⅰ级证据)。有研究提出了一种可穿戴设备,以及不同 SCI 水平下痉挛的定量建模算法。该方法使用方便,可分析肌肉和关节水平的痉挛程度,获得的诊断与徒手检查结果一致[34](Ⅲ级证据)。

专家推荐:强推荐使用改良的 Ashworth 分级评定标准评价肌张力(Ⅰ级证据,A 级推荐);弱推荐躯干肌肉表面肌电评价躯干肌力(Ⅲ级证据,C 级推荐)。

(3)平衡能力:坐位平衡测试(sitting balance measure,SBM)评估患者的静态坐姿稳定(稳态控制)、移动下(主动控制)和干扰下保持坐姿稳定(反应控制)的能力,内部一致性和可靠性较高。SBM 客观、全面地评估 SCI 受试者的坐位平衡能力,清楚地描述了患者失去平衡或平衡不足的任务,帮助康复医师制定相应的康复计划,开具合适的轮椅及辅具处方[35](Ⅱ级证据)。

专家推荐:推荐坐位平衡测试(SBM)评估患者的坐位平衡功能(Ⅱ级证据,B 级推荐)。

(4)肢体功能:下肢功能的标准评估包括:临床评估、平衡和稳定性、时空参数、步态质量、日常生活活动、辅助器具的依赖性和三维步态分析(动力学、运动学和表面肌电等)[36](Ⅲ级证据)。有许多敏感、准确和反应灵敏的测量工具可以定性和定量评估下肢功能。但没有任何一种工具可用于所有的 SCI 评估,且严重 SCI 患者的下肢功能难以评估;评估工具也需要进一步改进,以令所有患者可以在 SCI 后的所有时间点使用。上肢功能对颈 SCI 患者的生活质量有很大影响。上肢功能取决于许多因素,如肌肉力量、损伤严重程度和损伤水平[37]。建议 ASIA 运动评分或功能测试[包括 JTHFT 和(或)9HPT]用于颈 SCI 临床试验上肢功能的结果测量。上肢运动功能评分、JTHFT 和 9HPT 都可以量化颈 SCI 后的功能障碍。上肢运动功能评分、JTHFT 和 9HPT 结果与 ASIA(从 A 到 E)相关,但与病变水平无关[37](Ⅱ级证据)。

专家推荐:推荐 ASIA 运动评分评估患者的肢体功能(Ⅱ级证据,B 级推荐)。

(5)心血管功能:对于 SCI 患者的心血管功能,推荐根据国际 SCI 心血管功能基础数据集记录数据采集日期、SCI 前心血管病史、SCI 后的心血管事件和心血管功能、药物对心血管功能的影响;心血管功能的客观测量:检查时间、检查位置、脉搏和血压[38](Ⅱ级证据)。RPE 6-20 量表可暂时用于评估稳定的慢性 SCI 成人的上肢中等至剧烈强度有氧运动的工作能力,但目前缺乏可靠性和有效性的有力证据 [39]（Ⅲ级证据）。SCI 患者日常生活需要更多地利用无氧代谢,需要对无氧工作能力进行评估。可用于评价的方法很多,首选 Wingate 无氧运动试验,虽然无氧工作能力受到越来越多的关注,但还没有标准测试,需要对这些评价方法标准化,并进一步检验信度和效度 [40]（Ⅲ级证据）。

专家推荐:推荐根据国际 SCI 心血管功能基础数据集记录心血管功能（Ⅱ级证据,B 级推荐）,弱推荐分别使用 RPE6-20 及 WinGate 无氧运动试验评价患者的有氧及无氧代谢（Ⅲ级证据,C 级推荐）。

（6）泌尿及生殖功能:推荐的影像学方法是超声,间隔时间从 6 个月到 24 个月不等。进行肾脏和膀胱超声检查以筛查输尿管、肾盂、上尿路或膀胱的结石病、肿块,可指导 CT 或膀胱镜检查 [41]（Ⅱ级证据）。不论 SCI 程度和排尿状态如何,都应该进行全面的尿动力学评估和定期进行尿动力学随访,这应当成为 SCI 患者评估的重要组成部分。然而,进行尿动力学检查的频率没有明确标准。建议使用生活质量问卷来完善相关诊断和治疗评估,患者的膀胱日记也可提供有用的信息 [42]（Ⅴ级证据）。有许多自评测量问卷（PROM）可用于评估 SCI 后的性功能,但这些问卷的质量仍然未知,信度、效度和内部一致性需要更多的研究,高水平的证据有限。推荐对 SCI 患者使用 Sexual health measures（SHM 评估性功能）[43]（Ⅲ级证据）。

专家推荐:推荐使用超声进行泌尿系统检查,推荐尿流动力学评估排尿功能（Ⅱ级证据,B 级推荐）。推荐采用问卷调查模式对 SCI 患者的性功能进行评价（Ⅲ级证据,C 级推荐）。

（7）肠道功能:需要记录患者肠道系统的重要改变,包括排便习惯、肠蠕动频率、所需辅助水平（FIM）、便失禁的特征和频率、对社会功能的影响、粪便黏稠度、药物的使用、饮食、液体出入量和既往史等 [41]（Ⅱ级证据）。

专家推荐:应对患者肠道功能的改变进行记录（Ⅱ级证据,B 级推荐）。

2. 活动与参与　神经学评估明确了损伤特征,而功能评估检查了与患者最相关的功能障碍。单独使用 ISNCSCI 和 ASIA,对 SCI 患者不敏感或不能为治疗和临床试验提供所需的详细信息。因此,除了神经损伤评估之外,还需要使用功能性结果,如脊髓独立性评价（Spinal Cord Independence Measure）和功能独立量表（Functional Independence Measure）,以充分描述创伤性 SCI 人群的功能障碍和能力缺陷 [44]（Ⅱ级证据）。

（1）日常生活能力:FIM 已被广泛使用了 30 年,可以精确地反映患者残疾水平和需要的辅助量,在不同的环境、疾病和文化中有相似的结果 [37, 45]（Ⅰ级证据）。

第三版脊髓损伤独立性测量（SCIM Ⅲ）通过访谈评估患者的日常生活动作,与 FIM 比较,更真实、准确地反映患者的功能能力状况,并为制订康复治疗计划和疗效评估提供客观依据。但也需要根据不同的目的,谨慎使用本量表 [46]（Ⅱ级证据）。

脊髓损伤能力标尺（Spinal Cord Ability Ruler, SCAR）是四肢瘫痪和截瘫患者自主能力的定量线性测量,有一定的信度和效度,灵敏度好,有轻度的量表衰减效应。SCAR 侧重于 SCIM 中的自主功能 ADL,并可在 SCI 早期评估有意义的、可控的肌肉收缩 [47]（Ⅱ级证据）。

专家推荐:强推荐使用 FIM 评估 SCI 患者的日常生活能力（Ⅰ级证据,A 级推荐）,推荐根据不同目的,使用 SCIM 及 SCAR 评估 SCI 患者日常生活能力（Ⅱ级证据,B 级推荐）。

（2）参与和活动水平:对患者参与和活动水平的评估较少,可用的量表有患者参与量表（The USER-Participation）、ICF 参与和活动量表（IMPACT-S）、WHO 残疾评估表Ⅱ（WHODAS Ⅱ）等 [48]。相比较而言,患者参与量表全面的评价了患者的活动和参与水平,从主观和客观参与程度进行了分析,且量表衰减效应最小 [48]（Ⅱ级证据）。

专家推荐:推荐对患者参与和活动水平采用量表评估的方式评价（Ⅱ级证据,B 级推荐）。

（洪　毅　王方永）

（四）脊髓损伤康复预后

1. 预后因素与评价方法　MRI 是目前评估急性 SCI 的最佳成像方法,通过评估脊髓实质的状况并描绘受损的脊髓,可准确显示损伤的程度 [49]。当 CT 检查无创伤时,MRI 对于 SCI 患者的神经功能和预后评估非常重要（Ⅱ级证据）。研究表明神经生理学评估可以准确地对创伤性颈SCI后的功能预后进行预测[29]（Ⅲ级证据）。体感诱发电位（SSEPs）和运动诱发电位（MEPs）主要适用于不合作的患者，可以早期预测SCI患者的运动改善和行走预后，但MEPs比SSEPs更敏感的揭示运动纤维的保留程度。在急性SCI后进行MRI检查可以提供关于白质完整性的定量信息，血清和（或）CSF生物标志物检测可以反映损伤严重程度和对治疗的反应[50]（Ⅲ级证据）。

专家推荐：推荐利用MRI进行早期损伤预后的评估（Ⅱ级证据，B级推荐），推荐利用神经电生理方法评估患者的功能预后（Ⅲ级证据，C级推荐）。

2. 残余功能预测　伤后72小时检查为AIS A级的患者几乎难以恢复损伤水平以下的神经功能，但有10%～20%的完全损伤患者在伤后第一年转为不完全（AIS B/C），但运动恢复有限，损伤远端的功能性运动恢复（如承重、行走）很少见，同时也需要使用笨重的支具，能量消耗大，不能长期持续[49,51]。不完全SCI后的恢复多种多样，上肢功能对患者的预后具有重大的意义，对于不完全性SCI，主要的依据是ISNCSCI和AIS。作为ISNCSCI的补充，GRASSP-QIG可以准确预测上肢功能，在短时间内对患者的上肢功能进行评估。通过ISNCSCI联合GRASSP评估，可以准确地预测6个月后ADL的上肢功能和日常生活独立水平，显著提高ISNCSCI对上肢功能预后的预测价值[52]（Ⅲ级证据）。患者行走功能最重要的决定因素是损伤程度，1年后，20%～75%的不完全SCI患者可恢复一定程度的行走能力。入院时AIS D患者在损伤后1年具有非常好的步行能力[49,51,53]。步行恢复的预后因素包括入院时的神经系统检查结果、年龄、病因、性别、恢复过程、痉挛、平衡和本体感觉等[49,51]。1个月时的下肢运动功能评分（LEMS）与1年时的行走状态密切相关；下肢近端肌肉力量（尤其是受影响较小的一侧）与步行结果（例如TUG，6分钟步行和10米步行试验）之间存在相关性；Berg平衡量表是慢性SCI患者行走能力最重要的预测指标；痉挛增加和本体感觉减退或消失都会影响步行功能的恢复[51]（Ⅲ级证据）。

专家推荐：利用ISNCSCI量表及其他相关量表进行残余功能的预测（Ⅱ级证据，B级推荐）。

3. 并发症和死亡率　损伤水平、损伤程度、年龄、性别、关节损伤、合并症和从损伤到治疗的时间都是影响SCI患者死亡率的因素[54]。仅以胸腰段SCI为例，总死亡率为0～37.7%，院内死亡率为0～10.4%；6个月和12个月的总死亡率分别为26.12%和4.3%；7.7年随访的死亡率为10.07%；14年随访的死亡率为13.47%～21.46%。以胸髓损伤为例，上胸髓损伤（T1～6）比下胸髓损伤（T7～12）更易并发深静脉血栓形成、肺栓塞和静脉血栓栓塞症，下胸髓损伤容易并发静脉血栓栓塞症[55]。

（洪　毅　王方永）

（五）职业康复

国外学者对SCI患者就业影响因素的系统回顾中总结出了影响就业率的因素，其包括了12种不可变因素及20种可变因素[56]。ICF职业康复核心组合（Comprehensive ICF Core-set for Vocational Rehabilitation）是世界卫生组织对于ICF的一项应用，其目的在于明确职业康复相关的问题和资源[57]。它为我们提供了一系列功能领域的列表，帮助我们研究职业康复或重返工作的结果以及与职业康复相关的多种因素[58]。它涵盖了职业康复参与者功能障碍和环境因素的各个方面，可以用来指导综合职业康复评定和干预（Ⅱ级证据）。职业康复评定包括：①功能性能力评定（functional capacity evaluation，FCE）：是一个标准化的评估工具，常用于评估患者进行工作相关活动的能力[59]，它是一个可以评估患者安全工作能力的标准化评估工具[60]（Ⅱ级证据）。②工作模拟评定：是指根据工作任务所涉及的身体活动，尽量设计和模仿现实工作中实际的工作任务进行评定，从而判断评定对象能否重返工作岗位及是否存在再受伤风险，以指导职业康复服务（Ⅱ级证据）。

研究发现在医院环境中对个人实施早期职业康复计划是可行的，并具有提高受伤后劳动力参与的良好潜力[61]（Ⅱ级证据）。在SCI患者损伤后调整过程中，社会专业人士应当充当榜样和希望传播者的角色鼓励和支持重新就业[62]。其主要任务是与患者建立关系，弥补SCI患者与雇主或其他人之间的沟通差距（Ⅱ级证据）。

专家推荐：推荐在SCI康复过程中完成SCI患者的职业规划及职业训练（Ⅱ级证据，B级推荐）。

（翟　华）

（六）家庭康复

SCI 的康复治疗是漫长的过程，家庭康复是治疗过程中的重要组成部分，需要患者家属的共同参与。建立 SCI 家庭康复计划（Spinal Cord Injury Home Care Program，SCIHCP）[63]，采取有效的干预措施，可以改善患者的运动能力[64]、心理状态、社会参与水平，预防并发症的产生。

家庭康复是 SCI 治疗的有效手段，对 SCI 患者极其重要[65]。家庭康复内容包括：①环境改造：SCI 患者家庭康复需要关注安全管理（Ⅲ级证据），进行环境评估，实施无障碍环境改造、家庭环境改造，提供更多的训练活动方式，从而改善下肢肌肉力量、平衡和功能活动能力[66]。②心理护理：SCI 患者由于肢体功能障碍，生活不能自理，常表现为焦虑、抑郁、悲观和消极的心理状态，需要告知家人不仅在生活上给予更多的关心和照顾，还要重视心理安慰（Ⅱ级证据），良好的家庭和社会支持对 SCI 患者生活质量具有重要意义[67,68]。③运动功能训练：残存肌力可通过家庭功能电刺激（home-base functional electrical stimulation）得到增强[69,70]；也有研究证实了家庭康复中借助辅助器进行站立训练的有效性[71]；家庭下肢机器人对慢性不完全 SCI 患者，采用无监督的 MoreGait 训练方法能改善运动功能，是一种长期有效和安全的方法[72,73]。④膀胱管理：间歇清洁导尿是患者在家庭中最常用最安全的方法，根据损伤平面指导患者或家属学会自行导尿，养成定时定量饮水，定时排尿的习惯。此外也有报道对长期生殖器神经刺激（genital nerve stimulation）减少神经性逼尿肌过度活动，可以降低尿失禁的发生率[74]（Ⅲ级证据）。

专家推荐：推荐对 SCI 患者进行回归家庭的心理宣教与宣教（Ⅱ级证据，B 级推荐），弱推荐对家庭环境进行改造及在家庭环境内康复训练（Ⅲ级证据，C 级推荐）。

（张锦明）

二、功能障碍与康复

（一）上肢运动功能康复

1. 神经及肌腱移植手术　近年来神经移植手术在改善颈 SCI 患者上肢功能方面的应用是令人兴奋的进展，但其作用仍在确定之中且很少有合格的患者接受这项修复性手术。肌腱移植手术完善、可靠，并能显著改善功能，但需要数周的固定和限制四肢的使用。神经和肌腱移植手术牺牲了某个神经或肌腱，以恢复缺失和更关键的功能，是可靠的、耐受性好的治疗方法[75]（Ⅳ级证据）。

2. 神经假体　神经假体为颈椎 SCI 患者上肢功能的显著增强提供了最有前景的方法。神经假体利用小电流激活周围运动神经，导致瘫痪肌肉的控制性收缩。对于康复需求很高的颈部 SCI 患者，植入神经假体提供了获得上肢功能恢复的机会，这些功能不能通过使用矫形器或外科手术获得。上肢神经假体已被证明可以提高颈部 SCI 患者的功能独立性[76]（Ⅲ级证据）。

3. 单手集中练习（unimanual massed practice，UMP）和双手集中练习（bimanual massed practice，BMP）　颈 SCI 患者已将改善上肢功能作为他们最重要的康复目标。单手集中练习和双手集中练习可能有助于实现这一点。这两种方法都是以任务为导向的主动参与的强化重复练习，每天 2 小时，每周 5 天，持续 3 周，训练一个上肢或两个上肢。目前研究结果支持在颈 SCI 成人中使用 UMP 和 BMP，但其研究均具有显著局限性，因此无法得出有力的结论，并有必要进行进一步的研究[77]（Ⅱ级证据）。

专家推荐：推荐手功能强化训练（Ⅱ级证据，B 级推荐），弱推荐通过外科干预恢复患者上肢功能（Ⅲ级证据，C 级推荐）。

（王　强　张永详）

（二）下肢运动功能康复

SCI 患者根据损伤平面和损伤程度的不同，会遗留不同程度的下肢运动功能障碍，有 25% 的不完全 SCI 患者无法独立步行，恢复和提高患者的站立与移动能力是下肢运动功能康复的主要目标。

对于所有 SCI 患者，为了提高下肢运动功能，都应进行牵伸治疗、肌力与肌耐力训练、有氧训练、步态与平衡训练以及功能性活动训练等传统康复治疗策略，充分提高损伤平面以上肌肉的代偿能力，提高患者的功能独立性（Ⅰ级证据）[78-81]。对于不完全 SCI 患者，推荐采用基于活动的治疗策略（Activity-based Therapy，ABT），包括骨盆及核心区域的稳定性训练、渐进抗阻训练以及特定（移动性）任务训练（Ⅰ级证据）[82-86]。患者在进行移动性训练时，可以采用地面训练（Overground Training，OGT）和减重平板训练（Body Weighted Supported Treadmill Training，BWSTT）（Ⅰ级证据）[87-89]。针灸治疗对下肢运动功能恢复有益，在急性期使用效果更明显（Ⅱ级证据）[90,91]。

专家推荐：推荐传统康复治疗策略及基于活动的治疗策略进行下肢运动功能康复（Ⅰ级证据，A 级推荐）。

（许光旭　鲁　俊）

（三）肌痉挛康复

1. 物理疗法　肌肉牵张训练是痉挛处理的基本措施。每日肌肉牵张训练有助于降低肌张力，并维持关节的灵活性和活动范围，使痉挛对肌肉生物力学的影响最小化[92]（Ⅱ级证据）。电刺激治疗也被用于 SCI 后肌肉痉挛的治疗。治疗方式包括肌肉表面电刺激，以及外周和中枢神经电刺激[92]。硬膜外电刺激通过在脊髓背侧神经束的硬膜外放置电极可有效减轻轻 - 中度痉挛[93]，但其缺乏长期有效的观察研究（Ⅱ级证据）[94]。

专家推荐：推荐利用肌肉牵拉技术及电刺激技术治疗肢体痉挛（Ⅱ级证据，B 级推荐）

2. 口服药物　最常用的抗痉挛药物有巴氯芬、苯二氮、氯尼丁和替扎尼定。这些药物可单独使用或联合用药以达到预期效果，给药途径可以是口服或鞘内用药。这些均是非靶向药物，主要副作用是抑制个体的兴奋性神经递质，减少神经元的传导活动从而导致患者无力、疲乏和（或）嗜睡等反应（Ⅱ级证据）[92]。

专家推荐：推荐口服药物治疗肢体痉挛（Ⅱ级证据，B 级推荐）。

3. 化学去神经支配治疗　化学去神经支配治疗包括化学神经溶解和肉毒毒素注射两种技术。化学神经溶解技术通过对支配痉挛肌肉群的周围神经注射苯酚或酒精，达到破坏外周神经从而缓解肌肉痉挛的目的，其药理作用强度与药物浓度成正比[95]。常见的并发症是神经定位不够精准或者剂量不足导致治疗无效。肉毒毒素是一种可抑制神经肌肉连接处乙酰胆碱释放的神经毒素。这种肌内及肌外肌纤维发生化学反应产生去神经化作用过程可逆。肉毒毒素局部注射后 24～72 小时产生效果，持续 2～6 个月时间不等。这种疗法对减轻疼痛和缓解肌肉痉挛效果明显，主要的副作用是治疗后肌无力（Ⅱ级证据）[96,97]。

专家推荐：推荐肉毒毒素注射治疗严重肢体痉挛（Ⅱ级证据，B 级推荐）。

4. 外科手术技术　外科手术通常是在以上所有保守治疗技术治疗痉挛均失败情况下，通过切断运动和（或）感觉神经根，或直接切断痉挛肌肉的肌腱（如髋内收肌肌腱）达到缓解痉挛的目的。外科手术的主要缺点是不可逆。

专家建议：保守治疗无效后，弱推荐手术治疗（Ⅳ级证据，C 级推荐）。

5. 其他　水疗和机器人外骨骼支架辅助步行训练可以缓解 SCI 患者痉挛，但这些技术目前缺乏高质量的随机对照研究。

（李建华　吴　涛）

（四）神经源性膀胱康复

1. 治疗目标和原则　神经源性膀胱治疗目标及优先级别为：①增加膀胱的顺应性，恢复低压贮尿功能，以减少膀胱输尿管反流，保护上泌尿道；②恢复膀胱的正常容量，减少尿失禁；③恢复膀胱的可控制性排尿，不用导尿管；④患者生活质量的提高，减少和避免泌尿系感染和结石等并发症。为了达到这个治疗目标，神经源性膀胱的治疗原则为：①尿动力检查结果作为选择治疗方案依据；②建立储尿期相对低压的"安全膀胱"，通过调整达到一种膀胱尿道在功能上的新的平衡，保护肾功能；③积极治疗原发病，定期随访；④预防和治疗并发症，改善患者生活质量[98-100]。

2. 辅助排尿　辅助排尿分为代偿性排尿训练及排尿反射训练。辅助排尿方式均可能导致膀胱内压力超过安全范围，易导致膀胱输尿管反流，会诱发或加重上尿路损害，增加出现泌尿系远期并发症的风险[101,102]（Ⅱ级证据）。Credé 手法排尿方法为双手置于耻骨联合上方膀胱顶部（脐下方），缓慢由轻到重向膀胱体部(下腹部)挤压,将尿液挤出;Valsalva 排尿手法为排尿时通过 Valsalva 动作(屏气、收紧腹肌等)增加腹压将尿液挤出。这两种方法均属于代偿性排尿训练,适用于骶下神经病变[103]。

排尿反射训练最常用的为扳机点排尿。可通过叩击耻骨上膀胱区、挤压阴茎、牵拉阴毛、摩擦大腿内侧、刺激肛门等方法,诱发逼尿肌收缩和尿道括约肌松弛,将尿液排出。适用于骶上神经损害,保留完整的骶神经反射弧[104](Ⅱ级证据)。

专家推荐:弱推荐特殊情况下可进行辅助排尿(Ⅱ级证据,C 级推荐)。

3. 康复训练

(1)行为训练:常分为排尿训练和膀胱训练,排尿训练又包括定时排尿、习惯性训练和提示排尿。膀胱训练是根据排尿计划逐渐增加排尿间隔时间。目的是渐进式增加膀胱容量,减少排尿次数。训练效果依赖于患者配合程度,同时需依赖他人帮助,因此在临床康复治疗中应用较少[105, 106](Ⅱ级证据)。

专家推荐:弱推荐利用该方法行膀胱功能康复(Ⅱ级证据,C 级推荐)。

(2)盆底肌肉训练:主要包括 Kegels 训练和阴道锥训练。该类方法以增强盆底与括约肌力量,从而改善尿失禁、抑制逼尿肌过度活动。结合生物反馈方法进行盆底肌肉锻炼,能够加强肌肉收缩后放松的效率和盆底肌张力,巩固盆底肌肉锻炼的效果。Kegels 训练是通过一些动作,有节奏的收缩和放松骨盆底部肌肉群。阴道锥训练指阴道锥置入患者阴道内、肛提肌以上,当重物置于阴道内时,会提供感觉性反馈,通过收缩肛提肌维持其位置保证阴道锥不落下,依次增加阴道锥重量,从而提高盆底收缩力。这类方法适用于不完全去神经化的神经源性尿失禁及神经源性逼尿肌过度活动患者[107-109](Ⅰ级证据)。

专家建议:对于女性患者强推荐选用盆底肌肉训练,建议结合电刺激及生物反馈方法(Ⅰ级证据,A 级推荐)。

(3)电刺激:盆底肌肉电刺激:采用的途径多是经阴道或肛门插入电极,以低频间歇式电流刺激盆底肌肉群,从而兴奋脊髓神经并形成操作性条件反射,最终达到改善机体膀胱功能状态的目的,是一种无创的治疗方法。膀胱电刺激:包括膀胱内电刺激:用电刺激直接刺激膀胱建立有效的逼尿肌收缩,提高膀胱的容量及顺应性。及经皮膀胱电刺激:将电极至于体表,刺激膀胱前后壁及两侧膀胱角,通过改善膀胱的血液循环而促进膀胱功能的恢复[107, 110](Ⅱ级证据)。

专家推荐:推荐无创性电刺激治疗,联合盆底肌训练和 EMG 生物反馈能够大幅度降低神经源性泌尿系症状(Ⅱ级证据,B 级推荐)。

(4)导尿治疗:对于不能自主排空膀胱的神经源性膀胱患者而言,可以选择持续性留置导尿(包括经尿道或经耻骨上路径)或间歇性导尿(IC),其中间歇性导尿是神经性膀胱疾病患者治疗膀胱排空不全或尿潴留的首选方法。间歇性导尿最初是由 Lapides 等提出,可以避免长期留置导尿管,以及留置导尿管造成的反复发生的尿道感染、导管堵塞、尿道损伤、膀胱结石和膀胱癌等一系列并发症。间歇性导尿可以降低感染、膀胱输尿管反流、肾积水和尿路结石的发生率,并可以维持膀胱规律性充盈和排空,保护膀胱血供和功能,是目前公认的最有效的保护肾功能的方法。每日最佳导尿次数是 4~6 次,12~16F 管径的导尿管最为常用。理想状态是每次尿液导出量不应超过 400~500ml[111, 112](Ⅰ级证据)。

专家推荐:强推荐使用间歇性导尿作为无法有效排空膀胱患者的标准治疗,尽可能选择无菌性间歇性导尿操作技术(Ⅰ级证据,A 级推荐)。

(许　涛　陈国庆)

(五)神经源性直肠康复

1. 非药物治疗

(1)综合管理:饮食、液体摄入及排便习惯等都可能会影响肠道功能。对肠道进行综合管理能够减少胃肠转运时间,增加肠道蠕动频率,降低困难肠道的发生率。综合管理措施包括饮食/饮水指导,肛门直肠/肛周刺激,排便管理[113, 114](Ⅲ级证据)。

(2)饮食:膳食纤维是食物中不被消化酶分解的、且不被人体吸收利用的多糖和木糖醇。在实践中建议初始纤维摄取量为每日 15g,然而纤维每天摄取超过 20g 可能导致 SCI 患者肠道转运时间延长[115]。

高纤维饮食可能导致 SCI 患者的结肠运转时间增加而不是减少。适当的液体摄入对肠道也很重要,因为它能保持大便柔软(Ⅲ级证据)。脊髓医学协会建议每天的液体摄入量应大约增加 500ml,而不是用标准准则来估计需求[116]。

(3)栓剂:使用化学栓剂辅助排便是肠道管理计划的重要组成部分。比甲双酚酯、聚乙二醇和甘油是化学栓剂中最常见的成分。将聚乙二醇类栓剂使用于患者的肠道管理,并且使用聚乙二醇类栓剂的总肠道护理时间相对于使用比甲双酚酯类栓剂明显减少[117](Ⅱ级证据)。

(4)灌肠治疗:使用肛门灌肠系统(transanal irrigation systems,TAI)可大大减少患者排便管理的时间,其适应证为有神经源性肠道的患者都可以使用。排除标准:患者患有精神疾病,有肠梗阻或炎症性肠病,既往腹部或会阴手术,植入骶神经根刺激手术,怀孕[118-120](Ⅱ级证据)。

(5)手法辅助:腹部按摩能明显缩短结肠总转运时间,减少腹部疼痛和腹胀,使每周排便频率增加。每天接受至少 15 分钟、持续至少 15 天的腹部按摩,按摩从盲肠开始沿着结肠延伸到直肠[121](Ⅲ级证据)。

2.药物治疗 西沙必利可显著减少结肠转运时间,此外也有研究表明普卡洛必利增加了大便频率,改善了大便黏稠度降低胃肠道转运时间[122-124](Ⅱ级证据)。

3.外科治疗

(1)结肠造瘘术:结肠造瘘术是通过外科手术形成结肠到腹壁的开口,达到人工肛门的作用。选择结肠造口的 SCI 患者通常已经用尽了所有其他的治疗方法来管理他们的肠道。结肠造瘘术极大地简化了肠道护理程序。并能减少因肠道问题而延长的住院时间,提高患者生活质量中的心理社会适应能力[125](Ⅱ级证据)。

(2)植入电刺激系统:骶神经根刺激(sacral nerve stimulation,SNS)是通过手术将刺激电极绑缚于神经根上,患者通过体表的脉冲发射器可控的发送刺激电流,采用骶前神经根刺激能够缓解完全性损伤患者的严重便秘症状[126](Ⅱ级证据)。

专家推荐:推荐使用非药物管理方法进行神经源性肠道的管理(Ⅰ级证据,A 级推荐)。非药物管理效果不佳时可采用药物及外科干预手段(Ⅱ级证据,B 级推荐)。

(白定群)

(六)性功能障碍康复

性功能障碍康复对 SCI 后生活质量至关重要,改善性功能是 SCI 患者的迫切需求。鼓励在性康复和生育康复方面开展多学科或跨学科的团队合作,建议使用性康复框架量表(Sexual Rehabilitation Framework,SRF)以确保性康复和生育康复得以贯彻实施[127]。建议接受专业的康复教育,以更好地了解他们的性健康和生殖健康。性康复最好是在可以提供辅导的康复环境中进行,或鼓励在家中自我探索(Ⅱ级证据)。对于女性 SCI 患者,建议使用国际标准量表以评估其性潜力,使用国际脊髓损伤女性性功能基本数据库以评估其残存的性功能。帮助 SCI 后女性重建外阴的敏感区域,建议刺激阴蒂(人工或振动器刺激)、阴道入口(G 点)和较深的阴道组织,包括子宫颈,以满足性唤起和帮助达到性高潮[128-133]。对于男性 SCI 患者,其性功能障碍有:造精功能障碍、射精障碍、勃起功能障碍和性交障碍等。多项研究证实,清洁的间歇性导尿可提高精子的活力和质量;阴茎振动刺激、直肠电刺激及前列腺按摩对于射精功能障碍的 SCI 患者有效[134-138]。而对于 SCI 后的相关继发性损伤,包括限制性姿势、痉挛、挛缩、疼痛、尿失禁和药物的副作用等并发症,可能会限制其性活动的意愿,康复治疗策略需侧重于提供一些切实可行的建议[139-141](Ⅱ级证据)。例如,在性交时可使用枕头、楔形物体或垫子以补偿活动减少的影响;采用不同的性姿势以方便运动和防止疲劳;长时间的前戏和对身体其他敏感部位的探索(乳房、耳垂、大腿内侧)可提供额外的性快感;亲吻、拥抱、幻想或性记忆等行为可作为性交的替代;在前戏中可以使用按摩来减少痉挛和疼痛;尿失禁患者可以给予会阴训练治疗;对于可能增加性功能障碍的药物,如止痛药、抗抑郁焦虑等药物需定期调整(Ⅲ级证据)。而在生育康复方面,必须与患有 SCI 的女性进行沟通和教育,以便她们了解生殖健康、安全怀孕、分娩以及分娩的选择。在康复过程中需重视社会心理对于他们的影响,建议他们接受专业的社会心理康复以提高他们的自尊、自信及心理健康(Ⅲ级证据)。

专家推荐：推荐性康复和生育康复方面开展多学科或跨学科的团队合作（Ⅱ级证据，B 级推荐），对患有 SCI 的女性可刺激阴蒂、阴道入口（G 点）和子宫颈以重建性交的敏感区域，对于患有 SCI 的男性性功能障碍，建议使用阴茎振动刺激、直肠电刺激以及前列腺按摩以改善射精功能障碍（Ⅱ级证据，B 级推荐）。对于 SCI 后的相关继发性损伤，建议提供一些切实可行的康复治疗策略（Ⅲ级证据，B 级推荐）。

（王宝军　项文平　张　军）

（七）心血管问题和康复

SCI 患者心血管疾病（cardiovascular disease，CVD）并发症逐渐成为其死亡的首要原因[142]。据报道 SCI 后有症状的 CVD 患病率 30%～50%，而无症状 CVD 在 SCI 人群中患病率甚至高达 60%～70%[143]。SCI 患者容易合并 CVD 的原因包括 SCI 后运动减少、体重增加、血脂异常、血压不稳、慢性炎症反应、血糖异常和不良生活方式等[142, 144]。运动心肺实验定量研究发现，不完全性 SCI 患者心肺功能下降，给予中等强度的有氧运动，可有效改善不完全性 SCI 患者的心肺储备功能[145]（Ⅱ级证据）。

运动建议：以下人群在体能训练前需获得医生许可：① SCI 后 6 个月以内者；②自主神经反射障碍者；③有静息性或运动性低血压者；④近 6 个月内有肌骨损伤且因体育活动加重者[146]。低强度运动对病情稳定的、病程 6 个月以上的 SCI 患者是安全的（Ⅱ级证据）。但在改善心血管功能方面，高强度间歇训练优于中等强度的有氧运动[147]，只是产生显著训练效果所需的最低运动强度与安全运动强度之间的界限仍未明确。手臂曲柄测力仪和轮椅测力仪为最常用的两种上肢运动方式，比较显示，两种方式的耗氧峰值没有差异，但手臂曲柄测力仪的功率输出峰值稍高[148]。运动强度的建议：中等强度有氧运动应每周超过 5 天，每天大于 30 分钟，或高强度的有氧运动每周超过 3 天，每天大于 20 分钟；力量训练和柔韧训练应每周超过 2 天[149]。对于成人 SCI 患者，同伴参与可大幅增加家庭抗阻运动的频次、持续时间和总量[150]。无氧运动的研究很少，且安全性受到怀疑[151]（Ⅱ级证据）。

药物方面：他汀类药物不是 SCI 患者显著改善脂质异常的最佳药物[152]，烟酸可替代他汀类药物治疗 SCI 后的血脂异常。二甲双胍是 SCI 后降低血糖的首选一线药物。Orlistat 是目前批准用于减轻体重的唯一药物，但没有证据表明该药物适用于神经源性肠道患者或适用于 SCI 患者[146]（Ⅲ级证据）。

饮食及体重控制建议：通常与普通人群预防慢性心血管病的饮食建议一致，但合并有低血压的患者建议增加食盐摄入。减肥是通过持续的负热量平衡实现，但热量摄入不应少于 800kcal/d，提倡通过运动来减肥，同等强度的运动 SCI 患者消耗的热量比普通人少 30%～50%，需考虑增加运动时间[152]（Ⅱ级证据）。

专家推荐：心血管干预措施包括饮食及体重控制、戒烟、体育活动、药物（Ⅱ级证据，B 级推荐）。

（潘　钰　杨国法　翟晓雪）

（八）呼吸问题和康复

呼吸问题既是 SCI 急性期也是慢性期的重要并发症，需要引起医务工作者及患者家属的高度重视。对于急性呼吸衰竭患者，应积极采取气管切开并给予吸氧，有证据表明颈 SCI 呼吸机依赖的患者，若能及早脱离呼吸机进行辅助呼吸，能提高平均最大吸气、呼气压和平均肺活量，缩短平均脱机呼吸时间[153]。研究表明，早期肺功能训练在预防肺功能下降和延缓呼吸肌肉力量下降中起着重要的作用[154]（Ⅲ级证据）。康复的重要性和必要性还在于，从发病开始就需要患者及家属积极主动参与康复训练中，帮助患者进行呼吸功能训练，以弥补由于早期临床物理治疗师或有关的医护人员训练时间不够而导致的呼吸功能下降[155]（Ⅲ级证据）。有证据表明呼吸肌训练能显著提高四肢瘫患者的呼吸肌肌力和耐力，增加肺活量和吸气量及其他肺功能[156, 157]（Ⅱ级证据）。此外，拍打叩击患者的胸背部也有助于患者排痰，促进患者肺功能的恢复。

专家推荐：推荐早期呼吸功能训练和患者家属的主动参与（Ⅲ级证据，C 级推荐）。推荐进行呼吸肌训练改善 SCI 患者呼吸功能（Ⅱ级证据，B 级推荐）。

（王永慧）

（九）自主神经功能康复

1. **体位性低血压**　有限的证据表明下列药物可能对 SCI 后体位性低血压有效—麦角胺、氟氢可的松、麻黄碱、屈西多巴和亚硝基左旋精氨酸甲酯（Ⅲ级证据）。钠盐补充尚未被证实对 SCI 患者体位性低血压有效。没有证据支持单纯补充钠盐或液体对 SCI 后体位性低血压有效。现有研究均评价的是钠盐和液体补充与其他药物干预措施联合应用的作用[158, 159]（Ⅲ级证据），因此补充钠盐或液体的独立作用尚不明确。

弹力袜和腹带对 SCI 患者心血管反应作用的研究有限，且结论存在争议。研究表明全身震动治疗能够提高 SCI 患者立位平均动脉压[160]（Ⅱ级证据），功能性电刺激是用于减少 SCI 患者体位变化时心血管功能改变的一项重要辅助治疗措施（Ⅱ级证据）[160-162]。规律体力活动（2 小时 / 天，2 次 / 周，持续≥2年）及主动站立训练可以改善 SCI 后心血管调控功能，如直立倾斜试验时对体位变化的耐受性等[163]。

专家推荐：推荐进行规律的体力活动、站立训练等提供患者心血管调控能力（Ⅱ级证据，B 级推荐），弱推荐药物改善 SCI 患者体位性低血压（Ⅲ级证据，C 级推荐）。

2. 自主神经反射异常（autonomic dysreflexia, AD）　一些有关膀胱内注射治疗的研究表明，膀胱内注射辣椒素及树胶脂毒素可以有效减少 SCI 患者的 AD 发作[164-166]（Ⅱ级证据）。上述两项治疗手段比较，膀胱内注射树胶脂毒素比辣椒素更为有效[166]。辣椒素及其类似物树胶脂毒素能够有效减少 SCI 患者的 AD 发作。

膀胱扩大术可能能够减少或避免 AD 发作。研究表明膀胱扩大术可以降低膀胱内压和尿道压，从而减少或避免 AD 发作[167-170]（Ⅱ级证据）。尿道内支架可以减少 AD 发生率，可能是存在逼尿肌括约肌协同失调的 SCI 患者，包括既往接受过括约肌切开术的患者进行长期管理的一种有效方式[171, 172]（Ⅱ级证据）。

硝酸酯类普遍用于 SCI 患者 AD 发作的控制，但目前尚无针对其疗效和安全性的研究发表。一些临床共识表明 AD 硝酸酯类药物可以用于急性发作的管理，但没有临床研究支持[173]（Ⅳ级证据）。有限证据表明特拉唑嗪可以用于控制 SCI 患者的 AD 发作，常规应用特拉唑嗪对 SCI 患者的失禁和 AD 发作均有获益[174-176]（Ⅱ级证据）。哌唑嗪可以预防性降低 SCI 患者 AD 发作的严重程度和持续时间，研究表明哌唑嗪对 AD 的预防作用优于安慰剂[177, 178]（Ⅱ级证据）。

专家推荐：推荐进行膀胱内注射及药物治疗预防自主神经反射异常（Ⅱ级证据，B 级推荐）。

（刘　楠　邢华医　刘小燮）

（十）精神心理问题和康复

SCI 后抑郁焦虑患病率明显处于高发态势[179-181]。因此，对于 SCI 患者抑郁焦虑等心理情绪症状的测量和治疗具有重要参考意义。抑郁症状测查推荐汉密尔顿抑郁量表（Hamilton Depression Scale, HAMD）、焦虑症状测查推荐汉密尔顿焦虑量表（Hamilton Anxiety Scale, HAMA），首选专业心理治疗师进行测评。临床医师检测推荐使用医院焦虑抑郁量表（Hospital Anxiety and Depression Scale, HADS）。创伤后应激障碍相关症状筛查，推荐用事件影响量表修订版（Impact of Event Scale-Revised, IES-R）（Ⅱ级证据）。

专家推荐：推荐使用专业量表进行 SCI 后心理状态筛查（Ⅱ级证据，B 级推荐）。

药物治疗可选用三环类抗抑郁药（TCA），如丙米嗪等；可选用抗焦虑药物，如阿普唑仑、罗拉等。其他如氯美扎酮、谷维素也可改善患者焦虑状态[182]（Ⅱ级证据）。心理治疗师应根据筛查评估情况，对患者及家属进行心理治疗及心理咨询，并定期复诊。主要推荐使用精神分析治疗、支持性心理治疗、认知行为治疗、放松催眠、表达性艺术治疗、生物反馈和音乐治疗等。在 SCI 早期即可启动心理干预工作，心理治疗师参与制定整体康复方案，并根据患者病情选择恰当的心理治疗措施；建议心理治疗贯穿整个康复过程[183]（Ⅱ级证据）。

专家推荐：推荐对 SCI 患者进行早期心理支持治疗（Ⅱ级证据，B 级推荐）。

（刘松怀　张晓颖）

（十一）神经性疼痛康复

目前，对 SCI 后神经病理性疼痛的治疗尚缺乏特别有效的治疗方法，应联合采取包括非药物治疗和药物治疗在内的多种治疗手段，以控制患者的症状，改善生活质量。

非药物治疗包括：生物反馈、放松治疗、物理和职业治疗、认知 / 行为疗法、针灸和经皮电刺激。常用的物理治疗包括：物理因子、功能锻炼、水疗、姿势调整和日常生活的再训练等[41]（Ⅱ级证据）。

药物治疗包括一线治疗药物和二线治疗药物。一线治疗药物：钙通道调节剂（加巴喷丁和普瑞巴林）；抗抑郁药（三环抗抑郁药、阿米替林）；5- 羟色胺、去甲肾上腺素再摄取抑制药类（文拉法辛和度洛西汀）；钠通道阻断剂（卡马西平、奥卡西平）（Ⅱ级证据）。

二线推荐用药：曲马多；阿片类镇痛药：吗啡、羟考酮和芬太尼；其他药物包括牛痘疫苗接种家兔皮肤炎症提取物、草乌甲素、局部辣椒素、静脉用利多卡因、美金刚、美西律以及某些抗癫痫药（拉莫三嗪、丙戊酸钠、托吡酯等）（Ⅱ级证据）。

对一些严重的和顽固的 SCI 后神经病理性疼痛也可以采取鞘内药物输注的方法。常见的鞘内泵配置药物包括阿片类药物、局麻药和钙通道阻滞剂等[184]（Ⅱ级证据）。

专家建议：应合理应用多种非药物和药物治疗减轻疼痛程度，改善生活质量（Ⅱ级证据，B 级推荐）。

（唐金树）

（十二）骨质疏松康复

SCI 常常会导致患者出现骨质疏松，多发生在损伤平面以下，患者的骨矿含量（bone mineral content, BMC）能减少 70%[185, 186]。目前针对 SCI 后的骨质疏松康复方法，有如下推荐：

1. 物理因子治疗　目前证实有效的为电刺激（electrical stimulation, ES）和功能性电刺激（functional electrical stimulation, FES）。ES 和 FES 能够促进肌肉反复收缩，能抑制 SCI 后立即出现的骨量流失（远端股骨和近端胫骨）[187, 188]。功能性电刺激脚踏车（FES cycle ergometry, FESCE）是较为常用的治疗方式，能够有效地抑制 SCI 急性期的骨量流失，还可以促进 SCI 慢性期的骨量增加[189, 190]，但是治疗中断后，FES 的疗效随之中断。此外，FES 治疗还需要维持一定的频率和强度才能发挥作用[187, 191, 192]（Ⅱ级证据）。

2. 运动疗法　站立训练和辅助行走训练能够减少 SCI 急性期钙的流失，延缓骨质疏松的发生[185]，但不具有长期疗效，可推荐在急性期采用（Ⅱ级证据）。而对于 SCI 慢性期患者，站立和行走对于 BMD 无明显作用[193-195]。此外，长期的运动训练并不能逆转 SCI 后随即出现的骨流失，但是能抑制下肢骨流失的程度[196]。这些训练方式包括了核心训练、抗阻训练，步态训练，踏车训练，振动训练和减重平板步行训练等，可推荐采用（Ⅱ级证据）。

3. 针灸治疗　针灸治疗能提高股骨和腰椎的骨密度，可作为常规康复治疗的补充治疗[197]，推荐采用（Ⅱ级证据）。

专家推荐：推荐采用物理因子及运动疗法治疗 SCI 后骨质疏松（Ⅱ级证据，B 级推荐）。

（江　山）

（十三）营养问题和管理

建议 SCI 患者限制每天摄入的总热量，其中脂肪小于 30%，饱和脂肪小于 10%，胆固醇低于 300mg，碳水化合物占总热量的 60%[197]。大量研究表明健康的饮食，丰富的谷物食品、水果、蔬菜和低脂奶制品等可显著降低 SCI 的死亡率[198]（Ⅱ级证据）。

SCI 急性期，由于去神经化导致的肌肉代谢活动减少，机体对能量的需求至少低于基础需求 10%，SCI 恢复期，推荐四肢瘫痪患者能量需求为 22.7kcal/（kg•d），截瘫患者 27.9kcal/（kg•d）（Ⅱ级证据）。有证据表明与不存在 SCI 的患者相比，SCI 合并有压疮或感染等并发症的患者，对能量的需求更高，推荐的能量需求为 30～40kcal/（kg•d）。

蛋白的摄入以 2.0g/（kg•d）计算，以维持体内蛋白质的平衡。SCI 恢复期蛋白质的摄入推荐以 0.8～1.0g/（kg•d）计算（Ⅱ级证据）。同样，对于合并压疮或感染等并发症的患者，蛋白的摄入量推荐 1.2～1.5g/（kg•d）（Ⅱ级压疮）；1.5～2.0g/（kg•d）（Ⅲ级压疮）。

正常人体液需求为 30～40ml/kg，每日最小摄入量为 1.0ml/（kg•d），对于 SCI 后患有高热等并发症的患者，另外需增加 10～15ml/（kg•d）的液体入量[16]（Ⅱ级证据）。

SCI 患者除了需要补充必需的液体、能量、蛋白质外，还需要补充适量的微量元素。大量文献报道 Vitamin A、Vitamin C、Vitamin E 等微量元素缺乏会导致伤口愈合延迟、感染加重和免疫功能障碍等问题。指南推荐，对于 Vitamin A 缺乏的 SCI 患者，应给予 10 000～50 000IU 的 Vitamin A，补充时间最长不超过 10 天。对于 Vitamin C 缺乏的 SCI 患者，推荐摄入 VitaminC 100～200mg/d（Ⅰ～Ⅱ级压疮）；Vitamin C 1 000～2 000mg/d（Ⅲ～Ⅳ级压疮）。对于 Vitamin E 的补充剂量，目前仍缺乏可靠的证据支持，仍需要大量的随机对照研究对 Vitamin E 的补充剂量、不良反应等做进一步的研究。对于 SCI 导致的 Vitamin D 缺乏的患者，推荐 Vitamin D 摄入 1 000～2 000IU/d[199]（Ⅱ级证据）。

专家建议：推荐在 SCI 损伤后的 48 小时内对 SCI 患者进行营养评估，制定营养处方及生活方式干预，减少 SCI 后营养不足导致的各种并发症发生（Ⅱ级证据，B级推荐）。

（梁　英　杜一婷）

（十四）皮肤和压疮管理

1. 压力缓解　提供适当的支撑面，减小皮肤压力。卧床患者制定翻身计划，根据患者病情决定翻身频次，使用减压床垫，应用预防性敷料（Ⅱ级证据）；长期坐轮椅的患者应至少每 1 小时更换姿势一次，或至少每 15 分钟改变重力支撑点，使用压力再分布坐垫，直到活动能力恢复，应避免使用圆形气垫圈[200]（Ⅱ级证据）。

2. 体位变换和活动　除非有禁忌证，根据患者病情及耐受程度制定体位变换方案和活动计划，尽量减少和避免皮肤摩擦[200, 201]（Ⅰ级证据）。

3. 动态评估　压疮的管理应为过程管理，根据患者病情进行动态评估，患者病情有显著变化，则进行再次评估，找出潜在风险，并制定和执行个体化预防和治疗措施，直至计划进行最终治疗[200-202]。持续动态的评估是压疮治疗中至关重要的一步，采用压疮愈合评价量表，以量化方式将压疮的分期联系起来，更好地掌握压疮的治愈进程，选择更为有效的压疮治疗方案[202]。

SCI 患者大多伴有大小便失禁，由于长期粪便和尿液对皮肤的刺激而易诱发失禁性皮炎，失禁性皮炎可伴有皮肤的二重感染和诱发压疮的发生[203]。采用 PAT 量表及 IADRAS 量表对失禁患者进行风险评估[203]，筛查高危患者，针对性采取合适的预防治疗方案（Ⅱ级证据）。

4. 健康教育　提高并促进 SCI 患者的自我护理水平[200]，如：床和轮椅的姿势教育，使用各种压力缓解垫，以及倾斜和斜倚系统在轮椅上的应用[202]；为 SCI 患者及其护理人员提供有关压疮预防与结构化、持续性宣教，宣教水平要与患者的教育背景相适应（Ⅱ级证据）。

5. 治疗　一旦患者出现压疮，建议立即进行治疗[202]。治疗可以是非手术的局部伤口护理和手术治疗。根据压疮的临床特点，将处理原则和方法设计为[204]：①定期评估压疮患者局部和全身情况，判断临床影响患者压疮愈合的内部和外部因素；每次更换敷料时，压疮未按照预期表现出愈合迹象，反而出现伤口恶化、渗出变多或变少、感染迹象或其他并发症，应立即改变治疗方案，解决恶化表现。②进行伤口清洁，并根据患者总体情况改良清创方法；③选择合适敷料，通过湿性愈合方法改善创口症状、减轻患者痛苦、改善患者生活质量并促进伤口愈合（Ⅱ级证据）。预防治疗方案主要包括皮肤评估、皮肤清洗、皮肤滋润、皮肤保护剂的使用和收集器具的使用。此外，对患者进行心理护理，使患者在治疗过程中能保持良好的心态，积极配合医生治疗[204]（Ⅱ级证据）。

专家推荐：推荐进行压疮筛查，并进行综合管理预防压疮。推荐出现压疮时，及早进行治疗（Ⅱ级证据，B级推荐）。

（郭钢花）

（十五）日常生活能力

日常生活能力（ADL）是指在日常生活普遍进行的活动的能力，包含自我照顾（例如自己进食、沐浴、更衣、整理仪容）、工作、家庭杂务及休闲娱乐的任何日常活动。SCI 患者进行 ADL 训练的目的是最大限度地发挥在家和工作中功能独立性，其关键仍是针对肢体功能，包括肌力、关节活动度、痉挛的康复。步行功能是提高 ADL 能力的基础，研究证实减重跑步功能有效提高生活质量和日常生活能力[205]（Ⅱ级证据）。外骨骼训练是近年新兴的提高日常生活能力的训练方式，外骨骼系统能提高患者对于复杂活动的控制能力，提高日常生活能力[206]（Ⅱ级证据）。此外，手功能的恢复也是提高 ADL 水平的关键治疗之一,对于难以通过传统康复训练来提高手功能的患者,纤维软机械手套能有效提高患者的手功能与日常生活能力[207](Ⅲ级证据)。上肢的有氧训练也能显著提高患者的运动功能与日常生活能力[208](Ⅱ级证据)。家庭及环境的改造包括安装环境控制单元(如灯,电视或电话)、浴室设备或对驾驶和其他车辆改装都是改善SCI患者ADL能力的措施。美国卫生和人类服务部(The US Department of Health and Human Services)维护一个数据库(www.AbleData.com)针对SCI患者提供了相关辅助设备的知识。

专家推荐:推荐针对SCI患者进行日常生活能力训练,为SCI患者提供家庭及环境改造的协助(Ⅱ级证据,B级推荐)。

(叶超群 冯雨桐 尹 航)

三、脊髓损伤治疗和康复技术

(一)电、磁刺激治疗

1. 功能性电刺激(functional electrical stimulation,FES) 是使用低频电刺激的手段,以预先设定的刺激顺序和刺激强度激活肌肉,使SCI患者恢复一定功能的康复治疗方法[209]。FES可以改善SCI患者的身体结构和功能,包括保持和增加肌肉质量[210]、提高心肺功能和有氧能力[211]、减轻痉挛及操作轮椅所致的肩痛[212]、预防挛缩和压疮、提高中枢神经系统神经调节和运动学习、改善和支持上下肢运动功能[209]、提高步行能力[213]等。FES也可以改善SCI患者的呼吸功能和膀胱功能[211](Ⅱ级证据)。

FES可应用于SCI的急性期和慢性期,FES结合其他任务导向性训练的效果更好。对于慢性期SCI患者,长时程(3~6个月)FES结合脚踏车、划船或步行训练,患者在心肺和运动功能方面获益更大[214-216]。对于慢性期的不完全性SCI患者(AIS C或D级),FES结合减重跑台训练可提高患者的步行能力并长期保持[212](Ⅱ级证据)。需注意的是,在进行FES时患者可能会产生肌肉疲劳。为了避免肌肉疲劳,应综合调整电极位置、刺激模式、刺激参数、训练频率以及增加生物反馈等[217]。随着技术的进步,康复FES设备的研发更关注有效性、安全性、便携性和舒适性[218,219]。在综合康复的前提下,FES应结合其他康复治疗手段,以更好地发挥效用。

专家建议:推荐使用FES结合其他任务导向性训练改善SCI患者的功能(Ⅱ级证据,B级推荐)。

2. 重复经颅磁刺激 将可变磁场应用在导电体附近时产生一个电场,其幅度与磁场的变化率和导电结构的几何形状有关。该电场产生的电流如果具有适当的幅度和持续时间,则可以刺激神经肌肉组织,与电极产生电流相类似。研究应用重复经颅磁刺激(rTMS)用于与疼痛有关的运动皮层区域,表明它有潜力缓解SCI后神经性疼痛[220-223](Ⅱ级证据)。此外,其他一些学者已经证明,高频rTMS应用于初级运动皮层可减少健康受试者H反射水平[224-226],并减少多发性硬化患者[227]和痉挛性四肢瘫痪[228]的痉挛状态。Belci等学者研究了TMS对完全性SCI患者躯体运动功能恢复的研究,他们认为利用rTMS治疗,会出现短期的皮质抑制减弱,可改善ASIA量表的感觉功能和运动功能的评分,并可改进患者的手功能[229](Ⅲ级证据)。

推荐建议:可将经颅磁刺激治疗应用于病理性神经痛的综合治疗中(Ⅱ级证据,B级推荐),可尝试利用经颅磁刺激治疗痉挛及提高患者运动功能(Ⅲ级证据,C级推荐)。

3. 经颅直流电刺激(transcranial direct current stimulation,tDCS) 在SCI患者肢体疼痛的治疗中,tDCS阳极刺激大脑运动皮层(M1区)或可改善创伤性SCI患者的肢体疼痛[230],但疼痛改善是否与患者情绪障碍(焦虑、抑郁等)及认知障碍的改善有关,目前尚无统一定论[230,231]。tDCS在SCI患者中的镇痛效果维持时间可能较短[232],但若治疗周期延长,患者的长期疗效可能随之增加[233]。对疼痛时间较长的SCI患者(如>10年),tDCS治疗效果可能较差,且病程越长,疗效可能越差[234]。另外tDCS阳极刺激大脑皮层M1区结合视错觉训练对SCI患者镇痛效果可能更好[235],这可能是通过改变疼痛阈值从而达到镇痛效果[236]。但亦有tDCS在SCI患者中镇痛效果不佳的报道[237]。总体而言,其疗效仍有争论。

在SCI患者肢体活动受限的治疗中,tDCS联合下肢机器人训练可能较单纯的下肢机器人训练更能提高SCI患者的下肢运动功能[238]。且tDCS刺激联合外周电刺激(peripheral electrical stimulation,

PES）可能改善不完全 SCI 患者的踝关节运动[239]。对于慢性 SCI 上肢功能受损的患者，tDCS 治疗或可增加患者上肢抓握能力[240]。但目前 tDCS 在 SCI 患者的肢体功能及步态方面的研究相对较少，且部分疗效不佳[241]。故其改善肢体功能的作用仍有争论。

在 SCI 患者自主神经功能受损的治疗中，大脑皮层 M1 区 tDCS 阳极刺激或可促进 SCI 患者自主神经功能正常化[242]。但相关研究较少，仍有待进一步研究证实。

专家推荐：大脑 M1 区 tDCS 阳极刺激可能改善 SCI 患者的肢体疼痛、肢体运动功能、自主神经功能（Ⅲ级证据，C 级推荐）；大脑 M1 区 tDCS 阳极刺激结合其他干预手段（如视错觉训练、下肢机器人训练、外周电刺激等）可能更好的改善 SCI 患者的感觉、运动功能（Ⅲ级证据，C 级推荐）。

（白玉龙　牟　翔　陶　陶　周凤华　华　艳　冯雨桐）

（二）减重步行训练

不完全 SCI 会残留部分功能，通过系统的康复训练和配戴必要的矫形支具使残存能力的截瘫患者重新站立起来，获得独立生活能力，重返家庭与社会已成为现实。完全性 SCI 患者通过系统的康复训练，有利于防止各种失用综合征和并发症，也并非完全没有恢复行走的可能。减重步行训练（body weight support treadmill training，BWSTT）是针对下肢运动功能障碍，改善步行能力的一种康复治疗技术，其将负重、迈步与平衡的步行三要素相结合，为截瘫患者提供一个重复的交替步行训练，在临床上已得到广泛应用[243-245]。研究证实 BWSTT 能够方便和安全地给患者提供高强度、持续的步行练习，以提高不完全 SCI 患者康复步行能力与步行速度，同时能够促进下肢骨骼肌的肌电活动，保留 SCI 患者瘫痪肌肉功能，延缓肌肉萎缩和变性的发展，可预防和（或）部分逆转下肢肌肉萎缩，并向脊髓提供适当的本体感觉输入，能够易化脊髓的运动输出模式，并对 SCI 患者具有更好的神经保护作用[246-248]。有研究显示 BWSTT 疗法还能改善 SCI 患者的心肺功能，血脂、血糖调节功能，减轻痛觉过敏症状，改善静息肺参数和呼吸肌力[248, 249]。通过 BWSTT 能够提高骨密度值，减缓骨质疏松症进展，减少尿中的钙和痉挛，由于重力作用可帮助消化和改善肠道功能，下肢肌肉重量增加也可降低坐位压力，并随着周围血液流量的改善，可降低压疮的发病率[250]。BWSTT 的疗效与 SCI 水平、损伤时间、合理的减重幅度、运动训练频率和时间有关。然而，也有研究显示 BWSTT 并不比地面步态训练更能提高步行速度[88]。

专家推荐：BWSTT 作为 SCI 后的一种治疗干预措施，是改善运动结局的有效康复策略，在 SCI 患者的运动功能恢复方面显示出了良好的效果，是一种安全和实用的干预措施，在 SCI 患者的常规康复计划中应考虑 BWSTT 计划（Ⅱ级证据，B 级推荐）。

（张巧俊）

（三）康复机器人

康复机器人在 SCI 的应用可分为上肢机器人和下肢机器人，按机器人类型又可分为外骨骼型、末端执行器型、便携式动力外骨骼机器人。

目前康复机器人在 SCI 患者上肢康复的应用缺乏高质量研究数据。慢性四肢瘫患者腕关节机器人训练，能提高其运动表现（准确性和流畅性）[251]，但上肢肌力、疼痛、痉挛、皮质脊髓束兴奋程度均无显著变化[252]（Ⅳ级证据）。上肢机器人辅助训练结合虚拟现实仅改善亚急性期不完全运动损伤患者的手部感觉功能[253]（Ⅲ级证据）。

下肢机器人辅助步态训练在 SCI 急性期应用，有证据显示能显著提高步态、下肢力量、移动能力和日常生活独立能力[254]。在慢性期应用也能提高 SCI 患者的步行速度和平衡功能，而对于下肢肌力的提高及最大步行距离的增加没有明显作用[254]（Ⅱ级证据）。此外，动力外骨骼机器人能改善无步行能力 SCI 患者的心肺功能[255]（Ⅱ级证据）。但动力外骨骼机器人应用存在一定局限性：①电池寿命无法在一整天为用户提供帮助。②电池设备的重量增加了患者的负担。③社区活动存在障碍：如楼梯、台阶高度限制了机器的使用，有时也增加了使用的风险。

专家推荐：推荐使用下肢康复机器人辅助步态训练在急性期和慢性期应用改善 SCI 患者步行功能（Ⅰ级证据，B 级推荐）；弱推荐使用康复机器人进行上肢运动训练（Ⅲ级证据，C 级推荐）。

（潘　钰　迟冬清　马　迪）

（四）水疗

SCI后的患者会经历漫长的恢复期，而在水中，SCI患者可以利用水的浮力抵消部分重力减少负重，或是利用水的阻力进行肌力训练等，都是陆地常规训练所没有的。同时水池也为SCI后的神经恢复以及运动再学习提供了安全舒适的环境。

治疗优势：①改善痉挛：痉挛是神经损伤的常见问题，其发作频率和强度与温度有关，所以在温水中进行治疗可以痉挛最小化，便于运动，增加患者的舒适度[256]。②锻炼平衡能力：平衡能力是SCI后功能恢复的重要部分之一。利用水的波纹可以打破患者的平衡状态，让患者主动调节姿势恢复平衡。同时，水的黏弹性会为患者提供支撑，即使失去平衡也会很缓慢的下落，不会跌伤，有助于进行保护性反应训练。患者对跌倒的恐惧减少了，平衡训练的效果会明显增加。

在一项针对不完全SCI患者水中步行训练的研究中[257]，结果显示患者的下肢力量、平衡能力、步速和步行距离都有显著提高。从临床角度来看，这些研究结果强调了水中步行训练对于提高不完全性SCI患者的步行能力和身体功能具有积极影响（Ⅱ级证据）。除此之外，还有多个SCI患者水中步行试验得出了类似的结论，也有研究结果表明患者心肺功能有显著提高，运动耐力明显增强[258]，以及可以改善不完全SCI患者步行周期中的伸膝功能[259]（Ⅱ级证据）。

专家推荐：推荐对SCI患者进行水中步行训练（Ⅱ级证据，B级推荐）。

（谢欲晓　唐亦非）

（五）轮椅使用

轮椅的使用是SCI治疗中一项重要干预措施，可帮助SCI患者提升行动能力，最大限度地实现生活自理和社会参与。而与个人需求不匹配的辅助器具会对使用者的活动、生活方式和健康状况产生不利影响。

1. 轮椅处方的开具　除了考虑患者目前疾病状况，还应评估出院后疾病的发展与转归，充分了解患者所处家庭、社区环境及日常活动需求，与患者及其他相关人员（如家庭成员）共同制定目标。建议在患者使用轮椅或电动代步工具3个月和12个月后，或根据患者情况定期进行康复评估。首选面对面评估，如若不能实现，可选择与患者通话评估[17, 260]（Ⅱ级证据）。

2. 轮椅的选择　设备重量方面，不仅需考虑框架本身的重量，还应考虑组件、患者以及可能携带的其他物品的重量，尽量选择适用范围内重量最轻的轮椅。在不影响稳定性的情况下，后轮应尽可能地朝前放置。轮胎应尽量选择充气轮胎，如果必须使用实心轮胎，不推荐带有凝胶衬垫的轮胎。手扶圈的选择应符合人体工程学，减少轮圈处的钳夹以减小患者推动轮椅的力度。推荐自然贴合型手环和弹性手环，随着使用时间的延长，可减轻患者双上肢的疼痛和疲劳。对上肢肌力下降、易疲劳或存在损伤，及合并严重心血管疾病的SCI患者，若患者家庭经济允许，可考虑借助推轮缘启动的助力车轮（PAPAWs）轮椅。对长期使用轮椅出现双上肢或肩部疼痛的患者，建议临床医生将阻力训练作为日常训练项目。制定渐进性增加训练量的个性化训练计划，通过增强主要肌肉群的力量和肌肉耐力，并对特定肌肉进行拉伸，如肩胛骨、盂肱关节复合体和肩袖等，可有效控制疼痛。也可选择具有功能性电刺激的轮椅，通过电刺激减缓疼痛的同时，可刺激手腕和手指肌肉提高其活动能力，从而提升生活质量[261, 262]（Ⅱ级证据）。

3. 轮椅的使用　为帮助患者在社区环境中更安全有效地使用轮椅，防止摔倒等风险，应给予患者和护理人员适当的指导和技能培训，掌握如何以最安全和最具生物力学效率的方式来完成日常轮椅操作。SCI患者最需要掌握的五项技能是上/下轮椅、向前滚动轮椅、上下坡、开门以及上下人行道。应至少针对这几方面对患者进行评估，同时医生应针对性地对患者进行一对一培训，并采用结伴或配对等训练方法。新手轮椅使用者应该接受至少30分钟的培训，在患者身体条件允许的数周内应达到平均3~4个小时培训[263, 264]（Ⅱ级证据）。

为保证轮椅使用的安全性，患者推动轮椅的最小速度应大于或等于1.06m/s，这是安全过街所必需的速度；理想推动频率应为1次/s或更少；力度方面，尚缺少明确的研究确定最佳推力，但目前认为双上肢的疼痛或受损往往与过大的推力相关。医生应建议患者在保证轮椅正常行进的前提下尽量减少推力；还应对护理人员进行设备的组装拆卸、日常操作和维护、安全援助、越过较高障碍物（如路缘、门槛）等相关轮椅技能的培训，更有助于保证患者安全，同时有助于患者出院回归社区后的长期康复。设备的维护也是保证轮椅安全的重要组成部分，使用者和供应商应每周、每月或定期对轮胎充气情况、前脚轮的清洁、可能松动的螺钉等方面进行维护[265,266]（Ⅲ级证据）。

专家推荐：临床医生应结合患者病情、家庭环境、社区环境、患者意愿等为患者选择最合适的轮椅和辅助具，同时对患者轮椅使用技能进行评估，针对欠缺或日常所需技能进行培训，使患者能够熟练掌握使用技能，促进患者日常生活能力的提高，早日参与社会活动（Ⅱ级证据，B级推荐）。

（吴　霜）

（六）高压氧治疗

在高压氧治疗的介入时间的选择问题上，外伤性 SCI，有临床研究推荐 20 小时内开始高压氧治疗[267]。最近研究推荐在行脊柱减压稳定术后 3 天内开始高压氧治疗[268]。但这些研究对治疗时间点的选择上仍存在一定的局限性，未来需要更大样本、多中心的对比研究，来进一步确定高压氧治疗 SCI 的最佳介入时间点（Ⅱ级证据）。高压氧治疗方案和不同高压氧舱设备参数相关，也和不同机构的常用治疗方案有关。建议选用 2.0 大气压进行高压氧治疗，可以减少压力性损伤的发生[268-270]（Ⅲ级证据）。在高压氧治疗 SCI 的疗程选择上，可选用 7 天（治疗 6 天）为一疗程，持续 8 周[269]，或选用 10 天为 1 疗程，连续治疗 30 天[268,270]均可以明显的改善 SCI 的神经功能（Ⅱ级证据）。高压氧治疗也可以明显减少 SCI 后出现的神经性疼痛、压疮的发生率。同时，高压氧治疗可以明显降低 SCI 患者抑郁、焦虑状态，效果与心理治疗相同[269]（Ⅲ级证据）。

专家推荐：推荐轻、中度 SCI 早期进行高压氧治疗，可以较好地恢复患者神经功能（Ⅱ级证据，B级推荐）。高压氧治疗也可以明显降低 SCI 患者神经性疼痛、压疮、抑郁的发生率（Ⅲ级证据，C级推荐）。

（李红玲　陈辉强　梁　芳）

（七）干细胞治疗

SCI 的干细胞治疗中最为关注的是治疗的安全性和有效性。安全性方面，主要风险来自于肿瘤形成[271]，尤其是移植处于多能期的干细胞[272]，其次来自于感染风险的增加，因为 T3 及以上节段 SCI 可能导致全身免疫能力的下降[273]，某些干细胞移植使用免疫抑制剂将进一步损害免疫系统。然而截至 2019 年 3 月 1 日，Clinial trail 网站登记有 45 个 SCI 使用细胞治疗的临床实验，其中有 15 个已完成，无一例是因为安全性问题退出，这间接的肯定了治疗的安全性。有效性方面，干细胞治疗后 SCI 患者感觉功能、膀胱功能及神经病理性疼痛的改善较为明显，而运动功能改善尚不显著。综合目前动物试验及临床试验结果，移植后安全性和疗效的观察可能需要 1 年或更长的时间来获得更好的结果[274]（Ⅲ级证据）。

专家推荐：目前 SCI 干细胞治疗方案正处在动物试验及临床转化试验阶段实验阶段，弱推荐进行干细胞治疗 SCI（Ⅲ级证据，C级推荐）。

（胡昔权　李明月）

（八）药物治疗

甲泼尼龙（MP）在治疗 SCI 中的应用并没有通过美国 FDA 的许可，目前尚无Ⅰ级和Ⅱ级证据支持对于 SCI 患者 MP 治疗是可获益的，零星的Ⅲ级证据认为该治疗有前后相矛盾的治疗获益。此外，还有相关Ⅰ～Ⅲ级证据认为 MP 治疗存在有害性，包括致患者死亡。因此，不推荐在 SCI 8 小时后予以 24 小时大剂量 MR 冲击（Ⅱ级证据），可根据情况在伤后 8 小时内予以 24 小时大剂量 MP 治疗[275-278]（Ⅲ级证据）。

GM-1 神经节苷脂存在于哺乳动物中枢神经系统内，是一种具有抗氧化活性，促进神经炎发芽，强化神经生长因子的作用，并预防细胞凋亡复合物。一项多中心研究涉及 28 所神经损伤机构，797 名患者随机参与了该研究，他们在伤后 72 小时内接受 GM-1 神经节苷脂（100mg/d 或 200mg/d，静脉注射）的治疗，共 56 天。随访时间 1 年，1 年后两组患者各项指标都无差异。因此，不推荐将 GM-1 作为急性 SCI 的常规治疗[279,280]。

专家推荐：不推荐伤后 8 小时后给予 MR 治疗，弱推荐 8 小时内给予 MP 大剂量冲击（Ⅱ级证据，B 级推荐）。不推荐在使用神经节苷脂 -1 治疗急性 SCI（Ⅱ级证据，B 级推荐）。

（冯世庆　冯雨桐）

牵头执笔专家：潘　钰

参考文献

[1] WORLD HEALTH ORGANIZATION. International Perspectives on Spinal Cord Injury[M]，2013.

[2] GBD 2016 NEUROLOGY COLLABORATORS. Global，regional，and national burden of traumatic brain injury and spinal cord injury，1990-2016：a systematic analysis for the Global Burden of Disease Study 2016[J]. Lancet Neurol，2019，18（1）：56-87.

[3] REINHARDT J D，ZHENG Y，XU G，et al. People with Spinal Cord Injury in China[J]. American Journal of Physical Medicine & Rehabilitation，2017，96（2）.

[4] NING G Z，YU T Q，FENG S Q，et al. Epidemiology of traumatic spinal cord injury in Tianjin，China[J]. Spinal Cord，2011，49（3）：386-390.

[5] 尚明富，于大鹏，王锐，等. 颈脊髓损伤早期死亡临床研究 [J]. 颈腰痛杂志，2013（03）：181-184.

[6] SPREYERMANN R，LUTHI H，MICHEL F，et al. Long-term follow-up of patients with spinal cord injury with a new ICF-based tool[J]. Spinal Cord，2011，49（2）：230-235.

[7] 廖利民，吴娟，鞠彦合，等. 脊髓损伤患者泌尿系管理与临床康复指南 [J]. 中国康复理论与实践，2013，19（04）：301-317.

[8] KRASSIOUKOV A，ENG J J，CLAXTON G，et al. Neurogenic bowel management after spinal cord injury：a systematic review of theevidence[J]. Spinal Cord，2010，48（10）：718-733.

[9] BERTSCHY S，PANNEK J，MEYER T. Delivering care under uncertainty：Swiss providers' experiences in caring for women with spinal cord injury during pregnancy and childbirth - an expert interview study[J]. BMC Pregnancy Childbirth，2016，16（1）：181.

[10] ELLIOTT S，HOCALOSKI S，CARLSON M. A multidisciplinary approach to sexual and fertility rehabilitation：The sexual rehabilitation framework[J]. Topics in spinal cord injury rehabilitation，2017，23（1）：49-56.

[11] NASH M S，TRACTENBERG R E，MENDEZ A J，et al. Cardiometabolic syndrome in people with spinal cord injury/disease：guideline-derived and nonguideline risk components in a pooled sample[J]. Archives of physical medicine and rehabilitation，2016，97（10）：1696-1705.

[12] SHEEL W，REID W D，TOWNSON A，et al. Effects of exercise training and inspiratory muscle training in spinal cord injury：a systematic review[Z]. Taylor & Francis，2008.

[13] WILLIAMS R，MURRAY A. Prevalence of depression after spinal cord injury：a meta-analysis[J]. Archives of physical medicine and rehabilitation，2015，96（1）：133-140.

[14] GUY S D，MEHTA S，CASALINO A，et al. The CanPain SCI clinical practice guidelines for rehabilitation management of neuropathic pain after spinal cord：recommendations for treatment[J]. Spinal Cord，2016，54（S1）：S14.

[15] SHOJAEI M H，ALAVINIA S M，CRAVEN B C. Management of obesity after spinal cord injury：a systematic review[J]. The Journal of Spinal Cord Medicine，2017，40（6）：783-794.

[16] BIGFORD G，NASH M S. Nutritional health considerations for persons with spinal cord injury[J]. Topics in spinal cord injury rehabilitation，2017，23（3）：188-206.

[17] LUKERSMITH S，RADBRON L，HOPMAN K. Development of clinical guidelines for the prescription of a seated wheelchair or mobility scooter for people with traumatic brain injury or spinal cord injury[J]. Australian occupational therapy journal，2013，60（6）：378-386.

[18] LAJEUNESSE V，VINCENT C，ROUTHIER F，et al. Exoskeletons' design and usefulness evidence according to a systematic review of lower limb exoskeletons used for functional mobility by people with spinal cord injury[J]. Disability and rehabilitation：Assistive technology，2016，11（7）：535-547.

[19] GROAH S L, SCHLADEN M, PINEDA C G, et al. Prevention of pressure ulcers among people with spinal cord injury: a systematic review[J]. PM&R, 2015, 7（6）: 613-636.

[20] UK N C G C. Spinal Injury: Assessment and Initial Management[M]. London: National Institute for Health and Care Excellence（UK）, 2016.

[21] FEHLINGS M G, TETREAULT L A, WILSON J R, et al. A clinical practice guideline for the management of acute spinal cord injury: introduction, rationale, and scope[Z]. SAGE Publications Sage CA: Los Angeles, CA, 2017.

[22] BAKER A, BARKER S, SAMPSON A, et al. Caregiver outcomes and interventions: a systematic scoping review of the traumatic brain injury and spinal cord injury literature[J]. Clinical rehabilitation, 2017, 31（1）: 45-60.

[23] SMITH E M, BOUCHER N, MILLER W C. Caregiving services in spinal cord injury: a systematic review of the literature[J]. Spinal Cord, 2016, 54: 562.

[24] BUEHNER J J, FORREST G F, SCHMIDT-READ M, et al. Relationship between ASIA examination and functional outcomes in the NeuroRecovery Network Locomotor Training Program[J]. Archives of physical medicine and rehabilitation, 2012, 93（9）: 1530-1540.

[25] TEETER L, GASSAWAY J, TAYLOR S, et al. Relationship of physical therapy inpatient rehabilitation interventions and patient characteristics to outcomes following spinal cord injury: the SCIRehab project[J]. The journal of spinal cord medicine, 2012, 35（6）: 503-526.

[26] WHITENECK G, GASSAWAY J, DIJKERS M P, et al. Relationship of patient characteristics and rehabilitation services to outcomes following spinal cord injury: the SCIRehab project[J]. The journal of spinal cord medicine, 2012, 35（6）: 484-502.

[27] DEJONG G, TIAN W, HSIEH C, et al. Rehospitalization in the first year of traumatic spinal cord injury after discharge from medical rehabilitation[J]. Archives of physical medicine and rehabilitation, 2013, 94（4）: S87-S97.

[28] ZHANG Z, LI F, SUN T. An expert consensus on the evaluation and treatment of acute thoracolumbar spine and spinal cord injury in China[J]. Neural regeneration research, 2013, 8（33）: 3077.

[29] HUPP M, PAVESE C, BACHMANN L M, et al. Electrophysiological multimodal assessments improve outcome prediction in traumatic cervical spinal cord injury[J]. Journal of neurotrauma, 2018, 35（24）: 2916-2923.

[30] KIRSHBLUM S, WARING W. Updates for the international standards for neurological classification of spinal cord injury[J]. Physical Medicine and Rehabilitation Clinics, 2014, 25（3）: 505-517.

[31] MACKLIN R A, BAE J, ORELL M, et al. Time-dependent discrepancies between assessments of sensory function after incomplete cervical spinal cord injury[J]. Journal of neurotrauma, 2017, 34（9）: 1778-1786.

[32] YOUSEFIFARD M, SARVEAZAD A, BABAHAJIAN A, et al. Potential diagnostic and prognostic value of serum and cerebrospinal fluid biomarkers in traumatic spinal cord injury: A systematic review[J]. J Neurochem, 2019, 149（3）: 317-330.

[33] WANG Y J, LI J J, ZHOU H J, et al. Surface electromyography as a measure of trunk muscle activity in patients with spinal cord injury: a meta-analytic review[J]. J Spinal Cord Med, 2016, 39（1）: 15-23.

[34] ARAMI A, TAGLIAMONTE N L, TAMBURELLA F, et al. A simple tool to measure spasticity in spinal cord injury subjects[J]. IEEE Int Conf Rehabil Robot, 2017, 2017: 1590-1596.

[35] WADHWA G, AIKAT R. Development, validity and reliability of the 'Sitting Balance Measure'（SBM）in spinal cord injury[J]. Spinal Cord, 2016, 54（4）: 319-323.

[36] BOLLIGER M, BLIGHT A R, FIELD-FOTE E C, et al. Lower extremity outcome measures: considerations for clinical trials in spinal cord injury[J]. Spinal Cord, 2018, 56（7）: 628-642.

[37] CARRASCO-LOPEZ C, JIMENEZ S, MOSQUEDA-POZON M C, et al. New Insights from Clinical Assessment of Upper Extremities in Cervical TraumaticSpinal Cord Injury[J]. J Neurotrauma, 2016, 33（18）: 1724-1727.

[38] KRASSIOUKOV A, ALEXANDER M S, KARLSSON A K, et al. International spinal cord injury cardiovascular function basic data set[J]. Spinal Cord, 2010, 48（8）: 586-590.

[39] VAN DER SCHEER J W, HUTCHINSON M J, PAULSON T, et al. Reliability and Validity of Subjective Measures of Aerobic Intensity in Adults With Spinal Cord Injury: A Systematic Review[J]. PM R, 2018, 10（2）: 194-207.

[40] KROPS L A, ALBADA T, VAN DER WOUDE L H, et al. Anaerobic exercise testing in rehabilitation: A systematic review of available tests and protocols[J]. J Rehabil Med, 2017, 49(4): 289-303.

[41] LAVIS T, GOETZ L L. Comprehensive Care for Persons with Spinal Cord Injury[J]. Phys Med Rehabil Clin N Am, 2019, 30(1): 55-72.

[42] SCHURCH B, IACOVELLI V, AVERBECK M A, et al. Urodynamics in patients with spinal cord injury: A clinical review and best practice paper by a working group of The International Continence Society Urodynamics Committee[J]. Neurourol Urodyn, 2018, 37(2): 581-591.

[43] T H L, GROEN J, SCHEEPE J R, et al. A Quality Assessment of Patient-Reported Outcome Measures for Sexual Function inNeurologic Patients Using the Consensus-based Standards for the Selection of Health Measurement Instruments Checklist: A Systematic Review[J]. Eur Urol Focus, 2017, 3(4-5): 444-456.

[44] KALSI-RYAN S, WILSON J, YANG J M, et al. Neurological grading in traumatic spinal cord injury[J]. World Neurosurg, 2014, 82(3-4): 509-518.

[45] ENGEL L, BRYAN S, EVERS S M, et al. Exploring psychometric properties of the SF-6D, a preference-based health-related quality of life measure, in the context of spinal cord injury[J]. Qual Life Res, 2014, 23(8): 2383-2393.

[46] ITZKOVICH M, SHEFLER H, FRONT L, et al. SCIM III(Spinal Cord Independence Measure version III): reliability of assessment by interview and comparison with assessment by observation[J]. Spinal Cord, 2018, 56(1): 46-51.

[47] REED R, MEHRA M, KIRSHBLUM S, et al. Spinal cord ability ruler: an interval scale to measure volitional performance after spinal cord injury[J]. Spinal Cord, 2017, 55(8): 730-738.

[48] VAN DER ZEE C H, POST M W, BRINKHOF M W, et al. Comparison of the Utrecht Scale for Evaluation of Rehabilitation-Participation with the ICF Measure of Participation and Activities Screener and the WHO Disability Assessment Schedule II in persons with spinal cord injury[J]. Arch Phys Med Rehabil, 2014, 95(1): 87-93.

[49] SCIVOLETTO G, TAMBURELLA F, LAURENZA L, et al. Who is going to walk? A review of the factors influencing walking recovery afterspinal cord injury[J]. Front Hum Neurosci, 2014, 8: 141.

[50] KRISHNA V, ANDREWS H, VARMA A, et al. Spinal cord injury: how can we improve the classification and quantification of its severity and prognosis?[J]. J Neurotrauma, 2014, 31(3): 215-227.

[51] BURNS A S, MARINO R J, FLANDERS A E, et al. Chapter 3 - Clinical diagnosis and prognosis following spinal cord injury[M] Handbook of Clinical Neurology, Verhaagen J, Mcdonald J W, Elsevier, 2012 109, 47-62.

[52] VELSTRA I, BOLLIGER M, KREBS J, et al. Predictive Value of Upper Limb Muscles and Grasp Patterns on Functional Outcome in Cervical Spinal Cord Injury[J]. Neurorehabilitation and Neural Repair, 2015, 30(4): 295-306.

[53] ALHUTHAIFI F, KRZAK J, HANKE T, et al. Predictors of functional outcomes in adults with traumatic spinal cord injury following inpatient rehabilitation: A systematic review[J]. J Spinal Cord Med, 2017, 40(3): 282-294.

[54] AZARHOMAYOUN A, AGHASI M, MOUSAVI N, et al. Mortality Rate and Predicting Factors of Traumatic Thoracolumbar Spinal Cord Injury: A Systematic Review and Meta-Analysis[J]. Bull Emerg Trauma, 2018, 6(3): 181-194.

[55] BRANSFORD R J, CHAPMAN J R, SKELLY A C, et al. What do we currently know about thoracic spinal cord injury recovery and outcomes? A systematic review[J]. J Neurosurg Spine, 2012, 17(1 Suppl): 52-64.

[56] TRENAMAN L, MILLER W C, QUEREE M, et al. Modifiable and non-modifiable factors associated with employment outcomes following spinal cord injury: A systematic review[J]. J Spinal Cord Med, 2015, 38(4): 422-431.

[57] AIACHINI B, CREMASCOLI S, ESCORPIZO R, et al. Validation of the ICF Core Set for Vocational Rehabilitation from the perspective of patients with spinal cord injury using focus groups[J]. Disabil Rehabil, 2016, 38(4): 337-345.

[58] FINGER M E, ESCORPIZO R, GLASSEL A, et al. ICF Core Set for vocational rehabilitation: results of an international consensus conference[J]. Disabil Rehabil, 2012, 34(5): 429-438.

[59] GROSS D P, BATTIE M C. Construct validity of a kinesiophysical functional capacity evaluation administered within a worker's compensation environment[J]. J Occup Rehabil, 2003, 13(4): 287-295.

[60] TRIPPOLINI M A, DIJKSTRA P U, GEERTZEN J H, et al. Construct Validity of Functional Capacity Evaluation in Patients with Whiplash-Associated Disorders[J]. J Occup Rehabil, 2015, 25(3): 481-492.

[61] MIDDLETON J W, JOHNSTON D, MURPHY G, et al. Early access to vocational rehabilitation for spinal cord injury

inpatients[J]. J Rehabil Med, 2015, 47（7）: 626-631.

[62] HAY-SMITH E J, DICKSON B, NUNNERLEY J, et al. "The final piece of the puzzle to fit in": an interpretative phenomenological analysis of the return to employment in New Zealand after spinal cord injury[J]. Disabil Rehabil, 2013, 35（17）: 1436-1446.

[63] SIPPEL J L, BOZEMAN S M, BRADSHAW L, et al. Implementation and initial outcomes of a spinal cord injury home care program ata large veterans affairs medical center[J]. J Spinal Cord Med, 2019, 42（2）: 155-162.

[64] GORGEY A S, LESTER R M, WADE R C, et al. A feasibility pilot using telehealth videoconference monitoring of home-based NMES resistance training in persons with spinal cord injury[J]. Spinal Cord Ser Cases, 2017, 3: 17039.

[65] MADARIS L L, ONYEBUEKE M, LIEBMAN J, et al. SCI Hospital in Home Program: Bringing Hospital Care Home for Veterans With Spinal Cord Injury[J]. Nurs Adm Q, 2016, 40（2）: 109-114.

[66] VILLIGER M, LIVIERO J, AWAI L, et al. Home-Based Virtual Reality-Augmented Training Improves Lower Limb Muscle Strength, Balance, and Functional Mobility following Chronic Incomplete Spinal Cord Injury[J]. Front Neurol, 2017, 8: 635.

[67] SMITH B, CADDICK N. The impact of living in a care home on the health and wellbeing of spinal cord injured people[J]. Int J Environ Res Public Health, 2015, 12（4）: 4185-4202.

[68] SUTTON B S, OTTOMANELLI L, NJOH E, et al. The impact of social support at home on health-related quality of life among veterans with spinal cord injury participating in a supported employment program[J]. Qual Life Res, 2015, 24（7）: 1741-1747.

[69] KERN H, CARRARO U, ADAMI N, et al. Home-based functional electrical stimulation rescues permanently denervated muscles in paraplegic patients with complete lower motor neuron lesion[J]. Neurorehabil Neural Repair, 2010, 24（8）: 709-721.

[70] CARRARO U, EDMUNDS K J, Gargiulo P. 3D False Color Computed Tomography for Diagnosis and Follow-Up of Permanent Denervated Human Muscles Submitted to Home-Based Functional Electrical Stimulation[J]. Eur J Transl Myol, 2015, 25（2）: 5133.

[71] PALEG G, LIVINGSTONE R. Systematic review and clinical recommendations for dosage of supported home-based standing programs for adults with stroke, spinal cord injury and other neurological conditions[J]. BMC Musculoskelet Disord, 2015, 16: 358.

[72] RUPP R, SCHLIESSMANN D, PLEWA H, et al. Safety and efficacy of at-home robotic locomotion therapy in individuals with chronic incomplete spinal cord injury: a prospective, pre-post intervention, proof-of-concept study[J]. PLoS One, 2015, 10（3）: e119167.

[73] RUPP R, SCHILESSMANN D, PLEWA H, et al. Safety and Efficacy of At-Home Robotic Locomotion Therapy in Individuals with Chronic Incomplete Spinal Cord Injury: A Prospective, Pre-Post Intervention, Proof-of-Concept Study[J]. PLoS One, 2015, 10（4）: e126999.

[74] BOURBEAU D J, GUSTAFSON K J, BROSE S W. At-home genital nerve stimulation for individuals with SCI and neurogenic detrusor overactivity: A pilot feasibility study[J]. J Spinal Cord Med, 2018: 1-11.

[75] FOX I K, MILLER A K, CURTIN C M. Nerve and Tendon Transfer Surgery in Cervical Spinal Cord Injury: IndividualizedChoices to Optimize Function[J]. Top Spinal Cord Inj Rehabil, 2018, 24（3）: 275-287.

[76] RUPP R, GERNER H J. Neuroprosthetics of the upper extremity--clinical application in spinal cord injury and challenges for the future[J]. Acta Neurochir Suppl, 2007, 97（Pt 1）: 419-426.

[77] ANDERSON A, ALEXANDERS J, ADDINGTON C, et al. The effects of unimanual and bimanual massed practice on upper limb function in adults with cervical spinal cord injury: a systematic review[J]. Physiotherapy, 2018.

[78] MEHRHOLZ J, KUGLER J, POHL M. Locomotor training for walking after spinal cord injury[J]. Cochrane Database Syst Rev, 2012, 11: D6676.

[79] ALEXEEVA N, SAMES C, JACOBS P L, et al. Comparison of training methods to improve walking in persons with chronic spinalcord injury: a randomized clinical trial[J]. J Spinal Cord Med, 2011, 34（4）: 362-379.

[80] BYE E A, HARVEY L A, GAMBHIR A, et al. Strength training for partially paralysed muscles in people with recent

spinal cord injury: a within-participant randomised controlled trial[J]. Spinal Cord, 2017, 55（5）: 460-465.

[81] LABRUYERE R, VAN HEDEL H J. Strength training versus robot-assisted gait training after incomplete spinal cord injury: a randomized pilot study in patients depending on walking assistance[J]. J Neuroeng Rehabil, 2014, 11: 4.

[82] JONES M L, EVANS N, TEFERTILLER C, et al. Activity-based therapy for recovery of walking in individuals with chronic spinal cord injury: results from a randomized clinical trial[J]. Arch Phys Med Rehabil, 2014, 95（12）: 2239-2246.

[83] BEHRMAN A L, ARDOLINO E M, HARKEMA S J. Activity-Based Therapy: From Basic Science to Clinical Application for Recovery After Spinal Cord Injury[J]. J Neurol Phys Ther, 2017, 41 Suppl 3: S39-S45.

[84] QUEL D O C, REFSHAUGE K, MIDDLETON J, et al. Effects of Activity-Based Therapy Interventions on Mobility, Independence, and Quality of Life for People with Spinal Cord Injuries: A Systematic Review and Meta-Analysis[J]. J Neurotrauma, 2017, 34（9）: 1726-1743.

[85] EASTHOPE C S, TRAINI L R, AWAI L, et al. Overground walking patterns after chronic incomplete spinal cord injury show distinct response patterns to unloading[J]. J Neuroeng Rehabil, 2018, 15（1）: 102.

[86] QUEL DE OLIVEIRA C, REFSHAUGE K, MIDDLETON J, et al. Effects of Activity-Based Therapy Interventions on Mobility, Independence, and Quality of Life for People with Spinal Cord Injuries: A Systematic Review and Meta-Analysis[J]. Journal of Neurotrauma, 2016, 34（9）: 1726-1743.

[87] ALAMRO R A, CHISHOLM A E, WILLIAMS A, et al. Overground walking with a robotic exoskeleton elicits trunk muscle activity in people with high-thoracic motor-complete spinal cord injury[J]. J Neuroeng Rehabil, 2018, 15（1）: 109.

[88] MEHRHOLZ J, HARVEY L A, THOMAS S, et al. Is body-weight-supported treadmill training or robotic-assisted gait training superior to overground gait training and other forms of physiotherapy in people with spinal cord injury? A systematic review[J]. Spinal Cord, 2017, 55: 722.

[89] SHARP K G, GRAMER R, BUTLER L, et al. Effect of overground training augmented by mental practice on gait velocity in chronic, incomplete spinal cord injury[J]. Arch Phys Med Rehabil, 2014, 95（4）: 615-621.

[90] FAN Q, CAVUS O, XIONG L, et al. Spinal Cord Injury: How Could Acupuncture Help?[J]. J Acupunct Meridian Stud, 2018, 11（4）: 124-132.

[91] MA R, LIU X, CLARK J, et al. The Impact of Acupuncture on Neurological Recovery in Spinal Cord Injury: A Systematic Review and Meta-Analysis[J]. J Neurotrauma, 2015, 32（24）: 1943-1957.

[92] ELBASIOUNY S M, MOROZ D, BAKR M M, et al. Management of spasticity after spinal cord injury: current techniques and futuredirections[J]. Neurorehabil Neural Repair, 2010, 24（1）: 23-33.

[93] BAROLAT G, SINGH-SAHNI K, STAAS W J, et al. Epidural spinal cord stimulation in the management of spasms in spinal cord injury: a prospective study[J]. Stereotact Funct Neurosurg, 1995, 64（3）: 153-164.

[94] MIDHA M, SCHMITT J K. Epidural spinal cord stimulation for the control of spasticity in spinal cord injury patients lacks long-term efficacy and is not cost-effective[J]. Spinal Cord, 1998, 36（3）: 190-192.

[95] WADE D. Upper motor neurone syndrome and spasticity. Clinical management and neurophysiology[J]. Journal of Neurology, Neurosurgery, and Psychiatry, 2001, 71（6）: 822.

[96] YAN X, LAN J, LIU Y, et al. Efficacy and Safety of Botulinum Toxin Type A in Spasticity Caused by Spinal Cord Injury: A Randomized, Controlled Trial[J]. Medical science monitor: international medical journal of experimental and clinical research, 2018, 24: 8160-8171.

[97] LUI J, SARAI M, MILLS P B. Chemodenervation for treatment of limb spasticity following spinal cord injury: a systematic review[J]. Spinal Cord, 2015, 53（4）: 252-264.

[98] STOHRER M, BLOK B, CASTRO-DIAZ D, et al. EAU guidelines on neurogenic lower urinary tract dysfunction[J]. Eur Urol, 2009, 56（1）: 81-88.

[99] ABRAMS P, AGARWAL M, DRAKE M, et al. A proposed guideline for the urological management of patients with spinal cord injury[J]. BJU Int, 2008, 101（8）: 989-994.

[100] CAMERON A P, RODRIGUEZ G M, SCHOMER K G. Systematic review of urological followup after spinal cord injury[J]. J Urol, 2012, 187（2）: 391-397.

[101] EL-MASRI W S, CHONG T, KYRIAKIDER A E, et al. Long-term follow-up study of outcomes of bladder management

in spinal cord injury patients under the care of the Midlands Centre for Spinal Injuries in Oswestry[J]. Spinal Cord, 2012, 50（1）: 14-21.

[102] SINGH R, ROHILLA R K, SANGWAN K, et al. Bladder management methods and urological complications in spinal cord injury patients[J]. Indian J Orthop, 2011, 45（2）: 141-147.

[103] 中国康复医学会康复护理专业委员会. 神经源性膀胱护理实践指南（2017 年版）[J]. 护理学杂志, 2017, 32（24）.

[104] ABRAMS P, CARDOZO L, et al. Incontinence: 5th International Consultation on Incontinence, Paris, February 2012[C]. [Paris]: ICUD-EAU, 2013.

[105] BURGIO K L, LOCHER J L, GOODE P S, et al. Behavioral vs drug treatment for urge urinary incontinence in older women: a randomized controlled trial[J]. JAMA, 1998, 280（23）: 1995-2000.

[106] CORCOS J, PRZYDACZ M, CAMPEAU L, et al. CUA guideline on adult overactive bladder[J]. Can Urol Assoc J, 2017, 11（5）: E142-E173.

[107] MCCLURG D, ASHE R G, MARSHALL K, et al. Comparison of pelvic floor muscle training, electromyography biofeedback, and neuromuscular electrical stimulation for bladder dysfunction in people with multiple sclerosis: a randomized pilot study[J]. Neurourol Urodyn, 2006, 25（4）: 337-348.

[108] VASQUEZ N, KNIGHT S L, SUSSER J, et al. Pelvic floor muscle training in spinal cord injury and its impact on neurogenic detrusor over-activity and incontinence[J]. Spinal Cord, 2015, 53（12）: 887-889.

[109] HAGEN S, STARK D, GLAZENER C, et al. Individualised pelvic floor muscle training in women with pelvic organ prolapse（POPPY）: a multicentre randomised controlled trial[J]. Lancet, 2014, 383（9919）: 796-806.

[110] GROSS T, SCHNEIDER M P, BACHMANN L M, et al. Transcutaneous Electrical Nerve Stimulation for Treating Neurogenic Lower Urinary Tract Dysfunction: A Systematic Review[J]. Eur Urol, 2016, 69（6）: 1102-1111.

[111] AVERBECK M A, MADERSBACHER H. Follow-up of the neuro-urological patient: a systematic review[J]. BJU Int, 2015, 115 Suppl 6: 39-46.

[112] LUCAS E J, BAXTER C, SINGH C, et al. Comparison of the microbiological milieu of patients randomized to either hydrophilic or conventional PVC catheters for clean intermittent catheterization[J]. J Pediatr Urol, 2016, 12（3）: 171-172.

[113] COGGRAVE M, BURROWS D, DURAND M A. Progressive protocol in the bowel management of spinal cord injuries[J]. Br J Nurs, 2006, 15（20）: 1108-1113.

[114] BADIALI D, BRACCI F, CASTELLANO V, et al. Sequential treatment of chronic constipation in paraplegic subjects[J]. Spinal Cord, 1997, 35（2）: 116-120.

[115] CAMERON K J, NYULASI I B, COLLIER G R, et al. Assessment of the effect of increased dietary fibre intake on bowel function in patients with spinal cord injury[J]. Spinal Cord, 1996, 34（5）: 277-283.

[116] JULIE PRYOR M F J M. Management of the Neurogenic Bowel for Adults with Spinal Cord Injuries[M]. AGENCY FOR CLINICAL INNOVATION, 2014.

[117] HOUSE J G, STIENS S A. Pharmacologically initiated defecation for persons with spinal cord injury: effectiveness of three agents[J]. Arch Phys Med Rehabil, 1997, 78（10）: 1062-1065.

[118] CHRISTENSEN P, BAZZOCCHI G, COGGRAVE M, et al. A randomized, controlled trial of transanal irrigation versus conservative bowelmanagement in spinal cord-injured patients[J]. Gastroenterology, 2006, 131（3）: 738-747.

[119] CHRISTENSEN P, BAZZOCCHI G, COGGRAVE M, et al. Outcome of transanal irrigation for bowel dysfunction in patients with spinal cord injury[J]. J Spinal Cord Med, 2008, 31（5）: 560-567.

[120] DEL P G, MOSIELLO G, PILATI C, et al. Treatment of neurogenic bowel dysfunction using transanal irrigation: a multicenter Italian study[J]. Spinal Cord, 2008, 46（7）: 517-522.

[121] AYAS S, LEBLEBICI B, SOZAY S, et al. The effect of abdominal massage on bowel function in patients with spinal cord injury[J]. Am J Phys Med Rehabil, 2006, 85（12）: 951-955.

[122] GEDERS J M, GAING A, BAUMAN W A, et al. The effect of cisapride on segmental colonic transit time in patients with spinal cord injury[J]. Am J Gastroenterol, 1995, 90（2）: 285-289.

[123] RAJENDRAN S K, REISER J R, BAUMAN W, et al. Gastrointestinal transit after spinal cord injury: effect of cisapride[J]. Am J Gastroenterol, 1992, 87（11）: 1614-1617.

[124] KROGH K, JENSEN M B, GANDRUP P, et al. Efficacy and tolerability of prucalopride in patients with constipation due to spinal cord injury[J]. Scand J Gastroenterol, 2002, 37(4): 431-436.

[125] SAFADI B Y, ROSITO O, NINO-MURCIA M, et al. Which stoma works better for colonic dysmotility in the spinal cord injured patient?[J]. Am J Surg, 2003, 186(5): 437-442.

[126] MACDONAGH R P, SUN W M, SMALLWOOD R, et al. Control of defecation in patients with spinal injuries by stimulation of sacral anterior nerve roots[J]. BMJ, 1990, 300(6738): 1494-1497.

[127] ELLIOTT S, HOCALOSKI S, CARLSON M. A Multidisciplinary Approach to Sexual and Fertility Rehabilitation: The Sexual Rehabilitation Framework[J]. Top Spinal Cord Inj Rehabil, 2017, 23(1): 49-56.

[128] ALTHOF S E, LEVINE S B. Clinical approach to the sexuality of patients with spinal cord injury[J]. Urol Clin North Am, 1993, 20(3): 527-534.

[129] ALEXANDER M S, BIERING-SORENSEN F, BODNER D, et al. International standards to document remaining autonomic function after spinal cord injury[J]. Spinal Cord, 2009, 47(1): 36-43.

[130] ALEXANDER M S, BIERING-SORENSEN F, ELLIOTT S, et al. International spinal cord injury female sexual and reproductive function basic data set[J]. Spinal Cord, 2011, 49(7): 787-790.

[131] COURTOIS F, ALEXANDER M, MCLAIN A. Women's Sexual Health and Reproductive Function After SCI[J]. Top Spinal Cord Inj Rehabil, 2017, 23(1): 20-30.

[132] COURTOIS F, CHARVIER K. Sexual dysfunction in patients with spinal cord lesions[J]. Handb Clin Neurol, 2015, 130: 225-245.

[133] REES P M, FOWLER C J, MAAS C P. Sexual function in men and women with neurological disorders[J]. Lancet, 2007, 369(9560): 512-525.

[134] RUTKOWSKI S B, MIDDLETON J W, TRUMAN G, et al. The influence of bladder management on fertility in spinal cord injured males[J]. Paraplegia, 1995, 33(5): 263-266.

[135] SOLER J M, PREVINAIRE J G, PLANTE P, et al. Midodrine improves ejaculation in spinal cord injured men[J]. J Urol, 2007, 178(5): 2082-2086.

[136] IBRAHIM E, LYNNE C M, BRACKETT N L. Male fertility following spinal cord injury: an update[J]. Andrology, 2016, 4(1): 13-26.

[137] ARAFA M M, ZOHDY W A, SHAMLOUL R. Prostatic massage: a simple method of semen retrieval in men with spinal cord injury[J]. Int J Androl, 2007, 30(3): 170-173.

[138] ALEXANDER M S, AISEN C M, ALEXANDER S M, et al. Sexual concerns after Spinal Cord Injury: An update on management[J]. NeuroRehabilitation, 2017, 41(2): 343-357.

[139] KREUTER M, TAFT C, SIOSTEEN A, et al. Women's sexual functioning and sex life after spinal cord injury[J]. Spinal Cord, 2011, 49(1): 154-160.

[140] FORSYTHE E, HORSEWELL J E. Sexual rehabilitation of women with a spinal cord injury[J]. Spinal Cord, 2006, 44(4): 234-241.

[141] HESS M J, HOUGH S. Impact of spinal cord injury on sexuality: broad-based clinical practice intervention and practical application[J]. J Spinal Cord Med, 2012, 35(4): 211-218.

[142] GARSHICK E, KELLEY A, COHEN S A, et al. A prospective assessment of mortality in chronic spinal cord injury[J]. Spinal Cord, 2005, 43(7): 408-416.

[143] WARBURTON D E, ENG J J, KRASSIOUKOV A, et al. Cardiovascular Health and Exercise Rehabilitation in Spinal Cord Injury[J]. Top Spinal Cord Inj Rehabil, 2007, 13(1): 98-122.

[144] DE GROOT S, POST M W, SNOEK G J, et al. Longitudinal association between lifestyle and coronary heart disease risk factors among individuals with spinal cord injury[J]. Spinal Cord, 2013, 51(4): 314-318.

[145] 潘钰, 徐泉, 杨晓辉, 等. 定量评估有氧运动对脊髓损伤患者心肺功能的影响 [J]. 中国康复理论与实践, 2017, 23(04): 415-419.

[146] NASH M S, COWAN R E, KRESSLER J. Evidence-based and heuristic approaches for customization of care in cardiometabolic syndrome after spinal cord injury[J]. J Spinal Cord Med, 2012, 35(5): 278-292.

[147] MCCAMBRIDGE T M, BENJAMIN H J, BRENNER J S, et al. Athletic participation by children and adolescents who have systemic hypertension[J]. Pediatrics, 2010, 125 (6): 1287-1294.

[148] EERDEN S, DEKKER R, HETTINGA F J. Maximal and submaximal aerobic tests for wheelchair-dependent persons with spinal cord injury: a systematic review to summarize and identify useful applications for clinical rehabilitation[J]. Disabil Rehabil, 2018, 40 (5): 497-521.

[149] TWEEDY S M, BECKMAN E M, GERAGHTY T J, et al. Exercise and sports science Australia (ESSA) position statement on exercise and spinal cord injury[J]. J Sci Med Sport, 2017, 20 (2): 108-115.

[150] ROCCHI M, ROUTHIER F, LATIMER-CHEUNG A E, et al. Are adults with spinal cord injury meeting the spinal cord injury-specific physical activity guidelines? A look at a sample from a Canadian province[J]. Spinal Cord, 2017, 55 (5): 454-459.

[151] KROPS L A, ALBADA T, VAN DER WOUDE L H, et al. Anaerobic exercise testing in rehabilitation: A systematic review of available tests and protocols[J]. J Rehabil Med, 2017, 49 (4): 289-303.

[152] KRESSLER J, COWAN R E, BIGFORD G E, et al. Reducing cardiometabolic disease in spinal cord injury[J]. Phys Med Rehabil Clin N Am, 2014, 25 (3): 573-604.

[153] GUTIERREZ C J, HARROW J, HAINES F. Using an evidence-based protocol to guide rehabilitation and weaning of ventilator-dependent cervical spinal cord injury patients[J]. J Rehabil Res Dev, 2003, 40 (5 Suppl 2): 99-110.

[154] ALLAN W S. Rehabilitation of spinal cord injuries[J]. AMA Arch Ind Health, 1954, 10 (3): 248-253.

[155] JIA X, KOWALSKI R G, SCIUBBA D M, et al. Critical care of traumatic spinal cord injury[J]. J Intensive Care Med, 2013, 28 (1): 12-23.

[156] BOSWELL-RUYS C L, LEWIS C R, GANDEVIA S C, et al. Respiratory muscle training may improve respiratory function and obstructive sleep apnoea in people with cervical spinal cord injury[J]. Spinal Cord Ser Cases, 2015, 1: 15010.

[157] TAMPLIN J, BERLOWITZ D J. A systematic review and meta-analysis of the effects of respiratory muscle training on pulmonary function in tetraplegia[J]. Spinal Cord, 2014, 52 (3): 175-180.

[158] FRISBIE J H, STEELE D J. Postural hypotension and abnormalities of salt and water metabolism in myelopathy patients[J]. Spinal Cord, 1997, 35 (5): 303-307.

[159] MUNETA S, IWATA T, HIWADA K, et al. Effect of L-threo-3, 4-dihydroxyphenylserine on orthostatic hypotension in a patient with spinal cord injury[J]. Jpn Circ J, 1992, 56 (3): 243-247.

[160] YARAR-FISHER C, PASCOE D D, GLADDEN L B, et al. Acute physiological effects of whole body vibration (WBV) on central hemodynamics, muscle oxygenation and oxygen consumption in individuals with chronic spinal cord injury[J]. Disabil Rehabil, 2014, 36 (2): 136-145.

[161] FAGHRI P D, YOUNT J. Electrically induced and voluntary activation of physiologic muscle pump: a comparison between spinal cord-injured and able-bodied individuals[J]. Clin Rehabil, 2002, 16 (8): 878-885.

[162] ELOKDA A S, NIELSEN D H, SHIELDS R K. Effect of functional neuromuscular stimulation on postural related orthostatic stress in individuals with acute spinal cord injury[J]. J Rehabil Res Dev, 2000, 37 (5): 535-542.

[163] DITOR D S, KAMATH M V, MACDONALD M J, et al. Effects of body weight-supported treadmill training on heart rate variability and blood pressure variability in individuals with spinal cord injury[J]. J Appl Physiol (1985), 2005, 98 (4): 1519-1525.

[164] CHEN S, KUO H. Improvement in autonomic dysreflexia after detrusor onabotulinumtoxinA injections in patients with chronic spinal cord injuries[J]. Tzu Chi Medical Journal, 2012, 24 (4): 201-204.

[165] IGAWA Y, SATOH T, MIZUSAWA H, et al. The role of capsaicin-sensitive afferents in autonomic dysreflexia in patients with spinal cord injury[J]. BJU Int, 2003, 91 (7): 637-641.

[166] IGAWA Y, SATOH T, MIZUSAWA H, et al. The role of capsaicin-sensitive afferents in autonomic dysreflexia in patients with spinal cord injury[J]. BJU Int, 2003, 91 (7): 637-641.

[167] KUTZENBERGER J. Surgical therapy of neurogenic detrusor overactivity (hyperreflexia) in paraplegic patients by sacral deafferentation and implant driven micturition by sacral anterior root stimulation: methods, indications, results,

complications, and future prospects[J]. Acta Neurochir Suppl, 2007, 97（Pt 1）: 333-339.

[168] BARTON C H, KHONSARI F, VAZIRI N D, et al. The effect of modified transurethral sphincterotomy on autonomic dysreflexia[J]. J Urol, 1986, 135（1）: 83-85.

[169] SIDI A A, BECHER E F, REDDY P K, et al. Augmentation enterocystoplasty for the management of voiding dysfunction in spinal cord injury patients[J]. J Urol, 1990, 143（1）: 83-85.

[170] PERKASH I. Transurethral sphincterotomy provides significant relief in autonomic dysreflexia in spinal cord injured male patients: long-term followup results[J]. J Urol, 2007, 177（3）: 1026-1029.

[171] KE Q S, KUO H C. Transurethral incision of the bladder neck to treat bladder neck dysfunction andvoiding dysfunction in patients with high-level spinal cord injuries[J]. Neurourol Urodyn, 2010, 29（5）: 748-752.

[172] VAN DER MERWE A, BAALBERGEN E, SHROSBREE R, et al. Outcome of dual flange metallic urethral stents in the treatment of neuropathic bladder dysfunction after spinal cord injury[J]. J Endourol, 2012, 26（9）: 1210-1215.

[173] The sixth report of the Joint National Committee on prevention, detection, evaluation, and treatment of high blood pressure[J]. Arch Intern Med, 1997, 157（21）: 2413-2446.

[174] ESMAIL Z, SHALANSKY K F, SUNDERJI R, et al. Evaluation of captopril for the management of hypertension in autonomic dysreflexia: a pilot study[J]. Arch Phys Med Rehabil, 2002, 83（5）: 604-608.

[175] VAIDYANATHAN S, SONI B M, SETT P, et al. Pathophysiology of autonomic dysreflexia: long-term treatment with terazosin in adult and paediatric spinal cord injury patients manifesting recurrent dysreflexic episodes[J]. Spinal Cord, 1998, 36（11）: 761-770.

[176] SWIERZEWSKI S R, GORMLEY E A, BELVILLE W D, et al. The effect of terazosin on bladder function in the spinal cord injured patient[J]. J Urol, 1994, 151（4）: 951-954.

[177] CHANCELLOR M B, ERHARD M J, HIRSCH I H, et al. Prospective evaluation of terazosin for the treatment of autonomic dysreflexia[J]. J Urol, 1994, 151（1）: 111-113.

[178] PHILLIPS A A, ELLIOTT S L, ZHENG M M, et al. Selective alpha adrenergic antagonist reduces severity of transient hypertensionduring sexual stimulation after spinal cord injury[J]. J Neurotrauma, 2015, 32（6）: 392-396.

[179] WILLIAMS R, MURRAY A. Prevalence of depression after spinal cord injury: a meta-analysis[J]. Arch Phys Med Rehabil, 2015, 96（1）: 133-140.

[180] LE J, DORSTYN D. Anxiety prevalence following spinal cord injury: a meta-analysis[J]. Spinal Cord, 2016, 54（8）: 570-578.

[181] CAO Y, LI C, NEWMAN S, et al. Posttraumatic stress disorder after spinal cord injury[J]. Rehabil Psychol, 2017, 62（2）: 178-185.

[182] LINDE K, KRISTON L, RUCKER G, et al. Efficacy and acceptability of pharmacological treatments for depressive disorders in primary care: systematic review and network meta-analysis[J]. Ann Fam Med, 2015, 13（1）: 69-79.

[183] 李建军, 杨明亮, 杨德刚, 等. "创伤性脊柱脊髓损伤评估、治疗与康复"专家共识 [J]. 中国康复理论与实践, 2017, 23（03）: 274-287.

[184] GHAFOOR V L, EPSHTEYN M, CARLSON G H, et al. Intrathecal drug therapy for long-term pain management[J]. Am J Health Syst Pharm, 2007, 64（23）: 2447-2461.

[185] DAUTY M, PERROUIN V B, MAUGARS Y, et al. Supralesional and sublesional bone mineral density in spinal cord-injured patients[J]. Bone, 2000, 27（2）: 305-309.

[186] FREY-RINDOVA P, DE BRUIN E D, STUSSI E, et al. Bone mineral density in upper and lower extremities during 12 months after spinal cord injury measured by peripheral quantitative computed tomography[J]. Spinal Cord, 2000, 38（1）: 26-32.

[187] BELANGER M, STEIN R B, WHEELER G D, et al. Electrical stimulation: can it increase muscle strength and reverse osteopenia in spinal cord injured individuals?[J]. Arch Phys Med Rehabil, 2000, 81（8）: 1090-1098.

[188] HAGIWARA T, BELL W H. Effect of electrical stimulation on mandibular distraction osteogenesis[J]. J Craniomaxillofac Surg, 2000, 28（1）: 12-19.

[189] LAI C H, CHANG W H, CHAN W P, et al. Effects of functional electrical stimulation cycling exercise on bone mineral

density loss in the early stages of spinal cord injury[J]. J Rehabil Med，2010，42（2）：150-154.

[190] BLOOMFIELD S A，MYSIW W J，JACKSON R D. Bone mass and endocrine adaptations to training in spinal cord injured individuals[J]. Bone，1996，19（1）：61-68.

[191] ESER P，DE BRUIN E D，TELLEY I，et al. Effect of electrical stimulation-induced cycling on bone mineral density in spinal cord-injured patients[J]. Eur J Clin Invest，2003，33（5）：412-419.

[192] DUDLEY-JAVOROSKI S，SAHA P K，LIANG G，et al. High dose compressive loads attenuate bone mineral loss in humans with spinal cord injury[J]. Osteoporos Int，2012，23（9）：2335-2346.

[193] BIERING-SORENSEN F，BOHR H，SCHAADT O. Bone mineral content of the lumbar spine and lower extremities years after spinal cord lesion[J]. Paraplegia，1988，26（5）：293-301.

[194] GOKTEPE A S，TUGCU I，YILMAZ B，et al. Does standing protect bone density in patients with chronic spinal cord injury?[J]. J Spinal Cord Med，2008，31（2）：197-201.

[195] KUNKEL C F，SCREMIN A M，EISENBERG B，et al. Effect of "standing" on spasticity，contracture，and osteoporosis in paralyzed males[J]. Arch Phys Med Rehabil，1993，74（1）：73-78.

[196] ASTORINO T A，HARNESS E T，WITZKE K A. Effect of chronic activity-based therapy on bone mineral density and bone turnover in persons with spinal cord injury[J]. Eur J Appl Physiol，2013，113（12）：3027-3037.

[197] MENG Q，LIU X，SHAN Q，et al. Acupuncture for treatment of secondary osteoporosis in patients with spinal cordinjury：a controlled study[J]. Acupunct Med，2014，32（5）：381-386.

[198] 王玉明，马科，武永刚，等. 慢性脊髓损伤患者的营养问题及干预 [J]. 中国康复理论与实践，2016，22（01）：69-71.

[199] FLUECK J L，PERRET C. Vitamin D deficiency in individuals with a spinal cord injury：a literature review[J]. Spinal Cord，2017，55（5）：428-434.

[200] 张玉红，蒋琪霞，郭艳侠，等. 使用减压床垫的压疮危险者翻身频次的 meta 分析 [J]. 中华护理杂志，2015，50（09）：1029-1036.

[201] 金新源，谢尔凡. 压疮的评估、预防和治疗研究进展 [J]. 中华损伤与修复杂志（电子版），2014，9（02）：189-194.

[202] KRUGER E A，PIRES M，NGANN Y，et al. Comprehensive management of pressure ulcers in spinal cord injury：current concepts and future trends[J]. J Spinal Cord Med，2013，36（6）：572-585.

[203] 刘紫涵. 失禁相关性皮炎的预防及护理进展 [J]. 中国老年保健医学，2018，16（04）：15-17.

[204] SHIN H，KIM J，KIM J J，et al. Pressure Relieving Effect of Adding a Pelvic Well Pad to a Wheelchair Cushion inIndividuals With Spinal Cord Injury[J]. Ann Rehabil Med，2018，42（2）：270-276.

[205] EFFING T W，VAN MEETEREN N L，VAN ASBECK F W，et al. Body weight-supported treadmill training in chronic incomplete spinal cord injury：a pilot study evaluating functional health status and quality of life[J]. Spinal Cord，2006，44（5）：287-296.

[206] FRENCH J A，ROSE C G，O'MALLEY M K. System Characterization of MAHI EXO-Ⅱ：A Robotic Exoskeleton for Upper Extremity Rehabilitation[J]. Proc ASME Dyn Syst Control Conf，2014，2014.

[207] CAPPELLO L，MEYER J T，GALLOWAY K C，et al. Assisting hand function after spinal cord injury with a fabric-based soft robotic glove[J]. J Neuroeng Rehabil，2018，15（1）：59.

[208] AKKURT H，KARAPOLAT H U，KIRAZLI Y，et al. The effects of upper extremity aerobic exercise in patients with spinal cord injury：a randomized controlled study[J]. Eur J Phys Rehabil Med，2017，53（2）：219-227.

[209] BERSCH I，TESINI S，BERSCH U，et al. Functional Electrical Stimulation in Spinal Cord Injury：Clinical Evidence Versus Daily Practice[J]. Artif Organs，2015，39（10）：849-854.

[210] SADOWSKY C L，HAMMOND E R，STROHL A B，et al. Lower extremity functional electrical stimulation cycling promotes physical and functional recovery in chronic spinal cord injury[J]. J Spinal Cord Med，2013，36（6）：623-631.

[211] MCCAUGHEY E J，BOROTKANICS R J，GOLLEE H，et al. Abdominal functional electrical stimulation to improve respiratory function after spinal cord injury：a systematic review and meta-analysis[J]. Spinal Cord，2016，54（9）：628-639.

[212] WILBANKS S R，ROGERS R，POOL S，et al. Effects of functional electrical stimulation assisted rowing on aerobic fitness and shoulder pain in manual wheelchair users with spinal cord injury[J]. J Spinal Cord Med，2016，39（6）：645-654.

[213] KAPADIA N，MASANI K，CATHARINE C B，et al. A randomized trial of functional electrical stimulation for walking

in incomplete spinal cord injury: Effects on walking competency[J]. J Spinal Cord Med, 2014, 37(5): 511-524.

[214] TAYLOR J A, PICARD G, WIDRICK J J. Aerobic capacity with hybrid FES rowing in spinal cord injury: comparison with arms-only exercise and preliminary findings with regular training[J]. PM R, 2011, 3(9): 817-824.

[215] BRUROK B, TORHAUG T, KARLSEN T, et al. Effect of lower extremity functional electrical stimulation pulsed isometric contractions on arm cycling peak oxygen uptake in spinal cord injured individuals[J]. J Rehabil Med, 2013, 45(3): 254-259.

[216] TAYLOR J A, PICARD G, PORTER A, et al. Hybrid functional electrical stimulation exercise training alters the relationship between spinal cord injury level and aerobic capacity[J]. Arch Phys Med Rehabil, 2014, 95(11): 2172-2179.

[217] IBITOYE M O, HAMZAID N A, HASNAN N, et al. Strategies for Rapid Muscle Fatigue Reduction during FES Exercise in Individualswith Spinal Cord Injury: A Systematic Review[J]. PLoS One, 2016, 11(2): e149024.

[218] MOHAMAD N Z, HAMZAID N A, DAVIS G M, et al. Mechanomyography and Torque during FES-Evoked Muscle Contractions to Fatigue in Individuals with Spinal Cord Injury[J]. Sensors(Basel), 2017, 17(7).

[219] TEFERTILLER C, GERBER D. Step Ergometer Training Augmented With Functional Electrical Stimulation in Individuals With Chronic Spinal Cord Injury: A Feasibility Study[J]. Artif Organs, 2017, 41(11): E196-E202.

[220] ANDRE-OBADIA N, PEYRON R, MERTENS P, et al. Transcranial magnetic stimulation for pain control. Double-blind study of different frequencies against placebo, and correlation with motor cortex stimulation efficacy[J]. Clin Neurophysiol, 2006, 117(7): 1536-1544.

[221] DEFRIN R, GRUNHAUS L, ZAMIR D, et al. The effect of a series of repetitive transcranial magnetic stimulations of the motor cortex on central pain after spinal cord injury[J]. Arch Phys Med Rehabil, 2007, 88(12): 1574-1580.

[222] KHEDR E M, KOTB H, KAMEL N F, et al. Longlasting antalgic effects of daily sessions of repetitive transcranial magnetic stimulation in central and peripheral neuropathic pain[J]. J Neurol Neurosurg Psychiatry, 2005, 76(6): 833-838.

[223] LEFAUCHEUR J P, DROUOT X, MENARD-LEFAUCHEUR I, et al. Neurogenic pain relief by repetitive transcranial magnetic cortical stimulation depends on the origin and the site of pain[J]. J Neurol Neurosurg Psychiatry, 2004, 75(4): 612-616.

[224] PEREZ M A, LUNGHOLT B K, NIELSEN J B. Short-term adaptations in spinal cord circuits evoked by repetitive transcranialmagnetic stimulation: possible underlying mechanisms[J]. Exp Brain Res, 2005, 162(2): 202-212.

[225] QUARTARONE A, BAGNATO S, RIZZO V, et al. Distinct changes in cortical and spinal excitability following high-frequency repetitive TMS to the human motor cortex[J]. Exp Brain Res, 2005, 161(1): 114-124.

[226] VALERO-CABRE A, OLIVERI M, GANGITANO M, et al. Modulation of spinal cord excitability by subthreshold repetitive transcranial magnetic stimulation of the primary motor cortex in humans[J]. Neuroreport, 2001, 12(17): 3845-3848.

[227] CENTONZE D, KOCH G, VERSACE V, et al. Repetitive transcranial magnetic stimulation of the motor cortex ameliorates spasticity in multiple sclerosis[J]. Neurology, 2007, 68(13): 1045-1050.

[228] VALLE A C, DIONISIO K, PITSKEL N B, et al. Low and high frequency repetitive transcranial magnetic stimulation for the treatment of spasticity[J]. Dev Med Child Neurol, 2007, 49(7): 534-538.

[229] BELCI M, CATLEY M, HUSAIN M, et al. Magnetic brain stimulation can improve clinical outcome in incomplete spinal cord injured patients[J]. Spinal Cord, 2004, 42(7): 417-419.

[230] FREGNI F, BOGGIO P S, LIMA M C, et al. A sham-controlled, phase II trial of transcranial direct current stimulation forthe treatment of central pain in traumatic spinal cord injury[J]. Pain, 2006, 122(1-2): 197-209.

[231] YOON E J, KIM Y K, KIM H R, et al. Transcranial direct current stimulation to lessen neuropathic pain after spinal cord injury: a mechanistic PET study[J]. Neurorehabil Neural Repair, 2014, 28(3): 250-259.

[232] MEHTA S, MCINTYRE A, GUY S, et al. Effectiveness of transcranial direct current stimulation for the management of neuropathic pain after spinal cord injury: a meta-analysis[J]. Spinal Cord, 2015, 53(11): 780-785.

[233] THIBAUT A, CARVALHO S, MORSE L R, et al. Delayed pain decrease following M1 tDCS in spinal cord injury: A randomized controlled clinical trial[J]. Neurosci Lett, 2017, 658: 19-26.

[234] WRIGLEY P J, GUSTIN S M, MCINDOE L N, et al. Longstanding neuropathic pain after spinal cord injury is

refractory to transcranial direct current stimulation: a randomized controlled trial[J]. Pain, 2013, 154(10): 2178-2184.

[235] SOLER M D, KUMRU H, PELAYO R, et al. Effectiveness of transcranial direct current stimulation and visual illusion on neuropathic pain in spinal cord injury[J]. Brain, 2010, 133(9): 2565-2577.

[236] KUMRU H, SOLER D, VIDAL J, et al. The effects of transcranial direct current stimulation with visual illusion in neuropathic pain due to spinal cord injury: an evoked potentials and quantitative thermal testing study[J]. Eur J Pain, 2013, 17(1): 55-66.

[237] LI S, STAMPAS A, FRONTERA J, et al. Combined transcranial direct current stimulation and breathing-controlled electrical stimulation for management of neuropathic pain after spinal cord injury[J]. J Rehabil Med, 2018, 50(9): 814-820.

[238] RAITHATHA R, CARRICO C, POWELL E S, et al. Non-invasive brain stimulation and robot-assisted gait training after incompletespinal cord injury: A randomized pilot study[J]. NeuroRehabilitation, 2016, 38(1): 15-25.

[239] YAMAGUCHI T, FUJIWARA T, TSAI Y A, et al. The effects of anodal transcranial direct current stimulation and patterned electrical stimulation on spinal inhibitory interneurons and motor function in patients with spinal cord injury[J]. Exp Brain Res, 2016, 234(6): 1469-1478.

[240] CORTES M, MEDEIROS A H, GANDHI A, et al. Improved grasp function with transcranial direct current stimulation in chronic spinal cord injury[J]. NeuroRehabilitation, 2017, 41(1): 51-59.

[241] KUMRU H, MURILLO N, BENITO-PENALVA J, et al. Transcranial direct current stimulation is not effective in the motor strength and gait recovery following motor incomplete spinal cord injury during Lokomat((R))gait training[J]. Neurosci Lett, 2016, 620: 143-147.

[242] DA S F, BROWNE R A, PINTO C B, et al. Transcranial direct current stimulation in individuals with spinal cord injury: Assessment of autonomic nervous system activity[J]. Restor Neurol Neurosci, 2017, 35(2): 159-169.

[243] ISRAEL J F, CAMPBELL D D, KAHN J H, et al. Metabolic costs and muscle activity patterns during robotic- and therapist-assisted treadmill walking in individuals with incomplete spinal cord injury[J]. Phys Ther, 2006, 86(11): 1466-1478.

[244] DOBKIN B, APPLE D, BARBEAU H, et al. Weight-supported treadmill vs over-ground training for walking after acute incomplete SCI[J]. Neurology, 2006, 66(4): 484-493.

[245] HORNBY T G, ZEMON D H, CAMPBELL D. Robotic-assisted, body-weight-supported treadmill training in individuals following motor incomplete spinal cord injury[J]. Phys Ther, 2005, 85(1): 52-66.

[246] DO E S C, SWAROWSKY A, RECCHIA T L, et al. Is body weight-support treadmill training effective in increasing muscle trophism after traumatic spinal cord injury? A systematic review[J]. Spinal Cord, 2015, 53(3): 176-181.

[247] BEHRMAN A L, HARKEMA S J. Locomotor training after human spinal cord injury: a series of case studies[J]. Phys Ther, 2000, 80(7): 688-700.

[248] 高峰, 杜良杰, 李建军. 脊髓损伤患者的下肢功能重建: 智能化康复手段 [J]. 中国康复理论与实践, 2008(09): 845-846.

[249] SOYUPEK F, SAVAS S, OZTURK O, et al. Effects of body weight supported treadmill training on cardiac and pulmonary functions in the patients with incomplete spinal cord injury[J]. J Back Musculoskelet Rehabil, 2009, 22(4): 213-218.

[250] HUBSCHER C H, HERRITY A N, WILLIAMS C S, et al. Improvements in bladder, bowel and sexual outcomes following task-specific locomotor training in human spinal cord injury[J]. PLoS One, 2018, 13(1): e190998.

[251] LU Z, TONG K Y, SHIN H, et al. Robotic Hand-Assisted Training for Spinal Cord Injury Driven by Myoelectric Pattern Recognition: A Case Report[J]. Am J Phys Med Rehabil, 2017, 96(10 Suppl 1): S146-S149.

[252] CORTES M, ELDER J, RYKMAN A, et al. Improved motor performance in chronic spinal cord injury following upper-limb robotic training[J]. NeuroRehabilitation, 2013, 33(1): 57-65.

[253] ZARIFFA J, KAPADIA N, KRAMER J L, et al. Feasibility and efficacy of upper limb robotic rehabilitation in a subacute cervical spinal cord injury population[J]. Spinal Cord, 2012, 50(3): 220-226.

[254] NAM K Y, KIM H J, KWON B S, et al. Robot-assisted gait training(Lokomat)improves walking function and activity inpeople with spinal cord injury: a systematic review[J]. J Neuroeng Rehabil, 2017, 14(1): 24.

[255] ASSELIN P, KNEZEVIC S, KORNFELD S, et al. Heart rate and oxygen demand of powered exoskeleton-assisted walking in persons with paraplegia[J]. J Rehabil Res Dev, 2015, 52(2): 147-158.

[256] ELLAPEN T J, HAMMILL H V, SWANEPOEL M, et al. The benefits of hydrotherapy to patients with spinal cord injuries[J]. Afr J Disabil, 2018, 7(0): 450.

[257] STEVENS S L, CAPUTO J L, FULLER D K, et al. Effects of underwater treadmill training on leg strength, balance, and walking performance in adults with incomplete spinal cord injury[J]. J Spinal Cord Med, 2015, 38(1): 91-101.

[258] STEVENS S L, MORGAN D W. Heart rate response during underwater treadmill training in adults with incomplete spinal cord injury[J]. Top Spinal Cord Inj Rehabil, 2015, 21(1): 40-48.

[259] IUCKSCH D D, ISRAEL V L, RIBAS D I, et al. Gait characteristics of persons with incomplete spinal cord injury in shallow water[J]. J Rehabil Med, 2013, 45(9): 860-865.

[260] BEST K L, ARBOUR-NICITOPOULOS K P, SWEET S N. Community-based physical activity and wheelchair mobility programs for individuals with spinal cord injury in Canada: Current reflections and future directions[J]. J Spinal Cord Med, 2017, 40(6): 777-782.

[261] HOSSEINI S M, OYSTER M L, KIRBY R L, et al. Manual wheelchair skills capacity predicts quality of life and community integration in persons with spinal cord injury[J]. Arch Phys Med Rehabil, 2012, 93(12): 2237-2243.

[262] FREIXES O, FERNANDEZ S A, GATTI M A, et al. Shoulder Functional Electrical Stimulation During Wheelchair Propulsion in Spinal Cord Injury Subjects[J]. Top Spinal Cord Inj Rehabil, 2017, 23(2): 168-173.

[263] SAWATZKY B, DIGIOVINE C, BERNER T, et al. The need for updated clinical practice guidelines for preservation of upper extremities in manual wheelchair users: a position paper[J]. Am J Phys Med Rehabil, 2015, 94(4): 313-324.

[264] YEO S S, KWON J W. Wheelchair Skills Training for Functional Activity in Adults with Cervical Spinal Cord Injury[J]. Int J Sports Med, 2018, 39(12): 924-928.

[265] TANG J, LIU Y, HU D, et al. Towards BCI-actuated smart wheelchair system[J]. Biomed Eng Online, 2018, 17(1): 111.

[266] PORTNOVA A A, MUKHERJEE G, PETERS K M, et al. Design of a 3D-printed, open-source wrist-driven orthosis for individuals with spinal cord injury[J]. PLoS One, 2018, 13(2): e193106.

[267] YEO J D. The use of hyperbaric oxygen to modify the effects of recent contusion injury tothe spinal cord[J]. Cent Nerv Syst Trauma, 1984, 1(2): 161-165.

[268] TAN J W, ZHANG F, LIU H J, et al. Hyperbaric oxygen ameliorated the lesion scope and nerve function in acute spinal cord injury patients: A retrospective study[J]. Clin Biochem, 2018, 53: 1-7.

[269] FENG J J, LI Y H. Effects of hyperbaric oxygen therapy on depression and anxiety in the patients with incomplete spinal cord injury (a STROBE-compliant article)[J]. Medicine (Baltimore), 2017, 96(29): e7334.

[270] DAYAN K, KESER A, KONYALIOGLU S, et al. The effect of hyperbaric oxygen on neuroregeneration following acute thoracic spinal cord injury[J]. Life Sci, 2012, 90(9-10): 360-364.

[271] DLOUHY B J, AWE O, RAO R C, et al. Autograft-derived spinal cord mass following olfactory mucosal cell transplantation in a spinal cord injury patient: Case report[J]. J Neurosurg Spine, 2014, 21(4): 618-622.

[272] NORI S, OKADA Y, NISHIMURA S, et al. Long-term safety issues of iPSC-based cell therapy in a spinal cord injury model: oncogenic transformation with epithelial-mesenchymal transition[J]. Stem Cell Reports, 2015, 4(3): 360-373.

[273] BROMMER B, ENGEL O, KOPP M A, et al. Spinal cord injury-induced immune deficiency syndrome enhances infection susceptibility dependent on lesion level[J]. Brain, 2016, 139(Pt 3): 692-707.

[274] GOLDMAN S A. Patience pays in spinal repair[J]. J Clin Invest, 2017, 127(9): 3284-3286.

[275] KWON B K, OKON E, HILLYER J, et al. A systematic review of non-invasive pharmacologic neuroprotective treatments foracute spinal cord injury[J]. J Neurotrauma, 2011, 28(8): 1545-1588.

[276] A randomized, controlled trial of methylprednisolone or naloxone in the treatment of acute spinal-cord injury[J]. N Engl J Med, 1990, 323(17): 1207-1209.

[277] BRACKEN M B, SHEPARD M J, HOLFORD T R, et al. Administration of methylprednisolone for 24 or 48 hours or tirilazad mesylate for 48 hours in the treatment of acute spinal cord injury. Results of the Third National Acute Spinal Cord Injury Randomized Controlled Trial. National Acute Spinal Cord Injury Study[J]. JAMA, 1997, 277(20): 1597-1604.

[278] POINTILLART V, PETITJEAN M E, WIART L, et al. Pharmacological therapy of spinal cord injury during the acute phase[J]. Spinal Cord, 2000, 38（2）: 71-76.

[279] GEISLER F H, DORSEY F C, COLEMAN W P. Recovery of motor function after spinal-cord injury--a randomized, placebo-controlled trial with GM-1 ganglioside[J]. N Engl J Med, 1991, 324（26）: 1829-1838.

[280] GEISLER F H, COLEMAN W P, GRIECO G, et al. The Sygen multicenter acute spinal cord injury study[J]. Spine（Phila Pa 1976）, 2001, 26（24 Suppl）: S87-S98.

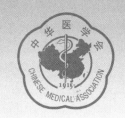

第14章

脊髓损伤的水疗康复指南与专家共识

脊髓损伤（spinal cord injury，SCI）是由于各种原因引起的脊髓结构和功能损害，造成损伤水平以下脊髓神经功能（运动、感觉、括约肌及自主神经功能）的障碍[1]。脊髓损伤根据致病因素分创伤性及非创伤性两大类，均会造成不同程度的四肢瘫或截瘫，是一种严重致残性损伤，给患者、家庭及社会造成巨大负担[1,2]。脊髓损伤后几乎累及人体的每一个系统，并发症多，因此治疗具有复杂、困难、时间长、费用高及效率低等特点[3]。目前，脊髓损伤尚无特效治疗方法，主要采用多学科团队综合治疗模式，其中，水疗康复是一种独具特色的物理治疗项目，兼具物理因子治疗与运动治疗的特点，对于脊髓损伤患者有诸多益处。

（李建军）

水疗是指利用水的理化性质作用于人体以调节身心功能障碍的各种治疗方法[4]。水疗康复主要包括浸浴式和非浸浴式两种，前者需要患者将全身或局部肢体浸泡于水中，如各种浸浴疗法及水中运动治疗，后者包括冲淋、灌洗、包裹等形式。虽然水疗康复在脊髓损伤患者中的应用较为广泛，是大型康复中心常用的治疗方法，但是国内外尚无相关专家共识或临床指南发表[5,6]。为了促进脊髓损伤水疗康复的发展、提高水疗康复质量、指导水疗临床实践，本共识参考国内外相关研究、指南、标准和文献，以世界卫生组织《国际功能、残疾和健康分类》（International Classification of Functioning, Disability and Health，ICF）的框架为指导，系统总结了脊髓损伤水疗康复的规范化评定和治疗方法[7,8]。

（丛　芳）

一、原理及作用

（一）基于 ICF 理念的脊髓损伤水疗康复思考框架

作为一种严重的中枢神经系统疾病，脊髓损伤可造成 ICF 身体功能与结构、活动及参与各个层面上的功能障碍，如肌力障碍、肌张力障碍、感觉功能障碍、二便障碍、疼痛、步行能力障碍、社会参与障碍等[9]。水疗康复提供了一种特殊的治疗环境，水的机械、温度及化学效应作用于人体可产生一系列生理效应，从而给脊髓损伤患者带来广泛影响[4]。实施脊髓损伤水疗康复时要充分考虑这些影响，利用有利因素进行治疗，同时，避免不利因素带来的潜在危害，总之，临床实践中应充分发挥水疗的治疗效应并减少不良反应，以在 ICF 各个维度上改善患者的功能障碍（图 14-1）。此外，由于水疗康复并非必做不可的治疗项目，且花费较大，在进行水疗临床决策时，也要充分考虑环境因素和个人因素，如患者本人对水中运动的喜爱程度、动机与依从性、伤病前的游泳经验以及照护人员意愿、费用来源和家庭支持等[10]。

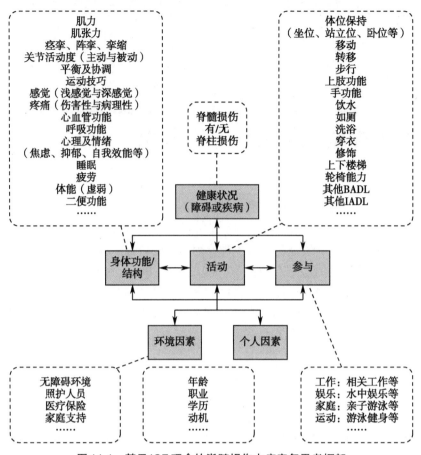

图 14-1　基于 ICF 理念的脊髓损伤水疗康复思考框架

（崔　尧　李建军）

（二）脊髓损伤水疗康复的作用原理与治疗效应

基于水的物理性质和人体处于水环境中的生理效应，水疗康复应用于脊髓损伤患者有着坚实的科学基础与明确的治疗效应，水的温度刺激、机械刺激及化学刺激可在 ICF 各个维度上为患者带来积极影响[11, 12]（表 14-1）。水疗康复对脊髓损伤的最大治疗价值在于可以让患者进行许多陆上无法完成的运动训练并强化治疗效果。此外，对于瘫痪患者，浮力明显减轻脊柱重力轴向压力和剪切力，水中阻力可用于控制运动速度，还可以借助训练器具设计动作从而扩大安全活动范围。例如，浮力提供了大小可调的减重环境，陆上行动不便甚至无法脱离轮椅的脊髓损伤患者可以在水中独立进行站立、蹲起、步行、漂浮、游泳、体位转移等康复训练，同时，"自由运动"的体验可带来一定的心理益处；再如，静水压持续作用于胸廓，可以协助进行呼吸肌强化训练，结合游泳等其他有氧训练，能够有效增强心肺耐力并维持有氧运动能力，相对于陆上物理治疗方法具有一定的优势；又如，黏滞阻力的存在，使得水中运动的力学冲击较小，且运动速度较慢，患者在其中进行运动更为安全，发生跌倒时有足够的时间作出反应，这可极大地缓解摔倒恐惧心理，减少跌倒损伤的发生[4, 13]。同时，水疗也具有缓解疼痛、调节肌张力、减轻痉挛、提高舒适度、缓解疲劳等作用，有利于脊髓损伤患者的康复。

需要注意的是，治疗师需要考虑到瘫痪者肌力和感觉缺失或减退的程度，采用特殊设备和设施提供适当的支持和保护，在训练时还要考虑到骨密度降低导致的骨折风险。

（丛　芳　岳寿伟）

表 14-1 脊髓损伤水疗康复的作用原理与治疗效应

物理性质		生理效应	治疗作用
温度刺激	热	促进血管舒张,加速血液流动,加快新陈代谢,促进废物清除,增强感觉输入,降低血液黏度,提高疼痛阈值,促进身心放松,增加胶原纤维延展性,加快神经传导速度等	消炎,缓解疼痛,促进疲劳恢复,降低肌张力,缓解痉挛,减轻挛缩,软化瘢痕并促进组织吸收,镇静催眠,缓解焦虑,改善睡眠质量,促进身心放松,改善心理状态等
	冷	促进血管收缩、减慢血流速度、增强感觉输入、提高疼痛阈值、减慢神经传导速度、辅助身体散热等	控制早期炎症,缓解疼痛,降低肌张力,消除水肿,振奋精神,辅助人体散热,提高兴奋性,促进主动活动等。在脊髓损伤中应用较少,通常为局部应
	冷热交替	血管交替舒张与收缩,增强血管平滑肌运动,增强感觉输入,提高疼痛阈值等	增强血管适应性,缓解疼痛,消除水肿,促进疲劳恢复,提高机体免疫力等。在脊髓损伤中应用较少,通常为局部应用
机械刺激	静水压	促进静脉及淋巴回流,增加中心血量,增加每搏输出量,降低心率,降低收缩压,增加胸廓扩张阻力,增强感觉输入,产生利尿作用,促进钠、钾离子排出等	消除水肿,减少组织液渗出,促进瘢痕组织吸收,对关节、韧带及肌肉产生一定的加压作用,强化心肌,强化呼吸肌,改善肾功能等
	浮力	产生"减重"效应、"支托"效应、"缓冲"效应,借助浮力进行支托、辅助或抗阻训练,使水中运动相对而言更为"轻松""安全""有效"	辅助进行减重步行训练、肌力训练、平衡及协调性训练、牵张训练、关节活动度训练、跌倒预防训练、敏捷性训练、旋转动作训练、体位转移训练等
	黏滞性	产生黏滞阻力,抵消惯性动量,增加运动时的能量消耗;产生缓冲效应,延缓动作速度,增加运动的安全性	提供速度依赖性的阻力,进行抗阻训练;提供安全的缓冲环境,进行跌倒预防训练;给予充分的反应时间,进行运动再学习训练;以较慢的速度达到同等的能量消耗,进行心肺耐力训练等
	表面张力	在水与空气的交界面运动时提供阻力;减小表面张力可以增强清洁效应	在水面进行抗阻训练以增强肌力;添加表面活性剂等物质可以增强清洁效应
	流动性	产生清洁效应,带走敷料、碎屑、渗出物等,改善局部卫生;水流产生"微细按摩"作用	改善伤口微环境,促进创面愈合,用于伤口管理及压疮康复;产生"微细按摩"效应,放松肌肉
	气泡	气泡破碎时产生微弱的击打力,起到"微细按摩"作用;气泡与水导热性不同,产生温差,促进对流	加强代谢、缓解疼痛、促进疲劳恢复、促进身心放松等
	喷流、涡流	水流或水柱冲击,产生机械按摩作用,对疼痛局部的加压,刺激粗纤维;提供阻力或助力,辅助运动训练;增强感觉输入,调节自主神经系统;产生镇痛物质等	借助水流进行各类训练、缓解疼痛、缓解疲劳、促进感觉恢复等
	湍流	提供随机的力学扰动,加大运动阻力,增加训练难度;产生"微细按摩"作用;增强感觉输入	进行肌力增强训练、动态平衡训练、协调性训练、运动控制训练、敏捷性训练等,缓解疼痛,促进感觉恢复等
化学刺激	各类溶质	溶解各类药物(西药及中药)、抗菌剂、表面活性剂等化学物质,起到清洁消毒、软化瘢痕、促进创面愈合等作用	清创、移除敷料、改善创面微环境、促进伤口愈合、皮肤润滑、改善皮肤状态。可用于脊髓损伤者压疮、伤口、创面、切口等的处理

(崔　尧　何成奇)

二、规范化诊疗流程

（一）介入时间

脊髓损伤的治疗大体可分为急性期（伤后2周内）、亚急性期（伤后2周～4周）及恢复期或慢性期（伤后4周以上）；一般而言，水疗康复的介入时间在伤后或术后4周以后，此时患者生命体征稳定，症状不再进展，并且通常已经进行了一定时间的基础性康复治疗[3]。需要强调的是，脊髓损伤患者病情复杂，具体介入时间需要仔细评估损伤程度、损伤节段、是否进行过手术治疗等因素，必须和临床医生、本人、家属充分沟通，认真评估，在确保患者安全的前提下进行。

（李红玲　武　亮）

（二）整体流程

现将脊髓损伤水疗康复的规范化诊疗流程总结如下（图14-2）。简而言之，水疗的一般诊疗流程为：康复医师对门诊或住院患者进行临床检查和康复评价，并参考临床医师的建议，排除绝对禁忌证，确定治疗项目，开出水疗处方，治疗师接诊后对患者进行详细康复评价、设定康复目标并制订水疗康复计划，针对治疗中可能出现的危险做好防控措施，按计划执行并记录，最后做好疗效评价及治疗总结[5,14]。

（崔　尧　刘朝晖）

根据国际相关协会的推荐意见，设定康复目标时要符合SMART原则，即明确具体的（specific）、能够测量的（measurable）、可以达成的（attainable）、现实可行的（realistic）、有时间限制（time-bound）[15]；同时，根据以功能性活动为主的康复理念，推荐制定目标时要优先关注ICF活动层面的目标，然后是身体功能与结构层面的目标，最后是参与层面的目标[9]。医疗文书建议采用国际通用SOAP格式，即主观（Subjective）、客观（Objective）、评价（Assessment）、计划（Plan）[16]。

（丛　芳　黄东锋）

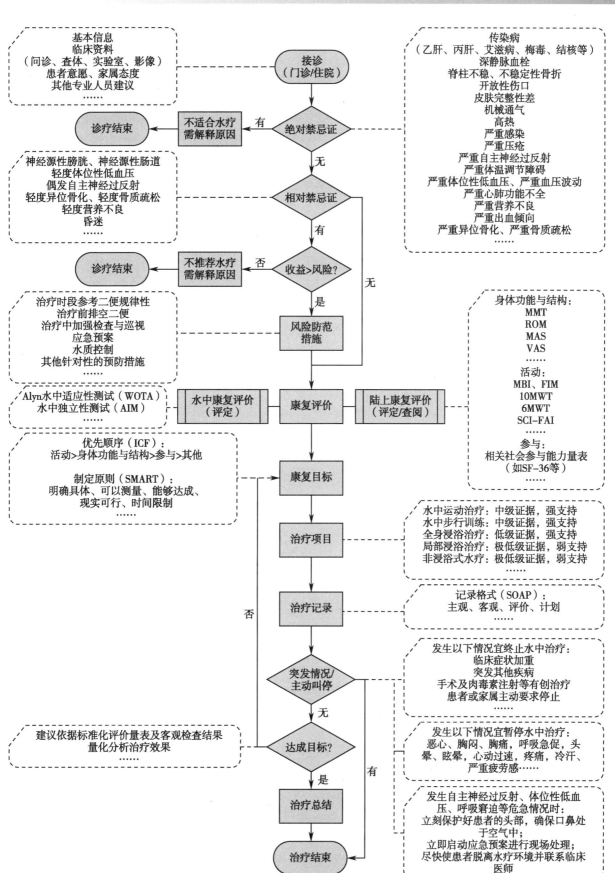

图 14-2 脊髓损伤水疗康复的规范化诊疗流程

（崔 尧 李建军）

三、评定方法

为了设定个体化的水疗康复目标与康复计划,需要对脊髓损伤患者进行全面系统的临床评定与康复评定。一般而言,康复评价需要康复医师、康复治疗师及康复护士等多种角色共同完成。其中,临床评定主要是为了排除危险因素,预测恢复潜力;康复评定主要是为了了解存在的功能障碍问题,细化水疗康复方案。需要注意的是,接受水中治疗时,大多数临床评定及陆上康复评价已由康复团队其他成员完成,水疗康复团队可以通过查阅临床资料收集相关信息。需要强调的是,对于水疗过程中的危险因素,要进行全面仔细的专科评价,比如伤口与皮肤完整性、骨折愈合情况(尤其要重视脊柱骨折及多发性骨折)、造瘘及切口情况、二便控制能力、心肺功能情况、压疮的严重程度、下肢深静脉血栓以及血管内斑块的严重程度、危险意识、自我保护意识、攻击倾向、认知障碍、癫痫、传染病等各种并发症及心理问题[5, 14]。

(丛　芳　何成奇)

(一)临床评定

1. 疾病严重程度评定　推荐应用脊髓损伤神经学分类国际标准(International Standards for Neurological Classification of Spinal Cord Injury, ISNCSCI)对脊髓损伤的严重程度进行评定[17, 18]。

推荐由脊柱外科或骨科医师给出脊柱稳定性评定结论。

2. 实验室检查　推荐进行血常规、尿常规、凝血功能、肾功能、电解质、输血前筛查、传染病筛查(乙肝、丙肝、艾滋病、梅毒、结核病等)、血浆 D- 二聚体测定。重点关注传染病、凝血及血栓等方面的化验指标。

3. 影像学检查　推荐全脊柱 X 线片及胸片、下肢静脉彩超、骨密度检查等。

4. 其他　患者目标与期望、现病史、既往史、手术史、药物史、社会史等。根据 ICF 框架,要重视患者及家属的主观意愿与主要目标。此外,也可进行神经电生理检查,以确定脊髓神经传导通路的完整性。

(丛　芳　吴　霜)

(二)陆上康复评定

1. 身体功能与结构层面的评定

(1)肌力:推荐徒手肌力检查(Manual Muscle Test, MMT);

(2)肌张力:推荐改良 Ashworth 肌张力分级量表(Modified Ashworth Scale, MAS)、Tardieu 量表(Tardieu Scale);

(3)关节活动度:推荐测量主动与被动关节活动度(Range of Motion, ROM);

(4)平衡:推荐 Berg 平衡量表(Berg Balance Scale, BBS);

(5)疼痛:推荐视觉模拟评分法(Visual Analogue Scale, VAS)、数字评分量表(Number Rating Scale, NRS)或简化 McGill 疼痛问卷(Short-Form Of McGill Pain Questionnaire, SF-MPQ);

(6)水肿:推荐肢体周径测量;

(7)感觉:推荐参考 ISNCSCI,推荐根据需要进行温度觉及深感觉评定;

(8)疲劳及体力活动消耗水平:推荐 Borg 自觉疲劳程度量表(Borg Rate of Perceived Exertion, RPE)、疲劳严重程度量表(Fatigue Severity Scale, FSS);

(9)肺功能:推荐进行全面肺功能检测,无法实现时选用肺活量(Vital Capacity, VC)作为主要指标;

(10)心功能:推荐进行心功能检测,无法实现时选用纽约心脏病学会心功能分级(NYHA Classification Grading of Cardiac Function, NYHA)与心率(Heart Rate, HR)作为主要指标;

(11)心理:推荐贝克抑郁量表(Beck Depression Inventory, BDI)、贝克焦虑量表(Beck Anxiety Inventory, BAI)以及汉密尔顿抑郁量表(Hamilton Depression Scale, HAMD)和汉密尔顿焦虑量表(Hamilton Anxiety Scale, HAMA)等;

(12)睡眠:推荐匹兹堡睡眠质量指数(Pittsburgh Sleep Quality Index, PSQI);

（13）压疮：推荐 Braden 量表（Braden Scale）；

（14）身体成分及营养状况：推荐计算体重指数（Body Mass Index，BMI）；

（15）认知：如果需要，如合并脑外伤时，可进行简易精神状况检查（Mini Mental State Examination，MMSE）或格拉斯哥昏迷评分（Glasgow Coma Scale，GCS）等认知检查。

2. 活动层面的评定

（1）日常生活活动能力：推荐改良 Barthel 指数（Modified Barthel Index，MBI）、功能独立性评定量表（Functional Independence Measure，FIM）、脊髓独立性量表（Spinal Cord Independence Measure，SCIM）等[19, 20]。

（2）步行能力：推荐 10 米步行试验（10-metre Walk Test，10MWT）、6 分钟步行试验（6-minute Walking Test，6MWT）、脊髓损伤步行指数（Walking Index For Spinal Cord Injury，WISCI）、脊髓损伤功能步行量表（Spinal Cord Injury Functional Ambulation Inventory，SCI-FAI）、起立 - 行走计时试验（Timed Up & Go Test，TUG）等。

3. 参与层次的评定　推荐采用访谈法或问卷法对水疗康复为患者在工作、娱乐、家庭等方面带来的影响进行评定，如健康状况调查简表（Medical Outcomes Study Health Survey Short Form-36 Item，SF-36）等。

（丛　芳　张志强）

（三）水中康复评定

浸浴疗法及非浸浴式水疗的治疗目的多集中在缓解痉挛、减轻疼痛、消除水肿、扩大关节活动度等方面，所用的康复评价与陆上基本一致，推荐选用国际通用的评价量表或方法。对于进行水中运动治疗的患者，需要对患者的水中功能活动能力进行评价，推荐使用 Alyn 水中适应性测试量表（Water Orientation Test of Alyn，WOTA）或水中独立性量表（Aquatic Independence Measure，AIM）进行水中心理适应能力、呼吸控制能力及运动能力的评定[21-25]。WOTA 分 2 个版本——WOTA1 和 WOTA2；WOTA1 中文版共包括 13 个条目，专为无法听从口头指令的儿童设计，适用于 4 岁以下及存在认知障碍或严重运动障碍的 8 岁以下儿童；WOTA2 包括 27 个条目，适用于能够理解并执行简单口令的患者[21-25]。AIM 包括 22 个条目，可用于评价水中适应性及初级游泳能力[21-25]。

（廖麟荣　李　岩）

四、治疗方法

脊髓损伤的水疗康复方法种类多样，内容丰富，技术分类不一，本文根据相关文献将常用的水疗技术分为五类，对纳入的研究根据英国牛津循证医学中心（Oxford Centre for Evidence Based Medicine，OCEBM）的证据水平进行分级，并采用美国物理治疗协会（American Physical Therapy Association，APTA）使用的推荐等级标准进行推荐强度分级[26, 27]。OCEBM 将证据质量分为 I 级、II 级、III 级、IV 级、V 级 5 级[26]。APTA 推荐等级分为 A、B、C、D、E、F 推荐，分别代表强证据、中等证据、弱证据、相互矛盾的证据、理论 / 基础证据、专家意见[26]。

本专家共识对水疗康复在脊髓损伤康复中的应用方面的临床证据做系统检索分析，并根据上述标准进行证据等级与推荐等级分级。系统检索了 CNKI、万方、维普、Cochrane 数据库、Pubmed/Medline、Embase、CINAHL、PsychInfo、Sciecedirect、Ovid、SPORTDiscus 等数据库，检索范围为从建库到 2018 年 12 月。需要注意的是，无论进行何种治疗，发生自主神经过反射、体位性低血压、呼吸窘迫等危急情况时，都要立刻保护好患者的头部，确保口鼻处于空气中并立即启动应急预案进行现场处理，尽快使患者脱离水疗环境并联系临床医师。

（崔　尧　李建军）

（一）水中运动治疗

水中运动治疗（aquatic therapeutic exercise），简称水中运动（aquatic exercise），即在水环境中进行的一种运动疗法，是指通过浸于水中进行针对性运动治疗，充分利用水的物理性质，发挥水疗的主动及被动治疗效应以改善患者的身体结构和功能、活动及参与能力的一种康复治疗方法，多在大中型运动水疗池中进行。因为主动康复理念的普及，目前，水疗领域的临床研究多集中在水中运动治疗领域。

Chunxiao Li 等学者发表了水中运动治疗对脊髓损伤患者身体功能与健康状况影响的系统评价，结果显示：水中运动治疗可以改善脊髓损伤患者的身体功能和有氧适能，有助于提高患者的肺活量、心肺耐力、下肢肌力、步行能力及功能独立性，但纳入的 8 项临床研究的实验设计质量普遍不高[8]（Ⅱ级证据）。Terry J. Ellapen 等学者发表了水疗对脊髓损伤患者的康复疗效的系统评价，结果显示：水疗可以改善脊髓损伤患者的步态运动学、心肺功能、体温调节功能，此外，水疗有助于缓解痉挛和疼痛[10]（Ⅱ级证据）。Recio 等学者对多项临床研究进行了总结，得出如下结论：基于水的独特的物理性质，水疗可以提高脊髓损伤患者的功能能力，改善步态功能，缓解肌张力，提高呼吸功能，但在临床实践中，水疗这一治疗形式并未得到充分应用[66]（Ⅲ级证据）。Broach 等学者的研究显示，游泳治疗可以提高脊髓损伤患者的有氧耐力及肺活量，降低体质指数（Ⅳ级证据）[32]。

推荐意见：强推荐使用水中运动治疗（Ⅱ级证据，B 级推荐）

（丛　芳　蒋天裕）

（二）水中步行训练

水中步行训练是指在水环境中进行的以步行功能为主的运动治疗，可以在运动水疗池中进行，也可在专用的步行浴或水中平板步行训练设备中进行[39-42]。水中步行训练是减重步行训练的一种形式，减重量的大小可以通过调节水深来改变浮力实现，与悬吊带式的减重训练设备相比，水中步行训练更为舒适自然；同时，水的温热、水流冲击等作用可以起到减轻疼痛、缓解痉挛、促进放松等作用，在脊髓损伤患者中应用较多。

刘晓广等学者将 42 例胸腰段不完全性脊髓损伤患者随机分为水中步行训练组与对照组，对比了两组患者的表面肌电图测试结果与美国脊柱损伤学会（ASIA）下肢运动功能、感觉指数评分，结果发现，水中步行训练能进一步改善不完全性胸腰段脊髓损伤患者下肢肌力和神经功能[54]（Ⅱ级证据）。Sandra L. Stevens 等学者研究了水中步行训练对脊髓损伤患者下肢运动功能的影响，结果发现，水中步行训练可以提高患者的下肢肌力、步行速度、平衡能力[40]（Ⅲ级证据）。丛芳等的研究显示，水中平板步行训练有助于改善不完全性脊髓损伤患者的行走距离、最大步速及日常生活能力等指标，在常规康复治疗基础上进行水中平板步行训练，可改善不完全性脊髓损伤患者的运动、感觉功能及生活自理能力[45]（Ⅳ级证据）。

推荐意见：强推荐使用水中运动治疗（Ⅱ级证据，B 级推荐）

（王宏图　龙登毅）

（三）全身浸浴治疗

全身浸浴疗法包括在哈巴德槽、轮椅浴槽、气泡涡流浴等经典水疗设备中进行的浸浴治疗，可以结合小范围的主动或被动运动训练，其中哈巴德槽最为常见，此类治疗以被动浸浴为主，可进行的主动运动较为有限。

向缨红等将 80 例 SCI 肌痉挛患者分为两组，对照组应用常规康复疗法，治疗组在常规康复疗法基础上加硫化氢温泉水疗，治疗前后进行 Ashworth 痉挛评分法评定，研究显示，硫化氢温泉水疗可以有效改善脊髓损伤后肌痉挛[38,56]（Ⅲ级证据）。国内外多本水疗教科书及多名专家将全身浸浴疗法作为脊髓损伤患者的推荐治疗项目[25,63,64]（Ⅴ级证据）。

推荐意见：弱推荐使用全身浸浴治疗（Ⅳ级证据，C 级推荐）

（阳初玉　李建华）

（四）局部浸浴治疗

局部浸浴治疗包括利用半身浴槽、四肢浴槽、坐浴槽等设备进行的水中治疗。在脊髓损伤的治疗中应用较少，相关教材及专家意见中有过描述[4,25,63,64]。

推荐意见：弱推荐使用局部浸浴治疗（Ⅳ级证据，D 级推荐）

（崔　尧　单述刚）

（五）非浸浴式水疗

非浸浴式水疗包括冲淋治疗、灌洗治疗、湿布包裹等治疗方式,在脊髓损伤的治疗中应用较少。

Kath M. Bogie 等学者的研究显示,脉冲灌洗式水疗应用于脊髓损伤后的压疮管理时安全有效[59]（Ⅳ级证据）。Ho C H 等学者的研究显示,脉冲灌洗式水疗有助于Ⅲ期及Ⅳ期压疮的康复,且不会增大感染风险[60, 61]（Ⅳ级证据）。

推荐意见:弱推荐使用非浸浴式水疗（Ⅳ级证据,D 推荐）

（郗淑燕　王　俊）

五、治疗参数推荐

目前,临床研究中脊髓损伤水疗康复的治疗参数差异较大,以水中运动治疗为例,研究中每次治疗的水温从 21～37℃不等,时长从 20～60 分 / 次不等,频次由 2 次 / 周到 7 次 / 周不等,疗程从 20 天到数年不等,具体的运动内容也有一定差异[10, 33]。

根据目前国内水疗现状,推荐的治疗参数如下:水温 33～38℃（运动成分多的项目水温偏低,浸浴成分多的项目水温偏高）,时长 20～40 分 / 次,频次 2～5 次 / 周,20 次 / 疗程,持续 1～3 个疗程。对于具体的水疗技术,如各种浸浴疗法、Halliwick 技术、Bad Ragaz 泳圈疗法、Watsu 技术、Jahara 技术等,目前尚无细化的临床证据,推荐以功能性活动为主,以主动运动为主,以物理治疗师技能为参考,综合利用各种水疗技术[25, 63, 64]。

（丛　芳　陈文华）

六、展望

整体而言,水疗康复在脊髓损伤中的应用较为合理,但从循证医学的角度来看,各种水疗康复项目应用于脊髓损伤的证据质量等级相对偏低,主要问题在于相关文献的方法学质量有待提高、样本量有待扩大、治疗参数及运动处方有待细化,在未来的水疗研究及临床实践中应强化上述内容,以促进脊髓损伤水疗康复的规范化、个体化与精准化[10, 33, 57, 58]。此外,根据国际学术动态,对于重症脊髓损伤患者的水疗康复、社区水疗康复、药浴以及传统水疗项目等仍需加强研究[65-68]。

（崔　尧　刘宏亮）

牵头执笔专家: 丛　芳　李建军

参考文献

[1] 刘根林,周红俊,李建军,等. 脊髓损伤的诊断与康复 [J]. 中国康复理论与实践,2008,14(7):610-613.

[2] 李建军,杨明亮,杨德刚,等. "创伤性脊柱脊髓损伤评估、治疗与康复"专家共识 [J]. 中国康复理论与实践,2017,23(3):274-287.

[3] 杨明亮,李建军,李强,等. 脊柱脊髓损伤临床及康复治疗路径实施方案 [J]. 中国康复理论与实践,2012,18(8):791-796.

[4] BECKER B E. Aquatic Therapy: Scientific Foundations and Clinical Rehabilitation Applications [J]. PM R,2009,1(9):859-872.

[5] FRYE S K,OGONOWSKA-SLODOWNIK A,GEIGLE P R. Aquatic Exercise for People With Spinal Cord Injury [J]. Arch Phys Med Rehabil,2017,98(1):195-197.

[6] 丛芳,崔尧,金龙,等. 国内水疗康复概况与发展趋势 [J]. 世界康复工程与器械,2014,4(2):9-11.

[7] 宋鲁平,王强. 帕金森病康复中国专家共识 [J]. 中国康复理论与实践,2018,24(7):745-752.

[8] LI C,KHOO S FAU - ADNAN A,ADNAN A. Effects of aquatic exercise on physical function and fitness among people with spinal cord injury: A systematic review [J]. Medicine,2017,96(11):e6328.

[9] SOMERS M F. Spinal Cord Injury: Functional Rehabilitation [M]. Philadelphia: Pearson,2009.

[10] ELLAPEN T J,HAMMILL H V,SWANEPOEL M,et al. The benefits of hydrotherapy to patients with spinal cord

injuries [J]. Afr J Disabil, 2018, 7 (1): 450-458.

[11] 丛芳, 崔尧. 水疗康复 [M]// 励建安, 毕胜, 黄晓琳. Delisa 康复医学理论与实践 (第五版). 北京: 人民卫生出版社. 2013: 1283-1295.

[12] 丛芳, 崔尧. 物理因子疗法 //CIFU D X. Braddom's 物理医学与康复医学 [M]. 北京: 科学出版社. 2018: 310-333.

[13] BECKER B E. Biophysiologic Aspects of Hydrotherapy [M]//BECKER B E, CORE A J. comprehensive aquatic therapy. Pullman; Washington State University Publishing. 2011.

[14] BIERING-SøRENSEN F, SCHRöDER A K, WILHELMSEN M, et al. Bacterial contamination of bath-water from spinal cord lesioned patients with pressure ulcers exercising in the water [J]. Spinal Cord, 2000, 38 (2): 100-105.

[15] International Spinal Cord Society (ISCoS). International Spinal Cord Society eLearning center [DB/OL]. [2018-12-01]. https://www.iscos.org.uk/elearning.

[16] CAMERON M Physical Agents in Rehabilitation from Research to Practice [M]. 4 ed. Philadelphia: Saunders, 2012.

[17] 李建军. 脊髓损伤神经学分类国际标准参考手册 [M]. 北京: 人民卫生出版社, 2008.

[18] 美国脊髓损伤协会, 李建军, 王方永. 脊髓损伤神经学分类国际标准 (2011 年修订)[J]. 中国康复理论与实践, 2011, 17 (10): 963-972.

[19] 王于领, 梁崎, 黄东锋, 等. 脊髓独立测量表 II 中文版的开发及信度和效度研究 [J]. 中国康复医学杂志, 2007, 22 (8): 714-717.

[20] 恽晓平. 康复疗法评定学. 第 2 版. [M]. 北京: 华夏出版社, 2014.

[21] 崔尧, 丛芳, 李建军, 等. Alyn 水中适应性测试量表 2 的汉化及在脊髓损伤患者中的信度与效度 [J]. 中国康复理论与实践, 2018, 24 (11): 1302-1308.

[22] 崔尧, 丛芳, 金龙. Halliwick 理念及其在水疗康复中的应用 [J]. 中国康复理论与实践, 2013, 19 (3): 239-245.

[23] GARCIA M, CORDEIRO JOARES E, ALVES SILVA M, et al. The Halliwick Concept, inclusion and participation through aquatic functional activities [J]. Acta Fisiatr, 2012, 19 (3): 142-150.

[24] RUTHY T, MICHAL K-L, D G M. Halliwick-Based Aquatic Assessments: Reliability and Validity [J]. Int J Aquatic Res Educ, 2008, 2 (3): 224-236.

[25] LAMBECK J F, GAMPER U N. The Halliwick Concept [M]//BECKER B E, CORE A J. comprehensive aquatic therapy. Pullman; Washington State University Publishing. 2011.

[26] 王子君, 姚亮, 刘练, 等. 推荐分级的评估、制订与评价 (GRADE) 方法学家的培训与认证 [J]. 中国循证儿科杂志, 2017, 12 (5): 388-391.

[27] BALSHEM H, HELFANDA M, T. SCHUNEMANN H, et al. GRADE 指南: III. 证据质量分级 [J]. 中国循证医学杂志, 2011, 11 (4): 451-455.

[28] LEAL J C, MATEUS S R, HORAN T A, et al. Effect of graded water immersion on vital capacity and plasma volume in patients with cervical spinal cord injury [J]. Spinal Cord, 2010, 48 (5): 375-379.

[29] JUNG J, CHUNG E, KIM K, et al. The effects of aquatic exercise on pulmonary function in patients with spinal cord injury [J]. J Phys Ther Sci, 2014, 26 (5): 707-709.

[30] BUZELLI A M, BONNYMAN A, VERRIER M C. The effects of aquatic therapy on mobility functions of individuals with neurological diseases: A systematic review of literature revealing gaps in evidence in spinal cord injury (SCI) aquatic rehabilitation [J]. J Spinal Cord Med, 2014, 37 (5): 655-656.

[31] PACHALSKI A, MEKARSKI T. Effect of swimming on increasing of cardiorespiratory capacity in paraplegics [J]. Paraplegia, 1980, 18 (190).

[32] BROACH E, GROFF D, DATTILO J. Effects of an aquatic therapy swimming program on adults with spinal cord injuries [J]. Therap Recr J, 1997, 31 (3): 160-173.

[33] LI C, KHOO S FAU - ADNAN A, ADNAN A. Effects of aquatic exercise on physical function and fitness among people with spinal cord injury: A systematic review [J]. Medicine, 2017, 96 (11): 1536-5964.

[34] JUNG J, CHUNG E, KIM K, et al. The effects of aquatic exercise on pulmonary function in patients with spinal cord injury [J]. J Phys Ther Sci, 2014, 26 (5): 707-709.

[35] MARINHO-BUZELLI A R, BONNYMAN A M, VERRIER M C. The effects of aquatic therapy on mobility of individuals

with neurological diseases: a systematic review [J]. Clin Rehabil, 2014, 29 (8): 741-751.

[36] SILVAI M C R D, OLIVEIRAII R J D, CONCEIÇÃOIII M I G. Effects of swimming on the functional independence of patients with spinal cord injury [J]. Rev Bras Med Esporte, 2005, 11 (4): 237e-241e.

[37] THOMAZ S, BERALDO P, MATEUS S, et al. Effects of partial isothermic immersion on the spirometry parameters of tetraplegic patients [J]. Chest. 2005, 128 (1): 184-189.

[38] 李奕, 张爱萍, 向缨红, 等. 硫化氢矿泉浴对脊髓损伤患者功能恢复的影响 [J]. 中国康复理论与实践, 2012, 18 (9): 863-865.

[39] IUCKSCH D D, ISRAEL V L, RIBAS D I R, et al. Gait characteristics of persons with incomplete spinal cord injury in shallow water [J]. J Rehabil Med, 2013, 45 (9): 860-865.

[40] STEVENS S, MORGAN D. Heart rate response during underwater treadmill training in adults with incomplete spinal cord injury [J]. Top Spinal Cord Inj Rehabil, 2015, 21 (1): 40-48.

[41] STEVENS S, HOLBROOK E, ISHIKAWA S, et al. Impact of underwater treadmill training on walking performance in adults with incomplete spinal cord injury [J]. Top Spinal Cord Inj Rehabil, 2011, 16 (1): 35.

[42] TAMBURELLA F, SCIVOLETTO G, COSENTINO E, et al. Walking in water and on land after an incomplete spinal cord injury [J]. Am J Phys Med Rehabil, 2013, 92 (10): e4-15.

[43] DOLBOW J D, JONES T, DOLBOW D R, et al. Efficacy of underwater treadmill training as a complimentary gait restorative therapy for spinal cord injured individual: A case report [J]. Clin Kinesio, 2016, 70 (2): 9-15.

[44] STEVENS S L. Perceived benefits from participating in an underwater treadmill training program [J]. Arch Phys Med Rehabil, 2011, 92 (10): 1705.

[45] STEVENS S, MORGAN D W. Underwater treadmill training in adults with incomplete spinal cord injuries [J]. J Rehabil Res Dev, 2010, 47 (7): vii-x.

[46] 丛芳, 周红俊, 李建军, 等. 水中平板步行训练对脊髓损伤者康复疗效的初步观察 [J]. 中国康复理论与实践, 2006, 12 (12): 1021-1023.

[47] 吴琼, 丛芳, 周红俊, 等. 水中平板步行训练在脊髓损伤患者康复中的应用 [J]. 中国康复理论与实践, 2010, 16 (3): 216-218.

[48] ROTONDO K, GREENEMEIER S, MARTIN R, et al. Aquatic locomotor training improves over-ground gait in patient with tetraplegia [J]. J Spinal Cord Med, 2013, 36 (5): 557-558.

[49] STEVENS S L, CAPUTO J L, FULLER D K, et al. Effects of underwater treadmill training on leg strength, balance, and walking performance in adults with incomplete spinal cord injury [J]. J Spinal Cord Med, 2015, 38 (1): 91-101.

[50] SANTISTEBAN L, HUGERON C, LEJAILLE M, et al. Evaluation of water immersion level on respiratory function of tetraplegic patients undergoing hydrotherapy [J]. Eur Respir J, 2015, 46 (59): PA3704.

[51] IUCKSCH D D, RIBAS D I R, MANFFRA E F, et al. Gait characteristics of persons with incomplete spinal cord injury in shallow water [J]. J Rehabil Med, 2013, 4 (5): 860-865.

[52] STEVENS S L, MORGAN D W. Heart rate response during underwater treadmill training in adults with incomplete spinal cord injury [J]. Top Spinal Cord Inj Rehabil, 2015, 21 (1): 40-48.

[53] DOLBOW J D, GASSLER J, DOLBOW D R, et al. Underwater treadmill training after neural-paralytic injury [J]. Clin Kinesio, 2016, 70 (1): 1-8.

[54] 刘晓广, 杨学民, 龚雷, 等. 水中步行训练对脊髓损伤患者下肢表面肌电和神经功能的效果 [J]. 中国康复理论与实践, 2017, 23 (5): 599-602.

[55] KESIKTAS N, PAKER N, ERDOGAN N, et al. The Use of Hydrotherapy for the Management of Spasticity [J]. Neurorehabil Neural Repair, 2004, 18 (4): 268-273.

[56] 向缨红, 李晓华, 李奕, 等. 硫化氢温泉水疗对脊髓损伤后肌痉挛的改善 [J]. 中国伤残医学, 2012, 20 (8): 21-22.

[57] BIDONDE J, BUSCH A J, SCHACHTER C L, et al. Aerobic exercise training for adults with fibromyalgia [J]. Cochrane Database Syst Rev, 2017, 6 (6): CD012700.

[58] BARTELS E M, JUHL C B, CHRISTENSEN R, et al. Aquatic exercise for the treatment of knee and hip osteoarthritis [J]. Cochrane Database Syst Rev, 2016, 7 (4): CD005523.

[59] D'AMICO J M，CONDLIFFE E G，MARTINS K J B，et al. Recovery of neuronal and network excitability after spinal cord injury and implications for spasticity [J]. Front Integr Neurosci，2014，8（5）：1-24.

[60] HO C H，JOHNSON T，MIKLACIC J，et al. Is the Use of Low-Pressure Pulsatile Lavage for Pressure Ulcer Management Associated With Environmental Contamination With Acinetobacter baumannii? [J]. Arch Phys Med Rehabil，2009，90（10）：1723-1726.

[61] HO C H，BOGIE K. The Prevention and Treatment of Pressure Ulcers [J]. Phys Med Rehabil Clin N Am，2007，18（2）：235-253.

[62] BOGIE K M，HO C H. Pulsatile Lavage for Pressure Ulcer Management in Spinal Cord Injury：A Retrospective Clinical Safety Review [J]. Ostomy Wound Manage，2013，59（3）：35-38.

[63] SCHOEDINGER P. Watsu in Aquatic Rehabilitation [M]//BECKER B E，CORE A J. Comprehensive Aquatic Therapy. Pullman：Washington State University Publishing. 2011.

[64] BOMMER A，LAMBECK J F. Ai Chi：Applications in Clinical Practice [M]//BECKER B E，CORE A J. Comprehensive Aquatic Therapy. Pullman：Washington State University Publishing. 2011.

[65] WEGNER S，THOMAS P，James C. Hydrotherapy for the long-term ventilated patient：A case study and implications for practice [J]. Aust Crit Care，2017，30（6）：328-331.

[66] RECIO A C，CABAHUG P. Safety of aquatic therapy for adults with complex medical conditions among chronic spinal cord injury [J]. J Spinal Cord Med，2016，39（5）：568-569.

[67] MULLIGAN H，POLKINGHORNE A. Community use of a hospital pool by people with disabilities [J]. Disabil Health J，2013，6（4）：385-390.

[68] FARRELL R J. A hydrotherapy program for high cervical cord lesion [J]. Physiother Can，1976，28（1）：8-12.

第 15 章

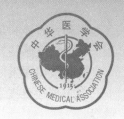

吉兰 - 巴雷综合征康复专家共识

  吉兰 - 巴雷综合征（Guillain-Barre syndrome，GBS），又称急性炎症性脱髓鞘性多发性神经根神经病，是一种可能与感染有关的、由免疫机制参与的急性（亚急性）特发性神经病。该病主要表现为神经根、神经节及周围神经节段性脱髓鞘和炎症反应，出现对称性肢体弛缓性瘫痪、对称性肢体感觉异常、呼吸肌和吞咽肌麻痹等临床表现。在发达国家，GBS 是神经肌肉瘫痪常见的原因，年发病率为（0.6～4)/10 万。随着医学技术的进步，GBS 的死亡率和致残率逐年下降，但仍有 7%～15% 的患者遗留永久性后遗症。据估计，40% 的患者需要接受住院康复治疗，然而对患者的康复治疗目前尚无规范的指导意见。在此背景下，我们启动了中国吉兰 - 巴雷综合征康复专家共识的撰写工作，旨在为进行规范化的康复治疗提供参考。本共识由中华医学会物理医学与康复学分会神经康复学组相关专家经过多次讨论，最终定稿。

一、概述

（一）定义

  吉兰 - 巴雷综合征（Guillain-Barre syndrome，GBS）是一类免疫介导的急性炎性周围神经病。表现为多发神经根及周围神经损害，临床特征为急性起病，临床症状多在 2 周左右达到高峰，多呈单时相自限性病程，常有脑脊液蛋白 - 细胞分离现象，静脉注射免疫球蛋白（intravenous immunoglobulin，IVIg）和血浆交换（plasma exchange，PE）有效。该病包括急性炎性脱髓鞘性多发神经根神经病（acute inflammatory demyelinating polyneuropathies，AIDP）、急性运动轴索性神经病（acute motor axonal neuropathy，AMAN）、急性运动感觉轴索性神经病（acute motor-sensory axonal neuropathy，AMSAN）、Miller Fisher 综合征（Miller Fisher syndrome，MFS）、急性泛自主神经病（acute panautonomic neuropathy）和急性感觉神经病（acute sensory neuropathy，ASN）等亚型 [1]。

（二）临床表现

  1. 任何年龄、任何季节均可发病。

  2. 前驱事件 常见有腹泻和上呼吸道感染，包括空肠弯曲菌、巨细胞病毒、肺炎支原体或其他病原菌感染，疫苗接种，手术，器官移植等。

  3. 急性起病，病情多在 2 周左右达到高峰。

  4. 弛缓性、对称性肢体肌肉无力是 AIDP 的核心症状。多数患者肌无力从双下肢向上肢发展，数日内逐渐加重，少数患者病初呈非对称性。肌张力可正常或降低，腱反射减低或消失，而且经常在肌力仍保留较好的情况下，腱反射已明显减低或消失，无病理反射。部分患者可有不同程度的脑神经运动功能障碍，以面部肌肉或延髓支配肌肉无力常见，且可能作为首发症状就诊。极少数患者有张口困难，伸舌不充分以及眼外肌麻痹，严重者可出现颈肌和呼吸肌无力，引起呼吸困难。部分患者存在四肢远端感觉障碍、下肢疼痛或酸痛、神经干压痛和牵拉痛的症状。部分患者还会出现自主神经功能障碍 [2]。

（三）诊断标准

  常有前驱感染史，呈急性起病，进行性加重，多在 2 周左右达高峰。

对称性肢体和延髓支配肌肉、面部肌肉无力，重症者可出现呼吸肌无力、四肢腱反射减低或消失。可伴轻度感觉异常和自主神经功能障碍。

脑脊液出现蛋白-细胞分离现象。

电生理检查提示远端运动神经传导潜伏期延长、传导速度减慢、F波异常、传导阻滞、异常波形离散等。

病程有自限性。

（四）临床治疗

1. 激素　国外的多项临床试验结果均显示单独应用糖皮质激素治疗GBS无明确疗效，糖皮质激素和丙种球蛋白联合治疗与单独应用丙种球蛋白治疗的效果也无显著差异。因此，国外的GBS指南均不推荐应用糖皮质激素治疗GBS。

2. 大剂量丙种球蛋白　剂量为400mg/（kg·d），共5天。应尽早用，但价格较昂贵。

3. 血浆交换治疗　初步认为有效，但需专用设备，且价格昂贵。

4. 适当应用神经营养药物　如辅酶A、ATP、细胞色素C等代谢性药物及B族维生素[3]。

（五）预后

高龄、需要辅助通气的、病程持续进展的、入院时严重肌无力、肌电图显示复合肌肉动作电位消失或波幅下降以及未接受血浆交换或免疫球蛋白治疗的患者预后较差，而性别、职业、伴发糖尿病性周围神经病变、曾接受激素治疗、既往免疫史等则与预后无关。

（王　强　张永祥）

二、急性期管理及早期康复

（一）吉兰-巴雷综合征的急性期管理

1. 心电监护　有明显的自主神经功能障碍者，应给予心电监护。如果出现体位性低血压、高血压、心动过速、心动过缓、严重心脏传导阻滞、窦性停搏时，须及时采取相应措施处理。

2. 呼吸道管理

（1）有呼吸困难和延髓支配肌肉麻痹的患者应注意保持呼吸道通畅，尤其注意及时吸痰及防止误吸。

（2）呼吸功能受限会出现睡眠性高碳酸血症和低氧血症，这些患者夜间需要监测氧饱和度，及时使用双水平气道正压通气（bilevel positive airway pressure ventilator，BiPAP）。

（3）对病情进展快，伴有呼吸肌受累者，应该严密观察病情，若有明显呼吸困难、肺活量明显降低、血氧分压明显降低时，应尽早进行气管插管或气管切开，行机械辅助通气。

（4）呼吸康复技术早期介入，对患者改善呼吸功能，保持气道通畅非常重要，具体技术将在后续章节介绍。

（5）人工气道的管理：目的是保持气道通畅，预防和纠正低氧血症，充分痰液引流及预防误吸[4]。

1）气道评定：人工气道建立并辅以呼吸支持后，应定期评估患者呼吸及氧合情况，判断缺氧是否得到缓解，气道是否通畅。若呼吸时听到哮鸣音、出现呼吸困难或吸痰时吸痰管进入不畅，均应进一步检查确定气道内状况，定期评定痰液黏稠度：过黏或有痰痂提示气道湿化不足；痰液清稀量多，需不停吸引，提示湿化过度[5,6]。

2）气道分泌物管理：包括以下各项措施。吸痰指征和时机：呼吸频率骤变、血氧饱和度下降、呼吸机显示锯齿状流速和（或）波形等，听诊可闻及较多湿啰音或局部痰音、甚至"静默肺"征。不宜定时吸痰，应按需吸痰。吸痰管和负压的选择：推荐采用有侧孔的吸痰管；当吸痰管的管径超过人工气道内径的50%时，将显著增加气道阻力和呼气末肺容积。文献报道，吸痰时成人负压应控制在0.02～0.04MPa，痰液黏稠者可适当增加负压。吸痰前后患者给氧：在吸痰操作前后短时给患者吸入高浓度氧，可避免吸痰过程中氧合降低以，减少由低氧导致的相关并发症。联合肺开放可使低氧风险降低55%,肺开放操作可通过简易呼吸器或呼吸机实现。封闭式吸痰及时间：封闭式吸痰可降低肺塌陷和低氧的程度，降低吸痰所致心律失常的发生率。封闭式吸痰可缩短机械通气时间，但对呼吸机相关肺炎的发生率无影响。吸痰时间越长，吸痰导致的肺塌陷和低氧也越严重。吸痰时间宜限制在 15s 以内。口、鼻腔吸引：持续口腔吸引可减少呼吸机相关性肺炎（ventilator-associated pneumonia，VAP）的发生率、延迟 VAP 的发生时间。在翻身前给予口腔吸引，亦可降低 VAP 的发生率。经鼻吸引困难或出血风险较大的患者，可建立口咽通气道行气管内吸痰[7]。声门下吸引：声门下吸引可有效地清除积聚在气囊上方的分泌物，降低 VAP 的发生率、缩短机械通气时间。气管镜吸痰：使用气管镜在可视的条件下吸痰，能较好地避免气道损伤，且能在气道检查的同时进行气道内分泌物吸引，尤其是对常规吸痰不畅的患者临床效果更好。吸痰时应尽可能减少对气道的刺激，减轻对血压和颅内压的影响，操作过程中要监测生命体征的变化[8,9]。

3. 营养支持　GBS 急性期，患者常出现体重下降，更易营养不良，需要肠内或肠外营养提供长期的高蛋白、高热量的饮食。延髓支配肌肉麻痹出现吞咽困难和饮水呛咳的患者，需给予鼻饲营养，以保证每日足够热量、维生素，防止电解质紊乱。合并有消化道出血或胃肠麻痹者，则短时间内给予静脉营养支持，长期仍需要肠内营养支持。

营养筛查及评定：制动、胃肠动力差、吞咽困难及抑郁等异常精神状态均可造成营养不良，治疗团队及营养师的评估对患者营养状态的保持非常重要，诊疗初始阶段即应进行营养筛查与营养评估，常用筛查工具有营养风险筛查 2002 量表（nutrition risk score 2002，NRS 2002）、营养不良通用筛查工具（malnutrition universal screening tool，MUST）、主观全面评估（subjective global assessment，SGA）等。

营养支持原则：依据能量需求喂养；优先供给肠内营养；应早期足量给予；肌萎缩应供给标准能量营养；监测和补充电解质、维生素及微量元素。

（1）间接能量测定（代谢率测定）：代谢率测定是国内外营养指南共同推荐的评估能量需求的“金标准”，提供实际能量消耗量数据，可避免过度喂养与喂养不足。除此之外，Faisy 预测公式和 Penn State 预测公式也是很好的选择，研究显示，两者与代谢率测定结果接近。

（2）优先肠内营养：经鼻胃管或鼻肠管管饲肠内营养是意识障碍、吞咽困难、反流误吸高风险及高龄患者首选的、符合生理的、最理想的营养供给方式，应尽早开始。早期经胃肠道补充营养有助于降低远期不良预后发生率与死亡风险。管饲喂养时间超过 4 周，可考虑行内镜引导下经皮穿刺胃造瘘术。重症患者康复治疗效果良好、吞咽障碍改善、经口摄食超过 75% 目标时，应停止管饲喂养而改为完全经口摄食。

（3）肠外营养：早期肠内营养被认为优于早期肠外营养，但当存在各种肠内营养支持禁忌证或胃肠道不耐受、肠内营养不能满足营养目标时，应给予补充性肠外营养。

（4）营养供给量：20～30kcal/（kg·d）总热量供给，1.2～2g/（kg·d）蛋白质补充有助于防止进一步的肌肉萎缩，应动态监测营养治疗反应，调整营养供给量，以实现理想的营养支持效果。

（5）监测和补充电解质、维生素及微量元素：对于高营养风险或合并明显营养不良的患者，应注意电解质、血磷与 $VitB_1$ 的监测，化验结果低于正常指标时应积极补充钾、钠、磷和 $VitB_1$，并注意预防再喂养综合征[10]。

4. 其他对症处理　患者如出现尿潴留，则留置尿管以帮助排尿；对有神经性疼痛的患者，适当应用药物缓解疼痛；如出现肺部感染、泌尿系感染、压疮、下肢深静脉血栓形成，注意给予相应的积极处理，以防止病情加重。因语言交流困难和肢体肌无力严重而出现抑郁时，应给予心理治疗，必要时给予抗抑郁药物治疗。

（王　强　张永祥）

（二）吉兰 - 巴雷综合征的早期康复

1. 早期康复的工作模式和流程

（1）早期康复工作模式：实现“早期康复介入”是开展早期康复工作的根本目的，而工作的核心在于“早期干预”。因此，早期康复工作模式推荐以多学科团队（multi-disciplinary team）形式：由患者的主管医师、神经内科医师、康复医师、康复治疗师、临床药师、营养师、心理治疗师、中医针灸师和患者的主管护士（可包含呼吸治疗师）及康复护士。在患者入院确诊后即可以多学科团队模式介入进行查房。团队定时、定点组织讨论会，提出最佳治疗模式。其中医生、治疗师和护士，每天举行简单会议，讨论当天工作。每周1~2次全组会议，对重点患者进行讨论，制定治疗方案。同时定期对工作进行回顾分析[11]。

但在不少医院，超过两个学科组成的多学科团队工作模式难以实现时，可根据医院康复医学科发展状况，派驻相对固定的康复医师、康复治疗师介入，并与对方科室医师共同查房，定期评估并向主管医师反馈和讨论患者康复治疗情况，充分对吉兰-巴雷综合征患者实施康复介入。

一旦患者病情趋于稳定，例如脱离呼吸机、生命体征稳定，通过多学科团队讨论或派驻康复医师进行评估，及时将患者转介至康复医学科，让患者得到充分的早期康复治疗[12]。

（2）工作流程：一旦转介关系建立，便进入医疗-康复一体化工作流程，具体见图15-1。

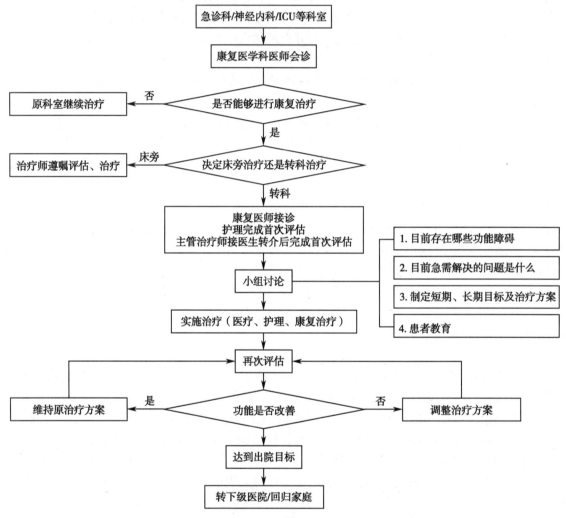

图15-1　吉兰-巴雷综合征医疗-康复一体化工作流程

急诊科、神经内科或ICU医师转诊至康复医学科会诊医师，会诊医师评估病情，决定患者是否能进行康复治疗以及继续在神经内科接受床旁康复治疗或转康复医学科进行治疗。床旁治疗时治疗师遵嘱进行康复评估、治疗；转科治疗时，由康复医师接诊、护理完成首次评估、主管治疗师接到医生转诊后完成首次评估（包括运动、感觉、言语、吞咽等功能障碍）。小组讨论（包括康复医师、护士、治疗师、患者本人、家属或陪护）来明确以下问题：①目前存在哪些功能障碍；②目前急需解决的问题是什么；③制定短期、长期目标及治疗方案；④患者教育。根据讨论结果实施医护技三方面康复干预，再次评估后根据功能改善情况，决定是否维持原治疗方案或调整治疗方案，达到出院目标后可转下级医院或回归家庭[13]。

2. 早期康复的适应证与禁忌证

（1）适应证：GBS 患者存在功能障碍，患者及家属有康复意愿，生命体征平稳后应立即开始康复。

（2）禁忌证：包括以下禁忌证：康复过程中血氧饱和度下降迅速或 <88%；使血压上升 >180/110mmHg；使心率加快 >130 次 /min；使患者发生活动性心肌缺血，患者有胸闷、气促，心电图提示 ST-T 改变；患者本身存在不稳定骨折的情况下均属继续康复禁忌证。

（郭铁成）

3. 早期康复的措施

（1）良肢位摆放：良肢位摆放是指利用各种软靠枕使患者处于舒适的抗挛缩体位[14]。急性期 GBS 卧床患者的良肢位摆放是后期康复护理及康复治疗的重要基础，能有效减少关节挛缩、压疮、深静脉血栓形成等并发症，促进康复进程。

仰卧位：头下放薄枕，双上肢放于身体两侧，双侧肩下垫软枕以防止肩后缩，肘伸直，腕背伸 30°～40° 以保持功能位，手指自然屈曲，拇指对掌。伸髋并稍外展，两侧髋关节外侧各放一软枕以保持髋关节外展而不旋转，必要时在两大腿间放软枕以避免双髋内收，伸膝并避免过度伸展，双足底放置足板以保持踝背屈于中立位。

侧卧位：双肩均向前伸并屈曲 90°，下方手臂肘关节伸展，前臂旋后，胸前放软枕，上方的前臂置于枕上，腕关节自然伸展，手指自然屈曲。躯干后放置长枕以支撑。两腿间放置软枕，下方的髋、膝关节略伸展，上方的髋、膝关节屈曲并放在枕头上，踝关节背屈 90°，上方踝关节下放小枕以防踝关节跖屈内翻。

为避免局部皮肤持续压迫导致压疮，需给患者定时改变体位，至少每 2 小时变换一次。

（2）关节被动活动：关节活动度评定：推荐采用关节活动测量仪进行主动和（或）被动关节活动度评定[15]。

尽早开始被动关节活动训练可有效防止关节挛缩及肌肉失用性萎缩。

对于肌力小于 3 级无法完成关节全范围活动的患者以治疗师辅助下关节被动活动为主，早期即开始全关节活动范围内各轴向的被动运动，每个关节活动 10～15 次，每天至少 1～2 次，从近端关节开始，动作轻柔。肌力 3 级及以上的患者以主动活动及辅助下主动活动为主。被动关节活动时应注意关节保护，避免过度牵伸造成软组织损伤等副损伤。

可应用关节夹板预防关节挛缩。

（张立新）

（3）压疮的预防：GBS 患者四肢部分性或完全性瘫痪，自行翻身困难，部分患者有感觉障碍，痛觉减退，易发生压疮[16]。康复在 GBS 患者治疗后的最终结果和长期护理方面有重要作用，因而在 GBS 患者早期康复中需要特别注意压疮的预防[17]。

GBS 患者应保持皮肤清洁，勤翻身，并保持床单平整，通过积极使用气垫床，经常检查受压皮肤，做到早发现早处理。通过对入院患者进行 Braden 或 Norton 分，结合评分并针对个体特点作出预防压疮的计划并落实。预防压疮的产生不仅是医护人员的责任，同时还需家属，尤其是患者自己尽可能地配合。

1）压疮预防的基本要求：降低压力的强度及持续时间，特别是解除骨突出部位的持续性压迫；增加承受身体重量的接触面积；尽量消除和减少压疮形成的内、外因素。

2）预防措施

A. 压疮危险因素评估。为了改善 GBS 的预后，有效的治疗和良好的结果评估是必要的。Braden 压疮风险评估量表、Norton 压疮风险评估量表、Waterlow 压疮风险评估量表等，分析患者压力形成分布及受压情况、压疮形成的可能性及危险程度。

B. 体位安置与变换。定时翻身，是最简单有效的压力解除手段。翻身间隔时间一般为 1～2 小时，压疮高危患者 30～60 分钟翻身一次。翻身时采取仰卧位身体向左或向右倾斜 20°～30°，与仰卧位交替的方法进行。

C. 支撑面的选择。通过增大与人体的接触面或改变支撑面与身体的接触位置从而降低接触面压力。全身的有气垫床、水床、静压垫、各种充气电动床等,局部可用轮椅坐垫泡沫 / 海绵解压垫、啫哩垫、足底减压垫、自制减压装置等。

D. 皮肤护理。免除不良刺激、勤洗皮肤、勤更换床单及做好排便功能训练,保持局部清洁,避免按摩。按摩无助于预防压疮[18]。

E. 营养支持。改善营养,摄入优质蛋白,补充足够的维生素 C、维生素 A 和锌等微量元素对纠正负平衡非常必要,同时鼓励患者多饮水。

F. 健康教育。指导家属予以定时改变体位,根据病情指导使用合适的减压装置,保护皮肤,避免盲目局部按摩,指导营养摄入,发现问题及时告知等。

G. 高科技干预措施的应用。有报道在临床护理中使用全身受压监测系统,该系统能绘制出身体受压图以确定减压部位,经临床试验该系统能达到 97.7% 的准确度,通过技术层面,该系统能大大减少压疮的危险因素,从有效预防压疮。

（苏　敏）

(4) 肌肉力量及耐力训练:肌肉力量的评定:推荐使用徒手肌力评定(manual muscle test, MMT)评价患者肌力。

训练原则:训练所有的残存肌力,即所有 4 级及以下的肌肉均应被训练[19]。

遵循被动 - 助力 - 抗阻的顺序:对于肌力 0~1 级的患者,主要进行被动运动和肌电生物反馈等治疗;肌力 2~3 级,进行较大范围的助力运动、主动运动及器械性运动,并随着肌力增加逐渐减少辅助量,但运动量不宜过大,避免产生肌肉疲劳或疼痛;肌力 3~4 级时,可进行抗阻训练,注意适量原则,随着患者肌力及耐力增加逐渐增加活动阻力[20]。

功率自行车训练:早期开始功率自行车训练能够改善患者肌肉力量及运动协调性,并促进步行能力和日常生活活动能力(activities of daily living, ADL)的恢复。实验证实,卧位功率自行车运动时运用其闭链运动及下肢肌肉的离心性收缩,双下肢同时进行交替协调训练,在提高下肢肌群肌力及肌耐力的同时,还强化了双侧协调匹配,为提高患者运动功能、步行速度、ADL 能力提供了基础[21]。并且功率自行车训练还可以增强髋、膝、踝关节的稳定与协调性,改善患者平衡协调能力。

肌力训练的最终目的是改善日常生活能力,因此在肌肉力量及耐力训练的同时进行 ADL 训练更有意义[22]。

（张立新）

三、功能障碍的康复

（一）肢体运动功能障碍康复

AIDP 肢体运动功能障碍的特征是无力,瘫痪和肌腱反射减弱。AMAN 是一种急性对称麻痹的运动障碍[23]。AMSAN 是一种运动和感觉神经障碍,与这种多发性神经病变有关,伴有远端肌肉无力、反射减退和呼吸困难[24]。MFS 具有特定的临床特征,例如小脑型共济失调、外部眼肌麻痹和深腱反射减少 / 缺失[25]。针对不同症候亚群,应有相应的个性化治疗。

运动障碍评估量表:Hughes 残疾量表(Hughes disability scale, HDS):Hughes 残疾量表广泛用于GBS 的功能 / 残疾评估,分为 7 级,分数越高,功能越差(表 15-1)。

表 15-1　Hughes 残疾量表

0 级:正常
1 级:轻度神经病变的症状和体征,能够从事体力工作
2 级:能够在不拄拐的情况下步行,但不能从事体力工作
3 级:能够在拄拐、辅助器具或扶持下步行
4 级:只能在床上或轮椅上
5 级:需要辅助呼吸
6 级:死亡

GBS 的康复治疗应多学科、多专业团队协作进行,由神经科、康复科医师组织协调,物理治疗师、作业治疗师、心理医师、社会工作者、护士等共同参与[26]。综合康复方案的制定应以患者为中心,以时间为依据,以功能为导向,结合 GBS 发病急性期和慢性期的运动功能受累特点,旨在最大限度地改善患者的活动能力和社会参与能力。GBS 康复中上下肢与躯干活动研究中提供了综合的、灵活的、可调的个体化康复治疗方案,并要求为患者提供合适的随访、教育和支持。

　　1. 上肢功能障碍康复　　上肢康复方案采用基于评估基础上制定的运动干预活动组成,其中包括:①等长运动(机械或徒手阻力)和肌肉功能再训练;②等张运动,基于低阻力进行肌肉收缩;③与抗阻运动有关的渐进性活动[27]。

　　作业治疗:提高家庭或社区生活能力的训练,驾驶和重返工作岗位的训练等。尽管 GBS 预后不错,但许多患者恢复较慢,存在一个长期的功能缺损的过程,其家庭生活、工作及休闲娱乐受限[28]。作业治疗着眼于恢复和维持患者日常生活能力的功能独立性训练。其内容包括:重获完成任务的能力,使用适应装置,调整环境来完成个人、家庭和社区作业任务,提高功能性的自我照护能力。

　　2. 下肢功能障碍康复　　与 GBS 下肢肌肉无力症状相关的情况包括姿势控制、步态、平衡障碍以及高疲劳率[29]。由于平衡障碍,跌倒的风险增加,因此,GBS 的治疗过程侧重于平衡功能训练,合理进行下肢力量练习。

　　运动功能保持与恢复是 GBS 患者康复过程中一个关键问题。运动疗法主要包括关节活动度的维持、肌肉萎缩的预防、肌力及耐力训练、借助助行器进行渐进性步行训练。患者康复早期应接受个体化的、2～3 次 / 周从低强度到低中等强度的运动治疗。若进一步改善 GBS 患者的功能,建议进行至少 24 个月的强化运动治疗[30]。

　　神经肌肉电刺激治疗可在 GBS 患者上下肢肌肉功能训练中起到辅助作用[31]。

　　神经发育疗法结合关节活动训练和肌力训练对 GBS 患者(尤其是老年患者)是有效的。个别研究显示监督下的耐力训练可改善患者的心肺功能、工作能力和下肢肌力。此外,数字化步态分析、减重训练系统等也有有限的疗效。

　　上下肢循环踏车训练是较适宜且安全的运动方式[32]。既往针对运动的频率、强度和持续时间的研究结果尚有一定差异,但运动方案往往建议持续约 12 周,包括 30～60 分钟的运动干预,每周 3 次,运动强度可达到最大心率的 70%～90%[33]。为了获得最佳的恢复效果,应该进行两阶段康复治疗:第一个是在恢复的早期阶段,以减少残疾负担;第二个在疾病的后期阶段,以支持功能恢复[19]。

　　支具及助行器在上下肢功能康复中的应用:相当一部分 GBS 患者因为肌无力、瘫痪、平衡障碍、疲劳造成移动障碍,需要使用辅助设备[34]。这些辅助设备包括踝足矫形器、手杖、拐杖、助行器及电动轮椅等。辅助设备的选择是根据患者的力量、稳定性、协调性、心血管状态及认知状况来决定的。

　　总之,GBS 的上下肢运动方式和运动强度的设定至关重要,肌肉负荷的运动不要引起患者的疲劳,疲劳的监测与评估是必要的。整体康复需要为患者提供更完善的康复服务,使其得到持续性的治疗,并促进其恢复到患病之前的水平。合理的康复治疗方案对上下肢功能乃至躯干运动控制均被证明是有益的。

(王于领　尤龙飞)

(二)感觉功能障碍康复

　　GBS 患者感觉障碍的特点:根据感觉障碍的种类可表现为浅表感觉障碍、深部感觉障碍、复合感觉障碍等;根据感觉障碍的临床表现分为感觉减退、感觉过敏、感觉异常等。在大多数 GBS 患者中,神经系统症状的发生是远端感觉缺失,而不是无力。GBS 的疼痛被视为伴随肢体无力、反射减弱和其他感觉症状的另一种主要疾病表现[35]。肢体、背部和躯干疼痛是 GBS 的普遍特征,腰痛和四肢痛是最常见的疼痛部位,肩胛骨间、颈部或躯干疼痛也很常见。对于患有 GBS 的儿童,腿部疼痛是最常见的症状之一[36]。感觉障碍可能是阴性或阳性症状,可能表现为严重的疼痛综合征,感觉严重受损或感觉的保护功能丧失而导致的肌肉营养紊乱等。GBS 通常伴有阳性感觉症状,如感觉过敏、异常感觉等,感觉缺陷相对较少。GBS 感觉异常常呈双侧肢体的对称性分布,患者可表现为手指和足趾末端的麻木等异常感觉，可随运动强度的增加而加剧。

1. GBS 感觉障碍的评定　推荐在进行感觉障碍的康复之前，进行与感觉相关的康复评定，除了对轻触、振动、位置感、温度和两点辨别的临床评估外，还可以通过定量感觉测试（quantitative sensory test，QST）对感觉障碍进行仪器评估，借助相关的神经电生理检查及神经动力学测试等对感觉障碍进行定性评估。相关研究表明神经动力测试阴性的患者常伴有更严重的无髓鞘纤维功能障碍，但神经动力测试不应单独用于判断神经受累[37]。

2. GBS 感觉障碍的康复

（1）物理因子治疗：包括磁疗、神经肌肉电刺激等治疗。电疗不仅可以用来治疗疼痛[39]，还可以改善和提高感觉的灵敏度，如重复电刺激（repetitive electrical stimulation，rES）对于触觉的恢复有较大帮助[38]。

（2）电针治疗：频率为 2～10Hz 的电针治疗能有效地减轻疼痛，电针与低剂量的传统镇痛药相结合，可以更有效的缓解疼痛，预防药物的副作用[39]。

（3）感觉再训练与早期的感觉再教育：目的是促进外周感觉与皮层区域的整合，促进触觉、视觉和听觉刺激之间的相互作用[40]。

（4）康复训练与日常生活活动训练结合。

（5）早期康复与综合康复。

（6）健侧代偿与残存功能的控制：允许和鼓励患者有意识地更多地参与对其剩余功能的控制，有助于感觉障碍的康复[41]。

（7）药物治疗：包括侵入性治疗和非侵入性治疗。GBS 感觉障碍的康复还需要重视影响康复治疗效果的相关因素，如性别、年龄等，可加重触觉和其他感觉的表现[38]。

对于 GBS 感觉功能障碍的患者应根据其感觉障碍的特点，在早期进行相关的康复评定，并在此基础上选用包括物理因子在内的多种康复和治疗方法，同时注重将感觉障碍的康复与 ADL 训练相结合。注意关注包括年龄在内的影响康复治疗效果的相关因素。

（王永慧）

（三）吞咽和言语功能障碍康复

1. 吞咽功能障碍康复　吞咽困难是指食物等从口腔到胃的过程中发生的功能障碍，是 GBS 常见的并发症之一。吉兰 - 巴雷综合征吞咽困难的发生率尚不确定，但 90% 的重度 GBS 患者均伴有吞咽困难[42]。Seung 等[43]观察发现超过 80% 的 GBS 患者在 ICU 入院后早期会出现吞咽障碍，是插管的重要预测因素。

（1）临床表现：GBS 吞咽障碍的临床表现是多方面的，不仅表现为明显的进食问题，也可表现为一些非特异性症状和体征[44]。常见的临床表现有：口水或食物从口中流出、长时间将食物停留在口腔且不吞咽、食物或水从鼻腔流出（鼻腔反流）、进食后咽部有异物感、进食或喝水时出现呛咳，声音嘶哑、频繁清理口腔，反复发作的肺炎、不明原因的发热、体重下降等。吞咽障碍的并发症包括误吸、肺炎、营养不良、心理与社会交往障碍等。

GBS 常常合并呼吸肌无力。平静呼吸时，吸气肌膈肌和肋间外肌力量下降，膈肌活动范围缩小，胸廓活动范围受限，无法完成足量正常的吸气运动。加上长期卧床的影响，也会引起呼吸肌失用性萎缩，进一步限制呼吸运动。此时患者口鼻腔分泌物易在咽腔滞留，患者常常因肺功能下降，咳痰无力，痰液不能得到有效清除。正常吞咽时，气流突然减少，导致短时间呼吸暂停，吞咽完成后，紧跟着呼气。而 GBS 患者呼吸和吞咽两者之间难以协调，一定程度上也会影响患者的吞咽功能。这些不良后果会严重影响到患者的生活质量，甚至病死率上升。

GBS 患者中 45%～75% 累及脑神经[45]，以双侧面神经最常见，其次为舌咽、迷走神经。受损后可表现为吞咽反射消失，咳嗽力量减弱，咽喉部肌肉瘫痪，直接影响到吞咽启动、腭咽闭合、舌骨与喉上抬和前移、咽缩肌收缩以及环咽肌开放。Adam 等[43]研究发现，GBS 患者吞咽呼吸不协调、颜面肌瘫痪，舌肌力量远远低于健康人。GBS 吞咽困难也可出现在食管期，Seung 等[46]报道 1 例 GBS 合并贲门括约肌失弛缓。

GBS 患者吞咽障碍可出现在口腔期、咽期和食管期，与中枢神经损伤后出现的吞咽障碍有所区别。中枢神经系统损伤后，患者吞咽障碍可出现在任一时期，包括认知期。而 GBS 患者因高级皮层功能未受累及，一般不会出现认知期吞咽困难的症状。

（2）吞咽功能评定

1）吞咽障碍筛查：吞咽障碍筛查量表是由饮水试验和一些提示误吸的危险因素。常用的有：①改良 Mann 吞咽能力评估（modified Mann assessment of swallowing ability，MMASA）；② GUSS 吞咽功能评估（Gugging swallow screen）；③标准吞咽功能评估（standardized swallowing assessment，SSA）；④多伦多床旁吞咽筛查试验（Toronto bedside swallowing screening test，TOR-BSST）；⑤床旁吞咽评估（bedside swallowing assessment）；⑥ Burke 吞咽困难筛选试验；⑦耶鲁饮水方案或 3 盎司饮水试验（3-oz water swallow）等。

2）电视荧光吞咽检查（TV fluorescence swallowing study，VFSS）：VFSS 是评估吞咽功能的金标准，即在 X 线下对口、咽、喉、食管的吞咽运动进行动态的观察，以评估吞咽功能[47]，评估结果可参考 Rosenbek 制定的 PAS 渗漏误吸量表评分[48]。PAS 量表用来衡量食物进入上呼吸道的深度以及能否被排出，适用于临床和科研，具有良好的信度和效度。

量表结合 VFSS 影像检查结果，分为 8 级：

1 级：食物未进入喉前庭；

2 级：食物进入喉前庭并被清除出喉前庭；

3 级，食物进入喉前庭并残留在此处，吞咽后不能被清除；

4 级，食物进入喉前庭且附着于真声带，但能够被患者清除；

5 级，食物附着于真声带，未被清除；

6 级，食物通过声门并被清除，声门下未见残留；

7 级，食物通过声门，声门下可见残留，用力也无法被清除出气道；

8 级：食物通过声门，可见声门下残留，但无用力清除的表现。

功能分级：1 级为正常，2～5 级为渗透，6～8 级为误吸，8 级为隐匿性误吸[49]。在临床治疗中，隐匿性误吸易被忽视或漏诊，而应用 VFSS 造影检查可以很容易鉴别出隐匿性误吸[50]。

3）软管喉内镜（flexible endoscopic examination of swallowing，FEES）：FEES 可观察咽腔残留程度以及声带闭合情况等[51]，评估结果可参考 Hyodo 评分[52]。该评分分为四项内容并且根据相应结果给予评分，见表 15-2。

FEES 可以观察吞咽动作、有无误吸和残留，了解咽喉部感觉功能和结构有无异常，是否存在异常的吞咽模式，评估吞咽动作的有效性和安全性。

表 15-2　基于内镜吞咽功能检查（FEES）的吞咽功能评分

1. 会厌谷和梨状隐窝的唾液残留

　　0 分：没有残留；1 分：仅在会厌谷残留；2 分：在会厌谷和梨状隐窝均有残留，没有进入喉前庭；3 分：在会厌谷和梨状隐窝均有残留并且进入喉前庭

2. 内镜轻触会厌软骨和杓状软骨时声门闭合反射

　　0 分：1 次轻触即可引起声门闭合反射；1 分：1 次轻触反射减慢或减弱；2 分：2～3 次轻触才能引起反射；3 分：3 次轻触均不能引起反射

3. 吞咽反射启动且出现"白屏"时食团的位置

　　0 分：咽部；1 分：会厌谷；2 分：梨状隐窝；3 分：无吞咽动作

4. 吞咽亚甲蓝染色液体后咽廓清程度

　　0 分：咽部无残留；1 分：咽部有残留，但经过 2～3 次吞咽后残留消失；2 分：咽部仍然有残留但不会渗入喉部；3 分：咽部仍然有残留，且渗入喉部

　　1 和 2 反映吞咽运动功能，3 和 4 反映吞咽感觉功能。0 分正常，1 分轻度受损，2 分中度受损，3 分严重受损。总分 0 分为正常，12 分最重

4）脉搏血氧仪：嘱患者空吞咽或吞咽测试时，血氧指数降低超过 2% 则提示误吸。此种方法的特点是无创、快速、可重复性，但须排除长期吸烟者和慢性肺疾病的患者。

5）高分辨率咽腔测压（high-resolution manometry，HRM）[53, 54] 在国内尚未普遍开展，但部分专家认为有条件的单位可酌情开展，作为临床决策的补充。该技术可动态连续地直接反映整个吞咽过程中咽腔压力的变化，反映出咽部肌肉与食管上括约肌的功能及协调性，及其与食管体部和食管下段括约肌之间的协调性，还可反映出食管节段性的功能异常。

6）饮食评估：功能性经口摄食量表[55]（function or intake scale，FOIS）：对于能够部分经口进食、未拔除鼻胃管的患者可参考，为患者选择安全的食物质地和进食种类。包括 7 个分级：1 级，不能经口进食；2 级，依赖管饲进食，最小量尝试进食食物或液体；3 级，依赖管饲进食，经口进食单一质地的食物或液体；4 级，完全经口进食单一质地的食物；5 级，完全经口进食多种质地的食物，但需要特殊的准备或代偿；6 级，完全经口进食不需要特殊准备的准备，但有特殊的食物限制；7 级，完全经口进食，没有限制。功能饮食量表[56]：国际吞咽障碍饮食标准化委员会（International Dysphagia Diet Standardization Initiative，IDDSI）倡议的功能饮食量表推荐使用黏度来划分饮品和食物的等级，包括常规食品、软质型、细馅型、细泥型（高度稠）、流态型（中度稠）、稍微稠、轻度稠、稀薄等 8 种形态。Catriona 等[57] 研究发现，国际吞咽障碍饮食标准化委员会倡议的功能饮食量表对特定饮食变化的敏感性高于 FOIS，且具有一致性和标准效度，临床医生可用于评估吞咽困难患者的饮食结构限制和进展情况，但该量表并无明确的评分标准。伴有气切切开、人工气道的情况下，可评估人工气道对患者的影响。周君桂[58] 等将染料试验应用于重症康复病房气管切开患者误吸筛查，能有利于明确患者误吸的诊断，对临床预防误吸的护理有指导意义，且将染料试验阴性作为气管套管堵拔管指征之一，能降低患者拔管后肺部并发症的发生率。染料测试简单易行可重复，可在床旁进行，且对患者的限制较少。经过培训的医护人员均可操作。

（3）吞咽困难的治疗方法

1）清洁口腔，管理人工气道：清洁口腔包括舌表面、舌根部、牙齿周围。Yoneyama 等的研究显示清除口腔分泌物可有效减少吸入性肺炎的发生[59]。

2）颜面肌力量训练：包括表情肌、口轮匝肌、咬肌力量训练。龇牙示齿，闭唇鼓腮可同时训练颊肌和口轮匝肌。张口闭口训练，活动范围较充分时，可适当增加张口或闭口的阻力。持续性闭唇训练，适当时可将压舌板轻置于唇间，嘱患者夹住不要掉下。

3）多重感觉刺激口腔[60]：触压觉刺激：治疗师可用压舌板对患者的舌根、面颊内侧黏膜给予稍许压力，用压舌板或棉签轻触刷擦软腭及软腭两侧。味觉刺激：可按舌表面对味觉敏感度不同而分区域刺激，其中，以少量柠檬酸刺激口腔底和舌根，帮助诱发吞咽动作。冰刺激：给予患者极少量冰水刺激舌根、口腔底及咽后壁，给予脑干警觉性刺激。餐具刺激：如吸管、勺、口杯等刺激患者口唇，物体可以是不同的材质、大小或形状，提高患者的复合感觉。气脉冲感觉刺激训练。

4）舌肌主被动康复训练[61]：用舌肌康复训练器的吸头吸紧舌前部，轻轻用力牵拉舌头向上、下、左右、前伸、后缩等方向做助力运动或抗阻力训练，进行舌肌肌力训练。

5）Shaker 训练法：即头抬升训练（head lift exercise，HLE），也称等长 / 等张吞咽训练[62]。通过训练舌骨上肌群，包括颏舌肌、甲状舌骨肌、二腹肌等可使舌骨喉复合体向上向前运动，增加对食管上段的牵拉，帮助食管上括约肌的开放，从而减少吞咽后食物的残留及误吸。

6）气道保护手法：包括声门上吞咽、超声门上吞咽、门德尔松手法、用力吞咽等，旨在增加患者口、舌、咽等结构本身运动范围，增强运动力度，增强患者对感觉和运动协调性的自主控制，避免误吸、保护气道的徒手操作训练方法。其中，在使用门德尔松手法时，延长了吞咽时呼吸暂停时间，故对于呼吸力量和协调性较差的患者，谨慎使用[63, 64]。

7）吞咽电刺激[65]：可采用德国 Physimed 吞咽电刺激仪，将电极一前一后置于患者颈部，正极置于颈前正中下颌下、舌骨上区域，负极置于同水平颈后正中位置，治疗时间每次 30 分钟，每天 2 次。电极放置区域注意皮肤的完整，将胡须或毛发剃净，防止电流集中烫伤皮肤。

8）直接摄食训练：进食前，注意体位和姿势的调整，采取端坐位或床头抬高30度，颈后垫软枕，保持头前倾的体位。代偿性方法包括低头吞咽、仰头吞咽、交互吞咽和侧方吞咽等[66]。低头吞咽指下颌与胸骨柄部接触，使口咽解剖结构变窄，缩短舌骨与喉的距离，同时将会厌软骨推向咽后壁，缩短会厌软骨与杓状软骨之间的距离，使呼吸道入口变窄，适用于气道保护功能欠缺的患者。仰头吞咽使口咽解剖位置变宽，能增加食管内压力，适用于对有口或舌功能缺损的患者，对于口咽腔运送慢的患者是一项很有用的代偿技术。推荐使用通气说话瓣膜，有助于促进吞咽及生理气道功能恢复，减少肺炎发生。对于气管切开患者，多数建议先拔除气管套管，再考虑经口进食。进餐时，注意餐具的选择，尽量选择患者容易抓握的勺或筷子，碗底可增加防滑垫，杯子可选择切口杯防止头后仰时引起误吸等。根据容积黏度测试（volume-viscosity test，V-VST）结果，为患者选择适合且安全的食物。安德连等[67]将测试食物分为流质（液体）、稀流质（糖浆样）、糊（布丁样），通过给予患者稠度和体积递增的食团来评估吞咽的安全性和有效性，尽可能保护患者避免误吸。该测试简洁易行，为口咽期障碍患者进食指引方向，有临床指导意义，容易在临床进行推广，在国外已广泛应用。同时，注意食团在口中的位置，控制好安全的一口量，调整合适的进食速度，并且记录进食时间。食团的大小和进食速度对某些患者能否顺利吞咽有一定影响。故治疗师应根据患者吞咽功能的情况，指导患者改变和适应饮食习惯，速度过快、提醒放慢，以防误吸。进水方案：首先采用柠檬汁，从1ml开始饮用，在避免呛咳的情况下，由少至多逐渐成比例加入矿泉水，避免发生呛咳[68]。针对GBS吞咽障碍环咽肌失弛缓的患者，可由经过培训的医护或治疗师配合进行球囊扩张术[69]。通过间歇性牵拉环咽肌，激活脑干与大脑的神经网络调控，恢复吞咽功能。英国杜伦大学外科中心的Stephen等[70]在2018年发布了英国球囊扩张术临床应用指南，详细地介绍了球囊扩张术的适应证、扩张前准备、扩张步骤、扩张后护理以及出院随访。林晓婷[71]等针对环咽肌失弛缓的患者，采用肌骨B超引导、同时球囊扩张定位环咽肌，对环咽肌进行A型肉毒毒素注射，注射后患者吞咽功能明显改善。Dario等[72]报道，经吞咽造影、高分辨率测压等确诊环咽肌失弛缓症的患者，其中高达90%的患者在接受球囊扩张治疗术后，其吞咽功能可恢复，获得更高的生活质量。

9）经口内镜下肌切除术（peroral endoscopic myotomy，POEM）：对于GBS合并贲门括约肌失弛缓的患者，POEM能在短期内取得良好的效果，尤其适用于病情严重的晚期患者和严重纤维化的患者，且对迷走神经损伤的风险较低。Seng-Kee等[73]将POEM、球囊扩张、肉毒素注射等治疗手段进行比较，根据患者不同的年龄性别等选择适宜的治疗方法，建议年龄小于40岁的男性患者行首次外科切除术且术后可根据情况进行球囊扩张或二次切除，而对于有较多合并症的高龄患者、则建议行风险系数较低的治疗方法如肉毒素注射。但是关于球囊扩张术和Heller切除术的比较与讨论依然在持续。Seung等[46]曾报道1例GBS合并贲门括约肌失弛缓的病例，外科医生为该患者进行经口内镜下切除术，术后其吞咽困难症状明显改善。

10）呼吸训练与咳嗽训练[11]：有一定认知功能且情绪稳定的重症患者在胸廓放松的基础上，可以通过各种呼吸运动和运动技术来重建正常的呼吸模式。包括腹式呼吸、抗阻呼吸、深呼吸训练等。对于神志清晰、依从性好、咳痰能力下降的患者，应训练正确的咳嗽、排痰方法，常用的咳嗽训练有手法辅助排痰、物理刺激诱发咳嗽等。

11）关注隐匿性误吸的防范：陈晓锋等[74]研究发现，可通过体位调整、增强喉上抬肌群力量、增强气道保护、强化自主咳痰能力等综合康复方法进行预防及管理，减少误吸的发生。

12）对于生命体征平稳的气管切开患者，佩戴说话瓣膜并且加以吞咽训练，可以减少渗漏、误吸的发生[75]。

（张玉梅）

2. 构音障碍康复　构音障碍指和发音相关的中枢神经、周围神经或肌肉疾病导致的一类言语障碍的总称。构音障碍患者认知及听觉处理正常，临床表现为发声困难、发音不准、咬字不清、鼻音过重、声响、声调速率及节律异常等，构音障碍可分为原发和继发性，其中原发性构音障碍分为运动性、器质性及功能性构音障碍[76]。

神经系统疾病常引起运动性构音障碍,运动性构音障碍又可分为弛缓型、痉挛型、运动失调型、运动过少型、运动过多型及混合型构音障碍[76]。GBS 可引起弛缓型构音障碍。

(1)临床表现:GBS 常导致脑神经与呼吸肌麻痹,可产生构音障碍症状[77]。不同类型 GBS 构音障碍的发生率不同,但结论存在争议:Mitsui 等人的研究显示 AIDP 构音障碍发生率高于轴索型[78],而 Dirlikov 等人发现轴索型 GBS 更易累及脑神经导致构音障碍[79]。

GBS 同其他周围神经系统疾病类似,引起的构音障碍类型为弛缓型[80]。此型构音障碍的发病机制为下运动神经元(脑神经核、脑神经及构音相关脊神经)损伤所引起的构音肌群的弛缓无力、软瘫及肌萎缩。

弛缓型构音障碍的临床特点为鼻音功能亢进、音量减少及语言清晰度降低[81]。鼻音功能亢进表现为患者发元音和非鼻音的浊辅音时产生过量鼻腔共鸣音,这一症状的原因是迷走神经咽支和舌咽神经损害导致软腭麻痹,因而使患者过多地利用鼻腔来修饰和加工本该由口腔共鸣产生的言语声。另外,鼻音功能亢进患者说话时常伴有自鼻腔发出的气体逸出声及明显的吸气声,且发音音调常较正常低沉。音量减少的发生机制主要是由于膈神经损害造成了膈肌麻痹,使胸腔内压力不足,从而影响共鸣。语言清晰度降低的临床表现较为复杂,不同脑神经受损可导致不同类型的发音困难:如面神经损伤时会影响唇音及唇齿音的构音发音;软腭及咽肌瘫痪导致呼气压力不足,会使辅音发音无力[82]。GBS 常同时累及多组脑神经,故其发音障碍的类型常难以区分。

此外,周围神经系统疾病所引起的构音障碍常伴舌肌震颤及束状萎缩;吞咽困难,饮水呛咳;唇闭合不良、异常蠕动;呼吸肌麻痹引起的代偿性鼻翼收缩等[83]。

(2)评定手段:构音主要依赖于四个系统:呼吸、腭咽、喉、口面部[84],因此呼吸、共鸣、发声器官功能的评估是评价构音障碍的主要方面,本文现对目前常用的评价方法简要介绍。

1)构音器官功能性评估:改良版 Frenchay 构音障碍评估(Frenchay dysarthria assessment,FDA)是将英国 Frenchay 构音障碍检测法进行汉化,是目前国内最常用的构音障碍评估方法,它通过观察构音器官的形态及运动来确定其是否存在器质性异常和运动障碍[85]。改良版 FDA 从反射、呼吸、颌、唇、舌、腭、喉、言语方面评价构音器官运动障碍的严重程度[86]:反射检查中包括咳嗽反射、吞咽反射、流涎;呼吸及颌功能检查分别观察静止和说话状态时的呼吸及颌运动情况;唇运动功能涉及唇静止状态、唇外展、唇闭合、唇交替运动的检查等;舌功能检查包括静止状态舌体的大小、是否有皱缩、震颤、舌伸出速度以及交替运动速度;软腭功能检查包括询问进食情况,观察发 a 音时软腭上抬运动以及说话时鼻漏音和鼻共鸣;喉功能检查包括观察喉持续发声时间、音高、音量调节以及说话时音质、音量、音高情况;言语功能的检查主要为对患者言语理解度的测试及患者言语的总体情况如语速、词语重复等。检查内容分为上述 8 项,每项又分 2~6 小项,共 28 项,每项按损伤严重程度分为 A~E 级。此评估方法在构音器官功能检测方面分级较细,有利于治疗效果的比较,且可为临床观察病情变化、诊断分型提供依据;但此法不能进行病因分析,对指导临床治疗作用不强。

2)中国康复中心构音障碍检查表:中国康复中心构音障碍检查表是中国康复研究中心结合中国汉语特点,参照日本构音障碍检测法编制的评价量表,自 1992 年开始应用于临床,该法主要是对构音器官运动功能的检查[84]。该评估方法以普通话发音为标准音,通过对患者进行构音功能被的测定,从而发现构音器官的结构功能上的异常。此法便于发现患者的错误发音及发音方式,且可将患者构音障碍的特点进行归纳分析,确定构音障碍的类型,从而针对性地制订训练计划。中国康复中心构音障碍检查表的不足之处在于缺乏量化评分,不利于统计分析;由于标准音为普通话发音,对于一些只使用方言的老年患者,用此法评定易出现较大偏差。为了使评定更加准确,可将此法与改良版的 FDA 相互结合来进行。

3)构音障碍的客观评估:上述两种评价方法操作简单,且可对构音障碍的功能性损伤程度进行系统性分析,但是其主观标准较多,因而不能揭示构音器官的生理和病理状态,现多将主观与客观相结合的方法来共同评价构音障碍患者的严重程度[87]。a. 呼吸功能的评估:喉部作为能量转换器将声门下的空气动力能转换为声能,因此言语的产生与呼吸功能密切相关[88]。呼吸功能的评估包括传统肺功能的检查（如肺活量、肺容量等）和气流动力学评估[89]。其中后者可通过测量发音时喉部的呼吸气流动力相关参数从而间接反映嗓音功能，目前它已成为评价构音障碍重要的环节[90]。声门下压力（subglottal pressure，SGP）指发声过程中声门下方区域内由肺供给的气流量的压力，它是重要的气流动力学指标之一[90]。SGP 能反映喉功能，在性别、年龄间无明显差异，与音频及音强有关，目前常用于测定 SGP 的方法是唇音中断法和不完全气流中断法[91]。正常人 SGP 为 5～8cmH$_2$O，如果测试者能产生 5cmH$_2$O 的 SGP 并维持 5 秒，那么就认为测试者发音所需要的呼吸功能正常[92]。GBS 可使患者构音肌群瘫痪，从而导致声带内收差，有效闭合差，所以 GBS 所致的构音障碍患者 SGP 常较正常值低。此外，气流动力学还有其他重要的参数，如反映声门开闭及声带振动状态的平均气流率（mean phonation flow rate，MFR），反映发声难易的发声阀能（phonation threshold power，PTPw）和声门阻力（glottal resistance）等，这些可与 SGP 共同分析构音障碍患者的嗓音功能[93]。b. 共鸣功能评估：弛缓型构音障碍患者还需进行共鸣功能的评价。鼻腔是共鸣器官之一，GBS 可造成患者软腭不同程度的上抬受限，使软腭位置改变从而导致鼻腔结构异常，影响鼻腔共鸣的功能[80]。鼻流量和频谱分析是目前共鸣功能评估较为常用的手段。鼻流量用于检测鼻音功能是否亢进，此法还可通过测量鼻和口的声压水平来计算鼻腔能量的比例，从而分析鼻咽闭合的能力[94]。测试方法为将一声音分隔板放在被测者的上唇上部使口和鼻声音分开，测试仪分别收集口和鼻的能量进行测定、分析鼻流量。测定鼻流量常用的参数是平均鼻流量值（mean nasalance scores，MNS），MNS 超过一定程度时，就会使清晰度下降。此种方法无创、操作简便，且可实时显示评估结果，目前较多用于疗效的评估[95]。频谱分析也可用于共鸣功能的评估[96]。构音器官的损伤会使声音频谱中的一些频率得到共振加强，这些加强的共振频率称为共振峰，共振峰是衡量言语共鸣功能的重要声学参数之一。频谱分析可通过语谱图（spectrogram）来观察这些声学参数，从而对鼻腔共鸣障碍患者进行评估[97]。有研究认为鼻流量属于时间相关参数，而共鸣功能强调的是频率特征，用频率相关的检查方法如频谱分析评估鼻腔共鸣功能也许更具说服力[98]。c. 发声器官评估：喉功能的评估即发声器官功能评估，喉的客观评价手段目前主要有喉肌电图（laryngeal electromyographv，LEMG）、喉镜检查（laryngoscopy）等。通过测试喉部不同生理活动时（如吞咽、发声等）肌肉电生理，LEMG 可检查喉部神经肌肉功能情况，为喉运动性发声障碍等喉神经肌肉疾病的诊断、治疗及预后提供科学依据[99]。LEMG 可评估喉部肌肉受损的严重程度且灵敏度高，可检查出喉镜检查没有明显异常的患者的神经肌肉功能障碍；此种方法还可判断声带振动的稳定性及声门的闭合程度，初步判断病变的范围，从而用于病变的筛选、疗效评估、随访等[100]。但 LEMG 缺乏直观性，无法提供病变的具体部位、大小、形态等，故临床上常与动态喉镜检查等配合应用，以全面地反映喉部声带病变情况[101]。喉镜检查可直接观察喉部、共鸣腔等发声器官的情况，从而提供发声时构音肌群及其结构的动态画面。动态频闪喉镜作为唯一能看到声带黏膜波移动方式的检查被越来越多的应用，这一方法利用差频原理，将声带振动减慢，因而可观察发声时声带的振动特性；它还可将黏膜放大 3～5 倍，从而能检查到其他喉镜看不到的黏膜细小病变[102]。此外，发音器官评估对构音障碍患者治疗的指导也起到了很大作用。位于喉部的声带为发声的主要器官，电声门图（electrogIottography，EGG）及嗓音声学分析是评价发声器官的两种主要方法[103]。EGG 通过测量发声时声门接触面积的变化来研究声带振动的情况，从而无创地评估声门振动运动能力；嗓音声学分析是对嗓音质量的定量描述。虽然目前对构音障碍患者声带的评估大都使用 EGG，但有研究显示相比于声学分析，EGG 易受肥胖等非嗓音因素的影响，嗓音声学分析敏感性和可靠性高于电声门图[104]。

（3）康复治疗：不同程度的构音障碍采取的康复治疗方案不同。轻中度构音障碍与重度的区别在于：重度构音障碍患者因严重的肌肉麻痹存在难以发声的问题，不能完成大部分构音检查项目。

1）轻中度构音障碍的治疗：目前由 Netsell 和 Daniel 提出的康复生理法是国内外运动性构音障碍治疗的主要方法，该法总疗程 4～6 周，每周 5 次左右，每次不超过 30 分钟[89]。此法强调按呼吸、喉、腭及腭咽区、舌体、舌尖、唇、下颌运动的顺序一一解决，决定治疗从哪一步开始取决于病变部位的生理性质和轻重程度[105]。

A. 呼吸训练。GBS 可导致呼吸肌麻痹从而影响呼吸功能（主要是膈肌麻痹导致的呼气相变弱），按照康复生理法的治疗顺序，如果患者呼吸功能存在问题应首先对此进行干预治疗[86]。训练时可采用仰卧位或坐位，治疗者的手平放在患者的上腹部，在患者呼气末期逐渐施加压力，使横膈上升减慢以延长呼气相。呼气的同时应让患者练习发声，但需注意患者应在气流用完前停止以构建正确的发音习惯[106]。

B. 构音改善的训练。几乎所有运动性构音障碍患者均存在舌唇的运动不良，舌唇功能障碍会使发音扭曲、置换或难以理解，因此应训练患者舌与唇的各个方向的运动[107]。训练方法包括被动牵拉与主动运动，应结合患者情况制定方案，运动过程中患者可用镜子观察动作以及时修正。此外，用冰块摩擦患者面部可作为康复训练的辅助方法促进舌唇的运动。舌唇运动有所恢复后，可对患者逐步进行发音训练[108]。患者发音之前，应先进行无声训练以教会所发音节的发音部位及构音动作。发音训练遵循先元音后辅音，由无声的构音练习开始，最后轻声引出所发音节。构音检查时如发现有明显的置换音，可通过夸张化辅音的方法等方法使发音准确。GBS 所引起的构音障碍类型为弛缓性构音障碍，因此患者还应进行肌肉强化运动的康复治疗[109]，治疗包括下颌肌肉的强化运动、唇部强化运动、噘嘴、咧嘴等运动。

C. 鼻音功能亢进的康复治疗。鼻音功能障碍的康复治疗主要目的是加强软腭肌肉的强度，方法主要为"推撑"疗法和引导气流法[110]。"推撑"疗法，也称用力闭合技巧，指在双手做下推动作的同时发出音节 a、ka、ga 等音，这可增加腭肌的功能；引导气流法指通过吹吸管、蜡烛等动作引导气流通过口腔，减少鼻漏气。此外，视觉反馈法也常被用于克服鼻音化的治疗：患者将镜子置于鼻下，并通过镜子是否起雾观察自己发非鼻语音时有无鼻漏气[111]。然而，想要完全克服鼻音化较为困难，用上述方法使患者鼻流量值降到一定程度后，即使再继续康复治疗也会遗留有明显的鼻音[112]。除上述康复训练外，共鸣缺陷的治疗还包括人工替代装置（如腭托）等其他方法[113]。

2）重度构音障碍的治疗：长病程、重病情的 GBS 会导致的重度构音障碍，治疗师也可使上述训练对患者进行构音功能的康复，但疗效常常甚微。因此，目前发明了一些交流辅助工具以保证此类患者的交流[76]。替代或增强交流系统（alternative or augmentative communication system，ACS）指图片、文字等构成的交流板，经过训练，患者通过交流板上的内容表达各种意思[114]。这些年来，随着电子工业的发展，许多发达国家已研制了体积小、便于携带和操作的交流器，这些装置有的还可以合成声音[115]。此外，各种类型的交流板可以通用，且还可根据患者的具体情况设计个体化的交流板。这种方法简单可行，可以发挥促进交流的作用。

（张玉梅）

（四）呼吸功能障碍康复

GBS 的重度肌无力可累及所有肢体肌、面肌、呼吸肌及延髓肌几乎完全麻痹[116]。呼吸肌无力是重度 GBS 常见症状，也是导致呼吸衰竭、甚至死亡的重要因素。10%～30% 患者因重度呼吸肌无力需要通气支持[117]。GBS 所致呼吸功能障碍主要表现为呼吸肌无力能够引起通气不足、吞咽构音障碍和无效咳嗽[118]。

1. 评估　通过肺功能测定可以明确是否存在呼吸肌无力，其异常指标包括受限模式、肺活量（vital capacity，VC）下降、最大通气量（maximal voluntary ventilation，MVV）下降、最大吸气压（maximum inspiratory pressure，MIP）下降，或者最大呼气压（maximum expiratory pressure，MEP）下降[119]。对于严重延髓功能障碍的患者，很难配合完成肺功能测试，可经鼻吸气压力（sniff nasal inspiratory pressure，SNIP）、超声测量膈肌厚度（包括 MVV、FVC、SNIP 以及膈肌对膈神经刺激的运动反应）[120]，评估呼吸肌力量是否受损。无效咳嗽使患者易发生误吸、分泌物滞留、肺炎以及呼吸衰竭。咳嗽峰流速（peak cough flow，PCF，PCF 小于 160L/min）、MEP（MEP 小于 60cmH$_2$O）、呼气咳嗽流速曲线（在最大流量 - 容积环上无咳嗽峰）提示患者存在无效咳嗽。

2. 临床治疗　高达 30% 的 GBS 成人患者和 10%～20% 的 GBS 患儿[116, 121] 会发生神经肌肉性呼吸衰竭而需要机械通气。连续严密监测运动神经功能、呼吸功能和自主神经功能（即血压、心率和括约肌功能）对 GBS 患者至关重要。患者刚入院即开始密切监测肺功能（即肺活量）和最大吸气压 MIP[116]

和血压，频率为每 4 小时至少 1 次。如果患者病情迅速恶化，肌无力快速加重（心跳呼吸骤停、呼吸窘迫、血气分析显著异常）、延髓功能障碍合并误吸、双侧面部肌肉无力或自主神经功能障碍的患者，应立即给予机械通气。学者提出了 "20-30-40 法则"[122]。该法则认为，当 VC 小于 20ml/kg、MIP 不足 −30cmH$_2$O 或者 MEP 小于 40cmH$_2$O 时，可启动通气支持。一旦确定需要机械通气，GBS 患者则可以选择无创正压通气（noninvasive positive pressure ventilation，NPPV）或有创正压通气。NPPV 用于短时间连续机械通气的患者，有创正压通气用于连续长期机械通气患者。NPPV 可能减少对有创机械通气的需求、缩短重症监护病房（intensive care unit，ICU）入住时间，并降低死亡率。积极清除分泌物可能降低机械通气时间，在一项重症肌无力回顾性队列研究发现，积极的气道治疗（联合应用间歇性正压通气、支气管扩张剂、吸痰、叹气通气和呼吸康复训练）可降低肺不张和肺炎发生率，并缩短机械通气时间[123]。GBS 患者常见无效咳嗽，易发生误吸、肺炎和呼吸衰竭。可能有助于改善咳嗽和分泌物清除的干预措施包括使用机械性吸 - 呼气、手动辅助咳嗽、过度充气动作以及分泌物移动技术。机械性吸 - 呼气通常是首选的干预措施[121]。成人 GBS 的主要治疗方法是静脉用免疫球蛋白和血浆置换。这两种治疗效果相当，均可降低呼吸衰竭的发病率，减少对机械通气的依赖并能达到较好的恢复。

3. 呼吸康复　GBS 患者的呼吸康复治疗需强调个体化的治疗方案，因人而异，因此在康复治疗过程中应密切观察患者的生命体征改变，循序渐进，促进患者的康复。应用机械通气的患者通常机械通气超过 2 周，极易发生呼吸机依赖，往往出现脱机困难，引起呼吸肌失用性萎缩和无力。尽早行呼吸康复治疗，及时进行呼吸肌肌力和耐力的训练及关节活动度训练，有利于减少呼吸肌疲劳的发作，改善呼吸泵功能，才能实现成功脱机[14]。对于体力较差的患者，可以利用电刺激的方法促进呼吸肌肌力恢复。超短波利用高频电场效应作用于患者胸部，促进气道损伤组织的修复，增强纤毛摆动能力，缓解气道平滑肌痉挛，从而增加肺通气功能。呼吸肌功能锻炼分为带机状态下的耐力锻炼与脱机状态下的耐力和肌力锻炼两步[124]。开始进行带机状态下的呼吸肌耐力锻炼时，患者自主呼吸能力较弱，每天锻炼持续时间较短，随着呼吸肌耐力的逐步恢复，持续时间不断延长。开始进行脱机状态下的耐力和肌力锻炼时，因较带机状态下耐力锻炼时的锻炼强度加大，每天锻炼持续时间又下降至较低水平，但随着锻炼的进行，锻炼时间逐渐延长，呼吸肌耐力和肌力逐步恢复，最终终止呼吸机辅助呼吸。

4. 预后　合并呼吸衰竭或辅助通气的 GBS 患者预后差。GBS 治疗后 1 年时，虽然约 60% 的患者运动力量可完全恢复，但仍有 5%～10% 的 GBS 患者病程持续很久，持续数月依赖呼吸机，恢复极为迟缓且不完全[125]。其中，依赖呼吸机的患者中，约 20% 会死亡。死亡原因包括急性呼吸窘迫综合征、脓毒症、肺栓塞和不明原因的心搏骤停、医院感染。在 ICU 通过细致的医护，尽早识别进展为呼吸衰竭的患者并预防医院获得性并发症，从而可优化患者结局。

呼吸康复治疗能够明显提高呼吸机依赖 GBS 患者的撤机成功率，同时可以减少机械通气患者肺不张、误吸和深静脉血栓形成的发生率[126]，缩短治疗时间，减轻患者痛苦，降低病死率，改善患者的预后，降低医疗费用，减少医疗资源的浪费，具有较好的可操作性及可行性。

（潘　钰　李　欣）

（五）脑神经功能障碍康复

1. 概述　GBS 患者可出现对称或不对称的脑神经麻痹，以后组脑神经（舌咽神经、迷走神经、舌下神经）麻痹多见（约 50%），表现为语音低、进食呛咳、吞咽困难。面神经也常受累（20%），出现双侧周围性面瘫。吞咽困难和构音障碍的康复见本章"三、功能障碍的康复"。

2. 周围性面瘫　GBS 患者的面部瘫痪和感觉异常的治疗仍存在争议。GBS 患者可采用血浆置换或静脉注射免疫球蛋白治疗。如果患者在最初症状出现一周后能活动，并不一定需要治疗。糖皮质激素可能有助于改善面部瘫痪和感觉异常的 GBS 患者的面部瘫痪，作用机制是糖皮质激素有抗炎和减轻水肿的作用[127]。目前 GBS 的治疗方案还没有系统的研究，治疗方法多是从其他神经肌肉疾病的经验中调整过来的。

周围性面瘫康复一般包括 4 个主要组成部分：①对患者进行教育，解释其病理状况，设定现实目标；②缓解面部肌肉紧张水肿，积极的手部辅助运动有助于目标肌肉的收缩，直到自主运动恢复，轻柔的眼睑拉伸运动可以帮助促进眼睛闭合；③功能再培训，提高口语能力；④面部表情再训练，包括神经肌肉再训练。面部表情、功能动作、放松技巧和呼吸控制的镜像刺激，目标是在运动和休息时促进面部匀称。面瘫康复的重点是传授患者自我管理策略。包括面神经解剖的教育，面神经支配的肌肉，以及面部肌肉在表情过程中的作用。通过神经肌肉再训练，患者可以完善适当的运动模式和面部表情[128]。物理治疗是面瘫患者康复的重要组成部分，无论是急慢性患者。针对急性面瘫提出了多种物理治疗干预措施，包括热疗、电疗、针灸、按摩、经皮电神经刺激、电神经肌肉刺激、面部运动、生物反馈等。外部电刺激是使用电脉冲来促进肌肉张力恢复和抑制肌肉萎缩。目前，没有证据表明电刺激对急性面瘫有益，研究表明，6个月后恢复时间没有不同[129]。

（潘　钰　徐　泉）

（六）认知及心理障碍康复

1. 认知障碍评定和康复　很少有研究关注 GBS 患者的认知康复，一篇纳入 118 例 GBS 患者的文献[130]报道患者存在轻度记忆、定向和执行等认知功能障碍。由于呼吸肌麻痹、机械通气、病情危重或合并严重肺部感染等原因影响患者呼吸功能，患者肺通气能力下降致低氧血症，脑组织细胞对缺氧敏感，可产生认知障碍。认知障碍不仅影响 GBS 患者的日常生活能力，也是阻碍他们回归社会的重要因素之一。因此，对可疑有脑缺氧的患者，应进行认知功能的筛查、评定及针对性康复治疗。

对可疑有脑缺氧的患者，应进行认知功能的筛查、评定及针对性康复治疗。

（1）筛查评估：临床问诊时，可通过询问远近记忆、简单计算和时间地点定向等，大致判断是否有认知障碍，建议用经典两问，即一斤棉花和一斤铁哪个重？放进水里捞出来哪个重，如有其中一问答错，且不接受提示时，应考虑存在认知障碍，需进行量表筛查或测评。筛查量表可选用简易智力状态检查（mini-mental state examination，MMSE）或蒙特利尔认知评估量表（Montreal cognition assessment，MoCA）；如果提示有认知障碍，需进行认知训练时，要应用洛文斯顿作业疗法认知评定量表（Lowenstein occupational therapy cognitive assessment，LOTCA）或脑神经行为认知状态检查表（neurobehavioral cognitive status examination，NCSE）等成套的综合性量表进行详细的评定，以明确认知功能受损的领域和程度。由于量表评定的主观性较强，容易受到患者配合程度及文化水平的影响，近几年来有学者将影像学及神经电生理学技术运用于认知障碍评定，影像学手段主要包括磁共振功能成像（magnetic resonance imaging，MRI）、计算机单光子发射体层扫描成像（computed tomography，CT）；神经电生理检查主要是检测患者事件相关电位中的 P300 电位。将神经心理学量表评定与影像学及神经电生理学相结合，有助于提高认知障碍的检出率，对认知障碍的康复治疗具有重要意义。

推荐先筛查后详细评定，必要时结合影像学和神经电生理学等。

（2）康复治疗：应根据认知评定的结果，制订认知康复治疗的计划和措施。如认知障碍明显时，建议给予改善认知功能的药物，如谷氨酸受体拮抗剂、胆碱酯酶抑制剂以及具有健脑益智的中西药等。在药物治疗基础上，应给予针对性和个体化的认知功能训练，随着计算机辅助和虚拟现实认知评估和康复训练（computer-assisted cognitive rehabilitation，CACR）的迅猛发展，因其客观、省时、省力、易于保存对比、可实时反馈监测以及可提高患者注意力和训练兴趣等优点，可在临床普及应用。此外，可辅以高压氧、针灸或神经调控技术（如重复经颅磁刺激和经颅直流电刺激）等治疗方法。

推荐在药物治疗基础上，应给予针对性和个体化的认知功能训练，可辅以高压氧、针灸或神经调控技术等治疗方法。

2. 心理障碍的评定和康复　GBS 临床主要表现为急性或亚急性四肢弛缓性瘫痪，多伴肢体感觉异常如烧灼感、麻木或刺痛等不适感，约 25% 患者因呼吸肌麻痹或气道保护接受机械通气治疗，3%～11% 的患者死于并发症。尽管大部分患者基本康复，仍有 20%～38% 遗留残疾[131]。由于疾病本身所致的躯体化症状及其继发性抑郁、焦虑、惊恐等神经心理学症状相当突出[132]，约有半数 GBS 患者长期处在消极的社会心理状态[133]，甚至完全康复后仍存在焦虑和抑郁等情绪障碍。因此，需要在疾病早期开始动态持续关注患者的情绪变化，评估情绪障碍的类型和程度，给予相应的治疗和康复。

（1）评定和诊断：应首先询问 GBS 患者的既往心理史，包括病前性格特点、心理疾病、病前社会地位及相关社会支持情况。查体时,应观察患者的动作表情和交流态度,并进一步了解发病后的情绪、睡眠和饮食等改变。如患者坐卧不安、心烦易怒、紧张担心,甚至恐惧,伴入睡困难,尤其伴随有阵发性出汗、心慌、头晕、浑身发热等焦虑发作症状时,应考虑焦虑状态的可能。如患者交流态度差,精神萎靡不振、少言懒语,反应迟钝、且常感沮丧、委屈、时有哭泣,伴有早醒和食欲减退,应疑似为抑郁状态。

可应用 ZUNG 抑郁(焦虑)自评量表和 BECK 抑郁(焦虑)自评量表进行筛查;如果筛查阳性,推荐使用汉密尔顿抑郁量表和汉密尔顿焦虑量表分别对情绪障碍的严重程度进行评定,也可选用医院焦虑抑郁量表,进行焦虑和/抑郁状态的判断及其严重程度评定。诊断时,应参考 DSM-V 焦虑症和抑郁症的诊断标准,给出焦虑状态或(和)抑郁状态的诊断。如情绪障碍程度严重,尤其重度抑郁患者明显自杀观念或倾向时,需及时请精神科医师会诊协助诊治。

(2)康复治疗:由于 GBS 患者反应性情绪障碍的发生是由于对躯体功能障碍产生的异常的负性情绪反应,随着疾病好转和肢体功能逐渐恢复,情绪障碍也将有所改善。因此,首先应在积极治疗原发病的基础上,进行心理疏导或心理干预治疗[134],必要时给予抗抑郁焦虑药物,或辅以生物反馈和神经调控技术等其他治疗。

心理干预方面,可采用认知行为疗法,如合理情绪行为疗法,也可应用行为疗法,包括支持疏导、放松或催眠疗法等心理治疗。应注重调动患者的主观能动性,改变患者对疾病和自我的认识,减轻或缓解情绪障碍所致的各种身心症状。

药物治疗方面,根据对情绪障碍类型和程度的评定结果,兼顾核心症状和伴随症状,选择针对性的药物,建议首选新型抗抑郁剂,如 SSRIs、SNRIs 和 NaSSA 类。针对焦虑症状明显的患者,除选择抗焦虑作用明显的抗抑郁剂,如盐酸舍曲林、盐酸帕罗西汀、盐酸度洛西汀或文拉法辛,还应加用起效较快的抗焦虑药如劳拉西泮,当焦虑发作时可舌下含化半片劳拉西泮以暂时缓解焦虑情绪。伴失眠障碍的患者,应进一步确定是以入睡困难(初段失眠)还是早醒(末端失眠)为主,前者可选用诱导入睡的短效催眠镇静药,后者可选用中效的苯二氮䓬类镇静催眠药。为避免依赖性和耐药性的产生,应按需服用。也可按辨证施治原则加用中药以辅助改善情绪和睡眠。

其他改善情绪的治疗方法还有生物反馈、高压氧疗、经颅磁刺激、经颅直流电刺激、艺术治疗和音乐治疗等。

(宋鲁平)

(七)自主神经功能障碍康复

自主神经功能障碍是 GBS 常见并发症,大约有 2/3 的 GBS 患者合并自主神经功能障碍[135],自主神经功能障碍甚至可能先于神经功能障碍出现。其表现包括一系列症状:心律失常、血管舒缩功能紊乱、血压波动、泌尿功能障碍、肠道功能障碍等。

自主神经功能障碍可以表现为交感神经和副交感神经功能衰竭,也可以表现为交感神经和副交感神经功能亢进,即使在同一个患者也可以表现出这两种状况[136]。有的患者以胆碱能自主神经损坏为主,有的患者以肾上腺素能系统损害为主[137]。GBS 患者的自主神经功能失调可能先于神经功能障碍出现,还有一类比较少见的 GBS,以自主神经受累为主要临床表现,患者的肌力往往正常[136]。

尽管自主神经功能障碍在 GBS 临床症状中常不是最重要的表现,但是不及早发现和处理可能出现危及生命的心血管并发症,因而及早认识、适时预防、护理和康复治疗非常重要[138]。

1. 膀胱功能康复　膀胱功能障碍虽然较少作为 GBS 的首发症状,但在该病中常见。大约有 1/4 的 GBS 患者有泌尿功能障碍,可以表现为排尿困难、尿潴留、尿频及尿失禁[139, 140]。

GBS 导致膀胱功能障碍的确切机制尚不明确。文献报道的尿动力学表现包括:逼尿肌反射消失(神经节后纤维、副交感神经、胆碱能盆腔神经功能障碍),排尿过程中尿道括约肌不能松弛(括约肌功能障碍),膀胱感觉障碍(膀胱壁传入纤维受损)和(或)逼尿肌过度活动[141]。

0~40% 的患者出现以尿潴留为主的短暂的排尿症状,9% 的患者出现完全性尿潴留,可能与骶副交感神经纤维受到炎症或免疫反应攻击有关[142]。偶尔也有患者表现为逼尿肌反射亢进[143]。可能原因为脱髓鞘神经纤维发生异常去极化和脊髓抑制性中间神经元受到免疫攻击[144, 145]，导致腰骶部自主神经功能亢进，从而表现为膀胱的过度活动。

波及膀胱功能的 GBS 自主神经失调患者，尿动力学的异常与休斯运动分级评分有一定相关性；休斯运动评分较高、年龄较大、排便功能不全的 GBS 患者，应进行超声造影检查残余尿量[146]。另一方面，这些症状的严重程度往往与患者虚弱的严重程度有关，因此膀胱功能障碍在 ICU 治疗的 GBS 患者中更常见[142, 147]。

膀胱过度活动会影响生活质量，而膀胱功能不足如尿潴留，则可能会造成大量残余尿、尿路感染、膀胱过度膨胀带来的损伤等[148]。

膀胱功能障碍需要个体化康复治疗方案，包括行为治疗、药物治疗和支持疗法，如定时排尿、间歇性导尿、抗胆碱能药物等。根据患者膀胱功能障碍的类型、程度，结合全身状况、患者移动性、家庭支持等情况，选择治疗方案。

行为及支持治疗：急性期可能需要留置导尿，但是为了减少感染风险，间歇性导尿优于留置导尿，应尽早转为间歇性导尿，定时排尿、并进行膀胱训练。

药物治疗：逼尿肌过度活动可以选择抗胆碱能药物。

有压力性遗尿或混合性尿失禁的女性患者应进行盆底肌肌力训练，生物反馈及电刺激也常作为盆底肌的辅助治疗。

2. 肠道功能障碍康复　胃肠道同时受副交感和交感神经的支配。迷走神经向结肠、小肠和胃提供副交感神经支配。远端结肠接受来自骶副交感神经纤维的副交感神经支配。内脏和腰结肠神经提供交感神经支配结肠、小肠和胃[149]。

GBS 可以影响胃肠道，患者胃肠的自主神经功能障碍表现包括麻痹性肠梗阻、胃轻瘫、胃排空延迟、腹泻和大便失禁等。约 15% 的 GBS 患者出现腹痛性肠梗阻。这些症状可以发生在 GBS 的各期。由于许多重症 GBS 患者需要入住 ICU，自主神经功能障碍对肠麻痹的影响很难与这些患者机械通气、活动减少和药物（如麻醉剂）的混杂作用区分开来。因此尚不清楚这些患者中出现相关的肠梗阻是继发于自主神经功能障碍还是与不活动以及使用药物治疗如阿片类药物有关。活动减少和危重疾病是严重 GBS 的共同特征，可导致肽分泌失调、肠系膜血流量减少和胃肠神经供应紊乱[138]。

肠道治疗计划，应从急性期护理开始直至肠道功能完全恢复，主要内容涉及饮食、水分、排便及药物等[150]。排除肠梗阻的患者，应鼓励适当饮水、饮食和运动。根据患者肠道情况，结合既往饮食习惯，评估纤维摄入量，根据大便性状和排便频率的影响来调节纤维摄入。结合膀胱管理需要的量来决定促进大便性状所需的液体量。选择最佳排便时间和体位，选择合适的机械的和（或）药物的直肠刺激来有效排便。可以选择适当的辅助方法帮助排便，如腹部按摩、深呼吸、坐位或前倾位、Valsalva 动作等帮助肠道排空。在治疗过程中根据患者对治疗的反应进行调整。

3. 心血管功能康复　GBS 患者常见的心血管并发症包括心律失常、急性冠状动脉综合征、心电图改变和血压波动等。

GBS 患者出现心律失常与支配心脏的自主神经脱髓鞘改变、直接心肌受累或继发呼吸功能障碍有关。脑干的迷走神经核受累是导致自主神经心功能障碍的主要原因[151, 152]。

心律失常包括慢性心律失常、持续性窦性心动过速、房性或室性心律失常等，其中窦性心动过速是最常见的，但通常是暂时性的，很少需要治疗。GBS 患者对心血管药物耐受性较差应格外小心使用。对心脏失神经支配的 GBS 患者不宜使用抗心律失常药物，因为这些药物会加重心律失常[136, 153]。

有明显的自主神经功能障碍的患者应进行心电监护；24 小时动态心电图检测有利于判定哪些患者可能出现严重的心律失常[154]。

缓慢型心律失常不仅在需要机械通气的重症患者中常见，很多无需人工通气且能独立行走的患者中也可以发生。阵发性心动过缓、窦性停搏和心搏骤停是 GBS 患者死亡的重要原因。这些心律失常可能由于气管吸痰或其他迷走神经刺激触发，但也可能自发发生。眼心反射试验（眼球加压）异常敏感可能是严重的缓慢性心律失常的一个有用的预测指标[155]。眼心反射阳性能够确定三分之二的患者

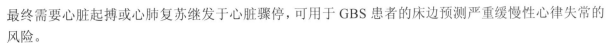

最终需要心脏起搏或心肺复苏继发于心脏骤停，可用于 GBS 患者的床边预测严重缓慢性心律失常的风险。

如果出现严重的缓慢性心律失常，可使用阿托品或体外心脏起搏器治疗，一般首先考虑放置临时起搏器；在伴有严重自主神经功能障碍和心律失常的 GBS 患者中，考虑到风险持续时间的不确定性，也可以考虑永久置入起搏器。然而，该操作存在感染的风险，临床对此方案仍存在争议。

GBS 患者另一个常见心血管功能异常是血压不稳定，可能出现高血压、短暂低血压或持续低血压[156]。可能与儿茶酚胺水平的短暂升高和压力感受器反射失调密切相关[157, 158]。

节前交感神经轴突脱髓鞘或轴突变性可能导致反馈控制的改变或产生不适当的异位放电，这可能是引起血压波动的原因。GBS 患者阵发性高血压通常是短暂的，很少需要治疗。如果波动严重到足以导致终末器官损害，建议使用可快速滴定的短效药物以避免低血压。

据报道 43% GBS 患者存在直立性低血压，对于直立性低血压患者首先要去除导致或恶化引起低血压的其他原因，包括脓毒血症、消化道出血、肺栓塞、代谢异常等[158]。自主神经测试可以帮助明确神经源性直立性低血压，每日血压波动超过 85mmHg 是自主神经功能障碍的一个敏感阈值。伴有不稳定血压和昼夜心动过速的 GBS 患者应仔细监测，因为他们有较高发生心律失常的风险[159]。

直立性低血压一般在患者恢复行走能力和通过静脉补液对扩容反应时才能缓解。静脉输液、腹部加压带、弹力袜及起立床可以用于治疗体位性低血压。对难治性直立性低血压，可使用氯化钠片、氟可的松或米多君[131]。

另外 GBS 是一种自身免疫性多神经根神经病，早期应用免疫球蛋白和血浆置换治疗是否有助于改善自主神经症状尚有待进一步研究。由于 GBS 患者经常需要机械通气并发生其他并发症，需要在 ICU 进行治疗，因此在将患者自主神经症状归因于 GBS 之前，必须排除由于电解质紊乱、呼吸机相关性感染、本身存在的心脏病等情况。

对 GBS 相关的自主神经功能障碍的远期预后的研究还非常缺乏，需要注意的是 GBS 患者到慢性期即便没有自主神经功能障碍的临床表现，但交感神经和副交感神经指数更长时间维持亚临床异常，值得更多关注。

（袁　华）

（八）日常生活活动能力康复

日常生活活动能力（activities of daily living，ADL）是指人们在每日生活中，为了照顾自己的衣、食、住、行，保持个人卫生整洁和进行独立的社区活动所必需的一系列基本活动，是人们为了维持生存及适应生存环境而每天必须反复进行的、最基本的、最具有共性的活动。其反映了人们在家庭、社区中最基本的能力，直接影响其心理、家庭及与整个社会的联系。在进行 ADL 的康复前必须进行 ADL 的评定。ADL 包括两大类：①基础性 ADL（basic activities of daily living，BADL）指日常生活中最基本的活动，一般为比较粗大的、无需利用工具的活动；②工具性 ADL（instrument activities of daily living，IADL）指为了在家庭和社区中独立生活所需的关键的、较高级的技能，大多为需要借助工具的、较精细的活动。还有一种高级 ADL（advanced activities of daily living，AADL）是评价个体控制自身和社会环境的行为，评价个体发展社会角色，保持心理健康，享受卓越生活的能力。具体评价活动包括体育锻炼（剧烈运动，剧烈工作，如园艺或手工作业等）、社会活动（爱好、旅游和社会参与）和混合活动（运动和工作活动）[160]。

常用的标准化 BADL 评定方法有：Barthel 指数、Katz 指数、PULSES 评定和功能独立性评定（functional independent measure，FIM）等；常用的 IADL 评定有：功能活动问卷（functional activities questionnaire，FAQ）、快速残疾评定量表（rapid disability rating scale，RDRS）等。

Barthel 指数是目前国际上最常用的方法，是临床应用最广、研究最多的一种 BADL 评定方法，其不仅可以用来评估治疗前后的功能状况，而且可以预测治疗效果、住院时间及预后。改良的 Barthel 指数评定表（modified Barthel index，MBI）临床可操作性和实用性更好。Katz 日常生活活动指数评价是一种广泛使用的分级工具，目前广泛用于评估群体。PULSES 评定主要用于评定慢性疾病、老年人和住院患者的 BADL 能力。FIM 是对住院患者残疾严重程度的结果测度[161],分为 6 类 18 项,包括自理能力、括约肌控制、转移、行走、交流、社会认知。FAQ 是目前 IADL 量表中效度最高的,而且项目较全面。RDRS 包括三大项内容:日常生活需要帮助程度、残疾程度和特殊问题程度。该方法用于住院和社区患者,对老年患者尤为合适。

GBS 患者日常生活活动能力的康复应以提高和改善运动、感觉、反射、自主神经功能为基础,常用的康复治疗方法有:①物理因子治疗:如神经肌肉电刺激、静电疗法、中频电疗法、肌电生物反馈等[31];②运动疗法:在物理治疗师的指导和帮助下进行下肢的活动与肌力训练等[162];③作业治疗:在作业治疗师的指导和帮助下进行上肢的活动、肌力训练、功能性转移训练等[163];④辅助器具的应用;⑤多学科康复[164]。

影响 GBS 日常生活活动能力的常见因素有:性别、年龄、疾病的亚型、疲劳、病程、康复场所、训练的频率与强度[36, 139, 165, 166]等。

专家建议:推荐在 GBS 患者 ADL 康复治疗前进行康复评定,包括 Barthel 指数、Katz 指数、PULSES 评定等在内的标准化量表。GBS 患者 ADL 的康复治疗应综合考虑患者年龄、疾病的亚型、病程等在内的因素,在提高和改善运动、感觉、反射、自主神经功能的基础上制定包括物理因子治疗、运动疗法、作业治疗等在内的个体治疗方案,同时推荐多学科康复治疗。

（王永慧）

四、并发症防治

（一）疼痛

1. 概述　GBS 引起的疼痛广泛且常见。2010 年荷兰一项纳入 170 人的前瞻性研究表明 2/3 的 GBS 患者在发病急性期(前 3 周)会出现疼痛[77],常呈中至重度[35],见于躯体、四肢手足,于 1 年内发生[35, 167],持续时间常超过 1 年,甚至持续终身。50%～80% 的患者常以疼痛为首发症状[150],约 30% 患者发病时肌肉和神经根疼痛先于运动障碍,这增加了诊断和治疗 GBS 的难度[77]。疼痛的原因可能是中枢和(或)周围神经损害,有研究称远端肢体神经纤维密度降低可能是其原因之一[168]。一项前瞻性研究指出患者经有效治疗后 1 年仍可能存在疼痛相关的感觉障碍[17]。

目前 GBS 疼痛类型可分为以下五类:肌肉痛、神经根痛、关节痛、疼痛性感觉异常、脑膜刺激症状[169]。大多数研究将 GBS 疼痛种类概括为肌肉骨骼性疼痛和神经病理性疼痛两类。但目前临床缺乏对其种类的明确认识,且治疗效果不佳,有待大规模临床研究提供循证医学证据。

2. 疼痛评分和分级　GBS 疼痛患者首先行疼痛评估:①单维度:数字评定量表(numerical rating scale,NRS)、视觉模拟评分(visual analog scale,VAS)、面部表情疼痛量表(face pain scale,FPS);②多维度:疼痛行为评分(behavior pain scale,BPS)、McGill 疼痛调查表(McGill pain questionnaire,MPQ)、简化 McGill 疼痛问卷表(short-form of McGill pain questionnaire,SF-MPQ)、重症监护疼痛观察工具(critical-care pain observation tool,CPOT)。以便在治疗过程中根据疼痛程度(轻度、中度、重度等)监测疼痛变化并及时调整治疗方案。

3. 疼痛康复　目前 GBS 康复采用多学科康复的治疗手段[170]。尽管缺少循证医学证据,但部分研究为临床康复方法的选择和康复方案的制定提供参考。

(1) 药物治疗:对乙酰氨基酚、非甾体类抗炎镇痛药对疼痛缓解有部分作用,但难以彻底控制疼痛[27]并且有消化道出血风险。加巴喷丁[171]、卡马西平[172]可用于 GBS 急性期疼痛治疗,目前使用最广,多项随机对照试验证明加巴喷丁组止痛效果强于对照组[173, 174]。一篇 2015 年的综述认为加巴喷丁和卡马西平均能明显缓解疼痛,而甲泼尼龙对此症状无效,但综述最后并未得到统一且明确的用药方案[175]。由于疼痛可影响患者精神、情绪和睡眠,抗抑郁药、抗焦虑药(如阿米替林)、镇静药(如小剂量安定)也可适时使用。选择性 5- 羟色胺再摄取抑制剂或优于苯二氮䓬类药物[176],使用过程中注意药物禁忌证和不良反应。重度疼痛时可予曲马多、阿片类药物(如吗啡)治疗,使用后者时要关注不良反应,如胃肠道运动功能减退、肠梗阻和膀胱尿潴留[177],及时调整药物。巴氯芬可用于缓解继发性(如肢体摆放不良）疼痛和张力增高。目前仍缺少大规模药物循证依据。

（2）物理治疗：运动疗法和物理因子治疗均可配合使用。对于关节痛的患者可予被动关节活动、主动运动、改变姿势保持良肢位，对肌肉痛、疼痛性感觉异常的患者可予热疗、按摩、经皮神经电刺激（transcutaneous electrical nerve stimulation，TENS）、针灸等康复治疗。尽管后两者被列为IV级证据，但也发挥了止痛、改善感觉异常等作用[164]。

（3）心理治疗：情绪支持治疗[150]、认知行为治疗[178]和早期患者及家庭教育[179]被证明对神经性疼痛有效，通过调节疼痛引发的不良情绪、释放疾病所致情绪压力，心理师和医生鼓励患者积极参与心理治疗，能在一定程度上降低疼痛强度。

（4）其他治疗：2004年意大利的一篇病例报道认为行椎体成形术可快速改善GBS所致背痛，但被列为IV级证据[180]。目前我国没有此类病例研究。

（二）关节挛缩

肢体若摆放错误，患者的关节容易挛缩变形，如未矫正的足下垂[17]、腕肘关节畸形等。长时间住院患者可见明显关节挛缩，原因可能是长期制动引起结缔组织增生、肌肉弹性和收缩能力下降[181]。因此康复方案的制定也需要关注肌力、关节位置摆放，避免肌肉失用、营养不良。关节挛缩的治疗需个体化并考虑多方面因素。

1. 评估　治疗前后应行肌张力和肌力评定、主动和被动关节活动度（range of motion，ROM）测定、步行能力评估、平衡和协调功能（观察法、量表法、平衡仪）评估，得到肌张力、肌力、关节最大屈曲角度进行对比，收集步态、姿势、平衡能力等资料，指导康复治疗。注意被动牵伸的速度、患者配合程度、环境温度、评定间隔时长等，保证程序严格标准化。

2. 物理治疗及支具使用　避免关节挛缩关键在早期预防。患者可行良肢位摆放等姿势训练，定期、规律行牵伸等被动活动、主动运动、抗阻运动等训练，行走不便的患者可在床上完成，辅以静态夹板以改善关节处肌肉力量不平衡，逐渐提高患者肌力、耐力和步行能力。但要避免长时间使用夹板[182]。

关节已经挛缩的患者，首先推荐关节牵伸和ROM训练，辅以静态夹板[150]、踝足矫形器[17]、牵伸式支具[181]配合物理治疗，训练能充分活动四肢、躯干多关节，牵伸挛缩肌群、加强薄弱肌肌力、拉伸扩张胸廓，夹板能固定关节位置，保持拮抗肌拉伸状态。用石膏固定挛缩关节的治疗方法也值得关注，但由于行动不便、治疗效果不佳[183]，临床使用受限。

运动治疗时避免高强度，推荐低强度、高频率的训练[150]。

文献报道神经肌肉电刺激可防止肌力下降和肌肉失用[184]，Pandyan等[185]发现单用神经肌肉电刺激治疗腕关节挛缩疗效不明显，且2周后恢复到原状态，因此其疗效仍需更多证据支持。针灸、TENS也能缓解痉挛、提高肌力和肌肉收缩能力，但证据等级较低。

3. 药物治疗　注射肉毒毒素可减轻肌肉痉挛，防止关节挛缩，并阻止已经痉挛的结构加重[181]，进而让关节恢复正常休息位、功能位。常配合运动治疗。

（白玉龙　陈英伦）

（三）呼吸道、泌尿道感染

17%～30%的GBS患者可在病程中出现呼吸功能受损[186]，表现为呼吸加快、胸腹部异常呼吸、出汗、心动过速、低氧血症、高碳酸血症等，并且由于自主神经功能障碍和全身肌肉无力，尿潴留、尿失禁、排尿困难等神经源性膀胱相关症状发生机会增加，使感染风险提高。行导尿管和气管插管等对症治疗后更易出现泌尿道、呼吸道感染。部分老年患者、免疫功能低下者感染后病情加重[187]，因此控制感染极为重要。

1. 呼吸道感染　10%～30%的GBS患者会并发呼吸系统疾病。GBS极易影响膈肌并诱发通气功能障碍，引起呼吸肌麻痹继而发生周围性呼吸困难、呼吸衰竭。20%～30%GBS患者出现呼吸困难后需插管治疗[77]，呼吸不畅、插管后状态均易受病原菌感染。

呼吸功能差的GBS患者在预防感染时，应常规评估呼吸功能、感染严重程度，监测血氧饱和度，定期行肺功能检测，关注肺活量、呼吸频率和深度、咳嗽强度等[150,169]，追踪胸部影像学改变；症状较轻的患者使用体位引流、助咳、呼吸锻炼（抗阻吸气训练等）、增加胸壁运动、胸部物理治疗等方式。若出现呼吸无力加重，及时行气管插管和气管切开，吸痰保证气道清洁，关注生命体征和氧饱和度。

治疗呼吸道感染应关注辅助通气、气管切开者是否出现气管炎、黏液阻塞、肺不张等情况，院内感染性肺炎使用敏感抗生素，必要时联合应用以控制感染进一步加重。关注咳嗽、咳痰、胸闷等症状和体征，监测血氧饱和度、肺功能。

2. 泌尿道感染　据统计 2015 年美国 4.6% 住院患者存在院内泌尿系感染 [168]。留置导尿管或间歇导尿、尿道黏膜损伤、疾病所致尿液潴留增加了感染风险 [188]。

避免泌尿系感染应关注膀胱功能。尽早间歇导尿，减少残余尿，避免膀胱过度充盈；缩短留置导尿时间；保证清洁、封闭的导尿管道。

感染患者应根据药敏给予抗生素治疗。必要时膀胱冲洗 [27]。

（白玉龙　陈英伦）

（四）深静脉血栓形成

深静脉血栓形成（deep venous thrombus，DVT）是由于各种因素引发静脉血管壁受损、血流减慢和血液成分改变而导致高凝状态，在深静脉管腔内形成血凝块，进而发展为血栓，可波及整个肢体的深静脉主干，严重者甚至发生肺栓塞（pulmonary embolus，PE）而猝死。DVT 和 PE 是静脉血栓栓塞（venous thromboembolism，VTE）常见类型。GBS 患者因肢体瘫痪需长时间卧床，容易出现深静脉血栓形成。早期进行评估和干预，以利于患者的康复 [189, 190]。

1. DVT 评定

（1）临床表现：DVT 的临床症状和体征并没有特异性，不明原因的发热是全身症状的表现之一，患处及周围部位可有发绀、疼痛、肿胀和静脉血管增多等。

（2）实验室评定：血浆 D- 二聚体测定。

（3）彩色多普勒超声评定：针对近端和远端不同部位的静脉特点采用不同的超声检查技术筛查，以明确 DVT 所处的阶段以及不同阶段的变化特征，需要注意的是，当床旁超声检查发现颈内静脉、锁骨下静脉等深静脉血栓形成，需要拔除或更换相应静脉导管时需要充分评估风险。

（4）临床预测评分：当患者疑诊下肢 DVT，需要应用临床预测评分（改良 Wells 评分）进行分层评估。

2. 临床处理

（1）防治原则：对于临床和超声筛查不存在 DVT 的患者：需要常规积极进行 DVT 预防，基本措施是去除诱发血栓的基本因素；可进行肢体加压、运动等康复治疗；高危人群可预防性应用抗凝药物。

对于临床和超声检查证实存在 DVT 的患者，需要加强对 DVT 变化趋势的监测，在充分评估 DVT 的部位、长度、稳定性和所处阶段的基础之上，根据 DVT 的不同时期，制定相对应的综合治疗方案。

（2）临床治疗

1）药物防治：根据病情的个性化特点应用普通肝素、低分子肝素或者利伐沙班进行抗凝治疗，需要进行凝血功能监测。

2）血管内介入：包括下腔静脉滤器、局部溶栓治疗 [191, 192]。

（3）康复治疗

1）康复医师及治疗师应提倡主动运动和体育活动，除非存在主动活动的临床禁忌证。

2）当患者下肢深静脉血栓形成的风险很高时，应建议患者实施下肢机械加压，如间歇充气加压（intermittent pneumatic compression，IPC）或分级加压长筒袜（graduated compression stockings，GCS）。

3）诊断为深静脉血栓形成的患者，当抗凝治疗达标时应该启动主动的康复训练。

4）当患者放置 IVC 过滤器后，并且血流动力学稳定，应该建议患者开始主动活动。

5）康复医师及治疗师应监测可能产生长期下肢深静脉血栓形成并发症的患者（如严重的下肢深静脉血栓形成后综合征），并提供防止其发生的管理策略，以改善患者的体验和提高生活质量 [193]。

（王　强　张永祥）

（五）压疮

GBS 患者压疮是由多种因素引起的复杂的病理过程，早期干预是预防压疮发生、发展的关键，有效、客观地进行压疮危险因素评估，对 GBS 患者易发压疮的高危人群采取针对性的护理措施，能有效地预防压疮的发生，提高压疮的治愈率[194]。

但也必须强调，如果导致压疮的基本因素不消除，压疮是不可能治愈的，所以第一步必须消除基本因素。目前普遍认为，压疮的治疗包括全身综合治疗、局部创面的治疗和手术治疗三个方面[195]。

1. 全身治疗

（1）控制基础疾病：除了积极治疗 GBS，患者原有基础疾病如心脑血管等急慢性疾病可能因伤口的感染而导致病情加重，同时病情加重也会反过来影响伤口愈合，因此治疗压疮的同时，应积极治疗原发基础疾病，使其在可控范围之内[196]。

（2）加强营养支持：GBS 患者往往伴有营养不良[197]，补充足够的营养物质，有助于改善全身及局部创面的微环境，防止创面营养物质过度流失。对患有压疮可进食的患者，应予高蛋白、高热量、高维生素饮食，对不能进食的患者可静脉滴注白蛋白、复方氨基酸、维生素等，以达到营养治疗的目的，增强患者的抵抗力，促进创面的修复。进食困难的患者可考虑给予鼻饲或静脉营养支持，注意营养成分的比例要均衡。

（3）抗感染治疗：压疮患者的伤口容易出现细菌感染，可根据药物敏感试验结果合理选择抗生素进行全身抗感染治疗，局部外用碘伏、无菌纱布等抗菌抑菌制剂等，保持局部创面清洁，从而可控制压疮的范围，促进愈合。

2. 局部治疗措施

（1）局部换药治疗：目前大部分患者采用换药治疗，轻度压疮通过换药可愈合，深度压疮经过正规换药后可控制感染范围扩散等，从而避免手术风险。

（2）负压治疗：负压封闭引流技术[198]堪称创面修复领域革命性创新技术，有报道称，负压封闭引流技术能够加速Ⅲ、Ⅳ期压疮创面愈合、缩短住院时间、提高患者生活质量。通过负压吸引治疗，将创面渗出的液体引流，防止创面积液积脓，促进创面肉芽组织增生，改善局部创面的生长环境，促进伤口愈合。

（3）湿性愈合疗法：湿性愈合理论[199]治疗重度压疮证明，湿性愈合疗法治疗压疮效果好，其核心是使用各种湿性敷料促进坏死组织软化、溶解、清除和营造有利于愈合的微环境，即适度湿润、微酸、低氧或无氧及接近于体温的伤口温度，能比正常提前三倍时间或更快愈合。

（4）物理治疗：包括光疗[200]、高频电疗、超声波治疗和水浴疗法。还可以选用抗生素或各种生长因子等作为药物离子进行直流电导入治疗。但需要把握各种疗法的禁忌证，对于急性感染性伤口或伴发骨髓炎时，应慎用或禁用超声波治疗。近年来也有报道高压氧治疗能够增加血中氧分压和物理溶解氧，有利于组织的再生和修复，减轻组织的坏死、促进压疮的愈合。

3. 手术治疗

（1）清创手术：清创手术可以探查压疮的深度及范围，同时去除坏死组织，包括感染组织，减轻了机体的负担，有助于减轻全身症状。可根据压疮部位及深度采用分次清创，为修复压疮创面准备适宜的伤口床。压疮创面清创前，应先检测溃疡的大小，部位，分期和外观（肉芽组织坏死、腐肉、渗出），再根据创面情况先用机械清创术、化学清创术或自渗性清创术等方法进行清创。使用过氧化氢溶液、浓生理盐水冲洗创面后去除坏死组织和异物，尽量不破坏新生肉芽组织。

（2）皮瓣移植术：对于压疮较深，清创后缺损较大的伤口，首选采用皮瓣移植修复[196]，皮瓣不但有全层皮肤的厚度，还附带了皮下组织。因此皮瓣修复愈合后，愈合创面皮肤质地厚度与周带皮肤一致，受压和耐磨能力较好。

（苏　敏）

牵头执笔专家：王　强　白玉龙

参考文献

[1] HIRAGA A，MORI M，OGAWARA K，et al. Differences in patterns of progression in demyelinating and axonal Guillain-Barre syndromes [J]. Neurology，2003，61（4）：471-474.

[2] KUWABARA S. Guillain-Barre syndrome: epidemiology，pathophysiology and management [J]. Drugs，2004，64（6）：597-610.

[3] VAN DOORN PA，RUTS L，JACOBS BC. Clinical features，pathogenesis，and treatment of Guillain-Barre syndrome [J]. Lancet Neurol，2008，7（10）：939-950.

[4] LUCCHINI A，ZANELLA A，BELLANI G，et al. Tracheal secretion management in the mechanically ventilated patient: comparison of standard assessment and an acoustic secretion detector [J]. Respir Care，2011，56（5）：596-603.

[5] JUBRAN A，TOBIN MJ. Use of flow-volume curves in detecting secretions in ventilator-dependent patients [J]. Am J Respir Crit Care Med，1994，150（3）：766-769.

[6] SHAH S，FUNG K，BRIM S，et al. An in vitro evaluation of the effectiveness of endotracheal suction catheters [J]. Chest，2005，128（5）：3699-3704.

[7] PEDERSEN CM，ROSENDAHL-NIELSEN M，HJERMIND J，et al. Endotracheal suctioning of the adult intubated patient--what is the evidence? [J]. Intensive Crit Care Nurs，2009，25（1）：21-30.

[8] MCGUIRE EJ，CESPEDES RD，O'CONNELL HE. Leak-point pressures [J]. Urol Clin North Am，1996，23（2）：253-262.

[9] 董亮，于涛，杨毅，等. 封闭和开放式吸痰系统临床效果与安全性评价的 Meta 分析 [J]. 中华内科杂志，2012，51（10）：763-768.

[10] DOIG GS，SIMPSON F，HEIGHES PT，et al. Restricted versus continued standard caloric intake during the management of refeeding syndrome in critically ill adults: a randomised，parallel-group，multicentre，single-blind controlled trial [J]. Lancet Respir Med，2015，3（12）：943-952.

[11] 倪莹莹，王首红，宋为群，等. 神经重症康复中国专家共识（上）[J]. 中国康复医学杂志，2018，33（1）：7-14.

[12] NEEDHAM DM. Mobilizing patients in the intensive care unit: improving neuromuscular weakness and physical function [J]. JAMA，2008，300（14）：1685-1690.

[13] 林海英，徐胜林，陈璟，等. 听障儿童早期家庭康复指导工作模式探索 [J]. 中国听力语言康复科学杂志，2015，（1）：46-49.

[14] 纪树荣. 运动疗法技术学 [M]. 第 2 版. 北京：华夏出版社，2011.

[15] 倪朝民. 神经康复学 [M]. 第 2 版. 北京：人民卫生出版社，2008.

[16] FORSBERG A，WIDEN-HOLMQVIST L，AHLSTROM G. Balancing everyday life two years after falling ill with Guillain-Barre syndrome: a qualitative study [J]. Clin Rehabil，2015，29（6）：601-610.

[17] GUPTA A，TALY AB，SRIVASTAVA A，et al. Guillain-Barre Syndrome-rehabilitation outcome，residual deficits and requirement of lower limb orthosis for locomotion at 1 year follow-up [J]. Disabil Rehabil，2010，32（23）：1897-1902.

[18] 常丽霞. 1 例连续机械通气 116d 格林 - 巴利综合征病人的护理 [J]. 全科护理，11（27）：2590-2591.

[19] SIMATOS ARSENAULT N，VINCENT PO，YU BH，et al. Influence of Exercise on Patients with Guillain-Barre Syndrome: A Systematic Review [J]. Physiother Can，2016，68（4）：367-376.

[20] EL MHANDI L，CALMELS P，CAMDESSANCHE JP，et al. Muscle strength recovery in treated Guillain-Barre syndrome: a prospective study for the first 18 months after onset [J]. Am J Phys Med Rehabil，2007，86（9）：716-724.

[21] 茅矛，曹寅慧，孙耀金，等. 早期卧位功率性自行车训练对格林巴利患者步行能力的影响 [J]. 中国康复，2015，（2）：98-99.

[22] 高修明，项洁. 格林 - 巴利综合征的康复治疗进展 [J]. 中华物理医学与康复杂志，2016，38（7）：555-558.

[23] SANKHYAN N，SHARMA S，KONANKI R，et al. Childhood Guillain-Barre syndrome subtypes in northern India [J]. J Clin Neurosci，2014，21（3）：427-430.

[24] VERSACE V，CAMPOSTRINI S，TEZZON F，et al. Atypical Electrophysiological Findings in a Patient with Acute Motor and Sensory Axonal Neuropathy [J]. Front Neurol，2017，（8）：594.

[25] MILLER JA，SPYROPOULOS A，JAROS E，et al. Anti-GQ1b ganglioside positive Miller Fisher syndrome - evidence of

paranodal pathology on nerve biopsy [J]. J Neuromuscl Dis，2014，1（2）：191-195.

[26] KHAN F，NG L，AMATYA B，et al. Multidisciplinary care for Guillain-Barre syndrome [J]. Eur J Phys Rehabil Med，2011，47（4）：607-612.

[27] HUGHES RA，WIJDICKS EF，BENSON E，et al. Supportive care for patients with Guillain-Barre syndrome [J]. Arch Neurol，2005，62（8）：1194-1198.

[28] GUPTA A，PATIL M，KHANNA M，et al. Guillain-Barre Syndrome in Postpartum Period：Rehabilitation Issues and Outcome - Three Case Reports [J]. J Neurosci Rural Pract，2017，8（3）：475-477.

[29] CUETTER A. Residual fatigue in Guillain-Barre syndrome is related to axonal loss [J]. Neurology，2014，83（11）：1035.

[30] ANDREWS AW，MIDDLETON A. Improvement During Inpatient Rehabilitation Among Older Adults With Guillain-Barre Syndrome，Multiple Sclerosis，Parkinson Disease，and Stroke [J]. Am J Phys Med Rehabil，2018，97（12）：879-884.

[31] HARBO T，MARKVARDSEN LK，HELLFRITZSCH MB，et al. Neuromuscular electrical stimulation in early rehabilitation of Guillain-Barre syndrome：A pilot study [J]. Muscle Nerve，2019，59（4）：481-484.

[32] NG YS，LO YL，LIM PA. Characteristics and acute rehabilitation of Guillain-Barre syndrome in Singapore [J]. Ann Acad Med Singapore，2004，33（3）：314-319.

[33] HUZMELI ED，KORKMAZ NC，DUMAN T，et al. Effects of sensory deficits on balance，functional status and trunk control in patients diagnosed with guillain-barre syndrome [J]. Neurosciences（Riyadh），2018，23（4）：301-307.

[34] MANDY A，SIMS T，STEW G，et al. Manual Feeding Device Experiences of People With a Neurodisability [J]. Am J Occup Ther，2018，72（3）：7203345010p1-7203345010p5.

[35] FARMAKIDIS C，INAN S，MILSTEIN M，et al. Headache and Pain in Guillain-Barre Syndrome [J]. Curr Pain Headache Rep，2015，19（8）：40.

[36] S.V. KHADILKAR. Neuromuscular Disorders，Guillain–Barré Syndrome[M]. Singapore：Springer Nature，2018.

[37] BASELGIA LT，BENNETT DL，SILBIGER RM，et al. Negative Neurodynamic Tests Do Not Exclude Neural Dysfunction in Patients With Entrapment Neuropathies [J]. Arch Phys Med Rehabil，2017，98（3）：480-486.

[38] KALISCH T，TEGENTHOFF M，DINSE HR. Repetitive electric stimulation elicits enduring improvement of sensorimotor performance in seniors [J]. Neural Plast，2010，690531.

[39] ZHANG R，LAO L，REN K，et al. Mechanisms of acupuncture-electroacupuncture on persistent pain [J]. Anesthesiology，2014，120（2）：482-503.

[40] PAULA MH，BARBOSA RI，MARCOLINO AM，et al. Early sensory re-education of the hand after peripheral nerve repair based on mirror therapy：a randomized controlled trial [J]. Braz J Phys Ther，2016，20（1）：58-65.

[41] COLE J. Rehabilitation after sensory neuronopathy syndrome [J]. J R Soc Med，1998，91（1）：30-32.

[42] DE JAGER AE，SLUITER HJ. Clinical signs in severe Guillain-Barre syndrome：analysis of 63 patients [J]. J Neurol Sci，1991，104（2）：143-150.

[43] OGNA A，PRIGENT H，LEJAILLE M，et al. Swallowing and swallowing-breathing interaction as predictors of intubation in Guillain-Barre syndrome [J]. Brain Behav，2017，7（2）：e00611.

[44] SHIN SK，KIM KO，KIM EJ，et al. Peroral endoscopic myotomy for treatment of Guillain-Barre syndrome-associated achalasia：A rare case [J]. World J Gastroenterol，2017，23（5）：926-930.

[45] 丁里，王拥军，王少石，等. 卒中患者吞咽障碍和营养管理的中国专家共识（2013 版）[J]. 中国卒中杂志，2013，12：973-983.

[46] NANDA SK，JAYALAKSHMI S，RUIKAR D，et al. Twelfth cranial nerve involvement in Guillian Barre syndrome [J]. J Neurosci Rural Pract，2013，4（3）：338-340.

[47] BAKHEIT AM. Management of neurogenic dysphagia [J]. Postgrad Med J，2001，77（913）：694-699.

[48] HEDSTROM J，TUOMI L，FINIZIA C，et al. Correlations Between Patient-Reported Dysphagia Screening and Penetration-Aspiration Scores in Head and Neck Cancer Patients Post-oncological Treatment [J]. Dysphagia，2018，33（2）：206-215.

[49] 招少枫，何怀，窦祖林，等. 梯度柠檬酸咳嗽反射试验在脑卒中误吸筛查中的临床价值 [J]. 中国康复医学杂志，2015，30（4）：349-354.

[50] IM S，SUNTRUP-KRUEGER S，COLBOW S，et al. Reliability and main findings of the flexible endoscopic evaluation of

swallowing-Tensilon test in patients with myasthenia gravis and dysphagia [J]. Eur J Neurol, 2018, 25 (10): 1235-1242.

[51] CHIBA Y, SANO D, IKUI Y, et al. Predictive value of the Hyodo score in endoscopic evaluation of aspiration during swallowing [J]. Auris Nasus Larynx, 2018, 45 (6): 1214-1220.

[52] SAKAMOTO T, HORIUCHI A, MAKINO T, et al. Determination of the cut-off score of an endoscopic scoring method to predict whether elderly patients with dysphagia can eat pureed diets [J]. World J Gastrointest Endosc, 2016, 8 (6): 288-294.

[53] CICHERO JA, LAM P, STEELE CM, et al. Development of International Terminology and Definitions for Texture-Modified Foods and Thickened Fluids Used in Dysphagia Management: The IDDSI Framework [J]. Dysphagia, 2017, 32 (2): 293-314.

[54] 朱亚芳, 张晓梅, 张钦缔, 等. 中文版经口摄食功能评估量表在摄食 - 吞咽障碍脑卒中患者中的信效度检验 [J]. 实用医学杂志, 2017, 33 (22): 3826-3829.

[55] STEELE CM, NAMASIVAYAM-MACDONALD AM, GUIDA BT, et al. Creation and Initial Validation of the International Dysphagia Diet Standardisation Initiative Functional Diet Scale [J]. Arch Phys Med Rehabil, 2018, 99 (5): 934-944.

[56] LAN Y, XU G, DOU Z, et al. The correlation between manometric and videofluoroscopic measurements of the swallowing function in brainstem stroke patients with Dysphagia [J]. J Clin Gastroenterol, 2015, 49 (1): 24-30.

[57] PARK CH, LEE YT, YI Y, et al. Ability of High-Resolution Manometry to Determine Feeding Method and to Predict Aspiration Pneumonia in Patients With Dysphagia [J]. Am J Gastroenterol, 2017, 112 (7): 1074-1083.

[58] 周君桂, 吴红瑛, 李苑媚, 等. 染料试验在重症康复病房气管切开患者误吸筛查中的应用 [J]. 中国康复医学杂志, 2018, 33 (3): 337-340.

[59] YONEYAMA T, YOSHIDA M, OHRUI T, et al. Oral care reduces pneumonia in older patients in nursing homes [J]. J Am Geriatr Soc, 2002, 50 (3): 430-433.

[60] 窦祖林, 兰月, 万桂芳. 神经性吞咽障碍的康复治疗及其进展 [J]. 中华物理医学与康复杂志, 2006, 28 (11): 788-791.

[61] SLOVARP L, KING L, OFF C, et al. A Pilot Study of the Tongue Pull-Back Exercise for Improving Tongue-Base Retraction and Two Novel Methods to Add Resistance to the Tongue Pull-Back [J]. Dysphagia, 2016, 31 (3): 416-423.

[62] AGRAWAL D, KERN M, EDEANI F, et al. Swallow strength training exercise for elderly: A health maintenance need [J]. Neurogastroenterol Motil, 2018, 30 (10): e13382.

[63] FUJIWARA S, ONO T, MINAGI Y, et al. Effect of supraglottic and super-supraglottic swallows on tongue pressure production against hard palate [J]. Dysphagia, 2014, 29 (6): 655-662.

[64] INAMOTO Y, SAITOH E, ITO Y, et al. The Mendelsohn Maneuver and its Effects on Swallowing: Kinematic Analysis in Three Dimensions Using Dynamic Area Detector CT [J]. Dysphagia, 2018, 33 (4): 419-430.

[65] 冀旗玲, 曾艳芳, 杜会山. 神经肌肉电刺激对脑卒中后吞咽困难的疗效 [J]. 中国老年学杂志, 2018, 38 (22): 5414-5416.

[66] 窦祖林. 吞咽障碍评估与治疗 [M]. 2 版. 北京: 人民卫生出版社, 2017.

[67] 安德连, 窦祖林, 卫小梅, 等. 容积 - 黏度测试在老年吞咽障碍患者中的应用 [J]. 实用临床护理学电子杂志, 2018, 3 (29): 2, 14.

[68] 窦惠珍, 丛地霞. 时间护理结合酸刺激在脑卒中吞咽障碍中的应用 [J]. 中国卫生标准管理, 2018, 9 (20): 182-184.

[69] 席艳玲, 黄海霞, 王宝兰, 等. 球囊肌力训练法治疗重度格林 - 巴利综合征吞咽障碍 1 例 [J]. 中华物理医学与康复杂志, 2011, 33 (12): 933-935.

[70] SAMI SS, HABOUBI HN, ANG Y, et al. UK guidelines on oesophageal dilatation in clinical practice [J]. Gut, 2018, 67 (6): 1000-1023.

[71] 林晓婷, 杨海云, 栗晓, 等. 超声引导肉毒毒素注射治疗环咽肌功能障碍探讨 [J]. 中山大学学报 (医学科学版), 2018, 39 (3): 472-476.

[72] ESPOSITO D, MAIONE F, D'ALESSANDRO A, et al. Endoscopic treatment of esophageal achalasia [J]. World J Gastrointest Endosc, 2016, 8 (2): 30-39.

[73] CHUAH SK, CHIU CH, TAI WC, et al. Current status in the treatment options for esophageal achalasia [J]. World J Gastroenterol, 2013, 19 (33): 5421-5429.

[74] 陈晓锋，李飞祥，李思明，等 . 吞咽康复训练治疗脑卒中后隐性误吸的疗效 [J]. 中国实用神经疾病杂志，2015，1：31-22.

[75] SUITER DM, MCCULLOUGH GH, POWELL PW. Effects of cuff deflation and one-way tracheostomy speaking valve placement on swallow physiology [J]. Dysphagia, 2003, 18（4）：284-292.

[76] ENDERBY P. Disorders of communication：dysarthria [J]. Handb Clin Neurol, 2013, 110：273-281.

[77] WILLISON HJ, JACOBS BC, VAN DOORN PA. Guillain-Barre syndrome [J]. Lancet, 2016, 388（10045）：717-727.

[78] MITSUI Y, KUSUNOKI S, ARIMURA K, et al. A multicentre prospective study of Guillain-Barre syndrome in Japan：a focus on the incidence of subtypes [J]. J Neurol Neurosurg Psychiatry, 2015, 86（1）：110-114.

[79] DIRLIKOV E, KNISS K, MAJOR C, et al. Guillain-Barre Syndrome and Healthcare Needs during Zika Virus Transmission, Puerto Rico, 2016 [J]. Emerg Infect Dis, 2017, 23（1）：134-136.

[80] FERRI L. Peripheral nervous system and speech disorders[J]. Rev Neurol, 2014, 58 Suppl 1：S99-S105.

[81] RAMPELLO L, RAMPELLO L, PATTI F, et al. When the word doesn't come out：A synthetic overview of dysarthria [J]. J Neurol Sci, 2016, 369：354-360.

[82] LYU RK, CHEN ST. Acute multiple cranial neuropathy：a variant of Guillain-Barre syndrome? [J]. Muscle Nerve, 2004, 30（4）：433-436.

[83] ELDAR AH, CHAPMAN J. Guillain Barre syndrome and other immune mediated neuropathies：diagnosis and classification [J]. Autoimmun Rev, 2014, 13（4-5）：525-530.

[84] 李欢 . 构音障碍评估研究述评 [J]. 中国特殊教育，2010，（6）：59-64.

[85] 何维佳，李胜利 . 运动性构音障碍言语声学水平客观评价的研究进展 [J]. 中国康复理论与实践，2010，16（2）：118-120.

[86] 李胜利 . 言语治疗学 [M]. 第 2 版 . 北京：华夏出版社，2014.

[87] 陈虹静，胡卡明 . 脑卒中后构音障碍各评定方法浅析 [J]. 湖南中医杂志，2012，28（6）：126-129.

[88] THOPPIL MG, KUMAR CS, KUMAR A, et al. Speech Signal Analysis and Pattern Recognition in Diagnosis of Dysarthria [J]. Ann Indian Acad Neurol, 2017, 20（4）：352-357.

[89] LEWANDOWSKI A, GILLESPIE AI, KRIDGEN S, et al. Adult normative data for phonatory aerodynamics in connected speech [J]. Laryngoscope, 2018, 128（4）：909-914.

[90] LUO R, KONG W, WEI X, et al. Development of Excised Larynx [J]. J Voice, 2018.

[91] JIANG J, LEDER C, BICHLER A. Estimating subglottal pressure using incomplete airflow interruption [J]. Laryngoscope, 2006, 116（1）：89-92.

[92] THIEL C, YANG J, CRAWLEY B, et al. Aerodynamic Characteristics of Syllable and Sentence Productions in Normal Speakers [J]. J Voice, 2018.

[93] HOFFMAN MR, RIEVES AL, SURENDER K, et al. Evaluation of auditory and visual feedback for airflow interruption [J]. J Voice, 2013, 27（2）：149-154.

[94] PARK M, BAEK WS, LEE E, et al. Nasalance scores for normal Korean-speaking adults and children [J]. J Plast Reconstr Aesthet Surg, 2014, 67（2）：173-177.

[95] Ha-kyung K, 段弘艳，惠芬芬，等 . 正常成人发不同元音时口腔压力和鼻流量研究 [J]. 听力学及言语疾病杂志，2016，24（2）：126-129.

[96] SAPIR S, RAMIG LO, SPIELMAN JL, et al. Formant centralization ratio：a proposal for a new acoustic measure of dysarthric speech [J]. J Speech Lang Hear Res, 2010, 53（1）：114-125.

[97] CARRILLO L, ORTIZ KZ. Vocal analysis（auditory - perceptual and acoustic）in dysarthrias[J]. Pro Fono, 2007, 19（4）：381-386.

[98] 魏霜，黄昭鸣，杜晓新，等 . 18～40 岁成人鼻流量参考标准的研究 [J]. 中国听力语言康复科学杂志，2009，（2）：38-42.

[99] HEMAN-ACKAH YD, MANDEL S, MANON-ESPAILLAT R, et al. Laryngeal electromyography [J]. Otolaryngol Clin North Am, 2007, 40（5）：1003-1023.

[100] VOLK GF, POTOTSCHNIG C, MUELLER A, et al. Teaching laryngeal electromyography [J]. Eur Arch Otorhinolaryngol, 2015, 272（7）：1713-1718.

[101] 高晓葳，欧阳杰，黄永望，等 . 声带振动特质评估方法的研究进展 [J]. 听力学及言语疾病杂志，2014，（6）：661-664.

[102] GUGATSCHKA M, KIESLER K, BEHAM A, et al. Hyperplastic epithelial lesions of the vocal folds: combined use of exfoliative cytology and laryngostroboscopy in differential diagnosis [J]. Eur Arch Otorhinolaryngol, 2008, 265(7): 797-801.

[103] KRASNODEBSKA P, KRASNODEBSKI W, SZKIELKOWSKA A. Objectification of vocal folds mucosal wave [J]. Otolaryngol Pol, 2018, 72(5): 24-30.

[104] 于萍, 韩冰, 黄冬雁, 等. 嗓音声学分析和电声门图的比较研究 [J]. 听力学及言语疾病杂志, 2005, 13(3): 160-163.

[105] FLETCHER A, MCAULIFFE M. Examining Variation in Treatment Outcomes among Speakers with Dysarthria [J]. Semin Speech Lang, 2017, 38(3): 191-199.

[106] 赖日英, 董文兴, 颜海霞, 等. 腹式呼吸训练结合语音训练在弛缓型构音障碍方面的运用效果 [J]. 中国妇幼健康研究, 2017, 28(S1): 519-520.

[107] MACKENZIE C, MUIR M, ALLEN C. Non-speech oro-motor exercise use in acquired dysarthria management: regimes and rationales [J]. Int J Lang Commun Disord, 2010, 45(6): 617-629.

[108] MOU Z, CHEN Z, YANG J, et al. Acoustic properties of vowel production in Mandarin-speaking patients with post-stroke dysarthria [J]. Sci Rep, 2018, 8(1): 14188.

[109] MOON JH, HONG DG, KIM KH, et al. Effects of lingual strength training on lingual strength and articulator function in stroke patients with dysarthria [J]. J Phys Ther Sci, 2017, 29(7): 1201-1204.

[110] MEIER JD, MUNTZ HR. Velopharyngeal Dysfunction Evaluation and Treatment [J]. Facial Plast Surg Clin North Am, 2016, 24(4): 477-485.

[111] BRITTON D, HOIT JD, BENDITT JO. Dysarthria of Spinal Cord Injury and Its Management [J]. Semin Speech Lang, 2017, 38(3): 161-172.

[112] 庞子建, 李胜利. 运动性构音障碍言语、声学、共鸣水平机制及康复疗效研究 [J]. 中国康复理论与实践, 2009, 15(05): 449-452.

[113] ASFAR MM, HUTCHESON KA, WON AM. Prosthetic Rehabilitation with Palatal Lift/Augmentation in a Patient with Neurologic/Motor Deficit Due To Cancer Therapy for Chondrosarcoma [J]. J Prosthodont, 2019, 28(3): 234-238.

[114] BEUKELMAN DR, HUX K, DIETZ A, et al. Using Visual Scene Displays as Communication Support Options for People with Chronic, Severe Aphasia: A Summary of AAC Research and Future Research Directions [J]. Augment Altern Commun, 2015, 31(3): 234-245.

[115] RUSSO MJ, PRODAN V, MEDA NN, et al. High-technology augmentative communication for adults with post-stroke aphasia: a systematic review [J]. Expert Rev Med Devices, 2017, 14(5): 355-370.

[116] EVANS OB, VEDANARAYANAN V. Guillain-Barre syndrome [J]. Pediatr Rev, 1997, 18(1): 10-16.

[117] ALSHEKHLEE A, HUSSAIN Z, SULTAN B, et al. Guillain-Barre syndrome: incidence and mortality rates in US hospitals [J]. Neurology, 2008, 70(18): 1608-1613.

[118] AMBROSINO N, CARPENE N, GHERARDI M. Chronic respiratory care for neuromuscular diseases in adults [J]. Eur Respir J, 2009, 34(2): 444-451.

[119] STEIER J, KAUL S, SEYMOUR J, et al. The value of multiple tests of respiratory muscle strength [J]. Thorax, 2007, 62(11): 975-980.

[120] PINTO S, ALVES P, PIMENTEL B, et al. Ultrasound for assessment of diaphragm in ALS [J]. Clin Neurophysiol, 2016, 127(1): 892-897.

[121] HU MH, CHEN CM, LIN KL, et al. Risk factors of respiratory failure in children with Guillain-Barre syndrome [J]. Pediatr Neonatol, 2012, 53(5): 295-299.

[122] SHARSHAR T, CHEVRET S, BOURDAIN F, et al. Early predictors of mechanical ventilation in Guillain-Barre syndrome [J]. Crit Care Med, 2003, 31(1): 278-283.

[123] VARELAS PN, CHUA HC, NATTERMAN J, et al. Ventilatory care in myasthenia gravis crisis: assessing the baseline adverse event rate [J]. Crit Care Med, 2002, 30(12): 2663-2668.

[124] 罗祖金, 詹庆元, 夏金根, 等. 应用呼吸肌功能锻炼对长期机械通气患者成功撤机 1 例报告 [J]. 中国康复医学杂志, 2009, 24(09): 839-840.

[125] KISSEL JT, CORNBLATH DR, MENDELL JR. Guillain-Barre syndrome. In: Diagnosis and Management of Peripheral Nerve Disorders[M]. New York: Oxford University Press, 2001.

[126] 刘英, 刘小军. 呼吸康复在吉兰 - 巴雷综合征呼吸机依赖患者成功脱机中的应用 [J]. 中国实用神经疾病杂志, 2015, 18 (12): 34-36.

[127] NISHIGUCHI S, BRANCH J, TSUCHIYA T, et al. Guillain-Barre Syndrome: A Variant Consisting of Facial Diplegia and Paresthesia with Left Facial Hemiplegia Associated with Antibodies to Galactocerebroside and Phosphatidic Acid [J]. Am J Case Rep, 2017, (18): 1048-1052.

[128] ROBINSON MW, BAIUNGO J. Facial Rehabilitation: Evaluation and Treatment Strategies for the Patient with Facial Palsy [J]. Otolaryngol Clin North Am, 2018, 51 (6): 1151-1167.

[129] O TM. Medical Management of Acute Facial Paralysis [J]. Otolaryngol Clin North Am, 2018, 51 (6): 1051-1075.

[130] ALEXANDRESCU R, SIEGERT RJ, TURNER-STOKES L. Functional outcomes and efficiency of rehabilitation in a national cohort of patients with Guillain-Barre syndrome and other inflammatory polyneuropathies [J]. PLoS One, 2014, 9 (11): e110532.

[131] HARMS M. Inpatient management of guillain-barre syndrome [J]. Neurohospitalist, 2011, 1 (2): 78-84.

[132] 彭龙颜, 梁庆成, 肖兴军. 格林 - 巴利综合征的神经心理测验研究 [J]. 哈尔滨医科大学学报, 2002, 36 (1): 60-61, 64.

[133] BERNSEN RA, DE JAGER AE, KUIJER W, et al. Psychosocial dysfunction in the first year after Guillain-Barre syndrome [J]. Muscle Nerve, 2010, 41 (4): 533-539.

[134] 王元会, 张磊, 徐晓霞, 等. 格林 - 巴利综合征患者康复过程中心理特点及心理干预效果 [J]. 中国老年学杂志, 2011, 31 (7): 1229-1230.

[135] ANEMA JR, HEIJENBROK MW, FAES TJ, et al. Cardiovascular autonomic function in multiple sclerosis [J]. J Neurol Sci, 1991, 104 (2): 129-134.

[136] FLACHENECKER P. Autonomic dysfunction in Guillain-Barre syndrome and multiple sclerosis [J]. J Neurol, 2007, 254 Suppl 2: II96-II101.

[137] FAGIUS J, WESTERBERG CE, OLSSON Y. Acute pandysautonomia and severe sensory deficit with poor recovery. A clinical, neurophysiological and pathological case study [J]. J Neurol Neurosurg Psychiatry, 1983, 46 (8): 725-733.

[138] ZAEEM Z, SIDDIQI ZA, ZOCHODNE DW. Autonomic involvement in Guillain-Barre syndrome: an update [J]. Clin Auton Res, 2018.

[139] KHAN F, PALLANT JF, AMATYA B, et al. Outcomes of high- and low-intensity rehabilitation programme for persons in chronic phase after Guillain-Barre syndrome: a randomized controlled trial [J]. J Rehabil Med, 2011, 43 (7): 638-646.

[140] WU SH, LYNN JJ, CHAN YL, et al. Acute urinary retention as the initial manifestation of Guillain-Barre syndrome [J]. Am J Emerg Med, 2011, 29 (6): 696 e3-696 e4.

[141] AMATYA B, KHAN F, WHISHAW M, et al. Guillain-Barre syndrome: prevalence and long-term factors impacting bladder function in an Australian community cohort [J]. J Clin Neurol, 2013, 9 (3): 144-150.

[142] SAKAKIBARA R, UCHIYAMA T, KUWABARA S, et al. Prevalence and mechanism of bladder dysfunction in Guillain-Barre Syndrome [J]. Neurourol Urodyn, 2009, 28 (5): 432-437.

[143] WHEELER JS, JR., SIROKY MB, PAVLAKIS A, et al. The urodynamic aspects of the Guillain-Barre syndrome [J]. J Urol, 1984, 131 (5): 917-919.

[144] KUWABARA S, NAKATA M, SUNG JY, et al. Hyperreflexia in axonal Guillain-Barre syndrome subsequent to Campylobacter jejuni enteritis [J]. J Neurol Sci, 2002, 199 (1-2): 89-92.

[145] OGAWARA K, KUWABARA S, KOGA M, et al. Anti-GM1b IgG antibody is associated with acute motor axonal neuropathy and Campylobacter jejuni infection [J]. J Neurol Sci, 2003, 210 (1-2): 41-45.

[146] NAPHADE PU, VERMA R, GARG RK, et al. Prevalence of bladder dysfunction, urodynamic findings, and their correlation with outcome in Guillain-Barre syndrome [J]. Neurourol Urodyn, 2012, 31 (7): 1135-1140.

[147] SAKAKIBARA R, HATTORI T, KUWABARA S, et al. Micturitional disturbance in patients with Guillain-Barre syndrome [J]. J Neurol Neurosurg Psychiatry, 1997, 63 (5): 649-653.

[148] 励建安, 毕胜, 黄晓琳. Delisa 物理医学与康复医学理论与实践 [M]. 第 2 版. 北京: 人民卫生出版社, 2013.

[149] BURNS TM, LAWN ND, LOW PA, et al. Adynamic ileus in severe Guillain-Barre syndrome [J]. Muscle Nerve, 2001, 24(7): 963-965.

[150] MULLINGS KR, ALLEVA JT, HUDGINS TH. Rehabilitation of Guillain-Barre syndrome [J]. Dis Mon, 2010, 56(5): 288-292.

[151] JOHNSON DF. Bulbar syndrome following non-diptheritic throat infections; report of two cases, one with albumino-cytologic dissociation [J]. Bull Los Angel Neuro Soc, 1949, 14(3): 182-186.

[152] GUILLAIN G. Radiculoneuritis with acellular hyperalbuminosis of the cerebrospinal fluid[J]. Arch Neurol Psychiat. 1936, 36: 975-990.

[153] FLACHENECKER P, LEM K, MULLGES W, et al. Detection of serious bradyarrhythmias in Guillain-Barre syndrome: sensitivity and specificity of the 24-hour heart rate power spectrum [J]. Clin Auton Res, 2000, 10(4): 185-191.

[154] FLACHENECKER P, TOYKA KV, REINERS K. Cardiac arrhythmias in Guillain-Barre syndrome. An overview of the diagnosis of a rare but potentially life-threatening complication[J]. Nervenarzt, 2001, 72(8): 610-617.

[155] FLACHENECKER P, MULLGES W, WERMUTH P, et al. Eyeball pressure testing in the evaluation of serious bradyarrhythmias in Guillain-Barre syndrome [J]. Neurology, 1996, 47(1): 102-108.

[156] ZOCHODNE DW. Autonomic involvement in Guillain-Barre syndrome: a review [J]. Muscle Nerve, 1994, 17(10): 1145-1155.

[157] MUKERJI S, ALOKA F, FAROOQ MU, et al. Cardiovascular complications of the Guillain-Barre syndrome [J]. Am J Cardiol, 2009, 104(10): 1452-1455.

[158] FARKKILA M, KINNUNEN E, HAAPANEN E, et al. Guillain-Barre syndrome: quantitative measurement of plasma exchange therapy [J]. Neurology, 1987, 37(5): 837-840.

[159] PFEIFFER G, SCHILLER B, KRUSE J, et al. Indicators of dysautonomia in severe Guillain-Barre syndrome [J]. J Neurol, 1999, 246(11): 1015-1022.

[160] DEVI J. The scales of functional assessment of activities of daily living in geriatrics [J]. Age Ageing, 2018.

[161] MACKINTOSH S. Functional independence measure [J]. Aust J Physiother, 2009, 55(1): 65.

[162] FERREIRA DOS SANTOS L, CHRIST O, MATE K, et al. Movement visualisation in virtual reality rehabilitation of the lower limb: a systematic review [J]. Biomed Eng Online, 2016, 15(Suppl 3): 144.

[163] KO KJ, HA GC, KANG SJ. Effects of daily living occupational therapy and resistance exercise on the activities of daily living and muscular fitness in Guillain-Barre syndrome: a case study [J]. J Phys Ther Sci, 2017, 29(5): 950-953.

[164] KHAN F, AMATYA B. Rehabilitation interventions in patients with acute demyelinating inflammatory polyneuropathy: a systematic review [J]. Eur J Phys Rehabil Med, 2012, 48(3): 507-522.

[165] KARALOK ZS, TASKIN BD, YANGINLAR ZB, et al. Guillain-Barre syndrome in children: subtypes and outcome [J]. Childs Nerv Syst, 2018, 34(11): 2291-2297.

[166] DE VRIES JM, HAGEMANS ML, BUSSMANN JB, et al. Fatigue in neuromuscular disorders: focus on Guillain-Barre syndrome and Pompe disease [J]. Cell Mol Life Sci, 2010, 67(5): 701-713.

[167] RUTS L, DRENTHEN J, JONGEN JL, et al. Pain in Guillain-Barre syndrome [J]. Neurology, 2010, 19(75(6)): 1439-1447.

[168] WANG Y, ZHANG HL, WU X, et al. Complications of Guillain-Barre syndrome [J]. Expert review of clinical immunology, 2016, 12(4): 439-448.

[169] VAN DEN BERG B, WALGAARD C, DRENTHEN J, et al. Guillain-Barre syndrome: pathogenesis, diagnosis, treatment and prognosis [J]. Nature reviews Neurology, 2014, 10(8): 469-482.

[170] KHAN F, NG L, AMATYA B, et al. Multidisciplinary care for Guillain-Barré syndrome [J]. Cochrane Database of Systematic Reviews, 2010.

[171] LIU J, WANG LN FAU - MCNICOL ED, MCNICOL ED. Pharmacological treatment for pain in Guillain-Barre syndrome [J]. Cochran Database Syst Rev, 2015.

[172] CONNELLY M, SHAGRIN J FAU - WARFIELD C, WARFIELD C. Epidural opioids for the management of pain in a patient with the Guillain-Barre syndrome [J]. Anesthesiology, 1990, 72(2): 381-383.

[173] PANDEY CK, BOSE N FAU - GARG G, GARG G FAU - SINGH N, et al. Gabapentin for the treatment of pain in guillain-barre syndrome: a double-blinded, placebo-controlled, crossover study [J]. Anesth Analg, 2002, 95 (6): 1719-1723.

[174] PANDEY CK, RAZA M FAU - TRIPATHI M, TRIPATHI M FAU - NAVKAR DV, et al. The comparative evaluation of gabapentin and carbamazepine for pain management in Guillain-Barre syndrome patients in the intensive care unit [J]. Anesth Analg, 2005, 101 (1): 220-225.

[175] PENA L, MORENO CB, GUTIERREZ-ALVAREZ AM. Pain management in Guillain-Barre syndrome: a systematic review [J]. Neurologia, 2015, 30 (7): 433-438.

[176] BROUSSEAU K, ARCINIEGAS D, HARRIS S. Pharmacologic management of anxiety and affective lability during recovery from Guillain-Barré syndrome: some preliminary observations [J]. Neuropsychiatr Dis Treat, 2005, 1 (2): 145-149.

[177] ANSAR V, VALADI N. Guillain-Barre syndrome [J]. Primary care, 2015, 42 (2): 189-193.

[178] DATTILIO FM FAU - CASTALDO JE, CASTALDO JE. Differentiating symptoms of panic from relapse of Guillain-Barre syndrome [J]. Harv Rev Psychiatry, 2001, 9 (5): 260-265.

[179] DATTILIO FM. Educating patients about symptoms of anxiety in the wake of neurological illness [J]. J Neuropsychiatry Clin Neurosci, 2002, 14 (3): 354-355.

[180] MASALA S, TROPEPI D FAU - FIORI R, FIORI R FAU - SEMPRINI R, et al. Kyphoplasty: a new opportunity for rehabilitation of neurologic disabilities [J]. Am J Phys Med Rehabil, 2004, 83 (10): 810-812.

[181] BORN CT, GIL JA, GOODMAN AD. Joint Contractures Resulting From Prolonged Immobilization: Etiology, Prevention, and Management [J]. The Journal of the American Academy of Orthopaedic Surgeons, 2017, 25 (2): 110-116.

[182] FARMER SE, JAMES M. Contractures in orthopaedic and neurological conditions: a review of causes and treatment [J]. Disability and rehabilitation, 2001, 23 (13): 549-558.

[183] MOSELEY AM, HASSETT LM FAU - LEUNG J, LEUNG J FAU - CLARE JS, et al. Serial casting versus positioning for the treatment of elbow contractures in adults with traumatic brain injury: a randomized controlled trial [J]. Clinical rehabilitation, 2008, 22 (5): 406-417.

[184] MAFFIULETTI NA, ROIG M FAU - KARATZANOS E, KARATZANOS E FAU - NANAS S, et al. Neuromuscular electrical stimulation for preventing skeletal-muscle weakness and wasting in critically ill patients: a systematic review [J]. BMC Med, 2013, (11): 137.

[185] PANDYAN AD, GRANAT MH FAU - STOTT DJ, STOTT DJ. Effects of electrical stimulation on flexion contractures in the hemiplegic wrist [J]. Clinical rehabilitation, 1997, 11 (2): 123-130.

[186] CHIO A, COCITO D FAU - LEONE M, LEONE M FAU - GIORDANA MT, et al. Guillain-Barre syndrome: a prospective, population-based incidence and outcome survey [J]. Neurology, 2003, 60 (7): 1146-1150.

[187] LIN JH, TU KH, CHANG CH, et al. Prognostic factors and complication rates for double-filtration plasmapheresis in patients with Guillain-Barre syndrome [J]. Transfus Apher Sci, 2015, 52 (1): 78-83.

[188] ESPOSITO S, LONGO MR. Guillain-Barre syndrome [J]. Autoimmun Rev, 2017, 16 (1): 96-101.

[189] BECKMAN MG, HOOPER WC, CRITCHLEY SE, et al. Venous thromboembolism: a public health concern [J]. Am J Prev Med, 2010, 38 (4 Suppl): S495-S501.

[190] KAHN SR, DUCRUET T, LAMPING DL, et al. Prospective evaluation of health-related quality of life in patients with deep venous thrombosis [J]. Arch Intern Med, 2005, 165 (10): 1173-1178.

[191] KLOK FA, VAN DER HULLE T, DEN EXTER PL, et al. The post-PE syndrome: a new concept for chronic complications of pulmonary embolism [J]. Blood Rev, 2014, 28 (6): 221-226.

[192] WHITE RH. The epidemiology of venous thromboembolism [J]. Circulation, 2003, 107 (23 Suppl 1): I4-I8.

[193] ESAKKI S, MACDERMID JC. Appraisal of: Role of physical therapists in the management of individuals at risk for or diagnosed with venous thromboembolism: evidence-based clinical practice guideline [J]. J Physiother, 2017, 63 (4): 263.

[194] 郭铁成, 黄晓琳, 尤春景. 康复医学临床指南 [M]. 第3版. 北京: 科学出版社, 2018.

[195] 曹晓容, 刘晓云, 高静. 压疮的国外预防及护理进展 [J]. 护士进修杂志, 2016, 31 (18): 1653-1655.

[196] 贾晓明. 压疮的流行病学特点及诊断与治疗进展 [J]. 中华损伤与修复杂志（电子版）, 2018, 13 (1): 4-7.

[197] 徐纪玲,黄国雨,郑小鹏. 带蒂皮瓣手术联合悬浮治疗系统治疗难愈性压疮患者的护理 [J]. 解放军护理杂志,2018,35(23):66-68,71.

[198] 沈晨,郭大志. 负压封闭引流技术结合高压氧治疗难治性压疮的效果 [J]. 中国医药导报,2018,15(32):106-108,117.

[199] 蒋琪霞,申萍,刘云,等. 改良式湿性疗法治疗老年压疮的临床研究 [J]. 医学研究生学报,2007,(11):1182-1185.

[200] 王科伟,谭洪栋. 远红外频谱照射治疗压疮的疗效观察 [J]. 中医临床研究,2018,10(30):89-91.

第16章

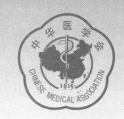

重症康复中国专家共识

一、概述

（一）重症康复的定义

重症康复（intensive care rehabilitation，ICR）是指针对危重症患者在病情允许的范围内进行提高患者的身体、心理及社会功能的治疗[1]。危重症患者的康复治疗不仅在于患者原发疾病治疗，更注重通过早期、及时、合理的干预促进患者危重状态恢复及后续的功能康复，预防并发症和继发性残疾，使其尽快回归家庭和社会[2,3]。

（二）重症康复的有效性及重要性

ICU 可以对重症患者提供生命支持，在美国，住院患者中有 1/4 人群曾经接受 ICU 治疗。随着临床技术的进步，大部分 ICU 患者可以存活且逐年增加。但不管在 ICU 住院期间还是 ICU 出院后，存活患者都将面临认知、精神功能及生理功能的减退及再入院率增加等问题（Ⅰ级证据）[4]。

重症康复在改善患者意识状态和临床症状等方面有着重要意义[5]。Kayambu 等学者的一项系统评价中指出对重症监护室中患者早期开展物理治疗有利于提高生活质量、身体机能和呼吸肌力量，减少 ICU 的住院时间[6]。同时，Morris 等学者的非随机对照研究显示，与对照组相比，对已插管的重症患者进行早期活动后，患者首次下床所需的时间以及住院时间均有减少[7]。另外，Schweickert 等学者进行的一项临床随机对照试验中，干预组对机械通气的患者早期物理治疗和作业治疗，与对照组相比，患者出院时功能结局改善更多，呼吸支持时间减少，此结果表明重症患者早期进行物理和作业治疗是安全有效的[8]。对机械通气下的呼吸衰竭患者进行早期康复活动，可以提高患者的肌力（Ⅰ级证据）、物理功能和生存质量（Ⅴ级证据），而患者的住院时长（Ⅰ级证据）、医疗费用（Ⅲ级证据）、昏迷时长（Ⅱ级证据）、镇静治疗时长（Ⅴ级证据）、机械通气时长（Ⅰ级证据）都有不同程度的减少和降低[7, 9-15]。

尽管患者在 ICU 治疗期间接受上述康复干预受益良多，但是在临床工作中如何平衡重症康复的有效性和安全性仍存在争议。比如在进行康复训练时可能会对患者的血压和脉氧造成影响，治疗时可能需要移除一些医疗设备（如心电监护仪），可能会增加某些与生命体征变化相关问题出现的风险。Nydahl 等的系统评价和 meta 分析研究针对 ICU 患者在进行康复治疗时的跌倒、血流动力学变化、心脏骤停等不良事件的发生率进行了分析，发现 22 351 次康复治疗中共出现 583 次安全性事件，经过统计学分析，发现每 1000 次康复治疗中出现患者血流动力学变化的概率为 3.8%（95%CI：1.3%～11.4%），出现血氧饱和度下降的概率为 1.9%（95%CI：0.9%～4.3%）。因此患者在 ICU 治疗期间接受重症康复的安全性问题发生概率很低，未见影响患者管理的不良事件发生（Ⅰ级证据）[16]。

推荐：目前循证证据推荐支持重症康复对危重症患者的治疗有效性，且其治疗安全性有较好保障（Ⅰ级证据，A 推荐）。

（陆　晓　郑　瑜）

二、重症康复的评估

（一）神经系统评估

1. 意识障碍评估　意识障碍（disorder of consciousness，DoC）是指患者对自身和周围环境刺激的觉醒感知能力不同程度降低或丧失。根据患者的觉醒程度，意识障碍可分为：嗜睡、昏睡、昏迷。根据患者的意识内容，意识障碍可分为：谵妄状态（delirium）、植物状态（vegetative state，VS）/无反应觉醒综合征（unresponsive wakefulness syndrome，UWS）、微小意识状态（minimally conscious state，MCS）等。常用评估方法如下：

（1）格拉斯哥昏迷评分量表（Glasgow coma scale，GCS）：格拉斯哥昏迷评分量表是广泛应用于各种神经损伤患者意识障碍评定的量表[17]。主要评估三方面的反应：睁眼（E）、运动（M）及言语（V）。昏迷程度以 E、M、V 三者分数加总来评估，满分是 15 分。GCS 评分目前是 NIH 数据库及 ICD11 脑损伤评估的组成部分，广泛应用于 75 个以上的国家[18]。

但 GCS 量表存在一定缺陷，比如在某些特定人群准确性欠佳：如重症颅脑损伤气管切开或插管无法发声的患者。GCS 量表无法记录及定量脑干功能及呼吸模式等反映损伤严重性的重要临床指标[19]。

推荐建议：GCS 量表可用于评估重症患者的意识障碍，但其应用有一定的局限性（Ⅱ级证据，B 级推荐）。

（2）简化运动评分（simplified motor score，SMS）：简化运动评分是由 Gill 等提出的一个简化评估工具，其中 3 个部分来自于 GCS 中的运动评分（2¼ 遵嘱动作，1¼ 定位疼痛，0¼ 疼痛刺激时回缩或无反应）[20-21]。Singh B 等的 Meta 分析纳入了 5 项回顾性研究，共涉及 14 670（14.4%）例急诊气管插管患者、16 201（15.9%）例临床重症脑损伤患者，4 730（4.6%）例神经外科术后患者和 6 725（6.6%）例死亡患者。结果提示在脑外伤患者中，SMS 与 GCS 一样能够准确预测除死亡外的不同结局[22]。

推荐建议：SMS 可用于评估 ICU 重症患者的意识障碍（Ⅲ级证据，C 级推荐）。

（3）修订昏迷恢复量表（coma recovery scale revised，CRS-R）：修订昏迷恢复量表是评估患者对各种感觉刺激（包括听觉、视觉、运动、言语、交流和觉醒水平）是否有特定行为反应的量表，可以对意识水平作出判断，特别适用于对微小意识的鉴别，支持对预后的评估[23]。Giacino JT 等的研究认为 CRS-R 能够被经过训练的临床医生可靠的用于意识状况的评估，能够鉴别 MCS 及 VS 的患者[23]。中文版的 CRS-R 经研究认为是一个可信及敏感的工具，能够成功区分 UWS、MCS 和 EMCS 的患者[24]。

推荐意见：推荐 CRS-R 量表作为昏迷评估的量表（Ⅱ级证据，B 级推荐）。

（4）全面无反应性量表（full outline of unresponsiveness，FOUR）：全面无反应性量表用于评估急性期的意识障碍，近年来亦广泛应用于因气管切开或呼吸机辅助呼吸无法进行言语能力评估的患者。Almojuela A 等人的荟萃分析总共包括 9 092 个成人患者，14 个研究证实 FOUR 量表的内在信度，9 个研究证实 FOUR 量表在预测死亡及功能结局方面的价值。32 个研究证实 FOUR 量表在预测死亡及功能结局方面优于 GCS 量表[3,19]。Ramazani J 等的研究发现 FOUR 与 GCS 一样能够用于 ICU 患者的意识障碍评估，并且比 GCS 的区分及标准更好，对于 ICU 重症患者的结局预测优于 GCS[25]。

推荐建议：推荐 FOUR 用于评估 ICU 重症患者的意识障碍（Ⅱ级证据，B 级推荐）。

2. Richmond 躁动镇静评分（Richmond agitation and sedation scale，RASS）　Richmond 躁动镇静评分是用于评估 ICU 患者镇静状态的一个量表，多项研究提示，RASS 在评估 ICU 患者镇静状态上具有良好的信度、效度，简便易操作。Ely EW 等对 38 名 ICU 机械通气的镇静患者进行了 RASS 评估的信度研究，及 275 名接受机械通气的患者进行了效度研究，发现 RASS 区分意识水平上具有良好的信度（$P < 0.001$）并与患者病情变化相关，认为 RASS 具有良好的信度和效度，能够用于 ICU 患者意识障碍水平及谵妄的评估[26]。多项其他研究结果也支持 RASS 在 ICU 意识障碍患者镇静及谵妄评估中的应用，肯定了其信效度[27-28]。

推荐意见：推荐 RASS 量表用于镇静状态评估（Ⅱ级证据，C 级推荐）。

3. 谵妄评估　谵妄常见于急性弥漫性脑损害和中毒性脑病变患者，持续时间越长，其远期认知与社会功能恢复的预后越差。谵妄的评估通常采用监护室患者意识模糊评估法（confusion assessment method for the ICU，CAM-ICU），通常应先对患者进行 RASS 评估，患者得分≥-3 分再进一步考虑进行 CAM-ICU 评估[29]。Ely EW 也可以采用谵妄筛查量表（intensive care delirium screening checklist，ICDSC），可以帮助临床医师判断患者在过去 24h 内是否发生谵妄。Ely EW 等 2001 年在 JAMA 上发表了一项研究，使用 CAM-ICU 评估了 111 名机械通气患者，最终共完成 471 次日间成对评估，与参考的诊断谵妄的标准相比，2 名护士评估的敏感性分别达到 100% 及 93%，特异性达到 98% 和 100%；评价者间信度很高（κ=0.96，95% 可信区间，0.92～0.99）。提示在 CAM-ICU 在 ICU 谵妄患者诊断中简便易行，信效度较高。其多种语言翻译版本的研究也进一步肯定了其应用价值[30-32]。

推荐意见：推荐 CAM-ICU 量表用于 ICU 重症患者的谵妄评估（Ⅱ级证据，C 级推荐）。

4. 颅内压　严重颅脑损伤患者往往出现颅内压（intracranial pressure，ICP）增高，需要进行监测[33]。压力持续超过 2.0kPa（200mmH₂O）的患者考虑为颅内压增高，应及时处理。颅内压测定可采用腰大池穿刺测压，但对于 ICP 明显增高者，进行腰大池穿刺存在脑疝的风险，因此禁忌穿刺。也可采用颅内有创测压的方式了解颅内压的高低[34]。推荐严重脑外伤者监测颅内压以降低院内及伤后 2 周的死亡率。所有复苏后 GCS 评分 3～8 分之间且 CT 异常的可抢救的患者应该监测颅内压。即使 CT 正常，如入院时存在以下两种情况者也应监测颅内压：年龄>40 岁，单侧或双侧的去脑或去皮层状态，及收缩压<90mmHg。

推荐意见：ICU 重症脑损伤患者应监测颅内压（Ⅲ级证据，C 级推荐）。

5. 神经电生理评估　神经电生理评估也是意识状态评估的重要手段之一。

（1）脑电图（electroencephalography，EEG）：对脑的病理生理变化异常敏感，特别对大脑皮质病变的评估有明确价值，但易受麻醉、镇静催眠药物影响。该检察结果应考虑干扰因素，并定期动态观察。Lee H 等采用连续 EEG 监测了 152 名重症脑外伤患者进行队列研究，严重的发作 - 间期模式，包括癫痫，与临床的损伤严重程度相关，但和功能结局不相关；但连续 EEG 的背景特征与功能结局独立相关[35]。一项系统回顾纳入了 42 篇文章，发现研究的异质性虽然较高，但一些研究缺乏 EEG 反应和死亡率及结局评估指标的分析，但不管什么原因导致的意识障碍，保留 EEG 反应其结局可能理想，而没有 EEG 反应可能预后不佳。因此 EEG 反应是一个良好的预后指标[36]。

推荐意见：推荐使用 EEG 评估 ICU 重症脑损伤患者（Ⅱ级证据，B 级推荐）。

（2）诱发电位（evoked potential，EP）：诱发电位是包括体感诱发电位（somatosensory evoked potentials，SEP）和脑干听觉诱发电位（Brainstem auditory evoked potentials，BAEP）。推荐引用最具代表性的 Hall（BAEP 采用）和 Judson（SEP 采用）两种分级标准，对意识障碍预后进行预测。Scarpino M 等人采用诱发电位评估的 203 名 ICU 患者中有 70 名（34%）发展为脑死亡，其 SEP 模式的两个级别的组合（一级：NN-NP-PP-NA，二级：AP-AA）能够，其准确预测脑死亡，其敏感性在所有患者中达到 75.7%，特异性达到 76.6%，提示 SEP 是一种有价值的临床评估脑死亡的手段[37]。Rodriguez RA 等研究发现脑干听觉诱发电位的失匹配负波是预测心脏骤停和心源性休克后昏迷患者苏醒的重要指标[38]。

推荐意见：推荐采用诱发电位评估 ICU 昏迷患者的意识障碍程度及预测脑死亡（Ⅲ级证据，C 级推荐）。

（3）事件相关电位评定：全称为事件相关性诱发电位（event-related potential，ERP）是与识别、比较、判断、记忆与决策等认知过程有关的神经电生理改变，是观察大脑认知功能活动的窗口；其失匹配负波（Mismatch negativity，MMN）对意识的判断和评估最为重要。ERP 有助于避免 SEP 和 BAEP 对意识判断的局限性。Tsurukiri J 等的研究发现中潜伏期听觉诱发电位指数可以用于评估急诊或 ICU 患者昏迷的程度[39]。Schorr B 等研究了听觉事件相关电位在监测意识障碍患者中的稳定性，认为其稳定性欠佳，需要重复测定[40]。

推荐意见：弱推荐事件相关电位用于意识障碍患者的昏迷程度评定（Ⅲ级证据，C 级推荐）。

（陆　晓　袁　华　朱　奕）

（二）心血管系统

ICU 重症监护病房，康复介入前需评估患者心血管系统安全性，以保证康复治疗的有效性和安全性。

1. 心血管系统评估

（1）症状：胸闷、胸痛、心悸、呼吸困难等。

（2）体格检查：脉搏、血压和心脏检查。心脏检查：视诊：心前区外形、心尖搏动；触诊：心尖和心前区波动、震颤、心包摩擦感；叩诊：心脏浊音界等；听诊：心率、心律、心音、额外心音、心包杂音、心包摩擦音等。

（3）实验室检查：BNP、心肌酶、血常规，生化等。

（4）辅助检查：心电图、胸部 X 线、动态心电图、心脏二维超声、冠状动脉造影、放射性核素扫描等。

2. 早期康复介入标准 [41]

心血管系统评估项目		床上运动	离床运动
血压			
静脉应用高血压药物		■	■
平均动脉压			
低于目标值且导致相关症状		▲	■
使用血管活性药物或器械辅助时仍低于目标值		▲	■
在未使用或仅使用低水平辅助下血压高于正常范围最低限		●	●
在使用中等水平辅助下，血压高于正常范围最低限		▲	▲
在使用高水平辅助下，血压高于正常范围最低限		▲	■
确诊或可疑严重的肺高压		▲	▲
心律失常			
缓慢性心律失常	需药物治疗（异丙肾上腺素）或紧急植入心脏起搏器	■	■
	无需药物治疗或紧急植入心脏起搏器	▲	▲
经静脉或经心外膜植入心脏起搏器			
起搏心律		▲	■
心律正常		●	●
快速性心律失常			
心率 >150 次 /min		▲	■
心率 120～150 次 /min		▲	▲
快速性心律失常 <120 次 /min		●	●
装置			
IABP		●	■
ECMO	经大腿或锁骨下置管	●	■
	中心静脉置管	●	▲
左心室辅助装置		●	●
肺动脉导管，持续性心输出量监测设备		●	▲
其他心血管系统指标			
任何原因引起的休克伴有乳酸 4mmol/L 以上		▲	▲
确诊或可疑急性 DVT 和肺栓塞		▲	▲
确诊或可疑重度主动脉瓣狭窄		●	▲
心肌缺血		▲	■
●	意外事件发生风险低		
▲	意外事件发生风险和影响较大，但是早期离床实施的益处更明显		
■	意外事件发生风险和影响大，在有经验的治疗师和护士讨论并达成统一意见前，不建议积极实施离床治疗		

3. 早期运动中止标准 [42]

（1）心率 > 年龄预测最大 HR 的 70%，< 40 次 /min，> 130 次 /min，安静心率下降 20%。

（2）新发心律失常。

（3）加用抗心律失常药物。

（4）新发心肌缺血。

（5）收缩压＞180mmHg。

（6）直立性低血压（收缩压舒张压下降20%）。

（7）MAP＜65mmHg，＞110mmH。

（陆　晓　万春晓　戎　荣）

（三）呼吸系统

ICU重症监护病房，康复介入前需评估患者呼吸系统安全性，以保证康复治疗的有效性和安全性。

1. 呼吸评估项目

（1）症状：咳嗽、咳痰、呼吸困难。

（2）体格检查：视诊：呼吸频率，呼吸模式，胸腹部活动度，辅助呼吸肌使用，异常呼吸，咳嗽，痰液量、颜色、性状、气味。触诊：胸廓活动度，呼吸模式，呼吸肌柔韧性。听诊：肺部呼吸音减弱、消失，罗音，咳嗽评估。

（3）实验室检查：血液生化、血气分析、血氧饱和度监测。

（4）影像学及超声评定：胸部X线、CT、超声等。

（5）呼吸功能评定：静态肺功能评定；对意识改善已逐渐下床活动的患者建议进行动态肺功能评定，即心肺运动负荷试验。

（6）呼吸肌肌力评估

1）最大吸气口腔压（maximum inspiratory pressure，MIP）反映吸气肌肌力。小于$60cmH_2O$应当进行辅助呼吸。

2）最大呼气口腔压（maximum expiratory pressure，MEP）反映呼吸肌肌力，和咳嗽能力。目前没有参考值，但MEP低下时，应通过康复治疗改善胸廓柔韧性，通过手法或机械辅助咳嗽。

3）跨膈压（Pdi）与最大跨膈压（Pdimax）。

（7）呼吸困难程度的评估：推荐使用mMRC，Borg量表，可视性Analog问卷等。

2. 呼吸系统安全管理

（1）早期康复介入标准[41]

呼吸系统评估项目		床上运动	离床运动
插管			
气管内插管		●	●
气管切开插管		●	●
呼吸功能			
FiO_2	≤0.6	●	●
	＞0.6	▲	▲
SpO_2	≥90%	●	●
	＜90%	▲	■
呼吸频率	≤30 次/min	●	●
	＞30 次/min	▲	▲
机械通气			
HFOV 模式		▲	■
PEEP			
$≤10cmH_2O$		●	●
$＞10cmH_2O$		▲	▲
和机械通气机不同步		▲	▲

续表

呼吸系统评估项目	床上运动	离床运动
抢救治疗		
一氧化氮	▲	▲
环前列腺素	▲	▲
俯卧位呼吸	■	■

●	意外事件发生风险低
▲	意外事件发生风险和影响较大，但是早期离床实施的效果更明显
■	意外事件发生风险和影响大，在有经验的治疗师和护士讨论并达成统一意见前，不建议积极实施离床治疗

ABP：主动脉内球囊反搏，ECMO：体外膜肺氧合，DVT：深静脉血栓

（2）早期运动中止标准[42]

1）呼吸频率＜5次/min，＞40次/min。

2）SpO_2＜88%～90%，下降4%。

3）机械通气时，FiO_2≥60%，PEEP≥10cmH_2O，机械通气不同步，气道管理不充分。

（陆　晓　万春晓　戎　荣）

（四）运动功能评估

1. 肌力检查

（1）徒手肌力检查：徒手肌力测试通常采用医学研究委员会（Medical research council，MRC）对上下肢各肌群的肌力评分量表。要求患者意识清楚，能够配合，并对最大强度有反应。评估肌群包括双侧各6个肌群：肩外展、屈肘、伸腕、屈髋、伸膝、踝关节背屈。每个肌群的评分范围为0～5分，总分60分。超过两次的MRC总评分＜48分或平均MRC评分＜4分，提示肌肉无力[43]。

MRC无法鉴别ICU获得性衰弱（ICU-AW）的原因，不能鉴别危重病性多发性神经病（critical illness polyneuropathy，CIP）与肌病（critical illness myopathy，CIM）。使用MRC评估肌力时需要患者处于觉醒状态，配合程度好。该评估方法的评估结果在ICU患者中再现性良好。MRC评分具有天花板效应和误差性，如4级肌力和5级肌力的评估存在主观性。根据MRC量表诊断ICU获得性肌无力时应反复评估，如果评分持续低下，还应进行电生理学检查和（或）肌活检。

推荐意见：肌力评定推荐使用MRC总评分，超过两次的MRC总评分＜48分或平均MRC评分＜4分，提示肌肉无力（Ⅱ级证据，C级推荐）。

（2）握力测试：握力测试工具分为手持式测力计和握力计，该评估方法在ICU患者中均具有良好的再现性。但是握力和患者转归之间的相关性仍需缺乏充分的证据。握力测试评估ICU患者前臂和手部肌肉的力量，也是反映肌肉总体力量很好的指标。Ali等认为女性握力小于7kg或男性握力小于11kg说明存在ICU-AW[43]。

（3）电生理检查：因为MRC存在缺点，因此电生理检查作为评估手段仍具有一定价值。电生理测定包括神经传导研究（NCS）和肌电图，其使用复杂、耗时长、费用高，尚未在ICU中普及。神经传导研究（NCS）反映复合肌肉动作电位（CMAPs）；在CIP中，感觉神经电位波（SNAPs）轻度下降，神经传导速度正常或轻微降低。Moss等报道诊断ICU-AW的CMAP幅度＜0.65mV，而Wieske等报道CMAP幅度＜0.43mV是诊断ICU-AW的临界值[44-45]。在CIP和CIM，肌电图（EMG）均能检测到自发电活动。在重症患者中SNAPs可能因水肿下降。肌肉的主动收缩需要患者的配合，患者无法配合时可选择电生理检测，通过直接刺激肌肉鉴别CIP和CIM。但是电生理异常和肌无力的相关性尚未在大规模人群中证实，特别是电生理异常在没有肌无力患者中的重要性尚不清楚。

推荐意见：在可疑获得性肌衰弱，但患者觉醒度不良，无法主动配合时，电生理检查在一定程度上有助于鉴别CIP和CIM（Ⅲ级证据，C级推荐）。

2. 肌张力　推荐使用改良Ashworth评分（Modified Ashworth Scale，MAS）[46]。该量表根据放松肢

体快速被动牵伸时的抵抗性分为6级。0级指正常或低肌张力,4级指肢体不能被动牵伸。Disa等人对坐位时肩关节内收,屈肘和伸肘,屈腕和伸腕,伸指;仰卧位时髋内收,屈膝和伸膝,踝跖屈进行了肌张力测定。结果显示MAS非常可靠[47]。肌张力自我评估量表通过询问患者肌肉僵硬的程度进行评估。小腿三头肌肌张力还可通过踝阵挛次数进行评估(Ⅲ级证据,C级推荐)。

3. 关节活动度　推荐采用关节活动测量仪进行主动和(或)被动关节活动度评定。

4. 身体活动能力　转移和行走能力的评估包括(DE morton mobility index,DEMMI)评定[48]。通过15项不同的DEMMI评估项目对床椅转椅、静态和动态步行平衡等相关活动进行评估。该评估量表的心理测量学特征已经在不同疾病急性期和亚急性期评估患者人群中被验证[49-50](Ⅱ级证据)。

ICU躯体功能测试(physical functional in ICU test-scored,PFITs)。Linda Denehy等人通过一项嵌套式队列研究分别对144名和166名入院和出院的ICU患者进行PFITs评估,结果显示PFITs是一种安全、廉价的躯体功能评估方法,临床实用性强。而且该方法能有效反应躯体功能变化,预测预后。推荐使用PFITs评估ICU患者躯体功能(Ⅱ级证据)[51]。Amy等人比较了PFITs、MRC和握力在评估ICU4天及以上机械通气患者的躯体功能时反应性和预测能力。结果显示PFITs和MRC总评分及握力具有高度相关性。ICU患者出院时,MRC评分达到41.5分可以预测患者能否执行PFITs中的站立项目。觉醒度好,能遵嘱活动,有一定运动能力的该类患者使用PFITs评估躯体功能可行且有效(Ⅱ级证据)[52]。

Minxuan Huang等人通过分析5个研究项目(横跨3个大陆)的研究数据证实功能状态量表(Functional status score,FSS)在评估ICU患者躯体功能时内部信度致性良好,且具有良好的聚合效度和区别效度,是有效且敏感的躯体功能评估量表[53](Ⅱ级证据)。

SPPB(short physical performance pattery)也可用于评估重症患者的功能恢复情况,但是在神志清醒(78%)和转出(56%)的ICU患者中有明显的地板效应[54](Ⅱ级证据)。

推荐意见:推荐采用DEMMI量表、PFITs量表、FSS量表及SPPB量表评估活动能力(Ⅱ级证据,C级推荐)。

5. 日常活动能力　推荐采用6MWT、BI,包括进食、洗漱、如厕、穿衣、上下楼梯等[55](Ⅳ级证据)。

6. 体力活动消耗水平　危重症患者由于意识水平、病情限制、功能障碍等原因,很多常规疲劳量表不适合评估。临床上常用量表可分为单维量表(如只评价疲劳的严重程度)和多维量表(评价疲劳两个以上的维度),主要包括以下几种:①自觉疲劳程度量表(rating perceived of exertion,RPE);②疲劳严重程度量表(fatigue severity scale,FSS);③疲劳评价量表(fatigue assessment scale,FAS);④疲劳影响量表(fatigue impact scale,FIS),是一个多维度量表,与FSS、FAS比较,能更好地反映疲劳对患者社会功能的影响;⑤多维疲劳症状量表(multidimensional fatigue symptom inventory,MFIS):具有多维、简短、包含疲劳各方面症状的优点。中文版多维疲劳量表(Chinese version of multidimensional fatigue inventory-20,MFI-20)是在MFIS基础上的汉化版。

目前研究多认为,对体力活动消耗水平评价应包括病情严重程度、认知、社会等多方面因素,即对疲劳的评价应是多维度的,单一采用一种量表评价体力活动消耗是不准确的。《神经重症康复中国专家共识2018》推荐采用自觉疲劳程度量表[56]。但需要注意自觉劳累程度量表用于ICU中被动运动的患者存在以下不足之处:①重症患者的活动强度过低,量表两端其可靠性下降。②重症患者多为高龄,有研究显示RPE在高龄人群中可靠性低[57]。③心脏或其他血流动力学监测正常时,无需监测疲劳程度。④完成RPE量表需要评估认知功能,重症患者可能因为使用疼痛药物或镇静状态,无法使用该量表评估(Ⅴ级证据)。

(陆　晓　潘化平　戎　荣)

(五)疼痛的评估

50%~70%的危重症患者经历过中度或重度疼痛,17%的患者转出6个月后仍记得在ICU期间经历的重度疼痛[58-60]。不能缓解的疼痛及应激反应会给危重症患者生理、心理带来持续的负面影响[61]。因此要重视重症康复中的疼痛评估,熟练掌握疼痛评估方法,提高危重症患者的疼痛管理质量。

疼痛属于主观感受,因此自我评估法是有自主表达能力患者疼痛评估的金标准。疼痛评估包括疼痛部位、特点、加重和减轻因素和严重程度。危重症患者的疼痛程度评估工具包括主观与客观评估工具，主观评估工具包括：数字评分表（numeric rating scale，NRS）、面部表情评分（faces pain scale，FPS）、主诉疼痛程度分级法（verbal rating scale，VRS）；客观评估工具包括：行为疼痛量表（behavioral pain scale，BPS）、功能活动评分法（functional activity scoring，FAS）及重症监护疼痛观察量表（critical-care pain observation tool，CPOT）等。

有意识障碍、言语障碍以及处于镇静状态下的危重症患者在疼痛时多有表情痛苦、皱眉、呻吟、呼吸急促、大汗、身体扭曲等非语言性反应，要加以鉴别，确保疼痛评估的准确性和客观性。

1. 自评量表　能自主表达的患者使用 NRS 评分，研究随机选择 5 种不同量表评估了对 111 个内外科 ICU 患者进行疼痛评估，这 5 种包括：① 0～10cm 水平 VAS（visual analog scale horizontal，VAS-H）；② 0～10cm 垂直 VAS（visual analog scale vertical，VAS-V）；③ 口述描绘评分法（VDS）；④ 0～10 口头数字评分量表（NRS-O）；⑤ 0～10 视觉 NRS（NRS-V）。其中 NRS 量表反馈成功率最高，可达 91%；VAS-H 量表最低为 66%。NRS-V 的反馈成功率显著高于 VDS、VAS 和 NRS-O。此外，NRS 的敏感性、阴性预测值和精确度最好，推荐在评估重症患者的疼痛时使用[62]。一项关于对 105 名心脏术后 ICU 患者进行疼痛评估的研究证明疼痛表情温度表（FTP）有效，而且 FTP 高值和 VDS 相关性好[63]。患者通过 FTP 量表选择表情和数字能简单方便的评估疼痛的严重程度。另一项研究证实在评估心血管术后 ICU 患者的疼痛时，0-10NRS 或口诉言辞分级法（Verbal rating scale，VRS）比 0-100VAS 更好[64]。

推荐意见：中等推荐在成人重症患者中使用 0-10NRS 疼痛自评量表。不能使用如 0-10NRS 的数字量表时可以考虑使用 VDS 等语言描述性疼痛量表（Ⅱ级证据，B 级推荐）。

2. 行为评估量表　重症患者在无法主诉疼痛时可以通过观察行为的疼痛评估量表进行评估，如行为疼痛量表（behavioral pain scale，BPS），BPS-NI 和重症监护疼痛观察量表（critical-care pain observation tool，CPOT）等。美国危重病学院《ICU 成人患者疼痛、躁动和谵妄处理的临床实践指南》（IPAD，2013 年）推荐 BPS 和 CPOT 用于危重症患者疼痛监测是最准确、可靠的行为量表[61]。一项系统评价纳入了 53 篇关于开发、验证和使用 12 级疼痛评估量表，评估无法使用自评量表评估的重症患者，4 种附加量表包括面部表情评估、面部运动编码系统、晚期老年痴呆症疼痛评估量表（PAINAD）、行为疼痛量表（BPAT）。经分析疼痛量表心理评分 15～20 分说明心理测量学特征很好；12～14.9 分说明心理测量学特征较好；10～11.9 分说明心理测量学特征尚可；0～9.9 分说明没有心理测量学特征的相关报道或不具有心理测量学特征[65]。CPOT 和 BPS 的心理评分分别为 16.7 和 15.1，BPS-NI 的心理评分为 14.8。尽管 BPS 和 CPOT 的有效性均在大样本的内科、外科和外伤的 ICU 患者中被证实，脑外伤患者关于 BPS 和 CPOT 的研究却很少。在评估脑外伤患者疼痛时，两个量表结构信度分数都较高，但疼痛相关性行为和意识水平有关，很少表现为扮怪相和肌肉僵硬[66-69]。另一项研究虽然没有评估效度，但是发现 BPS 和 BPS-NI 在评估脑外伤患者时均有可行性和可靠性[70]。

推荐意见：无法主诉疼痛时使用 BPS、CPOT（Ⅱ级证据，B 级推荐）。

3. 生命体征　无论内科还是外科，根据生命体征（如心率、呼吸频率、血氧饱和度）均难以评估重症患者的疼痛。14 项研究调查了在 ICU 不同患者人群中使用生命体征评估疼痛，最终没有得到一致性结论[71-85]。其中 11 项研究显示，侵入性操作时和安静或非侵入性操作时相比，心率和血压显著增加。但是心率和血压增加的程度（在所有研究中 <20%）不具有临床意义。此外，也有研究提示生命体征在侵入性和非侵入性操作中均会增加，提示通过生命体征评估缺乏有效性。一项高质量的研究认为生命体征变化是严重疼痛的副作用，虽然有相关性，但不能用于重症患者的疼痛评估。但是，生命体征在疼痛或其他因素的影响下会发生变化，因此这些患者可成为进行详细疼痛评估时机的契机。

推荐意见：不能仅根据生命体征（观察生命体征进行的疼痛评估量表）评估成人重症患者疼痛。评估疼痛的时机可根据生命体征变化（Ⅲ级证据，C 级推荐）。

（陆　晓　潘化平　戎　荣）

（六）营养评估

1. 营养风险筛查　重症患者常合并代谢紊乱和营养不良，早期全面的营养筛查和评估尤为重要。

临床上常采用血浆白蛋白、前白蛋白等实验室指标进行营养评估，但这些指标很大程度上受到机体状态的影响，不能很好地反映患者的营养状况[86]。推荐对所有重症患者采用 NRS2002 或 NUTRIC 评分表评定其营养风险，将 NRS2002>3 分定义为存在营养风险，将 NRS2002≥5 分或 NUTRIC≥5 分（不包含 IL-6，包含 IL-6 时>6 分）定义为高营养风险[87-90]。NRS2002 和 NUTRIC 评分表均为结合患者营养状况和疾病严重程度而建立的营养风险筛查工具，两者均基于回顾性研究分析建立，并在非随机前瞻性研究中得到验证（Ⅱ级证据）[91-93]。

推荐意见：中等推荐采用 NRS2002 或 NUTRIC 评分表对所有重症患者进行营养风险筛查（Ⅱ级证据，B 推荐）。

2. 营养不良评定　根据 2015 年欧洲肠外肠内营养学会专家共识，应用上述营养风险筛查工具筛查出存在营养不良风险的重症患者，如满足以下两条可诊断为营养不良：①BMI<18.5kg/m²；②体重非有意的下降>10%（不定时间）或下降>5%（三个月内）；BMI<20kg/m²（年龄<70 岁）或 BMI<22kg/m²（年龄>70 岁）；去脂体重<17kg/m²（男）或<15kg/m²（女）（Ⅴ级证据）[94]。

推荐意见：专家推荐对存在营养不良风险患者积极进行营养不良评定（Ⅴ级证据，F 级推荐）。

（陆　晓　李百强　余滨宾）

三、适应证和禁忌证

长期卧床会促进失用综合征，引起各种并发症；当病情好转或稳定时，建议应早期离床、早期开始进行运动治疗。ICU 患者基础疾病病情变化快，重症治疗方案也变化迅速，早期离床、早期运动治疗的实施应当慎重[95]。

（一）早期离床或早期运动介入时机[96]

项目		标准
意识	RASS	−2≤RASS≤2 30 分钟内没有需要镇静药物治疗的情绪障碍
疼痛	可主诉时（NRS）或 VAS 不能主诉时 BPS 或 CPOT	NRS≤3 或 VAS≤3 BPS≤或 CPOT≤2
呼吸	呼吸频率 血氧饱和度 吸入氧气浓度（FiO₂）	<40 次/min 维持在 90% 以上 <0.6
机械通气	呼气末正压（PEEP）	<10cmH₂O
循环	心率 心律不齐 心肌缺血 平均动脉压 多巴胺或去甲肾上腺素使用量	HR：≥40 次/min 或≤130 次/min 无新发的心律失常 心电图所示无新发心肌缺血 维持在 60mmHg 以上 24 内使用剂量没有增加
其他	抗休克治疗中,病情稳定 SAT 和 SBT 事实中 无出血倾向 活动时无危险 颅内压<20cmH₂O 患者及家属知情同意	

（二）禁忌证[97]

1. 绝对禁忌证　每次康复治疗前均需评估。

（1）新发的心肌缺血

（2）HR<40 次/min 或>130 次/min

（3）MAP<60mmHg 或>110mmHg

（4）$SaO_2 < 90\%$

（5）$FiO_2 \geq 0.6$

（6）$PEEP \geq 10cmH_2O$

（7）呼吸频率：40 次 /min

（8）意识水平：−4，−5，3，4

（9）大剂量升压药：多巴胺 > 10μg/（kg·min），去甲肾上腺素 > 0.1μg/（kg·min）

（10）体温 ≥38.5℃ 或 ≤36℃

2. 相对禁忌证　在进行离床训练或早期活动训练时均需评估。

（1）意识水平低下、出汗、面色异常、疼痛、疲劳、乏力

（2）不稳定性骨折

（3）活动时危险征象

（4）神经学不稳定：$ICP \geq 20cmH_2O$

（三）康复中止标准

训练过程中容易发生风险的状况有：①体位变换时血流动力学改变，引起血压急剧变化，心率，呼吸模式和呼吸频率改变；②排痰时，痰液黏稠堵塞支气管，血氧饱和度下降，或因病痛产生抵抗；③关节活动度训练时因刺激引起血压，心率改变。初期评估时训练内容，康复医生确认监护指标是否有变化，如果有风险可能时，应及时告知治疗师康复训练的中止标准和注意事项。初期评估时指标无变化，但是治疗师进行治疗时仍有可能发生风险，应根据情况及时作出相应处理，并制定新的中止标准。

（四）康复再开始标准

康复训练再开始后中止标准同前，中止时的相关问题已经解决，询问主管医生意见，就康复训练能否重新开始和中止标准是否变更进行讨论。住院期间尽量不要反复中止康复治疗，尽可能避免康复治疗的反复中止和再介入。

（陆　晓　万春晓　戎　荣）

四、重症康复干预

（一）意识状态康复干预

美国 2018 年意识障碍实践指南指出，临床医生应该将临床稳定的意识障碍患者转介给多学科康复团队以达到最佳的诊断性评估、预后判断和随后的处理，包括有效的医疗观察与康复照护。当临床检查中没有意识觉醒的行为学证据，而神经影像或电生理监测提示保留意识觉醒，应当频繁进行重复评估来明确意识觉醒的新证据[98]。

对意识障碍目前尚没有统一的治疗方案，相关的临床试验证据不多。常用的治疗方法包括针对阻碍患者意识恢复的病因和并发症的治疗，促进患者意识神经网络恢复重建的治疗[56]。

1. 药物治疗　目前促醒药物主要有作用于多巴胺能系统和作用于谷氨酸能系统两大类，常用药物有金刚烷胺、溴隐亭、多巴丝肼、盐酸纳洛酮和酒石酸唑吡坦等。也可以根据中医辨证，选用中药促醒。

（1）酒石酸唑吡坦：酒石酸唑吡坦是一种非苯二氮䓬类镇静催眠药物，与其他镇静药物不同，作为一种 GABA 受体的间接激动剂，具有镇静、抗惊厥、抗焦虑和肌松作用，其作用和剂量大小有关。有多个病例报道了在该药物在严重脑损伤患者促醒中的作用，但 Whyte 和 Myers 的安慰剂对照研究发现 15 名 VS 患者中仅有一人使用唑吡坦后转化为 MCS，也有两项报道未发现其明确的促醒作用[99-105]。Whyte 在 2014 年报道另一项安慰剂对照的双盲交叉研究，共纳入 84 名脑损伤意识障碍患者，发现 4.8% 的患者使用 10mg 酒石酸唑吡坦后有反应，表现在运动、遵嘱指令及尝试交流、功能性地使用物品方面的改善[106]。2017 年的一篇综述总结了酒石酸唑吡坦的可能促醒机制，其作用时间为 1~4 小时[107]。

推荐意见：中等推荐在脑损伤昏迷的患者中尝试使用酒石酸唑吡坦促醒（Ⅱ级证据，B 级推荐）。

（2）多巴胺样药物：脑损伤后可能会导致弥漫性轴索损伤后 CSF 多巴胺水平下降，由于多巴胺是调节行为、情绪、言语、认知、觉醒状态和运动控制的关键神经递质，多巴胺激活受到抑制可能与意识障

碍患者的神经功能障碍有关,因此提示多巴胺样的物质能够用于意识障碍治疗。有多项研究报道左旋多巴能够促进昏迷或 MCS 患者的意识恢复[108-111]。VS 及 MCS 的患者中对左旋多巴可能有反应的是患者可能存在伴发帕金森症状和神经学发现在多巴胺通路上有高强度损伤的患者[109],提示在具有帕金森样症状的意识障碍患者可以采用左旋多巴改善觉醒状态。

推荐意见:推荐在具有帕金森样症状的意识障碍患者中采用左旋多巴治疗(Ⅳ级证据,C 级推荐)。

(3)金刚烷胺:其作用机制包括抑制多巴胺的再摄取和增加多巴胺受体的密度和敏感性,金刚烷胺是一种门冬氨酸受体拮抗剂。Ghalaenovi 等的随机双盲对照研究纳入了 40 例脑外伤后意识障碍病程一周的患者并随访至 6 个月,发现金刚烷胺在这类患者中无法改善其意识状态、残疾程度、认知、死亡率和临床表现[112]。Giacino 报道了一项安慰剂对照的研究,纳入了 184 名脑外伤后病程 4～16 周的 VS 或 MCS 的患者,发现使用金刚烷胺组(100～200mg,每天 2 次)的患者恢复显著高于安慰剂组患者($P=0.007$),亚组分析提示金刚烷胺对 VS 和 MCS 患者的治疗效果相似[113]。

推荐意见:相互矛盾的证据提示金刚烷胺用于促醒治疗需要更大样本量的研究(Ⅱ级证据,D 级推荐)。

2. 感觉刺激治疗　情感、感觉刺激可解除环境剥夺导致的觉醒及觉知通路抑制,有助于提高上行网状激活系统及大脑皮质神经元的活动水平,利于觉醒。

Moattari 等的随机对照研究纳入了 60 例脑外伤后初始 GCS 值低于 8 分的昏迷患者,随机分为专业护士感觉刺激组 20 例,家人感觉刺激组 20 例和常规照护组 20 例[114]。由护士和患者家人执行一天两次连续 7 天的感觉刺激计划,采用 GCS、Rancho los Amigos(RLA)、西方神经感觉刺激参数量表(Western neuro sensory stimulation profile,WNSSP)评估觉醒状态、认知功能、基本认知感觉恢复,发现与其他两组相比接受家人感觉刺激组的患者的 GCS($P=0.001$)、RLA($P=0.001$)和 WNSSP($P=0.001$)均显著升高,说明由家人实施的感觉刺激能够改善重症昏迷患者的意识状态、认知功能和基本认知感觉恢复。Padilla 等的综述认为:强证据支持多种模式的感觉刺激改善昏迷或植物状态患者的临床结局[115]。

推荐意见:中等推荐感觉刺激用于重症昏迷患者的促醒治疗(Ⅱ类证据,B 级推荐)。

3. 神经电刺激治疗

(1)正中神经电刺激:采用右侧正中神经电刺激(right median nerve electrical stimulation,RMNS)能帮助脑外伤后意识觉醒[116]。Lei J 等采用病例对照研究观察了 437 例脑外伤后昏迷患者,采用右侧正中神经电刺激治疗,发现 2 周治疗后,RMNS 组 GCS 恢复较对照组快,虽然未达到统计学的显著性差异(8.43～4.98 vs. 7.47～5.37,$P=0.0532$)。6 个月随访时发现 RMNS 组恢复意识的比率更高且组间存在显著性差异(59.8% vs. 46.2%,$P=0.0073$),RMNS 组仍为 VS 的患者比率较低且组间存在显著性差异(17.6% vs. 22.0%,$P=0.0012$)[117]。

推荐意见:中等推荐采用右侧正中神经电刺激治疗脑外伤后意识障碍(Ⅱ级证据,B 级推荐)。

(2)颈部脊髓硬膜外电刺激:Si J 等在 214 例外伤、脑卒中缺氧后植物状态的患者中使用了脊髓电刺激 20 年,将脊髓电刺激设备植入到 C2-4 水平的硬膜外空间,白天采用不达到运动阈值的刺激 15 分钟、关闭 15 分钟的循环模式刺激脊髓(振幅:2.0～3.0V;频率:70Hz;波宽:120μs)。临床有反应的患者达 54%,并与年龄 <35 岁、外伤性脑损伤以及区域性脑血流 >20ml/(100g·min)相关[118]。Takamitsu 等报道了在 10 名 MCS 患者中应用脊髓硬膜外电刺激(白天每 30 分钟刺激 5 分钟,5Hz)后有 7 名恢复意识,能够有效交流和使用 2 种不同物品,脊髓电刺激过程中患者的脑血流量增加了 22.2%[119]。

推荐意见:弱推荐采用脊髓硬膜外电刺激治疗脑外伤后意识障碍(Ⅳ级证据,C 级推荐)。

(3)脑深部电刺激(deep brain stimulation,DBS):Vanhoecke 等的系统回顾纳入了 19 篇报道共 78 例意识障碍患者,发现 DBS 对意识障碍患者恢复意识和交流能力均无明确临床证据[120]。Neurosurg 等回顾了 DBS 在脑外伤患者中的文献,认为 DBS 在治疗脑外伤后意识障碍的患者中建议使用,但需要更多研究来完善[121]。

推荐意见:需要更多的研究明确 DBS 在意识障碍患者促醒作用的价值(Ⅱ级证据,D 级推荐)。

(4)重复经颅磁刺激(repetitive transcranial magnetic stimulation,rTMS):Xia X 等报道了一个单盲前瞻性研究,纳入了 16 名慢性意识障碍患者(5 名 MCS,11 名 VS/UWS)[122]。所有患者接受左侧背外侧前额叶的 10Hz rTMS 治疗连续 20 天，发现与基线值相比，5 名 MCS 患者 CRS-R 评分显著提高，11 名 VS/UWS 患者中有 4 名提高（$P=0.007$），临床整体印象 - 改善评分（Clinical Global Impression-Improvement，CGI-I）有 2 人显著改善，2 人有改善，6 人稍有改善，6 人无变化，没有人出现下降。还有一些个例报道提示 rTMS 可能在治疗重症患者意识障碍方面存在一定的价值[123-124]。

推荐意见：弱推荐 rTMS 用于意识障碍患者的促醒治疗（Ⅳ级证据，C 级推荐）。

（5）经颅直流电刺激（transcranial direct current stimulation, tDCS）：Zhang Y 等报道了一项假对照机双盲研究，26 名意识障碍患者随机分组到真刺激组及假刺激组，真刺激组接受左侧背外侧前额叶的持续 10 天共 20 次的阳极 tDCS 治疗，干预后组间 CRS-R 分析提示真刺激组的 MCS 患者显著改善，组间分析发现真刺激组 MCS 患者的 P300 振幅增大、而假刺激组 P300 无变化，说明 MCS 患者中阳极 tDCS 治疗能够显著改善临床症状[125]。Zhang Y 等综述了近年来 tDCS 用于意识障碍治疗的文献，认为 tDSC 对意识障碍患者有一定的促醒作用，尤其是针对左侧背外侧前额叶的治疗在 MCS 中的作用[126]。

推荐意见：中等推荐 tDCS 用于意识障碍患者的促醒治疗（Ⅱ级证据，B 级推荐）。

4. 高压氧治疗　Daly 等的综述纳入了 30 项高压氧用于脑外伤后 30 天的患者，认为高压氧能够显著改善生理功能而不产生脑毒性和肺毒性[127]。Crawford 等的综述分析了高压氧用于脑外伤治疗的证据，认为在中重度脑外伤患者中，虽然相关研究的方法学差异很大，高压氧有可能是一种相对安全的辅助治疗[128]。

推荐意见：弱推荐高压氧用于脑外伤急性期的促醒治疗（Ⅱ级证据，C 级推荐）。

5. 针灸　Wong 等的系统回顾纳入了 4 项随机对照研究共 294 名脑外伤患者，其中三项为头针干预急性脑外伤患者，结果提示针灸是有效的，但因为研究方法质量不高导致结果存疑[129]。Cao 等的一项大样本随机对照研究纳入了 GCS<8 分的脑挫伤、脑卒中和脑肿瘤患者并随机分为干预组组（218 例）和对照组（237 例），干预组采用"醒脑开窍"针法对水沟穴（GV26）、百会穴（GV20）、内关穴（PC6）等进行针灸并结合运动治疗，而对照组无特殊康复干预，30 天后干预组恢复意识的比率（80.7%，176/218）较对照组（46.8%，111/237）高[130]。

推荐意见：中度推荐针灸用于脑外伤昏迷患者的促醒（Ⅱ级证据，B 级推荐）。

（陆　晓　袁　华　朱　奕）

（二）镇静与谵妄管理

1. 镇静的管理　ICU 重症或术后患者尤其是脑损伤患者的疼痛、躁动可引起血压升高、心率加快，增加脑出血再发、颅内压增高、导管脱落和误伤等风险。镇痛镇静治疗能有效减轻患者的疼痛及躯体不适感，减少应激和炎性损伤，降低脑代谢，避免进一步脑损伤，达到脑保护的目的。应当明确镇静治疗的适应证。

（1）镇静深度的评定：目前仍以主观评分系统为主要方法，其中应用最多、信度和效度最好的评分系统为 Richamond 躁动镇静评分（Richmond Agitation Sedation Scale, RASS）和 Ricker 镇静 - 躁动评分[131]。

（2）颅脑脑损伤患者镇痛镇静的管理：急性损伤患者镇痛镇静的目的是降低颅内压，控制播散性去极化，控制阵发性交感过度兴奋，控制癫痫持续状态以及实施目标化体温管理，达到器官保护的作用。

（3）最小化镇静策略：2013 年美国镇痛镇静和谵妄处理指南及 Vincent 提出的 eCASH 概念均推荐最小化镇静策略，以便随时唤醒患者进行意识及病情评估，保证患者安全与舒适[131-132]。Devlin 等认为在严重损伤、机械通气的成年人中使用浅镇静药物[133]。通常 RASS 评分在 −2 和 +1 之间认为是浅镇静，但目前国际上尚无公认的浅镇静标准。未来需要更多的随机对照研究来明确浅镇静与认知及身体功能的关系。

推荐意见：推荐使用最小化镇静策略对严重脑损伤后机械通气进行镇静处理（Ⅲ级证据，C 级推荐）。

（4）常用镇静药物：严重脑外伤后常用的镇静药物有 γ- 氨基丁酸（GABA）受体激动剂：如丙泊酚及咪达唑仑，两者作用于脑干网状结构和大脑边缘系统，具有降低脑代谢和颅内压等神经保护作用，并提高癫痫抽搐阈值。但无法使颅脑损伤患者镇静的同时保持意识清醒，需要密切观察病情变化。另一个常用的药物是右美托嘧啶,其镇静机制是兴奋脑干蓝斑突触前 α2- 受体而抑制交感神经活性,从而减少去甲肾上腺素的释放,镇静特点为镇静的同时保持意识清醒的"可唤醒"状态,无呼吸抑制,模拟自然睡眠。

Gultekin 等的综述筛选了 19 个高质量的系统回顾,其中 3 篇综述的结论是丙泊酚和咪达唑仑脑外伤镇静治疗中的作用无显著差异,但是可能会降低血压导致脑灌注压下降[134]。Hao 等将 90 例 GCS 评分 3～13 分之间的中重度脑外伤患者随机分为三组,A 组使用右美托嘧啶 + 吗啡,B 组使用丙泊酚 + 吗啡,C 组使用杜冷丁或其他短效药物[135]。采用 Riker sedation and agitation score 评定,结合身体反应等进行评估。结果提示:①镇静有效率三组分别为(84.3%、80.64%、77.78%);② A 组血压和心率显著受影响,A 组在负荷剂量时平均动脉压显著低于 B 和 C 组(75.50±9.35mmHg,87.90±8.05mmHg,85.70±7.10mmHg,$P < 0.05$);③开始治疗后 A 组和 B 组白细胞和皮质醇水平下降。A 组比 B 组的白细胞水平下降更多,B 组比 A 组的皮质醇水平下降更多,而 C 组治疗后 24 小时白细胞下降;④血糖及 β-EP 水平在 B 组治疗前后无显著差异,而 A 组及 C 组的 β-EP 水平有升高趋势,C 组升高幅度比 A 组更明显。提示右美托嘧啶在重度脑外伤患者重的镇静作用高于丙泊酚。

推荐意见:中等推荐在重度脑外伤患者中应用右美托嘧啶镇静治疗(Ⅱ级证据,B 级推荐)。

2. 谵妄的管理　谵妄通常发生在病情较重的患者,最常见于急性弥漫性脑损害和中毒性脑病变,谵妄持续时间越长,其远期认知与社会功能恢复等预后越差。谵妄可分为躁动型和抑制性两种,躁动型表现为躁动不安、幻觉及精神行为异常,临床上容易识别,而抑制型则以精神状态差及注意力下降为主要表现,临床上易被忽略。

(1)谵妄诊断:通常采用监护室患者意识模糊评估法(confusion assessment method for the ICU, CAM-ICU)或者谵妄筛查量表(intensive care delirium screening checklist, ICDSC)。可以帮助临床医师判断患者在过去 24h 内有无发生谵妄。研究发现谵妄与预后不佳、ICU 住院和住院时长以及高花费相关。谵妄评估:可采用有效工具来常规评估谵妄。推荐疼痛、镇静与谵妄筛选心理评估量表[136]。由于觉醒水平会影响谵妄的评定结果,应在谵妄评估之前先进行觉醒水平筛查。

推荐意见:推荐使用 CAM-ICU 及 ICDSC 量表对谵妄进行初步诊断(Ⅲ级证据,C 级推荐)。

(2)谵妄临床处理:应用氟哌啶醇或非典型的抗精神病药物对谵妄进行预防性治疗尚缺乏充足证据,必要时可给予镇静药物处理,常用药物包括右美托嘧啶和丙泊酚。在病情严重的患者中,以下因素与谵妄发生相关:使用苯二氮䓬类药物、输血、年龄较大、痴呆、昏迷、收住 ICU 前急诊手术或外伤、急性生理学及慢性健康评估(Acute physiology and chronic health evaluation, APACHE)和 ASA 分值升高。

病情较重的患者可根据上述谵妄危险因素和收住 ICU 的时间来预测入住 ICU 后谵妄发生的可能性。重症成人的谵妄评估阳性与 ICU 转出后 3 天～1 个月内的认知损害强相关,可能与更长的住院时间相关。短暂的可逆性的谵妄的结局与没有谵妄的患者类似[137-142]。

推荐意见:缺乏充分证据支持谵妄临床处理。

(3)谵妄药物预防:在所有重症患者中均不建议使用氟哌啶醇、Anaβ- 羟基非典型抗精神病药,右旋美托咪啶、β- 甲基戊二酰辅酶 A 还原酶抑制剂(例如斯达汀)或氯胺酮预防谵妄。Boorgard 等的一项安慰剂对照的双盲随机对照研究发现,1 789 名 ICU 重症非谵妄患者使用低剂量的静脉氟哌啶醇预防谵妄发生并不能预防谵妄也无法影响 90 天生存[143]。但是 Skrobik 等的一项随机安慰剂对照研究发现低剂量应用右美托嘧啶能够预防 ICU 重症患者的谵妄发生[144]。

推荐意见:无明确证据证明药物对预防谵妄有明确效果(Ⅰ类证据,D 级推荐)。

(4)谵妄药物治疗:Reade 等 2016 年在 JAMA 上发表了他们的一项随机对照研究,筛选了来自 15 个 ICU 的 21 500 患者,并入组 71 名患者研究了右美托嘧啶对谵妄的干预作用,与安慰剂对照相比,右美托嘧啶与临床显著轻度改善的 7 天内的脱机时间相关(17.3h,95%CI,4.0～33.2),但并不能够延长医院住院时长[145]。

一共有 6 个关于谵妄药物治疗的随机对照研究均无明确证据支持下列药物用于重症患者谵妄治疗:

氟哌啶醇、不典型抗精神病药物(喹硫平)、齐拉西酮、奥氮平和斯达汀[16-20, 146-150]。近来一项重症成人的随机研究提示高剂量的斯伐他汀无法缩短谵妄和昏迷的时间[151]。

推荐意见:中等建议使用右旋美托咪啶治疗置管或拔管时烦躁的机械通气成年患者(Ⅱ类证据,B 级推荐)。

(5) 谵妄的非药物预防与治疗:非药物治疗中,临床研究主要关注单一因素和多种因素的影响。但一因素预防包括光疗、家人参与照护,多重因素预防重点是减低谵妄的危险因素,改善认知,获得理想的睡眠、活动、听觉和视觉。有三个研究探索了光疗在谵妄预防中的作用,发现光疗无法预防谵妄也无法缩短 ICU 时间[152-155]。

多因素预防的干预研究评估了很多非药物干预方法。很多研究提示多因素预防能够改善重症谵妄患者的结局[152, 155-163]。ICU 重症患者早期结合认知和物理治疗是可行并安全的方法,可以在 ICU 患者中进行非药物干预[152]。多重非药物干预的研究包括多个随机对照研究,认知干预(定向训练、认知刺激、音乐、使用钟表)、镇静 / 睡眠干扰(例如减小镇静、调暗灯光、降低噪音)、活动(早期康复 / 活动)和听觉和视觉障碍干预(使用助听器和眼镜)。这些策略的使用从整体降低了谵妄的程度(5 项研究共 1 318 名患者;OR, 0.59; 95% CI, 0.39~0.88), ICU 谵妄时间、ICU 住院时长和在院死亡率[153, 160, 163]。

推荐意见:光疗无法预防谵妄(Ⅱ级证据,B 级推荐)。中等推荐使用多重非药物干预方式预防及治疗 ICU 重症患者的谵妄(Ⅱ级证据,B 级推荐)。

(陆　晓　袁　华　朱　奕)

(三)心肺功能障碍康复干预

1. 患者及家庭教育　患者和家属的康复教育非常重要,可有效改善焦虑症状,使者更好地配合治疗,改善效果、预防并发症。根据 Dritsaki 等人的多中心随机对照研究,肺部疾病患者自我管理及患者教育中提及了呼吸康复宣教的重要性(Ⅰ级证据)[164]。Niedermann 等人有关短期和长期教育效果差异的系统评价,包括 11 篇随机对照及队列研究,提出进行有效的患者教育(团队教育及个人教育)可以改善患者自我管理和治疗配合度(Ⅱ级证据)[165]。进行 ICU 康复之前,需向患者家属进行宣教,明确告知其早期康复的意义,介绍康复介入技术,建议患者家属在探视时对患者进行鼓励,促进疗效。患者本人意识清醒后,也需及时对患者进行宣教。转出 ICU 之前需再次对患者及家属进行相应康复宣教。

推荐意见:强推荐使用患者及家庭教育(Ⅰ级证据,A 级推荐)。

2. 早期体位管理与特殊治疗体位　早期进行体位管理对循环、呼吸、骨肌系统有重要意义,患者在排除禁忌后(生命体征不稳定、枕骨下引流、腰大池引流),如生命体征稳定,因尽早介入。早期卧床的患者可常规将床头抬高 30°~45°,从康复的理念出发卧床始终不利于患者的功能恢复,国外 ICU(CCU、SICU 等)在术后第一天下午即鼓励患者尝试离床活动,第二天稳定离床[166]。根据 Anderson 等人的多中心大样本随机交叉研究,急性期脑卒中患者在 30° 以上头位的体位改善与 0° 头位限制下,死亡率和预后不存在差异性,所以 ICU 患者早期进行体位改变不会造成严重不良事件(Ⅰ级证据)[167]。根据 Jones 等人的随机对照研究,从平卧位转换为 30° 靠坐、侧卧位、椅位端坐等体位,可有效改善患者的血流动力学、氧合及肺功能(Ⅱ级证据)[168]。Hardie 等人的随机对照研究中也提示垂直体位较仰卧位对于老年人的 PaO_2 及 $PaCO_2$、$FEV_1/FVC\%$ 有明显改善(Ⅱ级证据)[169]。Alexiou 等人的 meta 分析显示半卧位、侧卧位对于机械通气患者呼吸机性肺炎有预防和改善作用,同时可减少机械通气时间、ICU 平均住院日及死亡率(Ⅰ级证据)[170]。

推荐意见:强推荐生命体征稳定、无禁忌证情况下尽早进行患者体位改善(30° 以上),向垂直体位过渡、特殊治疗体位变换(Ⅰ级证据,A 级推荐)。

3. 气道廓清技术(airway clearance technique, ACT)

(1) 运动改善气道分泌物清除:多数研究显示,气道廓清不能只专注于肺部靶向性手法,运动在气道廓清方面的作用越来越被重视。根据 Ramos 等人进行了早期运动康复对心脏术后患者效应的系统综述,发现冠状动脉旁路移植术及冠心病急诊手术患者进行围手术期运动康复(床上上下肢活动、离床活动、呼吸训练),可有效减少 ICU 住院时间、全期住院时间、术后肺炎发生率,提高患者肺功能,心肺耐力水平,其中术后肺炎发生率、最大呼气压和心肺耐力水平与气道分泌物的清除率直接相关(Ⅱ级证据)[171]。

推荐意见:中等推荐运动改善气道分泌物清除(Ⅱ级证据,B级推荐)。

(2)体位引流与自主引流:体位引流是指对分泌物的重力引流。体位引流的效果是技术依赖性的,且需要足够的引流时间(3~15分钟)。因此体位引流如应用正确可在部分患者如囊性纤维化及大量痰液产生的患者可以改善分泌物清除[172]。

根据McIlwaine等人的体位引流结合叩击与自主引流对囊性纤维化患者影响的随机对照研究,体位引流结合叩击技术与自主引流均可有效提高患者的排痰能力和肺功能(Ⅱ级证据)[173]。

自主引流不需要依赖体位引流,通过改变呼气气流,使用膈式呼吸来排出分泌物,其效果优于传统的叩击结合体位引流。根据McIlwaine等人体位引流结合叩击与自主引流对囊性纤维化患者影响的随机对照研究,体位引流结合叩击技术与自主引流均可有效提高患者的排痰能力和肺功能。自主引流技术组各项参数均优于叩击结合体位引流(Ⅱ级证据)[173]。根据Agostini等人的meta分析(7项自主引流相关随机对照研究),对比了自主引流与呼气正压、Flutter、有效咳嗽、主动循环呼吸、体位引流等技术的效应,结果显示自主引流可增加患者排痰量、改善肺功能、提高心肺耐力水平(Ⅱ级证据)[174]。

推荐意见:中等推荐使用体位引流及自主引流技术(Ⅱ级证据,B推荐)。

(3)胸部叩击与机械振动排痰:胸部叩击是一种常规排痰技术,使用广泛。而对于较为黏稠的痰液或患者自身原因存在排痰无力,机械排痰仍可作为首选干预手段。根据Sarah等人的随机对照研究,24位患者分三组(胸部叩击组、体位引流结合胸部叩击组、高频胸壁震荡组),对其单次干、湿排痰量、接受度、舒适度、适用性进行对比,胸部叩击通气平均排痰量最优,其次是体位引流结合胸部叩击,最后是高频胸壁震荡(Ⅱ级证据)[175]。

推荐意见:中等推荐使用胸部叩击技术及机械振动排痰(Ⅱ级证据,B级推荐)。

(4)主动循环呼吸技术:目前国际推荐级别较高的手法排痰技术主要是主动循环呼吸技术(active cycle of breathing techniques,ACBT)。应用主动循环呼吸技术,患者可独立或在治疗师辅助下有效排痰。根据Eaton等人的ACBT技术与Fultter(一种呼气正压震荡排痰装置,商品名)对非囊性纤维化支气管炎患者影响的随机对照研究,36例患者随机分为三组(ACBT组、Flutter组、ACBT结合体位引流组),治疗周期7天,于第1、4、7天进行评估,3组治疗均有效,ACBT结合体位引流组排痰效果最佳,三组患者的可接受性和耐受性没有明显差异(Ⅱ级证据)[176]。根据Lewis等人的ACBT技术应用的meta分析(纳入23项研究),ACBT在提高各种肺部疾病患者的肺功能、增加排痰量、提高咳嗽能力、血气值正常化、缩短ICU住院时间上均有效(Ⅱ级证据)[177]。

推荐意见:中等推荐使用主动循环呼吸技术(Ⅱ级证据,B级推荐)。

(5)呼气正压:呼气正压(positive exhalation pressure,PEP)也是目前主流使用的排痰方式之一,通过呼气正压使气道震荡,从而增加呼气流速,松动并清除气道分泌物。ICU患者往往体能较弱、运动强度低、咳嗽无力,可通过PEP设备帮助排痰,从而预防和改善呼吸系统问题,尽早脱机拔管。PEP目前主流使用的训练器有:Acapella(一种呼气正压震荡排痰装置,商品名)及Flutter。根据Patterson等人的随机对照研究,24名患者随机分入Acapella组与常规治疗组,结果显示Acapella组在提高肺功能、减少抗生素使用、增加日均排痰量、提高咳嗽能力、提高运动表现、降低疲劳度上均优于常规治疗组(Ⅱ级证据)[178]。根据West等人关于Acapella与PEP面罩对儿童囊性纤维化患者气道廓清的随机对照研究,结果显示Acapella组在提高肺功能、增加总排痰量、提高运动表现和运动耐受度上均优于PEP面罩组(Ⅰ级证据)[179]。

推荐意见:中等推荐使用呼气末正压设备、Acapella、Flutter(Ⅱ级证据,B级推荐)。

(6)主动咳嗽与辅助主动咳嗽技术:咳嗽既是一种生理反射,也是一种主动行为,教授患者进行正确的咳嗽和在辅助下咳嗽,可有效维持肺容积、改善肺不张、促进分泌物排出等。ICU患者成功脱机与拔管的重要指征之一是需达到一定的峰值呼气/咳嗽流速,或能有效咳出气道分泌物。在患者不能较好完成咳嗽时(腹肌失神经控制、衰弱等),治疗师可通过胸廓振动、前胸廓按压、腹部推压或使用排痰促进机器(如肺内叩击等),帮助患者排痰。根据 Chatwin 等人进行的咳嗽对机械通气的神经肌肉萎缩患者疗效的前瞻性研究,有效咳嗽与高峰值呼气流速,可减少患者的呼吸机待机时间、二氧化碳潴留,改善肺功能(Ⅱ级证据)[180]。根据 Torres 等人对完全性四肢瘫患者使用辅助咳嗽技术如舌咽呼吸辅助增加吸气流量,腹部加压增加呼气能力。发现患者最大自主呼气加舌咽呼吸加腹部加压技术其峰值咳嗽流速可接近正常人(Ⅳ级证据)[181]。

推荐意见:推荐使用主动咳嗽(Ⅱ级证据,C 级推荐)、辅助主动咳嗽技术(Ⅳ级证据,C 级推荐)。

(7)徒手过度通气与机械过度通气:ICU 患者因衰弱长期卧床,可出现肺不张、气道分泌物难以排出等情况,进行徒手过度通气、机械过度通气,可以帮助患者减少呼吸功、改善肺通气、维持肺容积、促进痰液排出,缩短脱机和拔管时间。根据 Berney 等人的徒手过度通气和机械过度通气对气切和插管机械通气患者肺顺应性和痰液影响的随机对照研究,徒手过度通气组和机械过度通气组均可改善患者肺顺应性(治疗后即刻、治疗后 30 分钟肺内压)、增加排湿痰量(Ⅱ级证据)[182]。根据 Savian 等人的徒手过度通气和机械过度通气对机械通气及插管患者呼气末正压影响的随机对照研究,两组患者的呼气末正压、排湿痰量、潮气量在治疗后均有改善,而机械过度通气比徒手过度通气在呼吸水平上的改善更优(VCO_2、PaO_2/FiO_2)(Ⅱ级证据)[183]。

推荐意见:中等推荐进行徒手过度通气、机械过度通气(Ⅱ级证据,B 级推荐)。

4. 放松技术　ICU 患者,尤其是心功能障碍、重症肺炎、COPD 和哮喘急性加重发作期、分泌物大量潴留的患者,在紧张状态下(活动不耐受、脱机初期等)容易出现呼吸心跳加快、气道痉挛、过度通气、呼吸功增加等情况。对患者进行放松技术指导,可改善患者状态,有利于进行其他康复训练。根据 Temprado 等人对动态模式分析呼吸协调与节奏性手臂活动进行综述,提出患者在交感紧张时易发生呼吸紊乱,此时进行呼吸节律的扩胸式上肢联合外展或节律性手臂活动,可改善呼吸急促等情况(Ⅴ级证据)[184]。根据 Palu 等人的松弛疗法对哮喘患者肌电图与呼吸窦性心律失常改善的随机对照研究,哮喘患者在大强度运动或呼吸诱发窦性心律失常时,进行靠墙休息、呼吸调整、上肢配合呼吸的节律活动,可改善患者的肺功能、减少窦性心律失常发生等(Ⅱ级证据)[185]。

推荐意见:推荐放松技术(Ⅱ级证据,C 级推荐)。

5. 呼吸训练

(1)膈式呼吸与缩唇呼吸:膈式呼吸和缩唇呼吸是常规心肺物理治疗技术。膈肌是主要的吸气肌,吸气过程中合理调动膈肌,可有效加深呼吸。即使是昏迷患者,或上胸式呼吸、呼吸较弱的患者,均可使用 Scoop 技术(膈式呼吸诱导技术)加强患者吸气过程中膈肌的作用。意识清醒的患者在治疗师指导下学习膈式呼吸、缩唇呼吸(未作气切、经口插管的患者),可有效改善肺通气、呼气气流、维持肺容积、促进排痰。根据 Margaret 等人的缩唇呼吸对减少呼吸困难效应的随机对照研究,治疗组患者通过缩唇呼吸、呼气肌训练、呼吸控制,其运动表现提高、呼吸困难改善、生存质量提高方面显著优于对照组(Ⅱ级证据)[186]。

推荐意见:中等推荐膈式呼吸,非气切、经口插管患者进行缩唇呼吸(Ⅱ级证据,B 级推荐)。

(2)吸气肌训练:ICU 患者产生呼吸机依赖,难以脱机的最重要原因之一即吸气肌无力,这种情况下膈肌萎缩速度是其他骨骼肌的数倍。与其他骨骼肌一样,吸气肌需通过抗阻训练提高其肌力。根据 Elkins 等人的吸气肌训练对 ICU 机械通气患者影响的 meta 分析(纳入 10 项随机对照研究),吸气肌训练可有效增大最大吸气压、缩短机械通气时间、增加脱机成功率、减少 ICU 住院时间、提高生存率等(Ⅰ级证据)[187]。根据 Liaw 等人的吸气肌抗阻训练对急性脊髓损伤患者效应的随机对照研究,实验组的机械通气环路使用不同口径吸气阀门以增加吸气阻力(口径越小,阻力越大),实验组比对照组肺功能显著改善、呼吸困难改善,有助于患者早日脱机,预防呼吸机相关肺炎(Ⅱ级证据)[188]。

推荐意见:强推荐进行吸气肌训练(Ⅰ级证据,A 级推荐)。

(3)呼吸神经生理促进手法:该技术通过治疗师增加患者的本体感觉(触觉、位置觉、震动觉),从而帮助患者增加呼吸输出,尤其适用于昏迷及非常虚弱的患者,可改善其呼吸功能、促进自主呼吸。根据 Chang 等人的神经生理促进和被动活动对神经损伤患者通气功能影响的随机对照研究,神经生理促进组、被动活动组、感觉刺激组患者的潮气量、分钟通气量、呼吸频率、氧饱和度、氧分压在治疗后均有所改善,而神经生理促进组的结果优于其他两组(Ⅱ级证据)[189]。

推荐意见:中等推荐进行神经生理促进手法(Ⅱ级证据,C 级推荐)。

(4)体外膈肌起搏:体外膈肌起搏是根据体内膈神经起搏研发的一种技术,通过对浅表膈神经进行电刺激,增强膈肌的活动,尤其适用于昏迷或无自主呼吸的患者(膈神经支配保留),脱机困难或呼吸衰弱的患者也同样适用。目前只有少量的国内研究证实其有效性,证据不充分。

推荐意见:没有足够的证据证明体外膈肌起搏的有效性。

6.脱机流程　脱机成功是患者能否从 ICU 转入普通病房继续治疗的重要参考指标之一,吸气肌肌力、有效排痰、尽早离床是影响脱机成功的重要因素。根据美国胸科协会的脱机与康复指南,尽早离床活动、吸气肌锻炼、气道廓清技术可促进患者尽早脱机,拔管前应行漏气实验(若有喉头喘鸣音,提示拔管失败率较高)[164, 166]。根据 Burns 等人的自主呼吸试验(Spontaneous breathing trial, SBT)技术的 meta 分析(纳入 31 项研究),拔管前通过 SBT 预测拔管成功率,可使拔管的可能性提高 6%(Ⅱ级证据)[190]。根据 Ochoa 等人的漏气实验对诊断上气道梗阻的 meta 分析(纳入 11 项研究),提示拔管之前应进行漏气实验,用于预计上气道梗阻危险性(Ⅱ级证据)[191]。

推荐意见:中等推荐脱机前行 SBT,拔管前行漏气实验(Ⅱ级证据,B 级推荐)。

(陆　晓　赵红梅　茅　矛)

(四)运动功能障碍干预

1.神经肌肉电刺激　神经肌肉电刺激是制动患者常规治疗手段,治疗禁忌也很少。ICU 患者因失神经支配、ICU 获得性虚弱、机械通气、意识不清等原因产生制动时,可使用神经肌肉电刺激进行治疗。根据 Williams 等人的神经肌肉电刺激对 ICU 患者影响的系统评价(纳入 7 项研究),提出神经肌肉电刺激可以提高 ICU 患者肌力、缩短机械通气时间和 ICU 住院时间(Ⅱ级证据)[192]。根据 Fischer 等人的神经肌肉电刺激对心肺术后 ICU 患者肌肉质量肌力影响的随机对照研究,神经肌肉电刺激对患者肌肉厚度没有明显影响,但在肌力增加上是对照组的 4.5 倍(Ⅱ级证据)[193]。

推荐意见:中等推荐进行神经肌肉电刺激(Ⅱ级证据,B 级推荐)。

2.预防制动并发症的常规康复技术　除了神经肌肉电刺激,患者生命体征一旦稳定、排除部分禁忌部位,在不能进行主动活动时,就可进行制动相关的常规康复治疗,预防 ICU 获得性虚弱、深静脉血栓、压疮、关节挛缩等并发症。这些技术主要包括:①良肢位摆放;②被动活动(徒手被动活动、持续被动运动器械、紧张的肌肉关节牵伸等)。根据 Sean 等人的随机对照研究,脑卒中患者良肢位摆放可有效促进患者恢复,预防压疮、关节脱位、肌张力增高、肌肉软组织挛缩等(Ⅱ级证据)[194]。根据朱春燕等人的早期康复理疗对危重症患者肌肉质量和功能影响的随机对照研究,康复治疗组(神经肌肉电刺激合并肢体主被动活动)比对照组肌肉萎缩速度降低、肌力增加、机械通气时间缩短、ICU 住院时间缩短、ICU 费用减少(Ⅱ级证据)[195]。

推荐意见:推荐对活动不利患者进行良肢位摆放和被动活动与牵伸(Ⅱ级证据,C 级推荐)。

3.主动活动

(1)有氧训练:ICU 患者在排除禁忌、生命体征稳定、意识恢复后,应尽早进行有氧运动,可有效预防呼吸系统并发症,缩短住院时间,减少死亡率,改善运动表现等。重症患者的有氧运动形式并不固定,在设定的运动峰值心率范围内,进行床上、床边有氧训练、坐立位维持、呼吸操、甚至步行训练。根据 Hodgson 等人的早期活动对 ICU 机械通气患者的多中心前瞻性研究,结果发现若机械通气患者缺乏早期活动,易导致 ICU 获得性虚弱,增加死亡率和 ICU 住院时间[196]。同时作者还发现患者在进行训练后,其活动状态、个人自理能力、日常活动能力、疼痛程度、焦虑水平方面均有大幅改善(Ⅰ级证据)。根据 Moradian 等人的早期活动对冠脉旁路移植术后患者肺不张和胸腔积液影响的单盲随机研究,实验组在手术当天拔管后 2 小时进行床边 15 分钟独立坐位,术后第 2 天和第 3 天均进行 2 次床边步行 30 米的训练[189]。实验终点时患者的肺不张和胸腔积液情况均显著改善,且其结果优于对照组(Ⅱ级证据)。

推荐意见:强推荐进行早期有氧活动(Ⅰ级证据,A 级推荐)。

（2）抗阻训练：ICU 患者可使用弹力带、沙袋或使用输液袋进行抗阻训练。阻抗训练可增加肌纤维数量，增强吸气肌力量（帮助脱机）、呼气肌力量（排痰），改善患者运动表现，减少心血管事件的发生率，帮助患者减少 ICU 住院时间和总住院时间。根据 Li 等人的活动对机械通气患者效果的 meta 分析，引用了 34 项研究，提出 ICU 患者早期（<48h～7d）进行阻抗训练可有效减少机械通气时间、ICU 住院时间，提高肌力、ADL 能力、心肺耐力等参数（Ⅱ级证据）[197]。根据 Chen 等人的运动训练对机械通气患者肺功能影响的随机对照研究，抗阻训练可改善机械通气患者的肺功能、减少机械通气时间、提高脱机成功率、减少 ICU 住院时间（Ⅱ级证据）[198]。

推荐意见：中等推荐进行阻抗活动（Ⅱ级证据，B 级推荐）。

（陆　晓　赵红梅　茅　矛）

（五）营养障碍干预

1. 摄食吞咽障碍干预　摄食吞咽障碍（dysphagia）指由于下颌、双唇、舌、软腭、咽喉、食管等器官结构和（或）功能受损，不能安全有效地把食物由口送到胃内的一种临床表现[199]。常见的症状包括：口腔内食物下咽困难，或需要多次小口方能完成吞咽；食物误入气管，导致呛咳、窒息；食物反流进入鼻腔；食物吞咽后口腔内仍有部分残留；进食后反酸嗳气，呕出食物，胸背后有烧灼感、堵塞感或疼痛感；声音湿润低沉，发音哑声。

摄食吞咽重症康复的临床目标即帮助患者早日获得安全、有效的经口摄取食物的能力。为了达到这个目标，在临床上需要多学科参与，多种职能部门共同协作。临床上介入方法有很多，比如通过对进食环境、进食姿势、食物形态与一口量的设定等。也可以通过改善吞咽功能进行代偿训练，比如进行口腔护理，进行直接或者间接训练，进行辅助器具的使用。

为了实现摄食吞咽功能的临床介入，首先要实现吞咽障碍患者的筛查（screening），有目的地进行吞咽功能专项评估。通过评估所显示的问题，进行临床介入方法的探讨。只有合适的有效的评估才能尽可能地收集到正确全面的临床信息，从而针对患者的问题，组织临床医务人员，组建医疗团队，进行职能分工明确的管理与治疗。

（1）临床筛查与评估：临床上重症康复的患者，存在吞咽障碍的占比很大[200]。吞咽障碍与肺炎的发生率存在很大的关联性（Ⅰ级证据）[201-202]。重症康复患者在接受康复治疗的过程中，极易发生不同程度的吞咽障碍。吞咽障碍的患者由于呛咳，导致误吸性肺炎（aspiration pneumonia），甚至窒息、猝死。老龄、既往口面咽喉手术、吞咽反射异常、自发咳嗽障碍、发声障碍、口唇闭锁不全、脑神经麻痹等都属于吞咽障碍的高危因子（Ⅲ级证据）[203]。因此，为了减少转归不良和死亡率的比例，经口摄食开始前进行适合的评估是非常必要的（Ⅱ级证据）[200, 204]。

摄食吞咽重症康复的评估需要医疗团队的介入，即临床介入的多学科团队合作管理模式，需要多学科参与，多种职能部门共同协作。多学科包括了临床各个科室，急性期各个病区患者都可能存在摄食吞咽功能障碍，特别是手术后的营养问题。而多种职能部门包括了临床专科医生、康复科医生、康复治疗师，特别是言语治疗师、吞咽专科护士、口腔护师、营养师、康复工程师、护工等。全员进行信息公开，情报共享，及时反馈，深度合作，才能实现团队协作（Ⅳ级证据）[205]。

离床前在床边进行简便的临床筛查，筛查患者是否存在吞咽障碍是必需的[206-207]。例如反复唾液吞咽试验 RSST、改良版饮水试验 MWST、食物吞咽法 FT、颈部听诊法等（Ⅱ级证据）[208]。另外，精密仪器的吞咽功能评估在某些特定的情况下也是必要的。例如吞咽造影检查（videofluoroscopic evaluation of swallow，VF 检查）、内镜检查法（videoendoscopic evaluation of swallow，VE 检查）（Ⅰ级证据）、CT 检测法等[209-213]。

Martin B. Brodsky 等人通过对 1950—2015 年间急性期患者的吞咽临床筛查研究进行了筛选，研究对象为大于 18 岁的成年人，方法为床边饮水试验（Bedside water swallow test，WST），评估方法为吞咽造影检查和内镜检查法，共筛选出 16 篇研究进行了系统性分析。结果显示，使用 WST 的筛查，观察气道反应（例如咳嗽 / 窒息）有或无声音变化（例如，湿 / 咕噜声质量），虽然不是特别理想，但足够用来排除急性期患者误吸的风险（Ⅰ级证据）[214]。

推荐意见：强烈推荐在患者尽早先进行吞咽的临床筛查与评估。早期进行信息收集，使用床边的简便的临床筛查，例如反复唾液吞咽试验 RSST，改良版饮水试验 MWST，食物吞咽法 FT，颈部听诊法等。待患者生命体征平稳，必要的进行精密仪器的检查方法，例如吞咽造影检查（VF），内镜检查法（VE），CT 检测法等（Ⅰ级证据，B 级推荐）。

（2）临床康复干预：为了减轻重症康复摄食吞咽患者的障碍，改善或维持吞咽功能，提倡早期进行吞咽功能的训练。

1）口腔护理：重症患者很多都存在意识状态不清楚，身体活动能力受限等问题，导致自身不能进行口腔的清洁与护理。而口腔不洁会增加呼吸障碍，心肺障碍，误咽的风险。另外，一些摄食吞咽障碍的患者会出现一些过敏反应，口腔周围肌肉紧张，口腔开闭合困难，口腔形态学发生变化，牙齿松动，唇舌活动能力下降等问题。而进行口腔护理，早期干预，保持口腔湿润清洁，能有效降低重症患者吞咽障碍的发生率，有效提高重症患者吞咽功能的恢复率。

早期进行口腔护理，进行口腔颜面肌肉训练，能预防误吸性肺炎的发生（Ⅲ级证据）[215-216]。口腔护理包括两部分，清洁护理和促通刺激。清洁护理主要是通过对口腔内环境进行清洁，吸取痰液唾液，取出残留的食物残渣，凝固的血块，杀菌消毒保持口腔整洁。促通刺激主要是对口腔内的关键点等多个位置进行有意识的按摩和刺激，促进有意识的舌反射运动。

推荐意见：推荐早期进行口腔护理，保持口腔湿润清洁，进行有效口唇面部肌肉的训练，促通吞咽反射（Ⅲ级证据，C 级推荐）。

2）直接训练：针对不同疾病的吞咽障碍患者并没有统一的开始基准。但是，针对 ICU 的重症患者合并严重吞咽障碍的，其吞咽障碍的程度和肺炎的发生率、插管的时长、入院期间、恢复率、离院时的吞咽功能、是否需要经鼻进食等都是有相关性的 [217]。因此，推荐早期进行吞咽功能的评估后即开始有针对性地进行摄食吞咽康复训练。吞咽功能评估一般为进入 ICU 的当日，或拔管后 5 日内为宜 [95]。

直接训练就是直接使用食物进行吞咽功能训练的方法。确认可以进行直接训练的时间节点，以及如何正确科学使用直接吞咽训练法是重症摄食吞咽康复成功的关键。对于意识水平低下的，尚有发热或其他全身状态不稳定的现象，呼吸状态不稳定，疑似唾液误咽，或者不能引起吞咽反射的患者，临床上不进行直接吞咽训练。以下是进行直接摄食吞咽的开始标准 [218]：

> 直接摄食吞咽的开始标准：
> 1）RASS：-1≤RASS≤1
> 2）气管切开后拔除气管套管
> 3）呼吸频率<35 次/min
> 4）平均血压>65mmHg
> 5）没有发热等生命体征不稳定状态（体温<38℃）
> 6）口腔内环境湿润，能够保持清洁

直接训练的同时会伴随很高的误咽风险。为了规避风险，针对患者的吞咽条件，进行难易度的调整十分必要。所谓难易度的调整就是对摄食体位，食物形态，一口量进行调整。最高的难易度即"普通座位下，使用普通食物，进行经口进食，食物的量与常人无异"。

以这个最高的难易度为目标，才藤荣一等学者对藤田医院早期吞咽障碍患者进行了大数据的研究，撰写了日本摄食吞咽学会的指导教材。利用 VE、VF 和 CT，针对不同年龄段，不同疾病的患者，采用不同体位，使用不同黏稠度，不同性度的食物进行了研究。证实可以采取 30°斜靠伴颈部屈曲体位，有吞咽功能非对称性减弱的，可以采取身体回旋或者颈部回旋体位。另外，控制一口量，以黏稠度在 2%1ml 的液体为基础，慢慢增加稀释度和量度，能有效改善误咽的风险，提高吞咽的速率（Ⅱ级证据）[219]。当然，难易度的设定是离不开吞咽造影检查的。

Roger 等人从 554 篇文献中筛选了 33 篇，对 2015 年以来的口咽期吞咽障碍的 18 岁以上成年人吞咽训练进行了回顾并撰写了欧洲吞咽障碍学会的白皮书，提供了关于成人口咽期吞咽生理学、疗效和安全性等科学性的证据。有证据表明，增加黏度可以降低气道侵入的风险，直接吞咽的训练方法是一种有效的治疗吞咽障碍的策略（Ⅱ级证据）[220]。

推荐意见：在吞咽造影检查的前提下，进行摄食体位，食物形态，一口量等难易度的调整，使用直接训练的方法，针对患者的吞咽条件，规避误吸风险（Ⅱ级证据，B 级推荐）。

3）间接训练：间接训练就是不直接使用食物进行吞咽功能训练的方法。例如肌力训练、关节活动度训练、促通训练、呼吸训练等利用患者残存的功能并进行强化的手法。虽然目前还没有相关的证据显示这些功能性的训练与吞咽功能的改善有直接的关联性。但是，通过改善吞咽相关功能，使用代偿的手段对适用的能力进行改善，最终可以达到吞咽功能的康复。使用间接训练方法在改善患者全身条件，强化适用功能有重要意义[219]。

才藤荣一等学者对藤田医院早期吞咽障碍患者进行了大数据的研究，撰写了日本摄食吞咽学会的指导教材。利用 VE, VF 进行精标准进行衡量，针对不同疾病的患者，存在不同的吞咽障碍问题，使用不同的间接吞咽训练方法进行训练，能有效改善患者的吞咽肌能，减少误吸的风险（Ⅱ级证据）[219]。

推荐意见：使用间接训练方法，进行肌力训练、关节活动度训练、促通训练、呼吸训练等，改善患者全身条件，强化患者残存的功能（Ⅱ级证据，B 级推荐）。

（陆　晓　兰　月　周蕴弢）

2. 营养干预

（1）营养途径：对于需要营养支持治疗的重症患者首选肠内营养（enteral nutrition，EN），早期肠内营养不仅能够提供营养底物，还能调节肠道菌群，改善肠道免疫功能，维护肠道微生态，保护肠黏膜屏障。荟萃分析显示，发病后 24～48 小时内实施的早期肠内营养（early enteral nutrition，EEN）可显著降低重症患者的感染发生率及病死率，因此，对于血流动力学基本稳定（MAP > 65mmHg，且血管活性药物在减量或撤除过程中）、无 EN 禁忌证的重症患者，应尽早启动 EN，推荐从低剂量（10～20ml/h）起始喂养，根据喂养耐受性调整喂养速度[87, 221-222]。对于因喂养不耐受导致入住 ICU 7～10 天仍未达 60% 目标喂养量者，可以在 EN 基础上适当添加补充性肠外营养（supplemental parenteral nutrition，SPN）（Ⅰ级证据）[87]。

推荐意见：强推荐对需要进行营养支持的重症患者进行营养干预时首选肠内营养，必要时联合应用肠外营养（Ⅰ级证据，A 级推荐）。

（2）营养供给目标：重症患者因高分解代谢导致体重和肌肉快速丢失，容易出现营养不良，使并发症和病死率进一步增加，因此早期足量的营养补充至关重要。重症患者急性应激期目标喂养热量推荐：25～30kcal/（kg•d）；应激与代谢状态相对平稳后目标喂养热量推荐为：30～35kcal/（kg•d）。有条件者可应用静息能量测定进一步明确目标喂养热量。对于高营养风险或营养不良患者，建议营养供给至少达到 80% 目标喂养量；而肥胖者建议喂养量不超过需求量的 65%～70%[87, 223]。除了能量的供给外，更需关注重症患者的蛋白质补充，蛋白质推荐摄入剂量为：1.2～2.0g/（kg•d），重症烧伤患者蛋白质推荐摄入剂量为：3.0g/（kg•d）[87, 224]。一项多中心随机对照试验结果表明：对于存在高营养风险的手术患者在术前给予足量营养支持可显著减少感染等并发症，而另一项前瞻性观察研究发现给予目标喂养量的热量和蛋白的患者，其病死率明显下降，但仅仅热量达标而蛋白质摄入不达标的患者病死率并无改善[91, 225]。此外，需注意营养供给并非越多越好，能量供给过量同样存在危害，特别是长期处于营养供给不足的营养不良患者，应循序渐进地增加营养供给量，以避免诱发再喂养综合征，表现为严重水电解质紊乱、葡萄糖耐受性下降、维生素缺乏，甚至出现心血管等多系统并发症导致死亡（Ⅱ级证据）[226]。

推荐意见：中等推荐急性应激期目标喂养热量为：25～30kcal/（kg•d）；应激与代谢状态相对平稳后目标喂养热量为：30～35kcal/（kg•d）；蛋白质目标摄入量为：1.2～2.0g/（kg•d）[重症烧伤患者为：3.0g/（kg•d）]；营养不良患者在喂养过程中应循序渐进，避免诱发再喂养综合征（Ⅱ级证据，B 级推荐）。

（3）喂养方式的选择：鼻胃管是 EN 的首选方式，建议使用鼻胃管进行管饲时将患者床头抬高 30°～45° 以减少误吸风险[227]。对于严重胃食管反流、胃瘫、胃瘘、十二指肠梗阻、十二指肠瘘、以及高误吸风险患者，推荐使用幽门后喂养途径，即通过鼻肠管经空肠进行喂养[87]。有荟萃分析显示幽门后喂养在减少肺炎等并发症方面显著优于鼻胃管喂养,且具有更好的耐受性(Ⅱ级证据)[228]。

推荐意见:中等推荐 EN 喂养方式首选鼻胃管,床头抬高 30°~45°,对严重胃食管反流、胃瘫、胃瘘、十二指肠梗阻、十二指肠瘘以及高误吸风险患者采用幽门后喂养途径(Ⅱ级证据,B 级推荐)。

(4)营养配方的选择:多数重症患者首选标准整蛋白配方或高蛋白配方[87]。喂养后腹泻的患者建议选用富含膳食纤维的 EN 制剂,或在标准配方 EN 制剂中适量加入可溶性膳食纤维。有荟萃分析报道水溶性膳食纤维可酵解产生短链脂肪酸,从而有效改善腹泻情况[239]。需注意合并肠缺血或严重肠动力障碍者应避免使用可溶性和不可溶膳食纤维。对于持续腹泻且合并可疑吸收障碍或对整蛋白配方不耐受者推荐应用短肽制剂(Ⅱ级证据)[87]。

推荐意见:中等推荐 EN 喂养首选标准整蛋白配方或高蛋白配方,持续腹泻且合并可疑吸收障碍以及整蛋白配方不耐受者推荐应用短肽制剂(Ⅱ级证据,B 级推荐)。

(5)肠内营养不良反应的处理:腹泻是最常见的肠内营养不良反应,不建议患者发生腹泻即停止 EN,应在继续 EN 的同时评估腹泻原因,以便采取相应的治疗措施。对于喂养相关性腹泻,除了进行 EN 制剂配方的调整,还应减慢输注速度、稀释营养液和营养液加温(38~42℃)处理,并考虑加用消化酶,不推荐长时间应用质子泵抑制剂。对于药物相关性腹泻,应适当调整药物并留取粪常规检查,必要时行艰难梭菌培养[87, 230-231]。应用鼻胃管进行 EN 喂养时常规推荐床头抬高,尽可能少用镇静剂以防止呕吐、反流、误吸的发生,如患者在上述条件下仍出现呕吐、腹胀,应注意排除消化道梗阻,予以减慢输注速度,并考虑加用促进胃肠动力药。同时,对喂养不耐受或存在高误吸风险的患者,需常规检测胃残余量(GRV),对 GRV > 500ml/6h 的患者建议延迟进行胃肠营养[88, 232]。有荟萃分析显示 EN 喂养不耐受发生率高达 38%,主要表现为大量的 GRV 以及其他相关胃肠道症状[223]。目前 GRV 监测最常用的方法是回抽法,有条件的医院可考虑采用床边超声评估(Ⅱ级证据)。

推荐意见:中等推荐注意区分和处理腹泻、腹胀、呕吐等常见的肠内营养不良反应,对喂养不耐受或存在高误吸风险患者常规进行胃残余量(GRV)检测(Ⅱ级证据,B 级推荐)。

(陆　晓　余滨宾　李百强)

(六)相关并发症的康复干预

1. 神经源性膀胱　重症患者急性期因为抢救生命的需求,膀胱管理的方式以留置导尿为主,包括经尿道留置导尿和耻骨上膀胱造瘘,以预防膀胱过度潴尿和感染。

(1)规范留置导尿适应证,尽早拔除尿管:留置导尿管(indwelling urinary catheters, IUC)相关性尿路感染(catheter-associated urinary tract infection, CAUTI)是一种常见的与医疗器械相关的院内感染,同时也是全世界范围最常见的与医疗卫生相关的感染之一。尿管留置时间与导管相关性尿路感染的发生密切相关,长时间的尿管留置使得尿路感染率增加。有关尿管拔除时机,有专家观点建议在出现尿路感染、尿管阻塞或脱出、导尿系统无菌性或密闭性被破坏等临床指征时拔除尿管(Ⅳ级证据)[233]。Wang 等学者的一项研究表明,按照适应证提示移除尿管,能降低泌尿系统感染率。留置导尿的适应证:如尿路阻塞或急性尿潴留、神经源性膀胱引起尿液滞留、患者需长时间卧床制动、需密切监测尿量、进行泌尿系统或邻近泌尿道的手术、为增加终末期或失禁患者的舒适度等。当评估显示患者无上述留置导尿的适应证时,应立即拔除尿管,减少不必要的尿管留置及缩短留置时间(Ⅰ级证据)[234]。

推荐意见:强推荐规范留置导尿管适应证,尽早拔除无需留置的尿管(Ⅰ级证据,A 级推荐)。

(2)采用尿管拔除提示信息系统及医嘱终止系统:张悦等学者进行的一项针对拔管提示系统对降低导尿管相关尿路感染效果的 Meta 分析中,明确了尿管拔除提示信息系统是指患者留置导尿 > 72h,从留置尿管第 4 天起,医务人员通过电子或书面提醒等形式,评估尿管留置的适应证,根据评估结果自动生成尿管拔除或继续留置的医嘱,确保无需留置的尿管及时拔除,此项 meta 分析共纳入 10 篇文献,最终结果显示采用尿管拔除提示信息系统,可以有效缩短留置尿管的天数,降低导尿管相关尿路感染的发生(Ⅱ级证据)[235]。Parry 等学者进行的一项研究也表明,护士主导的尿管拔除方案,能够减少尿管的使用并降低感染的风险(Ⅲ级证据)[236]。

推荐意见:推荐采用尿管拔除提示信息系统及医嘱终止系统(Ⅱ级证据,C 级推荐)。

（3）拔管前进行膀胱功能训练：长期留置尿管可影响患者的自主排尿反射和正常的膀胱功能，部分在拔除尿管后会出现排尿困难和尿潴留等并发症[237]。临床上为避免尿管拔除后出现排尿功能障碍的最简单有效措施是在拔管前进行膀胱功能的训练。有专家建议，对于长期留置导尿管的患者，拔除导尿管前，应当训练膀胱功能（Ⅴ级证据）[238]。同时其他专家也明确指出：拔除留置尿管前无需夹闭导尿管（Ⅴ级证据）[233]。虽然目前证据和临床经验都强调膀胱功能训练的重要性，但是应该具体采用何种方法进行膀胱功能训练还有待讨论。

推荐意见：弱推荐拔管前进行膀胱功能训练（Ⅴ级证据）。

（4）尿管拔除后抗菌药物使用原则：尿管长期留置是导管相关性尿路感染发生的重要危险因素[239]。专家观点指出，除非具有临床指征，否则尿管拔除后不应常规使用抗菌药物来预防导管相关性尿路感染（Ⅴ级证据）；也不推荐在拔管前，使用抗菌药物液进行膀胱冲洗（Ⅴ级证据）[233, 240]。不加选择地预防性使用抗菌药物有导致细菌耐药的可能，反而增加尿路感染的风险[241]。在尿管拔除后，对于存在导管相关性尿路感染的患者应根据尿培养结果针对性使用抗菌药物治疗，无症状性菌尿则不考虑使用抗菌药物治疗；对于老年、免疫缺陷、尿道解剖异常等特殊人群存在菌尿症时，可以采取相应的治疗（Ⅴ级证据）[242]。

推荐意见：弱推荐尿管拔除后不常规使用抗菌药物（Ⅴ级证据）。

（5）尿管拔出后的替代方案：①能够配合的、没有尿潴留或膀胱出口梗阻的男性患者，考虑使用体外导尿管（阴茎套导尿管）替代留置导尿。②需要长期留置导尿的或膀胱排空障碍的患者，间歇性导尿优于留置导尿或膀胱造瘘患者。间歇性导尿被国际尿控协会推荐为治疗神经源性膀胱功能障碍的首选方法，必须遵循其实施原则、应用标准。③患有脊髓脊膜膨出或神经源性膀胱的患儿，采用间歇导尿能减少对尿道的损害。④有膀胱出口梗阻的患者，是否采用输尿管支架管替代留置导尿管，尚需进一步研究。⑤对于短期或长期留置导尿管的患者，采用膀胱造瘘替代留置导尿的优缺点，特别是留置导尿管过程中所产生的并发症，尚需进一步研究[243-249]。

推荐意见：强推荐（1）～（3）替代方案（Ⅱ级推荐，B级推荐）；不推荐（4）～（5）替代方案。

（陆　晓　倪　隽　周　莉）

2. 重症患者压疮预防与治疗

（1）压疮预防

1）体位安置

A. 及时翻身：翻身作为一种操作简便的压疮预防措施，目前在临床上广泛使用。定时翻身可以减轻身体受压部位承受压力的强度和持续时间，翻身的同时对受压局部进行评估，尽早识别皮肤改变，配合及时有效的护理干预，能够显著降低压疮发生风险。对所有有压疮风险或已有压疮的患者进行定时翻身。Defloor 等学者对 838 名有压疮风险的患者展开研究，结果显示与常规治疗相比，干预组每 4 小时对患者进行翻身可以显著降低压疮发生率（Ⅰ级证据）[250]。Moore 等学者也进行了一项随机对照研究，将 213 名患者随机分为：实验组共 99 名患者，从晚上 8 点到早上 8 点，每 3 小时进行一次翻身；对照组共 114 名患者，在晚上 8 点到早上 8 点之间每 6 小时进行一次常规翻身，结果显示实验组中出现压疮的人数较少（Ⅱ级证据）[251]。

推荐意见：强推荐进行及时翻身（Ⅰ级证据，A级推荐）。

B. 妥善安置体位：2018 年卧床患者常见并发症护理专家共识认为可把软枕等减压工具沿小腿全长垫起，确保足跟不与床面直接接触。除病情或治疗需要外，避免患者长时间处于床头抬高超过 30° 体位；侧卧位时保持背部与水平床面成 30°～40° 夹角。安置体位时应避免皮肤与医疗器械直接接触（Ⅴ级证据）[252]。

推荐意见：弱推荐妥善安置体位（Ⅴ级证据）。

2）减压工具的使用

A. 选择合适支持面：2014 版国际压疮预防和治疗指南指出：由专家共识得出根据以下因素考虑个人对压力再分配的需要，并且选择合适支持面：制动程度；减少剪切力；患者的身高体重；发生新压疮的风险;现有压疮的数量、严重程度和位置[253]。活动减少是增加压疮风险的关键条件。当不能活动的患者身体虚弱到无法翻身或调整姿势,在运动时感到疼痛和不适,或者他们没有意识到需要在床上走动时,这种风险就会增加。床头抬高可以减少剪切力。支撑面的选择应根据上述建议陈述中详细的因素进行个体化(Ⅴ级证据)。

推荐意见:弱推荐选择合适支持面(Ⅴ级证据)。

B. 使用高规格泡沫床垫进行全身性减压:McInnes 等学者进行的一项系统评价,纳入了 5 篇随机对照试验,比较了高规格的泡沫床垫和标准的医院泡沫床垫。结论显示与标准的医院泡沫床垫相比,高规格的泡沫床垫可以显著降低高危人群的压疮发生率(Ⅰ级证据)[254]。Russell 等人进行的一项随机对照试验,涉及 1 168 名来自老年急诊、骨科和康复病房的患者[255]。实验组(n = 562)使用黏弹性聚合物泡沫床垫,对照组(n = 604)使用标准医用泡沫床垫。本研究的主要结果显示实验组的第一类 / 第Ⅰ期压疮的发生率没有显著下降,但是生存分析(7 天)显示,实验组中第一类 / 第一期压疮的发生率有统计学意义上的下降(Ⅰ级证据)。

推荐意见:强推荐使用高规格泡沫床垫进行全身性减压(Ⅰ级证据,A 级推荐)。

(2)压疮治疗

1)伤口的评估:当患者发生压疮后,应全面、系统、动态地评估并记录伤口情况。评估内容包括:①部位;②面积和深度(有无窦道、潜行);③分期;④气味;⑤渗液量、颜色、性质;⑥创面及创面周围皮肤情况;⑦疼痛等(Ⅴ级证据)[253]。

推荐意见:弱推荐伤口的评估(Ⅴ级证据)。

2)常规伤口的清洁:清洁原则包括:①每次更换敷料时,须清洁压疮伤口及伤口周围皮肤。②常规选择无菌生理盐水进行清洁。③建议采用擦拭或冲洗等方式,避免伤口组织损伤。④不建议对稳定的干燥焦痂进行湿润处理。⑤谨慎清洗带有窦道、潜行的压疮,避免冲洗液残留(Ⅴ级证据)[253]。

推荐意见:弱推荐常规伤口清洁原则(Ⅴ级证据)。

3)感染伤口的处理:对于伴有微生物重度定植或局部感染的压疮伤口,应根据伤口细菌培养结果,选择外用杀菌剂或消毒剂。若伤口周边出现明显的红、肿、热、痛,且局部有波动感,怀疑形成脓肿,确诊后应配合医生行脓肿切开引流;若出现伤口感染播散或全身感染症状,应遵医嘱应用抗生素。若伤口存在坏死组织,建议实施清创(Ⅴ级证据)[252, 256]。

推荐意见:弱推荐感染伤口的处理(Ⅴ级证据)。

(陆　晓　丁　慧　郑　瑜)

3. 深静脉血栓　深静脉血栓(deep venous thrombosis, DVT)是血液非正常地在深静脉内凝结,从而引起下肢静脉回流障碍性疾病,是住院患者特别是急危重症患者常见并发症之一,随着重视程度增加,近年来统计报道发生率有逐年上升的趋势。可见于全身主静脉,最常见于下肢尤以左侧常见,主要不良后果是血栓形成后综合征(post thrombotic syndrome, PTS),以及血栓脱落引起肺动脉栓塞(pulmonary embolism, PE),导致死亡。深静脉血栓形成的原因主要是静脉壁损伤、血流缓慢和血液高凝状态,常见危险因素包括卧床、制动、肢体瘫痪、外科手术、组织损伤、恶性肿瘤、严重感染、高龄、肥胖、妊娠或产后、中心静脉置管、心肺功能衰竭等。

深静脉血栓早期临床表现主要有患肢突发肿胀、疼痛、皮温增加,小腿后侧、大腿内侧、股三角区或患侧髂窝可有压痛,也可无任何症状体征。有 20%～55% 的患者可能发展为血栓后综合征,表现为患肢沉重、胀痛、静脉曲张、皮肤瘙痒、色素沉着、湿疹性皮炎和慢性溃疡等下肢静脉功能不全的症状[257]。

重症患者多数都是卧床制动,合并症较多,要特别注意深静脉血栓的早期诊断、预防和治疗,以降低其危害性[258-259]。

(1)诊断:深静脉血栓的评定包括临床风险筛查、实验室检查和影像学检查。

危重症患者都应该进行临床风险筛查和病情评估。临床上常用 Wells 评分来预测下肢深静脉血栓形成可能性大小,≤0 分为低风险,1～2 分为中风险,≥3 分为高风险[28, 260]。对血栓形成后综合征需要评估病情严重程度,常用方法有:Villalta 评分、Ginsberg 评分、Brandjes 评分,以及慢性静脉疾病诊断工具（CEAP 分级、VCSS 评分和 Widmer 评分等）[261]。

实验室检查主要是血浆 D- 二聚体测定，其敏感性较高，但特异性不高，主要用于急性静脉血栓栓塞性疾病的筛查和 DVT 低危患者的排除。影像学检查包括彩色多普勒超声、静脉造影、CT 静脉成像、核磁静脉成像。其中彩色多普勒超声检查因其敏感性、准确性较高，可床边操作，是 DVT 临床诊断的首选检查方法。彩色多普勒超声检查对近端静脉血栓诊断敏感性高达 94.2%，而孤立性远端静脉血栓诊断的敏感性较低为 63.5%[260]。

深静脉血栓的诊断流程见图 16-1，推荐首先采用 Wells 评分分析患者出现 DVT 的临床可能性，低度可能性患者先行 D- 二聚体测定，阳性则进一步行超声检查，阴性排除血栓；中、高度可能性患者首选超声检查；连续两次超声检查阴性的低度可能性患者可排除 DVT 诊断，而中高度可能性患者建议进一步行静脉造影或 CT 静脉成像[258-259]。

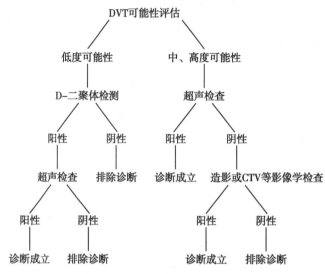

图 16-1　深静脉血栓形成（DVT）诊断流程

推荐意见：首先采用 Wells 评分表分析患者出现 DVT 的临床可能性。对于中、高度可能性患者首选超声检查；对于低度可能性患者先行 D- 二聚体测定，阴性排除血栓，阳性则进一步行超声检查；连续两次超声检查阴性的低度可能性患者可排除 DVT 诊断，而中高度可能性患者建议进一步行静脉造影或 CT 静脉成像（Ⅱ级证据，B 级推荐）。

（2）临床处理：危重症患者预防与治疗措施包括抗凝、药物治疗、弹力袜、运动疗法等单一或联合应用[262]。高危人群在排除出血风险后可以预防性应用低分子肝素抗凝治疗。重症患者建议早期积极开展床边主被动活动训练，对于临床和检查排除 DVT 的重症患者推荐间歇气压治疗促进静脉回流，降低 DVT 发生率[262-263]。而弹力袜治疗在 DVT 预防中的作用还不确定[264]。

对于证实存在 DVT 的患者首选抗凝治疗。常用的抗凝药物有低分子肝素、普通肝素、维生素 K 拮抗剂和新型口服抗凝剂。指南推荐早期 DVT 非肿瘤患者排除禁忌后首选新型口服抗凝药物（如利伐沙班），也可以使用维生素 K 拮抗剂（如华法林）并在 INR 达标前联合使用低分子肝素。有随机对照试验的 meta 分析证明新型口服抗凝药物与维生素 K 拮抗剂相比在治疗急性 VTE 效果相当，而出血风险显著下降[265]。早期 DVT 合并肿瘤患者，建议首选低分子肝素抗凝，优于维生素 K 拮抗剂和新型口服抗凝药物[266-267]。对于腿部近端 DVT 患者推荐足量抗凝治疗至少 3 个月，之后评估延长治疗的风险收益比结合患者意愿决定是否延长抗凝，对于接受延长治疗患者不建议更换抗凝药物；对于腿部孤立性远端的 DVT 患者，无严重症状或血栓扩展危险的患者建议连续深静脉影像学检查监督 2 周，有严重症状或血栓扩展危险的患者建议抗凝治疗 3 个月[262]。对于急性期（<14 天）的腿部近端 DVT，预期生存期≥1 的患者可考虑导管接触性溶栓，对于接受抗凝治疗的急性 DVT 或 PE 患者不建议使用下腔静脉滤器，对于抗凝治疗有禁忌的患者建议置入下腔静脉滤器[258-259]。

推荐意见：推荐早期 DVT 非肿瘤患者首选新型口服抗凝药物，早期 DVT 合并肿瘤患者首选低分子肝素抗凝，腿部近端 DVT 或 PE 患者抗凝治疗至少 3 个月（Ⅱ级证据，B 级推荐）。

（陆　晓　潘化平　余滨宾）

牵头执笔专家：陆　晓

参考文献

[1] 朱鹏立. 重症康复：从救治生命到改善生存质量 [J]. 创伤与急诊电子杂志，2018，6（2）：53-55.

[2] 吴红瑛，范建中，周君桂，等. 重症康复病房中脑卒中患者的康复疗效观察 [J]. 临床荟萃，2013，28（1）：72-74.

[3] 余佳丹，喻鹏铭，魏清川等. 重症康复研究进展 [J]. 华西医学，2018，33（10）：16-21.

[4] FEEMSTER LC, COOKE CR, RUBENFELD GD, et al. The influence of hospitalization or intensive care unit admission on declines in health-related quality of life[J]. Ann Am Thorac Soc, 2015, 12（1）：35-45.

[5] OLKOWSKI BRIAN F, SHAH SYED OMAR. Early mobilization in the neuro-ICU: how far can we go?[J]. Neurocrit Care, 2017, 27（1）：141-150.

[6] KAYAMBU G, BOOTS R, PARATZ J. Physical therapy for the critically ill in the ICU[J]. Crit Care Med, 2013, 41（6）：1543-1554.

[7] MORRIS PE, GOAD A, THOMPSON C, et al. Early intensive care unit mobility therapy in the treatment of acute respiratory failure[J]. Crit Care Med, 2008, 36（8）：2238-2243.

[8] SCHWEICKERT WD, POHLMAN MC, POHLMAN AS, et al. Early physical and occupational therapy in mechanically ventilated, critically ill patients: a randomised controlled trial[J]. Lancet, 2009, 373（9678）：1874-1882.

[9] THOMSEN GE, SNOW GL, RODRIGUEZ L, et al. Patients with acute respiratory failure increase ambulation after transfer to an intensive care unit where early activity is a priority[J]. Crit Care Med, 2008, 36（4）：1119-1124.

[10] NEEDHAM DM. Mobilizing patients in the intensive care unit: improving neuromuscular weakness and physical function[J]. Jama, 2008, 300（14）：1685-1690.

[11] SCHWEICHERT WD, POHLMAN MC, POHLMAN AS, et al. Early physical and occupational therapy in mechanically ventilated, critically ill patients: a randomized controlled trial[J]. Lancet, 2009, 373（9678）：1874-1882.

[12] NEEDHAM DM, KORUPOLU R, ZANNI JM, et al. Early physical medicine and rehabilitation for patients with acute respiratory failure: a quality improvement project[J]. Arch Phys Med Rehabil, 2010, 91（4）：536-542.

[13] BURTIN C, CLERCKX B, ROBBEETS C, et al. Early exercise in critically ill patients enhances short-term functional recovery[J]. Crit Care Med, 2009, 37（9）：2499-2505.

[14] LORD RK, MAYHEW CR, KORUPOLU R, et al. ICU early physical rehabilitation programs: financial modeling of cost savings[J]. Crit Care Med, 2013, 41（3）：717-724.

[15] KAMDAR BB, COMBS MP, COLANTUONI E, et al. The association of sleep quality, delirium and sedation status with daily participation in physical therapy in the ICU[J]. Crit Care, 2016, 20（1）：261.

[16] NYDAHL P, SRICHAROENCHAI T, CHANDRA S, et al. Safety of patient mobilization and rehabilitation in the intensive care unit: systematic review with meta-analysis[J]. Ann Am Thorac Soc, 2017, 14（5）：766-777.

[17] TEASDALE G, JENNETT B. Assessment of coma and impaired consciousness: a practical scale[J]. Lancet, 1974, 2（7872）：81-84.

[18] JAIN S, TEASDALE GM, IVERSON LM. Glasgow Coma Scale[M]. Treasure Island（FL）：StatPearls Publishing. 2019.

[19] ALMOJUELA, AHASEN M, ZEILER FA. The full outline of unresponsiveness score and its use in outcome prediction: a scoping systematic review of the adult literature[J]. Neurocrit Care, 2018.

[20] GILL M, STEELE R, WINDEMUTH R, et al. A comparison of five simplified scales to the out-of-hospital glasgow coma scale for the prediction of traumatic brain injury outcomes[J]. Acad Emerg Med, 2006, 13（9）：968-973.

[21] GILL M, WINDEMUTH R, STEELE R, et al. A comparison of the glasgow coma scale score to simplified alternative scores for the prediction of traumatic brain injury outcomes[J]. Ann Emerg Med, 2005, 45（1）：37-42.

[22] SINGH B, MURAD MH, PROKOP LJ, et al. Meta-analysis of glasgow coma scale and simplified motor score in

predicting traumatic brain injury outcomes[J]. Brain Inj, 2013, 27 (3): 1-8.

[23] GIACINO JT, KALMAR K, WHYTE J. The JFK coma recovery scale-revised: measurement characteristics and diagnostic utility[J]. Arch Phys Med Rehabil, 2004, 85 (12): 2020-2029.

[24] ZHANG Y, WANG J, SCHNAKERS C, et al. Validation of the chinese version of the coma recovery scale-revised (CRS-R) [J]. Brain Inj, 2019, 33 (4): 1-5.

[25] RAMAZANI J, HOSSEINI M. Comparison of full outline of unresponsiveness score and glasgow coma scale in medical intensive care unit[J]. Ann Card Anaesth, 2019, 22 (2): 143-148.

[26] ELY EW, TRUMAN B, SHINTANI A, et al. Monitoring sedation status over time in ICU patients: reliability and validity of the richmond agitation-sedation scale (RASS) [J]. Jama, 2003, 289 (22): 2983-2991.

[27] STASEVIC K, STASEVIC M, JANKOVIC S, et al. The validation and inter-rater reliability of the serbian translation of the richmond agitation and sedation scale in post anesthesia care unit patients[J]. Hippokratia, 2016, 20 (1): 50-54.

[28] AREVALO JJ, BRINKKEMPER T, VAN DER HEIDE A, et al. AMROSE site study group. palliative sedation: reliability and validity of sedation scales[J]. J Pain Symptom Manage, 2012, 44 (5): 704-714.

[29] ELY EW, INOUYE SK, BERNARD GR, et al. Delirium in mechanically ventilated patients: validity and reliability of the confusion assessment method for the intensive care unit (CAM-ICU) [J]. Jama, 2001, 286 (21): 2703-2710.

[30] SELIM A, KANDEEL N, ELOKL M, et al. The validity and reliability of the arabic version of the confusion assessment method for the intensive care unit (CAM-ICU): A prospective cohort study[J]. Int J Nurs Stud, 2018, 80: 83-89.

[31] KOGA Y, TSURUTA R, MURATA H, et al. Reliability and validity assessment of the japanese version of the confusion assessment method for the intensive care unit (CAM-ICU) [J]. Intensive Crit Care Nurs, 2015, 31 (3): 165-170.

[32] WANG C, WU Y, YUE P, et al. Delirium assessment using confusion assessment method for the intensive care unit in chinese critically ill patients[J]. J Crit Care, 2013, 28 (3): 223-229.

[33] PATTICHIS AA, SLEE M. CSF hypotension: a review of its manifestations, investigation and management[J]. J Clin Neurosci, 2016, (34): 39-43.

[34] CARNEY N, TOTTEN AM, O'REILLY C, et al. Guidelines for the management of severe traumatic brain injury, fourth edition[J]. Neurosurgery, 2017, 80 (1): 6-15.

[35] LEE H, MIZRAHI MA, HARTINGS JA, et al. Continuous electroencephalography after moderate to severe traumatic brain injury[J]. Crit Care Med, 2019, 47 (4): 574-582.

[36] AZABOU E, NAVARRO V, KUBIS N, et al. Value and mechanisms of EEG reactivity in the prognosis of patients with impaired consciousness: a systematic review[J]. Crit Care, 2018, 22 (1): 184.

[37] SCARPINO M, LANZO G, CARRAI R, et al. Predictive patterns of sensory evoked potentials in comatose brain injured patients evolving to brain death[J]. Neurophysiol Clin, 2017, 47 (1): 19-29.

[38] RODRIGUEZ RA, BUSSIÈRE M, FROESCHL M, et al. Auditory-evoked potentials during coma: do they improve our prediction of awakening in comatose patients?[J]. J Crit Care, 2014, 29 (1): 93-100.

[39] TSURUKIRI J, NAGATA K, OKITA T, et al. Middle latency auditory-evoked potential index for predicting the degree of consciousness of comatose patients in EDs[J]. Am J Emerg Med, 2013, 31 (11): 1556-1559.

[40] SCHORR B, SCHLEE W, ARNDT M, et al. Stability of auditory event-related potentials in coma research[J]. J Neurol, 2015, 262 (2): 307-315.

[41] HODGSON CL, STILLER K, NEEDHAM DM, et al. Expert consensus and recommendations on safety criteria for active mobilization of mechanically ventilated critically ill adults[J]. Crit Care, 2014, 18 (6): 658.

[42] ADLER J, MALONE D. Early mobilization in the intensive care unit?: a systematic review[J]. Cardiopulm Phys Ther J, 2012, 23 (1): 5-13.

[43] ALI NA, O'BRIEN JM JR, HOFFMAN SP, et al. Acquired weakness, handgrip strength, and mortality in critically ill patients[J]. Am JRespir Crit Care Med, 2008, 178 (3): 261-268.

[44] MOSS M, YANG M, MACHT M, et al. Screening for critical illness polyneuromyopathy with single nerve conduction studies[J]. Intens Care Med, 2014, 40 (5): 683-690.

[45] WIESKE L, VERHAMME C, WITTEVEEN E, et al. Feasibility and diagnostic accuracy of early electrophysiological

recordings for ICU-acquired weakness：an observational cohort study[J]. Neurocrit Care，2015，22（3）：385-394.

[46] BOHANNON RW，SMITH MB. Interrater reliability of a modified ashworth scale of muscle spasticity[J]. Phys Ther，1987，67（2）：206-207.

[47] GREGSON JM，LEATHLEY MJ，MOORE AP，et al. Reliability of measurements of muscle tone and muscle power in stroke patients[J]. Age Ageing，2000，29（3）：223-228.

[48] COHEN JM，NOVICK AK. Spinal cord injury rehabilitation and the ICU[M]//A Joseph Layon，Andrea Gabrielli，William A Friedman. Textbook of Neurointensive Care. London：Springer，2013：667-680.

[49] DE MORTON N，DAVIDSON M，KEATING JL. Reliability of the de morton mobility index（DEMMI）in an older acute medical population[J]. Physiother Res Int，2010，16（3）：159-169.

[50] DE MOTON NA，LANE K. Validity and reliability of the de morton mobility index in the subacute hospital setting in a geriatric evaluation and management population[J]. J Rehabil Med，2010，42（10）：956-961.

[51] DENEHY L，DE MORTON NA，SKINNER EH，et al. A physical function test for use in the intensive care unit：validity，responsiveness，and predictive utility of the physical function ICU test（scored）[J]. Phys Ther，2013，93（12）：1636-1645.

[52] AMY NORDON-CRAFT，MARGARET SCHENKMAN，LARA EDBROOKE，et al. The physical function intensive care test：implementation in survivors of critical illness[J]. Phys Ther，2014，94（10）：1499-1507.

[53] MINXUAN HUANG，KITTY S. CHAN，JENNIFER M. ZANNI，et al. Functional status score for the intensive care unit（FSS-ICU）：an international clinimetric analysis of validity，responsiveness，and minimal important difference[J]. Crit Care Med，2016，44（12）：e1155-e1164.

[54] SELINA M PARRY，LINDA DENEHY，LISA J BEACH，et al. Functional outcomes in ICU -what should we be using? -an observational study[J]. Crit Care，2015，19（1）：127.

[55] PJ SECOMBE1，PC STEWART1，A Brown. Functional outcomes in high risk ICU patients in central Australia：a prospective case series[J]. Rural Remote Health，2013，13（1）：2128.

[56] 倪莹莹，王首红，宋为群，等. 神经重症康复中国专家共识（上）[J]. 中国康复医学杂志，2018，33（1）：7-14.

[57] GROSLAMBERT A，MAHON AD. Perceived exertion：influence of age and cognitive development[J]. Sports Med，2006，36（11）：911-928.

[58] GRANJA C，LOPES A，MOREIRA S，et al. Patients' recollections of experiences in the intensive care unit may affect their quality of life[J]. Crit Care，2005，9（2）：R96-109.

[59] 陶然. 重症监护病人疼痛经历的回顾性调查 [J]. 护理研究，2015，29（6）：765-766.

[60] GRANJA C，GOMES E，AMARO A，et al. Understanding posttraumatic stress disorder-related symptoms after critical care：the early illness amnesia hypothesis[J]. Crit Care Med，2008，36（10）：2801-2809.

[61] BARR J，FRASER GL，PUNTILLO K，et al. Clinical practice guidelines for the management of pain，agitation，and delirium in adult patients in the intensive care unit[J]. Crit Care Med，2013，4（11）：263-306.

[62] CHANQUES G，VIEL E，CONSTANTIN JM，et al. The measurement of pain in intensive care unit：comparison of 5 self-report intensity scales[J]. Pain，2010，151（3）：711-721.

[63] GÉLINAS C. The faces pain thermometer：a new tool for critically ill adults[J]. Perspect Infirm，2007，4（4）：12-20.

[64] RAHU MA，GRAP MJ，FERGUSON P，et al. Validity and sensitivity of 6 pain scales in critically ill，intubated adults[J]. Am J Crit Care，2015，24（6）：514-523.

[65] GÉLINAS C，KLEIN K，NAIDECH AM，et al. Pain，sedation，and delirium management in the neurocritically ill：Lessons learned from recent research[J]. Semin Respir Crit Care Med，2013，34（2）：236-243.

[66] DEHGHANI H，TAVANGAR H，GHANDEHARI A. Validity and reliability of behavioral pain scale in patients with low level of consciousness due to head trauma hospitalized in intensive care unit[J]. Arch Trauma Res，2014，3（1）：e18608.

[67] ECHEGARAY-BENITES C，KAPOUSTINA O，GÉLINAS C. Validation of the use of the critical-care pain observation tool（CPOT）with brain surgery patients in the neurosurgical intensive care unit[J]. Intens Crit Care Nurs，2014，30（5）：257-265.

[68] JOFFE AM，MCNULTY B，BOITOR M，et al. Validation of the critical-care pain observation tool in brain-injured critically ill adults[J]. J Crit Care，2016，36：76-80.

[69] LEE J, JUNG J, NOH JS, et al. Perioperative psycho-educational intervention can reduce postoperative delirium in patients after cardiac surgery: a pilot study[J]. Int J Psychiatry Med, 2013, 45 (2): 143-158.

[70] YU A, TEITELBAUM J, SCOTT J, et al. Evaluating pain, sedation, and delirium in the neurologically critically ill-feasibility and reliability of standardized tools: a multi-institutional study[J]. Crit Care Med, 2013, 41 (8): 2002-2007.

[71] ARBOUR C, CHOINIÈRE M, TOPOLOVEC-VRANIC J, et al. Detecting pain in traumatic brain injured patients exposed to common procedures in the ICU: typical or atypical behaviors[J]. Clin J Pain, 2014, 30 (11): 960-969.

[72] STOTTS NA, PUNTILLO K, BONHAM MORRIS A, et al. Wound care pain in hospitalized adult patients[J]. Heart Lung, 2004, 33 (5): 321-332.

[73] ARROYO-NOVOA CM, FIGUEROA-RAMOS MI, PUNTILLO KA, et al. Pain related to tracheal suctioning in awake acutely and critically ill adults: a descriptive study[J]. Intens Crit Care Nurs, 2008, 24 (1): 20-27.

[74] AÏSSAOUI Y, ZEGGWAGH AA, ZEKRAOUI A, et al. Validation of a behavioral pain scale in critically ill, sedated, and mechanically ventilated patients[J]. Anesth Analg, 2005, 101 (5): 1470-1476.

[75] ARBOUR C, GÉLINAS C. Are vital signs valid indicators for the assessment of pain in postoperative cardiac surgery ICU adults?[J]. Intens Crit Care Nurs, 2010, 26 (2): 83-90.

[76] BOITOR M, MARTORELLA G, ARBOUR C, et al. Evaluation of the preliminary effectiveness of hand massage therapy on postoperative pain of adults in the intensive care unit after cardiac surgery: a pilot randomized controlled trial[J]. Pain Manag Nurs, 2015, 16 (3): 354-366.

[77] CHANQUES G, PAYEN JF, MERCIER G, et al. Assessing pain in non-intu- bated critically ill patients unable to self report: an adaptation of the behavioral pain scale[J]. Intensive Care Med, 2009, 35 (12): 2060-2067.

[78] CHEN HJ, CHEN YM. Validation of the physiologic indicators in the ventilated adult patient[J]. Pain Manag Nurs, 2015, 16 (2): 105-111.

[79] GÉLINAS C, ARBOUR C. Behavioral and physiologic indicators during a nociceptive procedure in conscious and unconscious mechanically ventilated adults: similar or different?[J]. J Crit Care, 2009, 24 (4): 628.e7-628.e17.

[80] GÉLINAS C, JOHNSTON C. Pain assessment in the critically ill ventilated adult: validation of the critical-care pain observation tool and physiologic indicators[J]. Clin J Pain, 2007, 23 (6): 497-505.

[81] KAPOUSTINA O, ECHEGARAY-BENITES C, GÉLINAS C. Fluctuations in vital signs and behavioural responses of brain surgery patients in the intensive care unit: are they valid indicators of pain?[J]. J Adv Nurs, 2014, 70 (11): 2562-2576.

[82] PAYEN JF, BRU O, BOSSON JL, et al. Assessing pain in critically ill sedated patients by using a behavioral pain scale[J]. Crit Care Med, 2001, 29 (12): 2258-2263.

[83] SIFFLEET J, YOUNG J, NIKOLETTI S, et al. Patients' self-report of procedural pain in the intensive care unit[J]. J Clin Nurs, 2007, 16 (11): 2142-2148.

[84] YOUNG J, SIFFLEET J, NIKOLETTI S, et al. Use of a behavioural pain scale to assess pain in ventilat3ed, unconscious and/or sedated patients[J]. Intens Crit Care Nurs, 2006, 22 (1): 32-39.

[85] DE JONGHE B, SHARSHAR T, LEFAUCHEUR JP, et al. Paresis acquired in the intensive care unit: a prospective multicenter study[J]. Jama, 2002, 288 (22): 2859-2867.

[86] 中华医学会神经外科学分会, 中国神经外科重症管理协作组. 中国神经外科重症患者消化与营养管理专家共识 (2016)[J]. 中华医学杂志, 2016, 96 (21): 1643-1647.

[87] TAYLOR BE, MCCLAVE SA, MARTINDALE RG, et al. Guidelines for the provision and assessment of nutrition support therapy in the adult critically ill patient: society of critical care medicine (SCCM) and american society for parenteral and enteral nutrition (A.S.P.E.N.)[J]. Crit Care Med, 2016, 44 (2): 390-438.

[88] REINTAM BLASER A, STARKOPF J, ALHAZZANI W, et al. Early enteral nutrition in critically ill patients: ESICM clinical practice guidelines[J]. Intens Care Med, 2017, 43 (3): 380-398.

[89] MCCLAVE SA, DIBAISE JK, MULLIN GE, et al. ACG clinical guideline: nutrition therapy in the adult hospitalized patient[J]. Am J Gastroenterol, 2016, 111 (3): 315-334.

[90] DHALIWAL R, CAHILL N, LEMIEUX M, et al. The Canadian critical care nutrition guidelines in 2013: an update on current recommendations and implementation strategies[J]. Nutr Clin Pract, 2014, 29 (1): 29-43.

[91] JiE B，JIANG ZM，NOLAN MT，et al. Impact of preoperative nutritional support on clinical outcome in abdominal surgical patients at nutritional risk[J]. Nutrition，2012，28（10）：1022-1027.

[92] HEYLAND DK，DHALIWAL R，JIANG X，et al. Identifying critically ill patients who benefit the most from nutrition therapy：the development and initial validation of a novel risk assessment tool[J]. Crit Care，2011，15（6）：R268.

[93] HEYLAND DK，DHALIWAL R，WANG M，et al. The prevalence of iatrogenic underfeeding in the nutritionally 'at-risk' critically ill patient：results of an international，multicenter，prospective study[J]. Clin Nutr，2015，34（4）：659-666.

[94] CEDERHOLM T，BOSAEUS I，BARAZZONI R，et al. Diagnostic criteria for malnutrition -an ESPEN consensus statement[J]. Clin Nutr，2015，34（3）：335-340.

[95] DOIG GS，SIMPSON F，FINFER S，et al. Effect of evidence-based feeding guidelines on mortality of critically ill adults：a cluster randomized controlled trial[J]. Jama，2008，300（23）：2731-2741.

[96] 日本集中治療医学会早期リハビリテーション検討委員会. 集中治療における早期リハビリテーション～根拠に基づくエキスパートコンセンサス [J]. 日集中医誌，2017，24：255-303.

[97] SOMMERS J，ENGELBERT RH，DETTLING-IHNENFELDT D，et al. Physiotherapy in the intensive care unit：an evidence-based，expert driven，practical statement and rehabilitation recommendation[J]. Clin Rehabil，2015，29（11）：1051-1063.

[98] TURGEON AF，LAUZIER F，SIMARD JF，et al. Mortality associated with withdrawal of life-sustaining therapy for patients with severe traumatic brain injury：a Canadian multicentre cohort study[J]. Cmaj，2011，183（14）：1581-1588.

[99] ClaUSS RP，GÜ LDENPFENNIG WM，NEL HW，et al. Extraordinary arousal from semi-comatose state on zolpidem：a case report[J]. S Afr Med J，2000，90（1）：68-72.

[100] ClaUSS R，NEL W. Drug induced arousal from the permanent vegetative state[J]. Neuro Rehabilitation，2006，21（1）：23-28.

[101] ShaMES JL，RING H. Transient reversal of anoxic brain injury related minimally conscious state after Zolpidem administration：a case report[J]. Arch Phys Med Rehabil，2008，89（2）：386-388.

[102] COHEN L，CHAABAN B，HABERT MO. Transient improvement of aphasia with zolpidem[J]. N Engl J Med，2004，350（9）：949-950.

[103] WHYTE J，MYERS R. Incidence of clinically significant responses to zolpidem among patients with disorders of consciousness：apreliminary placebo controlled trial[J]. Am J Phys Med Rehabil，2009，88（5）：410-418.

[104] SiNGH R，MCDONALD C，DAWSON K，et al. Zolpidem in a minimally conscious state[J]. Brain Inj，2008，22（1）：103-106.

[105] LO YL，TAN EK，RATNAGOPAL P，et al. Zolpidem and its effects on hypoxic encephalopathy[J]. Ann Neurol，2008，64（4）：477-478.

[106] BOMALASKI MN，CLAFLIN ES，TOWNSEND W，et al. Zolpidem for the treatment of neurologic disorders：a systematic review[J]. Jama Neurol，2017，74（9）：1130-1139.

[107] WHYTE J，RAJAN R，ROSENBAUM A，et al. Zolpidem and restoration of consciousness[J]. Am J Phys Med Rehabil，2014，93（2）：101-113.

[108] HAIG AJ，RUESS JM. Recovery from vegetative state of six months' duration associated with sinemet（levodopa/carbidopa）[J]. Arch Phys Med Rehabil，1990，71（13）：1081-1083.

[109] MATSUDA W，MATSUMURA A，KOMATSU Y，et al. Awakenings from persistent vegetative state：report of three cases with parkinsonism and brain stem lesions on MRI[J]. J Neurol Neurosurg Psychiatry，2003，74（11）：1571-1573.

[110] KRIMCHANSKY BZ，KEREN O，SAZBON L，et al. Differential time and related appearance of signs，indicating improvement in the state of consciousness in vegetative state traumatic brain injury（VS-TBI）patients after initiation of dopamine treatment[J]. Brain Inj，2004，18（11）：1099-1105.

[111] MATSUDA W，KOMATSU Y，YANAKA K，et al. Levodopa treatment for patients in persistent vegetative or minimally conscious states[J]. Neuropsychol Rehabil，2005，15（3-4）：414-427.

[112] GHALAENOVI H，FATTAHI A，KOOHPAYEHZADEH J，et al. The effects of amantadine on traumatic brain injury outcome：a double-blind，randomized，controlled，clinical trial[J]. Brain Inj，2018，32（8）：1050-1055.

[113] GIACINO JT, WHYTE J, BAGIELLA E, et al. Placebo-controlled trial of amantadine for severe traumatic brain injury[J]. N Engl J Med, 2012, 366(9): 819-826.

[114] PADILLA R, DOMINA A. Effectiveness of sensory stimulation to improve arousal and alertness of people in a coma or persistent vegetative state after traumatic brain injury: a systematic review[J]. Am J Occup Ther, 2016, 70(3): 7003180030p1-8.

[115] MOATTARI M, ALIZADEH SHIRAZI F, SHARIFI N, et al Effects of a sensory stimulation by nurses and families on level of cognitive function, and basic cognitive sensory recovery of comatose patients with severe traumatic brain injury: a randomized control trial[J]. Trauma Mon, 2016, 21(4): e23531.

[116] WU X, ZHANG C, FENG J, et al. Right median nerve electrical stimulation for acute traumatic coma(the Asia coma electrical stimulation trial): study protocol for a randomised controlled trial[J]. Trials, 2017, 18(1): 311.

[117] LEI J, WANG L, GAO G, et al. Right median nerve electrical stimulation for acute traumatic coma patients[J]. J Neurotrauma, 2015, 32(20): 1584-1589.

[118] SI J, DANG Y, ZHANG Y, et al. Spinal cord stimulation frequency influences the hemodynamic response in patients with disorders of consciousness[J]. Neurosci Bull, 2018, 34(4): 659-667.

[119] YAMAMOTO T, KATAYAMA Y, OBUCHI T, et al. Spinal cord stimulation for treatment of patients in the minimally conscious state[J]. Neurol Med Chir(Tokyo), 2012, 52(7): 475-481.

[120] VANHOECKE J, HARIZ M. Deep brain stimulation for disorders of consciousness: systematic review of cases and ethics[J]. Brain Stimul, 2017, 10(6): 1013-1023.

[121] KUNDU B, BROCK AA, ENGLOT DJ, et al. Deep brain stimulation for the treatment of disorders of consciousness and cognition in traumatic brain injury patients: a review[J]. Neurosurg Focus, 2018, 45(2): E14.

[122] XIA X, BAI Y, ZHOU Y, et al. Effects of 10 Hz repetitive transcranial magnetic stimulation of the left dorsolateral prefrontal cortex in disorders of consciousness[J]. Front Neurol, 2017, 8: 182.

[123] BAI Y, XIA X, KANG J, et al. Evaluating the effect of repetitive transcranial magnetic stimulation on disorders of consciousness by using TMS-EEG[J]. Front Neurosci, 2016, 10: 473.

[124] LOUISE-BENDER PAPE T, ROSENOW J, LEWIS G, et al. Repetitive transcranial magnetic stimulation-associated neurobehavioral gains during coma recovery[J]. Brain Stimul, 2009, 2(1): 22-35.

[125] ZHANG Y, SONG W, DU J, et al. Transcranial direct current stimulation in patients with prolonged disorders of consciousness: combined behavioral and event-related potential evidence[J]. Front Neurol, 2017, 8: 620.

[126] ZHANG Y, SONG W. Transcranial direct current stimulation in disorders of consciousness: a review[J]. Int J Neurosci, 2018, 128(3): 255-261.

[127] DALY S, THORPE M, ROCKSWOLD S, et al. Hyperbaric oxygen therapy in the treatment of acute severe traumatic brain injury: a systematic review[J]. J Neurotrauma, 2018, 35(4): 623-629.

[128] CRAWFORD C, TEO L, YANG E, et al. Is hyperbaric oxygen therapy effective for traumatic brain injury? a rapid evidence assessment of the literature and recommendations for the field[J]. J Head Trauma Rehabil, 2017, 32(3): E27-E37.

[129] WONG V, CHEUK DK, LEE S, et al. Acupuncture for acute management and rehabilitation of traumatic brain injury[J]. Cochrane Database Syst Rev, 2012, 12: CD007700.

[130] CAO BF, ZHANG C, LIANG WH, et al. Effects of early acupuncture combined with exercise therapy on the consciousness-regaining treatment of coma patients in neurosurgery[J]. Zhongguo Zhen Jiu, 2011, 31(2): 121-123.

[131] BARR J, FRASER GL, PUNTILLO K, et al. Clinical practice guidelines for the management of pain, agitation, and the delirium in adult patients in the intensive care unit[J]. Crit Care Med, 2013, 41(1): 263-306.

[132] VINCENT JL, SHEHABI Y, WALSH TS, et al. Comfort and patient-centred care without excessive sedation: the eCASH concept[J]. Intens Care Med, 2016, 42(6): 962-971.

[133] DEVLIN JW, SKROBIK Y, GÉLINAS C, et al. Clinical practice guidelines for the prevention and management of pain, agitation/sedation, delirium, immobility, and sleep disruption in adult patients in the ICU[J]. Crit Care Med, 2018, 46(9): e825-e873.

[134] GULTEKIN R，HUANG S，CLAVISI O，et al. Pharmacological interventions in traumatic brain injury：can we rely on systematic reviews for evidence?[J]. Injur，2016，47（3）：516-524.

[135] HAO J，LUO JS，WENG Q. Effects of dexmedetomidine on sedation and β -endorphin in traumatic brain injury：a comparative study with propofol[J]. Zhonghua Wei Zhong Bing Ji Jiu Yi Xue，2013，25（6）：373-376.

[136] BARR J，FRASER GL，PUNTILLO K，et al. Clinical practice guidelines for the management of pain，agitation，and delirium in adult patients in the intensive care unit[J]. Crit Care Med，2013，41（1）：263-306.

[137] MULLER L，CHANQUES G，BOURGAUX C，et al. Impact of the use of propofol remifentanil goal-directed sedation adapted by nurses on the time to extubation in mechanically ventilated ICU patients：the experience of a French ICU[J]. Ann Fr Anesth Reanim，2008，27（6）：481.e1-e8.

[138] Ely EW，SHINTANI A，TRUMAN B，et al. Delirium as a predictor of mortality in mechanically ventilated patients in the intensive care unit[J]. Jama，2004，291（14）：1753-1762.

[139] PANDHARIPANDE PP，GIRARD TD，JACKSON JC，et al. BRAIN-ICU study investigators：long-term cognitive impairment after critical illness[J]. N Engl J Med，2013，369（14）：1306-1316.

[140] WoLTERS AE，VAN DIJK D，PASMA W，et al. Long-term outcome of delirium during intensive care unit stay in survivors of critical illness：a prospective cohort study[J]. Crit Care，2014，18（3）：R125.

[141] GiRARD TD，JACKSON JC，PANDHARIPANDE PP，et al. Delirium as a predictor of long-term cognitive impairment in survivors of critical illness[J]. Crit Care Med，2010，38（7）：1513-1520.

[142] MeHTA S，COOK D，DEVLIN JW，et al. Prevalence，risk factors，and outcomes of delirium in mechanically ventilated adults[J]. Crit Care Med，2015，43（3）：557-566.

[143] SKROBIK Y，DUPREY MS，HILL NS，et al. Low-dose nocturnal dexmedetomidine prevents ICU delirium：a randomized，placebo-controlled trial[J]. Am J Respir Crit Care Med，2018，197（9）：1147-1156.

[144] VAN DEN BOORGARD M，SLOOTER AJC，BRUGGEMANN RJM，et al. Effect of prophylactic haloperidol on survival among critically ill adults at high risk for delirium：the REDUCE randomized clinical trial[J]. Jama，2018，319（7）：680-690.

[145] READE MC，EASTWOOD GM，BELLOMO R，et al. Effect of dexmedetomidine added to standard care on venti lator-free time in patients with agitated delirium：a randomized clinical trial[J]. Jama，2016，315（14）：1460-1468.

[146] GIRARD TD，PANDHARIPANDE PP，CARSON SS，et al. Feasibility，efficacy，and safety of antipsychotics forintensive care unit delirium：the MIND randomized，placebo-controlled trial[J]. Crit Care Med，2010，38（2）：428-437.

[147] PAGE VJ，ELY EW，GATES S，et al. Effect of intravenous haloperidol on the duration of delirium and coma in critically ill patients（Hope-ICU）：a randomised，double-blind，placebo-controlled trial[J]. Lancet Respir Med，2013，1（7）：515-523.

[148] DEVLIN JW，ROBERTS RJ，FONG JJ，et al. Efficacy and safety of quetia-pine in critically ill patients with delirium：a prospective，multicenter，randomized，double-blind，placebo-controlled pilot study[J]. Crit Care Med，2010，38（2）：419-427.

[149] SKROBIK YK，BERGERON N，DUMONT M，et al. Olanzapine vs haloperidol：treating delirium in a critical care setting[J]. Intens Care Med，2004，30（3）：444-449.

[150] NEEDHAM DM，COLANTUONI E，DINGLAS VD，et al. Rosuvastatin versus placebo for delirium in intensive care and subsequent cognitive impairment in patients with sepsis-associated acute respiratory distress syndrome：an ancillary study to a randomised controlled trial[J]. Lancet Respir Med，2016，4（3）：203-212.

[151] PAGE VJ，CASARIN A，ELY EW，et al. Evaluation of early administration of simvastatin in the prevention and treatment of delirium in critically ill patients undergoing mechanical ventilation（MoDUS）：a randomised，double-blind，placebo-controlled trial[J]. Lancet Respir Med，2017，5（9）：727-737.

[152] BlACK P，BOORE JR，PARAHOO K，et al. The effect of nurse-facilitated family participation in the psychological care of the critically ill patient[J]. J Adv Nurs，2011，67（5）：1091-1101.

[153] ONO H，TAGUCHI T，KIDO Y，et al. The usefulness of bright light therapy for patients after oesophagectomy[J]. Intens Crit Care Nur，2011，27（3）：158-166.

[154] TaGUCHI T，YANO M，KIDO Y，et al. Influence of bright light therapy on postoperative patients：a pilot study[J]. Intens

Crit Care Nur, 2007, 23 (5): 289-297.

[155] SiMONS KS, LAHEIJ RJ, VAN DEN BOOGAARD M, et al. Dynamic light application therapy to reduce the incidence and duration of delirium in intensive-care patients: a randomised controlled trial[J]. Lancet Respir Med, 2016, 4 (3): 194-202.

[156] HOYER EH, FRIEDMAN M, LAVEZZA A, et al. Promoting mobility and reducing length of stay in hospitalized general medicine patients: a quality-improvement project[J]. J Hosp Med, 2016, 11 (5): 341-347.

[157] BaLAS MC, VASILEVSKIS EE, OLSEN KM, et al. Effectiveness and safety of the awakening and breathing coordination, delirium monitoring/management, and early exercise/mobility bundle[J]. Crit Care Med, 2014, 42 (10): 1024-1036.

[158] BRUMMEL NE, GIRARD TD, ELY EW, et al. Feasibility and safety of early combined cognitive and physical therapy for critically ill medical and surgical patients: the activity and cognitive therapy in ICU (ACT-ICU) trial[J]. Intens Care Med, 2014, 40 (3): 370-379.

[159] FoSTER J, KELLY M. A pilot study to test the feasibility of a nonpharmacologic intervention for the prevention of delirium in the medical intensive care unit[J]. Clin Nurse Spec, 2013, 27 (5): 231-238.

[160] MOON KJ, LEE SM. The effects of a tailored intensive care unit delirium prevention protocol: a randomized controlled trial[J]. Int J Nurs Stud, 2015, 52 (9): 1423-1432.

[161] COLOMBO R, CORONA A, PRAGA F, et al. A reorientation strategy for reducing delirium in the critically ill: results of an interventional study[J]. Minerva Anestesiol, 2012, 78 (9): 1026-1033.

[162] HANISON J, CONWAY D. A multifaceted approach to prevention of delirium on intensive care[J]. BMJ Qual Improv Rep, 2015, 4 (1): u209656.w4000.

[163] RIVOSECCHI RM, KANE-GILL SL, SVEC S, et al. The implementation of a nonpharmacologic protocol to prevent intensive care delirium[J]. J Crit Care, 2016, 31 (1): 206-211.

[164] DRITSAKI M, JOHNSON-WARRINGTON V, MITCHELL K, et al. An economic evaluation of a self-management programme of activity, coping and education for patients with chronic obstructive pulmonary disease[J]. Chron Respir Dis, 2016, 13 (1): 48-56.

[165] NIEDERMANN K, FRANSEN J, FRANSEN J, et al. Gap between short and long term effects of patient education in rheumatoid arthritis patients a systematic review[J]. Arthritis Rheumatol, 2004, 51 (3): 388-398.

[166] GIRARD TD, ALHAZZANI W, KRESS JP, et al. An official American thoracic society/American college of chest physicians clinical practice guideline: liberation from mechanical ventilation in critically ill adults. Rehabilitation protocols, ventilator liberation protocols, and cuff leak tests[J]. Am J Respir Crit Care, 2017, 195 (1): 120-133.

[167] ANDERSON CS, ARIMA H, LAVADOS P, et al. Cluster-randomized, crossover trial of head positioning in acute stroke[J]. New Engl Med, 2017, 376 (25): 2437-2447.

[168] JONES AY, DEAN E. Body position change and its effect on hemodynamic and metabolic status[J]. Heart Lung, 2004, 33 (5): 281-290.

[169] HARDIE JA, MORKVE O, ELLINGSEN I. Effect of body position on arterial oxygen tension in the elderly[J]. Respiration, 2002, 69: 123-128.

[170] AlEXIOU VG, IERODIAKONOU V, DIMOPOULOS G, et al. Impact of patient position on the incidence of ventilator-associated pneumonia: a meta-analysis of randomized controlled trials[J]. J Crit Care, 2009, 24 (4): 515-522.

[171] RaMOS DOS SANTOS PM, AQUARONI RICCI N, APARECIDA BORDIGNON SUSTER É, et al. Effects of early mobilisation in patients after cardiac surgery: a systematic review[J]. Physiotherapy, 2017, 103 (1): 1-12.

[172] FINK JB. Positioning versus postural drainage[J]. Respir care, 2002, 47 (7): 769-777.

[173] MCILWAINE M, WONG LT, CHILVERS M, et al. Long-term comparative trial of two different physiotherapy techniques: postural drainage with percussion and autogenic drainage, in the treatment of cystic fibrosis[J]. Pediatr Pulm, 2010, 45 (11): 1064-1069.

[174] AGOSTINI P, KNOWLES N. Autogenic drainage: the technique, physiological basis and evidence[J]. Physiotherapy, 2007, 93 (2): 157-163.

[175] VAREKOJIS SM, DOUCE FH, FLUCKE RL, et al. A comparison of the therapeutic effectiveness of and preference for postural drainage and percussion, intrapulmonary percussive ventilation, and high-frequency chest wall compression in hospitalized cystic fibrosis patients[J]. Resp Care, 2003, 48(1): 24-28.

[176] EATON T, YOUNG P, ZENG I, et al. A randomized evaluation of the acute efficacy, acceptability and tolerability of flutter and active cycle of breathing with and without postural drainage in non-cystic fibrosis bronchiectasis[J]. Chron Respir Dis, 2007, 4(1): 23-30.

[177] LEWIS LK, WILLIAMS MT, OLDS TS. The active cycle of breathing technique: a systematic review and meta-analysis[J]. Resp Med, 2012, 106(2): 155-172.

[178] PATTERSON JE, HEWITT O, KENT, L, et al. Acapella versus 'usual airway clearance' during acute exacerbation in bronchiectasis: a randomized crossover trial[J]. Chron Respir Dis, 2007, 4(2): 67-74.

[179] WEST K, WALLEN M, FOLLETT J. Acapella vs. PEP mask therapy: a randomised trial in children with cystic fibrosis during respiratory exacerbation[J]. Physiother Theor Pr, 2010, 26(3): 143-149.

[180] CHATWIN M, ROSS E, HART N, et al. Cough augmentation with mechanical insufflation/exsufflation in patients with neuromuscular weakness[J]. Eur Respir J, 2003, 21(3): 502-508.

[181] TORRES-CASTRO R, VILARÓ J, VERA-URIBE R, et al. Use of air stacking and abdominal compression for cough assistance in people with complete tetraplegia[J]. Spinal Cord, 2014, 52(5): 354-357.

[182] BERNEY S, DENEHY L. A comparison of the effects of manual and ventilator hyperinflation on static lung compliance and sputum production in intubated and ventilated intensive care patients[J]. Physiother Res Int, 2002, 7(2): 100-108.

[183] SaVIAN C, PARATZ J, DAVIES A. Comparison of the effectiveness of manual and ventilator hyperinflation at different levels of positive end-expiratory pressure in artificially ventilated and intubated intensive care patients[J]. Heart Lung, 2006, 35(5): 334-341.

[184] TEMPRADO JJ, MILLIEX L, GRÉLOT L, et al. A dynamic pattern analysis of coordination between breathing and rhythmic arm movements in humans[J]. Neurosci Lett, 2002, 329(3): 314-318.

[185] LeHRER PM, HOCHRON SM, MAYNE TM, et al. Relationship between changes in EMG and respiratory sinus arrhythmia in a study of relaxation therapy for asthma[J]. Psychophysiology and Biofeedback, 1997, 22(3): 183-191.

[186] NIELD MA, SOO HOO GW, ROPER JM, et al. Efficacy of pursed-lips breathing: a breathing pattern retraining strategy for dyspnea reduction[J]. J Cardiopulm Rehabil, 2007, 27(4): 237-244.

[187] ElKINS M, DENTICE R. Inspiratory muscle training facilitates weaning from mechanical ventilation among patients in the intensive care unit: a systematic review[J]. J Physiother, 2015, 61(3): 125-134.

[188] LIAW M, LIN MC, CHENG PT, et al. Resistive inspiratory muscle training its effectiveness in patients with acute complete cervical cord injury[J]. Arch Phys Med Rehab, 2000, 81(6): 752-756.

[189] ChANG A, PARATZ J, ROLLSTON J. Ventilatory effects of neurophysiological facilitation and passive movement in patients with neurological injury[J]. Aust J Physiother, 2002, 48(4): 305-310.

[190] BuRNS KEA, SOLIMAN I, ADHIKARI NKJ, et al. Trials directly comparing alternative spontaneous breathing trial techniques: a systematic review and meta-analysis[J]. Crit Care, 2017, 21(1): 127-138.

[191] OcHOA M, MARÍN MDEL C, FRUTOS-VIVAR F, et al. Cuff-leak test for the diagnosis of upper airway obstruction in adults: a systematic review and meta-analysis[J]. Intens Care Med, 2009, 35(7): 1171-1179.

[192] WILLIAMS N, FLYNN M. A review of the efficacy of neuromuscular electrical stimulation in critically ill patients[J]. Physiother Theory Pr, 2014, 30(1): 6-11.

[193] FISCHER A, SPIEGL M, ALTMANN K, et al. Muscle mass, strength and functional outcomes in critically ill patients after cardiothoracic surgery: does neuromuscular electrical stimulation help? the Catastim 2 randomized controlled trial[J]. Crit Care, 2016, 20(1): 30.

[194] DUKELOW SP, HERTER TM, MOORE KD, et al. Quantitative assessment of limb position Sense following stroke[J]. Neurorehab Neural Re, 2010, 24(2): 178-187

[195] 朱春艳, 刘宝, 杨田军, 等. 早期康复理疗对危重症患者肌肉质量和功能的影响[J]. 中华危重病急救医学, 2018, 30(6): 569-572.

[196] HODGSON C，BELLOMO R，BERNEY S，et al. Early mobilization and recovery in mechanically ventilated patients in the ICU：a bi-national，multi-centre，prospective cohort study[J]. Crit Care，2015，19（1）：81.

[197] LI Z，PENG X，ZHU B，et al. Active mobilization for mechanically ventilated patients：a systematic review[J]. Arch Phys Med Rehabil，2013，94（3）：551-61.

[198] CHEN YH，LIN HL，HSIAO HF，et al. Effects of exercise training on pulmonary mechanics and functional status in patients with prolonged mechanical ventilation[J]. Resp Care，2010，57（5）：727-734.

[199] 窦祖林. 吞咽障碍评估与治疗（2017 版）[M]. 第 2 版，北京：人民卫生出版社，2017.

[200] JAUCH EC，SAVER JL，ADAMS HP，et al. Guidelines for early management of patients with acute ischemic stroke：a guideline for health care prfessionals from the American Heart Association /American Stroke Association[J]. Stroke，2013，44（3）：870-947.

[201] MARTINO R，FOLEY N，BHOGAL S，et al. Dysphagia after stroke：incidence，diagnosis，and pulmonary complications[J]. Stroke，2005，36（12）：2756-2763.

[202] 丁里，王拥军，王少石，等. 卒中病人吞咽障碍和营养管理的中国专家共识（2013 年版）[J]. 中国卒中杂志，2013，8（12）：973-983.

[203] DANIELS SK，BALLO LA，MAHONEY MC，et al. Clinical predictors of dysphagia and aspiration risk：outcome measures in acute stroke patients[J]. Arch Phys Med Rehab，2000，81（8）：1030-1033.

[204] MANN G，HANKEY GJ，CAMERON D. Swallowing function after stroke：prognosis and prognostic factors at 6 months[J]. Stroke，1999，30（4）：744-748.

[205] KASPAR K，EKBERG O. Identifying vulnerable patients：role of the EAT-10 and the multidisciplinary team for early intervention and comprehensive dysphagia care[J]. Nestle Nutr Inst Workshop Ser，2012，72：19-31.

[206] MARTINO R，SILVER F，TEASELL R，et al. The toronto bedside swallowing screening test（TORBSST）：development and validation of a dysphagia screening tool for patients with stroke[J]. Stroke，2009，40：555-561.

[207] OSAWA A，MAESHIMA S，TANAHASHI N. Water-swallowing test：screening for aspiration in stroke patients[J]. Cerebrovas Dis，2013，35（3）：276-281.

[208] GrOHER ME，CRAY MA. Dysphagia：clinical managment in adults and children[J]. Mosby，Elsevier. Missouri，2009，178-182.

[209] SINGH S，HAMDY S. Dysphagia in stroke patients[J]. Postgrad Med J，2006，82（968）：383-391.

[210] WARNECKE T，TEISMANN I，OELENBERG S，et al. The safety of beroptic endoscopic evaluation of swallowing in acute stroke patients[J]. Stroke，2009，40（2）：482-486.

[211] GIRALDO-CADAVID LF，LEAL-LEAÑO LR，LEON-BASANTES GA，et al. Accuracy of endoscopic and videofluoroscopic evaluations of swallowing for oropharyngeal dysphagia[J]. Laryngoscope，2017，127（9）：2002-2010.

[212] GiLLMAN A，WINKLER R，TAYLOR NF，et al. Implementing the free water protocol does not result in aspiration pneumonia in carefully selected patients with dysphagia：a systematic review[J]. Dysphagia，2017，32（3）：345-361.

[213] INAMOTO Y，SAITOH E，ITO Y，et，al. The mendelsohn maneuver and its effects on swallowing：kinematic analysis in three dimensions using dynamic area detector CT[J]. Dysphagia，2018，33（4）：419-430.

[214] BRODSKY MB，SUITER DM，GONZÁLEZ-FERNÁNDEZ M，et al. Screening accuracy for aspiration using bedside water swallow tests a systematic review and meta-analysis[J]. American College of Chest Physicians，2016，150（1）：148-163.

[215] SEEDAT J，PENN C. Implementing oral care to reduce aspiration pneumonia amongst patients with dysphagia in a South African setting[J]. S Afr J Commun Disord，2016，63（1）.

[216] SUMI Y. The significance of oral care in dysphagia patients[J]. Nihon Ronen Igakkai Zasshi，2013，50（4）：465-468.

[217] MACHT M，WHITE SD，MOSS M. Swallowing dysfunction after critical illness[J]. Chest，2014，146（6）：1681-1689.

[218] HAFNER G，NEUHUBER A，HIRTENFELDER S，et al. Fiberoptic endoscopic evaluation of swallowing in intensive care unit patients[j]. Eur Arch Otorhinolaryngol，2008，265（4）：441-446.

[219] 才藤荣一. 摄食咽下的康复（Dysphagia rehabilitation）[M]. 第 3 版. 日本：医齿药出版株式会社，2017.

[220] NEWMAN R，VILARDELL N，CLAVÉ P，et al. Effect of bolus viscosity on the safety and efficacy of swallowing and

the kinematics of the swallow response in patients with oropharyngeal dysphagia: white paper by the European society for swallowing disorders (ESSD) [J]. Dysphagia, 2016, 31 (2): 232-249.

[221] DOIG GS, HEIGHES PT, SIMPSON F, et al. Early enteral nutrition, provided within 24h of injury or intensive care unit admission, significantly reduces mortality in critically ill patients: a meta-analysis of randomised controlled trials[J]. Intens Care Med, 2009, 35 (12): 2018-2027.

[222] BLASER AR, STARKOPF J, KIRSIMÄGI Ü, et al. Definition, prevalence, and outcome of feeding intolerance in intensive care: a systematic review and meta-analysis[J]. Acta Anaesth Scand, 2014, 58 (8): 914-922.

[223] ROBINSON MK, MOGENSEN KM, CASEY JD, et al. The relationship among obesity, nutritional status, and mortality in the critically ill[J]. Critl Care Med, 2015, 43 (1): 87-100.

[224] WEIMANN A, BRAGA M, CARLI F, et al. ESPEN guideline: clinical nutrition in surgery[J]. Clin Nutr, 2017, 36 (3): 623-650.

[225] WEIJS PJM, SAUERWEIN HP, KONDRUP J. Protein recommendations in the ICU: g protein/kg body weight - which body weight for underweight and obese patients?[J]. Clin Nutr, 2012, 31 (5): 774-775.

[226] 陈伟, 段春波, 陈伟. 2016《维生素制剂临床应用专家共识》解读及再喂养综合征的防治 [J]. 中华老年医学杂志, 2017, 36 (03): 242.

[227] 中华医学会肠外肠内营养学分会老年营养支持学组. 老年患者肠外肠内营养支持中国专家共识 [J]. 中华老年医学杂志, 2013, 32 (9): 913-929.

[228] ALHAZZANI W, ALMASOUD A, JAESCHKE R, et al. Small bowel feeding and risk of pneumonia in adult critically ill patients: a systematic review and meta-analysis of randomized trials[J]. Crit Care, 2013, 17 (4): R127.

[229] CHITTAWATANARAT K, POKAWINPUDISNUN P, POLBHAKDEE Y. Mixed fibers diet in surgical ICU septic patients[J]. Asia Pac J Clin Nutr, 2010, 19 (4): 458-464.

[230] 中华医学会老年医学分会. 老年医学 (病) 科临床营养管理指导意见 [J]. 中华老年医学杂志, 2015, 34 (12): 1388-1395.

[231] MARTIN C, DOIG G, HEYLAND D, et al. Multicentre, cluster-randomized clinical trial of algorithms for critical-Care enteral and parenteral therapy (ACCEPT) [J]. Nutr Clinical Pract, 2004, 19 (3): 309-309.

[232] 江荣林, 黄曼, 蔡国龙, 等. 重症患者早期肠内营养临床实践专家共识 [J]. 中华危重病急救医学, 2018, 30 (8): 715.

[233] GOULD CV, UMSCHEID CA, AGARWAL RK, et al. Guideline for prevention of catheter-associated urinary tract infections[J]. Infect Cont Hosp Ep, 2010, 31 (4): 319-326.

[234] WANG PT, LIN HY, LIN YT, et al. Using an indicator-based reminder of catheter removal to effectively decrease catheter-associated urinary tract infections in general medical patients[J]. Hu Li Za Zhi, 2017, 64 (1): 70-79.

[235] 张悦, 夏玲, 陈艳, 等. 拔管提示系统对降低导尿管相关尿路感染效果的 Meta 分析 [J]. 中国实用护理杂志, 2014, 30 (10): 40-44.

[236] PARRY MF, GRANT B, SESTOVIC M. Successful reduction in catheter-associated urinary tract infections: focus on nursedirected catheter removal[J]. Am J Infect Control, 2013, 41 (12): 1178-1181.

[237] 李玉洁, 陈佩仪, 梁秋金, 等. 夹管训练对预防术后留置尿管患者拔管后尿潴留效果的系统评价 [J]. 护士进修杂志, 2016, 31 (9): 775-779.

[238] 中华人民共和国国家卫生和计划生育委员会. 导尿管相关尿路感染预防与控制技术指南 [S]. 北京: 卫计委, 2010: 2-3.

[239] MARSCHALL J, CARPENTER CR, FOWLER S, et al. Antibiotic prophylaxis for urinary tract infections after removal of urinary catheter: meta-analysis[J]. BMJ, 2013, 346 (2): 3147-3153.

[240] HOOTON TM, BRADLEY SF, CARDENAS DD, et al. Diagnosis, prevention, and treatment ofcatheter-associated urinary tract infection in adults: 2009 international clinical practice guidelines from the infectious diseases society of America[J]. Clin Infect Dis, 2010, 50 (5): 625-623.

[241] 沈辛酉, 陈文婷, 孙晓, 等. 留置导尿管伴随性感染危险因素的病例对照分析 [J]. 护理学报, 2015, 22 (5): 9-12.

[242] TENKE P, KOVACS B, JOHANSEN TEB, et al. European and Asian guidelines on management and prevention of catheterassociated urinary tract infections[J]. Int J Antimicrob Ag, 2008, 31 (1): 68-78.

[243] JOHNSON JR, KUSKOWSKI MA, WILT TJ. Systematic review: antimicrobial urinary catheters to prevent catheterassociated urina tract infection in hospitalized patients[J]. Ann Intem Med, 2006, 144(2): 116-126.

[244] NIE1-WEISE BS, AREND SM, BROEK PJVD. Is there evidence for recommending silver coated urinary catheters in guidelines? [J]. J Hosp Infect, 2002, 52(2): 81-87.

[245] ESTHER VDE, GRIFFITHS P. Catheter valves for indwelling urinary catheters: a systematic review[J]. Br J Community Nurs, 2006, 11(3): 111-114.

[246] DUCEL G, FABRY J, NICOLLE L. Prevention of hospital-acquired infections, a practical guide [M]. 2nd ed. Geneva, Switzerland: World Health Organization, 2002.

[247] WEI H, ZHANGQUN Y, DONGMIN W. Application a nanotechnology antimicrobial spray to prevent lower urinary tract infection: a multi urology centers trial[J]. J Transl Med, 2012, 10(Supp11): S14.

[248] DE RIDDER DJ, EVERAERT K, FERNANDEZ LG, et al. Interrmittent cathe terisation with hydrophilicoated catheters (SpeediCath) reduces the risk of clinical urinary tract infection in spinal cord injured patients: a prospective randomised parallel comparative trial[J]. Eur Urol, 2005, 48(6): 991-995.

[249] 中国康复医学会康复护理专业委员会. 神经源性膀胱护理实践指南(2017 年版)[J]. 护理学杂志, 2017, 32(24): 1-7.

[250] DEFLOOR T, DE BACQUER D, GRYPDONCK MHF. The effect of various combinations of turning and pressure reducing devices on the incidence of pressure ulcers[J]. Int J Nurs Stud, 2005, 42(1): 37-46.

[251] MOORE Z, COWMAN S, RONÁN M CONROY. A randomised controlled clinical trial of repositioning, using the 30° tilt, for the prevention of pressure ulcers[J]. J Clin Nurs, 2011, 20(17-18): 2633-2644.

[252] 马玉芬, 成守珍, 刘义兰, 等. 卧床患者常见并发症护理专家共识[J]. 中国护理管理, 2018(6): 740-747.

[253] National Pressure Ulcer Advisory Panel and European Pressure Ulcer Advisory Panel(NPUAP/EPUAP). Prevention and treatment of pressure ulcers: Clinical practice guideline[M]. Washington, DC: National Pressure Ulcer Advisory Panel, 2014.

[254] MCINNES E, JAMMALI-BLASI A, BELL-SYER SE, et al. Support surfaces for pressure ulcer prevention[J]. Cochrane Database Syst Rev, 2011, 4: CD001735.

[255] RUSSELL LJ, REYNOLDS TM, PARK C, et al. Randomized clinical trial comparing 2 support surfaces: results of the Prevention of Pressure Ulcers Study[J]. Adv Skin Wound Care, 2003, 16(6): 317-327.

[256] Wound, Ostomy and Continence Nurses Society-Wound Guidelines Task Force. WOCN 2016 Guideline for Prevention and Management of Pressure Injuries(Ulcers): an executive summary[J]. J Wound Ostomy Continence Nurs, 2017, 44(3): 241-246.

[257] TICK LW, KRAMER MH, ROSENDAAL FR, et al. Risk factors for post-thrombotic syndrome in patients with a first deep venous thrombosis[J]. J Thromb haemost, 2008, 6(12): 2075-2081.

[258] MAZZOLAI L, ABOYANS V, AGENO W, et al. Diagnosis and management of acute deep vein thrombosis: a joint consensus document from the European society of cardiology working groups of aorta and peripheral circulation and pulmonary circulation and right ventricular function[J]. Eur Heart J, 2018, 39(47): 4208-4218.

[259] 中华医学会外科学分会血管外科学组. 深静脉血栓形成的诊断和治疗指南(第三版)[J]. 中华血管外科杂志, 2017, 2(4): 201-208.

[260] WELLS PS, ANDERSON DR, RODGER M, et al. Evaluation of D-dimer in the diagnosis of suspected deep-vein thrombosis[J]. N Engl J Med, 2003, 349(13): 1227-1235.

[261] RABINOVICH A, KAHN SR. How to predict and diagnose postthrombotic syndrome[J]. Pol Arch Med Wewn, 2014, 124(7-8): 410-416.

[262] KEARON C, AKL EA, ORNELAS J, et al. Antithrombotic therapy for VTE disease: chest guideline and expert panel report[J]. Chest, 2016, 149(2): 315-352.

[263] NAKANISHI K, TAKAHIRA N, SAKAMOTO M, et al. Effects of intermittent pneumatic compression of the thigh on blood flow velocity in the femoral and popliteal veins: developing a new physical prophylaxis for deep vein thrombosis in patients with plaster-cast immobilization of the leg[J]. J Thromb Thrombolys, 2016, 42(4): 579-584.

[264] KAHN SR, SHAPIRO S, WELLS PS, et al. Compression stockings to prevent post-thrombotic syndrome: a randomised

placebo-controlled trial[J]. Lancet，2014，383（9920）：880-888.

[265] ES NV，COPPENS M，SCHULMAN S，et al. Direct oral anticoagulants compared with vitamin K antagonists for acute venous thromboembolism：evidence from phase 3 trials[J]. Blood，2014，124（12）：1968-1975.

[266] FARGE D，BOUNAMEAUX H，BRENNER B，et al. International clinical practice guidelines including guidance for direct oral anticoagulants in the treatment and prophylaxis of venous thromboembolism in patients with cancer[J]. Lancet Oncol，2016，17（10）：e452-e466.

[267] LEE A YY，KAMPHUISEN PW，MEYERG，et al. Tinzaparin vs warfarin for treatment of acute venous thromboembolism in patients with active cancer：a randomized clinical trial[J]. Jama，2015，314（7）：677-686.

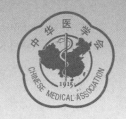

第17章

学龄前先心病儿童身体活动及静态生活推荐专家共识

先天性心脏病（congenital heart disease，CHD，简称先心病）是胎儿时期心脏血管发育异常所致的先天性畸形[1]，我国发病率为0.7%～0.9%，每年新增患儿超过13万例[2]。研究报道，先心病儿童存在身体活动不足、家长过度保护等现象，其身体活动水平普遍低于健康儿童，甚至出现运动发育落后[3,4]，这些问题在婴儿期已出现，但未引起家长重视，直至儿童青少年期才发现异常，极大影响先心病儿童健康成长[5]。

美国、加拿大等国家针对先心病儿童身体活动发表了系列指南与科学声明[6-9]，强调主动参与身体活动的重要性及安全性，并指出已成功修补或无需治疗的简单先心病儿童身体活动能力和耐力接近正常人，推荐所有先心病儿童参与规律的身体活动，且每天至少要进行60分钟中等至高强度身体活动，以提高生活质量和幸福感。我国先心病患者数量多，缺乏小年龄先心病儿童身体活动的相关推荐，为促进先心病儿童的生长发育与全面健康，结合国外先心病身体活动指南与我国的相关研究，由国内康复医学、儿科学、运动医学等专家对学龄前先心病儿童身体活动现状、评估、身体活动方案、注意事项等方面进行组稿撰写，制定中国特色的《先天性心脏病儿童身体活动及静态生活推荐专家共识》，为家长和临床医师提供正确的先心病儿童身体活动与静态生活方案，有效提升医护人员、家长对学龄前先心病儿童早期开展主动身体活动意识。

一、身体活动

身体活动是指任何骨骼肌收缩引起的高于基础代谢水平的能量消耗活动，包括做家务、休闲活动、学习活动、运动等，运动是身体活动的具体类型之一[10]。积极的身体活动可预防疾病、愉悦身心、促进健康，身体活动不足是慢性非传染性疾病的重要危险因素。身体活动可分为低、中、高强度，代谢当量（metabolism equivalent，METs，梅脱）是反映身体活动强度的常用单位。不同强度身体活动内容，见表17-1。

表 17-1　身体活动强度与内容

强度	梅脱	内容
低	1.1～2.9	看电视、烹饪、弹钢琴等
中	3～5.9	中速走（每分钟约100步）、骑车（12～16km/h）、打乒乓、排球、舞蹈、体操、太极拳、羽毛球等
高	≥6	跑步（至少6km/h）、网球、篮球、足球、轮滑旱冰、游泳、跳绳、跆拳道等

二、静态生活

静态生活是缺乏身体活动的一种生活方式，是指在清醒状态保持坐位、斜靠或卧位时任何能量消耗≤1.5METs的行为活动，包括坐姿、斜靠或卧姿时的"屏幕时间"活动（如看电视、使用计算机、平板电脑、手机、阅读、画画、做功课等）[11]。静坐少动的生活方式是慢性非传染性疾病的第一危险因素，长期静态生活方式可增加一系列疾病发生风险，如心血管疾病、糖尿病、高血压、脂代谢异常、肥胖和焦虑等，还可导致儿童社会适应性差、自尊心受挫、学业成绩下降等[11, 12]。

三、身体活动现状

先心病限制儿童感知与运动发育[1]。超过60%的先心病儿童存在运动能力落后，严重、复杂性先心病儿童运动耐力下降，轻度、非手术治疗或术后无残余病变的先心病，儿童也存在运动发育落后的现象[13]。先心病儿童存在的不同程度神经发育障碍，与心脏严重程度、脑功能受损、手术方式、合并症等有关[14-16]，16%的简单先心病儿童存在不同程度的社会适应性发育迟滞[17]。仅19%、27%的先心病儿童每天参加超过30分钟中等强度、20分钟高强度身体活动[1]。由于先心病儿童身体活动水平较健康儿童低，发生肥胖及其他心血管疾病发病率相对较高，从而增加成年期发生获得性心血管疾病风险[18-21]。

家长、教师、临床医师对先心病及其身体活动的认知、过度保护行为可影响身体活动程度。30%～80%的先心病儿童家长存在焦虑情绪，且这种焦虑情绪与先心病严重程度无关[22]。由于缺乏相关医学知识，家长把儿童患病后的不利因素夸大，低估儿童自身适应能力，过度保护，减少患儿和同龄人接触，限制儿童感知和运动体验，继而导致心理、社交发育、自我行为、自我概念、自尊心等发育也出现障碍，先心病儿童各方面活动更少，由此形成了恶性循环[13, 23, 24]。究其原因，一方面是家长对先心病儿童参与身体活动存在误解，另一方面是大部分临床医师没有向家长推荐适宜的身体活动方案[25]。

四、康复评定

临床医师首次诊疗先心病儿童时，需详细了解患儿病史，进行体格检查，心功能、心电图检测，同时由康复医学科医生、治疗师进行全面的康复评定。推荐使用《国际功能、残疾和健康分类儿童青和少年版》（international classification of functioning, disability and health-children and youth，ICF-CY）评定，包括身体功能与结构、活动和参与、个人和环境三个层面。

1. 身体功能与结构评定

（1）肌力评定：肌力指肌肉主动运动时的力量、幅度和速度，在全身各个部位，通过一定的动作姿势分别对各个肌群的肌力作出评定。常见的肌力评估方法包括徒手肌力和器械肌力评定。学龄前儿童由于无法理解指令与合作，其肌力测试仅能在自然环境下通过活动配合动作发展里程碑来判断，可采用功能性肌力测试法或手持式肌力测定仪评价。功能性肌力测试适用于<5岁儿童，需配合其粗大运动发育与姿势是否抗重力一起评价，分为5等级：0级无收缩、1级轻微收缩、2级肌力差、3级肌力尚可、4级肌力正常。手持式肌力测定仪是一种数字显示的肌力测量仪器，通过压力计组成受力感受器测试肌力。具备一定认知能力的儿童即可进行该评定。

（2）肌耐力评定：肌耐力是指人体长时间进行持续肌肉工作的能力。可采用运动性肌肉疲劳度测定、负重抗阻强度测定、动作重复次数测定评价先心病儿童的肌耐力。先心病儿童可进行背肌和腹肌耐力评定：①背肌耐力评定：儿童俯卧位，双手抱头，脐部以上的身体部分处于床缘外，固定双下肢，伸直，后伸腰背部，使上半身凌空超过水平位，若低于水平位则终止。以秒为单位，记录其能维持此姿势的最长时间，一般以60秒为正常值；②腹肌耐力评定：仰卧位，双下肢伸直并拢，抬高45°，若低于45°则终止。以秒为单位，记录其能维持此姿势的最长时间，以60秒为正常值。具备一定认知能力的儿童即可进行该评定。

（3）柔韧性评定：柔韧性是人体主动身体活动的重要因素，柔韧性评定可采用坐位体前屈测试。坐位体前屈主要测定人体在坐位状态下，上身前屈时的柔韧性，主要测量髋关节和腰椎的灵活性及肌肉、韧带的伸展性，坐位体前屈数值越高，提示柔韧性越好。具备一定认知能力的先心病即可进行该评定。

（4）神经心理发育评估：神经心理发育评估主要评价儿童在感知、运动、语言和心理等过程中的各种能力，需经专业人员根据实际需求选用针对性评估方法。可使用贝利婴幼儿发育量表、盖塞尔发育量表、格里菲斯发育评估量表、韦氏学前及初小儿童智能量表、韦氏儿童智能量表修订版等进行评估。

（5）心功能评定：先心病儿童可采用纽约心脏病学会（New York heart association，NYHA）心功能分级系统进行心功能评定。该系统根据患者自觉活动能力划分为四级：Ⅰ级：身体活动不受限制。患儿可参加体育课，且与同龄儿童一起活动；Ⅱ级：身体活动轻度受限。休息时无任何不适，但一般活动可引起疲乏、心悸或呼吸困难。患儿可参加体育课，但活动量比同龄儿童小，可能存在继发性生长障碍；Ⅲ级：身体活动明显受限。少于平时一般活动即可出现症状，例如步行 15 分钟即可感到疲乏、心悸或呼吸困难。患儿不能参加体育活动，存在继发性生长障碍；Ⅳ级：不能从事任何活动，休息时亦有心衰症状，活动后加重，存在继发性生长障碍。

（6）心脏结构评定：超声心动图广泛用于心脏疾病诊断与评定，是一种利用超声特殊物理特性检查心血管结构和功能的无创性检查方法，具有动态、实时、可重复、操作简便等特点，其基本功能是评估心脏的形态结构和功能，如心腔大小、室壁厚度、瓣膜形态及开闭活动、心肌运动、心脏的收缩和舒张功能等，对其进行定性和定量分析。常规超声心动图检查方法包括：二维超声心动图、M 型超声心动图、多普勒超声心动图等。

2. 活动与参与评定

（1）运动功能评定：学龄前儿童处于生长发育阶段，主要通过评定粗大、精细运动发育了解其运动发育水平。正常的运动发育是开展主动身体活动的基础。临床较为公认、信效度较好的运动发育筛查和评估工具包括 Alberta 婴儿运动量表、Peabody 运动发育评定量表等。通过不同时期的运动发育评定，了解先心病儿童每一阶段的运动发育能力，并据此制定一系列符合生长发育的身体活动。

（2）心肺耐力测试：学龄前儿童具备行走能力以及一定的认知能力，可以配合相关的运动测试，了解其心肺运动能力。六分钟步行试验、心肺运动试验已广泛用于心血管疾病的诊断、心功能评价、治疗效果和预后评估，指导身体活动方案，其检测结果客观、可靠、重复性强，具有重要的临床指导价值[26]。先心病儿童的心肺耐力测试需由专业的康复医师进行，康复医师充分了解患儿病情、发育状况、运动耐受及禁忌证后方可开展心肺耐力测试，运动过程中需严密观察患儿的情况，如有不适，应立即停止运动，并采取相应处理措施[27]。

六分钟步行试验（6 minute walking test，6MWT）是一项简单、安全的亚极量运动试验，检测设备简单，可有效反映日常活动时心功能状态，费时少、花费低、易于执行，是临床评估运动耐量的客观指标之一。由于 6MWT 需要儿童具有一定认知能力，并能积极配合测试，因此该测试方法适用于 4 岁以上的儿童。

心肺运动试验（cardiopulmonary exercise testing，CPET）是一种评价心肺储备功能和运动耐力的无创性检测方法，综合应用呼吸气体监测技术、电子计算机和活动平板（或功率自行车）技术，实时检测在不同负荷条件下机体氧耗量和 CO_2 排出量的动态变化，以及静息时所不能发现的病理生理机制，分析受试者的气体代谢、心脏功能，从而有效评价受试者的心肺功能整体水平和运动能力。心肺运动测试能更科学、更精确、更客观地评价个体的心肺功能，对制订合理的运动处方、安全的日常身体活动、评价康复运动效果具有重要意义。CPET 对受试者的认知程度、配合度要求更高，因此适用于 6 岁及以上先心病儿童。

（3）身体活动评估：先心病儿童身体活动评估可采用日常身体活动问卷、运动感应器（加速度计）等进行。日常身体活动问卷（leisure activities study survey-Chinese edition，CLASS-C）可了解患者身体活动水平，该问卷已有汉化版，且已进行了信效度验证。运动感应器可客观地检测身体活动强度和频率等信息，反映真实的身体活动情况，易于操作，且具有较高的信度、效度，是常用的身体活动监测与评估方法，还可以测定身体活动能量消耗[28]。

（4）日常生活活动能力评估：日常生活活动能力评估包括自理、功能性活动、家务及认知等方面的评估：①自理活动：进食、穿衣、个人卫生、如厕等；②功能性活动：床上运动、转移、行走等；③家务活动：购物、洗衣、打扫卫生等；④交流与认知：如理解、表达、社会交往等。先心病儿童可采用儿童功能独立性评定量表、儿童能力评定量表、日常生活活动能力评定量表（改良巴氏指数评定表）等量表进行评估。

五、身体活动方案

运动是身体活动的一种表现形式,是儿童获得感官体验和体现表达能力的基本途径,对儿童生长发育、心理发展具有重要意义,不仅促进人体各器官系统的发育,还可以引导个体心理行为、认知情绪和社会能力的积极发展,培养儿童树立坚强独立、自信乐观、积极向上的品质。

1. 身体活动推荐原则　身体活动推荐:①遵循 FITT 原则,即根据频率(frequency)、强度(intensity)、时间(time)、类型(type)制订身体活动方案;②遵循儿童生长发育规律;③以兴趣、娱乐活动为主;④生理、心理与社会三者兼顾[11, 29]。

2. 无身体活动限制的先心病儿童身体活动方案　无身体活动限制先心病主要包括:无后遗症(完成矫正)先心病、轻度后遗症、无临床症状的左向右分流缺损(如缺损较小的室间隔缺损、房间隔缺损)、无临床症状的瓣膜缺损或异常(如二叶主动脉瓣)、无临床症状的心肌改变或心律失常、无临床症状的慢性心肌病。

(1)先心病婴幼儿:婴幼儿先心病遵循健康儿童生长发育里程碑,其身体活动伴随生长发育里程碑共同发展。儿童运动发育从简单到复杂、从近端到远端、从低级到高级,通过反复尝试得以熟练掌握,如追视、抬头、翻身、坐、爬、站立、行走、跑、跳、抓握、使用工具等。先心病婴幼儿应以多种方式进行身体活动,在室内、外交替进行家长与儿童之间的互动游戏。尚无自主移动能力的婴儿应在每天清醒时间,间断性进行至少 30 分钟俯卧。具有自主移动能力的幼儿每天进行至少 180 分钟中、高强度身体活动,贯穿全天,越多越好,活动场所应逐渐由室内转向室外、交替活动,如移动躯干活动、简单的日常活动、沙盘游戏、折纸游戏、跑跳游戏等。婴幼儿期智力、语言和社交能力发育迅速,但缺乏危险意识,家长要注重游戏环境和游戏过程中的安全,预防运动损伤。

(2)学龄前先心病儿童:学龄前先心病儿童具有较好协调能力,喜欢模仿成人、喜欢与同伴一起游戏、愿意尝试新环境与社交互动。应提供安全、宽敞的空间引导儿童活动,鼓励积极参与中、高强度身体活动,每天至少 180 分钟,应在保证安全的前提下鼓励该年龄段先心病儿童与其他儿童共同参与游戏、跑步、跳跃、球类、平衡和移动运动等,帮助儿童发展符合年龄的身体活动技能。

3. 身体活动限制的先天性心脏病儿童身体活动方案　复杂性先心病儿童即使经过积极的治疗,仍可遗留影响血流动力学的缺损,同时合并其他并发症,从而影响其预期生命和生活质量,包括:

(1)有临床表现的先心病儿童不能参加竞技类运动,如有严重后遗症、起搏器植入、抗凝治疗、抗心律失常治疗的先心病儿童。

(2)有严重临床表现的先心病儿童不能参与高强度运动,如 Fontan 术后或 Mustard 术后、主动脉 - 肺动脉分流术后、不能手术治疗的心脏缺损、有临床症状的慢性心肌病、抗心力衰竭治疗的先心病儿童。

此类先心病儿童需要推荐特殊的身体活动方案,儿科医师、康复医师、治疗师、先心病儿童及其家长组成个性化治疗团队,根据先心病儿童心脏功能、认知、合并症等严重程度,制定个性化方案,如特殊的精神运动训练、医疗监督下的身体活动等。

4. 先心病儿童睡眠时间推荐　积极的身体活动需要充足的睡眠。先心病儿童与健康儿童推荐的睡眠时间一致:0～3 个月每天保证不间断 14～17 小时睡眠,4～11 个月保证 12～16 小时睡眠,1～2 岁保证 11～14 小时睡眠,3～6 岁保证 10～13 小时睡眠[30-31]。

5. 先天性心脏病儿童静态生活行为推荐　先心病儿童久坐行为、屏幕时间与健康儿童推荐一致:先心病儿童每天久坐时间 <1 小时,<3 岁先心病儿童无屏幕时间,学龄前儿童每天屏幕时间 <1 小时[30-31]。

六、随访

先心病儿童需要根据疾病情况,遵从医嘱,定期随访儿童心血管科、康复医学科。每次随诊,临床医师应了解儿童家庭身体活动执行情况,康复医师还应为每位儿童提供每 3～5 年 1 次的康复评估,复杂性先心病儿童需每年评估 1 次。

七、注意事项

康复医师应鼓励先心病儿童尽早开展身体活动，以减少感知与运动缺乏带来不良后果，鼓励其在不同环境中主动参与集体活动，帮助儿童建立自信心与责任感。先心病儿童身体活动方案的制定是多学科共同参与，临床医师应尽早提醒儿童及其家长药物对运动是否有影响；康复医师应熟悉其病情，注意以下运动禁忌证：急性心肌炎、需要紧急外科手术的先心病、明显缩窄和（或）伴有心力衰竭 NYHA 分级为 III/IV 级（术前）、严重肺高压、严重发绀、复杂性心律失常、严重心肌病和梗阻性肥厚性心肌病等病[1]。

学龄前先心病儿童进行身体活动需要各方共同支持和监督，建立儿科医师、护士、康复医师、康复治疗师、家长共同组成的管理团队，为先心病儿童制订准确、个体化的身体活动方案，在治疗临床疾病的同时不断提高心肺功能，获得全身心的健康促进。

牵头执笔专家：杜　青

参与编写专家（按姓氏笔画排序）：

朱赛华　孙　锟　李　晶　李海峰　肖　农　何成奇　陈佩杰　陈艳妮　尚　清　侯　梅　徐开寿

参考文献

[1] NIEBAUER J. 心脏康复时间操作手册 [M]. 胡大一，译. 北京：北京大学医学出版社，2012：259.

[2] 中华人民共和国卫生部. 中国出生缺陷防治报告（2012）[R]. http://www.gov.cn/gzdt/att/att/site1/20120912/1c6f6506c7f811bacf9301.pdf, 2012.

[3] GORINI F, CHIAPPA E, GARGANI L, et al. Potential effects of environmental chemical contamination in congenital heart disease[J]. Pediatr Cardiol, 2014, 35（4）：559-568.

[4] LONG S H, HARRIS S R, ELDRIDGE B J, et al. Gross motor development is delayed following early cardiac surgery[J]. Cardiol Young, 2012, 22（5）：574-582.

[5] PATEL B J, LAI L, GOLDFIELD G, et al. Psychosocial health and quality of life among children with cardiac diagnoses：agreement and discrepancies between parent and child reports[J]. Cardiol Young, 2017, 27（4）：713-721.

[6] TAKKEN T, GIARDINI A, REYBROUCK T, et al. Recommendations for physical activity, recreationsport, and exercise training in paediatric patients with congenital heart disease：a report from the Exercise, Basic& Translational Research Section of the European Association of Cardiovascular Prevention and Rehabilitation, the European Congenital Heart and Lung Exercise Group, and the Association for European Paediatric Cardiology[J]. Eur J Prev Cardiol, 2012, 19（5）：1034-1065.

[7] KAVEY R E, DANIELS S R, LAUER R M, et al. American Heart Association guidelines for primary prevention of atherosclerotic cardiovascular disease beginning in childhood[J]. Circulation, 2003, 107：1562-1566.

[8] LONGMUIR P E, BROTHERS J A, DE FERRANTI S D, et al. Promotion of physical activity for children and adults with congenital heart disease: a scientific statement from the American Heart Association[J]. Circulation, 2013, 127（21）：2147-2159.

[9] HAAS N A, SCHIRMER K R. Guidelines for the management of congenital heart diseases in childhood and adolescence[J]. Cardiol Young, 2017, 27（S3）：S1-S105.

[10] 中华人民共和国卫生部疾病预防控制局. 中国成年人身体活动指南 [M]. 2011.

[11] 中国儿童青少年身体活动指南制作工作组，张云婷，马生霞，等. 中国儿童青少年身体活动指南 [J]. 中国循证儿科杂志，2017，12（6）：401-409.

[12] TEYCHENNE M, COSTIGAN S A, PARKER K. The association between sedentary behaviour and risk of anxiety：a systematic review[J]. BMC Public Health, 2015, 15（1）：513.

[13] BJARNASON-WEHRENS B, DORDEL S, SCHICKENDANTZ S, et al. Motor development in children with congenital cardiac diseases compared to their healthy peers[J]. Cardiol Young, 2007, 17（5）：487-498.

[14] BROSIG C L，BEAR L，ALLEN S，et al. Neurodevelopmental outcomes at 2 and 4 years in children with congenital heart disease[J]. Congenit Heart Dis，2018，13（5）：700-705.

[15] HARRIS K C，VOSS C，RANKIN K，et al. Modifiable cardiovascular risk factors in adolescents and adults with congenital heart disease[J]. Congenit Heart Dis，2018，13（4）：563-570.

[16] SCHAAN C W，MACEDO A C P，SBRUZZI G，et al. Functional Capacity in Congenital Heart Disease：A Systematic Review and Meta-Analysis[J]. Arq Bras Cardiol，2017，109（4）：357-367.

[17] 杨晓颜，孙锟，杜青，等. 先天性心脏病患儿运动、认知及言语发育情况 [J]. 中华实用儿科临床杂志，2015，30（1）：26-29.

[18] 梁菊萍，杜青，龚春丹. 先天性心脏病儿童生长发育研究进展 [J]. 中华全科医师杂志，2015，14（10）：805-808.

[19] VOSS C，DUNCOMBE S L，DEANP H，et al. Physical activity and sedentary behavior in children with congenital heart disease[J]. J Am Heart Assoc，2017，6（3）.pii：e004665.

[20] DULFER K，HELBING W A，DUPPEN N，et al. Associations between exercise capacity，physical activity，and psychosocial functioning in children with congenital heart disease：a systematic review[J]. Eur J Prev Cardiol，2014，21（10）：1200-1215.

[21] GOETTLER A，GROSSE A，SONNTAG D. Productivity loss due to overweight and obesity：a systematic review of indirect costs[J]. BMJ Open，2017，7（10）：e014632.

[22] KOLAITIS G A，MEENTKEN M G，UTENS E M W J. Mental health problems in parents of children with congenital heart disease[J]. Front Pediatr，2017，5：102.

[23] MUSSATTO K A，HOFFMANN R G，HOFFMAN G M，et al. Risk and prevalence of developmental delay in young children with congenital heart disease[J]. Pediatrics，2014，133（3）：e570-577.

[24] SANZ J H，WANG J，BERL M M，et al. Executive function and psychosocial quality of life in school age children with congenital heart disease[J]. J Pediatr，2018，202：63-69.

[25] KAUGARS A，SHIELDS C，BROSIG C. Stress and quality of life among parents of children with congenital heart disease referred for psychological services[J]. Congenit Heart Dis，2018，13（1）：72-78.

[26] ROSS R，BLAIR S N，ARENA R，et al. Importance of assessing cardiorespiratory fitness in clinical practice：a case for fitness as a clinical vital sign：a scientific statement from the American Heart Association[J]. Circulation，2016，134（24）：e653-699.

[27] VON SCHEIDT F，MEIER S，KRÄMER J，et al. Heart rate response during treadmill exercise test in children and adolescents with congenital heart disease[J]. Front Pediatr，2019，7：65.

[28] 李海燕. 上海市青少年日常体力活动测量方法的研究与应用 [D]. 上海体育学院，2010.

[29] PHYSICAL ACTIVITY GUIDELINES ADVISORY COMMITTEE. Physical Activity Guidelines Advisory Committee Report，2018.WashingtonDC：U.S. Department of Health and Human Services 2018. [2019-4-30] https://health.gov/paguidelines/second-edition/report/

[30] WORLD HEALTH ORGANIZATION. Guidelines on physical activity，sedentary behaviour and sleep for children under 5 years of age. World Health Organization. 2019. [2019-4-30] https://apps.who.int/iris/handle/10665/311664

[31] 杜青，曹彬，梁菊萍，等. 儿童早期运动国际推荐和指南解读 [J]. 教育生物学杂志，2019，7（1）：37-41.

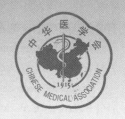

第18章

盆底功能障碍性疾病康复专家共识

盆底功能障碍性（pelvic floor dysfunction，PFD）疾病是指由于盆底支持结构缺陷薄弱、损伤及功能障碍等多种因素造成的盆腔脏器移位并引起各种盆腔器官功能异常的一组疾病。PFD均可发生在男性和女性患者身上，临床主要症状有盆腔器官脱垂、尿失禁、性功能障碍、便秘、粪失禁和盆腔痛等，该疾病涉及学科较为广泛，包括妇产科、泌尿科、肛肠科、消化科和康复医学科，采取综合康复治疗手段是解决PFDD的关键，目前国内尚无多学科合作下的PFD康复诊疗的专家共识，为了促进国内盆底康复诊疗的健康化和正规化发展，本共识根据不同的PFD进行文献检索，对纳入的研究根据英国牛津循证医学中心（Oxford Centre for Evidence Based Medicine，OCEBM）的证据水平进行分级[1]，并采用美国物理治疗协会（American Physical Therapy Association，APTA）使用的推荐等级标准[2]进行推荐强度分级。OCEBM将证据质量分为Ⅰ级、Ⅱ级、Ⅲ级、Ⅳ级、Ⅴ级5级。APTA推荐等级分为A、B、C、D、E、F推荐，分别代表强证据、中等证据、弱证据、相互矛盾的证据、理论/基础证据、专家意见。本专家共识对康复治疗在PFDD康复中的应用方面的临床证据做系统检索分析，并根据上述标准进行证据等级与推荐等级分级。系统检索了CNKI、万方、维普、Cochrane数据库、Pubmed/Medline、Embase、CINAHL、PsychInfo、Sciecedirect、Ovid、SPORTDiscus等数据库，检索范围为从建库到2018年12月。

第1节 压力性尿失禁

一、定义

压力性尿失禁（stress urinary incontinence，SUI）是指腹压突然增加时尿液不自主从尿道口溢出，又称真压力性尿失禁、张力性尿失禁或应力性尿失禁。发病率各地区报道不一，在我国，女性SUI发病率高达18.9%，而绝经后60岁以上的女性发病率则上升至28.0%左右[3]。

二、临床检查

1. 量表评估　量表是尿失禁分类和疗效评价的有效工具[4, 5]，分为普适性量表和特异性量表。普适性量表适用于不同疾病及健康人群，其中健康调查36条简表（SF-36）最常用。特异性量表种类较多，如国际尿失禁咨询问卷（international consultation incontinence questionnaire，ICIQ）及简表（ICIQSF）和尿失禁影响问卷（incontinence impact questionnaire，IIQ）等。Lee[6]等将多个经验证的尿失禁量表与一小时尿垫试验进行对比研究，发现ICIQ与尿失禁相关性最强，并据此推荐ICIQ替代尿垫试验用于临床评估（Ⅲ级证据）。IIQ用于评估尿失禁对女性患者日常活动和情感的影响，其简表IIQ7条目少、应用简便，是目前国内外应用最广泛的女性尿失禁生活质量量表。盆腔器官脱垂-尿失禁性生活问卷（pelvic organ prolapsed- urinary incontinence、sexual questionnaire，PISQ）用于评估尿失禁患者性生活质量，其简表PISQ-12与上述ICIQ和IIQ均被中华医学会妇产科学分会妇科盆底学组推荐用于女性SUI临床评估[3]（Ⅰ级证据）。2018年欧洲泌尿协会[7]强推荐在需要标准化评估时应用经验证的适当量表对尿失禁患者进行评估（Ⅰ级证据），由于以上国际量表未经中国人群验证，国内临床应用受限。推荐意见：强推荐使用已在中国人群验证的量表进行评估（Ⅰ级证据，A级推荐）。

2. 超声检查　超声是一种无创、患者接受度较高的检查手段[8]，多参数综合分析可提高超声诊断 SUI 的敏感性和特异性，但缺乏大样本、高质量、前瞻性研究[9-21]（Ⅲ级证据，C级推荐）。

3. 尿动力学检查　对于诊断明确的 SUI，不建议常规行尿动力学检查[25]（Ⅰ级证据，A推荐）；对于复杂型 SUI，建议行尿动力学检查[26]（Ⅰ级证据，B级推荐）；有创治疗前进行尿动力学检查，会使部分患者获益[22-24]（Ⅰ级证据，A级推荐）。

4. 磁共振检查　不推荐 SUI 患者常规行 MRI 检查[27-32]（Ⅲ级证据，C级推荐）。

5. 盆底表面肌电评估　盆底表面肌电图（surface electromyography，sEMG）是通过采集和分析盆底肌肉活动时的肌电信号评价神经肌肉功能，可以经阴道、经皮、肛门等多种途径，目前广泛用于盆底康复前评估。建议使用 sEMG 作为女性 SUI 盆底肌电生理评估的方法[33-37]（Ⅲ级证据，B级推荐），该方法可能有助于制定盆底肌训练相关康复治疗策略（Ⅰ级证据，A级推荐）。

三、疾病诊断

SUI 诊断主要依据主观症状和客观检查，并排除其他疾病。具体的诊断需从病史、查体、尿道活动度的评估、尿液分析、SUI 的证据、残余尿的测定几个方面进行。强推荐 SUI 患者初始评估必须进行病史采集和体格检查[38]（Ⅰ级证据，A级推荐）；强推荐 SUI 患者初始评估时进行尿液分析[39]（Ⅱ级证据，B级推荐）；推荐使用标准化的尿垫试验判断 SUI 的严重程度，采用 3 天排尿日记评估 SUI 症状[38, 40]（Ⅱ-Ⅲ级证据，B级推荐）。

四、非手术选择

对于所有 SUI 女性患者，均应首先推荐非手术治疗。推荐使用生活方式干预[41-43]（Ⅱ级证据，B级推荐），合并盆底器官脱垂的 SUI 患者可考虑子宫托治疗[44]（Ⅲ级证据，C级推荐），弱推荐使用药物治疗（Ⅱ级证据，C级推荐）。

五、康复治疗

1. 生活方式干预　推荐使用生活方式干预[41-43]（Ⅱ级证据，B级推荐）。

2. 子宫托治疗　合并盆底器官脱垂的 SUI 患者可考虑子宫托治疗[44]（Ⅲ级证据，C级推荐）。

3. 盆底肌锻炼　凯格尔运动（Kegel exercises）是 SUI 最为常用及有效的物理治疗方法。属于盆底肌锻炼（pelvic floor muscle training，PFMT）的一种，Dumolin 等[45]于 2018 年发表的系统性评价（基于 RCTs 和准 RCTs 的 Meta 分析）共纳入了 31 项随访少于 12 个月的研究，对比了凯格尔运动与不治疗及伪治疗、安慰剂治疗等对女性 UI 的疗效，其中 29 项为女性 SUI 治疗研究，结论认为凯格尔运动应当被推荐作为治疗女性 SUI 及其他类型 UI 的一线保守疗法，但长期疗效仍然需要更深入的研究证实（Ⅰ级证据）。推荐意见：强推荐使用凯格尔运动作为女性 SUI 的一线治疗，建议控尿良好的初产妇经过专业人员指导下的盆底肌训练来预防尿失禁（Ⅰ级证据，A级推荐）。

但产褥期（产后＜42 天）不常规行器械辅助的盆底肌锻炼以及其他物理治疗（Ⅰ级证据，A级推荐）；在患者正确掌握训练方法的前提下，无论居家或者监督下治疗，还是小组治疗或个体化治疗都能起到相近的疗效（Ⅰ级证据，A级推荐）。

4. 生物反馈结合盆底肌锻炼　生物反馈（biofeedback，BF）是用仪器将人体内控制肌肉收缩的肌电信号，收集后经过一连串电子信号的处理，最后转为声音、图像或数字等信息反馈给患者。患者再根据这些反馈信号的强弱来调整自己的神经肌肉控制模式，盆底肌的 BF 作为 SUI 的一种辅助治疗方法有一定的临床效果。Nunes 等[46]于 2018 年发表了基于 Meta 分析的系统评价，共检索到 1 194 篇研究，纳入 11 篇 RCTs，根据物理治疗证据数据库（Physiotherapy Evidence Database，PEDro）量表，只有两个 RCTs 显示出低偏倚风险。结果表明：BF 结合 PFMT 并不比其他保守干预措施更有效，主要的限制是研究方法质量低,结果存在异质性,治疗时干预方案和 BF 模式的差异。但是 BF 结合 PFMT 对于激发 SUI 患者在治疗过程中收缩盆底肌非常重要(Ⅰ级证据)。推荐意见:产褥后恢复期(产后 >42 天 - 产后 1 年)可考虑将联合生物反馈的盆底肌训练作为产后 SUI 的辅助治疗(Ⅰ级证据,A 级推荐)。对于不能 充分独立收缩盆底肌的女性,或在进行 PMFT 的前几周,强推荐使用 BF 结合 PFMT(Ⅰ级证据,A 级推荐);但对于盆底肌可以充分收缩的女性,弱推荐使用 BF 结合凯格尔运动(Ⅰ级证据,C 级推荐)。

5. 针灸疗法 针灸疗法作为我国传统医学的重要组成部分,越来越多地被应用于女性 SUI 的保守 治疗中。Liu 等[47] 的多中心 RCTs 纳入了总共 504 名女性 SUI 患者,并按 1:1 随机分为针刺组和伪针 组,进行连续 6 周,每周 3 次,总共 18 次干预(取穴:会阳和八髎),结果显示针刺较伪针刺可以明显减 少尿漏出量(Ⅰ级证据)。推荐意见:针刺穴位的选择会影响疗效,强推荐针刺会阳和八髎穴治疗 SUI (Ⅰ级证据,A 级推荐),针刺中极、关元、三阴交、次髎、肾俞穴也可选择(Ⅱ级证据,C 级推荐),今后需 要在标准化针刺穴位的前提下进行大样本、高质量、随访时间更长的 RCT 去证明其疗效。

6. 电刺激 电刺激(electrical stimulation,ES)是利用低频脉冲电流刺激盆底神经和肌肉,引起盆 底肌收缩以改善盆底肌功能的一种治疗方法。Stewart 等[48] 于 2017 年发表了非植入性 ES 治疗 SUI 的 系统评价,共纳入 56 篇 RCTs,结果表明:对于 SUI 治疗的主观治愈率,中等质量的证据表明 ES 相比不 进行任何治疗,能够明显改善 QoL 量表的评分。ES 对于 SUI 的治愈或改善的结果相似,但证据质量较 低。由于证据的质量非常低,无法确定 ES 和伪治疗在主观治愈率方面是否存在差异。低质量的证据 表明:在 SUI 治愈率或改善方面,ES 对比 PFMT、PFMT+ES 对比单独进行 PFMT、ES 对比阴道锥体疗 法可能没有差异。因为证据的质量太低,无法提供关于 ES 治疗 SUI 总体有效性的可靠结论(Ⅰ级证据)。 经皮穴位电刺激(transcutaneous acupoint electrical stimulation,TAES)是通过体表穴位将低频电流导入 人体的方法,电极粘贴于双侧次髎穴、双侧肾俞穴、关元穴和气海穴、双侧子宫穴,简便易操作,患者经 训练后可在家中自己完成治疗,依从性高。推荐意见:对于不能充分独立收缩盆底肌的女性,ES 是一种 可以选择的方法Ⅰ级证据,A 级推荐),但对于盆底肌可以充分收缩的女性,弱推荐使用 ES(Ⅰ级证据, C 级推荐)。TAES 操作简便,依从性高,对于轻中度女性 SUI,弱推荐使用 TAES(Ⅱ级证据,C 级推荐)[49]。

7. 磁刺激 磁刺激(magnetic stimulation,MS)在 1998 年被美国食品和药物管理局(FDA)批准用 于治疗尿失禁。其通过植入座椅下方的磁线圈产生脉冲磁刺激(pulsed magnetic stimulation,PMS),刺 激可深达盆底肌,刺激盆底神经,引起盆底肌收缩[50]。Lim[51, 52] 等将 120 名年龄 ≥ 21 岁的女性 SUI 患 者随机分为治疗组和对照组,治疗组每周接受 2 次 PMS 治疗,对照组接受假刺激,连续 2 个月,共 16 次治疗。干预前后用国际尿失禁咨询委员会 - 下尿路症状生活质量问卷(International Consultation on Incontinence Questionnaire-Lower Urinary Tract Symptoms Quality of Life,ICIQ-LUTSqol)调查表进行评 估,结果发现与假刺激组相比,进行 PMS 会引起生活质量在身体、社会和心理各方面的整体改善(Ⅱ级 证据)。推荐意见:弱推荐使用 MS,MS 具有较高的治疗满意度,但需要在标准化 MS 方案(明确最佳 刺激频率、持续时间、总治疗次数)的前提下进行大样本、高质量、随访时间更长的 RCT 去证明其疗效 (Ⅱ级证据,C 级推荐)。

8. 阴道激光 阴道激光疗法利用激光的光热作用导致胶原蛋白变性,沿纵轴缩短;刺激胶原蛋白 的重塑和新生;从而改善受治疗部位的紧致度。但现有的证据来自于高偏倚风险的研究,不能证明常 规使用激光作为 SUI 的微创治疗方法是合理的[53](Ⅱ级证据)。Conté[54] 等于 2017 年发表了阴道激光治 疗 SUI 的非系统综述,结果发现阴道激光治疗 SUI 的疗效尚未得到比较研究的评价。与其他微创手术 相比,激光治疗 SUI 的相对益处和不良反应需要进一步验证(Ⅱ级证据)。推荐意见:与其他微创治疗 相比,弱推荐使用阴道激光疗法,因其疗效及副作用需进一步验证(Ⅱ级证据,C 级推荐)。

9. 阴道锥体疗法 阴道锥体疗法可以用来帮助女性训练盆底肌,其方法是将阴道锥体插入阴道, 通过盆底肌收缩以阻止阴道锥体滑出。Moroni 等于 2016 年发表了 SUI 保守治疗的系统评价,结果发 现目前没有充足的证据证明阴道锥体治疗是否优于不进行任何治疗,也没有充足的证据证明阴道锥体 疗法和 PFMT 或阴道 ES 的疗效是否有差异。但由于其易用性,可能是不能充分收缩盆底肌的女性进 行 PFMT 的一种选择(Ⅰ级证据)。Oblasser[55] 等于 2015 年发表了阴道锥体或球体改善妇女产后盆底肌功能和尿失禁的定量系统评价,使用阴道锥体治疗可能有助于产后尿失禁,但证据非常有限,还需要进一步研究(Ⅱ级证据)。推荐意见:弱推荐使用阴道锥体疗法,对于不能充分独立收缩盆底肌的女性,在可接受的情况下,阴道锥体疗法是一种可以选择的方法(Ⅱ级证据,C级推荐)。

10. 膀胱训练　膀胱训练(bladder training,BT)常被用于治疗膀胱过度活动症(overactivebladder-syndrome,OAS)或者急迫性尿失禁(urgeurinaryincontinence,UUI)。典型的BT通常由患者教育、排空计划及正性强化三个部分构成,包括了定时排尿、饮水管理、膀胱日记、尿意抑制技术和抗胆碱能药物治疗等内容。然而,目前缺乏BT治疗UI的最新的高质量研究及系统评价,专门针对SUI的则更是如此。Wallace等[56]的系统性评价从检索出的1 473研究中纳入了13项RCTs或准RCTs,比较有无BT、BT与药物治疗,以及BT和PMFT加BF之间的疗效,结论认为由于纳入研究的质量不一和样本量偏小,BT有助于UI治疗的证据非常有限(Ⅰ级证据),同时也没有足够证据表明BT可以作为对其他疗法的一种有益的补充(Ⅰ级证据)。目前已经发表的指南及共识中对BT的观点也存在争议。国际失禁咨询委员会(International Consultation on Incontinenc,ICI)的建议中作出了BT应该被推荐为女性UI的一线治疗(Ⅰ级证据,A级推荐)。法国妇产科学会的指南中虽然认可BT对OAS患者的疗效,但对于女性SUI患者仅C级推荐可以用于伴有OAS的患者治疗[57]。推荐意见:BT是否可以治疗女性SUI存在争议(Ⅰ级证据,D级推荐);但对于合并OAS的患者,BT可以考虑被纳入患者的康复治疗计划中(Ⅰ级证据,C级推荐)。

11. 保拉法　保拉法也是一种保守疗法,并且在有的国家已经有数十年的应用历史。它认为全身的括约肌或环形肌是相互影响的,收缩眼、鼻、嘴等其他环形肌或括约肌时也可以影响到包括尿道括约肌在内的其他类似肌群。但目前相关研究很少。Liebergall-Wischnitzer[58]等将245例SUI患者随机分为两组,分别进行为期12周的保拉法训练或PMFT,将漏尿量<1g规定为治愈。虽然平均漏尿量下降程度是进行PMFT更明显,但在治愈率上保拉法更有优势(Ⅱ级证据)。推荐意见:弱推荐使用PM法(Ⅱ级证据,C级推荐)。

12. 推拿　推拿治疗女性SUI的疗效性的证据相对有限,国内外都缺乏足够的相关研究。Kassolik[59]等发表了使用推拿成功治愈SUI(50岁女性患者)的个案报道,20min/次,2次/周,连续治疗4周(Ⅳ级证据)。郑庆山[60]等对80例SUI患者腰骶部、腹部、下肢施以推拿治疗,以按揉、点按、震颤的手法为主。隔日1次,每周3次,连续治疗30次。结果治愈48例(60%),好转28例(35%),无效4例(5%),总有效率为95%。治疗后ICIQ-SF分值、1h PAD试验漏尿量、盆底肌收缩指数均较治疗前明显改善(Ⅳ级证据)。推荐意见:推拿可能是一种可以尝试的治疗方法,但今后需要在标准化部位、手法的前提下进行大样本、高质量、随访时间更长的RCT去证明其疗效(Ⅳ级证据,F级推荐)。

13. 药物治疗　强推荐短期内阴道使用雌激素改善绝经后SUI(Ⅰ级证据,A级推荐);强推荐盆底康复联合阴道雌激素治疗作为绝经后妇女SUI的一线治疗(Ⅰ级证据,A级推荐);弱推荐盆底康复联合中医治疗SUI(Ⅳ级证据,C级推荐);不推荐全身(口服)激素替代疗法治疗SUI(Ⅰ级证据,A级推荐)[61-65]。

(谢臻蔚　张　珂　梁开如　沈　滢)

参考文献

[1] FUSAROLI P,NAPOLEON B,GINCUL R,et al. The clinical impact of ultrasound contrast agents in EUS:a systematic review according to the levels of evidence[J]. Gastrointest Endosc,2016,84(4):587-596.

[2] MARTIN RL,CHIMENTI R,CUDDEFORD T,et al. Achilles Pain,Stiffness,and Muscle Power Deficits:Midportion Achilles Tendinopathy Revision 2018[J]. J Orthop Sports Phys Ther,2018,48(5):a1-a38.

[3] 中华医学会妇产科学分会妇科盆底学组. 女性压力性尿失禁诊断和治疗指南(2017)[J]. 中华妇产科杂志,2017,52(5):289-293.

[4] FARRELL SA,BENT A,AMIR-KHALKHALI B,et al. Women's ability to assess their urinary incontinence type using the QUID as an educational tool[J]. Int Urogynecol J,2013,24(5):759-762.

[5] HESS R,HUANG A J,RICHTER H E,et al. Long-term efficacy and safety of questionnaire-based initiation of urgency

urinary incontinence treatment[J]. Am J Obstet Gynecol, 2013, 209(3): 244.e1-244.e9.

[6] FRANCO A V M, LEE F, FYNES M M. Is there an alternative to pad tests? Correlation of subjective variables of severity of urinary loss to the 1-h pad test in women with stress urinary incontinence[J]. BJU Int, 2008, 102(5): 586-590.

[7] Nambiar AK, Bosch R, Cruz F, et al. EAU Guidelines on Assessment and Nonsurgical Management of Urinary Incontinence. Eur Urol, 2018, 73(4): 596-609.

[8] 岳嵩, 吴青青, 王小榕, 等. 经会阴四维超声成像对自然分娩后产妇盆底功能异常的评价 [J]. 中华医学超声杂志（电子版）, 2014, 11(8): 28-33.

[9] 鲁蓉, 张瑜, 戴芙蓉, 等. 经会阴盆底超声在女性压力性尿失禁诊断中的应用 [J]. 中华医学杂志, 2018, 98(33): 2675-2677.

[10] NARANJO-ORTIZ C, SHEK K L, MARTIN A J, et al. What is normal bladder neck anatomy?[J]. Int Urogynecol J, 2016, 27(6): 945-950.

[11] PIZZOFERRATO A C, FAUCONNIER A, BADER G. Value of ultrasonographic measurement of bladder neck mobility in the management of female stress urinary incontinence[J]. Gynecol Obstet Fertil, 2011, 39(1): 42-48.

[12] HAJEBRAHIMI S, AZARIPOUR A, SADEGHI-BAZARGANI H. Clinical transperineal ultrasound findings in females with stress urinary incontinence versus normal controls[J]. Pak J Biol Sci, 2009, 12(21): 1434-1437.

[13] DIETZ H P, NAZEMIAN K, SHEK K L, et al. Can urodynamic stress incontinence be diagnosed by ultrasound?[J]. Int Urogynecol J, 2013, 24(8): 1399-1403.

[14] 陆继红, 李茜, 朱红, 等. 超声测量膀胱尿道后角对诊断压力性尿失禁的临床价值 [J]. 中华妇产科杂志, 2010, 45(5): 338-341.

[15] 吴氢凯, 毛笑园, 罗来敏, 等. 妊娠晚期压力性尿失禁患者盆底三维超声的观察 [J]. 中华妇产科杂志, 2010, 45(5): 326-330.

[16] VAN VEELEN A, SCHWEITZER K, HUUB V D V. Ultrasound Assessment of Urethral Support in Women With Stress Urinary Incontinence During and After First Pregnancy[J]. Obstet Gynecol, 2014, 124(2 Pt 1): 249-256.

[17] GARCÍA MEJIDO, JOSÉ ANTONIO, VALDIVIESO MEJIAS P, et al. Evaluation of isolated urinary stress incontinence according to the type of levator ani muscle lesion using 3/4D transperineal ultrasound 36?months post-partum[J]. Int Urogynecol J, 2016, 28(7): 1019-1026.

[18] CASSADÓ GARRIGA, JORDI, PESSARRODONA ISERN A, et al. Three-dimensional translabial ultrasound assessment of urethral supports and the urethral sphincter complex in stress urinary incontinence[J]. Neurourol Urodyn, 2017, 36(7): 1839-1845.

[19] ROSTAMINIA G, WHITE D E, QUIROZ L H, et al. Visualization of periurethral structures by 3D endovaginal ultrasonography in midsagittal plane is not associated with stress urinary incontinence status[J]. Int Urogynecol J, 2013, 24(7): 1145-1150.

[20] LO T S, TAN Y L, CORTES E F M, et al. Influence of anterior vaginal mesh with concomitant mid-urethral sling surgery on stress urinary incontinence: clinical and sonographic outcome[J]. Aust N Z J Obstet Gynaecol, 2015, 55(6): 593-600.

[21] CHANTARASORN V, SHEK K L, DIETZ H P. Sonographic appearance of transobturator slings: implications for function and dysfunction[J]. Int Urogynecol J, 2011, 22(4): 493-498.

[22] POLAT TÜRKER, KILIC G, TARCAN T. The presence of transurethral cystometry catheter and type of stress test affect the measurement of abdominal leak point pressure (ALPP) in women with stress urinary incontinence (SUI)[J]. Neurourol Urodyn, 2010, 29(4): 536-539.

[23] RACHANENI S, LATTHE P. Does preoperative urodynamics improve outcomes for women undergoing surgery for stress urinary incontinence?A systematic review and meta-analysis [J]. Bjog 2015, 122(1): 8-16.

[24] HILTON P, ARMSTRONG N, BRENNAND C, et al. INVESTIGATE-I (INVasive Evaluation before Surgical Treatment of Incontinence Gives Added Therapeutic Effect?): a mixed-methods study to assess the feasibility of a future randomised controlled trial of invasive urodynamic testing prior to surgery for stress urinary incontinence in women [J]. Health Technol Assess, 2015, 19(15): 1-273.

[25] NAGER CW, BRUBAKER L, LITMAN HJ, et al. A randomized trial of urodynamic testing before stress-incontinence

surgery[J]. N Engl J Med, 2012, 366 (21): 1987-1997.

[26] MUSCO S, PADILLA-FERNÁNDEZ, BARBARA, DEL POPOLO G, et al. Value of urodynamic findings in predicting upper urinary tract damage in neuro-urological patients: A systematic review[J]. Neurourol Urodyn, 2018, 37 (5): 1522-1540.

[27] PONTBRIANDÂ DROLET, STÃ©PHANIE, TANG A, et al. Differences in pelvic floor morphology between continent, stress urinary incontinent, and mixed urinary incontinent elderly women: An MRI study[J]. Neurourol Urodyn, 2016, 35 (4): 515-521.

[28] VESCOVO R D, PICCOLO C L, VECCHIA N D, et al. MRI role in morphological and functional assessment of the levator ani muscle: Use in patients affected by stress urinary incontinence (SUI) before and after pelvic floor rehabilitation[J]. Eur J Radiol, 2014, 83 (3): 479-486.

[29] DUMOULIN C, TANG A, PONTBRIAND-DROLET, et al. Pelvic floor morphometry: a predictor of success of pelvic floor muscle training for women with stress and mixed urinary incontinence[J]. Int Urogynecol J, 2017. 28 (8): 1233-1239.

[30] TASALI N, CUBUK R, SINANOÄŸLU O, et al. MRI in stress urinary incontinence: endovaginal MRI with an intracavitary coil and dynamic pelvic MRI[J]. Urol J, 2012, 9 (1): 397-404.

[31] 黄晓军, 张晓薇. 女性压力性尿失禁患者盆底肌形态改变的磁共振成像评价 [J]. 中华生物医学工程杂志, 2010, 16 (2): 159-162.

[32] 白玫, 方平, 刘晓强, 等. MRI 检查在女性压力性尿失禁临床诊断中的应用价值 [J]. 中华泌尿外科杂志, 2012, 33 (3): 223-227.

[33] FLURY, NOÉMIE, KOENIG I, et al. Crosstalk considerations in studies evaluating pelvic floor muscles using surface electromyography in women: a scoping review[J]. Arch Gynecol Obstet, 2017, 295 (4): 799-809.

[34] KOENIG I, LUGINBUEHL H, RADLINGER L. Reliability of pelvic floor muscle electromyography tested on healthy women and women with pelvic floor muscle dysfunction[J]. Ann Phys Rehabil Med, 2017, 60 (6): 382-386.

[35] STÉPHANIE J. MADILL, MARIE-ANDRÉE HARVEY, MCLEAN L. Women with SUI demonstrate motor control differences during voluntary pelvic floor muscle contractions[J]. Int Urogynecol J, 2009, 20 (4): 447-459.

[36] 谭容容, 葛环, 常小霞, 等. 围绝经期女性压力性尿失禁的盆底肌电生理分析 [J]. 江苏医药, 2016, 42 (4): 405-407.

[37] MOSER H, LEITNER M, BAEYENS J P, et al. Pelvic floor muscle activity during impact activities in continent and incontinent women: a systematic review[J]. Int Urogynecol J, 2017, 29 (2): 179-196.

[38] HOLROYD-LEDUC, JAYNA M. What Type of Urinary Incontinence Does This Woman Have?[J]. JAMA, 2008, 299 (12): 1446-1456.

[39] MOORE E E, JACKSON S L, BOYKO E J, et al. Urinary incontinence and urinary tract infection: temporal relationships in postmenopausal women[J]. Obstet Gynecol, 2008, 111 (1): 317-323.

[40] BRIGHT E, COTTERILL N, DRAKE M, et al. Developing and Validating the International Consultation on Incontinence Questionnaire Bladder Diary[J]. Eur Urol, 2014, 66 (2): 294-300.

[41] LAMERTON T J, TORQUATI L, BROWN W J. Overweight and obesity as major, modifiable risk factors for urinary incontinence in young to mid-aged women: a systematic review and meta-analysis[J]. Obes Rev, 2018, 19 (12): 1735-1745.

[42] ZHU L, LANG J, LIU C, et al. The epidemiological study of women with urinary incontinence and risk factors for stress urinary incontinence in China[J]. Menopause, 2009, 16 (4): 831-836.

[43] NINOMIYA S, NAITO K, NAKANISHI K, et al. Prevalence and Risk Factors of Urinary Incontinence and Overactive Bladder in Japanese Women[J]. LUTS, 2017, 10 (3): 308-314.

[44] AL-SHAIKH G, SYED S, OSMAN S, et al. Pessary use in stress urinary incontinence: a review of advantages, complications, patient satisfaction, and quality of life[J]. Womens Health 2018, 10: 195-201.

[45] DUMOULIN C, HAY-SMITH J, HABÉE-SÉGUIN, et al. Pelvic floor muscle training versus no treatment, or inactive control treatments, for urinary incontinence in women: A short version Cochrane systematic review with meta-analysis[J]. Neurourol Urodyn, 2015, 34 (4): 300-308.

[46] EFC N, LMM S, BIASOTTO-GONZALEZ D A, et al. Biofeedback for pelvic floor muscle training in women with stress urinary incontinence: a systematic review with meta-analysis[J]. Physiotherapy, 2018, 105 (1): 10-23.

[47] LIU Z, LIU Y, XU H, et al. Effect of Electroacupuncture on Urinary Leakage Among Women With Stress Urinary Incontinence: A Randomized Clinical Trial[J]. JAMA, 2017, 60(24): 2493-2501.

[48] STEWART F, BERGHMANS B, et al. Electrical stimulation with non-implanted devices for stress urinary incontinence in women[J]. Cochrane Database Syst Rev, 2017, 22(12): CD012390.

[49] 连爱霞, 张伟, 王松. 经皮穴位电刺激治疗轻中度女性压力性尿失禁: 随机对照研究[J]. 中国针灸, 2015, 35(4): 327-329.

[50] GALLOWAY NT, EL-GALLEY RE, SAND PK, et al. Extracorporeal magnetic innervation therapy for stress urinary incontinence[J]. Urology, 1999, 53(6): 1108-1111.

[51] LIM R, LIONG ML, LEONG WS, et al. Effect of pulsed magnetic stimulation on quality of life of female patients with stress urinary incontinence: an IDEAL-D stage 2b study[J]. Int Urogynecol J, 2018, 29(4): 547-554.

[52] LIM R, LEE SW, TAN PY, et al. Efficacy of electromagnetic therapy for urinary incontinence: A systematic review[J]. Neurourol Urodyn, 2015, 34(8): 713-722.

[53] PERGIALIOTIS V, PRODROMIDOU A, PERREA DN, et al. A systematic review on vaginal laser therapy for treating stress urinary incontinence: Do we have enough evidence?[J]. Int Urogynecol J, 2017, 28(10): 1445-1451.

[54] C CONT, JAUFFRET T, VIEILLEFOSSE S, et al. Laser procedure for female urinary stress incontinence: A review of the literature[J]. Retour Au Numéro, 2017, 27(17): 1076-1083.

[55] OBLASSER C, CHRISTIE J, MCCOURT C. Vaginal cones or balls to improve pelvic floor muscle performance and urinary continence in women post partum: A quantitative systematic review[J]. Midwifery, 2015, 31(11): 1017-1025.

[56] WALLACE SA, ROE B, WILLIAMS K, et al. Bladder training for urinary incontinence in adults[J]. T Cochrane Database Syst Rev, 2004, (1): CD001308.

[57] FRITEL X, FAUCONNIER A, BADER G, et al. Diagnosis and management of adult female stress urinary incontinence: guidelines for clinical practice from the French College of Gynaecologists and Obstetricians[J]. Eur J Obstet Gynecol Reprod Biol, 2010, 151(1): 1-19.

[58] LIEBERGALL-WISCHNITZER M, HOCHNER-CELNIKIER D, LAVY Y, et al. Randomized trial of circular muscle versus pelvic floor training for stress urinary incontinence in women[J]. J Womens Health, 2009, 18(3): 377-385.

[59] KASSOLIK K, KURPAS D, ANDRZEJEWSKI W, et al. The Effectiveness of Massage in Stress Urinary Incontinence-Case Study[J]. Rehabil Nurs, 2013, 38(6): 306-314.

[60] 郑庆山, 马乐, 易锦, 等. 推拿治疗女性压力性尿失禁临床疗效观察[J]. 北京中医药, 2012, 31(12): 889-891.

[61] 中华医学会妇产科学分会绝经学组. 绝经管理与绝经激素治疗中国指南(2018)[J]. 中华妇产科杂志, 2018, 53(11): 729-739.

[62] ADAMIAK-GODLEWSKA A, TARKOWSKI R, WINKLER I, et al. Stress urinary incontinent women, the influence of age and hormonal status on estrogen receptor alpha and beta gene expression and protein immunoexpression in paraurethral tissues[J]. J Physiol Pharmacol, 2018, 69(1): 53-59.

[63] 黄峥, 张晓薇, 欧璐. 绝经后压力性尿失禁患者盆底胶原分解及雌激素受体表达[J]. 实用妇产科杂志, 2010, 26(6): 439-442.

[64] LYYTINEN H, PUKKALA E, YLIKORKALA O. Breast Cancer Risk in Postmenopausal Women Using Estrogen-Only Therapy[J]. Obstet Gynecol, 2006, 108(6): 1354-1360.

[65] 吴永建. 桂附地黄丸联合盆底康复治疗盆底功能障碍的临床研究[J]. 中国妇幼保健, 2017, 32(1): 174-177.

第2节　膀胱过度活动症

膀胱过度活动症(overactive Bladder, OAB)在男性和女性中都是比较常见, 随年龄的增长而增加。中国人群中 40 岁以上 OAB 的总体患病率估计为 10% 左右。大多数患者有 OAB 综合症状。在患有 BPH 的男性中, OAB 和膀胱出口梗阻(BOO)常共存(Ⅱ级证据)。OAB 对生活质量的影响非常明显。一些研究也强调了 OAB 对日常活动、精神健康、性功能和婚姻满意度的重大负面影响。此外, OAB 症状还与抑郁症相关。

一、定义

膀胱过度活动症是一种以尿急为特征的综合征，常伴有尿频和夜尿症状，可伴或不伴有急迫性尿失禁，没有尿路感染或其他明确的病理改变。尿动力学上表现为逼尿肌过度活动（DO）。下尿路储尿期症状包括OAB症状（尿急，急迫性尿失禁，尿频和夜尿）和压力性尿失禁。

二、诊断

1. 需要对OAB患者进行综合评估。病史询问应该是评估OAB患者的第一步（Ⅱ级证据）。

2. 临床身体检查应是评估OAB患者的一部分（专家意见）。

3. 患者问卷调查表是评估患者症状和生活质量的最合适方法（Ⅱ级证据）。

4. 排尿频率和液体摄入量记录使用排尿日记进行，建议记录3～7天（Ⅱ级证据）。

5. 泌尿道感染期间可能出现OAB症状，对于所有疑似OAB患者的评估中进行尿液检查（Ⅲ级证据）。

6. 对单纯OAB患者的初步评估，不推荐泌尿系统B超（Ⅲ级证据）、膀胱镜检查（Ⅲ级证据）、CT/MRI（Ⅲ级证据）、尿动力学（Ⅰ级证据）和残尿尿测定（Ⅱ级证据）。

三、康复治疗

1. 行为疗法和生活方式改变　应该是所有患者首选的一线治疗方案，生活方式的改变包括改变液体/咖啡因摄入量，控制体重，改变饮食，控制排便以及治疗其他并发症（即糖尿病、慢性心衰、阻塞性睡眠呼吸暂停）也是有效的（Ⅱ/Ⅲ级证据）。

2. 患者教育　OAB的一线治疗高度依赖于患者的依从性，应强调患者教育的重要性（专家意见）。

3. 盆底肌锻炼　盆底肌锻炼是治疗膀胱过度活动症患者的常用治疗方式之一。国内外针对盆底肌锻炼的随机对照研究表明，盆底肌锻炼可有效收缩尿道口、阴道、肛门周围的肌肉，增加盆底周围肌肉的张力和收缩力，增加盆底肌的血液供应，改善盆底肌紧张度并促进张力的恢复[1]（Ⅱ级证据）。推荐意见：中等推荐盆底肌功能锻炼[2]（Ⅱ级证据，B级推荐）。

4. 磁刺激联合生物反馈治疗　王阳赟[8]等学者对41例女性OAB患者，采用盆底磁刺激联合生物反馈治疗法治疗8周，结果显示能显著提高提高膀胱容量、抑制逼尿肌收缩，患者的各项主观评价指标也明显改善，膀胱初始感觉时容量、强烈尿意时膀胱容量、尿垫重量在治疗后4周、8周均显著优于治疗前，证明磁刺激联合生物反馈治疗OAB是有效的（Ⅱ级证据）。推荐意见：弱推荐使用盆底磁刺激联合生物反馈治疗（Ⅱ级证据，C级推荐）。

5. 针灸治疗　推荐意见：弱推荐使用针灸治疗[9]（Ⅱ级证据，C级推荐）。

6. 外周胫神经刺激（PTNS），骶神经刺激（SNM）　神经电刺激主要通过刺激外周神经如骶神经、胫神经、阴部神经等来调控膀胱的储尿与排尿[3]，目前临床应用较多的主要为骶神经电刺激（sacral nerve stimulation，SNS）、胫神经电刺激（tibial nerve stimulation，TNS）、阴部神经电刺激（pudendal nerve stimulation，PNS）等。推荐意见：中等推荐使用神经电刺激[4-7]（Ⅱ级证据，B级推荐）。

四、药物治疗

1. OAB的药物治疗应包括使用口服抗胆碱药物（AM），奥昔布宁或β-3肾上腺素受体激动剂（Ⅰ级证据）。应先使用药物的最低推荐剂量，然后逐渐增加，以便在监测不良事件时发现最佳临床疗效剂量（Ⅱ级证据）。如果患者不能耐受初始选择的药物或疗效不明显，则应更换药物，优选选用不同作用机制药物（专家意见）。

2. 当选择二线药物治疗时，应考虑不良事件发生和可能的禁忌证（专家意见）。如果有其他选择应避免使用短效制剂（Ⅰ级证据）。使用初始剂量治疗后仍然有尿失禁的患者可以采用索利那新和米拉贝隆联合治疗（Ⅲ级证据）。

3. 老年人的药代动力学变化会对药物作用产生影响，这些因素应在治疗中予以考虑（Ⅱ级证据）。与较健康的老年人相比，对于体弱老年人，有效药物剂量应更低（Ⅲ级证据）。

4. 复方用药增加了药物治疗的不良反应，在体弱老年人中较常见（Ⅰ级证据）。此外，在体弱老年人中，药物之间和药物疾病之间的相互作用更常见（Ⅰ/Ⅱ级证据）。用于治疗 OAB 的 M 受体阻滞剂仍是体弱老年人的潜在的不适当药物（Ⅱ/Ⅲ级证据）。

5. 肉毒杆菌 A 注射治疗　对于难治性 OAB，A 型肉毒杆菌毒素 100U 可作为一种有效、安全、长期治疗的二线药物（Ⅰ级证据）；对于伴有尿频和急性尿失禁症状的患者，当对 OAB 药物治疗反应不良或不耐受，可使用肉毒素 A（100U）作为长期治疗（Ⅰ级证据）。

五、其他治疗措施

包括留置导管，膀胱扩大成形术，尿流改道术等，留置导尿管，膀胱扩大成形术或其他尿流改道术在长期治疗中是不常见的，只有在其他可选治疗效果差，并且在仔细综合了益处和风险之后才可以考虑应用（Ⅳ级证据）。

六、长期随访

长期随访（Ⅱ级证据，B 级推荐）。

（文　伟　李旭红）

参考文献

[1] 樊佳昱. 盆底肌肉锻炼改善产后尿潴留的对照研究 [J]. 上海护理，2014，14（2）：45-47.

[2] 殷莹，刘双玉，郑璇. 盆底肌功能训练联合 M 受体拮抗剂在女性膀胱过度活动症病人中的应用效果 [J]. 护理研究，2018，32（19）：3152-3153.

[3] BARTLEY J，GILLERAN J，PETERS K. Neuromodulation for overactive bladder[J]. Nat Rev Urol，2013，10（9）：513-521.

[4] ISMAIL S，CHARTIER-KASTLER E，PERROUIN-VERBE MA，et al. Long-term functional outcomes of S3 sacral neuromodulation for the treatment of idiopathic overactive bladder[J]. Neuromodulation，2017，20（8）：825-829.

[5] VAN KERREBROECK PE，VAN VOSKUILEN AC，HEESAKKERS JP，et al. Results of sacral neuromodulation therapy for urinary voiding dysfunction：outcomes of a prospective，worldwide clinical study[J]. J Urol，2007，178（5）：2029-2034.

[6] LI T，FENG X，LV J，et al. Short-term clinical efficacy of electric pudendal nerve stimulation on neurogenic lower urinary tract disease：a pilot research[J]. Urology，2017.p Ⅱ：S0090-4295（17）31210-4.

[7] POSSOVER M. A novel implantation technique for pudendal nerve stimulation for treatment of overactive bladder and urgency incontinence[J]. J M inim Invasive Gynecol，2014，21（5）：888-892.

[8] 王阳赟，焦伟，史朝亮，等. 盆底磁刺激联合生物反馈治疗女性膀胱过度活动症的疗效观察 [J]. 现代泌尿外科杂志，2019（2）：98-101.

[9] 何婷，杨硕，莫倩. 针灸治疗膀胱过度活动症诊疗特点的文献分析 [J]. 贵阳中医学院学报，2018，40（04）：95-100.

第3节　神经源性膀胱

一、诊断

不管是对于先天性还是后天性的神经源性膀胱，早期诊断和治疗都是必不可少的 [1]。早期干预可以防止 LUT 和 UUT 不可逆转的恶化 [2]。此外，建议长期（终身）的随访以减低肾功能衰竭和膀胱癌的风险 [3,4]（Ⅳ级证据）。

1. 病史采集　患者的病史是诊断评估的基础，重点关注患者既往和现在存在的泌尿、性生活、消化和神经功能相关的症状 [5,6]（Ⅳ级证据，A 级推荐）。排尿日记可以提供一些有用的数据 [7,8]（Ⅲ级证据），但更为推荐使用经过验证的问卷来评估患者当前和既往的生活质量[9, 10]（Ⅱ级证据，A 级推荐）。

2. 查体　查体过程中应注意患者是否存在身体或智力障碍[11]（A 级推荐），应尽可能完整地测试泌尿生殖区的所有感觉和反应[12]（A 级推荐）。必须进行肛门括约肌和盆底功能的详细测试[12, 13]（A 级推荐）。

3. 其他一般检查　建议完善尿常规，血液常规及生化，排尿日记，残余尿和自由尿流率，尿失禁量化和泌尿道造影检查[12, 13]（A 级推荐）。

4. 尿流动力学检查　尿流动力学是唯一可以客观评估下尿路功能的方法[14]，建议必要时重复检查以验证结果[15]（Ⅱ级证据，A 级推荐），有条件的话建议使用影像尿动力学结合肌电图等神经电生理检查[16, 17]（Ⅳ级证据，A 级推荐）。

二、康复治疗

1. 间歇性导尿（resistance exercise）　间歇性导尿是神经源性膀胱最主要的保守治疗方法之一，贯穿在康复治疗的全过程。推荐意见：强推荐使用间歇性导尿（Ⅱ级证据，A 级推荐），亲水涂层导管更有利于减少尿路感染，无菌操作技术可能会减少尿路感染症状[18-22]（Ⅰ级证据，A 级推荐）。膀胱扫描仪作为膀胱容量测定的专用仪器，在肥胖患者中的效果较弱，便携式膀胱 B 超具有较大的应用价值[23-25]（Ⅱ级证据，B 级推荐）。

2. 电刺激治疗

（1）经皮胫神经电刺激：胫神经刺激（TNS）是非神经源性下尿路功能障碍效果显著，并且对于患有潜在神经障碍的患者也是一种有价值的选择。Booth J[26] 的一篇 Meta 分析共纳入 10 项 RCT 和 3 项前瞻性队列研究，涉及 629 名参与者，48%～93% 的参与者进过经皮胫神经电刺激治疗后，症状发生了显著改善。两项研究的数据的 Meta 分析发现反映尿失禁患者生活质量的 ICIQ-UI SF 量表在临床和统计学上显著降低 3.88 分。该研究未报告任何不良事件（Ⅱ级证据，B 级推荐）。

（2）生物反馈结合电刺激：McClurg D[27] 等对多发性硬化症患者进行为期 9 周的干预研究，方法分别为盆底功能训练组、盆底功能训练＋肌电图组、盆底功能训练＋生物反馈＋神经肌肉电刺激组，结果显示治疗后治疗组膀胱残余尿量、充盈期末逼尿肌压力低于对照组，最大膀胱容量、尿流率高于对照组（$P < 0.05$）（Ⅱ级证据，B 级推荐）。

（3）骶神经电刺激、阴神经电刺激、膀胱内电刺激：为有创操作，可能带来疼痛、皮肤黏膜破损，甚至感染的风险。骶神经电刺激较为成熟（Ⅱ级证据，A 级推荐），阴神经、膀胱内电刺激开展较少，临床疗效有待进一步验证（Ⅱ级证据，B 级推荐；Ⅲ级证据，C 级推荐）。胫神经电刺激在脊髓损伤早期应用效果较好（Ⅱ级证据，B 级推荐）。脊髓电刺激在理论上证实对排尿神经的积极作用，临床效果有待验证（Ⅳ级证据，E 级推荐）。生物反馈治疗结合电刺激对排尿障碍有一定的作用，临床效果有待进一步研究[28, 29]（Ⅲ级证据，C 级推荐）

3. 针灸治疗　推荐意见：中等推荐使用针灸治疗神经源性膀胱，拔除尿管前进行干预治疗效果较好（Ⅱ级证据，B 级推荐）[30-33]，电针在神经源膀胱功能的恢复上具有一定的效果[34, 35]（Ⅱ级证据，C 级推荐）。

4. 磁刺激治疗　潘钰[38] 等观察骶神经根磁刺激对脊髓损伤患者的治疗作用，结果发现，患者 24 小时平均排尿次数减少，平均单次排尿量明显增加，生活质量提高。目前该领域研究较少，刺激部位、频率、强度、时间均影响磁刺激的效果[36, 37]（Ⅲ级证据）。推荐意见：弱推荐使用磁刺激治疗神经源性膀胱，目前研究多为小样本或单中心研究，研究设计存在缺陷，临床效果需要进一步验证（Ⅲ级证据，C 级推荐）。

三、药物治疗

1. 储尿期症状的药物治疗　对于神经源性逼尿肌过度活动，抗毒蕈碱药物的长期疗效和安全性已得到充分证明，应作为Ⅰ线药物使用[39-43]（Ⅰ级证据，A 级推荐），其中奥昔布宁，托特罗定以及丙哌维林的疗效及患者的耐受性均得到了长久的验证[44-47]。必要时可以联合应用抗毒蕈碱药物[48,49]（Ⅲ级证据）。

2. 排尿期症状的药物治疗　对于逼尿肌弱动的患者的药物治疗，缺乏高水平的证据研究。建议使用 α 受体阻滞剂以减少膀胱出口阻力[50,51]，且不要使用抗毒蕈碱药物（A 级推荐）。胆碱能药物可能会使得患者潜在获益[52,53]。

四、手术治疗

1. 微创治疗

（1）经尿道或耻骨上造瘘留置导尿：间歇性自我或第三方辅助导尿是无法排空膀胱的患者的首选治疗方法[54]，应尽可能避免经尿道和耻骨造瘘上留置导尿，因为这可能导致尿路感染和一系列并发症的发生[55,56]（Ⅲ级证据，A 级推荐）。

（2）盆腔支配神经相关手术：骶神经相关手术相关证据的研究在质和量上均有所不足。骶神经根切断术，对于逼尿肌过度活动有一定的效果[57]，但现在主要与骶前神经根刺激（sacral anterior root stimulation，SARS）同时进行[58]。后者在高度选择的患者中取得了一定成功[59,60]。骶神经调节（sacral neuromodulation，SNM）治疗神经泌尿系统症状可能是有效和安全的[61]，但缺乏随机对照试验，目前也尚不清楚其适合于哪种神经系统疾患[62]。阴部神经电刺激有助于改善神经源性逼尿肌过度活动患者的膀胱容量[63]（Ⅱ级证据），膀胱内电刺激（IVES）可能可以改善神经源性逼尿肌弱动患者症状[64]（Ⅲ级证据）。

2. 内镜下微创治疗

（1）膀胱内药物注射：对因 MS 或脊髓损伤引起的神经源性逼尿肌过度活动，若膀胱内抗毒蕈碱药物治疗无效，应选择肉毒杆菌毒素 A 膀胱内注射[65,66]（Ⅰ级证据，A 级推荐）。

（2）膀胱颈电切：对于神经源性膀胱的患者，只建议对膀胱颈的二次改变（纤维化）的患者使用膀胱颈电切[67]（Ⅳ级证据，A 级推荐）。

3. 手术治疗

（1）膀胱颈及尿道手术：对于拥有自我导尿能力的神经源性压力性尿失禁的女性，尿道中段吊带是一种在中长期疗效尚可的治疗方法[68]（Ⅲ级证据，A 级推荐），神经源性压力性尿失禁的男性患者则建议植入人工尿道括约肌，但需详细告知患者手术的并发症以及成功率[69,70]（Ⅲ级证据，A 级推荐）。

（2）膀胱扩大术：对于难治性神经源性逼尿肌过度活动，当所有微创治疗方法都失败时，膀胱扩大是降低逼尿肌压力和增加膀胱容量的有效选择[71-73]（Ⅲ级证据，A 级推荐）。

（3）尿流改道：当其他治疗均未成功时，则可能需要尿流改道来保护患者的上尿功能和生活质量，可控尿流改道（肠代膀胱）用于治疗无法自行导尿的患者是有效的[74]（Ⅲ级证据）。

（吕坚伟　朱　毅）

参考文献

[1] POPOLO G DEL, PANARIELLO G, DEL CORSO F, et al. Diagnosis and therapy for neurogenic bladder dysfunctions in multiple sclerosis patients[J]. Neurological Sciences, 2008, 29 Suppl 4: S352-S355.

[2] KLAUSNER A P, STEERS W D. The neurogenic bladder: an update with management strategies for primary care physicians[J]. Med Clin North Am, 2011, 95(1): 111-120.

[3] CETINEL B, ONAL B, CAN G, et al. Risk factors predicting upper urinary tract deterioration in patients with spinal cord injury: A retrospective study[J]. Neurourol Urodyn, 2017, 36(3): 653-658.

[4] ELMELUND M, KLARSKOV N, BAGI P, et al. Renal deterioration after spinal cord injury is associated with length of detrusor contractions during cystometry-A study with a median of 41 years follow-up[J]. Neurourol Urodyn, 2017, 36(6): 1607-1615.

[5] CAMERON A P, RODRIGUE Z M, GURSKY A, et al. Stoffel J. T., The Severity of Bowel Dysfunction in Patients with Neurogenic Bladder[J]. J Urol, 2015, 194(5): 1336-1341.

[6] MASSA L M，HOFFMAN J M，CARDENAS D D. Validity，accuracy，and predictive value of urinary tract infection signs and symptoms in individuals with spinal cord injury on intermittent catheterization[J]. J Spinal Cord Med，2009，32（5）：568-573.

[7] KHANDELWAL C，KISTLER C. Diagnosis of urinary incontinence[J]. Am Fam Physician，2013，87（8）：543-550.

[8] HONJO H，KAWAUCHI A，NAKAO M，et al. Impact of convenience void in a bladder diary with urinary perception grade to assess overactive bladder symptoms：a community-based study[J]. Neurourol Urodyn，2010，29（7）：1286-1289.

[9] HENZE T. Managing specific symptoms in people with multiple sclerosis[J]. Int MS J，2005，12（2）：60-68.

[10] PANNEK J，KULLIK B. Does optimizing bladder management equal optimizing quality of life？Correlation between health-related quality of life and urodynamic parameters in patients with spinal cord lesions[J]. Urology，2009，74（2）：263-266.

[11] HUSMANN D A. Mortality following augmentation cystoplasty：A transitional urologist's viewpoint[J]. J Pediatr Urol，2017，13（4）：358-364.

[12] PANICKER J N，FOWLER C J，KESSLER T M. Lower urinary tract dysfunction in the neurological patient：clinical assessment and management[J]. Lancet Neurol，2015，14（7）：720-732.

[13] PODNAR S，VODUSEK D B. Protocol for clinical neurophysiologic examination of the pelvic floor[J]. Neurourol Urodyn，2001，20（6）：669-682.

[14] SCHAFER W，ABRAMS P，LIAO L，et al. Good urodynamic practices：uroflowmetry，filling cystometry，and pressure-flow studies[J]. Neurourol Urodyn，2002，21（3）：261-274.

[15] BELLUCCI CH，WOLLNER J，GREGORINI F，et al. Neurogenic lower urinary tract dysfunction--do we need same session repeat urodynamic investigations?[J]. J Urol，2012，187（4）：1318-1323.

[16] NOSSEIR M，HINKEL A，PANNEK J. Clinical usefulness of urodynamic assessment for maintenance of bladder function in patients with spinal cord injury[J]. Neurourol Urodyn，2007，26（2）：228-233.

[17] PODNAR S，VODUSEK D B. Lower urinary tract dysfunction in patients with peripheral nervous system lesions[J]. Handb Clin Neurol，2015，130：203-224.

[18] 黄厚强，郭声敏，王玉珏，等. 间歇性导尿对脑卒中尿潴留患者的影响 [J]. 实用医学杂志，2018，34（3）：482-486.

[19] JAMISON J，MAGUIRE S，MCCANN J，Catheter policies for management of long term voiding problems in adults with neurogenic bladder disorders[J]. Cochrane Database Syst Rev，2013（11）：D4375.

[20] 李建军，杨明亮，杨德刚，等. "创伤性脊柱脊髓损伤评估、治疗与康复"专家共识 [J]. 中国康复理论与实践，2017，23（3）：274-287.

[21] CARDENAS DD，MOORE K N，DANNELS-MCCLURE A，et al. Intermittent catheterization with a hydrophilic-coated catheter delays urinary tract infections in acute spinal cord injury：a prospective，randomized，multicenter trial[J]. PM R，2011，3（5）：408-417.

[22] SHAMOUT S，BIARDEAU X，CORCOS J，et al. Outcome comparison of different approaches to self-intermittent catheterization in neurogenic patients：a systematic review[J]. Spinal Cord，2017，55（7）：629-643.

[23] 杨碧萍，冯晓瑜，曹迎春，等. 膀胱容量测定仪与简易 B 超对间歇导尿的指导作用比较 [J]. 广东医学，2014，35（2）：322-323.

[24] PARK Y H，KU J H，OH S J，Accuracy of post-void residual urine volume measurement using a portable ultrasound bladder scanner with real-time pre-scan imaging[J]. Neurourol Urodyn，2011，30（3）：335-338.

[25] ONTARIO H Q. Portable bladder ultrasound：an evidence-based analysis [J]. Ont Health Technol Assess Ser，2006，6（11）：1-51.

[26] BOOTH J，CONNELLY L，DICKSON S，et al. The effectiveness of transcutaneous tibial nerve stimulation（TTNS）for adults with overactive bladder syndrome：A systematic review[J]. Neurourol Urodyn，2018，37（2）：528-541.

[27] MCCLURG D，ASHE R G，MARSHALL K，et al. Comparison of pelvic floor muscle training，electromyography biofeedback，and neuromuscular electrical stimulation for bladder dysfunction in people with multiple sclerosis：a randomized pilot study[J]. Neurourol Urodyn，2006，25（4）：337-348.

[28] 刘良乐，董伊隆，戴鸣海，等. 盆底肌电生物反馈治疗脊髓损伤术后排尿功能障碍的疗效观察 [J]. 中华物理医学与康复杂志，2015，37（3）：209-211.

[29] 蒋玮，张茂舒，谭波涛，等. 盆底肌生物反馈电刺激对脊髓损伤后神经源性膀胱功能恢复的临床研究 [J]. 第三军医大学学报，2014，36（16）：1725-1728.

[30] 范筱，汪今朝，刘宇. 针灸治疗脊髓损伤后神经源性膀胱疗效和安全性的 Meta 分析 [J]. 中国中医骨伤科杂志，2017（09）：39-47.

[31] ZHANG T，LIU H，LIU Z，et al. Acupuncture for neurogenic bladder due to spinal cord injury：a systematic review protocol[J]. BMJ Open，2014，4（9）：e6249.

[32] 秦江，赵亚杰，石秀秀，等. 不同时期针刺介入对脊髓损伤后神经源性膀胱排尿功能重建的影响 [J]. 中国针灸，2015，35（2）：132-136.

[33] 徐秀梅，徐彦龙，康复训练结合针灸治疗脊髓损伤神经源性膀胱患者临床疗效观察 [J]. 中国针灸，2015，35（7）：670-673.

[34] 杨卓霖，孙小苗，傅立新，电针治疗脑卒中后神经源性膀胱临床观察 [J]. 中华中医药杂志，2018，33（12）：5711-5714.

[35] WU J，CHENG Y，QIN Z，et al. Effects of electroacupuncture on bladder and bowel function in patients with transverse myelitis：a prospective observational study[J]. Acupunct Med，2018，36（4）：261-266.

[36] NIU T，BENNETT C J，KELLER T L，et al. A Proof-of-Concept Study of Transcutaneous Magnetic Spinal Cord Stimulation for Neurogenic Bladder[J]. Sci Rep，2018，8（1）：12549.

[37] FERGANY L A，SHAKER H，ARAFA M，et al. Does sacral pulsed electromagnetic field therapy have a better effect than transcutaneous electrical nerve stimulation in patients with neurogenic overactive bladder?[J]. Arab J Urol，2017，15（2）：148-152.

[38] 潘钰，陈晓松，宋为群，等. 骶神经根磁刺激对脊髓损伤后逼尿肌反射亢进的作用 [J]. 中国康复医学杂志，2007，22（6）：518-520.

[39] ANDERSSON K E. Antimuscarinic mechanisms and the overactive detrusor: an update[J]. Eur Urol，2011，59（3）：377-386.

[40] KENNELLY M J，DEVOE W B. Overactive bladder: pharmacologic treatments in the neurogenic population[J]. Rev Urol，2008，10（3）：182-191.

[41] MADERSBACHER H，MURTZ G，STOHRER M，Neurogenic detrusor overactivity in adults: a review on efficacy，tolerability and safety of oral antimuscarinics[J]. Spinal Cord，2013，51（6）：432-441.

[42] MADHUVRATA P，SINGH M，HASAFA Z，et al. Anticholinergic drugs for adult neurogenic detrusor overactivity: a systematic review and meta-analysis[J]. Eur Urol，2012，62（5）：816-830.

[43] STOHRER M，BLOK B，CASTRO-DIAZ D，et al. EAU guidelines on neurogenic lower urinary tract dysfunction[J]. Eur Urol，2009，56（1）：81-88.

[44] MADHUVRATA P，SINGH M，HASAFA Z，et al. Anticholinergic drugs for adult neurogenic detrusor overactivity: a systematic review and meta-analysis[J]. Eur Urol，2012，62（5）：816-830.

[45] MENARINI M，DEL POPOLO G，DI BENEDETTO P，et al. Trospium chloride in patients with neurogenic detrusor overactivity: is dose titration of benefit to the patients?[J]. Int J Clin Pharmacol Ther，2006，44（12）：623-632.

[46] ETHANS K D，NANCE P W，BARD R J，et al. Efficacy and safety of tolterodine in people with neurogenic detrusor overactivity[J]. J Spinal Cord Med，2004，27（3）：214-218.

[47] MCKEAGE K. Propiverine: a review of its use in the treatment of adults and children with overactive bladder associated with idiopathic or neurogenic detrusor overactivity，and in men with lower urinary tract symptoms[J]. Clin Drug Investig，2013，33（1）：71-91.

[48] BENNETT N，O'LEARY M，PATEL A S，et al. Can higher doses of oxybutynin improve efficacy in neurogenic bladder?[J]. J Urol，2004，171（2 Pt 1）：749-751.

[49] HORSTMANN M，SCHAEFER T，AGUILAR Y，et al. Neurogenic bladder treatment by doubling the recommended antimuscarinic dosage[J]. Neurourol Urodyn，2006，25（5）：441-445.

[50] GOMES C M，SAMMOUR Z M，BESSA JUNIOR JD，et al. Neurological status predicts response to alpha-blockers in men with voiding dysfunction and Parkinson's disease[J]. Clinics（Sao Paulo），2014，69（12）：817-822.

[51] MOON K H, PARK C H, JUNG H C, et al. A 12-Week, Open Label, Multi-Center Study to Evaluate the Clinical Efficacy and Safety of Silodosin on Voiding Dysfunction in Patients with Neurogenic Bladder[J]. Low Urin Tract Symptoms, 2015, 7(1): 27-31.

[52] BARENDRECHT M M, OELKE M, LAGUNA M P, et al. Is the use of parasympathomimetics for treating an underactive urinary bladder evidence-based?[J]. Bju International, 2007, 99(4): 749-752.

[53] APOSTOLIDIS A, Taming the cannabinoids: new potential in the pharmacologic control of lower urinary tract dysfunction[J]. Eur Urol, 2012, 61(1): 107 -109, 109-111.

[54] LAPIDES J, DIOKNO A C, SILBER S J, et al. Intermittent Self-Catheterization in the Treatment of Urinary Tract Disease[J]. J Urol, 2017, 197(2S): S122-S124.

[55] MITSUI T, MINAMI K, FURUNO T, et al. Is suprapubic cystostomy an optimal urinary management in high quadriplegics? A comparative study of suprapubic cystostomy and clean intermittent catheterization[J]. Eur Urol, 2000, 38(4): 434-438.

[56] LAVELLE R S, COSKUN B, BACSU C D, et al. Quality of life after suprapubic catheter placement in patients with neurogenic bladder conditions[J]. Neurourol Urodyn, 2016, 35(7): 831-835.

[57] SCHNEIDAU T, FRANCO I, ZEBOLD K, et al. Selective sacral rhizotomy for the management of neurogenic bladders in spina bifida patients: long-term followup[J]. J Urol, 1995, 154(2 Pt 2): 766-768.

[58] KRASMIK D, KREBS J, VAN OPHOVEN A, et al. Urodynamic results, clinical efficacy, and complication rates of sacral intradural deafferentation and sacral anterior root stimulation in patients with neurogenic lower urinary tract dysfunction resulting from complete spinal cord injury[J]. Neurourol Urodyn, 2014, 33(8): 1202-1206.

[59] BENARD A, VERPILLOT E, GRANDOULIER A S, et al. Comparative cost-effectiveness analysis of sacral anterior root stimulation for rehabilitation of bladder dysfunction in spinal cord injured patients[J]. Neurosurgery, 2013, 73(4): 600-608, 608.

[60] MARTENS F M, DEN HOLLANDER P P, SNOEK G J, et al. Quality of life in complete spinal cord injury patients with a Brindley bladder stimulator compared to a matched control group[J]. Neurourol Urodyn, 2011, 30(4): 551-555.

[61] WOLLNER J, HAMPEL C, KESSLER T M, Surgery Illustrated - surgical atlas sacral neuromodulation[J]. Bju International, 2012, 110(1): 146-159.

[62] KESSLER T M, LA FRAMBOISE D, TRELLE S, et al. Sacral neuromodulation for neurogenic lower urinary tract dysfunction: systematic review and meta-analysis[J]. Eur Urol, 2010, 58(6): 865-874.

[63] BOURBEAU D J, CREASEY G H, SIDIK S, et al. Genital nerve stimulation increases bladder capacity after SCI: A meta-analysis[J]. J Spinal Cord Med, 2018, 41(4): 426-434.

[64] DENG H, LIAO L, WU J, et al. Clinical efficacy of intravesical electrical stimulation on detrusor underactivity: 8 Years of experience from a single center[J]. Medicine(Baltimore), 2017, 96(38): e8020.

[65] YUAN H, CUI Y, WU J, et al. Efficacy and Adverse Events Associated With Use of OnabotulinumtoxinA for Treatment of Neurogenic Detrusor Overactivity: A Meta-Analysis[J]. Int Neurourol J, 2017, 21(1): 53-61.

[66] CHENG T, SHUANG W B, JIA D D, et al. Efficacy and Safety of OnabotulinumtoxinA in Patients with Neurogenic Detrusor Overactivity: A Systematic Review and Meta-Analysis of Randomized Controlled Trials[J]. PLoS One, 2016, 11(7): e159307.

[67] PERKASH I, Use of contact laser crystal tip firing Nd: YAG to relieve urinary outflow obstruction in male neurogenic bladder patients[J]. J Clin Laser Med Surg, 1998, 16(1): 33-38.

[68] MINGIN G C, YOUNGREN K, STOCK J A, et al. The rectus myofascial wrap in the management of urethral sphincter incompetence[J]. Bju International, 2002, 90(6): 550-553.

[69] FARAG F, KOENS M, SIEVERT K D, et al. Surgical treatment of neurogenic stress urinary incontinence: A systematic review of quality assessment and surgical outcomes[J]. Neurourol Urodyn, 2016, 35(1): 21-25.

[70] KIM S P, SARMAST Z, DAIGNAULT S, et al. Long-term durability and functional outcomes among patients with artificial urinary sphincters: a 10-year retrospective review from the University of Michigan[J]. J Urol, 2008, 179(5): 1912-1916.

[71] VAINRIB M，REYBLAT P，GINSBERG DA. Differences in urodynamic study variables in adult patients with neurogenic bladder and myelomeningocele before and after augmentation enterocystoplasty[J]. Neurourol Urodyn，2013，32（3）：250-253.

[72] KREBS J，BARTEL P，PANNEK J，Functional outcome of supratrigonal cystectomy and augmentation ileocystoplasty in adult patients with refractory neurogenic lower urinary tract dysfunction[J]. Neurourol Urodyn，2016，35（2）：260-266.

[73] HOEN L，ECCLESTONE，BLOK BFM，KARSENTY G，et al. Long-term effectiveness and complication rates of bladder augmentation in patients with neurogenic bladder dysfunction：A systematic review[J]. Neurourol Urodyn，2017，36（7）：1685-1702.

[74] PHE V，BOISSIER R，BLOK BFM，et al. Continent catheterizable tubes/stomas in adult neuro-urological patients：A systematic review[J]. Neurourol Urodyn，2017，36（7）：1711-1722.

第4节 慢性盆腔痛

一、间质性膀胱炎

（一）定义

间质性膀胱炎（interstitial cystitis，IC）是一种以下尿路症状为主要表现的膀胱疾病，如膀胱感觉过敏、尿频、膀胱区疼痛、尿急等，膀胱疼痛可以严重危害患者的生活质量。

（二）临床检查

1. 量表评估　当前没有一种单一的量表可以进行完全彻底的评估[1]。O'leary-sant 间质性膀胱炎症状评分表可用于收集症状和评估疼痛，有比较高的敏感性但是特异性较低，12 分以上的评分可能诊断价值更大[2]（B 级推荐）。

2. 排尿日记　可记录患者一段时间的排尿情况，常显示尿频，但每次排尿量减少[3]（B 级推荐）。

3. 膀胱镜检查　可发现其他可能的疾病（如结石、肿瘤等），目前对于 IC/PBS 镜下表现没有一致性意见。唯一有意义的发现是炎症引起的裂隙样损害或溃疡。对于诊断 hunner 型 IC 膀胱镜检查则非常有帮助[4]（B 级推荐）。

4. 实验室检查　尿常规检查常无明显异常，尿检阴性的患者也应进行尿培养以发现具有重要临床意义的镜下不能发现的低复制水平的细菌。有吸烟史或镜下血尿患者需行尿脱落细胞检查以除外肿瘤。氯化钾敏感试验对改变临床诊断既无敏感性也无特异性[5]（专家建议）。

5. 残余尿测定　可选择磁共振检查。尿动力检查发现没有一致性意见，但有助于提供合并的下尿路症状的信息（专家建议）。

（三）临床诊断

完整的病史采集，持续 6 周以上的伴有尿频、夜尿增多等下尿路症状的膀胱区的疼痛、胀满或不舒服等不愉快的感受，并排除尿路感染及其他可以明确诊断的疾病。结合上述病理、实验室、影像、膀胱镜等检查[6]。

（四）非手术指征

治疗应遵循的原则，从无创到有创，治疗强度要根据疾病严重程度、临床评价及患者意愿选择，多重联合治疗可能更有利，疼痛的治疗应该贯穿始终，停止无效的治疗，若经应产生临床效果时间仍无反应应重新评价诊断。对于保守治疗无效且症状明显的难治性病例，可行部分或完整的膀胱切除及尿流改道术，但术后仍有可能存在盆腔疼痛等并发症[7]（AUA IC 治疗原则）。

（五）康复治疗

1. 运动疗法与手法治疗　治疗的内容包括疼痛触发点手法放松、神经松动和拉伸、神经肌肉再训练、主动 / 被动拉伸、结缔组织手法治疗、瘢痕组织松动的手法治疗。可教会患者家人或其他相关人员部分肌筋膜及结缔组织手法治疗方法[8]（Ⅲ级证据，B 级推荐）。

2. 生物反馈治疗　Grimaud 等首次采用 BF 疗法对 12 名 LAS 患者进行治疗,在平均 8 次治疗后,所有患者疼痛消失,在慢性盆底痛的一项随机对照试验研究中发现,BF、电刺激、按摩针对 LAS 治疗的有效率分别为 87%、45%、22%[9](Ⅲ级证据,B 级推荐)。

3. 激光治疗　超激光可产生 600～1 600nm 波长的近红外线,利用超激光的光电能、光化学能、热能对星状神经节照射,可起到星状神经阻滞作用(Ⅲ级证据,C 级推荐)。

4. 针灸治疗　周志杰等采用针刺治疗盆底痛 145 例,取穴:大椎,长强,大肠俞,秩边,合谷,委中。针刺采用泻法,10 次一疗程。结果治愈 90 例,总有效率 93.1%[10](Ⅱ级证据,B 级推荐)。

5. 高压氧疗　对于盆底痛患者有一定疗效[11]。配偶及病友的精神支持是治疗不可或缺的一部分[12](Ⅲ级证据,B 级推荐)。

6. 磁疗　磁疗可以使盆底肌发生缓解盆底肌肉的痉挛,提高痛阈值,从而减轻痛感(Ⅲ级证据,B 级推荐)。

7. 呼吸训练　有节律的慢呼吸训练可以帮助患者有效地控制焦虑和疼痛,帮助患者感到舒适,可以减轻肌肉收缩引起的疼痛,提高痛阈,可作为一份良好的疼痛管理计划补充,适当结合药物镇痛,效果更好(Ⅲ级证据,B 级推荐)。

8. 冲击波治疗　聚焦式冲击波疗法是一种非侵入式的治疗技术,是一种特殊形式的高能机械波,具有声光力学特性,治疗慢性软组织损伤疼痛疾病有良好的效果(Ⅲ级证据,C 级推荐)。

(张正望　朱伟新)

参考文献

[1] QUAGHEBEUR J, WYNDAELE J J. Comparison of questionnaires used for the evaluation of patients with chronic pelvic pain[J]. Neurourol Urodyn, 2013, 32(8): 1074-1079.

[2] 徐凌,张鹏,张宁,等. O'Leary-Sant 问卷表在间质性膀胱炎诊断中的意义[J]. 中华医学杂志, 2013, 93(42): 3347-3350.

[3] KIM S H, OH S A, OH S J. Voiding diary might serve as a useful tool to understand differences between bladder pain syndrome/interstitial cystitis and overactive bladder[J]. Int J Urol, 2014, 21(2): 179-183.

[4] WENNEVIK GE, MEIJLINK JM, HANNO P, et al. The role of glomerulations in bladder pain syndrome: a review[J]. J Urol, 2016; 195: 19-25.

[5] TYAGI P, KILLINGER K, TYAGI V, et al. Urinary Chemokines as Noninvasive Predictors of Ulcerative Interstitial Cystitis[J]. J Urol, 2012, 187(6): 2243-2248.

[6] HOMMA Y. Hypersensitive bladder: A solution to confused terminology and ignorance concerning interstitial cystitis[J]. Int J Urol, 2014, 21(S1): 43-47.

[7] KIM H J, LEE J S, CHO W J, et al. Efficacy and safety of augmentation ileocystoplasty combined with supratrigonal cystectomy for the treatment of refractory bladder pain syndrome/interstitial cystitis with Hunner's lesion[J]. Int J Urol, 2014, 21(S1): 69-73.

[8] Friedlander J I, Shorter B, Moldwin R M. Diet and its role in interstitial cystitis/bladder pain syndrome(IC/BPS) and comorbid conditions[J]. BJU international, 2012, 109(11): 1584-1591.

[9] Marinkovic S P, Gillen L M, Marinkovic C M. Minimum 6-year outcomes for interstitial cystitis treated with sacral neuromodulation[J]. International Urogynecology Journal, 2011, 22(4): 407-412.

[10] O'Hare PG 3rd, Hoffmann AR, Allen P, et al. Interstitial cystitis patients' use and rating of complementary and alternative medicine therapies[J]. International Urogynecology Journal, 2013, 24(6): 977-982.

[11] Tanaka T, Nitta Y, Morimoto K et al. Hyperbaric oxygen therapy for painful bladder syndrome/interstitial cystitis resistant to conventional treatments: long-term results of a case series in Japan. BMC Urol. 2011; 11(11): 88.

[12] Ginting J V, Tripp D A, Nickel J C, et al. Spousal support decreases the negative impact of pain on mental quality of life in women with interstitial cystitis/painful bladder syndrome[J]. Bju International, 2011, 108(5): 713-717.

二、女性慢性盆腔痛

（一）定义

慢性盆腔痛（chronic pelvic pain，CPP）是指由骨盆及骨盆周围组织器官持续 6 个月以上的疼痛导致的机体器官功能异常，影响患者社会行为和生活质量[1]，需要进行药物或手术治疗的一组疾病。CPP 分为具有明确病理（如感染或癌症）的"特定疾病相关的盆腔疼痛"和无明确病理的"慢性盆腔疼痛综合征（chronic pelvic pain syndrome，CPPS)[2]"。女性 CPP 的发病率高于男性，1/4 的患者严重影响生活质量，1/3 的患者腹腔镜检查未见明显的病变[4]。引起 CPP 的病因复杂，多系统疾病可能同时参与疼痛发生[3]。

（二）慢性盆腔疼痛综合征

1. 生殖系统疾病　子宫内膜异位症相关疼痛综合征、痛经、分娩有关的创伤、盆腔器官脱垂性疾病、外阴疼痛综合征和性交痛等均可引起 CPPS。

2. 骨骼肌肉系统疾病　盆底肌筋膜疼痛综合征、躯体形态异常、耻骨联合分离、耻骨炎和尾骨疼痛综合征等骨骼肌肉系统疾病可能导致 CPPS。

3. 神经系统疾病　阴部神经痛和其他少见的情况如椎间盘脱出、腹型癫痫、腹型偏头痛等可能导致 CPPS。

4. 心理疾病　特别是抑郁、焦虑症状可以预测 12 个月后 CPPS 特异性症状的严重程度，对生活质量影响的程度。

（三）CPP 的评估和诊断

完成病史收集，利用各种量表和问卷评估，如 VAS 评分法、抑郁自评量表（SDS）和焦虑自评量表（SAS）、女性性功能指数（FSFI）等从多维度评估[4-10]。开展多系统全面查体，腹腔镜检查是诊断妇科 CPP 的"金标准"[11]，通常它与膀胱镜检查和（或）直肠镜检查相结合，以识别多腔室疼痛的部位。推荐意见：中等推荐腹腔镜检测是 CPPS 辅助检查手段（Ⅱ级证据，B 级推荐）。影像学检查可以选择超声或 MRI 等（Ⅱ级证据，B 级推荐）。电生理检测用以检测躯体感觉传导功能，异常结果提示显著的神经损伤（Ⅱ级证据，B 级推荐）。

（四）康复评定

1. 疼痛评估　可使用数值评分量表（NRS）、视觉模拟量表（VAS），可使用问卷、触诊、肌电图、定量感觉阈值测量、触发点注射、神经阻滞和影像学鉴别疼痛产生的原因。问卷可使用 McGill 疼痛问卷、盆底功能障碍问卷（Pelvic Floor Distress Inventory，PFDI）、盆底疼痛 / 急迫 / 频率问卷（Pelvic Pain，Urgency and Frequency Questionnaire）。使用疼痛分布图，请患者在图上勾画或标记身体疼痛区域，以显示疼痛的部位和感知疼痛的程度[3, 4]。

2. 神经肌肉评估　评估患者的皮节、肌节，检查有无肌筋膜触发点、异常疼痛、痛觉过敏、神经卡压及痛点。触诊评估下背、髋部、大腿、腹部处的肌肉张力。以体内触诊或生物反馈的方式评估骨盆底肌的张力，是否存在痉挛，放松是否得当[1, 12, 13]。

3. 骨盆底肌筋膜的物理评估　盆底肌肉的肌筋膜疼痛易诱发触发点和牵涉痛，评估可帮助医疗人员了解患者盆底筋膜的症状。评估通常为截石位下的阴道内指检，从浅层的骨盆底肌组织开始评估，逐渐深入至深层组织。

（五）康复治疗

1. 电刺激治疗　经阴道的间歇性经皮胫神经电刺激可改善盆底疼痛，且容易被患者接受[14]（Ⅲ级证据，C 级推荐）。

2. 生物反馈治疗　教导患者放松盆底触发点的敏感性，减少对于盆底肌肉疼痛的感知[15]（Ⅱ级证据，C 级推荐）。

3. 手法及运动治疗　采取骨盆、腹部、下背、大腿处的肌肉伸展。伸展和肌力训练可恢复盆底肌肉平衡及稳定，使筋膜组织恢复至正常张力，降低神经张力[16]（Ⅱ级证据，B 级推荐）。

4. 针灸治疗　可用于治疗 CPPS,疗效优于药物、传统草药、抗生素[17]（Ⅰ级证据,A 级推荐）。

5. 冲击波治疗　目前国内有学者在临床上使用聚焦式冲击波治疗慢性盆腔痛,取得一定效果,但缺乏多中心和大样本研究（Ⅲ级证据,C 级推荐）。

（王忠民　朱玉莲）

参考文献

[1] BERGHMAN SB, et al. Physiotherapy for pelvic pain and female sexual dysfunction: an untapped resource. [J]Int Urogynecol J, 2018, 29（5）: 631-638.

[2] ENGELER D. Members Of The EAU – ESTRO – ESUR – SIOG, et al. Chronic Pelvic Pain Guidelines Panel[J]. EAU – ESTRO – ESUR – SIOG Guidelines on Chronic Pelvic Pain.

[3] MARQUI AB et al. Evaluation of endometriosis-associated pain and influence of conventional treatment: a systematic review[J]. Rev Assoc Med Bras（1992）, 2015, 61（6）: 507-518.

[4] PASSAVANTI M B, et al. Chronic Pelvic Pain: Assessment, Evaluation, and Objectivation[J]. Pain Res Treat, 2017. 2017: 9472925.

[5] MELZACK R. The short-form McGill Pain Questionnaire[J]. Pain, 1987. 30（2）: 191-197.

[6] FREYNHAGEN R, et al. painDETECT: a new screening questionnaire to identify neuropathic components in patients with back pain[J]. Curr Med Res Opin, 2006, 22（10）: 1911-1920.

[7] NEELAKANTAN D, et al. Quality of life instruments in studies of chronic pelvic pain: a systematic review[J]. J Obstet Gynaecol, 2004, 24（8）: 851-858.

[8] BRUNAHL CA, et al. Psychosomatic aspects of chronic pelvic pain syndrome. Psychometric results from the pilot phase of an interdisciplinary outpatient clinic[J]. Schmerz, 2014, 28（3）: 311-318.

[9] ROMAO AP, et al. High levels of anxiety and depression have a negative effect on quality of life of women with chronic pelvic pain[J]. Int J Clin Pract, 2009, 63（5）: 707-711.

[10] ROSEN R, et al. The Female Sexual Function Index（FSFI）: a multidimensional self-report instrument for the assessment of female sexual function[J]. J Sex Marital Ther, 2000, 26（2）: 191-208.

[11] TIRLAPUR SA, DANIELS JP, KHAN KS, et al. Chronic pelvic pain: how does noninvasive imaging compare with diagnostic laparoscopy?[J]. Curr Opin Obstet Gynecol, 2015, 27（6）: 445-448.

[12] AREDO JV, et al. Relating Chronic Pelvic Pain and Endometriosis to Signs of Sensitization and Myofascial Pain and Dysfunction[J]. Semin Reprod Med, 2017, 35（1）: 88-97.

[13] BO K, et al. An International Urogynecological Association（IUGA）/International Continence Society（ICS）joint report on the terminology for the conservative and nonpharmacological management of female pelvic floor dysfunction[J]. Int Urogynecol J, 2017, 28（2）: 191-213.

[14] KIM SW, PAICK JS, KU JH, et al. Percutaneous posterior tibial nerve stimulation in patients with chronic pelvic pain: a preliminary study[J]. Urol Int, 2007, 78（1）: 58-62.

[15] CADEDDU F, et al. Efficacy of biofeedback plus transanal stimulation in the management of pelvic floor dyssynergia: a randomized trial[J]. Tech Coloproctol, 2015, 19（6）: 333-338.

[16] GOLDSTEIN AT, et al. Vulvodynia: Assessment and Treatment[J]. J Sex Med, 2016, 13（4）: 572-590.

[17] POSADZKI P, et al. Acupuncture for chronic nonbacterial prostatitis/chronic pelvic pain syndrome: a systematic review[J]. J Androl, 2012, 33（1）: 15-21.

三、肛门直肠痛

（一）分类

肛门直肠痛属于盆底疾病中的后盆症状,分为原发性肛门直肠痛和继发性肛门直肠痛（表 18-1、18-2）。

表 18-1 肛门直肠痛

原发性肛门直肠痛	
继发性肛门直肠痛	
炎症因素	肛周、直肠炎症、盆腔脓肿、盆腔炎性疾病、急慢性前列腺炎、子宫内膜异位症
	脱垂性会阴下降综合征、直肠脱垂、直肠前突、体力劳动
肿瘤	直肠、前列腺、卵巢
骨骼畸形	尾骨痛、Alcock 管综合征
神经系统	多发性硬化、精神异常
术后	肛肠、泌尿、妇科

表 18-2 罗马Ⅳ功能性肛门直肠痛诊断标准

功能性肛门直肠痛

1. 肛提肌综合征（必须包括以下所有条件）

（1）慢性或复发性直肠疼痛

（2）发作持续少于 30 分钟

（3）耻骨直肠肌牵拉痛

（4）排除导致直肠疼痛的其他原因，如炎性肠病、肌间脓肿或肛裂、血栓性痔、前列腺炎、尾骨痛及盆底主要器质性病变

诊断前症状至少 6 个月，近 3 个月满足标准。

2. 非特异性肛门直肠痛

符合肛提肌综合征诊断标准，但耻骨直肠肌无牵拉痛

3. 痉挛型肛门直肠痛（必须包括以下所有条件）

（1）反复发生在直肠疼痛，与排便无关

（2）发作持续数秒至数分钟，不超过 30 分钟

（3）在发作间期无肛门直肠疼痛

（4）排除导致直肠疼痛的其他原因，如炎症性肠病、肌间脓肿或肛裂、血栓性痔，前列腺炎、尾骨痛及盆底主要器质性病变

在科研中，诊断前症状至少出现 6 个月，近 3 个月满足标准。

（二）临床检查方法

1. **直肠指诊** 是简便有效的方法之一（Ⅱ级证据，A 级推荐）。

2. **量表评估** 包括疼痛评估采用视觉模拟评分；生活质量评估首推 SF-36 量表，该量表已经广泛用于功能性肛门直肠痛的生活质量调查[1, 2]（Ⅱ级证据，B 级推荐）。

3. **辅助检查** 盆底三维彩超对于腹壁紧张，不能配合或不接受直肠指诊的患者，具有重要诊断意义（Ⅱ级证据，A 级推荐）。虽然肛门直肠测压在诊断肛提肌综合征的意义无证据支持，但是功能性肛门直肠痛合并梗阻性排便时，大部分疼痛随着排便障碍的改善而缓解，治疗时兼顾排便症状，针对肛门直肠测压提示肌肉的高张或者低张状态，决定生物反馈治疗方案，能提高疗效（Ⅱ级证据）。1995 年 Glazer 分析了盆底功能障碍患者的表面肌电数据，2005 年提出了整套盆底肌评估方案，随后表面肌电在临床广泛用于下泌尿生殖道、性疼痛的诊治，肌肉的稳定性是评估功能性肛门直肠痛的特异性指标（Ⅲ级证据，C 级推荐）。排粪造影主要用于发现后盆解剖异常，如直肠黏膜脱垂、直肠脱垂、会阴下降、肛门失禁、直肠前突、耻骨直肠肌痉挛、孤立性直肠溃疡综合征等，全面评估盆底软组织情况，在诊断功能性肛门直肠痛时具有重大意义（Ⅲ级证据，C 级推荐）。

（三）非手术指征

功能性肛门直肠痛的治疗首先不考虑手术，首先考虑生物反馈治疗，不建议手术切开单侧肛提肌来治疗肛提肌综合征，因为失禁及相关并发症风险过高[3]（Ⅱ级证据）。痉挛型肛门痛的疼痛症状超过 20 分钟时，推荐吸入沙丁胺醇缓解发作时间，镇痛药及 NSAIDs 或环氧化酶抑制剂（B 级推荐）。

（四）康复治疗

1．手法治疗　扩肛疗法，Rockefeller[4] 提出扩肛疗法可以减轻患者的疼痛，其作用机制可能是通过扩肛使得肛门括约肌得到松弛，从而降低疼痛，其机制和肌肉电刺激法类似（Ⅱ级证据，C 级推荐）。

2．手指按摩肛提肌　可以缓解疼痛 [5]，旨在通过放松耻骨直肠肌或提肛肌，缓解局部肌肉紧张状态，达到缓解疼痛的目的。Riot[6] 等对 101 例肛提肌综合征（levator ani syndrome，LAS）患者采用尾骨肌按摩结合伴随的盆底关节功能障碍物理治疗，72% LAS 患者经过 1～2 个疗程后症状缓解（Ⅱ级证据，C 级推荐）。

3．生物反馈治疗　作为功能性肛门直肠痛的一线疗法，已经广泛地用于本病的治疗。Grimaud[7] 组假设他们的发生是由外括约肌的功能紊乱引起的，并且观察到生物反馈的疗法在治疗中非常有帮助。他对 12 位肛门直肠痛患者采用生物反馈疗法，发现 91.6% 的患者疼痛缓解，不再需要止痛药，同时他指出生物反馈和行为矫正作为心理介入疗法，对缓解肛部疼痛是有益的。Gilliland[8] 和同事们利用 86 个患者的基于 EMG 的生物反馈。结果报道有 34% 的患者获得提高，并且观察到那些完成了治疗计划没有半途而废的患者有很大的获益（Ⅱ级证据，B 级推荐）。

4．肌肉电刺激疗法　肌肉电刺激在 1982 年由 Sohn[9] 介绍到临床用于肛提肌综合征的治疗，通过特殊设计的直肠探针在直流电浴盆中进行刺激。研究表明采用电刺激治疗方式对盆底肌肉进行治疗，能够增大毛细血管密度，增高有氧途径的酶含量，增加肌肉蛋白含量，促使受到刺激之后的肌肉能够获得显著的训练效果 [10]（Ⅱ级证据，C 级推荐）。

5．骶神经刺激　骶神经刺激最早从 20 世纪 40 年代开始，主要用于神经源性尿失禁治疗，后逐步应用于便秘、大便失禁的治疗。电刺激第 2～4 骶神经根可以在加强盆底肌收缩力的同时降低盆底不稳定性反射，从而避免异常神经传导所致肌肉痉挛，达到止痛目的 [11, 12]。骶神经刺激治疗 FAP 的研究处于起步阶段，一项多中心、前瞻性研究指出 SNS 是能改善患者疼痛，提高生活质量 [13]（Ⅱ级证据，B 级推荐）。

6．针灸治疗　薛雅红 [14] 检索关于针刺治疗 FARP 的中英文文献 186 篇，筛选出符合随机对照试验研究文献 7 篇，共计 400 例 FARP 患者，对其进行 Meta 分析发现针灸治疗 FARP 有较好的疗效，其对针刺治疗 FARP 临床研究表明针刺对非特异性肛门直肠痛患者的缓解作用，比生物反馈有优势，并且针刺能明显改善患者精神状态，更好改善焦虑、抑郁等。曹建葆通过针灸八髎穴治疗盆底疾病，包括肛门直肠痛，临床疗效明显 [15]（Ⅰ级证据，A 级推荐）。

7．温水坐浴　Ursula[16] 指出温水坐浴以及会阴部加压，可以终止疼痛发作，并且 40℃ 的温度较 5℃ 和 23℃ 止痛效果好（Ⅱ级证据，C 级推荐）。

8．心理治疗　Carter[17] 的研究发现，500 例慢性肛门直肠痛患者中 80% 有心理问题。心理障碍尤其是焦虑和抑郁会增加盆底肌群的紧张度，从而引起肛门直肠疼痛。有效的心理干预可以帮助患者学会控制情绪反应的模式，从而减轻焦虑、抑郁等情绪 [18, 19]（Ⅲ级证据，C 级推荐）。

（五）药物疗法

1．口服药　如钙离子拮抗剂硝苯地平、地尔硫䓬，可以使得内括约肌舒张，肛内压力降低，从发作密度和发作的强度上都有改善 FAP 的作用。口服用药方便，患者接受度较高，因此有较高的适用性（Ⅱ级证据，B 级推荐）。

2．吸入用药　Wright[20] 报道吸入沙丁胺醇可以缓解 PF 患者的疼痛。Volker[21] 设计了一个随机双盲对照试验，对 18 名 PF 患者采用吸入沙丁胺醇的方法治疗，与安慰剂组比较显示：沙丁胺醇能明显缩短剧烈疼痛的时间，特别是那些疼痛时间大于 20 分钟的患者更加明显（Ⅱ级证据，B 级推荐）。

3．注射用药　Langford[22] 等用布比卡因和利多卡因以及曲安西龙在局部封闭盆底，有效率高达 72%。Park[23] 等基于肛门直肠痛可能由局部炎症所致的假说给予患处类固醇药物注射，短期疗效尚可。Katsinelos[24] 通过研究认为，肉毒菌素 A 对治疗痉挛性功能性肛门直肠痛有着较好的疗效（Ⅲ级证据，C 级推荐）。

4．外部用药　Lowenstein[25] 报道一个病例，局部采用涂抹 0.3% 的硝酸甘油软膏进行治疗，疼痛得到明显缓解且没有明显的副作用，但这只是一个单一的个案报道，需要临床对照试验（Ⅳ级证据）。

5．神经阻滞疗法　Takano[26] 的研究中用 10ml 含有 12% 利多卡因和 1.25mg 的醋酸倍他米松的神经阻滞药注射入直肠内指诊确定的会阴神经敏感点，总有效率 70%（Ⅱ级证据，C级推荐）。

6．中药熏洗疗法　肖国士[27] 等取马齿苋、石榴皮、五倍子、明矾水煎外洗治疗血热妄行证，取生槐花、生地榆、蒲黄、朴硝、蒲公英、侧柏叶煎汤外洗治疗湿热下注证，均取得满意疗效。王海潮[28] 等运用止痛如神汤治疗肛门直肠痛有效率达 97.1%。方中桃仁、大黄活血化瘀、润肠通便，当归配合槟榔理气活血止痛，皂角刺消肿散结，秦艽、苍术、黄柏清热除湿（Ⅲ级证据，C级推荐）。

7．中药保留灌肠　贾美华[29] 以直肠给药（药液剂量以 300～400ml 为宜，用导尿胶管插入肛内使药液布散到直肠和乙状结肠）治疗 50 例肛门坠胀患者，显效 70%（Ⅲ级证据）。郑发娟[30] 采用古方三仁汤煎汤口服、保留灌肠作为综合疗法治疗辨证属"湿热下注"证型的肛门坠胀患者，取得较满意的治疗效果（Ⅲ级证据，C级推荐）。

（崔竣辉　郭　健）

参考文献

[1] SIMREN M，PALSSON OS，WHITENHEAD WE，et al. Update on Rome IV Criteria for Colorectal Disorders：Implications for Clinical Practice[J]. Curr Gastroenterol Rep，2017，19（4）：15.

[2] DROSSMAN DA，LI Z，ANDRUZZI E，TEMPLE RD，et al. U.S. householder survey of functional gastrointestinal disorders. Prevalence，sociodemography，and health impact[J]. Dig Dis Sci. 1993；38（9）：1569-1580.

[3] BARNES P R H，HAWLEY P R，PRESTON D M，et al. Experience of posterior division of the puborectalis muscle in the management of chronic constipation[J]. British Journal of Surgery，2010，72（6）：475-477.

[4] ROCKEFELLER R. Digital dilatation for relief of proctalgia fugax[J]. American Family Physician，1996，54（1）：72.

[5] OYAMA I A，REJBA A，LUKBAN J C，et al. Modified Thiele massage as therapeutic intervention for female patients with interstitial cystitis and high-tone pelvic floor dysfunction[J]. Urology，2004，64（5）：862-865.

[6] RIOT F M，GOUDET P，MOURAUX J P，et al. Levator ani syndrome，functional intestinal disorders and articular abnormalities of the pelvis，the place of osteopathic treatment[J]. Presse Médicale，2004，33（13）：852-857.

[7] GRIMAUD J C，BOUVIER M，NAUDY B，et al. Manometric and radiologic investigations and biofeedback treatment of chronic idiopathic anal pain[J]. Dis Colon Rectum 1991，34：690.

[8] GILLILAND R，HEYMEN J S，ALTOMARE D F，et al. Biofeedback for intractable rectal pain：Outcome and predictors of success[J]. Diseases of the Colon & Rectum，1997，40（2）：190-196.

[9] SOHN N，WEINSTEIN MA，ROBBINS RD，et al. The levators syndrome and itstreatment with high Voltage electrogal vanic stimulation [J]. Am J Surg，1982，144：580.

[10] 梁群，张倩平. 盆底肌电刺激联合生物反馈盆底肌训练治疗女性压力性尿失禁的疗效观察 [J]. 实用中西医结合临床，2008，8（5）：34-35.

[11] 陈品侠，慢性便秘的诊断和治疗进展 [J]. 安徽学. 2012，33（8）：1104-1105.

[12] FALLETTO E，MASIN A，LOLLI P，et al. Is Sacral Nerve Stimulation an Effective Treatment for Chronic Idiopathic Anal Pain?[J]. Diseases of the Colon & Rectum，2009，52（3）：456-462.

[13] 江从舟. 肛门直肠痛辨治体会 [J]. 江西中医药，1999（3）：30-30.

[14] 薛雅红. 针刺治疗功能性肛门直肠痛随机对照试验的文献评价及临床研究 [D]. 南京中医药大学，2017.

[15] 曹建葆. 针灸八髎穴在盆底疾病中的应用举隅 [J]. 江苏中医，2012，44（5）：58-59.

[16] DODI G，BOGONI F，INFANTINO A，et al. Hot or cold in anal painAstudy of the changes in internal anal sphincter pressure proles[J]. Dis Colon Rectum，1986，29：248-251.

[17] CARTER JE. Surgical treatment for chronicl elvic pain [J]. JSLS.7998，2（2）：129-139.

[18] 陈秀梅，张惠阳. 抑郁症病人的心理干预[J]. 中国健康心理学杂志，2005，13（1）：77-78.

[19] 黄仕荣. 针刺促微循环镇痛机制研究与思考 [J]. 中国中医药信息杂志，2006，13（2）：97-99.

[20] WRIGHT J E. Inhaled salbutamol for proctalgia fugax [J]. Lancet，1985，2：659-660.

[21] ECKARDT V F，DODT O，KANZLER G，et al. Treatment of proctalgia fugax with salbu-tamial inhalation [J]. Am J Gastroenterol，1996，91：686-689.

[22] LANGFORD CF，UDVARI NS，GHONIEM GM. Levatoranitriggerpoint injections An underutilized treatmentfor chronic pelvic-pain [J]. Neurourol Urodyn，2007，26(1)：592.

[23] PARK D H，YOON S G，KIM K U，et al. Comparison study between electrogalvanic stimulation and local injection therapy in levator ani syndrome[J]. International Journal of Colorectal Disease，2005，20(3)：272-276.

[24] KATSINELOS P，KALOMENOPOULOU M，CHRISTODOULOU K，et al. Treatment of proctalgia fugax with botulinum A toxin[J]. European Journal of Gastroenterology & Hepatology，2001，13(11)：1371-1373.

[25] LOWENSTEIN B，CATALDO P A. Treatment of proctalgia fugax with topical nitroglycerin：Report of a case[J]. Diseases of the Colon & Rectum，1998，41(5)：667-668.

[26] TAKANO M. Proctalgia Fugax：Caused By Pudendal Neuropathy?[J]. Diseases of the Colon & Rectum，2005，48(1)：114-120.

[27] 肖国士，旷惠桃，等. 临床痛证诊疗学 [M]. 北京：人民卫生出版社，2002，10：3-25.

[28] 王海潮. 止痛如神汤治疗 68 例肛门直肠疾病术后疼痛 [J]. 陕西中医，2008，29(10)：1340.

[29] 贾美华. 辨证直肠给中药治疗肛门坠胀症 50 例 [J]. 辽宁中医杂志，2003，30(10)：818.

[30] 郑发娟. 三仁汤口服及灌肠治疗肛门坠胀的临床观察 [J]. 四川中医，2009；27(3)：60-61.

第5节　盆腔器官脱垂

一、定义与诊断

盆腔器官脱垂（pelvic organ prolapse，POP）是指由于各种原因导致盆底支持组织减弱，造成盆腔器官移位、引发器官位置及功能异常的一类疾病，主要表现为外阴部肿物突出，包括前盆腔器官（膀胱、尿道、阴道前壁）、中盆腔器官（子宫、阴道顶部）、后盆腔器官（阴道后壁、直肠）的脱垂或膨出，可伴或不伴有排尿排便异常，外阴部出血及炎症等，不同程度地影响患者的生活质量和身心健康。临床上主要采用盆腔检查来诊断 POP。盆腔器官脱垂定量（Pelvic Organ Prolapse Quantitation，POPQ）系统自1996 年被美国妇科外科医师协会、美国妇科泌尿学会和国际尿控协会引入并采用以来，已成为目前最常用的脱垂分度系统。

脱垂传统上被认为是一种进行性疾病，轻度脱垂必然进展至更为晚期的疾病。但数据表明，该病程进展直到绝经，此后脱垂的程度可能会遵循一个进展和还纳相互交替的病程。通常有脱垂症状或相关疾病（泌尿、排便或性功能障碍）的均应进行康复治疗；脱垂分度如果达 3 度以上且伴有症状的，在患者病情允许的情况下（排除手术禁忌证）应以手术处理为宜；无症状的脱垂者可无需康复治疗。临床治疗的选择取决于患者的个人偏好及保守治疗依从性或耐受手术的能力，但考虑手术治疗带来的并发症和复发风险，在进行手术治疗前均应首先推荐保守治疗。

二、康复治疗

1. 生活方式干预（behavioral therapy，BT）

（1）全面筛查影响 POP 的多种因素，重点包括体重和腹内压 [1-5]（Ⅱ级证据，B 级推荐）。

（2）减轻体重、治疗慢性便秘、治疗慢性咳嗽、避免需要提举重物的工作等干预措施处理及预防伴发疾病在 POP 的发生与治疗中有积极作用，较为全面的结构化生活方式干预，可提高 POP 患者的生活质量 [6]（Ⅲ级证据，B 级推荐）；但在避免 POP 发生或进展时都只是潜在的干预措施，由于尚无强有力的研究数据支持这些方法的功效，故在推荐此类改变生活方式的干预措施时仍需谨慎（Ⅲ级证据，D 级推荐）。

（3）直肠脱垂初始生活方式干预包括：确保充足的液体和纤维摄入（Ⅴ级证据，F 级推荐）。

2．盆底生物反馈治疗和电刺激治疗　盆底生物反馈治疗联合电刺激治疗可较单一形式的生物反馈治疗或电刺激更有效改善POP症状，提高盆底肌肌力[7]（Ⅰ级证据，B级推荐）。

（1）盆底生物反馈治疗结合PFMT可提升POP临床治疗效果，改善症状[8]（Ⅲ级证据，C级推荐）。

（2）直肠脱垂生物反馈治疗很多时候仅针对症状姑息干预（Ⅴ级证据，F级推荐）。

3．盆底肌肉训练

（1）个体化和（或）监督干预下的盆底肌锻炼可改善POP的分度及其相关症状，但联合生活方式干预可更好地改善POP症状，提高患者的生活质量[9-13]（Ⅰ级证据，A级推荐）。

（2）有症状的POP女性患者接受PFMT试治疗可改善症状且无害[14]（Ⅰ级证据，A级推荐）。

（3）直肠脱垂患者可通过PFMT试治疗缓解症状[15]（Ⅴ级证据，F级推荐）。

4．针灸治疗　可辅助治疗Ⅰ度、Ⅱ度轻型POP患者的症状治疗[16-19]（Ⅲ级证据，C级推荐）雌激素疗法（Estrogen therapy）。

5．雌激素制剂　雌激素制剂用于预防和管理盆腔器官脱垂，尤其是作为使用子宫托的妇女以及脱垂手术前后的辅助治疗应谨慎使用[20-22]（Ⅱ级证据，B级推荐）。

（李香娟　杨关根　许志生）

参考文献

[1] 兰健. 女性盆腔器官脱垂患者的危险因素分析 [J]. 中国社区医师，2017，33（7）：64-65.

[2] RAMALINGAM K，MONGA A. Obesity and pelvic floor dysfunction[J]. Best Pract Res Clin Obstet Gynaecol，2015，29（4）：541-547.

[3] GIRI A，HARTMANN KE，HELLWEGE JN，et al. Obesity and pelvic organ prolapse: a systematic review and meta-analysis of observational studies[J]. Am J Obstet Gynecol. 217（1）：11-26.

[4] LONNÉE-HOFFMANN RA，SALVESEN Ø，MØRKVED S，et al. Self-reported pelvic organ prolapse surgery，prevalence，and nonobstetric risk factors: findings from the Nord Trøndelag Health Study[J]. Int Urogynecol J. 2015；26（3）：407-414.

[5] 万纷纷，毛宝宏，陈亚，等. 盆腔器官脱垂的危险因素研究进展 [J]. 国际妇产科学杂志，2017，44（1）：99-102.

[6] DUE U，BROSTRØM S，LOSE G. Lifestyle advice with or without pelvic floor muscle training for pelvic organ prolapse: a randomized controlled trial[J]. Int Urogynecol J. 2016；27（4）：555-563.

[7] VONTHEIN R，HEIMERL T，SCHWANDNER T，et al. Electrical stimulation and biofeedback for the treatment of fecal incontinence: a systematic review[J]. Int J Colorectal Dis. 2013；28（11）：1567-1577.

[8] 刘开宏，郝洁倩. 生物反馈电刺激联合盆底肌训练治疗女性盆底器官脱垂的疗效观察 [J]. 中华物理医学与康复杂志，2017，39（9）：694-697.

[9] HAGEN S，STARK D. Conservative prevention and management of pelvic organ prolapse in women[J]. Cochrane Database Syst Rev. 2011（12）：CD003882.

[10] BRAEKKEN IH，MAJIDA M，ENGH ME，et al. Can pelvic floor muscle training reverse pelvic organ prolapse and reduce prolapse symptoms? An assessor-blinded，randomized，controlled trial[J]. Am J Obstet Gynecol. 2010，203（2）：170.e1-7.

[11] HAGEN S，STARK D，GLAZENER C，et al. Individualised pelvic floor muscle training in women with pelvic organ prolapse（POPPY）: a multicentre randomised controlled trial[J]. Lancet. 2014，383（9919）：796-806.

[12] WIEGERSMA M，PANMAN C M C R，KOLLEN B J，et al. Effect of pelvic floor muscle training compared with watchful waiting in older women with symptomatic mild pelvic organ prolapse: randomised controlled trial in primary care[J]. BMJ，2014，349（dec221）：g7378-g7378.

[13] PANMAN C，WIEGERSMA M，KOLLEN BJ，et al. Two-year effects and cost-effectiveness of pelvic floor muscle training in mild pelvic organ prolapse: a randomised controlled trial in primary care[J]. BJOG. 2017，124（3）：511-520.

[14] DUE U，BROSTRØM S，LOSE G. The 12-month effects of structured lifestyle advice and pelvic floor muscle training for pelvic organ prolapse[J]. Acta Obstet Gynecol Scand. 2016，95（7）：811-819.

[15] LI C，GONG Y，WANG B. The efficacy of pelvic floor muscle training for pelvic organ prolapse: a systematic review and meta-analysis[J]. Int Urogynecol J. 2016，27（7）：981-92.

[16] 毛越，江花. 近20年子宫脱垂针灸治疗的研究进展 [J]. 内蒙古中医药，2017，36（4）：142-143.

[17] 李建平. 针灸配合补中益气汤治疗直肠脱垂临床研究 [J]. 河南中医，2015，35（11）：2788-2789.

[18] 任蓉，林国华. 针灸治疗子宫脱垂疗效观察 [J]. 上海针灸杂志，2014，33（7）：643-645.

[19] 王静，刘玉春，毕艳平，等. 中药配合艾灸治疗气虚型子宫脱垂的临床观察 [J]. 亚太传统医药，2015，11（22）：80-82.

[20] RAHN DD，GOOD MM，ROSHANRAVAN SM，et al. Effects of preoperative local estrogen in postmenopausal women with prolapse：a randomized trial[J]. J Clin Endocrinol Metab. 2014，99（10）：3728-3736.

[21] WEBER MA，KLEIJN MH，LANGENDAM M，et al. Local Oestrogen for Pelvic Floor Disorders：A Systematic Review[J]. PLoS One. 2015，10（9）：e0136265.

[22] ISMAIL SI，BAIN C，HAGEN S. Oestrogens for treatment or prevention of pelvic organ prolapse in postmenopausal women[J]. Cochrane Database Syst Rev. 2010（9）：CD007063.

第6节 性功能障碍

一、阴茎勃起功能障碍

（一）定义

阴茎勃起功能障碍（erectile dysfunction，ED）是指男性不能持续获得和维持足够的阴茎勃起以完成满意的性生活[1,2]。ED是男性最常见的性功能障碍之一，是一种影响身心健康的慢性疾病，不仅影响患者及其伴侣的生活质量[3]，也可能是心血管疾病（cardiovascular diseases，CVD）的早期症状和危险信号[4]。

（二）诊断

1. 详细而准确的病史采集在ED的诊断和评估中具有非常重要的作用，医生不仅要详细询问患者的阴茎勃起功能情况，还应尽可能询问患者是否存在导致ED的可能病因和相关危险因素[5]（Ⅲ级证据，B级推荐）。

2. 勃起功能量表评估与分级 采用国际勃起功能问卷-5（ⅡEF-5）和勃起硬度评估（EHS）是ED诊断的重要工具之一[6]（Ⅲ级证据，B级推荐）。

3. 临床检查与评估 进行体格检查是必需的[7]（Ⅳ级证据，B级推荐），心血管系统风险分级评估被推荐[8]（Ⅲ级证据，A级推荐），同时进行精神心理评估[9]（Ⅳ级证据，B级推荐）。

（三）实验室检测

对于一般患者，建议行空腹血糖或者糖化血红蛋白、血脂、清晨总睾酮检查；必要时可行黄体生成素、卵泡刺激素、泌乳素、游离睾酮及血常规、血生化、甲状腺功能等检查[10]。对于50岁以上的或怀疑前列腺癌患者建议检查前列腺特异性抗原（prostate-specific antigen，PSA）[11]。虽然大多数男性ED患者可能无法通过实验室检查获得准确诊断，但可藉此发现引起男性ED的部分原因及并存疾病[12]（Ⅳ级证据，B级推荐）。

（四）特殊检查

包括阴茎勃起检测（Ⅲ级证据，B级推荐），海绵体血管功能检测（Ⅲ级证据，B级推荐），海绵体血管造影检查（Ⅳ级证据，C级推荐），早期血管功能评估（Ⅳ级证据，C级推荐）。

（五）神经检查

神经检查主要包括阴茎感觉阈值测定、球海绵体反射潜伏时间、阴茎海绵体肌电图、躯体感觉诱发电位及括约肌肌电图等。阴茎海绵体肌电图（corpus cavernosum electromyography，CC-EMG）可以直接检测阴茎自主神经功能和海绵体平滑肌功能，但关于CC-EMG对于ED的诊断价值目前仍缺乏定论。阴茎感觉阈值目前仍缺乏统一的标准[13]（Ⅳ级证据，C级推荐）。

（六）康复治疗

1. 盆底肌锻炼 推荐将盆底肌康复作为治疗勃起功能障碍的首选。盆底肌康复是治疗勃起功能障碍效果显著的治疗方法，应教会勃起功能障碍患者使用个性化的盆底康复具体方法，结合健康宣教或与盆底肌康复相关的小册子、视频以帮助患者自主进行家庭训练[14-16]（Ⅰ级证据，A 级推荐）。

2. 体外冲击波疗法　体外冲击波疗法治疗勃起功能障碍具有明确的临床疗效，勃起功能障碍患者的症状越轻，低强度体外冲击波疗法的临床疗效维持的时间越长[17-20]（Ⅰ级证据，A 级推荐）。

3. 生活方式调整　推荐生活方式调整如增加体育活动、减肥、控制饮食、减少吸烟、避免过量饮酒、控制高血压等预防或改善勃起功能障碍[21-30]（Ⅱ级证据，B 级推荐）。

4. 体力活动　推荐每周至少进行 4 次，每次 40 分钟的中等或高强度有氧运动以预防或改善勃起功能障碍[31-36]（Ⅰ级证据，A 级推荐）。

5. 生物反馈　将生物反馈作为盆底肌康复的辅助治疗方法治疗勃起功能障碍[37-39]（Ⅰ级证据，A 级推荐）。

6. 针灸　不推荐针灸作为治疗勃起功能障碍的常规干预措施[40-42]（Ⅰ级证据，A 级推荐）。

（施国伟　蒋惠瑜）

参考文献

[1] GRATZKE C，ANGULO J，CHITALEY K，et al. Pathophysiology of Erectile Dysfunction[J]. Journal of Sexual Medicine，2005，2（1）：26-39.

[2] HATZIMOURATIDIS K，AMAR E，EARDLEY I，et al. Guidelines on male sexual dysfunction：erectile dysfunction and premature ejaculation[J]. European Urology，2010，57（5）：804-814.

[3] FISHER W A，EARDLEY I，MCCABE M，et al. Erectile dysfunction（ED）is a shared sexual concern of couples I：couple conceptions of ED[J]. Journal of Sexual Medicine，2010，6（10）：2746-2760.

[4] GANDAGLIA G，BRIGANTI A，JACKSON G，et al. A Systematic Review of the Association Between Erectile Dysfunction and Cardiovascular Disease[J]. European Urology，2014，65（5）：968-978.

[5] HATZIMOURATIDIS K，AMAR E，EARDLEY I，et al. Guidelines on male sexual dysfunction：erectile dysfunction and premature ejaculation[J]. European Urology，2010，57（5）：804-814.

[6] ROSEN R C，RILEY A，WAGNER G，et al. The international index of erectile function（ⅡEF）：A multidimensional scale for assessment of erectile dysfunction[J]. Urology，1997，49（6）：822-830.

[7] 朱积川. 男子勃起功能障碍诊治指南 [J]. 中国男科学杂志，2004，18（1）：68-72.

[8] GANDAGLIA G，BRIGANTI A，JACKSON G，et al. A Systematic Review of the Association Between Erectile Dysfunction and Cardiovascular Disease[J]. European Urology，2014，65（5）：968-978.

[9] CAPOGROSSO P，COLICCHIA M，VENTIMIGLIA E，et al. One patient out of four with newly diagnosed erectile dysfunction is a young man--worrisome picture from the everyday clinical practice. J Sex Med，2013，10：1833-1841.

[10] MAGGI M，BUVAT J，CORONA G，et al. Hormonal causes of male sexual dysfunctions and their management（hyper-prolactinemia，thyroid disorders，GH disorders，and DHEA）[J]. Journal of Sexual Medicine，2013，10（3）：661-677.

[11] HEIDENREICH A，BASTIAN P J，BELLMUNT J，et al. EAU Guidelines on Prostate Cancer. Part 1：Screening，Diagnosis，and Local Treatment with Curative Intent—Update 2013[J]. European Urology，2014，65（1）：124-137.

[12] GHANEM H M，SALONIA A，MARTIN-MORALES A. SOP：Physical Examination and Laboratory Testing for Men with Erectile Dysfunction[J]. Journal of Sexual Medicine，2013，10（1）：108-110.

[13] FRANCOIS GIULIANO M D，ROWLAND D L. Standard Operating Procedures for Neurophysiologic Assessment of Male Sexual Dysfunction[J]. Journal of Sexual Medicine，2013，10（5）：1205-1211.

[14] DOREY G，SPEAKMAN M J，FENELEY R C L，et al. Pelvic floor exercises for erectile dysfunction[J]. Bju International，2015，96（4）：595-597.

[15] DOREY，G. Restoring pelvic floor function in men. review of RCTs，2015，14（19）1014-1021.

[16] SIEGEL，ANDREW L. Pelvic Floor Muscle Training in Males：Practical Applications[J]. Urology，2014，84（1）：1-7.

[17] VARDI Y，APPEL B，JACOB G，et al. Can low-intensity extracorporeal shockwave therapy improve erectile function? A 6-month follow-up pilot study in patients with organic erectile dysfunction[J]. Eur Urol，2010，58（2）：243-248.

[18] KITREY ND，GRUENWALD I，APPEL B，et al. Penile Low Intensity Shock Wave Treatment is Able to Shift PDE5i

Nonresponders to Responders: A DoubleBlind, Sham Controlled Study[J]. J Urol, 2016, 195(5): 1550-1555.

[19] KITREY ND, VARDI Y, APPEL B, et al. Low Intensity Shock Wave Treatment for Erectile Dysfunction-How Long Does the Effect Last[J]? J Urol, 2018, 200(1): 167-170.

[20] SOKOLAKIS, IOANNIS, GEORGIOS HATZICHRISTODOULOU. Clinical studies on low intensity extracorporeal shockwave therapy for erectile dysfunction: a systematic review and meta-analysis of randomised controlled trials[J]. International journal of impotence research (2019): 1.

[21] HATZIMOURATIDIS K, et al. Guidelines on male sexual dysfunction: erectile dysfunction and premature ejaculation[J]. Eur Urol, 2010, 57: 804-814.

[22] MAIORINO MI, BELLASTELLA G, ESPOSITO K. Lifestyle modifications and erectile dysfunction: what can be expected[J]? Asian J Androl, 2015, 17(1): 5-10.

[23] CHENG JY, NG EM, KO JS, et al. Physical activity and erectile dysfunction: meta-analysis of population-based studies[J]. Int J Impot Res, 2007, 19(3): 245-252.

[24] BACON CG, MITTLEMAN MA, KAWACHI I, et al. Sexual function in men older than 50 years of age: results from the health professionals follow-up study[J]. Ann Intern Med, 2003, 139(3): 161-168.

[25] KOVAC JR, LABBATE C, RAMASAMY R, et al. Effects of cigarette smoking on erectile dysfunction[J]. Andrologia, 2015, 47(10): 1087-1092.

[26] KUPELIAN V, ARAUJO A B, CHIU G R, et al. Relative contributions of modifiable risk factors to erectile dysfunction: Results from the Boston Area Community Health (BACH) Survey[J]. Preventive Medicine, 2010, 50(1-2): 19-25.

[27] KUPELIAN V, LINK C L, MCKINLAY J B. Association between Smoking, Passive Smoking, and Erectile Dysfunction: Results from the Boston Area Community Health (BACH) Survey[J]. European Urology, 2007, 52(2): 416-422.

[28] POURMAND G, ALIDAEE M R, RASULI S, et al. Do cigarette smokers with erectile dysfunction benefit from stopping?: a prospective study[J]. BJU International, 2004, 94(9): 1310-1313.

[29] CHEW, BREMNER K K, STUCKEY A, et al. Alcohol consumption and male erectile dysfunction: an unfounded reputation for risk?[J]. Journal of Sexual Medicine, 2010, 6(5): 1386-1394.

[30] ARACKAL B S, BENEGAL V. Prevalence of sexual dysfunction in male subjects with alcohol dependence[J]. Indian J Psychiatry, 2007, 49(49): 109-112.

[31] CHENG J Y W, NG E M L, KO J S N, et al. Physical activity and erectile dysfunction: meta-analysis of population-based studies[J]. International Journal of Impotence Research, 2007, 19(3): 245-252.

[32] JANISZEWSKI PM, JANSSEN I, ROSS R. Abdominal obesity and physical inactivity are associated with erectile dysfunction independent of body mass index[J]. J Sex Med, 2009, 6(7): 1990-1998.

[33] HANNAN JL, MAIO MT, KOMOLOVA M, et al. Beneficial impact of exercise and obesity interventions on erectile function and its risk factors[J]. J Sex Med, 2009, 6(3): 254-261.

[34] GRIMM RH JR, GRANDITS GA, PRINEAS RJ, et al. Long-term effects on sexual function of five antihypertensive drugs and nutritional hygienic treatment in hypertensive men and women. Treatment of Mild Hypertension Study (TOMHS) [J]. Hypertension, 1997; 29(1 Pt 1): 8-14.

[35] ESPOSITO K, CIOTOLA M, GIUGLIANO F, et al. Mediterranean diet improves erectile function in subjects with the metabolic syndrome[J]. Int J Impot Res, 2006, 18(4): 405-410.

[36] GERBILD C M, GRAUGAARD C, ARESKOUG J K. Physical Activity to Improve Erectile Function: A Systematic Review of Intervention Studies[J]. Sexual Medicine, 2018, 6(2): 75-89.

[37] PEREZ F S B, ROSA N C, DA R A F, et al. Effects of Biofeedback in Preventing Urinary Incontinence and Erectile Dysfunction after Radical Prostatectomy[J]. Frontiers in Oncology, 2018, 8: 20.

[38] PROTA C, GOMES CM, RIBEIRO L H S, et al. Early postoperative pelvic-floor biofeedback improves erectile function in men undergoing radical prostatectomy: a prospective, randomized, controlled trial[J]. International Journal of Impotence Research, 2012, 24(5): 174-178.

[39] DOREY G, SPEAKMAN M, FENELEY R, et al. Randomised controlled trial of pelvic floor muscle exercises and manometric biofeedback for erectile dysfunction[J]. Br J Gen Pract, 2004, 54(508): 819-825.

[40] CUI X, LI X, PENG W, et al. Acupuncture for erectile dysfunction: a systematic review protocol[J]. Bmj Open, 2016, 5(3): e007040.

[41] LEE M S, SHIN B C, ERNST E. Acupuncture for treating erectile dysfunction: a systematic review[J]. Bju International, 2010, 104(3): 366-370.

[42] TSAI M Y, LIU C T, CHANG C C, et al. Overview of the relevant literature on the possible role of acupuncture in treating male sexual dysfunction[J]. Acupuncture in Medicine, 2014, 32(5): 406-410.

二、早泄

(一)定义

推荐国际性医学会(ISSM)以循证为基础的早泄(premature ejaculation, PE)定义:①阴茎进入阴道后,射精总是或者通常大约在 1 分钟内(原发性),或不足 3 分钟,伴明显困扰(继发性);②阴茎部分或完全进入阴道后,射精无法推迟;③伴随消极心理,如苦恼、忧虑、挫败感,避免性接触。

(二)临床检查方法

评估问卷量表[1] 目前常用的是 PE 简表(Premature Ejaculation Profile, PEP)、PE 指数(Index of Premature Ejaculation, IPE)、PE 诊断工具(Premature Ejaculation Diagnostic Tool, PEDT)。使用最广泛的工具是 PEDT。推荐意见:弱推荐进行问卷量表的自我评估(Ⅲ级证据,C 级推荐);体格检查(Ⅲ级证据,C 级推荐);电生理检查包括阴茎神经电生理检查、阴茎生物感觉阈值测定、球海绵体反射潜伏期测定(Ⅲ级证据,C 级推荐)。

(三)临床诊断

包含了病史采集[2, 3](Ⅰ级证据,A 级推荐);用秒表测量阴道内射精潜伏期是必要的[4](Ⅱ级证据,B 级推荐);对自控力和苦恼以及人际困难导致射精功能障碍进行全面评估(Ⅰ级证据,A 级推荐)。

(四)康复治疗

1. 盆底肌锻炼 盆底肌康复治疗 PE 有一定的临床疗效,Antonio Luigi Pastore1[5] 等于 2018 年发表了 154 例患者回顾性研究,结果显示:长期进行盆底肌康复对于早泄有一定的临床疗效(Ⅲ级证据,C 级推荐)。

2. 心理 - 行为疗法(psycho-behavioral therapy, PBT) PBT 治疗早泄疗效确定。De Carufel 和 Trudel[6] 等于 2016 年发表一篇系统评价,结果显示:PBT 干预早泄时无不良反应,在干预早泄 2～12 周后阴道内射精潜伏期延长,干预 3～6 个月后随访发现早泄患者的阴道内射精潜伏期仍有改善(Ⅰ级证据,A 级推荐)。

3. 针灸疗法 不推荐针灸作为常规治疗早泄,但对于药物反应大的男性,针灸是一种可以选择的方法(Ⅰ级证据,A 级推荐)。

4. 生物反馈治疗 Antonio Luigi Pastore[5] 等在 2018 年发表生物反馈结合盆底肌康复治疗早泄的回顾性研究,结果显示:生物反馈结合盆底肌康复治疗早泄并不一定比单独的盆底肌康复更有效,在盆底肌康复结合使用生物反馈时考虑患者是否会识别和主动收缩盆底肌(Ⅲ级证据,C 级推荐)。

5. 电刺激治疗 作为早泄的一种辅助治疗有一定临床疗效。Antonio L. Pastore 等于 2014 年发表早泄新的治疗原创性研究[7],使用肌电图活动了解射精情况,结果显示:电刺激作为被动疗法可提高盆底肌收缩,在盆底肌能完全收缩的男性患者中,电刺激结合盆底肌康复并不比单独的盆底肌康复效果更佳。不推荐将电刺激作为常规治疗,但对于不能主动收缩盆底肌的患者,电刺激是一种可以选择的方法(Ⅲ级证据,C 级推荐)。

(施国伟 蒋惠瑜)

参考文献

[1] ALTHOF S E, SYMONDS T. Patient reported outcomes used in the assessment of premature ejaculation[J]. Urol Clin North Am, 2007, 34(4): 581-589.

[2] SHABSIGH R. Diagnosing premature ejaculation：A review[J]. J Sex Med，2006，3（Suppl 4）：318-323.

[3] SHARLIP I. Diagnosis and treatment of premature ejaculation：The physician's perspective[J]. J Sex Med，2005，2（Suppl 2）：103-109.

[4] KEMPENEERS P，ANDRIANNE R，BAUWENS S，et al. Functional and psychological characteristics of belgian men with premature ejaculation and their partners[J]. Arch Sex Behav，2013，42（1）：51-66.

[5] LUIGI P A，GIOVANNI P，ANDREA F，et al. PD31-03 Pelvic Muscle Floor Rehabilitation As a Therapeutic Option In Lifelong Premature Ejaculation：Long-Term Outcomes[J]. The Journal Of Urology，2018，199（4）：e640.

[6] ALTHOF S E. Psychosexual therapy for premature ejaculation[J]. Translational Andrology and Urology，2016，5（4）：475-481.

[7] PASTORE AL，PALLESCHI G，FUSCHI A，et al. Pelvic floor muscle rehabilitation for patients with lifelong premature ejaculation：a novel therapeutic approach[J]. Therapeutic Advances in Urology，2014，6（3）：83-88.

三、女性性功能障碍

女性性功能障碍（female sexual dysfunction，FSD）是指女性个体在性反应周期中的一个或几个阶段发生障碍或出现与性交有关的疼痛，而不能参与或不能达到其所预期的性关系，造成心理痛苦[1,2]。通常继发于精神、躯体疾患和不良的夫妻关系。目前 FSD 患病率约为 40%[3,4]。根据最近版的国际性医学专家共识，以下是最新的国际分类系统[5]：女性性兴趣/性欲障碍；主观性唤起障碍；生殖器性唤起障碍；生殖器性唤起障碍合并主观性唤起障碍；持续性性唤起；女性性高潮障碍；性交困难；阴道痉挛；性厌恶。

（一）临床诊断

包括性生活史、医学史、患者类固醇性激素缺乏的症状、心理社会史、心理学会诊[6-14]（强推荐）。体格检查应根据病史提供的性医学症状有针对性地进行；实验室检查对指导 FSD 的诊断几乎没有帮助；特殊检查可根据患者病情选择血管检查、影像学检查及神经学检查，尤其病史提示有 FSD 神经疾患，可行外生殖器运动和感觉神经分布完整性的神经学检查[15]（弱推荐）。

（二）康复治疗

1. 盆底肌锻炼 传统方法主要为 Kegel 法，Ferreira[16] 等复习了 8 篇 1997 年至 2014 年间发表的关于盆底肌练习对女性盆底功能障碍的影响方面的英文文献，提出 PFMT 可以作为改善盆底肌力和性功能的治疗方法，花费较少，并且无不良作用。Golmakani[17] 等将伊朗医疗健康中心的 79 名产后 8 周妇女分为干预组（Kegel 运动，即 PFMT）和对照组，8 周后进行对照观察，结果证实 PFMT 显著增加了性的自我效能。Brekken[18] 等将北欧日耳曼语系 Ⅰ～Ⅲ度 POP 妇女随机分为观察组和对照组，观察组 50 例，进行 6 个月 PFMT 加生活方式指导，对照组 59 例，单纯生活方式指导。结果观察组 19 例（39%）妇女性功能有改善，而对照组只有 2 例（5%）（$P<0.01$）。这些妇女增加了盆底的肌力和持久力，增强了自信心，阴道有缩紧的感觉，从而改善了性欲和性高潮，同时改善了性伴侣的满意度（Ⅰ级证据，A 级推荐）。

2. 电刺激 Aydin[19] 等将 42 例无盆底障碍的 FSD 妇女随机分为 VES 组和安慰（对照）组，VES 组使用 Myo Bravo 电刺激设备，插入阴道探头，给予 50Hz 交流电，工作 5 秒，休息 5 秒，电流强度从 0mA 开始，逐渐增加至看到盆底肌肉收缩，然后根据患者的耐受性增加强度，持续 20 分钟。安慰组电流强度逐渐增加至看到盆底肌肉收缩，然后无电流接触 20 分钟。每周 1 次，共 8 次。治疗前后行 FSFI 评分。盆底肌力用 PERFECT 系统评估。结果，VES 组在肌力、持久力、快速收缩等方面较安慰组显著改善（$P<0.0001$）。VES 组在性功能评分和性欲、性唤起、性高潮及性满足方面均有显著改善。而安慰组在性欲、性唤起和性高潮方面亦有改善，可能为安慰剂效应。Rivalta 等[20] 应用联合治疗过程包括 VES 治疗后发现患者在性功能的所有方面均有不同程度的改善。尽管在治疗 FSD 的某些方面可能得到不一致的结果，但继续评价 VES 和其他修复盆底的有效方法可能提供治疗 FSD 新的选择（Ⅰ级证据，A 级推荐）。

3. 生物反馈联合电刺激 生物反馈联合电刺激是治疗女性盆底功能障碍的最佳方法[21]（Ⅰ级证据，A 级推荐）。

4. 手法治疗 通过手法配合电刺激和生物反馈对于产后出现盆底肌肉松弛所致性生活下降有较好的治疗作用[22]。目前手法治疗性功能障碍逐渐应用于临床,但国内外未见关于 FSD 单纯手法治疗相关文献报道。

(1) 肌筋膜放松:已有物理治疗师通过筋膜放松疗法成功治愈外阴痛和性交痛的报告[23]。一项研究表明[24],已有 96% 的针对女性服务的物理治疗师利用运动软组织和筋膜放松治疗诱发性前庭痛(provoked vestibulodynia,PVD)(Ⅱ级证据,B级推荐)。

(2) 脏器调节:脏器调节是一种改善内脏和器官操作能力的物理治疗技术。该技术用于胸、腹及盆腔脏器粘连的诊断及治疗。该技术的优势在于可以提高组织代谢,促进血管扩张,并改善呼吸和消化系统的功能。脏器调节治疗 PVD,有 71% 的症状改善,62% 性功能有所提高(如:性交痛减少,插入频率增加,欲望增强)[24];此外脏器调节还有助于改善外阴疼痛。致力于妇女健康的物理治疗师调查显示,有 33% 通过脏器调节治疗患有 PVD 的女性(Ⅱ级证据,B级推荐)。

(3) 关节调节:盆底功能障碍或者外阴阴道痛可能由前骨盆倾斜,腿的长度 / 骨盆姿势不对称,髋关节活动范围丧失以及腰椎关节功能障碍所导致,在妇女健康 PT 调查中,78% 的应答者使用关节调制来治疗 PVD[24](Ⅱ级证据,B级推荐)。

5. 针灸治疗 叶然[25]等艾灸关元、肾俞、三阴交治疗 30 例肾阳虚型女性性功能障碍患者,患者性欲减退、畏寒肢冷、精神萎靡、腰膝酸软等症状显著改善,肾阳虚之性欲低下、性唤起障碍型性功能减退有良好改善($P<0.05$)(Ⅱ级证据,C级推荐)。

6. 认知行为疗法 认知行为疗法能够有效地缓解性交疼痛,改善性心理功能,即便在研究中短期治疗也有较好的效果(Ⅲ级证据,C级推荐)。

7. 其他治疗 Eros 阴蒂治疗仪是美国 FDA 批准使用的 FSD 治疗器械,可增加阴蒂、阴道和骨盆血流,改善性唤起、性高潮和性满意度(Ⅴ级证据,F级推荐)。

(胡 青 李旭红)

参考文献

[1] CAYAN S, AKBAY E, CAMPOLAT B, et al. The prevalence of female sexual dysfunction and potential risk factors that may impair sexual function[J]. Urologia Internationalis, 2004, 72(1): 52-57.

[2] SAKINCI M, ERCAN C M, OLGAN S, et al. Comparative analysis of copper intrauterine device impact on female sexual dysfunction subtypes[J]. Taiwanese Journal of Obstetrics & Gynecology, 2016, 55(1): 30-34.

[3] BASSON R, REES P, WANG R, et al. Sexual Function in Chronic Illness[J]. Journal of Sexual Medicine, 2010, 7(1pt2): 374-388.

[4] ATIS G, DALKILINC A, ALTUNTAS Y, et al. Sexual Dysfunction in Women with Clinical Hypothyroidism and Subclinical Hypothyroidism[J]. Journal of Sexual Medicine, 2010, 7(7): 2583-2590.

[5] BERMAN J R, BASSUK J. Physiology and pathophysiology of female sexual function and dysfunction[J]. World Journal of Urology, 2002, 20(2): 111-118.

[6] ULUG U, BEN-SHLOMO I, TOSUN S, et al. The reproductive performance of women with hypogonadotropic hypogonadism in an in vitro fertilization and embryo transfer program[J]. Journal of Assisted Reproduction & Genetics, 2005, 22(4): 167-171.

[7] ROUX N D, GENIN E, CAREL J C, et al. Hypogonadotropic hypogonadism due to loss of function of the KiSS1-derived peptide receptor GPR54[J]. Proceedings of the National Academy of Sciences, 2003, 100(19): 10972-10976.

[8] MEYSING A U, KANASAKI H, BEDECARRATS G Y, et al. GNRHR mutations in a woman with idiopathic hypogonadotropic hypogonadism highlight the differential sensitivity of luteinizing hormone and follicle-stimulating hormone to gonadotropin releasing hormone[J]. J Clin Endocrinol Metab, 2004, 89(7): 3189-3198.

[9] BERMAN JR, BERMAN LA, WERVIN TJ, et al. Clinical evaluation of female sexual function: Effects of age and estrogen status on subjective and physiologic sexual responses[J]. Psychosom Med, 1983, 45: 259-269.

[10] SARREL PM. Effects of hormone replacement therapy on sexual psychophysiology and behavior in postmenopause[J]. J

Womens Health Gend Based Med，2000，9：25-32.

[11] BASSON R，BERMAN J，BURNETT A，et al. Report of the International Consensus Development Conference on Female Sexual Dysfunction: Definitions and Classifications[J]. J Sex Marital Ther，2015，27（2）：83-94.

[12] ROSEN R，BROWN C，HEIMAN J，et al. The Female Sexual Function Index（FSFI）：A multidimensional self-report instrument for the assessment of female sexual function[J]. J Sex Marital Ther，2000，26：191-208.

[13] SONG SH，JEON H，KIM SW，et al. The prevalence and risk factors of female sexual dysfunction in young Korean women：An internet-based survey[J]. J Sex Med，2008，5（7）：1694-701.

[14] NAPPI RE，TERRENO E，TASSORELLI C，et al. Sexual function and distress in women treated for primary headaches in a tertiary university center[J]. J Sex Med，2012，9（3）：761-769.

[15] ALCÁNTARA MONTERO A，SÁNCHEZ CARNERERO CI. Female sexual dysfunction: Drug treatment options[J]. Semergen，2016，42（5）：33-37.

[16] JORGE FERREIRA CH，DWYER PL，DAVIDSON M，et al. Does pelvic floor muscle training improve female sexual function?A systematic review[J]. Int Urogynecol J，2015，26（12）：1735-1750.

[17] GOLMAKANI N，ZARE Z，KHADEM N，et al. The effect of pelvic floor muscle exercises program on sexual self-efficacy in primiparous women after delivery[J]. Iran J Nurs Midwifery Res，2015，20（3）：347-353.

[18] BRAEKKEN IH，MAJIDA M，ENGH ME. Can pelvic floor muscle training improve sexual function in women with pelvic organ prolapse?A randomized controlled trial[J]. Journal of Sexual Medicine，2015，12（2）：470-480.

[19] AYDIN S，AYDIN CA，BATMAZ G，et al. Effect of vaginal electrical stimulation on female sexual functions：a randomized study[J]. Journal of Sexual Medicine，2015，12（2）：463-469.

[20] RIVALTA M，SIGHINOLFI MC，DE STEFANI S，et al. Biofeedback，electrical stimulation，pelvic floor muscle exercises，and vaginal cones：a combined rehabilitative approach for sexual dysfunction associated with urinary incontinence[J]. Journal of Sexual Medicine，2009，6（6）：1674-1677.

[21] KOH CE，YOUNG CJ，YOUNG JM，et al. Systematic review of randomized controlled trials of the effectiveness of biofeedback for pelvic floor dysfunction [J]. Br J Surg，2008，95（9）：1079-1087.

[22] 周艳华，李旭红，孙绍丹，等. 物理治疗女性性功能障碍的疗效. 中南大学学报（医学版），2018，43（11），1236-1240.

[23] ROSENBAUM T Y. Pelvic floor involvement in male and female sexual dysfunction and the role of pelvic floor rehabilitation in treatment: a literature review[J]. Journal of Sexual Medicine，2010，4（1）：4-13.

[24] HARTMANN D，STRAUHAL M J，NELSON C A. Treatment of women in the United States with localized，provoked vulvodynia: practice survey of women's health physical therapists[J]. Journal of Women's Health Physical Therapy，2007，31（1）：48-52.

[25] 叶然，张爱霞，姜荣荣，等. 艾灸治疗肾阳虚型女性性功能障碍的临床研究 [J]. 时珍国医国药，2014，25（11）：2700-2702.

第7节 便　秘

一、定义

便秘是对一组排便障碍症状的描述，而非一个疾病的名称，为临床上最常见的一种消化道症状。便秘的表现一般有：粪便太硬、便次减少、排出困难，这些症状在每个患者身上的表现程度各异，并且可以同时存在。每周自主排便少于 3 次被认为是排便次数减少；排便困难或排便费力为患者的主观症状，主要以排便对患者的生活影响为判断依据 [1，2]。

二、基本检查方法 [3，4]

对于便秘的诊断，详细的病史询问是非常必要的，病史可提供重要的信息，如便秘特点、伴随的消化道症状、基础疾病及药物因素等 [5]。通过便秘的量表评估，可以将复杂的主诉标准化。须警惕报警症状如：血便、黏液便、腹部包块、腹痛等，以及有无肿瘤家族史及社会心理因素。对怀疑有结直肠肛门疾病的便秘患者，应进行肛门直肠指检，可帮助获取诊断信息。粪便常规及潜血应列为常规检查项目，有关生化检查可以协助评估患者的全身状况。结肠镜或影像学检查有助于确定有无器质性病因。

三、专科检查

1. 消化道传输试验　是诊断慢传输型便秘最重要方法，通常认为服用标志物后 72 小时，可排出 80% 以上不透 X 线的标志物为消化道传输功能正常。

2. 肛门直肠测压　是评估肛门控便、排便、感觉功能的重要检查之一，可以了解肛门内外括约肌的功能状态，了解盆底肌有无损伤、痉挛，了解直肠黏膜的敏感性及排便反射是否完整。

3. 球囊逼出试验　最简便地了解肛门出口排便状况的检查，通常认为能在 1 分钟之内排除 50ml 的球囊即为可以自主排便。

4. 排粪造影　能动态观察肛门直肠排便时的直肠肛管的轮廓和功能变化，了解有无直肠前突、黏膜脱垂、耻骨直肠肌肥厚、肛管开闭不良等情况。

5. 会阴神经潜伏期及盆底肌电图检查　能了解排便的神经传导功能及耻骨直肠肌、肛门括约肌的功能状态，分辨便秘是肌源性或是神经源性引起。

6. 心理评估　对于症状及体征不相符，主诉不适有强化倾向，及伴有明显焦虑和抑郁的患者，应进行相关心理评估和问卷筛查来确认便秘相关的心理因素或心理疾病。

四、诊断标准 [1, 6]

对便秘的诊断应至少包括以下三个方面：病因诊断（原发性、继发性）、程度（轻、中、重度）及分型（慢传输型、出口梗阻型及混合型）。慢性便秘的两个基本类型是慢传输型和出口梗阻型，如两者兼备则为混合型。鉴别方式即通过便秘的专科检查得以区分。

五、非手术指征 [6, 7]

便秘通常表现为逐渐加重的过程，绝大多数轻中度便秘患者都可通过一般保守治疗得以康复。对于重度便秘患者，亦可采用一段时间规范的保守治疗，若多种方式的综合治疗不能奏效，才考虑手术治疗的可行性。

六、康复治疗

1. 体力活动　体力活动对于改善便秘症状的证据尚不充分。一项大型的有关女性的问卷调查结果显示，久坐人群相比有一定体力活动水平的群体，便秘的风险明显增加 [8]。不规律饮食及运动减少也和胃肠不适有相关性 [9]。另外也有一项调查指出规律的体力活动能够减少儿童患便秘的概率 [10]。上述研究都建议便秘患者实施低到中等强度的体力活动。然而，另一项研究则指出对于健康的受试者，便秘的发生与体力活动水平没有相关性 [11]。从事中等水平的体力活动对于是否促进肠道蠕动能力仍然有争议。推荐意见：低体力活动与慢性便秘发生相关，建议增加规律性体力活动（Ⅱ级证据，C 级推荐）。

2. 运动训练　特定运动训练的类型有很多，包括步行、骨盆运动、直腿抬高、躯干旋转和下肢踏车训练等。这些种类的训练被认为能够增强胃肠道蠕动，从而促进粪便的排泄 [12]。然而，没有证据支持哪一类型的运动优于其他。缺乏运动会导致身体张力的下降，腹部和盆底肌群的舒缩能力减退不利于排便。运动训练对于机体各大系统均有益处，推荐运动疗法应作为治疗干预的措施之一。推荐意见：运动疗法应作为便秘康复干预的重要部分，帮助预防和治疗便秘（Ⅳ级证据，C 级推荐）。

3. 呼吸训练　据文献报道，膈肌移动度减少可能降低腹内压，减弱排便时大便的向下移动 [13]。对于功能性便秘患者呼吸训练方面重点在于重建膈肌呼吸模式（或称为腹式呼吸），促进腹肌放松，改善呼吸、腹肌、肛周肌群和结肠推动力之间的协调性。标准的膈肌呼吸训练一般在物理治疗师指导下进行，坐位或者仰卧位姿势下患者一只手置于腹部，另一只手置于上胸部通过鼻慢慢深吸气，吸气末端维持几秒钟,再慢慢呼气,过程中注意吸气时腹壁凸起,重复多次[14, 15]。Silva 等[14]在 2013 年发表的一篇关于腹肌训练、呼吸训练和腹部按摩治疗儿童慢性功能性便秘的随机临床对照试验,将 72 名功能性便秘儿童随机分为物理治疗组和药物治疗组,物理治疗组接受运动治疗(包括腹肌等长收缩、膈肌呼吸训练和腹部按摩,每周 2 次,每次 40 分钟,为期 6 周,共 12 次)和通便药治疗,药物治疗组仅接受通便药治疗,所有治疗均为期 6 周。结果显示,物理治疗组排便次数较药物治疗组明显提高,两组患者每周平均排便天数分别为 5.1 天和 3.9 天。Zivkovic 等[15]在 2017 年发表的一篇关于干扰电刺激和膈肌呼吸训练治疗儿童膀胱和肠道功能障碍的前瞻性临床对照试验,将 79 名排尿困难和慢性便秘儿童患者分为膈肌呼吸训练和干扰电治疗组,单纯膈肌训练组和对照组,三组患者均接收宣教和行为调整的建议,所有治疗在诊室进行 2 周,行为调整和膈肌呼吸训练另在家进行为期 1 个月的延续治疗。结果显示,6 周治疗以后,膈肌呼吸训练和干扰电治疗组的排便频率、大便失禁状况均明显改善,但单纯膈肌训练组和对照组并未出现统计学差异。研究组考虑本研究中单纯膈肌呼吸训练仅进行了为期 6 周,未出现明显效果,建议膈肌呼吸训练应达到 6 个月,可能达到改善排便情况的效果。推荐意见:中等推荐呼吸训练作为便秘的康复治疗(Ⅱ级证据,B 级推荐)。

4. 手法治疗

(1)腹部按摩手法:腹部按摩手法具有安全、副作用小且可直接作用于患者腹部的皮下结缔组织等特点,受到部分便秘患者的推崇。有临床对照试验报告,腹部按摩手法可改善脑瘫患者的便秘分数以及术后受试者出现的排便功能障碍[16, 17]。腹部按摩手法结合腹肌、膈肌训练较单纯药物组可显著改善排便次数[14]。而另外的文献报道,腹部按摩手法较对照组在便秘的改善方面无显著性差异[18]。此外,腹部按摩的手法技术在不同的研究方案中尚缺乏一致性,按摩手法的技巧、压力大小、作用时长均有待进一步验证[19]。推荐意见:可作为便秘的辅助治疗(Ⅱ级证据,D 级推荐)。

(2)麦特兰德西式手法:Koo 等人[20]比较了麦特兰德西式手法组和对照(纤维饮食)组对便秘受试者的右结肠、左结肠、乙状结肠直肠传输时间以及总传输时间,发现手法组较对照组的乙状结肠直肠传输时间以及总传输时间显著减少。研究中麦特兰德西式手法主要包括 T9 到 L2 节段(对应胃肠道的位置)的脊椎平面关节的松动手法(受试者俯卧位,舒适体位),共 8 周疗程,每周 3 次,每次 20 分钟。推荐意见:可作为便秘的辅助治疗(Ⅱ级证据,C 级推荐)。

5. 生物反馈治疗　肌肉协同障碍性排便障碍(dysynergic defecation)是成人便秘的主要类型之一,其特点是在进行排便时无法协调膈肌、腹肌、肛门直肠肌肉和盆底肌等的合理收缩和运动,从而导致排便功能障碍[4, 21, 22]。文献指出,生物反馈治疗是治疗上述肌肉协同障碍性便秘的主要一线治疗方法,通过生物反馈的仪器和反馈技术,把相关的生理功能(如肌肉收缩/放松)转化成视觉或音频信号,以提供患者及时的反馈[4, 22-24]。如果运动模式出现偏差或错误可及时进行纠正,使得受试者有条件地执行正确的收缩或放松运动。有研究利用生物反馈结合使用骨盆和会阴肌肉的运动疗法,教导便秘患者排便时正确的肌肉收缩和放松的次序,以改善其排便功能[4, 22]。此外,有相当一部分肌肉协同障碍性排便障碍的便秘患者伴随直肠感觉减退,生物反馈治疗结合感觉再教育训练效果更佳[4]。视乎患者的个体情况,理想的生物反馈治疗通常需要 2 周或以上的疗程,每周 3 次左右,每次持续 30~60 分钟。研究显示生物反馈可改善 70%~80% 便秘患者的症状,其中有 55%~82% 患者可维持长期的效应[22]。此外,有研究报告,家居式生物反馈治疗可与基于机构的生物反馈治疗产生相当的治疗效果,并具有更好的成本效益[21]。推荐意见:推荐生物反馈治疗作为便秘尤其是肌肉协同障碍性排便障碍的一线主要治疗(Ⅱ级证据,B 级推荐)。

6. 冲击波治疗　目前尚无直接文献报道体外冲击波疗法对便秘的治疗效果,但有研究报道聚焦式体外冲击波治疗对慢性骨盆疼痛综合征有改善作用[14],其治疗作用可能与促进血管再生和封闭痛觉神经有关。因此,对于盆底区的持续不适或疼痛导致的便秘可考虑行聚焦式体外冲击波疗法,但需相关临床试验进一步验证。推荐意见:伴随慢性骨盆区疼痛的便秘,可考虑体聚焦式外冲击波治疗(Ⅲ级证据,C 级推荐)。

7. 激光治疗　弱激光对于盆底肌失迟缓所致便秘可能有效,但目前缺乏证据证实该方法的有效性。

推荐意见：暂不推荐（Ⅴ级证据，F级推荐）。

8. 针灸治疗 临床上已将针刺治疗广泛应用于功能性便秘，也有不少研究证实针灸治疗对于功能性便秘的改善作用。2016年Liu等在《内科学年鉴》发表了一篇针刺治疗慢性严重性功能便秘的临床随机、平行、假对照试验，研究中纳入1075例患者，其中电针组536例，假针灸组539例，穴位选取为双天枢、双腹结、双上巨虚进行为期8周的电针治疗，研究结果显示电针治疗可增加自发排便次数，治疗结束后疗效可持续12周，疗法安全，为治疗慢性功能性便秘提供了一种新选择。其他已发表的研究和系统评价也表明电针治疗可改善便秘相关症状和患者生活质量，部分研究显示优于药物治疗且安全性好[25-27]。但仍需要更多循证医学证据证明其长期疗效。推荐意见：推荐应用针灸治疗和改善便秘（Ⅱ级证据，B级推荐）。

9. 中药治疗 慢性便秘属于中医"大便难""后不利""脾约""便秘"等范畴，中医中药应用于治疗便秘已有2000年历史，常用的中药有中药汤剂如补中益气汤、中成药如麻仁丸等。2018年Zhong等[34]在国际上发表了一篇关于麻子仁丸治疗功能性便秘的研究，麻子仁丸组对比药物组、安慰组结果显示，结肠运输明显增加，整体便秘症状的严重程度降低。其他研究也显示，部分中药治疗可明显改善便秘症状，安全性尚可[31, 35]。但其疗效的评估尚需更多进一步开展精心设计、随机化、双盲、安慰剂对照的临床试验。推荐意见：可使用合适的中药进行个体化便秘的治疗（Ⅱ级证据，B级推荐）。

10. 其他非手术治疗方法

（1）干扰电治疗：既往研究中干扰电作为一种体表电刺激用于便秘的治疗，所涉及的功能障碍包括慢传输型便秘、阿片类药物相关便秘、神经源性肠道功能障碍、功能性消化不良等[28-31]。其使用方法不同文献尚不统一，电刺激载波频率为4kHz（中频），每次治疗20～60分钟，每周治疗3天至7天，治疗持续2周至6个月，电极作用部位在腹侧两侧肋弓以下脐周、背侧T9～L2水平，或采用穴位刺激（天枢穴和中脘穴）[28, 30, 31]。其作用机制也尚不明确，Moore等[29]在2018年发表的一项综述，共纳入了17项临床研究，其中13项研究是只针对儿童，11项为临床随机对照试验，4项研究来源于同一个中心均针对儿童排便频率、结肠传输情况和生活质量进行。所有研究均表明干扰电治疗可以改善症状，但是其中多数研究的实验设计上存在不足。该综述建议干扰电治疗作为一种新型、非药物且经济的治疗方法，可能具有潜在价值，但需要更多关于成年人群及大样本的随机临床对照试验。推荐意见：中等推荐干扰电治疗（Ⅱ级证据，B级推荐）。

（2）行为和饮食习惯改变：建议暂停可导致便秘的药物[29]。行为的改变建议包括：①保持每日排便的习惯，以促进胃肠道规律性反射；②采取有利的排便姿势，抬高双脚，打开肛门直肠角；③改善排便环境保持相对安静（专家意见）。另外每天增加纤维摄入直到达到最低推荐剂量25g/d可治疗轻度至中度便秘[22, 32]。纤维摄入量已被证明可显著改善粪便稠度，可更好治疗轻度至中度便秘。最近的研究也发现，每天摄入1升富含矿物质（镁）的水有明显的通便作用[33]，推荐意见：中等推荐纤维的摄入治疗（Ⅱ级证据，B级推荐）；建议可结合排便行为的改变（Ⅴ级证据，F级推荐）。

（任东林 王于领）

参考文献

[1] DEBORAH TS. Constipation[J]. JAMA，2013，310（13）：1416.

[2] SHIN JE，JUNG HK，LEE TH，et al. Guidelines for the Diagnosis and Treatment of Chronic Functional Constipation in Korea，2015 Revised Edition[J]. J Neurogastroenterol Motil，2016，30，22（3）：383-411.

[3] TODD S，ANDREW MD，Evaluation and Treatment of Patients with Constipation[J]. JAMA，2016，315（2）：192-193.

[4] SKARDOON GR，KHERA AJ，EMMANUEL AV，BURGELL RE. Review article：dyssynergic defaecation and biofeedback therapy in the pathophysiology and management of functional constipation[J]. Aliment Pharmacol Ther，2017，46（4）：410-423.

[5] SERRA J，MASCORT-ROCA J，MARZO-CASTILLEJO M，et al. Clinical practice guidelines for the management of constipation in adults. Part 2：Diagnosis and treatment[J]. Gastroenterol Hepatol. 2017，40（4）：303-316.

[6] ARNOLD W. Constipation Advances in Diagnosis and Treatment[J]. JAMA，2016，315（2）：185-191.

[7] KOVACIC K，HAINSWORTH K，SOOD M，et al. Neurostimulation for abdominal pain-related functional gastrointestinal disorders in adolescents：a randomised，double-blind，sham-controlled trial[J]. Lancet Gastroenterol Hepatol，2017，2（10）：727-737.

[8] BROWN WJ，MISHRA G，LEE C，et al. Leisure time physical activity in australian women：relationship with well being and symptoms[J]. Res Q Exerc Sport，2000，71（3）：206-216.

[9] OHLSSON B，MANJER J. Physical inactivity during leisure time and irregular meals are associated with functional gastrointestinal complaints in middle-aged and elder subjects[J]. Scand J Gastroenterol，2016，51（11）：1299-1307.

[10] SEIDENFADEN S，ORMARSSON O T，LUND S H，et al. Physical activity may decrease the likelihood of children developing constipation[J]. Acta Paediatr，2018，107（1）：151-155.

[11] TUTEJA A K，TALLEY N J，JOOS S K，et al. Is constipation associated with decreased physical activity in normally active subjects?[J]. Am J Gastroenterol，2005，100（1）：124-129.

[12] RICHMOND J P，Wright M E. Review of the literature on constipation to enable development of a constipation risk assessment scale[J]. J Orthop Nurs，2004，8（1）：0-25.

[13] GEORGE SE，BORELLO-FRANCE DF. Perspective on physical therapist management of functional constipation[J]. Phys Ther，2017，97（4）：478-493.

[14] SILVA CAG，MOTTA MEFA. The use of abdominal muscle training，breathing exercises and abdominal massage to treat paediatric chronic functional constipation[J]. Colorectal Dis，2013，15（5）：E250-E255.

[15] ZIVKOVIC V D，STANKOVIC I，DIMITRIJEVIC L，et al. Are Interferential Electrical Stimulation and Diaphragmatic Breathing Exercises Beneficial in Children With Bladder and Bowel Dysfunction?[J]. Urology，2017，102（Complete）：207-212.

[16] ELBASAN B，BEZGIN S. The effects of reflexology on constipation and motor functions in children with cerebral palsy[J]. Pediatr Neonatol，2018，59（1）：42-47.

[17] BOVE A，BELLINI M，BATTAGLIA E，et al. Consensus statement AIGO/SICCR diagnosis and treatment of chronic constipation and obstructed defecation（part Ⅱ：treatment）[J]. World J Gastroenterol，2012，18（36）：4994-5013.

[18] TURAN N，AŞT TA. The Effect of Abdominal massage on constipation and quality of life[J]. Gastroenterol Nurs，2016，39（1）：48-59.

[19] MCCLURG D，HAGEN S，JAMIESON K，et al. Abdominal massage for the alleviation of symptoms of constipation in people with Parkinson's：a randomised controlled pilot study[J]. Age Ageing，2016，45（2）：299-303.

[20] KASSOLIK K，ANDRZEJEWSKI W，WILK I，et al. The effectiveness of massage based on the tensegrity principle compared with classical abdominal massage performed on patients with constipation[J]. Arch Gerontol Geriatr，2015，61（2）：202-211.

[21] KOO JP，CHOI JH，KIM NJ. The effects of maitland orthopedic manual therapy on improving constipation[J]. J Phys Ther Sci，2016，28（10）：2857-2861.

[22] RAO SSC，VALESTIN JA，XIANG X，et al. Home-based versus office-based biofeedback therapy for constipation with dyssynergic defecation：a randomised controlled trial[J]. Lancet Gastroenterol Hepatol，2018，3（11）：768-777.

[23] RAO S S C，YU S，FEDEWA A. Systematic review：dietary fibre and FODMAP-restricted diet in the management of constipation and irritable bowel syndrome[J]. Aliment Pharmacol Ther，2015，41（12）：1256-1270.

[24] BOVE A，BELLINI M，BATTAGLIA E，et al. Consensus statement AIGO/SICCR diagnosis and treatment of chronic constipation and obstructed defecation（part Ⅱ：treatment）[J]. World J Gastroenterol，2012，18（36）：4994-5013.

[25] COSTILLA VC，FOXX-ORENSTEIN AE. Constipation：understanding mechanisms and management[J]. Clin Geriatr Med，2014，30（1）：107-115.

[26] ZHANG T，CHON TY，LIU B，et al. Efficacy of acupuncture for chronic constipation：a systematic review[J]. Am J Chin Med，2013，41（4）：717-742.

[27] ZHOU S，ZHANG X，WANG J. Comparison of electroacupuncture and medical treatment for functional constipation：a systematic review and meta-analysis[J]. Acupunct Med，2017，35（5）：324-331.

[28] ZHU L，MA Y，DENG X. Comparison of acupuncture and other drugs for chronic constipation：A network meta-analysis[J]. PLoS One，2018，13（4）：e0196128.

[29] MOORE JS，GIBSON PR，BURGELL RE. Neuromodulation via interferential electrical stimulation as a novel therapy in gastrointestinal motility disorders[J]. J Neurogastroenterol Motil，2018，24（1）：19-29.

[30] VITTON V，DAMON H，BENEZECH A，et al. Clinical practice guidelines from the French National Society of Coloproctology in treating chronic constipation[J]. Eur J Gastroenterol Hepatol，2018，30（4）：357-363.

[31] YIK YI，HUTSON J，SOUTHWELL B. Home-based transabdominal interferential electrical stimulation for six months improves paediatric slow transit constipation（stc）[J]. Neuromodulation，2018，21（7）：676-681.

[32] ZHU HD，GONG Z，HU BW，et al. The efficacy and safety of transcutaneous acupoint interferential current stimulation for cancer pain patients with opioid-induced constipation：a prospective randomized controlled study[J]. Integr Cancer Ther，2018；17（2）：437-443.

[33] PUCCIANI F，RAGGIOLI M，RINGRESSI M N. Usefulness of psyllium in rehabilitation of obstructed defecation[J]. Tech Coloproctol，2011，15（4）：377-383.

第8节 大便失禁

一、定义

大便失禁（fecal incontinence，FI）定义为不自主排出固状便或液状便。肛门失禁定义为不自主排出固状便、液状便或排气。肛门失禁的发生率约为 1.5%～15%[1]。

二、病因机制

肛门括约肌功能障碍、直肠顺应性异常、直肠感觉减退、大便性状改变或这些异常的任意组合均可导致自主控便能力丧失。肛门括约肌功能障碍可能由创伤性或非创伤性原因引起。

三、临床诊断

首先要采集病史，并进行体格检查、实验室检查、内镜评估，特殊检查包括肛管直肠测压检查、直肠内超声检查/磁共振成像、肛门括约肌肌电图检查。对于初始治疗无效的患者，要进行额外检查，以查看肛门括约肌、直肠壁和耻骨直肠肌的功能及结构异常。阴部神经末梢运动潜伏期（pudendal nerve terminal latency，PNTL）和生理盐水灌注试验对评估大便失禁没有作用。肛门失禁的严重程度评价：失禁的严重程度评价有助于评价治疗的有效性。失禁的严重程度评价方法包括主观评价法和客观评价法。主观评价法，即各种问卷式打分系统，如 AMS 法、Pescatori 法和 Wexner 法等。它们的最大缺点是不能排除患者的主观性因素，而且这类问卷较复杂，需专人进行解说并指导填写。客观评价法中恒速灌肠法对失禁程度的评价具有客观、计时、定量、方便的优点，可以避免主观评价法的主观性。

四、药物和手术治疗

因腹泻导致大便失禁的患者建议服用膨胀性药物或止泻的药物[2-3]（Ⅱ级证据，C 级推荐）。对于被动大便失禁和产后括约肌损伤的患者，可以使用透明质酸右旋糖酐肛门注射[4-5]（Ⅰ级证据，B 级推荐）。括约肌修复术（亦称括约肌成形术）（Ⅱ级证据，C 级推荐），适用于初始治疗无效且通过直肠内 B 超或磁共振检查证明有括约肌结构受损的经阴道生产患者[6]。对于不适合行生物反馈治疗、肛门填充剂注射或括约肌成形手术或治疗失败的患者可以行骶神经刺激治疗[7-8]（Ⅱ级证据，B 级推荐）。动态股薄肌成形术和人工肛门括约肌往往伴有显著的并发症，因此只适用于难治性大便失禁[9-10]（Ⅱ级证据，C 级推荐）。射频治疗也有研究应用于肛门括约肌松弛。大多数的研究样本量较少，但已有小样本随机对照试验研究结果提示效果较好，但治疗前需排除既往填充物注射病史（Ⅱ级证据，B 级推荐）。另外教会患者自行灌肠，可有助于治疗肛门失禁伴便秘，也可用于治疗因骶神经病变引起的直肠无感知或括约功能几乎丧失的患者（Ⅱ级证据，C级推荐）。结肠造口或回肠造口的大便转流手术仅适用于非手术治疗失败的症状顽固患者，以及不适合进行微创手术干预或治疗失败的患者[11]（Ⅱ级证据，C级推荐）。

五、康复治疗

1. 饮食调整 膳食纤维和中性食物的摄入可促进大便成形并减少肠道刺激，而咖啡因、乳糖、高糖饮食结构可刺激肠道，从而可能出现腹泻等情况。但针对于括约肌受损患者而言，过度的膳食纤维摄入可引起出口括约肌的损伤。而通过合理的药物使用，同时进行饮食结构调整、摄入量控制、排便习惯的调整可有效地改善大便失禁的症状[12-17]。推荐意见：大便失禁患者可在合理用药情况下配合饮食和摄入的调整，是控制大便失禁的一线治疗手段（Ⅰ级证据，B级推荐）。

2. 生物反馈治疗 有研究比较了生物反馈训练、盆底肌训练和健康教育的效果，证实了生物反馈训练治疗大便失禁的优势，但大多数研究的样本量仍然较小，其有研究的设计存在缺陷。Young等学者最新的包含351例受试者的随机对照研究，观察了不同方案的生物反馈治疗方法对大便失禁患者进行了疗效观察，证实了生物反馈训练对于大便失禁有效[18-19]。故未来可能生物反馈训练的治疗证据等级会提高。推荐意见：生物反馈训练对于肛门括约肌保留的大便失禁患者有效，但需更多大样本研究的进一步支持（Ⅰ级证据，B级推荐）。

3. 电刺激治疗 一项小样本的随机对照研究发现家庭盆底肌电刺激相对于标准的生物反馈训练治疗，同样存在大便失禁症状的改善，后续仍需要开展更深入的研究。Vonthein的系统回顾发现，盆底肌电刺激的短期效果较好，但长期效果有待进一步研究，且盆底肌电刺激与生物反馈训练或盆底肌训练结合可有效提高接受治疗的患者的症状改善程度。但电刺激治疗存在出现副作用或风险的情况。大便失禁患者可以考虑行经皮胫神经电刺激治疗，同样可改善短期内大便失禁程度。已有研究证实了经皮胫神经电刺激治疗后，失禁量表分数较治疗前改善且失禁次数减少，但长期的随访研究仍有待于开展[20-22]。推荐意见：电刺激治疗可作为首选的二线治疗手段，且短期治疗效果尚可（Ⅱ级证据，A级推荐）；经皮胫神经电刺激可短期内减少大便失禁次数（Ⅱ级证据，C级推荐）。

4. 盆底肌训练 Terra等学者开展了包括281例患者的队列研究，在生物反馈的基础上对大便失禁患者增加盆底肌训练治疗，结果发现盆底肌训练总体上可改善大便失禁程度，但进一步的研究仍然需要开展以明确哪一类患者受益更多。Bartlett等开展的一项随机对照试验提出盆底肌训练对于大便失禁患者无效，但同时也需要考虑患者依从性等因素[22-25]。推荐意见：盆底肌训练可作为辅助改善大便失禁的手段，但需要更多的临床证据研究（Ⅲ级证据，C级推荐）。

5. 骶神经调节治疗 骶神经调节治疗可通过激活或抑制化学受体，调节直肠感觉功能、兴奋传入通路，改变与排便自制功能相关的大脑活动。因此，括约肌缺陷、阴部神经病变或括约肌修复术史并不影响骶神经调节治疗大便失禁的效果[26]。一个多中心研究显示89%的患者失禁改善率大于50%，且5年随访时36的患者肛门完全自制[27]。推荐意见：骶神经电刺激不收括约肌缺陷等因素影响，对于大便失禁的改善效果较好，可作为一线治疗方法（Ⅰ级证据，B级推荐）。

6. 肠道的管理 针对于原发便秘而继发充溢性大便失禁患者，可采用灌肠等肠道管理方法治疗大便失禁，可有效地减少大便失禁的次数[28]（Ⅱ级证据，C级推荐）。

（黄学锋 王 达）

参考文献

[1] NELSON R, et al. Community-based prevalence of anal incontinence[J]. JAMA, 1995, 274（7）: 559-561.

[2] OMAR MI, Alexander CE. Drug treatment for faecal incontinence in adults[J]. Cochrane Database SystRev, 2013（6）: CD002116.

[3] MAZOR Y, et al. Long-term outcome of anorectal biofeedback for treatment of fecal incontinence[J]. Neurogastroenterol Motil, 2018: e13389.

[4] GRAF W, et al. Efficacy of dextranomer in stabilised hyaluronic acid for treatment of faecal incontinence: a randomised, sham-controlled trial[J]. Lancet, 2011, 377 (9770): 997-1003.

[5] LA TORRE, DE LA PORTILLA FF. Long-term efficacy of dextranomer in stabilized hyaluronic acid (NASHA/Dx) for treatment of faecal incontinence[J]. Colorectal Dis, 2013, 5 (5): 569-574.

[6] MALOUF AJ, et al. Long-term results of overlapping anterior anal-sphincter repair for obstetric trauma[J]. Lancet, 2000, 355 (9200): 260-265.

[7] SCHIANO DI VISCONTE, M, et al. Effectiveness of sacral nerve stimulation in fecal incontinence after multimodal oncologic treatment for pelvic malignancies: a multicenter study with 2-year follow-up[J]. Tech Coloproctol, 2018, 22 (2): 97-105.

[8] CARRINGTON EV, et al. A systematic review of sacral nerve stimulation mechanisms in the treatment of fecal incontinence and constipation[J]. Neurogastroenterol Motil, 2014, 26 (9): 1222-1237.

[9] MURPHY J, et al. Rectal augmentation: short- and mid-term evaluation of a novel procedure for severe fecal urgency with associated incontinence[J]. Ann Surg, 2008, 247 (3): 421-427.

[10] BROWN SR, WADHAWAN RL H. Nelson, Surgery for faecal incontinence in adults[J]. Cochrane Database Syst Rev, 2013 (7): CD001757.

[11] BHARUCHA AE, RAO SSC, Shin AS. Surgical Interventions and the Use of Device-Aided Therapy for the Treatment of Fecal Incontinence and Defecatory Disorders[J]. Clin Gastroenterol Hepatol, 2017, 15 (12): 1844-1854.

[12] RAO SS. Diagnosis and management of fecal incontinence[J]. Am J Gastroenterol, 2004, 99 (8): 1585-1604.

[13] BROWN HW, WEXNER SD, SEGALL MM, et al. Accidental bowel leakage in the mature women's health study: prevalence and predictors[J]. Int J Clin Pract, 2012, 66 (11): 1101-1108.

[14] Cheetham M, Brazzelli M, Norton C, et al. Drug treatment for faecal incontinence in adults[J]. Cochrane DatabaseSystRev. 2013: CD002116.

[15] PHILPOTT H, NANDURKAR S, LUBEL J, et al. Food, fibre, bile acids and the pelvic floor: An integrated low risk low cost approach to managing irritable bowel syndrome[J]. World J Gastroenterol, 2015, 21 (40): 11379-11386.

[16] BLISS D Z, JUNG H J, SAVIK K, et al. Supplementation With Dietary Fiber Improves Fecal Incontinence[J]. Nurs Res, 2001, 50 (4): 203-213.

[17] NORTON C, CHELVANAYAGAM S, WILSONBARNETT J, et al. Randomized controlled trial of biofeedback for fecal incontinence[J]. Gastroenterology, 2003, 125 (5): 1320-1329.

[18] HEYMEN S, SCARLETT Y, JONES K, et al. Randomized controlled trial shows biofeedback to be superior to pelvic floor exercises for fecal incontinence[J]. Coloproctology, 2010, 32 (5): 297-298.

[19] YOUNG C J, ZAHID A, KOH C E, et al. A Randomised Control Trial of Four Different Regimes of Biofeedback Program in the Treatment of Faecal Incontinence[J]. Colorectal Dis, 2017, 20 (4): 312-320.

[20] COHEN-ZUBARY N, GINGOLD-BELFER R, LAMBORT I, et al. Home electrical stimulation for women with fecal incontinence: a preliminary randomized controlled trial[J]. Int J Colorectal Dis, 2015, 30 (4): 521-528.

[21] VONTHEIN R, TANKRED HEIMERL, et al. Electrical stimulation and biofeedback for the treatment of fecal incontinence: a systematic review[J]. Int J Colorectal Dis, 2013, 28 (11): 1567-1577.

[22] THIN NN, HORROCKS EJ, HOTOURAS A, et al. Systematic review of the clinical effectiveness of neuromodulation in the treatment of faecal incontinence[J]. Br J Surg. 2013: 100: 1430-1447.

[23] TERRA M P, DOBBEN A C, BERGHMANS B, et al. Electrical Stimulation and Pelvic Floor Muscle Training With Biofeedback in Patients With Fecal Incontinence: A Cohort Study of 281 Patients[J]. Dis Colon Rectum, 2006, 49 (8): 1149-1159.

[24] BARTLETT L, SLOOTS K, NOWAK M, et al. Biofeedback for Fecal Incontinence: A Randomized Study Comparing Exercise Regimens[J]. Dis Colon Rectum, 2011, 54 (7): 846-856.

[25] ILNYCKYJ A, FACHNIE E, TOUGAS G, A randomized-controlled trial comparing an educational intervention alone vs education and biofeedback in the management of faecal incontinence in women[J]. Neurogastroenterol Motil, 2010, 17 (1): 58-63.

[26] BROUWER R, DUTHIE G. Sacral Nerve Neuromodulation Is Effective Treatment for Fecal Incontinence in the Presence of a Sphincter Defect, Pudendal Neuropathy, or Previous Sphincter Repair[J]. Diseases of the Colon & Rectum, 2010, 53(3): 273-278.

[27] HULL T, GIESE C, WEXNER S D, et al. Long-term Durability of Sacral Nerve Stimulation Therapy for Chronic Fecal Incontinence[J]. Diseases of the Colon & Rectum, 2013, 56(2): 234-245.

[28] HARRER J U, HORNEN S, OERTEL M F, et al. Successful Management of Faecal Incontinence Using the Enema Continence Catheter[J]. Eur J Pediatr Surg, 1989, 44(S 1): 44-45.

第 9 节　盆底功能障碍性疾病相关综合征

一、盆底痉挛综合征

盆底痉挛综合征的定义目前尚未统一,众多高质量的系统评价认为盆底痉挛综合征是一种由多种可能原因导致的盆底肌群过度紧张而表现出分布在盆腔甚至盆腔以外的多种功能障碍结合在一起的综合征,盆底痉挛对于患者的影响,通常表现为性交困难、痔疮或前庭痛,以及慢性会阴部疼痛、肛门直肠疾病和其他疾病[1],其病因仍然未知,但被认为与神经性疼痛有关,极其难以治疗,同时它往往与消极的认知、行为、性和情感等症状相关[2]。

(一)运动疗法与手法治疗

应个体化制定全面的肌肉、关节和肌筋膜治疗方案,以处理患者评估期间所观察到的具体功能障碍。治疗的内容包括[3]:肌筋膜操作,包括疼痛触发点手法放松、神经松动和拉伸、盆腔外肌肉骨骼异常的康复治疗:神经肌肉再训练,以及主动/被动拉伸、结缔组织手法治疗、瘢痕组织松动、经阴道/经直肠的手法治疗、盆底肌肉再训练等(Ⅰ级证据,A级推荐)。

(二)生物反馈

是在行为疗法的基础上发展起来的一种新的心理治疗技术。随着行为疗法在临床上的应用,BF被广泛应用于功能性肛门直肠病中,包括功能性便失禁、功能性肛门直肠痛及功能性排便障碍[4]。生物反馈治疗可缓解患者肛门疼痛,起到松弛肛门外括约肌,降低肛管压力的作用,并被认为较肛指按摩以及盆底电刺激更有效、更安全[5-6](Ⅱ级证据,B级推荐)。

(三)电刺激疗法

有学者采用 80Hz 高频电刺激直接作用在肛提肌,以解除肛提肌肌肉痉挛,结果绝大多数患者肌肉痉挛明显减轻,疼痛得到改善[7]。EGS 治疗肛提肌综合征的有效率在 40%~91% 之间[7]。推荐意见:中等强度推荐使用电刺激疗法(Ⅰb级证据,B级推荐)。

(四)药物治疗

抑制疼痛类药物:非甾类抗炎药物、加巴喷丁、普瑞巴林、血清素-去甲肾上腺素再摄取抑制;肌肉张力松弛药物:苯二氮䓬类药物、地西泮和劳拉西泮[8]、巴氯芬[9]、环苯扎林以及其他骨骼肌松弛药,如替扎尼定、美索巴莫及卡立普多等,但应注意药物的相互反应[10]。

(五)局部注射

1. 触发点注射　在一项前瞻性观察研究中,女性被注射 10ml 的 2% 利多卡因与 10ml 的 0.25% 布比卡因,以及 1ml(40mg)曲安西龙的混合剂,并且 3 个月后评估治疗效果。3 个月后,18 例患者中有13 例(72%)症状得到改善,有 6 例(33%)疼痛彻底消失。这项研究的局限在于样本量小、缺少随机化及缺少安慰剂对照组[11]。然而,考虑到所需时间有限、低风险以及治疗带来的潜在益处,这个结果是令人信服的[12]。一些专家使用阴部神经阻滞剂(在左、右坐骨棘下 1cm 注入 10ml 的 0.25% 布比卡因)以暂时缓解肌筋膜疼痛。虽然我们也在阴部神经区域注射 1~2ml 的布比卡因,但是我们一般不使用阴部神经阻滞,因为通过触发点注射能使大多数患者疼痛得到充分的缓解[13] 推荐意见:高强度推荐使用肉毒毒素注射(Ⅱ级证据,B级推荐)。

2. 肉毒素注射　A 型肉毒杆菌神经毒素已被证明有助于缓解与骨盆底痉挛相关的许多症状；有学者指出 A 型肉毒杆菌神经毒素作为 CPP 治疗的作用已被认可超过 10 年，A 型肉毒杆菌神经毒素对于与盆底肌肉痉挛相关的难治性 CPP 是一个有吸引力的选择，虽然数据仍然稀缺，但初步结果令人鼓舞[14]。但是需要使用经过验证和可重复的结果测量的进一步研究来建立它，有效性，安全性，技术，最佳剂量和症状缓解的持续时间。Abbott 等人建议使用 300U 的 A 型肉毒杆菌神经毒素。每 100U 稀释在 10ml 无防腐剂的生理盐水中，取 1～2ml 注入每个可触及的触发点及整个盆腔的压痛部位。大部分患者在 1～2 周内开始感觉疼痛减轻。在肉毒素注射 1 周之后可以恢复理疗和触发点注射[15]。另外，重复注射肉毒素有时是必要的，但是中间间隔时长不可短于 3 个月。如果第 1 系列的注射是有效的，同时没有严重的副作用，可以考虑重复注射 A 型肉毒杆菌神经毒素。众多研究中侧重于女性的盆底痉挛相关障碍，而男性盆底痉挛的治疗却容易被忽视，有学者认为慢性前列腺炎 / 慢性盆腔疼痛综合征（CP/CPPS）通常与盆腔肌肉痉挛有关。虽然盆腔或物理治疗（PT）通常是有效的，但是还是有一些男性无法解决他们的症状并且具有残余触发点（TP），而 TP 的肉毒素注射则可以辅助 CP/CPPS 患者治疗，并获得明显的改善，而耐用性和长期结果尚未确定，有待进一步高质量研究的评估[16]（Ⅰ级证据，A 级推荐）。

（李建华）

二、肛提肌综合征

（一）定义

肛提肌综合征[17] 也称为肛括肌痉挛、慢性直肠痛、梨状窝综合征、一过性结肠痉挛和骨盆张力性肌痛等。临床表现为直肠内和骶尾部发作性疼痛、胀满或压迫感，坐或躺下时加重，持续数小时至数天。本病以女性为多见。本病病因不清，发作时检查发现患者直肠的一侧或两侧有一条较软的肌肉带，据此推断可能是盆腔底部的肌肉痉挛或过度收缩所致。也有报告性生活过后可加重本病，故有人认为与前列腺充血有关。有报道本症与心理压力、紧张及焦虑有关。临床表现肛门以上部位痉挛性疼痛，难以准确说出部位，一般持续几分钟或更短。多在夜间发作，患者可在睡眠中痛醒，也有白天发作者。发作间期不等，有长达数月或数年者。本病的显著特点是体格检查和相关性辅助检查均无异常发现[18]。

（二）诊断标准

过去 1 年中至少 12 周有：①慢性或复发性直肠痛；②发作持续达 20 分钟或以上；③排除了其他直肠痛的原因，如缺血、隐窝炎、肌肉脓肿、肛裂、前列腺炎及孤立性直肠溃疡等。若向后牵拉耻骨直肠肌时肛提肌收紧并有触压痛则更有助于诊断[19-20]。

（三）康复治疗

1. 生物反馈疗法　生物反馈疗法是在行为疗法的基础上发展起来的一种新的心理治疗技术。随着行为疗法在临床上的应用，生物反馈疗法被广泛应用于功能性肛门直肠病中，包括功能性便失禁、功能性肛门直肠痛及功能性排便障碍。有学者采用生物反馈疗法对肛提肌综合征患者进行治疗，发现患者疼痛改善程度较为明显[21]。在慢性肛门痛的一项随机对照试验研究中发现，BF、电刺激、肛指按摩针对 LAS 治疗的有效率分别为 87%、45%、22%[22]（Ⅱ级证据，B 级推荐）。

2. 超激光疼痛治疗　超激光可产生 600～1 600nm 波长的近红外线，利用超激光的光电能、光化学能、热能对星状神经节照射，可起到星状神经阻滞作用。对双侧 2、3、4 骶后孔照射，可阻滞骶神经、松弛其支配的肛提肌、舒张血管、增加血流、加速致病和致痛物质的代谢与清除，为治疗肛提肌综合征的一种方法[23]（Ⅱ级证据，B 级推荐）。

3. 电刺激疗法　与盆底痉挛综合征类似，电刺激治疗可直接作用在肛提肌，以解除肛提肌肌肉痉挛，从而改善盆底疼痛。电刺激治疗肛提肌综合征的机制是电刺激引起痉挛的肌肉自发性收缩和疲劳，从而减轻疼痛[24]（Ⅱ级证据，B 级推荐）。

4. 手法治疗　手指按摩肛提肌可以缓解疼痛。局部按摩还可以配合直肠透热治疗、放松训练等其他物理疗法。有学者对 LVAS 患者采用尾骨肌按摩结合伴随的盆底关节功能障碍物理治疗，发现大多数 LVAS 患者症状缓解明显，这一综合疗法也说明了肌肉、骨骼韧带异常会引起肛提肌综合征[25]（Ⅲ级证据，C 级推荐）。

5. 局部注射

（1）穴位注射：一种利用针刺作用和药物作用相结合来治疗疾病的方法，可根据所患疾病按照穴位的治疗作用和药物的药理性能，选择相应的腧穴和药物，发挥其综合效应，达到治疗疾病的目的。将利多卡因、糖皮质激素注射于下髎穴可起到神经阻滞的作用。骶管阻滞为一种特殊硬膜外阻滞，临床用于治疗泌尿、生殖系统以及肛门直肠部的急慢性疼痛[26]（Ⅲ级证据，F 级推荐）。

（2）肉毒毒素注射：有研究发现，在肛提肌内注射肉毒菌素可以缓解盆底肌肉痉挛和过度活动引起的疼痛[27]。在近期的研究中指出，肉毒菌素 A 不能降低疼痛的强度、频率、持续时间和 VAS 评分，注射肉毒菌素 A 是安全的，但不能改善 LVAS 的症状[28]。一项前瞻性研究比较 EGS 和局部注射（在肛提肌肌腱最明显触痛点处注射 40mg 曲安西龙丙酮化合物 + 1ml 2% 利多卡因）治疗肛提肌综合征，局部注射组明显优于 EGS 组，患者短期疗效显著，随访 12 个月症状减轻[29]（Ⅲ级证据，C 级推荐）。

6. 针灸　周志杰等采用针刺治疗肛门直肠神经痛 145 例，取穴：大椎、长强、大肠俞、秩边、合谷、委中。针刺采用泻法，10 次一疗程。结果治愈 90 例，总有效率 93.1%[30]。现代医学研究还证实，针刺可以刺激中枢神经系统中内啡肽、复合胺、乙酰胆碱、P 物质、降钙素基因相关肽、神经肽 Y 等物质的释放，从而产生镇痛效应[31]（Ⅲ级证据，C 级推荐）。

7. 有研究者局部使用硝酸甘油（0.2%）和地尔硫䓬（2%）降低肛门内括约肌的压力来治疗痉挛性肛部痛。然而，支持使用这些药物的证据仅限于病例报告[32]（Ⅲ级证据，F 级推荐）。

8. 心理干预　患者常伴随心理社会因素，治疗需要多学科合作，常常需要心理治疗[33]（Ⅲ级证据，C 级推荐）。

（吴方超）

牵头执笔专家：李建华

参考文献

[1] 杨新庆, 丁步国, 岳卫红. 盆底痉挛综合征 [J]. 结直肠肛门外科, 1995 (2): 30-32.

[2] PEDRAZA R, NIETO J, IBARRA S, et al. Pelvic Muscle Rehabilitation: A Standardized Protocol for Pelvic Floor Dysfunction[J]. Adv Urol, 2015, 2014: 487436.

[3] POLACKWICH AS, LI J, SHOSKES DA. Patients with Pelvic Floor Muscle Spasm have a Superior Response to Pelvic Floor Physical Therapy at Specialized Centers[J]. J Urol, 2015, 194 (4): 1002-1006.

[4] RAO SSC, BENNINGA MA, BHARUCHA AE, et al. ANMS-ESNM position paper and consensus guidelines on biofeedback therapy for anorectal disorders[J]. Neurogastroenterol Motil, 2015, 27 (5): 594-609.

[5] BENDAÑA EE, BELARMINO JM, DINH JH, et al. Efficacy of transvaginal biofeedback and electrical stimulation in women with urinary urgency and frequency and associated pelvic floor muscle spasm[J]. Urol Nurs, 2009, 29 (3): 171-176.

[6] NEWMAN DK. Pelvic floor muscle rehabilitation using biofeedback[J]. Urol Nurs, 2014, 34 (4): 193-202.

[7] FITZWATER JB, KUEHL TJ, SCHRIER JJ. Electrical stimulation in the treatment of pelvic pain due to levator ani spasm[J]. J Reprod Med, 2003, 48 (8): 573-577.

[8] HOLLAND MA, JOYCE JS, BRENNAMAN LM, et al. Intravaginal Diazepam for the Treatment of Pelvic Floor Hypertonic Disorder[J]. Female Pelvic Med Reconstr Surg, 2019, 25 (1): 76-81.

[9] KRUSZ J. Baclofen IV in the clinic: effective treatment for muscle spasm pain and migraines[J]. J Pain, 2013, 14 (4): S71-S71.

[10] FINAMORE, PETER S, GOLDSTEIN, et al. Pelvic Floor Muscle Dysfunction: A Review[J]. J Pelvic Med Surg, 2008, 14 (6): 417-422.

[11] TADROS. Nicholas N. Utility of trigger point injection as an adjunct to physical therapy in men with chronic prostatitis/chronic pelvic pain syndrome[J]. Transl Androl Urol, 2017, 6 (3): 534-537.

[12] PARK DH，YOON SG，KIM KU，et al. Comparison study between electrogalvanic stimulation and local injection therapy in levator ani syndrome[J]. Int J Colorectal Dis, 2005, 20（3）: 272-276.

[13] ABDI S. A Novel Technique for Pudendal Nerve Block[J]. Pain Physician, 2004, 7（3）: 319-322.

[14] BHIDE AA，PUCCINI F，VIK KHULLAR. Botulinum neurotoxin type A injection of the pelvic floor muscle in pain due to spasticity: a review of the current literature[J]. Int Urogynecol J, 2013, 24（9）: 1429-1434.

[15] ABBOTT JA，JARVIS SK，LYONS SD，et al. Botulinum Toxin Type A for Chronic Pain and Pelvic Floor Spasm in Women[J]. Obstet Gynecol, 2006, 108（4）: 915-923.

[16] HOMPES R，JONES OM，CUNNINGHAM C，et al. What causes chronic idiopathic perineal pain?[J]. Colorectal Dis, 2011, 13（9）: 1035-1039.

[17] CHIARIONI G. Treatment of levator ani syndrome: update and future developments[J]. Recenti Prog Med, 2011, 102（5）: 196-201.

[18] NG C L. Levator ani syndrome - a case study and literature review[J]. Aust Fam Physician, 2007, 36（6）: 449-452.

[19] MAZZA L，FORMENTO E，FONDA G. Anorectal and perineal pain: new pathophysiological hypothesis[J]. Tech Coloproctol, 2004, 8（2）: 77-83.

[20] CHIARIONI G. Treatment of levator ani syndrome: update and future developments[J]. Recenti Prog Med, 2011, 102（5）: 196-201.

[21] HEAH SM，HO YH，TAN M，et al. Biofeedback is effective treatment for levator ani syndrome[J]. Dis Colon Rectum, 1997, 40（2）: 187-189.

[22] OYAMA IA，REJBA A，LUKBAN JC，et al. Modified Thiele massage as therapeutic intervention for female patients with interstitial cystitis and high-tone pelvic floor dysfunction[J]. Urology, 2004, 64（5）: 862-865.

[23] RHAME EE，LEVEY KA，GHARIBO CG. Successful treatment of refractory pudendal neuralgia with pulsed radiofrequency[J]. Pain Physician, 2009, 12（3）: 633-638.

[24] MORRIS L，NEWTON RA. Use of high voltage pulsed galvanic stimulation for patients with levator ani syndrome[J]. Phys Ther, 1987, 67（10）: 1522-1525.

[25] CHIARIONI G，NARDO A，VANTINI I，et al. 168 Randomized Controlled Trial Comparing Biofeedback, Electrogalvanic Stimulation, and Massage for the Treatment of Levator Ani Syndrome[J]. Gastroenterology, 2010, 138（5）: S30.

[26] 高彦平，李义凯. 骶管注射疗法的现状及存在问题 [J]. 颈腰痛杂志, 2005, 26（1）: 77-79.

[27] RAO SS，PAULSON J，MATA M，et al. Clinical Trial: Effects of Botulinum Toxin on Levator Ani Syndrome: A Double Blind, Placebo Controlled Study[J]. Aliment Pharmacol Ther, 2010, 29（9）: 985-991.

[28] BOLSHINSKY V，GURLAND B，HULL TL，et al. Levator ani syndrome: transperineal botox injections[J]. Tech Coloproctol, 2018, 22（4）: 1-2.

[29] PARK DH，YOON SG，KIM KU，et al. Comparison study between electrogalvanic stimulation and local injection therapy in levator ani syndrome[J]. Int J Colorectal Dis, 2005, 20（3）: 272-276.

[30] 周志杰，周勇，张福会. 针刺治疗肛门直肠神经痛 145 例 [J]. 中国针灸, 2002, 22（11）: 768-768.

[31] 刘建华，马文涛，崔仁发，等. 针灸作用机理和经络研究的现状及其展望 [J]. 中国基础科学, 2004, 6（4）: 29-34.

[32] SHEIKH M，KUNKA CA，OTA KS. Treatment of levator ani syndrome with cyclobenzaprine[J]. Ann Pharmacother, 2012, 46（10）: e29.

[33] SENAPATI S，TU FF. Benzodiazepines for Pelvic Floor Pain[J]. J Minim Invasive Gynecol, 2008, 15（6）: 68S-68S.

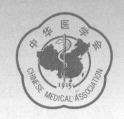

第19章

重复经颅磁刺激用于神经精神疾病的康复治疗专家共识

自 1985 年第一台磁刺激器产生，经颅磁刺激技术已经广泛应用于临床诊断和治疗。随着重复经颅磁刺激诊疗实践的不断深入，有必要对我国现有重复经颅磁刺激诊疗方案进行规范。中华医学会物理医学与康复学分会、中国康复学会电诊断专业委员会及中华物理医学与康复学杂志组织国内专家多次研讨，在参考借鉴国外最新指南的同时，结合中国国情和临床诊疗经验，制定重复经颅磁刺激应用于神经系统疾病康复诊疗的专家共识，以期规范、完善重复经颅磁刺激的临床应用。本共识适用于重复经颅磁刺激应用于中枢神经系统疾病的康复治疗。

一、概述

经颅磁刺激（transcranial magnetic stimulation，TMS）的作用原理是法拉第电磁感应原理，即通过时变磁场产生感应电场。简单来说一个快速电流脉冲通过刺激线圈，产生强大的瞬间磁场，该磁场几乎不衰减地通过头皮和颅骨，在线圈下的大脑皮层功能区脑组织内产生环形感生电流，当感生电流强度超过神经细胞的兴奋阈值时，可以导致神经细胞的兴奋性改变，产生兴奋性/抑制性突触后电位，电流密度进入大脑的程度取决于许多物理和生物学参数，如线圈的类型和方向、线圈与大脑之间的距离、磁脉冲波形、刺激的强度、频率和模式，以及电流线进入大脑的方向，和可兴奋神经元各自进入大脑的方向。

TMS 的生物学效应首先与其影响大脑皮质的可塑性有关。TMS 的刺激深度可达 1～3cm，可以作用于大脑皮层神经元，影响神经元的突触兴奋、突触抑制和突触可塑性。

TMS 对神经的调控作用主要表现为长时程增强（long term potentiation，LTP）/长时程抑制（long term depression，LTD）作用。高频刺激可以在皮质引起 LTP 样的神经兴奋性增高，低频刺激引起皮质 LTD 样的兴奋性降低。TMS 作用机制还包括改变细胞膜的兴奋性、离子通道的修饰、静息膜电位的变化、静息状态时的皮质兴奋性、皮质抑制功能的改变、脊髓神经兴奋性等。

TMS 刺激引起生化反应、组织结构和生理功能的变化等在刺激结束后还会继续维持一段时间；同时 TMS 通过广泛的神经网络，可以影响大脑深部的神经核团以及功能相关联的远隔区域，引起神经递质、激素、脑源性神经营养因子、血流量等的改变，从而从分子水平、突触水平、细胞水平、神经网络水平、最终可能在功能水平发挥调节作用。

（一）TMS 的刺激模式

TMS 有多种刺激模式。

1. 单脉冲刺激（single-pulse TMS，spTMS） 指的是每次输出一个刺激脉冲，主要用于电生理检查：测量运动阈值、运动诱发电位、功能区定位、虚拟损伤（或兴奋）研究以及测量外周神经传导速度等。

2. 成对脉冲刺激（paired-pulse TMS，ppTMS） 是指每次成对地输出两个脉冲，输出间歇可调，可以对同一个部位给予两个不同的刺激，或者在两个不同部位给予成对刺激。一般用于皮质兴奋性的易化和抑制研究。

3. 成对关联刺激（paired associative stimulation，PAS） 是脉冲成对输出，一个刺激大脑皮质，一个刺激外周神经；或者外周神经电刺激与皮质的 TMS 联合刺激，常用于研究特定的皮质长时程增强或长时程抑制效应。

4. 重复经颅磁刺激（repetitive TMS，rTMS）　每次输出两个以上的有规律的重复磁刺激。频率≤1Hz 的刺激称为低频 rTMS，低频刺激抑制皮质兴奋性，出现副作用风险小。频率≥5Hz 的刺激称为高频 rTMS，高频刺激容易引起皮质兴奋性增高，同时发生副作用的风险也增高。

5. 模式化重复磁刺激　这是模拟中枢神经系统生理学动作电位的爆发式放电模式，如海马神经活动常见的 5Hz（脑电图的 θ 波频率）丛状动作电位模式。分为间歇性 θ 波爆发刺激（intermittent theta burst stimulation，iTBS）和连续 θ 波爆发刺激（continuous theta burst stimulation，cTBS）。

TBS 刺激模式是将一个高频刺激（通常 50Hz），以成丛的模式进行发放，丛内频率 50Hz，丛间频率 3 或 5Hz。如果 TBS 连续刺激没有间隔，称为持续性 TBS（continuous TBS，cTBS），诱发 LTD 效应，是一种抑制性刺激。如果每 10 秒内连续刺激 2 秒，间歇 8 秒，并重复刺激，称为间歇性 TBS（intermittent TBS，iTBS），诱发 LTP 效应，是一种兴奋性刺激。与传统 rTMS 相比较，TBS 刺激模式用更少脉冲数、更短的刺激时间、更低的刺激强度，可能产生更持久的皮层兴奋性。但患者对 TBS 刺激反应差异性更大，其安全性还需要更多的临床研究来证实。

（二）作用参数

rTMS 作用参数包括刺激频率、刺激强度、刺激间隙、脉冲总数等。参数不同，其效应可能不同。

1. 刺激频率（Hz）　每秒钟刺激的脉冲个数。≤1Hz 为低频，≥5Hz 为高频；频率不同效应不同；在 TBS 模式中，频率分为丛内频率和丛间频率，丛内刺激常为 50Hz 或者更高的频率，丛间频率相当于常规刺激频率，一般为 5Hz。

2. 刺激强度　刺激强度包括两个概念，一是仪器所能达到的输出强度；另外一个是施加在受刺激者的刺激强度。后者一般用运动阈值（motor threshold，MT）为 100%，加减多少百分比的相对刺激强度来表示，没有特殊注明的 MT 是静息运动阈值。临床应用最多的刺激强度为 80%～120% MT。

每个人的 MT 不一样，刺激强度太小达不到调节神经兴奋性的作用；刺激强度太大，患者不能耐受，依从性差，而且发生副作用的风险增加。每一个新患者做 TMS 治疗之前，必须测定 MT，完成一个疗程后重新进行测定。

3. 刺激间隙　一般低频 rTMS 可以连续刺激，高频 rTMS 不提倡连续刺激，而是使用串刺激，这一段刺激的时间称为"串长"，每串刺激之间没有输出，这段时间称为"串间隙"，频率越高，串长越短，串间隙越长。

4. 脉冲总数　脉冲总数太少达不到调节神经兴奋性作用，脉冲总数太多风险性提高。一般 rTMS 常用脉冲总数为 600～1 200 脉冲。

以上为 TMS 参数设计的基本原则，在实际应用中应根据患者病情及反应设计个体化刺激方案。

（三）TMS 安全性

1. TMS 设备的安全　TMS 设备需注意使用环境中高压绝缘、温度保护、强磁场的安全性等问题。

2. TMS 对周围组织的影响　TMS 的作用原理是电磁感应原理，电磁感应会产生热效应。如果头颅表面或者大脑深部埋置有电极或者动脉瘤夹，在 TMS 作用时就有可能产生高温，损伤头皮和脑组织。颅内温度达到 43℃ 以上就可以造成脑组织不可逆的损害。

TMS 线圈产生的磁场可能对铁磁性物体具有吸引作用，造成颅内置入物移位；对耳蜗内置入物如人工电子耳蜗可能产生移位或者消磁，因此在使用前应该仔细衡量利弊，调整参数和刺激部位。同时 TMS 还会使附近的电子设备诱发较高的感应电压，可能损害电子置入物的内部电路，导致芯片损坏，造成电子设备异常工作甚至发生永久性故障。

3. TMS 应用过程中常见的不良反应　TMS 是否引起不良反应，与其刺激频率、刺激强度和刺激模式密切相关。一般来说，单脉冲 TMS、低频重复脉冲是比较安全的；频率过高、强度过强的长时程刺激都增加了诱发癫痫发作的可能性。

目前观察 TMS 应用过程中可能出现的不良反应包括：

（1）头痛和头皮不适：单个脉冲刺激一般没有明显疼痛和不适。重复刺激有可能引起受试者头痛或者头皮不适。这往往与个人耐受程度、刺激部位、线圈类型、刺激频率和刺激强度有关。一般认为 TMS 作用时引起头皮肌肉、面部肌肉的抽动，或者刺激了三叉神经从而引起疼痛和不适，多数是局部的、轻微的，很快消失，偶尔有持续头痛的患者需要口服镇痛药。有的患者经过几次刺激后不适症状消失。

（2）癫痫：癫痫发作是 TMS 可能引发的最严重的急性副作用，癫痫发生率的报道各不相同。TMS 诱发癫痫发作与 TMS 的刺激频率、强度、持续时间、刺激次数和间隔密切相关。TMS 操作时应配备好监测仪，在能快速制止癫痫发作的环境下完成。为了避免癫痫发生，刺激强度一般不要超过 135% 运动阈值，单个脉冲的持续刺激时间不要超过 1 秒。

（3）听力影响：TMS 工作时，线圈内部导线在磁力作用下产生振动和声响，高输出时声压可高达 140dB。少数人在接受 TMS 后出现听阈暂时性提高。尤其是应用于儿童时，需要更加小心，建议治疗时佩戴耳塞。

（4）晕厥：在 TMS 过程中，有可能出现突发短暂的意识丧失，持续时间短，一般不超过 1 分钟。发生率高于癫痫，但临床上常与癫痫混淆。脑电图可以进行鉴别。

4. 影响 TMS 疗效的常见因素　中枢神经系统是一个复杂的网络系统，大脑在接受 TMS 之前的初始状态和基础活动水平将影响神经对 TMS 刺激的反应，同样的刺激方案可以产生兴奋、抑制作用或者无效。

患者的年龄、颅骨厚度、大脑萎缩程度，以及情绪、月经、睡眠情况等生理因素会影响其对 TMS 的反应。大脑结构变化所致的疾病、脑萎缩等可能改变 TMS 感应电流的分布和变化；抗抑郁药、神经调节药物改变了神经兴奋性，可能产生与预期不同的反应，同时可能增加癫痫发作的风险；脑外伤恢复过程中本身可能伴发癫痫，患者服用的多种药物之间也可能增加或抵消癫痫发作的风险。掌握患者基本生理和病理情况，仔细分析研究皮质兴奋性的变化对于制定适宜的刺激方案、减少副作用都是非常重要的。

TMS 应用于儿童需要高度谨慎。儿童处于中枢神经发育期，皮质兴奋性没有发育成熟，尤其是抑制机制没有发育成熟，髓鞘的形成于成熟尚未完成，因此增加了兴奋毒性的风险。尤其新生儿的运动阈值比较高，需要更强的 TMS 刺激强度才能诱发出运动诱发电位，因而诱发癫痫的风险高于成人。对于囟门没有闭合的婴幼儿，要小心线圈对头颅的机械损伤，也要考虑囟门部位的磁刺激输出量和感应电场的分布。2 岁以下幼儿外耳道短小，容易与刺激线圈发出的高强度高频声响产生共振，有引起听觉损伤的潜在风险，因此必须戴耳塞。

（牟　翔）

（四）操作规范

1. 关于刺激线圈的选择　临床上根据不同的刺激目的选择合适的线圈，有时需要大面积强刺激达到空间综合的效果，有时需要小面积聚焦刺激，精确定位等。

2. 关于刺激部位的定位　TMS 产生的感应电场可达皮层神经元，目前还不能直接刺激大脑深部。不同疾病、不同功能障碍涉及大脑皮层功能区不同，准确定位是 TMS 治疗的前提条件。目前常用的定位方法有 4 种。

（1）根据人脑功能区的在头皮体表投影大致定位这种方法比较粗放，不够精准。

（2）应用脑电图 10-20 系统电极放置法进行定位，此法的特点是电极排列与头颅大小及形状成比例，电极以标准位置适当分布于头颅主要部位。但这个方法也不是真正的功能区解剖定位。

（3）对易于检测到靶区刺激反应的部位，根据功能反应进行定位：比如刺激初级运动皮质（M1 区），可以观察到靶肌肉的抽动或者在靶肌肉上记录运动诱发电位，根据幅度和阈值来准确判定刺激部位。

（4）神经导航系统定位，该定位系统是通过与磁共振、功能性磁共振扫描（functional magnetic resonance imaging，fMRI）/CT 等影像学结合，来实现 TMS 技术的可视化。该方法使得 TMS 治疗部位更加精准、可重复，但是否使用神经导航需要根据实际情况。

3. 操作步骤

（1）操作房间要求具备独立电源接口，仪器放置要求距离墙面至少 30cm 的空间；配备治疗床或者治疗椅，避免金属部件与刺激器接触。检查仪器及线圈完好无损。

（2）确认患者没有治疗禁忌证、检查确认治疗部位及附近没有金属物。第一次进行治疗的患者，要向患者说明治疗的感受、治疗过程中可能出现的反应，必要时可以先行刺激体验，签署知情同意书。

（3）患者取舒适、方便治疗的体位，不能坚持坐位者可以选择卧位。建议患者治疗过程中佩戴耳塞。

（4）首次治疗前需测定运动阈值：患者静坐于靠椅或仰卧位，放松，手掌向上，平放于大腿上。选择拇短展肌为目标肌肉，记录电极和参考电极分别置于拇短展肌腹和肌腱，测量者手持线圈在运动皮质手区体表投射区附近进行刺激，线圈中心与头皮相切，采用肌电图仪测定静息运动阈值。调节刺激部位和刺激强度，观察肌电图仪显示的运动诱发电位。在连续 10 次磁刺激中可稳定诱发 5 次运动诱发电位峰值≥50μV 的最小刺激强度。将这个强度记录为 100% RMT。

（5）根据治疗需求设置 rTMS 的部位、频率、强度、脉冲数等参数，治疗过程中及结束后密切观察患者的生命体征及基本情况，进行相关记录。

（袁　华）

二、脑卒中

脑卒中（stroke）是多种原因导致脑血管受损从而产生一系列症状的疾病，常见临床表现为偏侧肢体麻木或瘫痪、口角歪斜、言语不能、吞咽困难、单侧忽略、神志不清、视物困难、平衡协调障碍等。脑卒中的特点是高发病率、高致残率和高死亡率。脑卒中在临床上可划分为不同的病期，急性期通常定义为脑卒中后的 4 周内，亚急性期为脑卒中后 1～6 个月，慢性期为脑卒中 6 个月以后，慢性期功能的自发性恢复速度明显减慢。

脑卒中发生后，患侧半球兴奋性降低，半球间竞争性抑制的平衡状态遭到破坏，导致非患侧半球兴奋性持续性地增高，可能是脑卒中影响功能预后的重要原因之一[1]。rTMS 可以通过高频（或 iTBS）增加患侧半球皮层兴奋性，或低频（或 cTBS）减少非患侧半球皮层兴奋性来改善这种半球间竞争性抑制，以促进功能恢复[2,3]。目前 rTMS 在脑卒中的康复治疗主要集中在运动功能障碍、失语、偏侧忽略和认知功能障碍及抑郁。

（一）卒中后运动功能障碍

研究报道应用低频 rTMS（1 Hz）刺激卒中慢性期患者非患侧 M1 区，可显著提高运动表现[4-8]。除了慢性期，对于脑卒中亚急性期和急性期患者应用低频 rTMS 刺激非患侧皮层亦有类似积极效果[9-11]。关于高频 rTMS 刺激患侧运动皮层的研究则相对较少。结果提示高频 rTMS/iTBS 刺激患侧运动皮层对急性[12,13]、亚急性期[14,15]或慢性期[16,17]脑卒中患者运动功能的提高可能有益。进一步有研究对比了低频 rTMS 刺激非患侧和高频 rTMS 刺激患侧的效果，结果显示对脑卒中急性期患者，高频 rTMS 刺激患侧皮层和低频 rTMS 刺激非患侧皮层对上肢运动功能均有改善，但高频组更明显[18]，也有研究给出了相反的结论，认为低频组效果更佳[19]。另有针对亚急性期[20-22]、慢性期卒中患者进行高频和低频 rTMS 的实验结果显示两种刺激安全有效，且均能长时程有效地改善脑卒中患者上肢功能及下肢步行功能，但不能对比出亚急性期或慢性期高频和低频哪个效果更显著。进一步有研究发现用低频 rTMS（1Hz）刺激非患侧初级运动皮质（M1 区）联合高频（10Hz）刺激患侧 M1 区并联合作业治疗，慢性脑卒中患者的上肢运动功能有显著改善[23]。在一项 RCT 研究中，发病后 20 天以内的脑卒中患者，单纯低频 rTMS 低频 rTMS（1Hz）刺激非患侧初级运动皮质（M1 区），以及低频（1Hz）刺激非患侧联合高频（10Hz）刺激患侧 M1 区，促进了患者上肢运动功能的改善[24]。此外，一篇 Meta 分析显示：rTMS 在急性期应用的效果优于慢性期，对于皮层下梗死的效果要优于皮层梗死[25]。对慢性脑卒中患者的一项研究中，患侧 M1 区给予 iTBS，对照组顶枕叶给予 iTBS，结果显示 iTBS 作用于患侧 M1 区明显增加患侧 M1 兴奋性，降低对侧 M1 兴奋性，但是并没有带来运动表现的明显差异[26]。另一项 RCT 研究显示 iTBS 作用于慢性脑卒中患者患侧 M1 区，作用 10 天后观察到患者上肢运动功能的改善[27]。同时需要注意的是曾有研究显示对于健康志愿者，iTBS 曾显示出对上肢功能的显著抑制[28]，因此关于 iTBS 的疗效及最佳作用方式还需要更多更深入的研究。

推荐意见：①低频 rTMS 刺激非患侧运动皮层，可改善急性期脑卒中患者的运动功能（Ⅱ级证据，B 级推荐）。②低频 rTMS 刺激非患侧运动皮层，可改善慢性期脑卒中患者的运动功能（Ⅱ级证据，B 级推荐）。③高频 rTMS 刺激患侧运动皮层，可改善急性期及慢性期脑卒中患者的运动功能（Ⅱ级证据，C 级推荐）。

（郭铁成）

（二）失语症

左右侧大脑半球具有不对称的功能，90% 以上人语言的优势半球位于左侧大脑半球。目前认为语言功能网络的组成包括左侧 Broca 区和 Wernicke 区、右侧与 Broca 区和 Wernicke 区相对应的语言区（语言区镜像区）、前额叶及额叶的运动前区、顶叶下部[29, 30]。失语症表现为对语言符号的感知、辨认、理解、组织运用及表达等某一方面或几方面的功能失调[31]。临床中将失语分为 9 类，最常见的为运动性（Broca 失语）、感觉性（Wernicke 失语）、完全性失语。

结合前述卒中两侧半球失对称理论，低频 rTMS 刺激右侧与 Broca 区相对应的语言镜像区皮层，可以抑制其过度兴奋。Yi Li 等人一项纳入 4 项随机对照临床试验 Meta 分析发现低频 rTMS 刺激卒中后失语患者右侧语言镜像区，患者的语言命名能力显著改善[32]。具体来说，针对 Broca 失语，低频（1Hz）rTMS 刺激右侧语言镜像区，患者的命名能力、准确性及反应时间均提高，且效果可持续 2～3 个月[33-35]。关于高频 rTMS 刺激患侧 Broca 区的研究数据较少，iTBS 刺激脑卒中后 Broca 失语患者的左侧皮层可改善语言的流利性[36]。此外，低频（1Hz）rTMS/cTBS 刺激 Broca 失语患者的右侧皮层，高频（20Hz）rTMS/iTBS 刺激左侧皮层，语言功能有显著改善[37, 38]。进一步的研究探讨了 rTMS 联合语言训练的疗效，与假刺激对照组相比，rTMS 与语言训练有协同作用，语言功能有显著改善[39, 40]。针对 Wernicke 失语，rTMS 临床研究还较少，采用低频 rTMS 刺激非患侧 Wernicke 区，可以较好地改善患者的理解功能[41]。总的来说，目前对 TMS 治疗失语症的临床研究显示出患者对 TMS 反应的变异性，治疗效果可能与双侧大脑半球的兴奋性异常有关[42]，需要更多的相关临床研究。

推荐意见：鉴于目前高等级临床证据少，尚不足以给出 rTMS 针对失语症患者应用的证据等级和推荐意见。

（单春雷）

（三）偏侧忽略

偏侧忽略指对侧肢体感知觉缺失，不注意到对侧视觉、听觉、触觉，伴空间定位等行为能力的异常，发生于约 30% 的卒中患者，研究认为偏侧忽略主要由于右侧后顶叶和颞上回皮层受损导致。尽管有部分患者可以自愈，但仍有 1/3 的患者甚至在 1 年后还会保留慢性偏侧忽略。

rTMS 对偏侧忽略的干预重点在于低频 rTMS 或 cTBS 用于非患侧后顶叶皮层。2001 年，小样本研究结果表明，低频（1Hz）rTMS 单次刺激的非患侧皮层可以减少非患侧半球的过度兴奋，改善视觉忽略[43]。随后有一系列研究也证实了低频 rTMS 刺激非患侧半球对偏侧忽略有积极意义[44-46]。进一步的对照研究比较了低频 rTMS 用于非患侧顶叶皮层和高频 rTMS 用于患侧顶叶皮质对脑卒中急性期单侧忽略的影响，结果显示高频组与低频组和假刺激组相比有较好的改善效果[47]。2018 年对 12 项 RCT 研究和 4 项非 RCT 研究进行的 Meta 分析，提示中等强度的证据支持 1Hz rTMS 对单侧忽略的改善[48]。一系列关于 cTBS 对脑卒中单侧忽略的随机对照试验也给出了阳性结果。研究发现，cTBS 刺激脑卒中亚急性期单侧忽视患者的非患侧后顶叶皮层，视觉注意得到显著地改善且可至少持续 4 周[49]，日常生活活动能力和神经心理学测试均提高且可持续至少 3 周[50]，空间忽略的程度降低且效果持续 2 周[51]，且 cTBS 的效果要优于高频或低频 rTMS 组[52]。

推荐意见：①低频 rTMS 刺激非患侧半球皮层可改善脑卒中患者的单侧忽略程度（Ⅱ级证据，C 级推荐）。② cTBS 应用于非患侧半球后顶叶皮层可改善脑卒中亚急性期患者偏侧忽略（Ⅱ级证据，C 级推荐）。

（郭铁成）

（四）卒中后认知功能障碍及抑郁

针对卒中后认知功能障碍，有研究证实高频 rTMS（10Hz/15Hz/20Hz）刺激患者左侧前额叶背外侧，可以有效改善患者的认知功能，但疗效持续时间不确定，高频比低频对患者认知功能障碍的改善效果更好，且 10～20Hz 最容易改善认知功能[53]。

关于卒中后抑郁，影像研究证明，重型抑郁症的左侧前额叶背外侧活性较低，右侧前额叶背外侧活性较高。有多个随机研究发现对卒中后抑郁患者，高频 rTMS 刺激左侧前额叶背外侧或低频 rTMS 刺激右侧前额叶背外侧，抑郁症状均有改善[54-56]。另有研究表示 rTMS 针对抑郁症患者至少 2 周的治疗有抗抑郁作用[57]。XinYi Shen 等人纳入 22 项随机对照临床试验共计 1 764 例患者的 Meta 分析进一步肯定了 rTMS 对于卒中后抑郁的有效改善效果[58]。

推荐意见：高频 rTMS 刺激左背外侧前额叶或低频 rTMS 刺激右背外侧前额叶，可改善脑卒中患者的抑郁症（Ⅰ级证据，B 级推荐）。

（胡昔权）

三、疼痛

慢性疼痛包括神经病理性的（源于周围或中枢感觉系统的病变或疾病），非神经病理性的（继发于炎性反应、组织损伤的伤害性感受过度传入，或心因性的），或无诱发因素的。尽管病理生理机制不同，仍推荐 rTMS 治疗慢性神经病理性疼痛或非神经病理性疼痛。

（一）神经病理性疼痛

rTMS 尚未被考虑用于急性或伤害感受性疼痛，因为这一类疼痛的治疗更关注的是病因治疗。而 rTMS 应用推荐用于慢性疼痛，尤其是神经病理性疼痛是从 rTMS 获益最大的疾病。

神经病理性疼痛患病率占 7%～8%[59]，目前缺少有效的治疗，药物治疗仅有 30%～40% 的患者得到满意的止痛效果[60]。植入性电刺激运动皮质有超过一半患者取得长效的止痛作用，但到目前还无明确的植入后可能获益的临床标准[61]。

多项研究显示高频 rTMS 作用于疼痛对侧 M1 区的止痛效果确定，46%～62% 的患者疼痛减轻 30% 以上，29% 患者疼痛可减轻 50%；单次高频 rTMS 的止痛效果可维持数天，重复治疗后效果增强疗效时间延长，但目前尚无最优刺激参数（定位方法、刺激频率、单次刺激总脉冲数、疗程）。其止痛效果与皮质丘脑束的完整性有关。低频 rTMS 对神经病理性疼痛疗效不佳，平均疼痛缓解率为 4%，仅在 5% 的患者中可降低 30%[62]。尚不清楚不同类型的神经病理性疼痛对 rTMS 的治疗反应是否不同[63]。

rTMS 作用于 M1 区以外的皮层部位用于止痛的研究较少，有研究提示 S2 区[64]、PMC/DLPFC 区可能有缓解疼痛的作用[65]，有待进一步研究。

推荐意见：高频 rTMS 刺激疼痛对侧 M1 区，可缓解神经病理性疼痛（Ⅰ级证据，A 级推荐）。

（二）非神经病理性疼痛

rTMS 的止痛作用也用来治疗非神经病理性疼痛综合征，例如纤维肌痛[66]、偏头痛[67]、Ⅰ型复杂区域疼痛综合征（CRPS）[68]、术后疼痛[69] 以及广泛分布性疼痛[70]。

Ⅱ～Ⅲ级证据显示高频 rTMS 作用于 M1 区对 CRPS Ⅰ型可能有止痛作用（C 级推荐）。目前尚无 DLPFC 治疗纤维肌痛、偏头痛、术后痛效果的结论。未来该领域应该从不同皮层部位、侧别、频率，以及与疼痛相关的各种临床症状评价进行深入研究。

（袁　华）

四、慢性耳鸣

耳鸣是没有外界声源时所感知的声音，其发病率是 10%～15%[71]，持续性耳鸣对患者生活质量的潜在影响非常严重。

耳鸣的感知与中枢听觉传导通路的异常活动或功能失调的神经可塑性过程有关，因而有研究用 rTMS 来调整这一过程而治疗耳鸣。但是由于目前为止针对耳鸣的研究样本量较小，主要结局指标的定义不明确，导致这些研究质量不高 [72]。

rTMS 的使用是旨在调节听觉皮层活性，因此基于解剖和功能性神经影响学的研究，将颞顶叶皮层（TPC）作为主要刺激靶点。大多数研究使用低频方案（1Hz，1 000 个脉冲数以上，每日一次，重复一周到数周）作用于单侧颞叶或颞顶叶皮质，以降低局灶性皮层兴奋性。但目前使用 rTMS 治疗耳鸣的结果仍有很多不确定性，特别是远期疗效。有证据显示有效，重复多次的 rTMS 治疗耳鸣有显著效果 [73]，但是也有研究显示真刺激与安慰剂无明显差异 [74]。

有研究报道单一部位或多部位刺激左侧额叶背外侧区 DLPFC 可治疗耳鸣 [4]，也有报道 DLPFC 联合前扣带回刺激 [75, 76]、DLPFC 联合双侧 TPC 刺激方案减轻耳鸣症状的效果更好 [77-79]。

治疗主观性耳鸣时，rTMS 效果优于安慰剂，但是临床效果是局限性的且呈一过性。而且，目前尚未完全验证最佳刺激方案。因此，临床常规使用低频 rTMS 作用于听觉皮层的可行性与有效性仍存在许多问题 [80]。另外，给出其他 rTMS 方案（听觉皮层高频 rTMS 或 cTBS，左侧 DLPFC 高频 rTMS 联合双侧 TPC 的低频 rTMS）的推荐等级为时尚早。

推荐意见：《耳鸣临床应用指南》中文版（2015 年）[81] 中提出目前尚不推荐 rTMS 用于耳鸣的常规治疗。但是单侧 rTMS 的低频刺激（1Hz）作用于颞叶或颞顶叶皮层可降低构成耳鸣知觉的相关神经作用与听觉皮层的异常高兴奋性。文献资料表明临床上此类 rTMS 治疗方案可能有效（C 级推荐）。

（袁　华）

五、癫痫

癫痫是常见的中枢神经系统慢性疾病，其致残率高、病程长，是世界卫生组织重点防治的神经精神疾病，大约 20% 的原发性全身性癫痫和 60% 的局灶性癫痫患者对抗癫痫药物反应不佳，并发展成耐药性癫痫 [82]，因此开发替代疗法是很有必要的。皮层兴奋性异常在癫痫发作中起着重要作用，具有调节皮层兴奋性作用的重复经颅磁刺激在癫痫领域具有治疗潜力 [83]。而关于癫痫患者使用 rTMS 的安全性研究显示 [84, 85]，rTMS 应用于癫痫患者并没有更高地引起癫痫发作，主要的副作用是短暂性头痛、常规止痛药有效；另一个副作用是非特异性的不适感。癫痫患者使用 rTMS 是安全的。

rTMS 治疗癫痫是否有效与多个因素相关：第一，癫痫灶治疗的靶点是至关重要的因素：最近一项 Meta 分析 [86] 显示癫痫灶在皮层的位置与其对 rTMS 的良好反应密切相关，rTMS 对位于大脑皮层的癫痫灶有效，而对颞叶癫痫、深部癫痫灶无效，这可能是 rTMS 更容易作用到位于新皮层的癫痫灶。第二，从病因学角度，与局灶性皮质发育不良相关的结构性癫痫，由于解剖上更易识别病灶，可能是 rTMS 治疗合适的靶点 [87-89]。

自 1999 年第一项关于 rTMS 对癫痫患者的临床研究 [90] 发表以来，rTMS 对多种类型的癫痫的疗效都进行了观察，获得令人鼓舞的结果，低频 rTMS 可以减少癫痫发作频率 [91, 92]，还可减少发作间期脑电图异常 [93-95]。但是由于这些研究样本的异质性 [96]，加上多数研究缺乏对照，导致证据水平低 [97, 98]；还比较难以得出明确的结论 [99, 100]。

推荐意见：建议使用低频（<1Hz）用于减少癫痫发作频率，刺激强度应至少为 90% RMT，脉冲数可能至少为每天 1 000 个，至少连续 5 天（C 级推荐）。

（刘宏亮）

六、运动障碍性疾病

（一）帕金森病

帕金森病是一种慢性进展性神经系统变性疾病。其发病机制可能是大脑基底节及黑质神经元功能退化，机体无法产生足够的多巴胺，且存在胆碱功能异常，导致出现相应的临床症状。中国帕金森病治疗指南强调对 PD 进行全面综合性治疗，除了包括药物治疗和手术治疗两种主要治疗手段以外，运动、康复、心理等综合治疗均是重要的有益补充。其中 rTMS 的作用也逐渐被认识 [101]。

到目前为止，rTMS 治疗 PD 的机制尚不清楚，研究表明 PD 患者神经可塑性和大脑默认网络的病理生理改变可能是 rTMS 可能应用于 PD 治疗的重要机制之一。另外 rTMS 可能通过促进内源性多巴胺释放、影响多巴胺受体、诱导神经再生等途径发挥作用。

1. 运动症状　应用 rTMS 治疗 PD 运动症状的研究数量众多，刺激部位与刺激参数也比较多样[102-104]，关于 TMS 的疗效也存在分歧[105]。

关于刺激部位的选择，初级运动皮质（M1）区是研究最多的目标区域，近年来辅助运动皮质（supplementary motor area，SMA）的治疗作用也逐渐受到重视[106,107]。关于刺激频率，在结论为有效的研究中，多数研究采用高频 rTMS，而少数选择低频。多项荟萃分析显示高频刺激[108,109]对 PD 的运动症状有效，而低频刺激无效。其中 M1 区高频刺激和其他额叶区域的低频刺激对运动症状的改善疗效最为肯定[110,111]，顶叶刺激[112]也有报道；M1 区低频[113]，和其他额叶区域[114-116]的高频刺激对运动症状的改善并不明显。

rTMS 应用于出现异动症的 PD 患者的研究报道并不多，但比较一致地提示低频 rTMS 作用 M1 区或 SMA 区对异动症具有改善作用[117,118]。也有研究显示双侧小脑 rTMS 刺激也有改善作用[119,120]，但是小脑刺激很容易激活颈部外周神经引起颈部肌肉强烈收缩，因而安慰剂对照的设置很困难，因此对小脑 rTMS 结果的解释需要慎重。

2. 非运动症状　PD 的非运动症状包括精神障碍、睡眠障碍、自主神经功能障碍、胃肠道功能障碍、感觉异常等。这些非运动症状的治疗多基于经验，缺乏一级证据支持的特异性治疗。

抑郁是 PD 患者最常见的非运动症状之一，患病率大约 40%~70%[121]，抑郁会加重患者的运动症状，明显降低生活质量。目前具备循证医学证据的药物有限，同时治疗抑郁症的药物与部分治疗 PD 的药物存在相互作用，在一定程度上受到限制。欧洲 rTMS 临床应用指南中，高频 rTMS 作用于左侧 DLPFC 治疗抑郁症已经获得 A 级推荐，美国临床经颅磁刺激学会关于治疗重度抑郁的专家共识[122]也推荐高频 rTMS 刺激左侧前额叶用于抑郁治疗的单一或联合治疗手段。

对于 PD 伴发抑郁患者，多项研究[123-125]使用抑郁量表和认知评估量表作为观察指标，比较了左侧 DLPFC 高频刺激与氟西汀对抑郁症状的疗效，并设置了真/假刺激对照。结果显示左侧 DLPFC 高频 rTMS 可以改善 PD 患者的抑郁症状（Ⅱ级证据，B 级推荐）。

在认知功能障碍的治疗中，左侧 DLPFC 的高频 rTMS[126,127]刺激使得患者的 MMSE、Stroop 测试、威斯康星卡片分类测试等认知功能评估改善。但是由于差异较大，目前尚不足以作出结论性的推荐。

推荐意见：目前临床证据尚不足以给出推荐意见。

（陆　晓）

（二）肌张力障碍

肌张力障碍是一类不自主、持续性肌肉收缩引起的扭曲、重复运动或姿势异常的综合征。由于这是一组病因不同、表现多样的综合征，患者的临床表现会受多种因素影响，药物治疗尚无确切持久的疗效。A 型肉毒毒素作为原发性头面或颈部肌张力障碍的治疗受到 A 级推荐；脑深部电刺激推荐作为药物和肉毒毒素治疗不能充分改善的全身型肌张力障碍的第二线治疗。

所有 rTMS 治疗肌张力障碍的研究均集中在以低频 rTMS 刺激 M1 区或 dPMC 区，旨在降低运动皮质的兴奋性。

rTMS 刺激 M1 区的临床研究不多，对 16 例书写痉挛患者的开放性研究中[128]，有 6 例患者接受 1Hz rTMS 刺激 M1 区后平均书写压力明显降低；但另一项对照研究[129]中没有观察到 0.2Hz rTMS 对书写痉挛的临床疗效。也有研究发现，rTMS 对颈部肌肉痉挛也有改善的作用[130]。

更多的研究中 rTMS 的刺激部位都选择了的 dPMC 区，在 5 篇对照研究[131-135]中，低频 rTMS 对肌张力障碍的临床症状有很小范围的改善，而且持续时间很短。但是由于患者数少、刺激参数的异质性大，上述研究并不足以确定肌张力障碍患者使用低频 rTM 刺激 dPMC 方案的推荐。

由于部分书写痉挛患者表现 S1 区功能异常，S1 区也在近年被考虑作为 rTMS 治疗肌张力障碍的另一个靶点，一项Ⅲ类研究[136]显示低频（1Hz）rTMS 作用后，15 例书写痉挛患者的书写能力明显改善，但是这项单一研究的结果上不足以提出肌张力障碍刺激 S1 区的循证建议。

推荐意见：目前临床证据尚不足以给出推荐意见。

（王 强）

（三）特发性震颤

特发性震颤是一种临床常见的运动障碍性疾病，表现为频率在 4～10Hz 的姿势性和动作性震颤。特发性震颤的药物治疗副作用较多，且对难治性特发性震颤效果不佳；手术治疗的创伤性、不良反应及费用限制其临床应用。小脑在自发运动中肌肉活动的时间同步中起着关键作用，小脑 - 丘脑 - 皮质通路在震颤的产生和传递中发挥重要作用，近年来特发性震颤患者的病理解剖研究显示其小脑存在广泛的病理改变。一项Ⅲ类研究[137]评估了低频 1Hz rTMS 刺激小脑，震颤的临床量表评分显著降低，但这个效应并没有得到持续。另一项Ⅳ类研究[138]显示特发性震颤患者小脑 1Hz rTMS 治疗 5 天，震颤幅度明显下降，运动功能障碍明显改善，效果可持续到治疗结束后 3 周。也有研究发现应用 cTBS 刺激小脑，能够改变皮层的兴奋性，但对于震颤没有显著的效果[139]。但在一项 Meta 分析中发现，1Hz 的 rTMS 及 cTBS 均能改善震颤的发生[140]。由于样本数少、缺乏对照，这些研究的结果尚不足以建议特发性震颤中使用低频 rTMS 治疗。

推荐意见：目前临床证据尚不足以给出推荐意见。

（王 强）

七、意识障碍

意识障碍在临床主要包括植物状态和微小意识状态，目前临床诊断和治疗都十分困难。目前研究中尚未有假刺激对照研究。

在已有的研究中，两个病例报告指出，高频 rTMS 可能在永久性植物状态患者中产生一些唤醒作用，表现出听觉通路传导[141]的改善或脑电图[142]的改善。也有研究报道 20Hz 的 rTMS 治疗 3 次后出现明显的肢体行为改善。Piccione[143]发现 M1 区 20Hz rTMS 治疗 6h 后，患者出现有意义的行为和脑电图的短暂变化。Bai[144]等人对 16 名意识障碍患者进行 10Hz rTMS 刺激前额叶背外侧区（DLPFC），1 000 脉冲，每日一次，连续治疗 20 天，观察到了部分患者 CRS-R 评分小的提高。Naro 等人也发现了刺激额叶背外侧能改善部分患者的意识状态[145]。同时也有研究发现应用 rTMS 治疗后意识障碍患者脑血流动力学发生了不同程度的改变[146]。

但是也有研究[144]报道 6 名严重脑损伤的意识障碍（植物状态和微意识状态）患者对运动皮层高频 rTMS 治疗后的脑电图反应性和临床反应结果均为阴性，只有一个处于微小意识状态的患者观察到持久的脑电图和行为变化。在另一个报道，对 11 名植物状态患者的随机、双盲、假对照试验（交叉设计）中，在 5 次左侧 M1 区，20Hz 的 rTMS 治疗后，没有发现临床改变[147]。因此，目前还没有足够证据表明 rTMS 在植物状态中有治疗效果，至少在常规线圈和当前安全参数下没有效果。因此到目前为止还不能对 rTMS 在意识障碍的治疗方面提出建议。

推荐意见：目前临床证据尚不足以给出推荐意见。

（吴 毅）

八、阿尔茨海默病

阿尔茨海默病（Alzheimer's disease，AD）是一种渐进性神经退行性疾病，是老年人痴呆的主要病因，目前尚缺乏有效治疗，治疗以改善症状、阻止痴呆进一步发展、维持残存的脑功能、减少并发症为主要原则。

目前关于 rTMS 对阿尔茨海默病的研究显示高频 rTMS（20Hz）作用于双侧 DLPFC 区，可使 AD 患者的一些认知功能得到改善，包括命名能力、听理解改善和 MMSE 评分提高[148,149]。一项对照研究显示低频 rTMS 对 AD 患者认知功能没有作用。另外高频 rTMS 联合认知疗法也显示出对一些临床认知量表的改善作用[150,151]。这些研究都提示高频 rTMS 对 AD 认知功能的影响值得进一步研究，但是由于这些研究患者数量较少、缺乏安慰剂对照研究，目前尚不足以给出推荐意见。

推荐意见：目前临床证据尚不足以给出推荐意见。

（刘宏亮）

九、肌萎缩侧索硬化

肌萎缩侧索硬化（amyotrophic lateral sclerosis，ALS）是一种以中枢神经系统运动神经元变性为特征的进展性致命性疾病。其病理特征表现为脊髓、运动皮层及脑干运动神经元丢失。临床表现为进行性加重的骨骼肌无力、萎缩、瘫痪，逐渐丧失劳动能力，呼吸肌麻痹，生存期通常 3～5 年。

rTMS 治疗肌萎缩侧索硬化症原理是主要是基于 rTMS 能够降低运动皮层的兴奋性，从而拮抗运动性皮质脊髓系统中谷氨酸传递增强所引起的兴奋性，同时 rTMS 也被证实可以调节血浆中对运动神经元具有保护作用的脑源性神经营养因子（brain-derived neurotrophic factor，BDNF）的水平，具有保护和支持神经元的作用[152]。

现有关于 rTMS 用于 ALS 治疗的研究基本集中在同一研究团队。2004 年他们对 4 例患者小样本临床实验发现，低频（1Hz）rTMS 刺激双侧运动皮层可以轻微的延缓 ALS 的恶化进程，而高频（20Hz）rTMS 则可能有加重的效果[153]。进一步一系列临床实验采用 cTBS 刺激双侧运动皮层半年[154,155]、1 年[155]、2 年[156]，与假刺激组相比 ALS 疾病的进程均有所延缓，但只有半年的研究差异达到了显著性。有意思的是，一篇研究发现 5 Hz rTMS 刺激双侧运动皮层 2 周可以改善 ALS 患者的生活质量、最大随意等长收缩和等速平均功率，当 rTMS 停止 2 周后，改善的效果就消失了，提示 5 Hz 的频率可能同时兼顾高频促进神经营养因子的释放和低频降低皮层兴奋性的特性[157]。总体而言，目前的临床实验样本量过少，且存在不同程度方法学上的缺陷，rTMS 对于 ALS 的效果尚需更大样本多中心随机对照临床研究的验证[158]。

推荐意见：目前临床证据尚不足以给出推荐意见。

（兰　月）

十、多发性硬化

多发性硬化（multiple sclerosis，MS）是以中枢神经系统白质炎性脱髓鞘病变为主要特点的自身免疫性疾病。其常累及的部位为脑室周围白质、视神经、脊髓、脑干和小脑，临床表现为疲劳、肌肉无力、平衡障碍、认知障碍、情感障碍和社会功能受损等，且多表现为复发—缓解的病程（复发缓解型 MS）。

rTMS 可用于判断 MS 的严重程度，中枢运动传导时间（central motor conduction time，CMCT）延长、MEP 波幅降低、潜伏时延长与 MS 患者残疾程度显著相关[159]。此外，rTMS 对于缓解 MS 症状也有部分的效果。有研究发现，与 rTMS（1Hz）组和假刺激组相比，rTMS 5Hz 刺激患肢对侧运动皮层 2 周可以显著改善下肢痉挛状态，效果至少持续 7 天[160]。除了高频 rTMS，iTBS 也被证明可以缓解肢体痉挛[161,162]。进一步有研究对比了高频（10Hz）rTMS 和 iTBS 的效果，发现两者在缓解 MS 患者下肢痉挛状态方面无显著性差别[163,164]。除此之外，采用 rTMS（5Hz）刺激运动皮层，还可改善累及小脑的复发缓解型 MS 患者手部的灵活性[164,165]，改善排尿过程中膀胱功能障碍和下尿路症状[166]。与假刺激组相比，rTMS（10Hz）刺激右侧前额叶皮层背外侧可以改善 MS 患者工作记忆表现[167]。但是目前临床研究的样本量太少，rTMS 对于 MSC 的治疗效果尚需更为规范化临床试验的验证[168]。

推荐意见：目前临床证据尚不足以给出推荐意见。

（兰　月）

十一、抑郁症

抑郁症是一种常见的精神疾病，发病率为 5%～10%[169]。药物治疗并非对所有患者都有效，超过 50% 患者会复发，20% 患者发展为慢性疾病[170]。有效的方法包括增加药物剂量、更换药物或联合使用抗抑郁药、电休克治疗等。有关 rTMS 和抑郁症的文献非常多，研究的异质性也比较大。自 2000 年以来，通过优化刺激参数，刺激方法得到了显著改进，rTMS 在美国、加拿大、新西兰、以色列等国都已获批应用于抑郁症的单独或联合药物治疗，对于病情严重，伴有自杀倾向的重症抑郁症患者不建议单独使用 rTMS[171]。

关于 rTMS 对不同刺激部位、不同频率、偏侧优势等的众多研究中，一般来说，rTMS 对发病初期（一年以内）、年轻患者疗效更好[172]。rTMS 治疗抑郁症应用最多的治疗部位是额叶背外侧区[173]。两种 rTMS 刺激方案比较认可。

多个高质量Ⅰ类研究结果[174, 175]支持左侧 DLPFC 高频 rTMS 刺激方案对抑郁症的疗效，有 Meta 分析[176]证实该方案对轻到中度抑郁症的额显著疗效。因此高频 rTMS 刺激左侧 DLPFC 治疗抑郁症的疗效是肯定的，A 级推荐。

关于低频 rTMS 刺激右侧 DLPFC 刺激方案的研究数量明显少于高频刺激左侧 DLPFC 方案。一些 meta 分析[177]的结果显示低频 rTMS 刺激右侧 DLPFC 抗抑郁疗效不确定；另一些 meta 分析[178]结果显示两种方案疗效相似。还有一些研究显示右侧低频 rTMS 失败的患者可能对左侧高频 rTMS 产生中度反应[179]；相反一些对左侧高频 rTMS 无反应的患者可能受益于右侧低频 rTMS[180]。

关于高频 rTMS 刺激左侧 DLPFC 和低频 rTMS 刺激右侧 DLPFC 两个方案联用是否可以更多获益的研究包含多个随机对照试验[181]，有一项研究显示双侧 rTMS 具有更好疗效；两项研究显示双侧 rTMS 疗效更差，其余研究显示双侧联合刺激与单侧刺激没有明显差异。因此尚不能得出对双侧联合刺激方案的推荐意见。

在大多数研究中没有区分单相和双相抑郁症。在仅针对单相抑郁症的研究中[182]，10 项Ⅰ～Ⅱ类研究显示高频 rTMS 刺激左侧 DLPFC 方案和低频 rTMS 刺激右侧 DLPFC 方案均对单相抑郁症有效，同意也适用于对至少一种抗抑郁药物失效的中度单相抑郁症。对于双向抑郁症的疗效，目前没有足够证据得出对双向抑郁症的疗效[183]。

大规模临床试验发现研究显示，每日 rTMS 方案（每周 5 日）虽然会在 2～3 周治疗后症状开始减轻，但可能需要 20～30 次为期 4～6 周的标准疗程才能取得较好的疗效。

推荐意见：高频 rTMS 刺激左侧 DLPFC 或低频 rTMS 刺激右侧 DLPFC，用于抑郁症急性期疗效肯定，连续治疗 20～30 次，必要时可延长治疗时间（Ⅰ级证据，A 级推荐）。

rTMS 可以单独或联合抗抑郁药物（Ⅱ级证据，B 级推荐）。

rTMS 在双相抑郁症中的疗效还需要进一步研究。

（张立新）

十二、焦虑

焦虑障碍，如创伤后应激障碍（posttraumatic stress disorder，PTSD）和惊恐障碍（panic disorder，PaD）目前的治疗方法为抗抑郁药物或心理治疗，包括已证明其疗效的认知行为治疗。然而，其中一些患者中，这些疗法不足以控制症状。因此，从理论上讲，rTMS 可以是治疗残余焦虑症状的一种可能的二线技术。

（一）创伤后应激障碍

rTMS 治疗 PTSD 刺激部位为 DLPFC，但对频率效应的 Meta 分析结果存在分歧，有研究显示高频显示低频 rTMS 作用于右侧 DLPFC 比左侧更明显地改善核心症状[184]。在一项 RCT 研究中，12 次低频（1Hz）rTMS 刺激右侧 DLPFC 联合认知疗法，明显 PTSD 患者的抑郁和整体状态[185]。也有研究选取额叶为治疗部位[186]，但由于本量小，刺激参数、合并用药、治疗症状等重要的方法学等不尽相同，rTMS 对于 PTSD 的治疗效果需更规范的临床试验进一步验证。

推荐意见：目前临床证据尚不足以给出推荐意见。

（二）惊恐与广泛性焦虑障碍

目前针对惊恐与广泛性焦虑障碍的研究较少，一项小样本预实验研究[186]（Ⅲ级推荐），使用低频（1Hz）rTMS 刺激右侧 DLPFC，提示 rTMS 改善惊恐的效果显著。iTBS 作用于左侧 DLPFC 没有显示出与对照组的显著差异[187]。

推荐意见：目前临床证据尚不足以给出推荐意见。

（张立新）

牵头执笔专家：牟　翔　袁　华

参考文献

[1] CORTI M, PATTEN C, TRIGGS W. Repetitive transcranial magnetic stimulation of motor cortex after stroke: a focused review[J]. Am J Phys Med Rehabil, 2012, 91(3): 254-270.

[2] DIMYAN M A, COHEN L G. Contribution of transcranial magnetic stimulation to the understanding of functional recovery mechanisms after stroke[J]. Neurorehabil Neural Repair, 2010, 24(2): 125-135.

[3] NOWAK D A, GREFKES C, AMELI M, et al. Interhemispheric competition after stroke: brain stimulation to enhance recovery of function of the affected hand[J]. Neurorehabil Neural Repair, 2009, 23(7): 641-656.

[4] AŞKIN A, TOSUN A, DEMIRDAL ÜS. Effects of low-frequency repetitive transcranial magnetic stimulation on upper extremity motor recovery and functional outcomes in chronic stroke patients: A randomized controlled trial[J]. Somatos mot res, 2017, 34(2): 102-107.

[5] BASHIR S, VARNET M, NAJIB U, et al. Enhanced motor function and its neurophysiological correlates after navigated low-frequency repetitive transcranial magnetic stimulation over the contralesional motor cortex in stroke[J]. Restor Neurol Neurosci, 2016: 1-13.

[6] KAKUDA W, ABO M, SASANUMA J, et al. Combination protocol of low-frequency rTMS and intensive occupational therapy for post-stroke upper limb hemiparesis: a 6-year experience of more than 1700 Japanese patients[J]. Transl Stroke Res, 2016, 7(3): 172-179.

[7] RASTGOO M, NAGHDI S, NAKHOSTIN ANSARI N, et al. Effects of repetitive transcranial magnetic stimulation on lower extremity spasticity and motor function in stroke patients[J]. Disabil Rehabil, 2016, 38(19): 1918-1926.

[8] HIRAKAWA Y, TAKEDA K, TANABE S, et al. Effect of intensive motor training with repetitive transcranial magnetic stimulation on upper limb motor function in chronic post-stroke patients with severe upper limb motor impairment[J]. Top Stroke Rehabil, 2018, 25(5): 321-325.

[9] GREFKES C, NOWAK D A, WANG L E, et al. Modulating cortical connectivity in stroke patients by rTMS assessed with fMRI and dynamic causal modeling[J]. Neuroimage, 2010, 50(1): 233-242.

[10] KONDO T, KAKUDA W, YAMADA N, et al. Effects of repetitive transcranial magnetic stimulation and intensive occupational therapy on motor neuron excitability in poststroke hemiparetic patients: a neurophysiological investigation using F-wave parameters[J]. Int J Neurosci, 2015, 125(1): 25-31.

[11] TOSUN A, TÜRE S, ASKIN A, et al. Effects of low-frequency repetitive transcranial magnetic stimulation and neuromuscular electrical stimulation on upper extremity motor recovery in the early period after stroke: a preliminary study[J]. Top stroke rehabil, 2017, 24(5): 361-367.

[12] KHEDR E M, ETRABY A E, HEMEDA M, et al. Long-term effect of repetitive transcranial magnetic stimulation on motor function recovery after acute ischemic stroke[J]. Acta Neurol Scand, 2010, 121(1): 30-37.

[13] KIM J, YIM J. Effects of high-frequency repetitive transcranial magnetic stimulation combined with task-oriented mirror therapy training on hand rehabilitation of acute stroke patients[J]. Med Sci Monit, 2018, 24: 743-750.

[14] CHANG W H, KIM Y H, BANG O Y, et al. Long-term effects of rTMS on motor recovery in patients after subacute stroke[J]. J Rehabil Med, 2010, 42(8): 758-764.

[15] CHANG W H, KIM Y H, YOO W K, et al. rTMS with motor training modulates cortico-basal ganglia-thalamocortical circuits in stroke patients[J]. Restor Neurol Neurosci, 2012, 30(3): 179-189.

[16] WANG R Y, WANG F Y, HUANG S F, et al. High-frequency repetitive transcranial magnetic stimulation enhanced treadmill training effects on gait performance in individuals with chronic stroke: A double-blinded randomized controlled pilot trial[J]. Gait Posture, 2019, 68: 382-387.

[17] ACKERLEY S J, BYBLOW W D, BARBER P A, et al. Primed Physical Therapy Enhances Recovery of Upper Limb

Function in Chronic Stroke Patients[J]. Neurorehabil Neural Repair, 2016, 30(4): 339-348.

[18] SASAKI N, MIZUTANI S, KAKUDA W, et al. Comparison of the effects of high- and low-frequency repetitive transcranial magnetic stimulation on upper limb hemiparesis in the early phase of stroke[J]. J Stroke Cerebrovasc Dis, 2013, 22(4): 413-418.

[19] DU J, TIAN L, LIU W, et al. Effects of repetitive transcranial magnetic stimulation on motor recovery and motor cortex excitability in patients with stroke: a randomized controlled trial[J]. Eur J Neurol, 2016, 23(11): 1666-1672.

[20] KIM C, CHOI H E, JUNG H, et al. Comparison of the Effects of 1 Hz and 20 Hz rTMS on Motor Recovery in Subacute Stroke Patients[J]. Ann Rehabil Med, 2014, 38(5): 585-591.

[21] WANG R Y, TSENG H Y, LIAO K K, et al. rTMS combined with task-oriented training to improve symmetry of interhemispheric corticomotor excitability and gait performance after stroke: a randomized trial[J]. Neurorehabil Neural Repair, 2012, 26(3): 222-230.

[22] KAKUDA W, ABO M, NAKAYAMA Y, et al. High-frequency rTMS using a double cone coil for gait disturbance[J]. Acta Neurol Scand, 2013, 128(2): 100-106.

[23] YAMADA N, KAKUDA W, KONDO T, et al. Bihemispheric repetitive transcranial magnetic stimulation combined with intensive occupational therapy for upper limb hemiparesis after stroke: a preliminary study[J]. Int J Rehabil Res, 2013, 36(4): 323-329.

[24] LONG H, WANG H, ZHAO C, et al. Effects of combining high-and low-frequency repetitive transcranial magnetic stimulation on upper limb hemiparesis in the early phase of stroke[J]. Restor Neu Neurosci, 2018, 36(1): 21-30.

[25] ZHANG L, XING G, FAN Y, et al. Short- and long-term effects of repetitive transcranial magnetic stimulation on upper limb motor function after stroke: A systematic review and meta-analysis[J]. Clin Rehabil, 2017, 31(9): 1137-1153.

[26] DIEKHOFF-KREBS S, POOL E M, SARFELD A S, et al. Interindividual differences in motor network connectivity and behavioral response to iTBS in stroke patients[J]. Neuroimage Clin, 2017, 15: 559-571.

[27] CHEN Y J, HUANG Y Z, CHEN C Y, et al. Intermittent theta burst stimulation enhances upper limb motor function in patients with chronic stroke: a pilot randomized controlled trial[J]. BMC Neurol, 2019, 19(1): 69.

[28] LAPPCHEN C H, RINGER T, BLESSIN J, et al. Daily iTBS worsens hand motor training--a combined TMS, fMRI and mirror training study[J]. Neuroimage, 2015, 107: 257-265.

[29] VIGNEAU M, BEAUCOUSIN V, HERVE P Y, et al. Meta-analyzing left hemisphere language areas: phonology, semantics, and sentence processing[J]. Neuroimage, 2006, 30(4): 1414-1432.

[30] FREY S, CAMPBELL J S, PIKE G B, et al. Dissociating the human language pathways with high angular resolution diffusion fiber tractography[J]. J Neurosci, 2008, 28(45): 11435-11444.

[31] 高素荣. 失语症[M]. 第 2 版. 北京：北京大学医学出版社, 2006.

[32] LI Y, QU Y, YUAN M, et al. Low-frequency repetitive transcranial magnetic stimulation for patients with aphasia after stoke: A meta-analysis[J]. J Rehabil Med, 2015, 47(8): 675-681.

[33] BARWOOD C, MURDOCH B E, WHELAN B M, et al. Improved receptive and expressive language abilities in nonfluent aphasic stroke patients after application of rTMS: an open protocol case series[J]. Brain Stimul, 2012, 5(3): 274-286.

[34] TSAI P Y, WANG C P, KO J S, et al. The persistent and broadly modulating effect of inhibitory rTMS in nonfluent aphasic patients: a sham-controlled, double-blind study[J]. Neurorehabil Neural Repair, 2014, 28(8): 779-787.

[35] HU X Y, ZHANG T, RAJAH G B, et al. Effects of different frequencies of repetitive transcranial magnetic stimulation in stroke patients with non-fluent aphasia: a randomized, sham-controlled study[J]. Neurol Res, 2018, 40(6): 459-465.

[36] SZAFLARSKI J P, VANNEST J, WU S W, et al. Excitatory repetitive transcranial magnetic stimulation induces improvements in chronic post-stroke aphasia[J]. Med Sci Monit, 2011, 17(3): R132-R139.

[37] KHEDR E M, ABO E N, ALI A M, et al. Dual-hemisphere repetitive transcranial magnetic stimulation for rehabilitation of poststroke aphasia: a randomized, double-blind clinical trial[J]. Neurorehabil Neural Repair, 2014, 28(8): 740-750.

[38] VUKSANOVIC J, JELIC M B, MILANOVIC S D, et al. Improvement of language functions in a chronic non-fluent post-stroke aphasic patient following bilateral sequential theta burst magnetic stimulation[J]. Neurocase, 2015, 21(2): 244-250.

[39] RUBI-FESSEN I, HARTMANN A, HUBER W, et al. Add-on effects of repetitive transcranial magnetic stimulation on

subacute aphasia therapy: enhanced improvement of functional communication and basic linguistic skills. A randomized controlled study[J]. Arch Phys Med Rehabil, 2015, 96 (11): 1935-1944.

[40] SZAFLARSKI J P, GRIFFIS J, VANNEST J, et al. A feasibility study of combined intermittent theta burst stimulation and modified constraint-induced aphasia therapy in chronic post-stroke aphasia[J]. Restor Neurol Neurosci, 2018, 36 (4): 503-518.

[41] KAKUDA W, ABO M, URUMA G, et al. Low-frequency rTMS with language therapy over a 3-month period for sensory-dominant aphasia: case series of two post-stroke Japanese patients[J]. Brain Inj, 2010, 24 (9): 1113-1117.

[42] DIONISIO A, DUARTE I C, PATRICIO M, et al. Transcranial magnetic stimulation as an intervention tool to recover from language, swallowing and attentional deficits after stroke: A systematic review[J]. Cerebrovasc Dis, 2018, 46 (3-4): 178-185.

[43] OLIVERI M, BISIACH E, BRIGHINA F, et al. rTMS of the unaffected hemisphere transiently reduces contralesional visuospatial hemineglect[J]. Neurology, 2001, 57 (7): 1338-1340.

[44] SONG W, Du B, XU Q, et al. Low-frequency transcranial magnetic stimulation for visual spatial neglect: a pilot study[J]. J Rehabil Med, 2009, 41 (3): 162-165.

[45] LIM J Y, KANG E K, PAIK N J. Repetitive transcranial magnetic stimulation to hemispatial neglect in patients after stroke: an open-label pilot study[J]. J Rehabil Med, 2010, 42 (5): 447-452.

[46] YANG N Y, FONG K N, LI-TSANG C W, et al. Effects of repetitive transcranial magnetic stimulation combined with sensory cueing on unilateral neglect in subacute patients with right hemispheric stroke: a randomized controlled study[J]. Clin Rehabil, 2017, 31 (9): 1154-1163.

[47] KIM B R, CHUN M H, KIM D Y, et al. Effect of high-and low-frequency repetitive transcranial magnetic stimulation on visuospatial neglect in patients with acute stroke: a double-blind, sham-controlled trial[J]. Arch Phys Med Rehabil, 2013, 94 (5): 803-807.

[48] KASHIWAGI F T, EL D R, GOMAA H, et al. Noninvasive brain stimulations for unilateral spatial neglect after stroke: A systematic review and meta-analysis of randomized and nonrandomized controlled trials[J]. Neural Plast, 2018, 2018: 1638763.

[49] FU W, SONG W, ZHANG Y, et al. Long-term effects of continuous theta-burst stimulation in visuospatial neglect[J]. J Int Med Res, 2015, 43 (2): 196-203.

[50] CAZZOLI D, MURI R M, SCHUMACHER R, et al. Theta burst stimulation reduces disability during the activities of daily living in spatial neglect[J]. Brain, 2012, 135 (Pt 11): 3426-3439.

[51] KOCH G, BONNI S, GIACOBBE V, et al. Theta-burst stimulation of the left hemisphere accelerates recovery of hemispatial neglect[J]. Neurology, 2012, 78 (1): 24-30.

[52] YANG W, LIU T, SONG X, et al. Comparison of different stimulation parameters of repetitive transcranial magnetic stimulation for unilateral spatial neglect in stroke patients[J]. J NeurolSciences, 2015, 359 (1-2): 219-225.

[53] GUSE B, FALKAI P, WOBROCK T. Cognitive effects of high-frequency repetitive transcranial magnetic stimulation: a systematic review[J]. J Neural Transm (Vienna), 2010, 117 (1): 105-122.

[54] GEORGE M S, LISANBY S H, AVERY D, et al. Daily left prefrontal transcranial magnetic stimulation therapy for major depressive disorder: a sham-controlled randomized trial[J]. Arch Gen Psychiatry, 2010, 67 (5): 507-516.

[55] LEVKOVITZ Y, ISSERLES M, PADBERG F, et al. Efficacy and safety of deep transcranial magnetic stimulation for major depression: a prospective multicenter randomized controlled trial[J]. World Psychiatry, 2015, 14 (1): 64-73.

[56] GU S Y, CHANG M C. The Effects of 10-Hz Repetitive Transcranial Magnetic Stimulation on Depression in Chronic Stroke Patients[J]. Brain Stimul, 2017, 10 (2): 270-274.

[57] KOZEL F A, JOHNSON K A, NAHAS Z, et al. Fractional anisotropy changes after several weeks of daily left high-frequency repetitive transcranial magnetic stimulation of the prefrontal cortex to treat major depression[J]. J ECT, 2011, 27 (1): 5-10.

[58] SHEN X, LIU M, CHENG Y, et al. Repetitive transcranial magnetic stimulation for the treatment of post-stroke depression: A systematic review and meta-analysis of randomized controlled clinical trials[J]. J Affect Disord, 2017, 211: 65-74.

[59] POMMIER B, CREAC'H C, BEAUVIEUX V, et al. Robot-guided neuronavigated rTMS as an alternative therapy for central（neuropathic）pain: Clinical experience and long-term follow-up[J]. Eur J Pain, 2016, 20（6）: 907-916.

[60] GALHARDONI R, CORREIA G S, ARAUJO H, et al. Repetitive transcranial magnetic stimulation in chronic pain: a review of the literature[J]. Arch Phys Med Rehabil, 2015, 96（4 Suppl）: S156-S172.

[61] KURT E, HENSSEN D, STEEGERS M, et al. Motor cortex stimulation in patients suffering from chronic neuropathic pain: Summary of expert meeting and premeeting questionnaire, combined with literature review[J]. World Neurosurg, 2017, 108: 254-263.

[62] LEFAUCHEUR J P, AYACHE S S, SOREL M, et al. Analgesic effects of repetitive transcranial magnetic stimulation of the motor cortex in neuropathic pain: influence of theta burst stimulation priming[J]. Eur J Pain, 2012, 16（10）: 1403-1413.

[63] JIN Y, XING G, LI G, et al. High frequency repetitive transcranial magnetic stimulation therapy for chronic neuropathic pain: A meta-analysis[J]. Pain Physician, 2015, 18（6）: E1029-E1046.

[64] LINDHOLM P, LAMUSUO S, TAIMINEN T, et al. Right secondary somatosensory cortex-a promising novel target for the treatment of drug-resistant neuropathic orofacial pain with repetitive transcranial magnetic stimulation[J]. Pain, 2015, 156（7）: 1276-1283.

[65] NARDONE R, HOLLER Y, LANGTHALER P B, et al. rTMS of the prefrontal cortex has analgesic effects on neuropathic pain in subjects with spinal cord injury[J]. Spinal Cord, 2017, 55（1）: 20-25.

[66] KNIJNIK L M, DUSSAN-SARRIA J A, ROZISKY J R, et al. Repetitive transcranial magnetic stimulation for fibromyalgia: Systematic review and meta-analysis[J]. Pain Pract, 2016, 16（3）: 294-304.

[67] FREGNI F, POTVIN K, DASILVA D, et al. Clinical effects and brain metabolic correlates in non-invasive cortical neuromodulation for visceral pain[J]. Eur J Pain, 2011, 15（1）: 53-60.

[68] NARDONE R, BRIGO F, HOLLER Y, et al. Transcranial magnetic stimulation studies in complex regional pain syndrome type I: A review[J]. Acta Neurol Scand, 2018, 137（2）: 158-164.

[69] BORCKARDT J J, REEVES S T, KOTLOWSKI P, et al. Fast left prefrontal rTMS reduces post-gastric bypass surgery pain: findings from a large-scale, double-blind, sham-controlled clinical trial[J]. Brain Stimul, 2014, 7（1）: 42-48.

[70] AVERY D H, ZARKOWSKI P, KRASHIN D, et al. Transcranial magnetic stimulation in the treatment of chronic widespread pain: a randomized controlled study[J]. J ECT, 2015, 31（1）: 57-66.

[71] SOLEIMANI R, JALALI M M, HASANDOKHT T. Therapeutic impact of repetitive transcranial magnetic stimulation （rTMS）on tinnitus: a systematic review and meta-analysis[J]. Eur Arch Otorhinolaryngol, 2016, 273（7）: 1663-1675.

[72] LONDERO A, BONFILS P, LEFAUCHEUR J P. Transcranial magnetic stimulation and subjective tinnitus. A review of the literature, 2014-2016[J]. Eur Ann Otorhinolaryngol Head Neck Dis, 2018, 135（1）: 51-58.

[73] FOLMER R L, THEODOROFF S M, CASIANA L, et al. Repetitive transcranial magnetic stimulation treatment for chronic tinnitus: A randomized clinical trial[J]. JAMA Otolaryngol Head Neck Surg, 2015, 141（8）: 716-722.

[74] LANGGUTH B, LANDGREBE M, FRANK E, et al. Efficacy of different protocols of transcranial magnetic stimulation for the treatment of tinnitus: Pooled analysis of two randomized controlled studies[J]. World J Biol Psychiatry, 2014, 15（4）: 276-285.

[75] KREUZER P M, LEHNER A, SCHLEE W, et al. Combined rTMS treatment targeting the anterior cingulate and the temporal cortex for the treatment of chronic tinnitus[J]. Sci Rep, 2015, 5: 18028.

[76] NOH T S, KYONG J S, CHANG M Y, et al. Comparison of treatment outcomes following either prefrontal cortical-only or dual-site repetitive transcranial magnetic stimulation in chronic tinnitus patients: A double-blind randomized study[J]. Otol Neurotol, 2017, 38（2）: 296-303.

[77] LEHNER A, SCHECKLMANN M, KREUZER P M, et al. Comparing single-site with multisite rTMS for the treatment of chronic tinnitus - clinical effects and neuroscientific insights: study protocol for a randomized controlled trial[J]. Trials, 2013, 14: 269.

[78] LEHNER A, SCHECKLMANN M, POEPPL T B, et al. Multisite rTMS for the treatment of chronic tinnitus: stimulation of the cortical tinnitus network--a pilot study[J]. Brain Topogr, 2013, 26（3）: 501-510.

[79] LEHNER A, SCHECKLMANN M, GREENLEE M W, et al. Triple-site rTMS for the treatment of chronic tinnitus: a

randomized controlled trial[J]. Sci Rep, 2016, 6: 22302.

[80] FRANK G, KLEINJUNG T, LANDGREBE M, et al. Left temporal low-frequency rTMS for the treatment of tinnitus: clinical predictors of treatment outcome--a retrospective study[J]. Eur J Neurol, 2010, 17(7): 951-956.

[81] 贺璐, 王国鹏, 彭哲, 等. 耳鸣临床应用指南 [J]. 听力学及言语疾病杂志, 2015(2): 116-139.

[82] PATI S, ALEXOPOULOS A V. Pharmacoresistant epilepsy: from pathogenesis to current and emerging therapies[J]. Cleve Clin J Med, 2010, 77(7): 457-467.

[83] CARRETTE S, BOON P, DEKEYSER C, et al. Repetitive transcranial magnetic stimulation for the treatment of refractory epilepsy[J]. Expert Rev Neurother, 2016, 16(9): 1093-1110.

[84] BAE E H, SCHRADER L M, MACHⅡ K, et al. Safety and tolerability of repetitive transcranial magnetic stimulation in patients with epilepsy: a review of the literature[J]. Epilepsy Behav, 2007, 10(4): 521-528.

[85] PEREIRA L S, MÜLLER V T, DA MOTA GOMES M, et al. Safety of repetitive transcranial magnetic stimulation in patients with epilepsy: A systematic review[J]. Epilepsy Behav, 2016, 57: 167-176.

[86] HSU W Y, CHENG C H, LIN M W, et al. Antiepileptic effects of low frequency repetitive transcranial magnetic stimulation: A meta-analysis[J]. Epilepsy Res, 2011, 96(3): 231-240.

[87] MENKES D L, GRUENTHAL M. Slow-frequency repetitive transcranial magnetic stimulation in a patient with focal cortical dysplasia[J]. Epilepsia, 2000, 41(2): 240-242.

[88] DANIELE O, BRIGHINA F, PIAZZA A, et al. Low-frequency transcranial magnetic stimulation in patients with cortical dysplasia - a preliminary study[J]. J Neurol, 2003, 250(6): 761-762.

[89] BRASIL-NETO J P, de ARAUJO D P, TEIXEIRA W A, et al. Experimental therapy of epilepsy with transcranial magnetic stimulation: lack of additional benefit with prolonged treatment[J]. Arq Neuropsiquiatr, 2004, 62(1): 21-25.

[90] TERGAU F, NAUMANN U, PAULUS W, et al. Low-frequency repetitive transcranial magnetic stimulation improves intractable epilepsy[J]. Lancet, 1999, 353(9171): 2209.

[91] TERGAU F, NEUMANN D, ROSENOW F, et al. Can epilepsies be improved by repetitive transcranial magnetic stimulation?--interim analysis of a controlled study[J]. Suppl Clin Neurophysiol, 2003, 56: 400-405.

[92] SÁNCHEZ-ESCANDÓN O, ARANA-LECHUGA Y, TERÁN-PÉREZ G, et al. Effect of low-frequency repetitive transcranial magnetic stimulation on sleep pattern and quality of life in patients with focal epilepsy[J]. Sleep Med, 2016, 20: 37-40.

[93] FREGNI F, OTACHI P T, DO V A, et al. A randomized clinical trial of repetitive transcranial magnetic stimulation in patients with refractory epilepsy[J]. Ann Neurol, 2006, 60(4): 447-455.

[94] SUN W, MAO W, MENG X, et al. Low-frequency repetitive transcranial magnetic stimulation for the treatment of refractory partial epilepsy: a controlled clinical study[J]. Epilepsia, 2012, 53(10): 1782-1789.

[95] ROSSI SEBASTIANO D, MAGAUDDA A, QUARTARONE A, et al. Effect of repetitive transcranial magnetic stimulation on action myoclonus: A pilot study in patients with EPM1[J]. Epilepsy Behav, 2018, 80: 33-36.

[96] NITSCHE M A, PAULUS W. Noninvasive brain stimulation protocols in the treatment of epilepsy: current state and perspectives[J]. Neurotherapeutics, 2009, 6(2): 244-250.

[97] JOO E Y, HAN S J, CHUNG S H, et al. Antiepileptic effects of low-frequency repetitive transcranial magnetic stimulation by different stimulation durations and locations[J]. Clin Neurophysiol, 2007, 118(3): 702-708.

[98] BOON P, De COCK E, MERTENS A, et al. Neurostimulation for drug-resistant epilepsy[J]. Curr Opin Neurol, 2018, 31(2): 198-210.

[99] CHEN R, SPENCER D C, WESTON J, et al. Transcranial magnetic stimulation for the treatment of epilepsy[J]. Cochrane DB Syst Rev, 2016, (8): D11025.

[100] SEYNAEVE L, DEVROYE A, DUPONT P, et al. Randomized crossover sham-controlled clinical trial of targeted low-frequency transcranial magnetic stimulation comparing a figure-8 and a round coil to treat refractory neocortical epilepsy[J]. Epilepsia, 2015, 57(1): 141-150.

[101] EDWARDS M J, TALELLI P, ROTHWELL J C. Clinical applications of transcranial magnetic stimulation in patients with movement disorders[J]. Lancet Neurol, 2008, 7(9): 827-840.

[102] ELAHI B，ELAHI B，CHEN R. Effect of transcranial magnetic stimulation on Parkinson motor function--systematic review of controlled clinical trials[J]. Mov Disord，2009，24（3）：357-363.

[103] CHOU Y，HICKEY P T，SUNDMAN M，et al. Effects of repetitive transcranial magnetic stimulation on motor symptoms in Parkinson disease[J]. JAMA Neurology，2015，72（4）：432.

[104] ZANJANI A，ZAKZANIS K K，DASKALAKIS Z J，et al. Repetitive transcranial magnetic stimulation of the primary motor cortex in the treatment of motor signs in Parkinson's disease：A quantitative review of the literature[J]. Movement Disord，2015，30（6）：750-758.

[105] WAGLE S A，SHUSTER J J，CHUNG J W，et al. Repetitive transcranial magnetic stimulation（rTMS）therapy in Parkinson disease：A meta-analysis[J]. PM R，2016，8（4）：356-366.

[106] FLAMEZ A，CORDENIER A，De RAEDT S，et al. Bilateral low frequency rTMS of the primary motor cortex may not be a suitable treatment for levodopa-induced dyskinesias in late stage Parkinson's disease[J]. Parkinsonism Relat D，2016，22：62-67.

[107] YOKOE M，MANO T，MARUO T，et al. The optimal stimulation site for high-frequency repetitive transcranial magnetic stimulation in Parkinson's disease：A double-blind crossover pilot study[J]. J Clin Neurosci，2018，47：72-78.

[108] LI Z J，WU Q，YI C J. Clinical efficacy of istradefylline versus rTMS on Parkinson's disease in a randomized clinical trial[J]. Curr Med Res Opin，2015，31（11）：2055-2058.

[109] CHUNG C L，MAK M K. Effect of repetitive transcranial magnetic stimulation on physical function and motor signs in Parkinson's disease：A systematic review and meta-analysis[J]. Brain Stimul，2016，9（4）：475-487.

[110] KIM M S，CHANG W H，CHO J W，et al. Efficacy of cumulative high-frequency rTMS on freezing of gait in Parkinson's disease[J]. Restor Neurol Neuros，2015，33（4）：521-530.

[111] COHEN O S，ORLEV Y，YAHALOM G，et al. Repetitive deep transcranial magnetic stimulation for motor symptoms in Parkinson's disease：A feasibility study[J]. Clin Neurol Neurosurg，2016，140：73-78.

[112] MOISELLO C，BLANCO D，FONTANESI C，et al. TMS enhances retention of a motor skill in Parkinson's disease [J]. Brain Stimul，2015，8（2）：224-230.

[113] WAGLE S A，SHUSTER J J，CHUNG J W，et al. Repetitive transcranial magnetic stimulation（rTMS）therapy in Parkinson disease：a meta-analysis[J]. PM R，2016，8（4）：356-366.

[114] BRYS M，FOX M D，AGARWAL S，et al. Multifocal repetitive TMS for motor and mood symptoms of Parkinson disease[J]. Neurology，2016，87（18）：1907-1915.

[115] COHEN O S，RIGBI A，YAHALOM G，et al. Repetitive deep TMS for Parkinson disease[J]. J Clin Neurophysiol，2018，35（2）：159-165.

[116] DAGAN M，HERMAN T，MIRELMAN A，et al. The role of the prefrontal cortex in freezing of gait in Parkinson's disease：insights from a deep repetitive transcranial magnetic stimulation exploratory study[J]. Exp Brain Res，2017，235（8）：2463-2472.

[117] ZHU H，LU Z，JIN Y，et al. Low-frequency repetitive transcranial magnetic stimulation on Parkinson motor function：a meta-analysis of randomised controlled trials[J]. Acta Neuropsychiatrica，2015，27（2）：82-89.

[118] VANBELLINGEN T，WAPP M，STEGMAYER K，et al. Theta burst stimulation over premotor cortex in Parkinson's disease：an explorative study on manual dexterity[J]. J Neural Transm，2016，123（12）：1387-1393.

[119] JANSSEN A M，MUNNEKE M A M，NONNEKES J，et al. Cerebellar theta burst stimulation does not improve freezing of gait in patients with Parkinson's disease[J]. J Neurol，2017，264（5）：963-972.

[120] FRANÇA C，de ANDRADE D C，TEIXEIRA M J，et al. Effects of cerebellar neuromodulation in movement disorders：A systematic review[J]. Brain Stimul，2018，11（2）：249-260.

[121] SMELTERE L，KUZNECOVS V，ERTS R. Depression and social phobia in essential tremor and Parkinson's disease[J]. Brain Behav，2017，7（9）：e781.

[122] LEFAUCHEUR J P，ANDRE-OBADIA N，ANTAL A，et al. Evidence-based guidelines on the therapeutic use of repetitive transcranial magnetic stimulation（rTMS）[J]. Clin Neurophysiol，2014，125（11）：2150-2206.

[123] SHIN H，YOUN Y C，CHUNG S J，et al. Effect of high-frequency repetitive transcranial magnetic stimulation on major

depressive disorder in patients with Parkinson's disease[J]. J Neurol, 2016, 263（7）: 1442-1448.

[124] MAKKOS A, PÁL E, ASCHERMANN Z, et al. High-frequency repetitive transcranial magnetic stimulation can improve depression in Parkinson's disease: a randomized, double-blind, placebo-controlled study[J]. Neuropsychobiology, 2016, 73（3）: 169-177.

[125] XIE C L, CHEN J, WANG X D, et al. Repetitive transcranial magnetic stimulation（rTMS）for the treatment of depression in Parkinson disease: a meta-analysis of randomized controlled clinical trials[J]. Neurol Sci, 2015, 36（10）: 1751-1761.

[126] LAWRENCE B J, GASSON N, BUCKS R S, et al. Cognitive training and noninvasive brain stimulation for cognition in Parkinson's disease: A meta-analysis[J]. Neurorehabil Neural Repair, 2017, 31（7）: 597-608.

[127] LEE Y, FISHER B E. Use of low-frequency repetitive transcranial magnetic stimulation to reduce context-dependent learning in people with Parkinson's disease[J]. Eur J Phys Rehab Med, 2018, 54（4）: 560.

[128] SIEBNER H R, TORMOS J M, CEBALLOS-BAUMANN A O, et al. Low-frequency repetitive transcranial magnetic stimulation of the motor cortex in writer's cramp[J]. Neurology, 1999, 52（3）: 529-537.

[129] MURASE N, ROTHWELL J C, KAJI R, et al. Subthreshold low-frequency repetitive transcranial magnetic stimulation over the premotor cortex modulates writer's cramp[J]. Brain, 2005, 128（Pt 1）: 104-115.

[130] PIRIO RICHARDSON S, TINAZ S, CHEN R. Repetitive transcranial magnetic stimulation in cervical dystonia: effect of site and repetition in a randomized pilot trial[J]. PLoS One., 2015, 10（4）: e124937.

[131] SIEBNER H R, ROTHWELL J. Transcranial magnetic stimulation: new insights into representational cortical plasticity[J]. Exp Brain Res, 2003, 148（1）: 1-16.

[132] MURASE N, ROTHWELL J C, KAJI R, et al. Subthreshold low-frequency repetitive transcranial magnetic stimulation over the premotor cortex modulates writer's cramp[J]. Brain, 2005, 128（Pt 1）: 104-115.

[133] BORICH M, ARORA S, KIMBERLEY T J. Lasting effects of repeated rTMS application in focal hand dystonia[J]. Restor Neurol Neurosci, 2009, 27（1）: 55-65.

[134] KIMBERLEY T J, BORICH M R, ARORA S, et al. Multiple sessions of low-frequency repetitive transcranial magnetic stimulation in focal hand dystonia: clinical and physiological effects[J]. Restor Neurol Neurosci, 2013, 31（5）: 533-542.

[135] KRANZ G, SHAMIM E A, LIN P T, et al. Transcranial magnetic brain stimulation modulates blepharospasm: a randomized controlled study[J]. Neurology, 2010, 75（16）: 1465-1471.

[136] HAVRANKOVA P, JECH R, WALKER N D, et al. Repetitive TMS of the somatosensory cortex improves writer's cramp and enhances cortical activity[J]. Neuro Endocrinol Lett, 2010, 31（1）: 73-86.

[137] GIRONELL A, KULISEVSKY J, LORENZO J, et al. Transcranial magnetic stimulation of the cerebellum in essential tremor: a controlled study[J]. Arch Neurol, 2002, 59（3）: 413-417.

[138] AVANZINO L, BOVE M, TACCHINO A, et al. Cerebellar involvement in timing accuracy of rhythmic finger movements in essential tremor[J]. Eur J Neurosci, 2009, 30（10）: 1971-1979.

[139] BOLOGNA M, ROCCHI L, LEODORI G, et al. Cerebellar continuous theta burst stimulation in essential tremor[J]. Cerebellum, 2015, 14（2）: 133-141.

[140] KANG N, CAURAUGH J H. Does non-invasive brain stimulation reduce essential tremor? A systematic review and meta-analysis[J]. PLoS One, 2017, 12（9）: e185462.

[141] LOUISE-BENDER P T, ROSENOW J, LEWIS G, et al. Repetitive transcranial magnetic stimulation-associated neurobehavioral gains during coma recovery[J]. Brain Stimul, 2009, 2（1）: 22-35.

[142] HE F, WU M, MENG F, et al. Effects of 20 Hz repetitive transcranial magnetic stimulation on disorders of consciousness: a resting-state electroencephalography study[J]. Neural Plast, 2018, 2018: 1-8.

[143] LOUISE-BENDER P T, ROSENOW J, LEWIS G, et al. Repetitive transcranial magnetic stimulation-associated neurobehavioral gains during coma recovery[J]. Brain Stimul, 2009, 2（1）: 22-35.

[144] BAI Y, XIA X, KANG J, et al. Evaluating the effect of repetitive transcranial magnetic stimulation on disorders of consciousness by using TMS-EEG[J]. Front Neurosci, 2016, 10: 473.

[145] NARO A, RUSSO M, LEO A, et al. A single session of repetitive transcranial magnetic stimulation over the dorsolateral

prefrontal cortex in patients with unresponsive wakefulness syndrome[J]. Neurorehab Neural Re, 2014, 29(7): 603-613.

[146] LIU P, GAO J, PAN S, et al. Effects of high-frequency repetitive transcranial magnetic stimulation on cerebral hemodynamics in patients with disorders of consciousness: a sham-controlled study[J]. Eur Neurol, 2016, 76(1-2): 1-7.

[147] CINCOTTA M, GIOVANNELLI F, CHIARAMONTI R, et al. No effects of 20 Hz-rTMS of the primary motor cortex in vegetative state: A randomised, sham-controlled study[J]. Cortex, 2015, 71: 368-376.

[148] COTELLI M, MANENTI R, CAPPA S F, et al. Transcranial magnetic stimulation improves naming in Alzheimer disease patients at different stages of cognitive decline[J]. Eur J Neurol, 2008, 15(12): 1286-1292.

[149] ZHAO J, LI Z, CONG Y, et al. Repetitive transcranial magnetic stimulation improves cognitive function of Alzheimer's disease patients[J]. Oncotarget, 2017, 8(20): 33864-33871.

[150] AHMED M A, DARWISH E S, KHEDR E M, et al. Effects of low versus high frequencies of repetitive transcranial magnetic stimulation on cognitive function and cortical excitability in Alzheimer's dementia[J]. J Neurol, 2012, 259(1): 83-92.

[151] RABEY J M, DOBRONEVSKY E, AICHENBAUM S, et al. Repetitive transcranial magnetic stimulation combined with cognitive training is a safe and effective modality for the treatment of Alzheimer's disease: a randomized, double-blind study[J]. J Neural Transm (Vienna), 2013, 120(5): 813-819.

[152] LEFAUCHEUR J P, ANDRE-OBADIA N, ANTAL A, et al. Evidence-based guidelines on the therapeutic use of repetitive transcranial magnetic stimulation (rTMS)[J]. Clin Neurophysiol, 2014, 125(11): 2150-2206.

[153] Di LAZZARO V, OLIVIERO A, SATURNO E, et al. Motor cortex stimulation for amyotrophic lateral sclerosis. Time for a therapeutic trial?[J]. Clin Neurophysiol, 2004, 115(6): 1479-1485.

[154] DILEONE M, PROFICE P, PILATO F, et al. Repetitive transcranial magnetic stimulation for ALS[J]. CNS Neurol Disord Drug Targets, 2010, 9(3): 331-334.

[155] Di LAZZARO V, PILATO F, PROFICE P, et al. Motor cortex stimulation for ALS: a double blind placebo-controlled study[J]. Neurosci Lett, 2009, 464(1): 18-21.

[156] Di LAZZARO V, DILEONE M, PILATO F, et al. Long-term motor cortex stimulation for amyotrophic lateral sclerosis[J]. Brain Stimul, 2010, 3(1): 22-27.

[157] ZANETTE G, FORGIONE A, MANGANOTTI P, et al. The effect of repetitive transcranial magnetic stimulation on motor performance, fatigue and quality of life in amyotrophic lateral sclerosis[J]. J Neurol Sci, 2008, 270(1-2): 18-22.

[158] NG L, KHAN F, YOUNG C A, et al. Symptomatic treatments for amyotrophic lateral sclerosis/motor neuron disease[J]. Cochrane DB Syst Rev, 2017, 1: D11776.

[159] KALE N, AGAOGLU J, ONDER G, et al. Correlation between disability and transcranial magnetic stimulation abnormalities in patients with multiple sclerosis[J]. J Clin Neurosci, 2009, 16(11): 1439-1442.

[160] CENTONZE D, KOCH G, VERSACE V, et al. Repetitive transcranial magnetic stimulation of the motor cortex ameliorates spasticity in multiple sclerosis[J]. Neurology, 2007, 68(13): 1045-1050.

[161] MORI F, CODECA C, KUSAYANAGI H, et al. Effects of intermittent theta burst stimulation on spasticity in patients with multiple sclerosis[J]. Eur J Neurol, 2010, 17(2): 295-300.

[162] BOUTIERE C, REY C, ZAARAOUI W, et al. Improvement of spasticity following intermittent theta burst stimulation in multiple sclerosis is associated with modulation of resting-state functional connectivity of the primary motor cortices[J]. Mult Scler, 2017, 23(6): 855-863.

[163] KORZHOVA J E, CHERVYAKOV A V, POYDASHEVA A G, et al. The application of high-frequency and iTBS transcranial magnetic stimulation for the treatment of spasticity in the patients presenting with secondary progressive multiple sclerosis[J]. Vopr Kurortol Fizioter Lech Fiz Kult, 2016, 93(5): 8-13.

[164] ELZAMARANY E, AFIFI L, EL-FAYOUMY N M, et al. Motor cortex rTMS improves dexterity in relapsing-remitting and secondary progressive multiple sclerosis[J]. Acta Neurol Belg, 2016, 116(2): 145-150.

[165] KOCH G, ROSSI S, PROSPERETTI C, et al. Improvement of hand dexterity following motor cortex rTMS in multiple sclerosis patients with cerebellar impairment[J]. Mult Scler, 2008, 14(7): 995-998.

[166] CENTONZE D, PETTA F, VERSACE V, et al. Effects of motor cortex rTMS on lower urinary tract dysfunction in

multiple sclerosis[J]. Mult Scler, 2007, 13 (2): 269-271.

[167] HULST H E, GOLDSCHMIDT T, NITSCHE M A, et al. RTMS affects working memory performance, brain activation and functional connectivity in patients with multiple sclerosis[J]. Journal of Neurology, Neurosurgery & Psychiatry, 2017, 88 (5): 386-394.

[168] ABBOUD H, HILL E, SIDDIQUI J, et al. Neuromodulation in multiple sclerosis[J]. Mult Scler, 2017, 23 (13): 1663-1676.

[169] TENG S, GUO Z, PENG H, et al. High-frequency repetitive transcranial magnetic stimulation over the left DLPFC for major depression: Session-dependent efficacy: A meta-analysis[J]. Eur Psychiatry, 2017, 41: 75-84.

[170] MARTIN D M, MCCLINTOCK S M, FORSTER J J, et al. Cognitive enhancing effects of rTMS administered to the prefrontal cortex in patients with depression: A systematic review and meta-analysis of individual task effects[J]. Depress Anxiety, 2017, 34 (11): 1029-1039.

[171] CROARKIN P E, NAKONEZNY P A, DENG Z D, et al. High-frequency repetitive TMS for suicidal ideation in adolescents with depression[J]. J Affect Disord, 2018, 239: 282-290.

[172] BENADHIRA R, THOMAS F, BOUAZIZ N, et al. A randomized, sham-controlled study of maintenance rTMS for treatment-resistant depression (TRD) [J]. Psychiatry Res, 2017, 258: 226-233.

[173] IIMORI T, NAKAJIMA S, MIYAZAKI T, et al. Effectiveness of the prefrontal repetitive transcranial magnetic stimulation on cognitive profiles in depression, schizophrenia, and Alzheimer's disease: A systematic review[J]. Prog Neuropsychopharmacol Biol Psychiatry, 2019, 88: 31-40.

[174] O'REARDON J P, SOLVASON H B, JANICAK P G, et al. Efficacy and safety of transcranial magnetic stimulation in the acute treatment of major depression: a multisite randomized controlled trial[J]. Biol Psychiatry, 2007, 62 (11): 1208-1216.

[175] GEORGE M S, LISANBY S H, AVERY D, et al. Daily left prefrontal transcranial magnetic stimulation therapy for major depressive disorder: a sham-controlled randomized trial[J]. Arch Gen Psychiatry, 2010, 67 (5): 507-516.

[176] SHEN X, LIU M, CHENG Y, et al. Repetitive transcranial magnetic stimulation for the treatment of post-stroke depression: A systematic review and meta-analysis of randomized controlled clinical trials[J]. J Affect Disord, 2017, 211: 65-74.

[177] BERLIM M T, Van den EYNDE F, JEFF D Z. Clinically meaningful efficacy and acceptability of low-frequency repetitive transcranial magnetic stimulation (rTMS) for treating primary major depression: a meta-analysis of randomized, double-blind and sham-controlled trials[J]. Neuropsychopharmacology, 2013, 38 (4): 543-551.

[178] CHEN J, ZHOU C, WU B, et al. Left versus right repetitive transcranial magnetic stimulation in treating major depression: a meta-analysis of randomised controlled trials[J]. Psychiatry Res, 2013, 210 (3): 1260-1264.

[179] GU S Y, CHANG M C. The effects of 10-Hz repetitive transcranial magnetic stimulation on depression in chronic stroke patients[J]. Brain Stimul, 2017, 10 (2): 270-274.

[180] LEE S A, KIM M K. Effect of low frequency repetitive transcranial magnetic stimulation on depression and cognition of patients with traumatic brain injury: a randomized controlled trial[J]. Med Sci Monit, 2018, 24: 8789-8794.

[181] BERLIM M T, Van den EYNDE F, DASKALAKIS Z J. A systematic review and meta-analysis on the efficacy and acceptability of bilateral repetitive transcranial magnetic stimulation (rTMS) for treating major depression[J]. Psychol Med, 2013, 43 (11): 2245-2254.

[182] BERLIM M T, van den EYNDE F, TOVAR-PERDOMO S, et al. Response, remission and drop-out rates following high-frequency repetitive transcranial magnetic stimulation (rTMS) for treating major depression: A systematic review and meta-analysis of randomized, double-blind and sham-controlled trials[J]. Psychol Med, 2014, 44 (2): 225-239.

[183] RAPINESI C, KOTZALIDIS G D, FERRACUTI S, et al. Add-on high frequency deep transcranial magnetic stimulation (dTMS) to bilateral prefrontal cortex in depressive episodes of patients with major depressive disorder, bipolar disorder I, and major depressive with alcohol use disorders[J]. Neurosci Lett, 2018, 671: 128-132.

[184] YAN T, XIE Q, ZHENG Z, et al. Different frequency repetitive transcranial magnetic stimulation (rTMS) for posttraumatic stress disorder (PTSD): A systematic review and meta-analysis[J]. J Psychiatr Res, 2017, 89: 125-135.

[185] KOZEL F A，MOTES M A，DIDEHBANI N，et al. Repetitive TMS to augment cognitive processing therapy in combat veterans of recent conflicts with PTSD: A randomized clinical trial[J]. J Affect Disord，2018，229：506-514.

[186] MANTOVANI A，ALY M，DAGAN Y，et al. Randomized sham controlled trial of repetitive transcranial magnetic stimulation to the dorsolateral prefrontal cortex for the treatment of panic disorder with comorbid major depression[J]. J Affect Disord，2013，144（1-2）：153-159.

[187] DEPPERMANN S，VENNEWALD N，DIEMER J，et al. Neurobiological and clinical effects of fNIRS-controlled rTMS in patients with panic disorder/agoraphobia during cognitive-behavioural therapy[J]. Neuroimage Clin，2017，16：668-677.

第20章

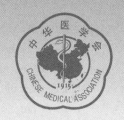

肌肉骨骼疾病体外冲击波治疗专家共识

体外冲击波治疗（extracorporeal shock wave therapy，ESWT）　冲击波是波的压力从大气压到达峰值的波前的时间为数纳秒、波宽为数微米、压力为上百兆巴的不连续的机械波。1980年动物实验中观察到冲击波处理成骨细胞的反应模式，引起了人们对ESWT应用于肌肉骨骼疾病治疗的兴趣[1,2]，1997年始见治疗网球肘和假性关节炎等骨科疾病的临床报道。当前冲击波疗法已成为治疗许多肌肉骨骼疾病的选项，包括足底筋膜炎、肱骨外上髁病、肩周炎、跟腱炎、髌腱炎[3,4]、膝骨关节炎[5]、长骨骨折的延迟愈合和骨不连，以及股骨头缺血性坏死等[6-9]，先后获得了欧洲（德国、奥地利、意大利等）、南美（巴西、哥伦比亚、阿根廷等）、亚洲（韩国、马来西亚）和北美（美国、加拿大）等地认可。但是ESWT的临床应用尚缺乏规范的指导方案和深入的科学研究。经过组织国内物理医学与康复领域的部分专家，应用循证医学的方法，系统检索临床研究数据，评价证据的质量，讨论并制定《肌肉骨骼疾病体外冲击波治疗专家共识》，为体外冲击波治疗在国内康复医学领域应用提供临床指导意见。

一、物理本质

1. 冲击波是在介质中传播的波长极短而能量极强的不连续的机械波，其特点是介质运动速度超过了该波在这种介质中的传播速度。波的最前1/4的压力升高部分称为波前，其介质密度在高压作用下逐渐加大，因介质密度加大而使波的传导速度逐渐加快，波前时间逐渐缩短，波峰压力逐渐增高，称之为峭化（steepening）。

2. 峭化达到一定程度以后，将使介质固有的微小空泡膨胀、空化、内爆，产生具有极强能量的微粒，继以一系列的物理、化学、生物、生理学反应。

3. 冲击波辐射产生的方法有火花放电、压电、电磁和气动等，前3种都设计在发生器输出面聚焦后发出聚焦（focus）式冲击波，气动发生器发出的是不聚焦的径向（radial）式冲击波。

二、物理参数

1. 冲击波治疗的参数　包括单个脉冲能量（mJ）、单位面积能流密度（mJ/mm²）、脉冲频率和脉冲个数、治疗次数和治疗间隔时间。能流密度是指垂直于冲击波传播方向的单位面积内通过的冲击波能量，能流密度达到0.08mJ/mm²为低强度冲击波，达到0.28mJ/mm²为中强度冲击波，高于0.60mJ/mm²为高强度冲击波。虽然聚焦式还是和径向式冲击波物理性质有所不同，但在同一能流密度的冲击波的临床效果无显著差异[10]。通常冲击波疗法是利用中低能量冲击波产生的生物学效应来治疗骨骼肌肉系统疾病。治疗时具体脉冲数由操作者根据病变性质、程度、范围、患者对治疗的反应和疗效等因素确定。

2. 冲击波治疗仪发出的冲击波不是绝对平行的，以上冲击波强度仅是指生产厂家指定的有效治疗区域内的平均强度。各个型号仪器发出的冲击波的不均匀度相差可能很大，区域内的不均匀度可以达到10%～30%。而且由于发散角不同，有效治疗区外也有一定强度的冲击波产生一定的生理反应。加上不同型号的冲击波治疗仪输出冲击波的波宽、压强、发散角度等可能会不相同。所以不同型号仪器的同一标称强度的冲击波的生物学效应也会有所不同。因此只有应用同一品牌同一型号的冲击波仪器并且在同一参数下，其临床疗效才是可以精确对比研究的。

三、生物物理与生物化学效应

1. 峭化 - 撕裂效应　冲击波治疗的首发生物物理效应是波前沿峭化，使得在短距离内形成巨大压力差，仅仅几个分子层的细胞壁难以承受如此大的张力，细胞膜和细胞器膜的分子间联系松动，通道和裂隙增宽，各种离子和分子的通道过分开放，破坏了细胞的正常代谢活动。此过程主要在肌腱和骨组织与周围软组织的界面发生[11]。

2. 空化 - 内爆效应　组织中存在许多微米级的气泡或裂隙，称为空化核。冲击波通过时空化核的外部压力迅速增加，可达数百个大气压。气泡被压缩并吸收能量，达到一定程度时气泡向内爆炸而坍塌，此为内爆。内爆吸收的额外能量使原有气体微小的质点以 100～800m/s 的速度向外喷射，射程可以达数十微米至 0.3～0.7mm。冲击波内爆引起的高能量聚集的微细射流，可以直接粉碎细胞结构如细胞浆、肌动蛋白、弹性纤维等，或者穿破血管壁而导致细微的针状出血。冲击波空化的破坏效果远强于冲击波原发峭化的撕裂作用[11]。

3. 空化 - 生化效应　冲击波的空化和内爆作用引起的瞬时局部上万摄氏度和数百个大气压的微环境，产生一系列化学变化，研究认为此效应可能与生成 NO 和 H_2O_2 等自由基有关。冲击波作用于不同的组织可产生不同的特异生物化学成分，导致细胞损伤和一系列的多种生化生理效应。尽管如此，冲击波空化的机械作用远比其化学作用更显著更重要[12, 13]。

4. 非热效应　冲击波不会产生一般热疗的直接温度升高效应。虽然空化作用理论上可以引起瞬间的高温，产生许多化学变化，但是空化仅仅发生于微米级的空间和微秒级的时间。如果每秒一个脉冲，每个脉冲能量最大不过 33mJ，则局部组织的瞬间平均升温不会超过 0.02℃。这种升温效应不会累积，所以冲击波没有使组织升温的生物效应。目前尚无研究报告关注冲击波的热效应[13]。

四、生理效应

1. 修复作用　冲击波破坏局部组织，产生炎症反应，启动病变的修复，这不同于常用热疗的增加代谢，加速修复过程。其机制是通过刺激各种组织修复因子的产生，直接参与病变组织的修复，这对于肌腱、韧带等各种缺血组织病变的治疗具有更大的意义[14, 15]。

2. 血管扩张和生成作用　血管扩张和生成是冲击波治疗的主要作用基础之一。冲击波治疗使缺血的韧带、软骨、硬化骨等的微血管扩张、生成或增生。冲击波的血管生成作用与一氧化氮合酶及血管内皮生长因子等有关，这不同于热疗致血管扩张加速修复过程。冲击波同时还可以促进淋巴管的生成，缓解淋巴水肿[16]。

3. 解痉作用　很多临床和实验研究证明冲击波治疗可以减轻卒中和脑瘫患者的痉挛状态[17, 18]。有研究认为冲击波的解痉作用不是脊髓神经兴奋性改变的结果[17]，而是生成了 NO 和 NO 合酶，降低了脊髓运动神经元池的兴奋性[19]。还有人认为解痉作用不是周围神经变性的结果，机械振动可以解痉，但是它的效果维持不超过 12 周[17, 20]。Leone 等提出冲击波的解痉作用是由于改善了肌肉的纤维化和局部软组织的黏弹性[21]。Min 等人提出对卒中患者的足底屈肌痉挛的治疗是因为冲击波使高张力肌肉发生纤维化[22]。Vidal 等人在痉挛的脑瘫患儿中使用冲击波治疗，发现冲击波直接作用于肌腱附近的肌纤维[23]。Kenmoku 认为冲击波解痉可能与神经肌肉偶联的破坏有关[24]。另外还有人认为冲击波解痉作用的生物学效应不能明确排除安慰效应[25]。

4. 镇痛作用　冲击波治疗后即刻短暂镇痛原因可能是闸门理论的脊髓水平抑制。冲击波治疗后短期内疼痛加剧可能是冲击波破坏了慢性病变的组织，激活了炎症反应过程。冲击波治疗后数小时或更久的镇痛后再痛的解释是冲击波使周围神经和背根神经节的无髓痛觉纤维数目短时间的减少和恢复，或者是与 P 物质的产生和消退有关[26, 27]。冲击波治疗长期镇痛作用可能是病理变化的恢复和病因的缓解[28, 29]。也有研究根本否定冲击波的镇痛作用，认为仅仅是安慰作用[30]。

五、适应证

本共识系统检索临床研究数据，按照循证医学的方法，总结冲击波治疗在肌骨疾病方面的适应证，不包括冲击波在心血管、泌尿系结石等其他领域的应用。

检索数据资源包括：Embase，PubMed，National Guideline Clearinghouse，Center for Reviewers and Dissemination Database。入选文献标准为：以肌肉骨骼疾病患者为研究对象的临床研究；干预措施为体外聚焦式或径向式冲击波治疗；对照组为空白对照组；疗效评价指标包括：功能、疼痛程度、副作用等；实验设计为随机对照研究。同时根据已逐渐被全球广泛接受的 GRADE 证据质量和推荐强度分级（Rating Quality of Evidence and Strength of Recommendations，GRADE）方法[31, 32]，对检索入选文献研究证据进行了分级。

1. 足底筋膜炎 / 跖筋膜炎　跖筋膜炎是由于跖筋膜在足跟内侧粗隆附着处受到反复牵拉，足底筋膜炎是由于足底筋膜劳损或外伤，筋膜局部出现劳损和慢性炎症，有时可形成骨质增生。常表现为跟痛，好发于跑步动作的竞技运动员。

治疗程序：患者俯卧位，双腿放松，治者画出主要骨性标记，便于定位。

聚焦式冲击波：治疗剂量一般从小剂量开始，范围 $0.12\sim0.64mJ/mm^2$，$1\,500\sim3\,500$ 个脉冲。治疗间隔 7～10 天，3～9 次为一个疗程[33-37]（证据等级：高，推荐级别：强）。

径向式冲击波：治疗剂量 $0.16mJ/mm^2$，$2\,000$ 个脉冲。治疗间隔 7 天，2～3 次为一个疗程[38-40]（证据等级：中，推荐级别：强）。

2. 肱骨外上髁病　又名网球肘，是桡侧伸腕肌附着于肱骨外上髁的起点慢性变性所致，前臂肌肉与上臂骨接触的肌腱附着纤维发生微小撕伤。症状表现为局部疼痛、无力、僵硬。

治疗程序：患者取坐位，肘关节屈曲，前臂旋前，触诊肱骨外上髁压痛点及前臂痛点。

聚焦式冲击波：治疗剂量为 $0.06\sim0.09mJ/mm^2$，$1\,000\sim2\,000$ 个脉冲，1 次间隔 7 天，3～5 次为一个疗程[41-43]（证据等级：中，推荐级别：强）。

径向式冲击波：目前研究显示的疗效不确定，需更多研究证明[44]（证据等级：极低，推荐级别：弱）。

3. 肩袖肌腱病变　肩袖肌腱病变是指覆盖于肩关节前、上、后方之肩胛下肌、冈上肌、冈下肌、小圆肌等肌腱组织病变的总称，包括退行性病变与慢性损伤。症状表现为局部疼痛，活动受限。

治疗程序：患者取坐位，上臂中立位或轻度内旋，采用痛点定位。

聚焦式冲击波：治疗剂量为 $0.05\sim0.32mJ/mm^2$，$1\,000\sim1\,500$ 个脉冲，1 次间隔 8～14 天，2 次为一个疗程[45, 46]，有研究使用小剂量、大脉冲个数治疗（剂量 $0.08mJ/mm^2$，$6\,000$ 个脉冲），1 次间隔时间为 1 个月，3 次为一个疗程[47]（证据等级：中，推荐级别：强）。

径向式冲击波：目前研究显示的疗效不确定，需更多研究证明[48]（证据等级：极低，推荐级别：弱）。

4. 肩周炎　肩周炎是以肩关节疼痛和活动不便为主要症状的常见病症，即为肩关节周围炎，又称冻结肩、五十肩。它是以肩部缓慢产生疼痛，夜间为甚，逐渐加重，肩关节活动功能受限而且日益加重，达到某种程度后逐渐缓解，直至最后完全复原为主要表现的肩关节囊及其周围韧带、肌腱和滑囊的慢性特异性炎症。

治疗程序：患者取坐位，上臂中立位或轻度内旋，采用痛点定位。

聚焦式冲击波：目前研究显示的疗效不确定，需更多研究证明[49, 50]（证据等级：极低，推荐级别：弱）。

径向式冲击波：治疗剂量为 $0.16mJ/mm^2$，$2\,000$ 个脉冲，1 次间隔 7 天，4 次为一个疗程[51]（证据等级：高，推荐级别：强）。

5. 肱二头肌长头肌腱炎　肱二头肌长头肌腱炎被认为是肩痛和功能障碍的常见原因之一。治疗程序：取坐位或卧位，上臂外旋，采用体表解剖标志及痛点定位。

聚焦式冲击波：（证据不足）。

径向式冲击波：治疗剂量为 $0.12mJ/mm^2$，$1\,500$ 个脉冲，1 次间隔 7 天，4 次为一个疗程[52]（证据等级：中，推荐级别：强）。

6. **跟腱炎**　跟腱炎是由于跟腱局部过度用力或反复损伤所致跟腱变性,跟腱过度使用、外伤、退变等因素引起局部慢性病变,通常发生纤维化、钙化。症状有跟腱疼痛、水肿、无力、僵硬。由于跟腱缺乏血管,所以修复极为困难。冲击波治疗的作用在于局部微创跟腱,重启其修复过程。

治疗程序:使患者处于舒适体位,治疗头与皮肤垂直。痛点定位。

聚焦式冲击波:治疗剂量为 $0.12\sim0.51mJ/mm^2$,$1\,500\sim2\,000$ 个脉冲,1 次间隔 7 天,$3\sim4$ 次为一个疗程[53, 54](证据等级:低,推荐级别:弱)。

径向式冲击波:治疗剂量为 $0.1mJ/mm^2$,$2\,000$ 个脉冲,1 次间隔 7 天,3 次为一个疗程[55, 56](证据等级:低,推荐级别:弱)。

7. **髌腱炎**　俗称"跳跃膝",是指股四头肌腱止点末端区由于慢性反复牵拉导致骨腱结合部位损伤而出现的病变。其原因是由于患者髌腱长期过度负荷后,髌腱处于超负荷状态,导致髌腱的附着处受到反复牵拉而发生慢性劳损。在频繁跳跃、半蹲防守的活动项目中多发,如跳高、篮球、排球等运动。临床表现为下蹲或跳跃时,髌腱止点处有明显疼痛,上下楼时膝前疼痛,打软腿,重者跑步或者行走时膝前疼痛。

聚焦式冲击波:治疗剂量为 $0.17mJ/mm^2$,$3\,000$ 个脉冲,$3\sim4$ 周为一个疗程(周一次治疗)[57](证据等级:极低,推荐级别:弱)。

径向式冲击波:证据不足。

8. **膝骨关节炎**　膝关节炎的发生一般由膝关节退行性病变、外伤、过度劳累等因素引起。膝关节炎多发于中老年人,是引起老年人腿疼的主要原因。另外,体重过重、不正确的走路姿势、长时间下蹲、膝关节的受凉受寒也是导致膝关节炎的原因。主要症状有膝部酸痛、膝关节肿胀、膝关节弹响等症状。膝关节僵硬、发冷也是膝关节炎的症状之一,以僵硬为主,因劳累、受凉或轻微外伤而加剧,严重者会发生活动受限。

治疗程序:患者坐位或仰卧位,双腿放松,痛点定位。

聚焦式冲击波:治疗剂量为 $0.3\sim0.4mJ/mm^2$,$2\,000$ 个脉冲,1 次间隔 7 天,6 次为一个疗程[58](证据等级:低,推荐级别:弱)。

径向式冲击波:治疗剂量为 $0.25mJ/mm^2$,$4\,000$ 个脉冲,1 次间隔 7 天,4 次为一个疗程[59](证据等级:低,推荐级别:弱)。

9. **骨折延迟愈合及骨不连**　骨折在正常愈合所需的时间(一般为 $3\sim6$ 个月内),仍未达到骨折完全愈合的标准,称为骨延迟愈合,而骨折愈合停止的则为骨不连,这是冲击波临床治疗比较常用和有效的适应证。

治疗程序:患者体位舒适,便于治疗。

聚焦式冲击波:治疗剂量为 $0.22\sim0.51mJ/mm^2$、(以骨不连区及其相邻骨质为冲击点,一般 $4\sim6$ 个冲击点)每个点冲击 $1\,000\sim2\,000$ 次、治疗次数 3 次以上、治疗间隔 $3\sim5$ 天[60-62](证据等级:高,推荐级别:强)。

径向式冲击波:治疗剂量为 $0.18mJ/mm^2$,$3\,000$ 个脉冲,1 次间隔 7 天,3 次为一个疗程[63, 64](证据等级:中,推荐级别:强)。

10. **其他临床问题**　近年来有众多研究报道体外冲击波治疗有效应用在其他临床问题上,如:痉挛[65, 66]、慢性增生性伤口及伤口延迟愈合与不愈合[67]、其他腱鞘末端病[68]、早期股骨头坏死[69]等。

本专家共识所列适应证较少,但这并不表明冲击波治疗的适应证仅局限于这些病种。本专家共识所列举的适应证是指符合循证医学证据,以及被 FDA 或医疗保险支付认可的病种。根据冲击波生物物理特性及作用机制,其临床应用的适应证可能有更多疾病种类,这些有待临床研究探索验证。

六、禁忌证与不良反应

1. **禁忌证**　包括[70]:①出血性疾病;②血栓形成患者血栓局部及邻近区域;③儿童骨骺区域;④肌腱筋膜断裂或严重损伤或急性损伤;⑤脑、脊髓、大血管及重要神经干走行区域。

2. 不良反应　冲击波治疗后会引起局部轻度肿胀、点状出血、瘀斑、局部疼痛反应增强、治疗局部感觉过敏或减退等[71]，这些反应的出现取决于治疗剂量、病变程度以及患者的个体差异。通常不需特殊处理。反应严重者可以局部对症处理，或者延长治疗间歇时间、减少治疗强度，必要时终止治疗[64]。

七、治疗剂量的调整

聚焦型冲击波的波前部分的波幅可达 10～120MPa。由最大值的 10% 上升到最大值的 90% 的时间为上升时间，10～120ns（10^{-9}s）。超过最大压力 50% 的时间为波宽，0.3～5μs（10^{-6}s）。随后回归大气压以后继以低于大气压的负压部分的波幅约为高压的 10%，即 -5～-10MPa，时限 1～5μs。低压波回复到大气压后有长时间间歇，如此每 0.25～1 秒重复一次，每个脉冲的能量为若干 mJ。径向型冲击波的上升时间为 5～300μs，波宽 200～2 000μs，波幅 0.1～5MPa。虽然径向型冲击波的波幅远小于聚焦型，但是波宽远长于聚焦型，故两者的单脉冲的以 mJ 计的能量差不多。冲击波治疗的疗效与单脉冲能流密度 mJ/mm² 有关而与产生的方式无关，即在同样能流密度前提下，径向式冲击波与聚焦式冲击波在治疗肌肉骨骼疾病效果上是相同的。

冲击波的治疗剂量大致分为大中小三级，大量约为 0.6mJ/cm²，中量约为 0.28mJ/cm²，小量约为 0.09mJ/cm²。这些参数是指能流密度为最大能流密度的 50% 以上或直径 6mm 以内的有效治疗区域的平均能流密度。实际上有效治疗区内和区外的能流密度并不均匀。而且各厂家产品的不均匀度、波宽、压强、发散角度等都有所不同。同一标称输出能量的实际能流密度不一致，治疗效果也会有所差异。因此只有应用同一型号的冲击波仪器并且在同一参数下，不同报告的临床疗效才可以精确对比研究。

聚焦型冲击波发生器可以输出大、中、小剂量，有效治疗半径仅若干毫米，靶定位困难，操作烦琐，因为痛剧而常需麻醉。径向型冲击波发生器可以输出中或小剂量，有效治疗面积大但作用浅，操作简单，不需定位也不需麻醉。

不同疾病的治疗剂量与疗程应该依据循证医学的指导进行，同时要根据治疗后的反应作出个性化的调整。首次治疗后局部反应明显的患者再次接受治疗时要适当减少治疗强度或者延长治疗间歇时间，相反首次治疗后局部无明显反应的患者再次接受治疗时可以适当增加治疗强度。局部病变严重、时间长且治疗有效的患者，可以增加治疗次数与疗程。

八、总结

由于冲击波治疗为非侵入性治疗，治疗快捷、高效、副作用小，近年来逐渐成为治疗肌肉骨骼疾病的重要手段。本文阐明了冲击波治疗的基本原理，系统检索临床研究数据，严格按照循证医学方法学，总结了冲击波治疗在常见肌骨疾病方面的适应证、治疗方法及治疗参数等，为冲击波在临床应用提供了科学依据。冲击波治疗的适应证、治疗方法、治疗参数及临床应用仍有待进一步的拓展、规范和完善。

牵头执笔专家：刘宏亮

参考文献

[1] COOMBS R，SCHADEN W，SSH Z. Muschuloskeletal shockwave therapy[M]. London：Greenwich Medical Media，2000.

[2] M T. Application of shock waves in medicine[J/OL]. Clin Orthop Relat Res，2001，（387）：18-21.

[3] BUCH M，KNORR U，FLEMING L，et al. Extracorporeal shockwave therapy in symptomatic heel spurs. An overview[J]. Orthopade，2002，31（7）：637-644.

[4] BUCHBINDER R，GREEN SE，YOUD JM，et al. Systematic review of the efficacy and safety of shock wave therapy for lateral elbow pain. [J/OL]. Journal Rheumatol，2006，33（7）：1352-1363.

[5] CHEN TW，LIN CW，CL L. The efficacy of shock wave therapy in patients with knee osteoarthritis and popliteal cyamella[J]. Kaohsiung J Med Sci，2014，30（7）：362-370.

[6] XU ZH JQ，CHEN DY，XIONG J，et al. Extracorporeal shock wave treatment in nonunions of long bone fractures[J/OL].

Int Orthop, 2009, 33（3）: 789-793.

[7]　VAN LEEUWEN MT, ZWERVER J, I VDA-S. Extracorporeal shockwave therapy for patellar tendinopathy: a review of the literature[J]. Br J Sports Med, 2009, 43（3）: 163-168.

[8]　RASMUSSEN S, CHRISTENSEN M, MATHIESEN I, et al. Shockwave therapy for chronic Achilles tendinopathy: a double-blind, randomized clinical trial of efficacy[J]. Acta Orthop, 2008, 79（2）: 249-256.

[9]　ALVES EM, ANGRISANI AT, MB S. The use of extracorporeal shock waves in the treatment of osteonecrosis of the femoral head: a systematic review. Clin Rheuma. 2009, 28（11）: 1247-1251.

[10]　CASPER BINDZUS FOLDAGER, CATHAL KEARNEY. Clinical Application of Extracorporeal Shock Wave Therapy in Orthopedics: Focused versus Unfocused Shock Waves[J]. Ultrasound Med Biol, 2012, 38（10）: 1673-1680.

[11]　SIEBERT W, BUCH M. Extracorporreal shock waves in orthopaedics p65-68[M]. Berlin Heidelberg: Springer, 1997.

[12]　SHRIVASTAVA SK, KAILASH. Shock wave treatment in medicine[J]. J Biosci, 2005, 30（2）: 269-275.

[13]　SUSLICK KS, EDDINGSAAS NC, FLANNIGAN DJ, et al. The chemical history of a bubble [J]. Acc Chem, 2018, 51（9）: 2169-2178.

[14]　CHEN YJ, WANG CJ, YANG KD, et al. Extracorporeal shock waves promote healing of collagenase-induced Achilles tendinitis and increase TGF-beta1 and IGF-I expression[J]. J Orthop Res, 2004, 22（4）: 854-861.

[15]　ROMPE JD, KIRKPATRICK CJ, KULLMER K, et al. Dose-related effects of shock waves on rabbit tendo Achillis. A sonographic and histological study[J]. J Bone Joint Surg Br, British volume, 1998, 80（3）: 546-552.

[16]　WANG CJ, WANG FS, YANG KD, et al. Shock wave therapy induces neovascularization at the tendon-bone junction[J]. A study in rabbits. J Orthop Res, 2003, 21（6）: 984-989.

[17]　MANGANOTTI P, AMELIO E. Long-term effect of shock wave therapy on upper limb hypertonia in patients affected by stroke[J]. Stroke, 2005, 36（9）: 1967-1971.

[18]　EL-SHAMY SM, EID MA, EL-BANNA MF. Effect of extracorporeal shock wave therapy on gait pattern in hemiplegic cerebral palsy: a randomized controlled trial[J]. Am J Phys Med Rehabil, 2014, 93（12）: 1065-1072.

[19]　GOTTE G, AMELIO E, RUSSO S, et al. Short-time non-enzymatic nitric oxide synthesis from L-arginine and hydrogen peroxide induced by shock waves treatment. FEBS lett, 2002, 520（1-3）: 153-155.

[20]　LEONE JA, KUKULKA CG. Effects of tendon pressure on alpha motoneuron excitability in patients with stroke[J]. Phys Ther, 1988, 68（4）: 475-480.

[21]　GRACIES JM. Pathophysiology of spastic paresis. I: Paresis and soft tissue changes[J]. Muscle Nerve, 2005, 31（5）: 535-551.

[22]　MIN K, KANG H, YOUNG-JAE K, et al. Spasticity and electrophysiologic changes after extracorporeal shock wave therapy on astrocnemius[J]. Ann Rehabil Med, 2011, 35（5）: 599-604.

[23]　VIDAL X, MORRAL A, COSTA L, TUR M. Radial extracorporeal shock wave therapy（rESWT）in the treatment of spasticity in cerebral palsy: a randomized, placebo-controlled clinical trial[J]. NeuroRehabilitation, 2011, 29（4）: 413-419.

[24]　KENMOKU T, NEMOTO N, IWAKURA N, et al, Extracorporeal shock wave treatment can selectively destroy end plates in neuromuscular junctions[J]. Muscle Nerve, 2018, 57（3）: 466-472.

[25]　MORI L, MARINELLI L, PELOSIN E, et al. Shock waves in the treatment of muscle hypertonia and dystonia[J]. Biomed Res Int, 2014, 2014: 637450.

[26]　HAUSDORF J, LEMMENS MA, HECK KD, et al. Selective loss of unmyelinated nerve fibers after extracorporeal shockwave application to the musculoskeletal system[J]. Neuroscience, 2008, 155（1）: 138-144.

[27]　MAIER M, AVERBECK B, MILZ S, et al. Substance P and prostaglandin E2 release after shock wave application to the rabbit femur. Clin Orthop Relat Res, 2003, （406）: 237-245.

[28]　DUMONCEAU JM, COSTAMAGNA G, TRINGALI A, et al. Treatment for painful calcified chronic pancreatitis: extracorporeal shock wave lithotripsy versus endoscopic treatment: a randomised controlled trial[J]. Gut, 2007, 56（4）: 545-552.

[29]　SEIL R, WILMES P, NUHRENBORGER C. Extracorporeal shock wave therapy for tendinopathies[J]. Expert Rev Med Devices, 2006, 3（4）: 463-470.

[30] DAY B. Extracorporeal shock wave therapy for lateral epicondylitis--a double blind randomised controlled trial, by C.A. Speed et al., J Orthop Res 2002; 20: 895-898[J]. J Orthop Res 2003, 21（5）: 958-959; author reply 961.

[31] GUYATT GH, OXMAN AD, SCHUNEMANN HJ, et al. GRADE guidelines: a new series of articles in the Journal of Clinical Epidemiology[J]. J Clin Epidemiol, 2011, 64（4）: 380-382.

[32] GUYATT GH, OXMAN AD, SCHUNEMANN HJ, et al. GRADE guidelines: 1. Introduction-GRADE evidence profiles and summary of findings tables[J]. J Clin Epidemiol, 2011, 64（4）: 383-394.

[33] SPEED CA, NICHOLS D, WIES J, et al. Extracorporeal shock wave therapy for plantar fasciitis. A double blind randomised controlled trial[J]. J Orthop Res, 2003, 21（5）: 937-940.

[34] KUDO P, DAINTY K, CLARFIELD M, et al. Randomized, placebo-controlled, double-blind clinical trial evaluating the treatment of plantar fasciitis with an extracoporeal shockwave therapy（ESWT）device: a North American confirmatory study[J], J Orthop Res, 2006, 24（2）: 115-123.

[35] GOLLWITZER H, DIEHL P, VON KORFF A, et al. Extracorporeal shock wave therapy for chronic painful heel syndrome: a prospective, double blind, randomized trial assessing the efficacy of a new electromagnetic shock wave device[J]. J Foot Ankle Surg, 2007, 46（5）: 348-357.

[36] GOLLWITZER H, SAXENA A, DIDOMENICO LA, et al. Clinically relevant effectiveness of focused extracorporeal shock wave therapy in the treatment of chronic plantar fasciitis: a randomized, controlled multicenter study[J]. J Bone Joint Surg Am, 2015, 97（9）: 701-708.

[37] THEODORE GH, BUCH M, AMENDOLA A, et al. Extracorporeal shock wave therapy for the treatment of plantar fasciitis[J]. Foot Ankle Int, 2004, 25（5）: 290-297.

[38] GERDESMEYER L, FREY C, VESTER J, et al. Radial extracorporeal shock wave therapy is safe and effective in the treatment of chronic recalcitrant plantar fasciitis: results of a confirmatory randomized placebo-controlled multicenter study[J]. Am J Sports Med, 2008, 36（11）: 2100-2109.

[39] IBRAHIM MI, DONATELLI RA, SCHMITZ C, et al, Chronic plantar fasciitis treated with two sessions of radial extracorporeal shock wave therapy. Foot Ankle Int, 2010, 31（5）: 391-397.

[40] MEHRA A, ZAMAN T, JENKIN AI. The use of a mobile lithotripter in the treatment of tennis elbow and plantar fasciitis. Surgeon, 2003, 1（5）: 290-292.

[41] ROMPE JD, DECKING J, SCHOELLNER C, et al. Repetitive low-energy shock wave treatment for chronic lateral epicondylitis in tennis players[J]. Am J Sports Med, 2004, 32（3）: 734-743.

[42] PETTRONE FA, MCCALL BR. Extracorporeal shock wave therapy without local anesthesia for chronic lateral epicondylitis[J]. J Bone Joint Surg Am, 2005, 87（6）: 1297-1304.

[43] MELIKYAN EY, SHAHIN E, MILES J, et al. Extracorporeal shock-wave treatment for tennis elbow. A randomised double-blind study[J]. J Bone Joint Surg Br, 2003, 85（6）: 852-855.

[44] CAPAN N, ESMAEILZADEH S, ORAL A, et al. Radial Extracorporeal shock wave therapy is not more effective than placebo in the management of lateral epicondylitis: A double-blind, randomized, placebo-Controlled trial[J]. Am J Phys Med Rehabil, 2016, 95（7）: 495-506.

[45] SPEED CA, RICHARDS C, NICHOLS D, et al. Extracorporeal shock-wave therapy for tendonitis of the rotator cuff. A double-blind, randomised, controlled trial[J]. J Bone Joint Surg Br, 2002, 84（4）: 509-512.

[46] HSU CJ, WANG DY, TSENG KF, et al. Extracorporeal shock wave therapy for calcifying tendinitis of the shoulder[J]. J Shoulder Elbow Surg, 2008; 17（1）: 55-59.

[47] GERDESMEYER L, WAGENPFEIL S, HAAKE M, et al. Extracorporeal shock wave therapy for the treatment of chronic calcifying tendonitis of the rotator cuff: a randomized controlled trial. JAMA, 2003, 290（19）: 2573-2580.

[48] KOLK A, YANG KG, TAMMINGA R, et al. Radial extracorporeal shock-wave therapy in patients with chronic rotator cuff tendinitis: a prospective randomised double-blind placebo-controlled multicentre trial[J]. Bone Joint J, 2013, 95-B（11）: 1521-1526.

[49] VAHDATPOUR B, TAHERI P, ZADE AZ, et al. Efficacy of extracorporeal shockwave therapy in frozen shoulder[J]. Int J Prev Med, 2014, 5（7）: 875-881.

[50] CHEN CY，HU CC，WENG PW，et al. Extracorporeal shockwave therapy improves short-term functional outcomes of shoulder adhesive capsulitis[J]. J Shoulder Elbow Surg，2014，23（12）：1843-1851.

[51] HUSSEIN AZ，DONATELLI RA. The efficacy of radial extracorporeal shockwave therapy in shoulder adhesive capsulitis：A prospective，randomised，double-blind，placebo-controlled，clinical study[J]. Eur J Physiother，2016，18（1）：63-76.

[52] LIU S，ZHAI L，SHI Z，et al. Radial extracorporeal pressure pulse therapy for the primary long bicipital tenosynovitis a prospective randomized controlled study[J]. Ultrasound Med Biol，2012，38（5）：727-735.

[53] COSTA ML，SHEPSTONE L，DONELL ST，et al. Shock wave therapy for chronic Achilles tendon pain：a randomized placebo-controlled trial[J]. Clin Orthop Relat Res，2005，440：199-204.

[54] RASMUSSEN S，CHRISTENSEN M，MATHIESEN I，et al. Shockwave therapy for chronic Achilles tendinopathy：a double-blind，randomized clinical trial of efficacy[J]. Acta orthop，2008，79（2）：249-256.

[55] ROMPE JD，NAFE B，FURIA JP，MAFFULLI N. Eccentric loading，shock-wave treatment，or a wait-and-see policy for tendinopathy of the main body of tendo Achillis：a randomized controlled trial[J]. Am J Sports Med，2007，35（3）：374-383.

[56] ROMPE JD，FURIA J，MAFFULLI N. Eccentric loading compared with shock wave treatment for chronic insertional achilles tendinopathy. A randomized，controlled trial[J]. J Bone Joint Surg Am，2008，90（1）：52-61.

[57] TAUNTON J，TAUNTON KM，KHAN KM. Treatment of patellar tendinopathy with extracorporeal shock wave therapy[J]. BCMJ，2003，45：500-507.

[58] CHEN TW，LIN CW，LEE CL，et al. The efficacy of shock wave therapy in patients with knee osteoarthritis and popliteal cyamella[J]. Kaohsiung J Med Sci，2014，30（7）：362-370.

[59] ZHAO Z，JING R，SHI Z，et al. Efficacy of extracorporeal shockwave therapy for knee osteoarthritis：a randomized controlled trial[J]. J Surg Res，2013，185（2）：661-666.

[60] ALVAREZ RG，CINCERE B，CHANNAPPA C，et al. Extracorporeal shock wave treatment of non-or delayed union of proximal metatarsal fractures[J]. Foot Ankle Int，2011，32（8）：746-754.

[61] ALKHAWASHKI HM. Shock wave therapy of fracture nonunion[J]. Injury，2015，46（11）：2248-2252.

[62] SCHADEN W，MITTERMAYR R，HAFFNER N，et al. Extracorporeal shockwave therapy（ESWT）--First choice treatment of fracture non-unions[J]? Int J Surg，2015，24（Pt B）：179-183.

[63] KERTZMAN P，CSASZAR NBM，FURIA JP，et al. Radial extracorporeal shock wave therapy is efficient and safe in the treatment of fracture nonunions of superficial bones：a retrospective case series[J]. J Orthop Surg Res，2017，12（1）：164.

[64] 邢更彦，徐永明，耿欢，等. 体外冲击波治疗骨组织疾病的研究进展 [J]. 医学与哲学，2018，39（9B）：8-10.

[65] 郭佳宝，朱毅，陈炳霖，等. 放散式体外冲击波治疗脑卒中后肢体痉挛的系统评价 [J]. 中国康复医学杂志，2017，32（2）：207-212.

[66] 李亚梅，张晶，黄林，等. 体外冲击波对脑卒中患者小腿三头肌痉挛的影响 [J]. 中华物理医学与康复杂志，2018，40（4）：272-277.

[67] DYMAREK R，HALSKI T，PTASZKOWSKI K，et al. Extracorporeal shock wave therapy as an adjunct wound treatment：a systematic review of the literature[J]. Ostomy Wound management，2014，60（7）：26-39.

[68] 高想，吕建林，孙福荣，等. 体外冲击波在腱止点末端病中的应用 [J]. 中国康复医学杂志，2010，25（8）：795-797.

[69] ALGARNI AD，AL MOALLEM HM. Clinical and Radiological Outcomes of Extracorporeal Shock Wave Therapy in Early-Stage Femoral Head Osteonecrosis[J]. Adv Orthop. 2018，2018：7410246.

[70] DIZON IJN，GONZALEZ-SUAREZ C，ZAMORA MTG，at al；Effectiveness of extracorporeal shock wave therapy in chronic plantar fasciitis a meta-analysis[J]. Am J Phys Med Rehabil，2013，92（7）：606-620.

[71] YOUNGER A. Shock Wave Therapy for Treatment of Foot and Ankle Conditions[J]. Tech Foot Ankle Surg，2006，5（1）：60-65.